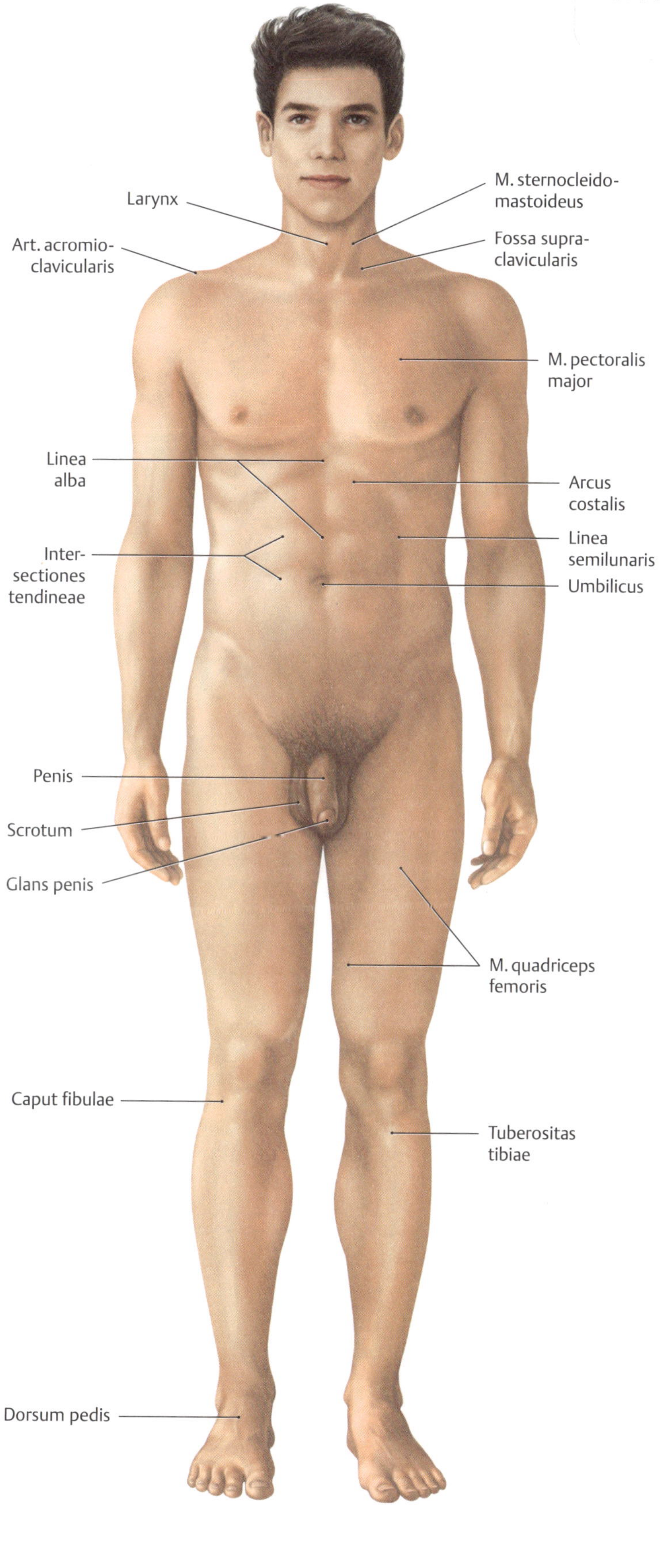

Larynx

M. sternocleido-
mastoideus

Art. acromio-
clavicularis

Fossa supra-
clavicularis

M. pectoralis
major

Linea
alba

Arcus
costalis

Inter-
sectiones
tendineae

Linea
semilunaris

Umbilicus

Penis

Scrotum

Glans penis

M. quadriceps
femoris

Caput fibulae

Tuberositas
tibiae

Dorsum pedis

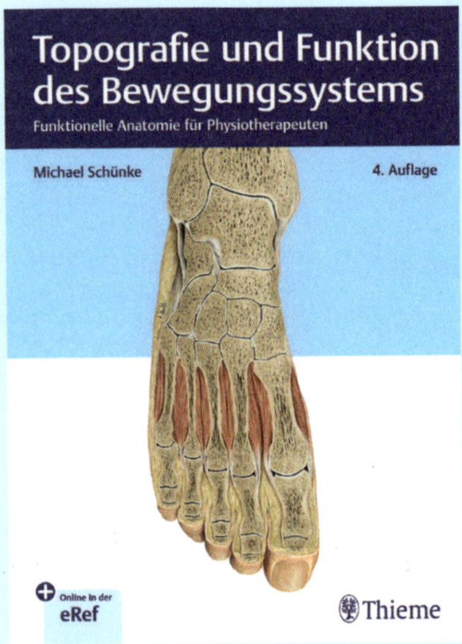

Wichtige Hinweise

Der persönliche Zugangscode wird gesperrt, sobald die erste Freischaltung des Buches erfolgt ist. Die Nutzung ist somit nur für Erstkäufer*innen bzw. Erstnutzer*innen (z. B. bei Bibliotheksexemplaren) möglich.

Die Weitergabe von Passwörtern ist nicht erlaubt. Der Verlag behält sich das Recht vor, bei Verstoß rechtliche Schritte einzuleiten.

Zugang zu den Online-Materialien erhalten Käufer*innen ausschließlich für den privaten Gebrauch. Eine gewerbliche bzw. institutionelle Nutzung ist nicht gestattet.

Alle Inhalte jetzt kostenlos auch im Internet nutzen!

Dieses Buch ganz einfach auf der Online-Plattform eRef freischalten und Zugang zum Buch mit allen gängigen Smartphones, Tablets und PCs erhalten – natürlich kostenlos. So geht's in drei Schritten:

1. Persönlicher Zugangscode:

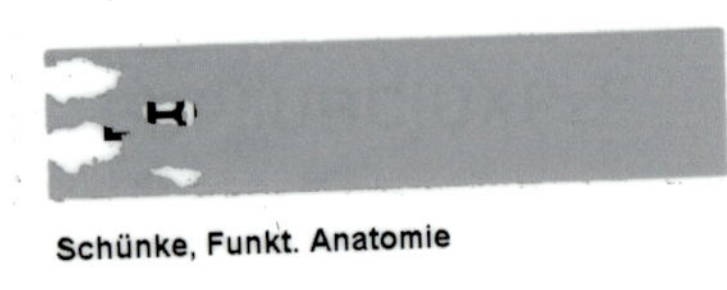

Schünke, Funkt. Anatomie

Achtung! Sobald der Zugangscode in der Printausgabe freigelegt ist, kann das Buch nicht mehr zurückgegeben werden.

2. Diesen QR-Code nutzen oder auf eref.thieme.de/code gehen und dort den Zugangscode eingeben.

3. Jetzt nur noch kostenlos auf der Online-Plattform eRef registrieren, damit alle Inhalte freigeschaltet werden können.

Schnellzugriff zum Buch

Nach erfolgreicher Registrierung und Freischaltung ist das Buch ohne Umwege unter eref.thieme.de/9783132456037 oder über diesen QR-Code zu finden.

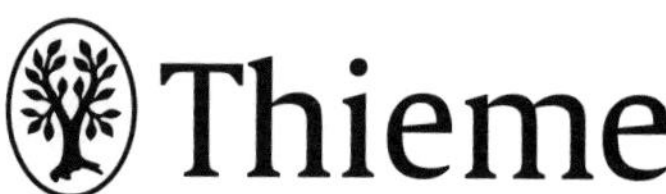

Funktionelle Anatomie für Physiotherapeuten

Topografie und Funktion des Bewegungssystems

Michael Schünke

4., überarbeitete und ergänzte Auflage

710 Abbildungen

Georg Thieme Verlag
Stuttgart • New York

Adresse

Professor Dr. med. Dr. rer. nat.
Michael Schünke
Holländerey 6
24119 Kronshagen

Wichtiger Hinweis: Wie jede Wissenschaft ist die Medizin ständigen Entwicklungen unterworfen. Forschung und klinische Erfahrung erweitern unsere Erkenntnisse, insbesondere was Behandlung und medikamentöse Therapie anbelangt. Soweit in diesem Werk eine Dosierung oder eine Applikation erwähnt wird, darf der Leser zwar darauf vertrauen, dass Autoren, Herausgeber und Verlag große Sorgfalt darauf verwandt haben, dass diese Angabe **dem Wissensstand bei Fertigstellung des Werkes** entspricht.
Für Angaben über Dosierungsanweisungen und Applikationsformen kann vom Verlag jedoch keine Gewähr übernommen werden. **Jeder Benutzer ist angehalten**, durch sorgfältige Prüfung der Beipackzettel der verwendeten Präparate und gegebenenfalls nach Konsultation eines Spezialisten festzustellen, ob die dort gegebene Empfehlung für Dosierungen oder die Beachtung von Kontraindikationen gegenüber der Angabe in diesem Buch abweicht. Eine solche Prüfung ist besonders wichtig bei selten verwendeten Präparaten oder solchen, die neu auf den Markt gebracht worden sind. **Jede Dosierung oder Applikation erfolgt auf eigene Gefahr des Benutzers. Autoren und Verlag appellieren an jeden Benutzer**, ihm etwa auffallende Ungenauigkeiten dem Verlag mitzuteilen.

Impressum

Bibliografische Information der Deutschen Nationalbibliothek

Die Deutsche Nationalbibliothek verzeichnet diese Publikation in der Deutschen Nationalbibliografie; detaillierte bibliografische Daten sind im Internet über http://dnb.d-nb.de abrufbar.

1. Auflage 2000
2. Auflage 2014
3. Auflage 2018

Georg Thieme Verlag KG
Rüdigerstraße 14, 70469 Stuttgart
Deutschland
www.thieme.com

Printed in Germany

Anatomische Aquarelle aus: Schünke M, Schulte E, Schumacher U. Prometheus. LernAtlas der Anatomie. Illustrationen von Markus Voll, München und Karl Wesker, Berlin.
Grafische Bearbeitung: WEYOU, Leonberg; medionet Publishing Services Ltd., Berlin
Umschlaggestaltung: Thieme Gruppe
Umschlaggrafik: aus Prometheus, LernAtlas der Anatomie, Allgemeine Anatomie und Bewegungssystem; Karl Wesker, Berlin
Satz: L42 AG, Berlin
Druck: Firmengruppe APPL, aprinta druck, Wemding

DOI 10.1055/b-006-161661

ISBN 978-3-13-245603-7

1 2 3 4 5 6

Auch erhältlich als E-Book:
eISBN (PDF) 978-3-13-245604-4
eISBN (ePub) 978-3-13-245605-1

Biografie

Prof. Dr. rer. nat. Dr. med. Michael Schünke wurde am 23. Juli 1950 in Dippoldiswalde/Sachsen geboren und lebt heute mit seiner Frau, der Biologin Gabriele Schünke, in Kiel-Kronshagen.

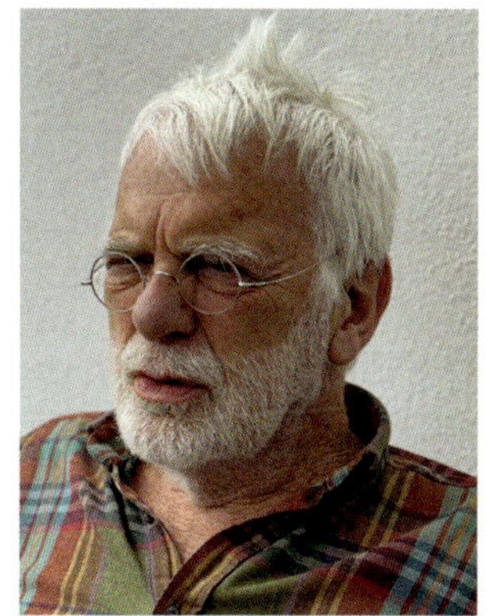

Michael Schünke

Studium

1974–1978	Fachrichtung Biologie/Diplom (Zoologie, Limnologie und Chemie) an den Universitäten Tübingen und Kiel
1979–1982	Promotion zum Dr. rer. nat. (summa cum laude) an der Mathematisch-Naturwissenschaftlichen Fakultät der Universität Kiel (Lehrstuhl für Zoophysiologie)
1983	Fakultätspreis der Mathematisch-Naturwissenschaftlichen Fakultät der Universität Kiel
1983–1989	Fachrichtung Humanmedizin an der Universität Kiel
1987–1989	Promotion zum Dr. med. (magna cum laude) an der Medizinischen Fakultät der Universität Kiel (Anatomisches Institut)
1989–1991	Arzt im Praktikum
1991	Approbation als Arzt

Berufsweg

1979–1983	wissenschaftlicher Mitarbeiter am Zoologischen Institut/Abt. Zoophysiologie der Universität Kiel
1983–1985	wissenschaftlicher Mitarbeiter am Anatomischen Institut der Universität Kiel
1985–1991	Hochschulassistent am Anatomischen Institut der Universität Kiel
1991	Venia Legendi für das Fach Anatomie und Ernennung zum Privatdozenten
1991–1992	Oberassistent am Anatomischen Institut der Universität Kiel
1992–1994	Oberassistent am Institut für Anatomie der Medizinischen Universität der Universität Lübeck
1993	Venia Legendi für das Fach Anatomie der Medizinischen Universität Lübeck
1994	Berufung zum Universitätsprofessor am Anatomischen Institut der Universität Kiel
1994–2015	Direktor des Anatomischen Instituts der Universität Kiel

Vorwort zur 4. Auflage

Meine Erfahrung von fast 25 Jahren Lehrtätigkeit an der Lubinus-Schule für Physiotherapie in Kiel (1985–2010) haben dieses Buch von der 1. Auflage an geprägt. Die Vermittlung von komplexen anatomischen und funktionellen Zusammenhängen an begeisterte und wissbegierige Physiotherapie-Studierende ist eine zutiefst befriedigende Tätigkeit, die mir all die Jahre sehr viel Spaß gemacht hat und bei der ich selber viel gelernt habe. Daher blicke mit Stolz und großer Genugtuung auf diese intensive Zeit meiner Lehrtätigkeit zurück und empfinde eine tiefe Dankbarkeit.

Als die 1. Auflage der „Funktionellen Anatomie für Physiotherapeuten" damals im Jahr 2000 erschien entstanden gerade die ersten fantastischen Prometheus-Abbildungen von Karl Wesker und Markus Voll im Thieme-Verlag. Mittlerweile haben diese beiden großartigen Künstler mehr als 6000 dieser unvergleichlichen Abbildungen gezeichnet, von denen viele seit der 2. Auflage auch in diesem Buch zu finden sind. Die damalige Entscheidung, das Buch mit einem modernen Layout und den brillianten Prometheus-Abbildungen auszustatten verdanke ich Rosi Haarer-Becker und Fritz Koller, zwei von sehr vielen, äußerst motivierten Menschen aus dem Thieme-Verlag, die mein Buch immer mit großem Engagement und Enthusiasmus die ganzen Jahren begleitet haben. Unbedingt erwähnen muss ich in diesem Zusammenhang auch Sabine Bartl und Eva Grünwald sowie Jürgen Lüthje und Manfred Lehnert.

Seit der 3. Auflage habe ich abermals das Glück, zwei sympathische und vor allem sehr kompetente Mitarbeiter des Thieme-Verlages an meiner Seite zu haben, und zwar Joachim Schwarz und Martin Teichmann, deren Mitarbeit ich sehr schätze und bei denen ich mich von ganzem Herzen für die professionelle Begleitung dieser 4. Auflage bedanken möchte.

Die vorliegende Auflage profitiert nicht nur von meiner Autorentätigkeit am Prometheus-Atlas, sondern vor allem von den vielen begeisterten, aber auch kritischen Leser*innen, die das Buch über viele Jahre wohlwollend begleitet haben und durch das Auffinden von Fehlern sowie die Formulierung von sachgerechten Kommentaren viele der nötigen Korrekturen initiierten.

Neu hinzugekommen in der vorliegenden 4. Auflage sind nicht nur detaillierte Angaben zur Gesamtzahl der Knochen eines menschlichen Skeletts und die Erläuterung des Bauplans des menschlichen Körpers unter funktionellen und topografischen Gesichtspunkten, sondern vor allem die vielen neuen Erkenntnisse zum Aufbau, zur Funktion sowie zur Innervation von Muskelfaszien.

Nach aktuellem Forschungsstand (Mense, Thieme 2021) stützen die Faszien nicht nur das muskuloskelettale System, sondern spielen eine wichtige Rolle bei der muskulären Kraftübertragung, bei der Körperwahrnehmung, der Schmerzleitung und selbst bei der Immunabwehr. Man nimmt heute an, dass Verhärtungen, Verklebungen und/oder Verspannungen im Fasziennetz – aufgrund von Fehlhaltungen oder -belastungen – die Befindlichkeit des ganzen Körpers beeinflussen und weitergehende Beschwerden verursachen können. Forscher und Therapeuten gehen daher heute davon aus, dass sich Schmerzen und Beschwerden durch gezielte Manipulation des faszialen Netztes lindern oder sogar komplett beseitigen lassen.

Also, liebe Leserinnen und Leser, die spannenden Reise durch die Welt der Knochen, Gelenke und Muskeln geht weiter und zwar deutlich bunter als vorher.

Kronshagen, im Juli 2023
Michael Schünke

Vorwort zur 1. Auflage

Seil mehr als 15 Jahren unterrichte ich angehende Physiotherapeutinnen und Physiotherapeuten im Fach Anatomie an der Lubinus-Schule für Physiotherapie in Kiel. Neben meiner Lehr- und Forschungstätigkeit am Institut für Anatomie der Christian-Albrechts-Universität zu Kiel ist der Unterricht an der Lubinus-Schule für mich eine überaus angenehme Erfahrung. Dies hat mehrere Gründe. Zum einen liegt es sicherlich daran, dass angehende Physiotherapeutinnen und Physiotherapeuten, die sich für diesen Beruf entschieden haben, fast ausnahmslos überaus motivierte und engagierte junge Menschen sind. Jeder der unterrichtet weiß, dass diese Eigenschaften Grundvoraussetzungen für eine solide und erfolgreiche Wissensvermittlung sind.

Relativ trockenes anatomisches Wissen zu vermitteln kann nur dann funktionieren, wenn beide Seiten – sowohl Lehrer als auch Schüler – miteinander kooperieren und dadurch wiederum voneinander profitieren. Dies setzt bei den Schülern, neben der Bereitschaft eine schier unendliche Fülle von anatomischen Begriffen, Namen und Funktionen zu bewältigen, vor allem Begeisterungsfähigkeit, Neugier, Wissbegierde und Kritikfähigkeit voraus. Der Lehrer wiederum muss die Schüler begeistern und mitreißen können, aber er muss sein Wissen auch erfolgreich vermitteln können. Unter diesen Voraussetzungen wird die eigene Lehrtätigkeit nie zur Routine, sondern immer wieder zu einer spannenden Reise durch die faszinierende Welt der Anatomie. Wenn diese Mischung stimmt, kann eigentlich nichts mehr schief gehen.

Vielleicht ist es mir gelungen, meine Begeisterung für das Fach Anatomie weiterzugeben. Selten habe ich von Schülerinnen und Schülern soviel Engagement und so viel Lernwilligkeit erfahren, wie in all diesen Jahren meiner Unterrichtstätigkeit an der Lubinus-Schule. Und so möchte ich dieses Buch all jenen widmen, denen ich einen Teil der menschlichen Anatomie nahe gebracht habe und so hoffentlich mit diesem Wissen ein solides Fundament für ihren schönen Beruf geschaffen habe.

Man kann jedoch nur begeistern, wenn man selber motiviert worden ist und deswegen möchte ich es an dieser Stelle auch nicht versäumen, meinem verehrten akademischen Lehrer Herrn Prof. Dr. B. Tillmann zu danken. Seine brillianten Vorlesungen, die Art und Weise seine Zuhörer mitzureißen und die Liebe zu seinem Beruf haben mich vom ersten Tag an beeindruckt und mir stets den Weg gewiesen.

Ein Buch über funktionelle Anatomie zu schreiben ist die eine Sache, ein solches Buch mit geeigneten Abbildungen zu versehen ist die andere. Ich habe das Glück gehabt mit einer überaus kompetenten Zeichnerin, Frau Stephanie Kleinschmidt, über Jahre hinweg stets harmonisch zusammenzuarbeiten. Diese fruchtbare und intensive Kooperation ist die Wiege für die zahlreichen didaktisch hervorragenden Abbildungen in diesem Buch. Frau Kleinschmidt hat meine Wünsche, aber auch ihre eigenen Ideen in einer Art und Weise realisiert, wie man sich es nicht besser hätte wünschen können. Ihr schulde ich daher besonderen Dank! Aber auch Herrn Voll, der die Abbildungen für den Allgemeinen Teil gezeichnet hat, möchte ich gebührend danken, denn er hat es perfekt verstanden seine am Computer entstandenen Abbildungen in das Gesamtbild harmonisch einzufügen.

Viele andere haben ebenfalls ihre unverkennbaren Spuren hinterlassen, allen voran meine liebe Frau Gabi: Sie hat das gesamte Manuskript in eine lesbare und ich denke sehr gut verständliche Form gebracht. Ihre Verlässlichkeit, ihr Engagement, ihre Geduld sowie ihre permanente Unterstützung in den letzten Jahren haben ganz entscheidenden Anteil an dem vorliegenden Buch. Darüber hinaus war sie in der letzten Phase ebenso wie mein Doktorand Herr cand. med. Jakob Fay und mein Mitarbeiter Herr Priv.-Doz. Dr. Dr. Horst Claassen beim Korrekturlesen der Druckfahnen behilflich. Ihnen allen sei dafür herzlich gedankt.

Eine entscheidende Voraussetzung für die Realisierung eines solchen Projektes ist eine gute und produktive Zusammenarbeit mit dem verantwortlichen Verlag. Viele Mitarbeiterinnen und Mitarbeiter des Georg Thieme Verlags sind über die Jahre hinweg daran beteiligt gewesen. Stellvertretend für alle möchte ich vor allem Frau Rosi Haarer-Becker und Frau Dorothee Richard, aber auch Herrn Rainer Zepf und Herrn Manfred Lehnert erwähnen. Sie haben dieses Buch in all den Jahren professionell und überaus individuell betreut, sind auf alle meine Wünsche stets eingegangen und haben die Freude und manchmal auch die Sorgen des Autors geteilt. Auch ihnen möchte ich von ganzem Herzen danken. An dieser Stelle darf ein Name nicht unerwähnt bleiben: Frau Dr. Gertrud Volkert. Sie hat vor allem in der Anfangsphase die entscheidenden Weichen innerhalb des Verlages gestellt. Ein besonderes Dankeschön geht daher nach Darmstadt!

In diesem Sinne wünsche ich allen Leserinnen und Lesern eine spannende Reise durch die Welt der Knochen, der Gelenke und der Muskeln.

Ihr Michael Schünke

Inhaltsverzeichnis

1 Entwicklungsgeschichte des Menschen

1.1 Keimblattentwicklung

Die befruchtete Eizelle wandert durch den Eileiter in den Uterus (Gebärmutter), wobei sie sich fortlaufend teilt (▶ Abb. 1.1). Als Furchungskugel (Morula = 16–32 Zellenstadium) erreicht der Keim die Uterushöhle und entwickelt sich zu einer Keimblase (Blastozyste)) mit äußerer Zellhülle (Trophoblast) und innerer Zellgruppe (Embryoblast) (▶ Abb. 1.2). Der Trophoblast bildet im weiteren Verlauf die kindlichen Anteile der Plazenta, aus dem Embryoblast entwickelt sich der Embryo. Die Zellen des Embryoblasten bilden nach vollständiger Implantation in der Uterusschleimhaut am Ende der 2. Woche eine zweiblättrige Keimscheibe, die aus Epiblast und Hypoblast besteht (▶ Abb. 1.3). Damit sind Dorsal- und Ventralseite des künftigen Körpers festgelegt.

Sowohl dem Hypoblast als auch dem Epiblast liegt jeweils ein mit Flüssigkeit gefülltes Bläschen auf, der primärer Dottersack und die Amnion- bzw. Fruchtwasserhöhle. Während der Dottersack sich langsam zurückbildet, wächst der Embryo in die vom Amnion gebildete Amnionhöhle hinein.

Bei einem etwa 16 Tage alten Embryo bilden sich aus dem Epiblasten die drei definitiven Keimblätter Ektoderm, Mesoderm und Endoderm, aus denen sämtliche Strukturen des menschlichen Körpers hervorgehen (z.B. geht die Anlage des Zentralnervensytems und der Sinnesorgane aus dem Ektoderm hervor). Dieser Vorgang wird als *Gastrulation* bezeichnet (▶ Abb. 1.3). In Folge der Gastrulation werden zudem alle Körperachsen festgelegt: ventral-dorsal, kranial-kaudal und links-rechts.

Zu Beginn der Gastrulation bildet sich im kaudalen Bereich des Epiblasten in der Medianlinie eine Zellverdich-

Abb. 1.1 Schematische Darstellung der Entwicklungsvorgänge während der 1. Woche der Frühentwicklung (nach Sadler). **1.** Eizelle direkt nach der Ovulation; **2.** Befruchtung innerhalb von ca. 12 Stunden; **3.** männlicher und weiblicher Vorkern mit anschließender Zygotenbildung; **4.** erste Furchungsteilung; **5.** 2-Zellen-Stadium, **6.** Morulastadium; **7.** Eintritt in das Uteruslumen; **8.** Blastozyste; **9.** Beginn der Implantation.

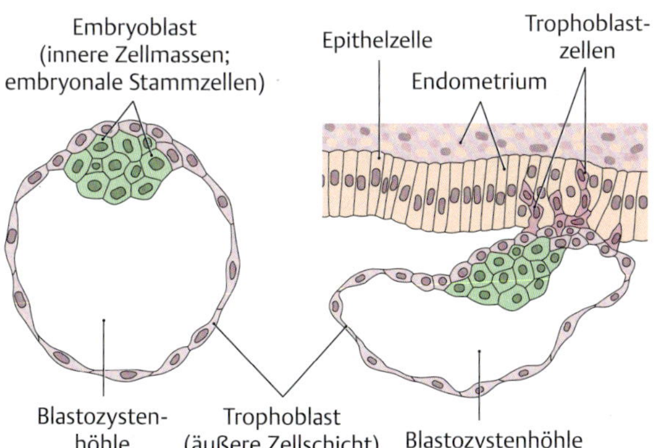

Abb. 1.2 Implantation der Blastozyste in die Uterusschleimhaut am 5./6. Tag post ovulationem (nach Sadler)

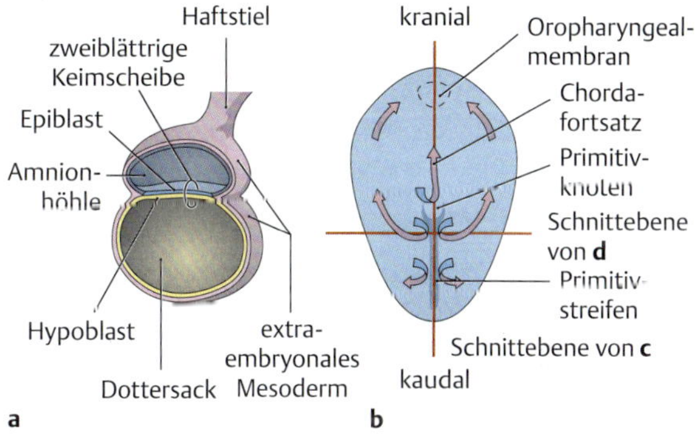

Abb. 1.3 a–d Bildung der dreiblättrigen Keimscheibe(Gastrulation) am Beginn der 3. Woche p.o. (nach Sadler). **a** Sagittalschnitt durch eine Embryonalanlage am Ende der 2. Woche. Zwischen Amnionhöhle und Dottersack ist die Keimscheibe ausgespannt. Sie ist noch zweiblättrig. Von außen ist die gesamte Embryonalanlage bereits mit extraembryonalem Mesoderm überzogen, dessen Bildung am hinteren Pol der Keimscheibe beginnt. Die Embryonalanlage ist über den Haftstiel mit der Chorionhöhle verbunden. **b** Aufsicht auf eine menschliche Keimscheibe zu Beginn der Gastrulation. Mit Beginn der 3. Woche bildet sich im Epiblast zunächst der Primitivstreifen. In ihm entsteht das embryonale Mesoderm und wandert zwischen Epiblast und Hypoblast aus (s. Pfeile, die die Richtungen der Mesoderminvagination andeuten). Kurz darauf wächst aus dem Epiblast auf Höhe des Primitivknotesn, d.h. an der kranialen Spitze des Primitivstreifens, der Chordafortsatz nach kranial, und – diesen flankierend – das definitive Endoderm in radiärer Richtung. Dabei ersetzt das definitive Endoderm nach und nach den Hypoblast. Der Chordafortsatz wird demgegenüber nur vorübergehend in die Hypoblastschicht eingegliedert. Er erstreckt sich in kraniokaudaler Richtung vom Primitivknoten bis zur Oropharyngealmembran (das Amnion ist entfernt).

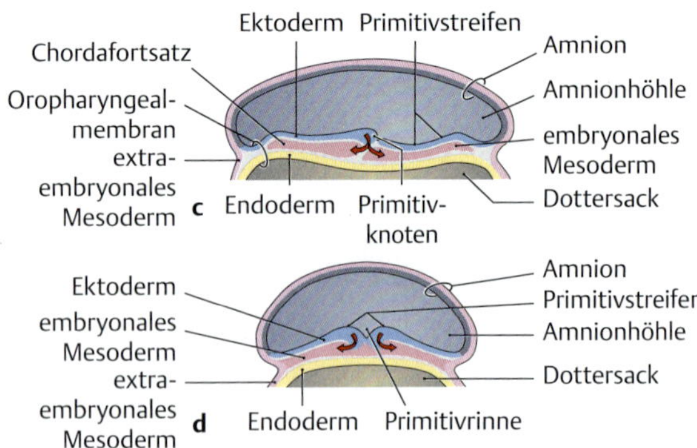

Abb. 1.3 a–d Fortsetzung. c Sagittalschnitt durch die Keimscheibe entlang des Chordafortsatzes. **d** Transversalschnitt durch die Keimscheibe auf Höhe der Primitivrinne (die Pfeile in **c** und **d** zeigen die Richtung der medodermalen Gastrulationsbewegungen).

tung (Primitivstreifen), die sich rostral zu einem Primitivknoten verdichtet. Auf diese Weise ist auch die kraniokaudale Körperachse festgelegt. Der Primitivstreifen vertieft sich zu einer schmalen Rinne, der *Primitivrinne* (▶ Abb. 1.3 **c** u. **d**). Aus ihr wandern in der Folge Epiblastzellen in die Tiefe und breiten sich flächig zwischen Epi- und Hypoblast aus. Auf diese Weise entsteht das mittlere Keimblatt (**Mesoderm**). In Richtung des späteren Kopfendes schiebt sich der mesodermale Kopffortsatz (Anlage der Chorda dorsalis) unter den Epiblasten. Lateral breiten sich die Zellen radiär aus und liefern das innere Keimblatt (**Endoderm**), indem sie den Hypoblasten allmählich völlig verdrängen. Die dorsal verbleibenden Zellen werden zum **Ektoderm** (▶ Abb. 1.3 **c** u. **d**).

1.2 Abkömmlinge der Keimblätter

1.2.1 Ekto-, Meso- und Endoderm

Aus den 3 Keimblättern, die zu Beginn der Embryonalentwicklung (3. Schwangerschaftswoche) angelegt werden, entwickeln sich die Organanlagen: Das **Ektoderm** bildet im Wesentlichen die Anlage des zentralen und peripheren Nervensystems. Aus dem **Mesoderm** entstehen das Skelett, die Skelettmuskulatur, die Kreislauforgane sowie der Harn- und Geschlechtsapparat. Das **Endoderm** schließlich liefert in der weiteren Entwicklung v.a. die epithelialen Anlagen der Verdauungs- und Atemorgane.

1.2.2 Entwicklung des Nervensystems

Im medialen Bereich des Embryos verdickt sich um den 18. Embryonaltag das Ektoderm zur Neuralplatte (▶ Abb. 1.4) und bildet die Anlage des Nervensystems (*Neuralektoderm*). Innerhalb der Neuralplatte entsteht zwischen 2 seitlichen Auffaltungen (Neuralwülste) eine Vertiefung, die Neuralrinne, die sich im weiteren Verlauf zu einem *Neuralrohr* schließt und in die Tiefe verlagert. Teile der Neuralwülste, die sich nicht an der Bildung des Neuralrohrs beteiligen, werden zu den sog. *Neuralleisten*. Das Neuralrohr wird zum zentralen Nervensystem (Gehirn und Rückenmark), während aus den Neuralleisten unter anderem das periphere Nervensystem (z.B. periphe-

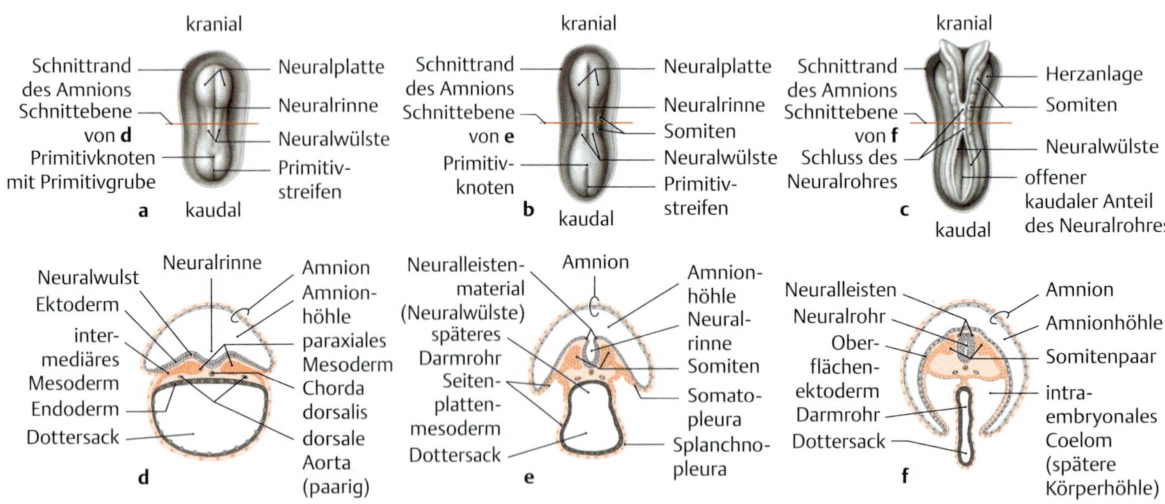

Abb. 1.4 a–f Neurulation im Verlauf der menschlichen Frühentwicklung. a–c Ansicht von dorsal, Amnion entfernt; **d–f** Schematisierte Trasversalschnitte der entsprechenden Stadien auf Höhe der in **a–c** angegebenen Schnittebenen; Altersangaben p. o. Während der Neurulation trennt sich durch induktive Einflüsse der Chorda dorsalis das Neuroektoderm vom Oberflächenektoderm. **a** u. **d** 19 Tage alte Keimscheibe, im Bereich der Neuralplatte entwickelt sich die Neuralrinne. **b** u. **e** 20 Tage alte Keimscheibe, die ersten Somiten haben sich gebildet, Neuralrinne beginnt sich zum Neuralrohr zu schließen, der Keim beginnt sich abzufalten. **c** u. **f** 22 Tage alter Embryo, beidseits des teilweise geschlossenen und in die Tiefe verlagerten Neuralrohrs sind 8 Somitenpaare zu erkennen. Das Neuralleistenmaterial beginnt auszuwandern und die spätere Körperhöhle (Coelom) bildet sich.

re Nerven und Spinalganglien) hervorgeht. Die Phase von der Bildung des Neuralektoderms bis zum Schluss des Neuralrohrs und der Anlage der Neuralleisten bezeichnet man als *Neurulation* (▸ Abb. 1.4).

1.2.3 Entwicklung von Chorda dorsalis und Somiten

Im Laufe der Entwicklung wird die mesodermale Anlage des primitiven Achsenorgans, die Chorda dorsalis, durch eine höher differenzierte Konstruktion ersetzt, die aus gegeneinander beweglichen Teilstücken, den Wirbeln und ihren Verbindungen besteht. Die Chorda dorsalis liegt unter der Neuralplatte (Neuralrohr) und charakterisiert den Menschen als Mitglied der *Chordaten*.

Nur bei niederen Chordatieren (z. B. Amphioxus/Lanzettfischchen) bleibt die Chorda zeitlebens das Achsenskelett des Rumpfes. Bei den Vertebraten ist sie nur in den frühen Entwicklungsstadien vorhanden und hat in dieser Zeit determinierende Bedeutung bei der Neurulation (Induktion der Neuralplattenbildung) und der Wirbelsäulenentwicklung.

Beiderseits der von Neuralrohr und Chorda dorsalis gebildeten Achse liegt das segmental gegliederte *paraxiale Mesoderm* (Stammplatte, Somiten), das über das *intermediäre Mesoderm* (Anlagematerial des Urogenitalapparates, Nephrotom) mit dem lateral gelegenen, nichtsegmentierten Seitenplattenmesoderm verbunden ist (▸ Abb. 1.4). Das Seitenplattenmesoderm bildet zwei epitheliale Platten (*Splanchnopleura* oder viszerales Mesoderm und *Somatopleura* oder parietales Mesoderm), zwischen denen der Spalt des intraembryonalen Zöloms (der späteren Körperhöhle) erscheint. Die Splanchnopleura bildet das viszerale Peritoneum (Bauchfell) sowie die Schichten der Darmwand; die Somatopleura hingegen beteiligt sich am Aufbau der Leibeswand und liefert das parietale Peritoneum (▸ Abb. 1.5**a**).

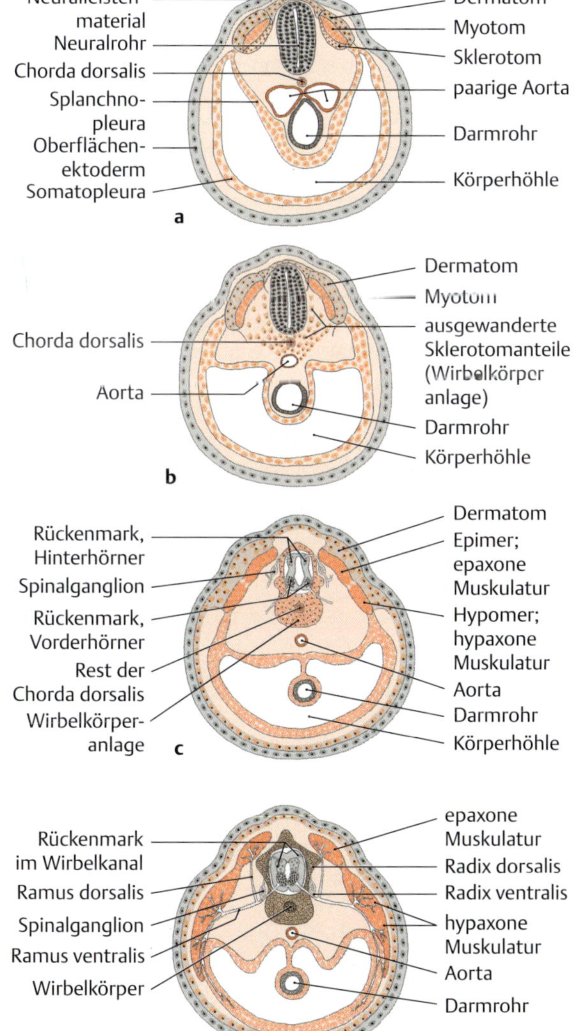

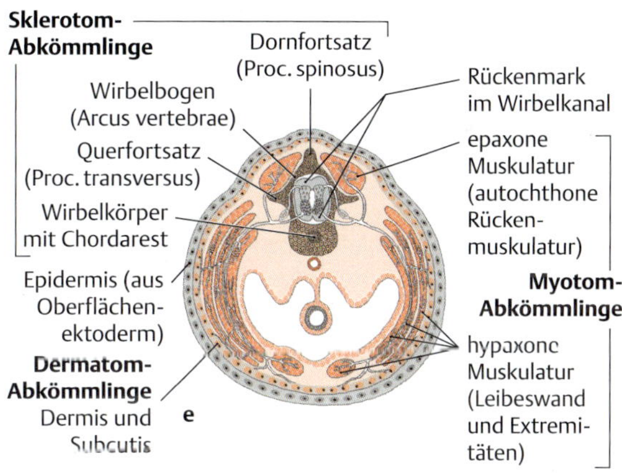

Abb. 1.5 a–e Somitenderivate und Bildung der Spinalnerven in der Embryonalperiode (4.-8. Woche) an schematisierten Querschnitten (nach Drews). **a** Die Somiten gliedern sich in Dermatom, Myotom und Sklerotom. **b** Am Ende der 4. Woche wandern die Sklerotomzellen in Richtung Chorda dorsalis und bilden die Anlage der Wirbelsäule. **c** Das Neuralrohr (Vorstufe von Rückenmark und Gehirn) differenziert sich zur Rückenmarksanlage mit Vorder- und Hinterhörnern. Aus dem Neuralleistenmaterial (erste Anlage des PNS) entwickeln sich z. B. die Spinalganglienzellen mit einem sensiblen zentralen (Radix dorsalis) und einem peripheren Fortsatz. Aus den Vorderhornzellen wachsen die motorischen Neurone aus und bilden die Radix ventralis. Die Myotome gliedern sich in ein dorsal gelegenes Epimer (epaxone Muskulatur) und ein ventral gelegenes Hypomer (hypaxone Muskulatur). **d** Die dorsalen und ventralen Wurzeln vereinigen sich und bilden jeweils den Spinalnerv, der sich in zwei Hauptäste (Ramus dorsalis und Ramus ventralis) aufteilt. Die epaxone Muskulatur wird vom R. dorsalis, die hypaxone Muskulatur vom R. ventralis versorgt. **e** Querschnitt auf Höhe der späteren Bauchmuskulatur. Die epaxone Muskulatur wird zur autochthonen Rückenmuskulatur (M. erector spinae); die hypaxone Muskulatur entwickelt sich u. a. zur seitlichen (Mm. obliqui abdominis externus und internus, M. transversus abdominis) und vorderen Bauchmuskulatur (M. rectus abdominis).

Bis zum Ende der 5. Entwicklungswoche sind 42-44 paarige mesodermale Somitenanlagen (Ursegemente) angelegt, aus denen unter anderem die *Sklerotome*, das Ausgangsmaterial der knorpeligen und knöchernen Wirbelsäulenanlage, hervorgehen (▶ Abb. 1.5). Zusätzlich differenzieren sich aus den Ursegmenten die ebenfalls segmental angeordneten *Dermatome* (Anlagematerial für das Unterhautbindegewebe) und *Myotome*, aus denen sich die quer gestreifte Skelettmuskulatur (Rumpf- und Extremitätenmuskulatur) entwickelt (▶ Abb. 1.5).

1.2.4 Entwicklung der Wirbelsäule

Zunächst verlassen am Anfang der 4. Embryonalwoche die Sklerotomzellen die Somitenregion und wandern in Richtung Chorda dorsalis und Rückenmarksanlage (Neuralrohr). Dort bilden sie als mesenchymaler Zellverband die Anlage der späteren Wirbelsäule. Auf diese Weise entsteht eine durchgehende mesenchymale Zellsäule, die durch Intersegmentalgefäße zwischen den ehemaligen Sklerotomgrenzen gegliedert ist (▶ Abb. 1.6).

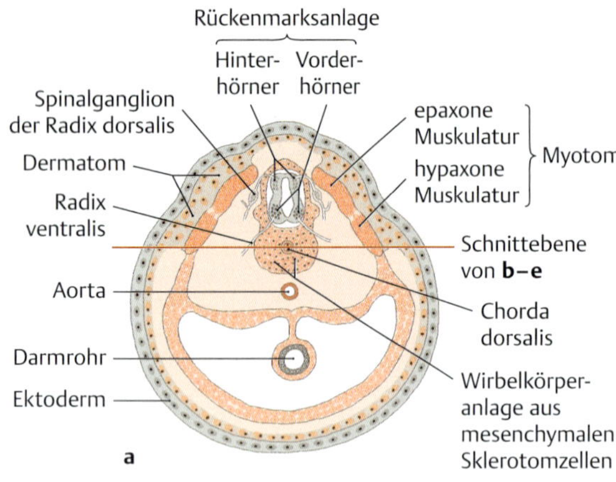

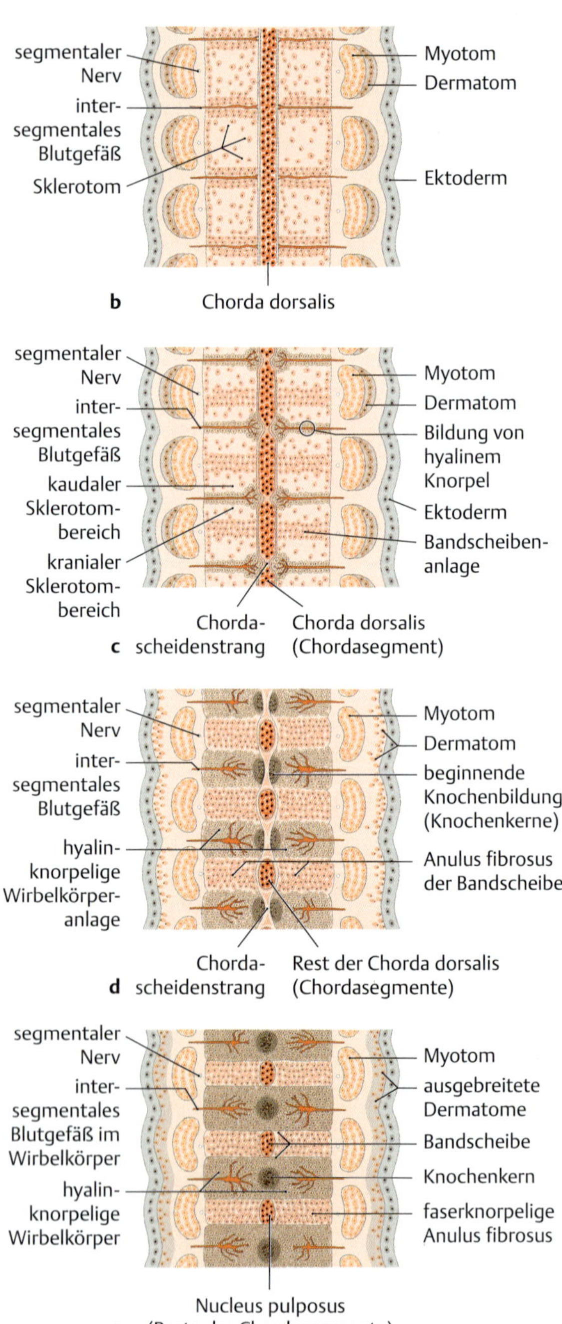

Abb. 1.6 a–e Entwicklung der Wirbelsäule (4.-10. Entwicklungswoche). a Schematisierter Transversalschnitt, **b-e** schematisierte Frontalschnitte (zu den Schnittebenen von **b-e** s. **a**). **a** u. **b** Die ehemaligen Somiten haben sich in Myotom, Dermatom und Sklerotom differenziert. Die Sklerotomzellen lösen sich am Ende der 4. Woche aus dem Verband, wandern in Richtung Chorda dorsalis aus und bilden einen mesenchymalen Zellverband um die Chorda dorsalis (Anlage der späteren Wirbelsäule). **c** Benachbarte kraniale und kaudale Sklerotomabschnitte oberhalb und unterhalb der Intersegmentalgefäße verbinden sich und beginnen in der 6. Woche zu verknorpeln. Dadurch wird das Chordamaterial nach oben und unten verdrängt. **d** Zwischen den Wirbelkörperanlagen entwickeln sich die Bandscheiben mit Nucleus pulposus und Anulus fibrosus. Im Zentrum der Wirbelkörper beginnt die Verknöcherung (8. Woche). **e** Durch das Verschmelzen von kaudalen und kranialen Sklerotomabschnitten verbinden die segmental angelegten Myotome die Fortsätze von zwei benachbarten Wirbelanlagen und überbrücken dabei die Bandscheiben. Auf diese Weise entstehen die sog. Bewegungssegmente. Der segmentale Spinalnerv verläuft auf Höhe des späteren Zwischenwirbelloches. Die Intersegmentalgefäße werden zu den ernährenden Gefäßen (Vasa nutricia) der Wirbelkörper (10. Woche).

Im weiteren Verlauf wird die Anlage der Wirbelkörper und der Rippen gebildet, indem sich der kaudale Abschnitt eines jeden Sklerotomsegments mit dem kranialen Abschnitt des folgenden Sklerotoms verbindet (▶ Abb. 1.6**e**). Zwischen den Wirbelkörperanlagen entstehen die Zwischenwirbel- oder Bandscheiben (Disci intervertebrales). Durch die Verschmelzung der kaudalen und kranialen Sklerotomabschnitte zweier benachbarter Sklerotome verbinden die segmentalen Myotome nunmehr die Fortsätze zweier benachbarter Wirbelanlagen und überbrücken dabei die Bandscheiben (▶ Abb. 1.6**e**).

Der Ersatz der mesenchymalen Wirbelanlage durch hyalinen Knorpel beginnt bereits im 2. Embryonalmonat (▶ Abb. 1.6**b**). Durch den konzentrischen Druck der verknorpelnden Wirbelkörper wird die Chorda dorsalis zusammengepresst, wobei das Chordamaterial in Richtung Zwischenwirbelscheibe verdrängt wird. Auf diese Weise verbleibt auf Höhe der Wirbelkörperanlagen zunächst die Hülle der Chorda (sog. Chordascheidenstrang, der in den folgenden Wochen verschwindet), und im Bereich der zukünftigen Bandscheibenzentren entstehen Auftreibungen (Chordasegmente), deren Zellmaterial am Aufbau des späteren Gallertkerns (Nucleus pulposus) beteiligt wird (▶ Abb. 1.6**e**).

Die Knochenbildung beginnt im 3. Schwangerschaftsmonat bzw. am Ende der 8. Woche etwa gleichzeitig im Bereich der Wirbelkörper und der Wirbelbögen.

1.2.5 Entwicklung der Muskulatur

Die Myotomderivate der Somiten stellen segmentale Muskelanlagen dar, aus denen sich nahezu die gesamte quer gestreifte Skelettmuskulatur am Rumpf und an den Extremitäten entwickelt. Am Ende der 6. Entwicklungswoche strecken sich die Myotome in dorsal-ventraler Richtung und lassen eine deutliche Gliederung in einen dorsalen (*Epimer* oder epaxone Muskulatur) und einen ventralen Anteil (*Hypomer* oder hypaxone Muskulatur) erkennen (▶ Abb. 1.5**c–e**). Während die epaxonen Muskeln sich zur autochthonen (ortsständigen) Rückenmuskulatur entwickeln und ihre ursprüngliche Lage beibehalten, gehen aus dem Hypomer die ventral-lateralen Bauchwand- und Thoraxmuskeln sowie die Extremitätenmuskeln hervor. Dieser Myotomgliederung entspricht auch die Aufzweigung der Spinalnerven in einen R. dorsalis für die epaxone Muskulatur und einen R. ventralis für die hypaxone Muskulatur.

Die ursprünglich segmentale (metamere) Anordnung der Rumpfmuskulatur geht in der weiteren Entwicklung größtenteils verloren: Während in den tiefen Schichten der autochthonen Rückenmuskulatur (Mm. rotatores) und im Bereich der Thoraxmuskulatur (Interkostalmuskulatur) die segmentale Anordnung der Muskeln erhalten bleibt, verschmelzen die oberflächlichen Anteile der Myotome zu langen segmentübergreifenden Muskelindividuen (Polymerisation), bei denen nur noch die Gefäß- und Nervenversorgung an die ursprüngliche Metamerie erinnert.

2 Binde- und Stützgewebe

2.1 Herkunft und Vorkommen

Das Binde- und Stützgewebe ist neben Epithel-, Muskel- und Nervengewebe eines der 4 Hauptgewebe des menschlichen Körpers. Trotz z.T. sehr unterschiedlicher Erscheinungsformen (z.B. lockeres Bindegewebe, Sehnen, Bänder, Fettgewebe, Knochen und Knorpel) und vielfältiger Aufgaben (z.B. Halte- und Bindefunktion, Wasserhaushalt, Stoffaustausch und Abwehr) gehören die verschiedenen Formen der Binde- und Stützgewebe eng zusammen (▶ Tab. 2.1). Mit Ausnahme des Chordagewebes (s.S.31) stammen sie entwicklungsgeschichtlich aus dem *Mesenchym* (mesenchymales Bindegewebe), einem noch nicht differenzierten embryonalen Gewebe des mittleren Keimblattes (Mesoderm).

Die aufgeführten Binde- und Stützgewebeformen (▶ Tab. 2.2) unterscheiden sich in Menge, Anordnung und Art der Fasern, Zusammensetzung der Grundsubstanz und Vorkommen von Bindegewebszellen (S.17).

Das gallertige Bindegewebe der Nabelschnur ähnelt dem unreifen mesenchymalen und wird zusammen mit dem Mesenchym auch als *embryonales Bindegewebe* bezeichnet. Wie das retikuläre und das spinozelluläre Bindegewebe ist es faserarm und nicht am Aufbau des Bewegungsapparates beteiligt.

Beim ausdifferenzierten, reifen Bindegewebe dominieren faserarme und faserreiche, wobei es sich bei den Fasern v.a. um Kollagenfasern handelt. Stehen die elastischen Fasern im Vordergrund, handelt es sich um *faserreiches elastisches Bindegewebe* (z.B. elastische Bänder). Eine spezielle Form des faserarmen Bindegewebes, das als Grundgewebe in lymphatischen Organen und im roten Knochenmark vorkommt, ist das *retikuläre Bindegewebe*, dessen retikuläre Fasern eine besondere Form von Kollagenfasern darstellen. Das *spinozelluläre Bindegewebe*, ein zellreiches Gewebe aus spezifischen Bindegewebszellen und wenig extrazellulärer Matrix, kommt nur an wenigen Stellen im menschlichen Körper vor (▶ Tab. 2.1)

Als typische Stützgewebe gelten das Knorpel- und Knochengewebe sowie – als hoch spezialisiertes und extrem hartes Knochengewebe – das Zahngewebe mit den Zahnhartsubstanzen Schmelz, Dentin und Zement. Sie enthalten vorwiegend kollagene Fasern und besitzen damit die Zugfestigkeit von Bindegewebsstrukturen. Durch besondere Ausbildung der extrazellulären Matrix beim Knorpel und durch Einlagerung von Kalksalzen beim Knochen wird zusätzlich die Druck- und Formfestigkeit erhöht.

Chordagewebe ist ähnlich gebaut wie das Fettgewebe, der Zellinhalt besteht jedoch nicht aus Fett, sondern aus Flüssigkeit. Bei Wirbeltieren – und damit auch beim Menschen – kommt es in der Chorda dorsalis, dem embryonalen Achsenorgan vor. Die prall gefüllten Chordazellen geben der Chorda eine elastische Festigkeit, ähnlich einem straff aufgeblasenen Schlauch.

2.2 Bauelemente

Während Epithel-, Muskel- und Nervengewebe hauptsächlich aus zelligen Strukturen bestehen, kommen im Binde- und Stützgewebe Zellen und zwischenzellige Substanzen (Interzellularsubstanz oder extrazelluläre Matrix) vor:

Tab. 2.1 Formen der Binde- und Stützgewebe

Bindegewebe		Stützgewebe
Am Aufbau des Bewegungsapparates beteiligtes Bindegewebe	***Nicht am Aufbau des Bewegungsapparates beteiligtes Bindegewebe***	
• faserarmes bzw. lockeres (wenige, v.a. kollagene Fasern und viel Grundsubstanz) Bindegewebe: z.B. Stroma von Organen, Umgebung von Gefäßen und Nerven	• embryonales bzw. mesenchymales und gallertiges (wasserreich mit feinen Kollagenfasern und einem hohen Anteil an Hyaluronsäure) Bindegewebe: z.B. Nabelschnur, Zahnpulpa	• Knorpelgewebe: hyaliner Knorpel, Faserknorpel und elastischer Knorpel
• faserreiches bzw. straffes (hoher Anteil an Kollagenfasern und wenig Grundsubstanz) Bindegewebe:	• retikuläres (weitmaschiges Netzwerk retikulärer Fasern) Bindegewebe: z.B. lymphatische Organe, Leber, Knochenmark	• Knochengewebe: Geflecht- und Lamellenknochen sowie Zahnhartsubstanzen (Schmelz, Dentin und Zement)
◦ geflechtartig (z.B. Sklera des Auges, Organkapseln)	• spinozelluläres Bindegewebe (sehr zellreich): z.B. Eierstock, Gebärmutter	• Chordagewebe (primär epithelialer Aufbau, Zellen mit flüssigkeitshaltigen großen Vakuolen): embryonales Achsenorgan (Chorda dorsalis)
◦ parallelfaserig (z.B. Sehnen, Bänder)		• Fettgewebe: weißes und braunes Fett
◦ elastische Bänder (mehr elastische als kollagene Fasern): z.B. Ligg. flava, Lig. nuchae		

Tab. 2.2 Bauelemente der Binde- und Stützgewebe

Spezifische Binde- und Stützgewebszellen		Interzellularsubstanz (extrazelluläre Matrix)	
Ortsständige (fixe) Zellen	**Aus dem Blut eingewanderte (freie oder mobile) Zellen**	**Binde- und Stützgewebsfasern**	**Grundsubstanz**
• Mesenchymzellen (=Stammzelle)	• Gewebsmakrophagen	• kollagene Fasern	• Glykosaminoglykane
• Fibroblasten	• Mastzellen	• elastische Fasern	• Proteoglykane
• Fibrozyten	• Lymphozyten		• Glykoproteine
• Myofibroblasten	• Plasmazellen		• anorganisches Material (z. B. Kalziumsalze)
• Retikulumzellen	• Granulozyten		
• Chondroblasten	• Osteoklasten		
• Chondrozyten	• Chondroklasten		
• Osteoblasten			
• Osteozyten			
• Fettzellen (Adipozyten)			

▶ **Zellen:** Sie lassen sich in zwei Gruppen zusammenfassen:

- spezifische Binde- und Stützgewebszellen (ortsständige oder fixe Zellen), die extrazelluläre Matrix produzieren, und
- aus dem Blut eingewanderte (freie oder mobile) Zellen, die der spezifischen und unspezifischen Abwehr dienen (▶ Tab. 2.2). Die von den ortsständigen Zellen gebildete extrazelluläre Matrix hat in den verschiedenen Gewebsarten eine für jedes Gewebe charakteristische Zusammensetzung und Struktur.

▶ **Extrazelluläre Matrix:** Sie besteht im Wesentlichen aus zwei Komponenten: Fasern (kollagene und elastische) und Grundsubstanz.

2.3 Aufgaben

Binde- und Stützgewebe haben innerhalb des Bewegungsapparates in erster Linie *mechanische Funktionen*. Sie dienen der Aufnahme und Übertragung von Kräften. Ihre mechanische Qualität hängt ab von Zusammensetzung, Menge und Anordnung der in der Extrazellulärmatrix enthaltenen Bestandteile sowie von Art und Größe der mechanischen Beanspruchung.

Die Zusammensetzung der extrazellulären Matrix entspricht somit den mechanischen Erfordernissen des Bewegungsapparates. So weisen beispielsweise Sehnen und Bänder eine hohe *Zugfestigkeit*, Gelenkknorpelzellen eine große *Druckfestigkeit* und Knochen eine hohe *Formfestigkeit* auf.

Außer an mechanischen Funktionen beteiligen sich die Binde- und Stützgewebe an folgenden Aufgaben:

- Aufbau von Organen und Leitungsbahnen sowie deren Einbau in die Umgebung,
- Beteiligung am Stoffwechselgeschehen durch Speicherung von Wasser, energiereichen Substanzen und Mineralien,
- Stofftransport zwischen Blutgefäßen und Organen („Transitstrecke" für die Verteilung von Nährstoffen und den Abtransport von Ausscheidungsstoffen),
- Bildung von Granulationsgewebe im Rahmen der Wundheilung.
- Die freien Bindegewebszellen (z. B. Makrophagen, Granulozyten und Lymphozyten) spielen eine wichtige Rolle bei der körpereigenen Abwehr.

2.4 Spezifische Bindegewebszellen

Im Binde- und Stützgewebe kommen ortsständige (fixe) und freie (mobile) Zellen vor. Während die ortsansässigen Binde- und Stützgewebszellen zwischenzellige Substanzen (Bindegewebsfasern und Grundsubstanz) produzieren, gelangen die freien Zellen aus dem Blut in das Binde- und Stützgewebe. Im Bindegewebe werden sie auch als mobile Zellen bezeichnet, da sie ihren Aufenthaltsort dort ändern können. Die mobilen Zellen übernehmen Aufgaben innerhalb des unspezifischen und spezifischen Abwehrsystems.

Die spezifische Zelle des embryonalen Bindegewebes ist die *Mesenchymzelle*, eine pluripotente Stamm- oder Vorläuferzelle, aus der sich im Weiteren die spezifischen Zellen des erwachsenen Binde- und Stützgewebes (z. B. Fibroblast, Chondroblast, Osteoblast, Fettzelle) sowie andere Zellarten (z. B. glatte Muskelzellen) entwickeln.

2.4.1 Mesenchymzellen

Mesenchymzellen sind Stammzellen, aus denen durch Differenzierung zahlreiche Gewebe und Organe hervorgehen. Auch ausdifferenzierte Gewebe enthalten häufig Zellen mit einer mesenchymalen Potenz, aus denen sich bei Bedarf (Umbau- und Reparationsvorgänge in Binde- und Stützgeweben) differenzierte Bindegewebszellen entwickeln.

Mesenchymzellen sind kleine, sternförmige Zellen mit mehreren unterschiedlich langen Fortsätzen. Sie verbinden benachbarte Zellen untereinander durch Zellkontakte (▶ Abb. 2.1**a** u. **b**). Auf diese Weise bilden sie ein dreidimensionales Maschenwerk, dessen Interzellularräume mit einer flüssigen extrazellulären Matrix ausgefüllt sind. Charakteristisch sind ein großer, euchromatischer Zellkern und ein organellenarmes basophiles Zytoplasma. Die Basophilie beruht auf großen Mengen an freien Ribosomen (Proteinsynthese für Zellwachstum). Mesenchymzellen haben einen hohen Mitoseindex, sind amöboid beweglich und besitzen die Fähigkeit zur Phagozytose. Zu Beginn der Organogenese lagern sie sich in dichten Zellverbänden zusammen und bilden *Blasteme* (s. S. 46).

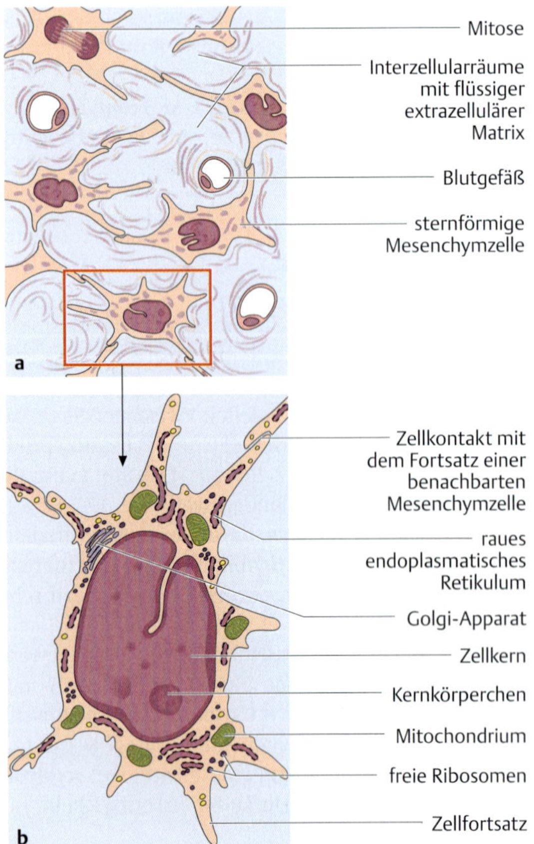

Abb. 2.1 a u. b Mesenchymales Gewebe. a Übersicht; **b** bei stärkerer Vergrößerung (nach Kristic).

2.4.2 Fibroblasten

Fibroblasten sind Bindegewebszellen im engeren Sinne, die v. a. im adulten faserarmen und faserreichen Bindegewebe vorkommen. Es handelt sich um teilungsfähige Zellen, die sowohl kollagene als auch elastische Fasern sowie alle Komponenten der Grundsubstanz bilden können (▶ Abb. 2.2). Fibroblasten mit stark verminderter Syntheseleistung (Erhaltungsumsatz) werden *Fibrozyten* genannt. Beide Ausdrücke werden jedoch häufig synonym gebraucht, zumal ein Fibrozyt nach entsprechender Stimulierung (z. B. bei Wundheilungen) jederzeit wieder fibroblastische Aktivität erlangen kann.

In ihrem Aussehen ähneln sie den fortsatzreichen Mesenchymzellen, haben jedoch meist längliche Kerne und einen schmalen Zytoplasmasaum. In faserdichten Bindegeweben erscheinen die Fibroblasten durch umgebende Kollagenfaserbündel stark abgeflacht und eingeengt.

2.4.3 Myofibroblasten

Myofibroblasten sind Bindegewebszellen, die eine Zwischenstellung zwischen Fibroblasten und glatten Muskelzellen einnehmen. Hierbei handelt es sich um spindelförmige Zellen mit langen Fortsätzen und myofibrillenähnliche Fasern (Aktin- und Myosinfilamente) im Zytoplasma. Mit ihren kontraktilen Eigenschaften und der teilweisen Ausbildung einer Basallamina ähneln sie glatten Muskelzellen. Zusammen mit umgebenden elastischen Bindegewebsfasern bilden die Myofibroblasten kontraktil elastische Systeme.

2.4.4 Retikulumzellen

Retikulumzellen sind sternförmige Zellen mit schlanken Fortsätzen, über die sie untereinander in Verbindung stehen. Mit den von ihnen gebildeten netzartig angeordneten Retikulumfasern bilden sie das Grundgerüst der lymphatischen Organe und des roten Knochenmarks, wobei die Maschenräume mit *freien Zellen* (Zellen der Abwehr bzw. Blutbildung) angefüllt sind.

2.5 Spezifische Stützgewebezellen

Die spezifischen Zellen des Stützgewebes, wie Chondroblasten, Chondrozyten, Osteoblasten, Osteozyten und Fettzellen (Adipozyten) sind hoch differenzierte Bindegewebszellen, deren Funktion in Zusammenhang mit dem Knorpel-, Knochen- und Fettgewebe besprochen wird (s. S. 25). Chondroklasten und Osteoklasten werden aufgrund ihrer Herkunft zu den aus dem Blut eingewanderten Zellen gezählt, da ihre Vorläuferzellen Blutmonozyten darstellen. Sie stehen im Dienste der Knorpel- und Knochenresorption und sind an Umbauvorgängen beteiligt (s. S. 36).

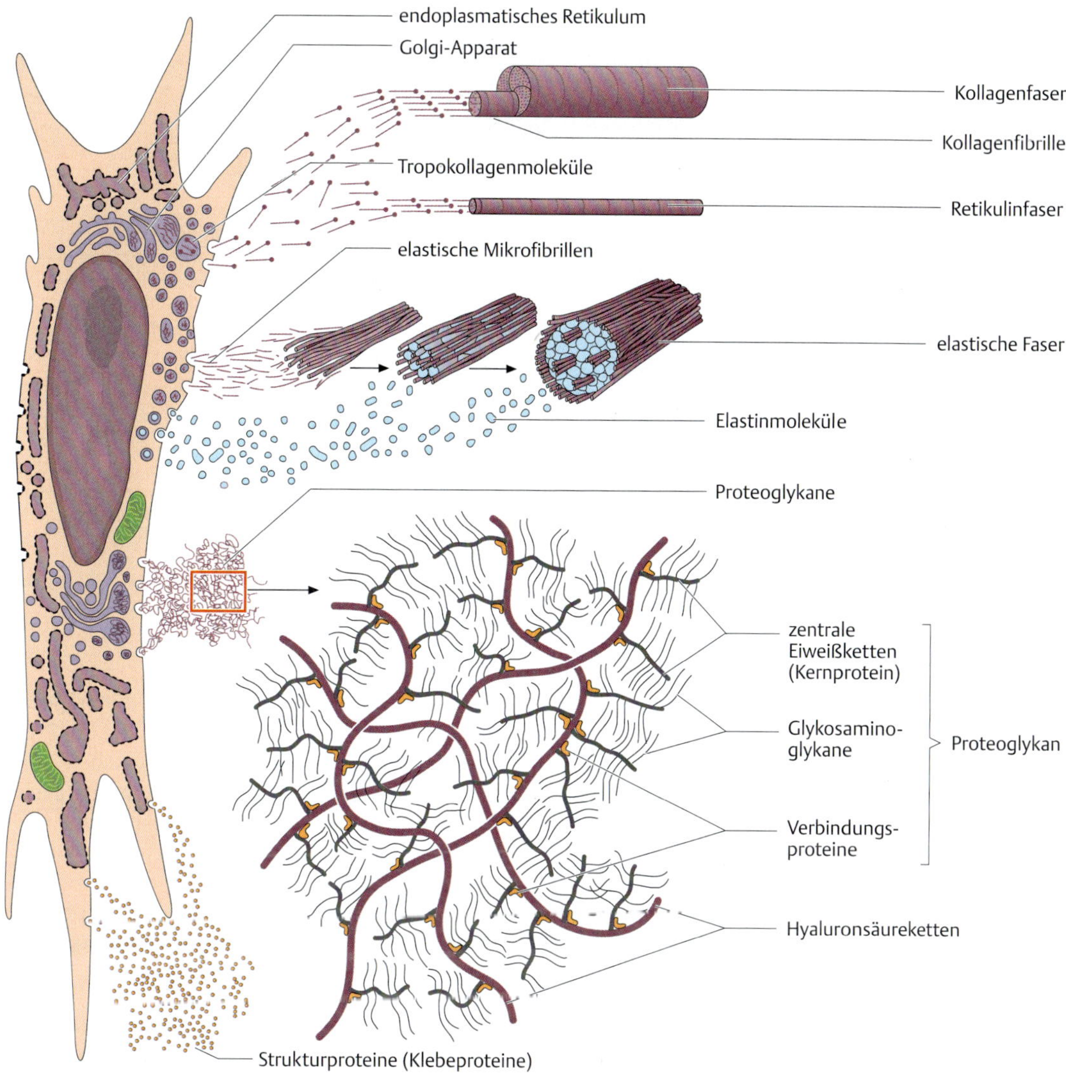

Abb. 2.2 Fibroblast und die von ihm gebildeten Bestandteile der Extrazellulärmatrix (nach Kristic).

2.6 Interzellularsubstanzen

2.6.1 Überblick

Innerhalb der Interzellularsubstanzen bzw. der Extrazellulärmatrix werden **Fasern** (kollagene, retikuläre und elastische) und **Grundsubstanz** (Glykosaminoglykane, Proteoglykane und Glykoproteine) unterschieden. Durch Menge, Art und Aufbau der Fasern ebenso wie durch die Art der Grundsubstanz und ihrer Einlagerungen unterscheiden sich Bindegewebe, Knorpel und Knochen.

Fasern

Nach ihrem physikalischen und chemischen Verhalten sowie nach ihrer Struktur sind lichtmikroskopisch 3 Arten von Bindegewebsfasern zu erkennen:

- Kollagenfasern
- retikuläre Fasern bzw. Retikulinfasern
- elastische Fasern

Im Bindegewebe werden die Ausgangssubstanzen (Prokollagen und Tropoelastin) aller 3 Fasertypen bevorzugt von Fibroblasten gebildet (▶Abb. 2.2). Retikulinfasern entstehen zusätzlich mithilfe von Retikulumzellen. Zur Bildung kollagener Fasern sind auch Chondroblasten, Osteoblasten und glatte Muskelzellen befähigt.

Kollagenfasern

Kollagen gehört zu den Faserproteinen, die in allen vielzelligen Organismen vorkommen, und macht beim Menschen etwa ein Viertel des Gesamtproteins aus. Es ist das wichtigste Strukturprotein und wesentlicher Faserbestandteil v.a. der Binde- und Stützgewebe. Kollagen kommt in fast allen Organen vor, wobei die Grundstruktur modifiziert

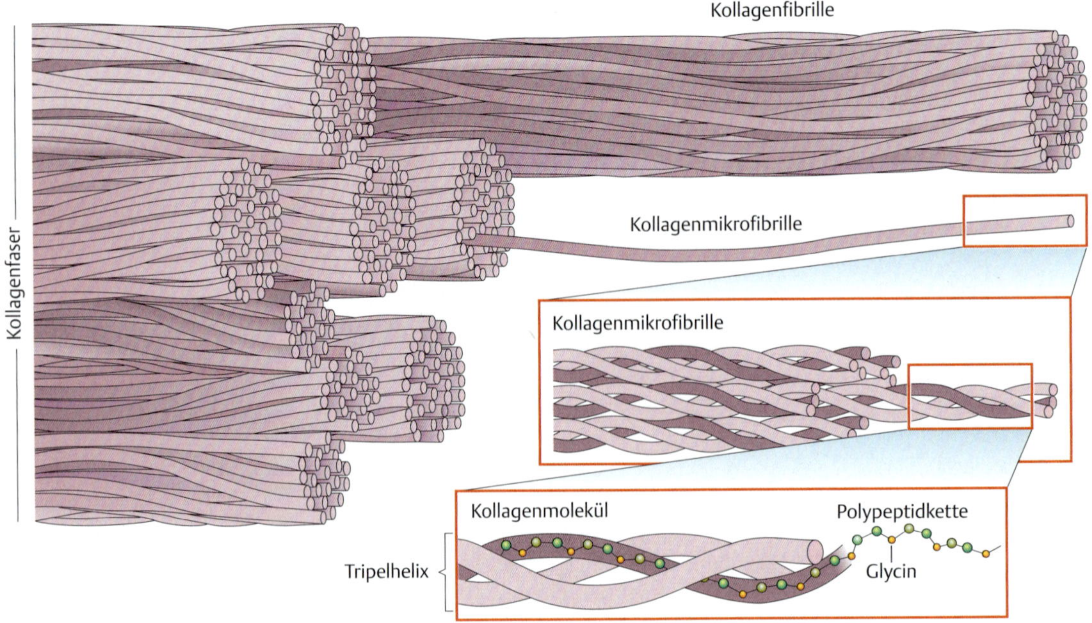

Abb. 2.3 Aufbau einer Kollagenfaser (nach Rauber-Kopsch).

wird, um den spezifischen Bedürfnissen der einzelnen Gewebe bzw. Organe Rechnung zu tragen. Kollagen, das in frischem, unfixierten Zustand eine weiße Färbung besitzt, ist in Wasser nahezu unlöslich, beim Kochen wird es jedoch zu flüssiger Gelatine denaturiert. Beim Erkalten entsteht eine klebrige Lösung (gr. collagen = Leim bildend).

Sie besteht aus 3 Polypeptidketten (α-Ketten), die jeweils aus etwa 1.000 Aminosäuren zusammengesetzt sind (v.a. Glycin, Prolin, Hydroxyprolin und – lysin). Die 3 α-Ketten sind untereinander gewunden, so dass ein etwa 300 nm langes und 1,5 nm dickes Kollagenmolekül in Form einer rechtsdrehenden Schraube *(Tripelhelix)* entsteht (▶ Abb. 2.3).

Bislang konnten etwa 20 unterschiedliche α-Ketten (α1, α2, α3 etc.) nachgewiesen werden, wobei jede einzelne von einem bestimmten Gen codiert wird. Durch Kombination verschiedener α-Ketten zu dreisträngigen Kollagenmolekülen entstehen unterschiedliche Kollagentypen, von denen bis heute weit über 20 unterschiedliche Typen nachgewiesen wurden (Kollagen Typ I, II, III, IV, etc.).

Das am häufigsten vorkommende Kollagen, das Kollagen vom Typ I (90% des gesamten Kollagens), besteht z.B. aus 2 α1-Ketten und einer α2-Kette. Es kommt u.a. vor in Sehnen, Knochen, Dentin, Haut, Faserknorpel und Blutgefäßen. Andere Kollagentypen, wie der Typ II, haben 3 gleiche α1-Ketten. Typ-II-Kollagen kommt v.a. im hyalinen und elastischen Knorpel, im Faserknorpel, im Nucleus pulposus der Bandscheiben und im Glaskörper des Auges vor. Die *Retikulinfasern* bestehen aus Kollagen vom Typ III und gehören chemisch gesehen ebenfalls zur großen Kollagenfamilie.

Kollagensynthese

Das Kollagenmolekül wird als Vorstufe in Form des Prokollagens aus der Zelle in den Extrazellulärraum ausgeschleust. Dort werden anschließend durch spezielle Enzyme *(Prokollagen-Peptidasen)* die Enden der Prokollagene (Propeptide) abgespalten und es entstehen *Tropokollagene*. Diese Abspaltung ermöglicht eine parallele Zusammenlagerung der einzelnen Tropokollagene zu *Kollagenfibrillen*, die eine charakteristische periodische Querstreifung aufweisen. Ursache dieser Querstreifung ist die überlappende Anordnung der Tripelhelices, so dass sie jeweils um ein Viertel ihrer Länge gegenüber dem seitlichen Nachbarmolekül versetzt sind.

Der Zusammenhalt der einzelnen Tropokollagene wird durch intramolekulare *Querbrücken* (Quervernetzung) sichergestellt. Die lichtmikroskopisch sichtbaren Kollagenfasern (Dicke 1–20 µm) entstehen durch Zusammenlagerung unterschiedlich vieler Kollagenfibrillen (Durchmesser einer Kollagenfibrille: 30–200 nm; ▶ Abb. 2.3).

Eigenschaften von Kollagenfasern

Kollagenfasern sind um etwa 5% dehnbar und aufgrund ihres leicht gewellten Verlaufs um etwa 3% verlängerbar. Sie leisten einer Deformation der Gewebe Widerstand und orientieren sich dementsprechend stets in Richtung der Zugkräfte. Hierbei nehmen sie Zugspannungen auf (Zugfestigkeit). Werden sie über längere Zeit entlastet (herabgesetzte Zugbelastung), so verkürzen sie sich (z.B. Schrumpfung der Gelenkkapsel bei Ruhigstellung), bei erhöhter Dehnung werden sie länger und können überdehnt werden (Hypermobilität von Gelenken). Kollagenfasern haben eine hohe Reißfestigkeit (50–100 N/mm^2) und können sich unter erhöhter Beanspruchung funktionell anpassen (Zunahme von Kollagen in Sehnen und Bändern).

Retikulinfasern

Retikuläre Fasern enthalten ebenfalls Kollagen als chemischen Bestandteil (▶ Abb. 2.2). Sie sind hauptsächlich aus Kollagen vom Typ III aufgebaut und bilden zarte, netzartig verzweigte Fasern (Durchmesser 0,5–2 µm). Die Fasern können lichtmikroskopisch durch Imprägnation mit Silbersalzen dargestellt werden. Aufgrund ihrer selektiven Anfärbbarkeit mit Silbersalzen werden sie auch als *argyrophile Fasern* bezeichnet (gr. argyros = Silber) und erscheinen schwarz gefärbt.

Retikulinfasern bilden in vielen Organen (z. B. lymphatische Organe, Knochenmark, Leber, Niere, Drüsen) fein vernetzte dreidimensionale Stützgerüste im Parenchym, dem spezifischen Gewebeanteil der Organe. Sie sind so angeordnet, dass sie Volumenschwankungen der eingelagerten oder umhüllenden Strukturen in begrenztem Maße zulassen (z. B. Fettgewebe). Diese mechanischen Funktionen werden bei der Beteiligung der Retikulinfasern am Aufbau des Muskelgewebes (Endomysium), des Nervengewebes (Endoneurium), der Blutgefäße (Adventitia) und der Basalmembranen besonders deutlich.

Elastische Fasern

Elastische Fasern bilden typischerweise Netze und sind im Gegensatz zu Kollagenfibrillen verzweigt (▶ Abb. 2.2 und ▶ Abb. 2.5). Die Hauptkomponenten elastischer Fasern sind das gummiartige Protein *Elastin*, dessen Aminosäurezusammensetzung der von Kollagen ähnelt (v. a. Glycin und Prolin; Hydroxyprolin und -lysin fehlen fast vollständig), und *elastische Mikrofibrillen*. Elastische Netze erscheinen im lichtmikroskopischen Bild homogen mit variablem Durchmesser (0,5–5 µm) und lassen keinen Aufbau aus kleineren Einheiten erkennen. Sie entstehen aus 10 nm dicken elastischen Mikrofibrillen, die sich unter Einbau von Elastingranula zu dickeren Fasersträngen vernetzen. Beide Komponenten (Elastin und elastische Mikrofibrillen) werden v. a. von Fibroblasten und glatten Muskelzellen gebildet.

Elastische Fasern können auf das Mehrfache ihrer Ausgangslänge gedehnt werden (100–150 %) und sich schnell wieder auf ihre ursprüngliche Länge verkürzen sobald die Spannung nachlässt. Übersteigt die Zugbelastung mehr als etwa 300 N/mm², zerreißen die Fasern. Sie finden sich v. a. in Geweben, bei denen leichte Dehnbarkeit und periodische Verformbarkeit funktionell wichtig sind. Große Mengen an elastischen Fasern kommen beispielsweise in Arterienwänden, speziell in der herznahen Aorta vor (Windkesselfunktion). Außerdem treten sie im lockeren Bindegewebe, in Bändern (z. B. Ligg. flava = gelbe Bänder) und Sehnen, im elastischen Knorpel (z. B. Ohrmuschel) sowie in der Haut und in zahlreichen Organen (z. B. Lunge) auf. Größere Mengen an elastischem Material verleihen dem Gewebe eine charakteristische gelbe Farbe (Ligg. flava zwischen den Wirbelbögen benachbarter Wirbel).

Grundsubstanz

Außer den Fasern enthält die Extrazellulärmatrix noch die *Grundsubstanz* (= nichtfaserige zwischenzellige Substanz), die hauptsächlich von den spezifischen Bindegewebszellen gebildet wird und in unterschiedlicher Menge und Zusammensetzung vorkommt. Die wesentlichen Bestandteile sind:

- interstitielle Flüssigkeit und unterschiedliche Makromoleküle
- Glykosaminoglykane
- Proteoglykane
- Glykoproteine

Die Makromoleküle sind überwiegend negativ geladen *(Polyanionen)* und können daher Wasser und andere Kationen reversibel binden.

Die unterschiedliche Zusammensetzung der Grundsubstanz verleiht dem Bindegewebe unterschiedliche Konsistenz. Bei zusätzlicher Einlagerung von z. B. Kalziumsalzen kann eine extreme Härte erreicht werden (Knochengewebe).

Interstitielle Flüssigkeit

Das Wasser, d. h. die interstitielle Flüssigkeit steht primär im Dienste metabolischer Vorgänge und dient wasserlöslichen Stoffen als Vehikel zwischen den Blutgefäßen, Zellen und Lymphgefäßen. Die interstitielle Flüssigkeit enthält unter anderem Plasmaproteine, Elektrolyte, Hormone und niedrigmolekulare Substanzen (z. B. einfache Zucker, Aminosäuren). Über sie gelangen Nährstoffe aus dem Blut zu den Zellen und Abbauprodukte aus den Zellen ins Blut bzw. in die Lymphgefäße. Die interstitielle Flüssigkeit dient daher als *Transitstrecke* beispielsweise der Ernährung der Bindegewebszellen und übt zusätzlich gemeinsam mit den Makromolekülen mechanische Funktionen aus (z. B. Aufnahme von Druckkräften im Gelenkknorpel, s. S. 60).

Glykosaminoglykane

Glykosaminoglykane (GAG) sind unverzweigte, z. T. sehr lange Polysaccharidketten mit mehreren tausend Zuckermolekülen (▶ Abb. 2.4). Die Ketten bestehen aus sich wiederholenden Disaccharideinheiten mit jeweils einem Aminozucker (häufig N-Azetylglukosamin oder N-Azetylgalaktosamin) und einer Uronsäure (häufig Glukuronsäure, GlcUA). Mindestens einer der Zucker im Disaccharid besitzt eine negativ geladene Karboxyl- oder Sulfatgruppe. Aufgrund ihrer negativen Ladungen sind Glykosaminoglykane stark sauer (polyanionisch) und binden daher bei physiologischem pH-Wert reversibel Kationen (Ca^+, K^+, Na^+) und v. a. Wasser. Die hohe reversible Wasserbindungskapazität bildet eine wesentliche Grundlage der viskoelastischen Eigenschaften von Binde- und Stützgeweben. Darüber hinaus vermitteln die negativ geladenen Karboxyl- und Sulfatgruppen eine elektrostatische Interaktion mit dem Kollagen. Die wichtigsten Glykosaminoglykane sind:

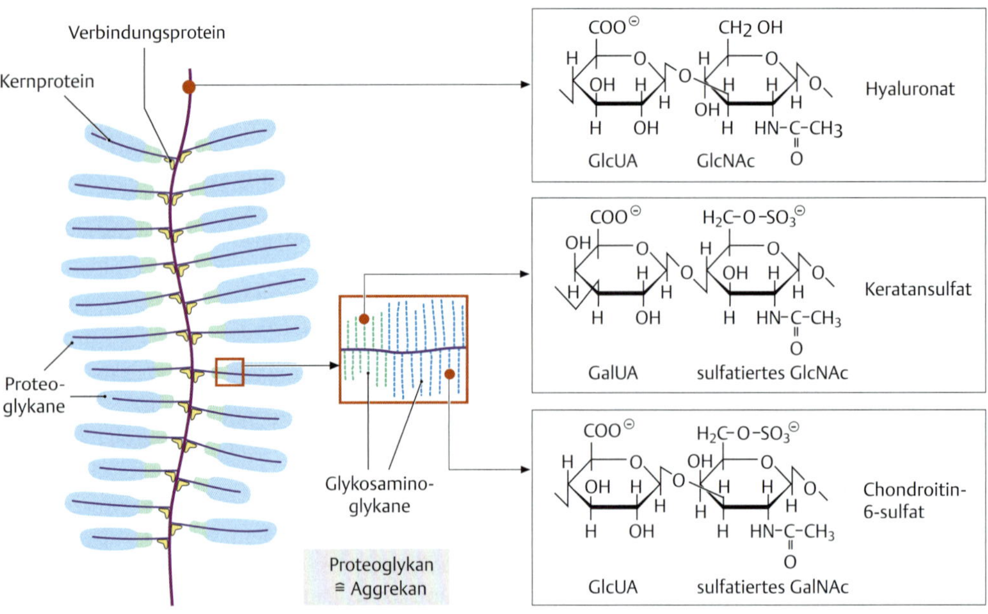

Abb. 2.4 Aufbau eines Proteoglykanaggregates am Beispiel des Aggrekan (nach Koolman und Röhm). Proteoglykane wie Aggrekan sind sehr große Molekülkomplexe, die aus weit über 100 Glykosaminglykan-Ketten bestehen. Sie sehen aus wie eine Flaschenbürste. Die einzelnen Glykosaminglykan-Moleküle stellen dabei die „Borsten" dar, die über sog. Verbindungsproteine an einem zentralen Hyaluranatmolekül befestigt sind.

- Hyaluronsäure (Hyaluronat)
- Chondroitinsulfat
- Keratansulfat
- Dermatansulfat
- Heparansulfat
- Heparin

Hyaluronsäure ist der wichtigste Vertreter der nichtsulfatierten Glykosaminoglykane im Gewebe und kommt besonders reichlich im embryonalen Mesenchym, in der Nabelschnur, im Glaskörper des Auges, in der Haut und im Knorpel vor. Außerdem bildet die Hyaluronsäure einen wichtigen Bestandteil der Gelenkschmiere (Synovia), die beispielsweise die Reibung zwischen artikulierenden Gelenkflächen herabsetzt. Infolge ihrer einfachen Struktur gilt sie als die entwicklungsgeschichtlich älteste Form der Glykosaminoglykane. Die übrigen Glykosaminoglykane sind am Aufbau der Proteoglykane beteiligt.

Proteoglykane

Proteoglykanmoleküle bestehen aus Polysacchariden (etwa 95 %) und Proteinen (5 %). Sie besitzen ein fadenförmiges zentrales Protein *(Kernprotein)*, an das bis zu 200 Seitenketten mit sulfatierten Glykosaminoglykanen geknüpft sind (▸ Abb. 2.4).

Am Beispiel des wichtigsten Proteoglykans des Knorpels, dem *Aggrekan*, soll der Aufbau verdeutlicht werden: Das Kernprotein trägt etwa 100 Seitenketten aus Chondroitinsulfat und 30 Seitenketten aus Keratansulfat, wobei die Chondroitinseitenketten aus etwa 100 Disacchariden und die Keratanseitenketten aus etwa 30 Disaccharideinheiten aufgebaut sind. Über *Verbindungsproteine* sind die Kernproteine des Aggrekans an Hyaluronsäure gebunden, um auf diese Weise noch höhermolekulare Aggregate bilden zu können.

Glykoproteine

Im Gegensatz zu den Proteoglykanen bestehen die Glykoproteine der extrazellulären Matrix vorwiegend aus Protein und enthalten nur kurze, nichtsulfatierte Kohlenhydratseitenketten. Sie werden zu den Strukturproteinen gezählt und dienen als *„Klebeproteine"* hauptsächlich der Verankerung von Zellen in der extrazellulären Matrix (Adhäsionsproteinen). Die Haftung an der Extrazellulärmatrix ist eine wichtige Voraussetzung beispielsweise für die Wanderung der freien Bindegewebszellen. Glykoproteine dienen zudem als Informationsüberträger zwischen Zelle und Extrazellulärmatrix *(piezoelektrischer Effekt)*, z. B. um Differenzierungsprozesse auszulösen. Wichtige Vertreter sind Fibronektin, Laminin, Tenascin, Osteonektin und Chondronektin.

2.7 Bindegewebe des Bewegungssystems

Die folgende Beschreibung konzentriert sich auf die beiden Bindegewebsarten, die einen wesentlichen Anteil am Aufbau des Bewegungsapparates haben:

- faserarmes (lockeres) Bindegewebe und
- faserreiches (straffes) Bindegewebe.

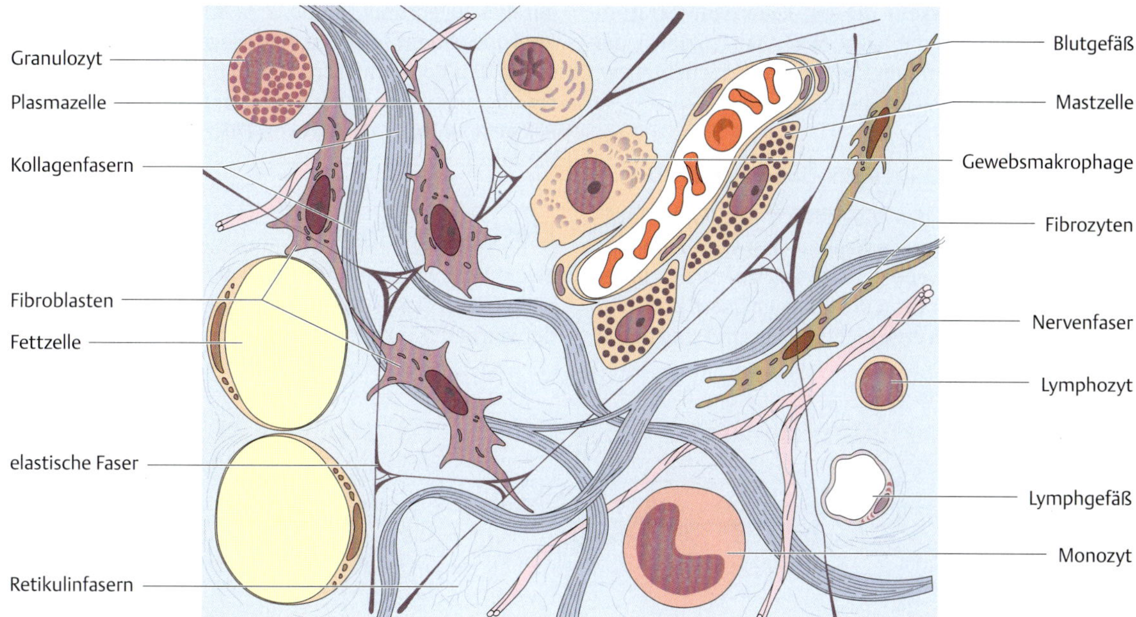

Abb. 2.5 Lockeres, faserarmes Bindegewebe.

2.7.1 Faserarmes Bindegewebe

Das faserarme (lockere) Bindegewebe ist die im Organismus am weitesten verbreitete Bindegewebsform. Es begleitet als *interstitielles Bindegewebe* Nerven und Gefäße in die Organe und verbindet als *Stroma* die spezifischen Gewebeanteile der Organe, das *Parenchym*. Es untergliedert die Skelettmuskulatur (Epi-, Peri- und Endomysium, s. S. 69) und die Sehnen (Peri- und Paratendineum, s. S. 74, ▶ Abb. 5.9**a** u. **b**) und bildet auf diese Weise Blutgefäße und Nerven führende Bindegewebssepten. Schließlich ist es Bestandteil des subsynovialen Bindegewebes der Gelenkkapseln (s. S. 49).

Das lockere Bindegewebe ist relativ zellreich, wobei die Fibroblasten bzw. die Fibrozyten ein räumliches Netzwerk bilden (▶ Abb. 2.5). Kollagene sowie elastische Fasern sind in verschiedenen Richtungen angeordnet, um dem Bindegewebe Festigkeit und Elastizität zu verleihen. Auf diese Weise ermöglicht das lockere Bindegewebe eine freie Verschieblichkeit besonders bei Volumen- und Lageveränderungen. Aufgrund seiner hohen Wasserbindungsfähigkeit dient es zudem als Wasserspeicher. Darüber hinaus hat es große Bedeutung für Abwehr- und Regenerationsvorgänge, da die Zellen der Abwehr (Mastzellen, Makrophagen, Lymphozyten und Granulozyten) größtenteils im lockeren Bindegewebe liegen.

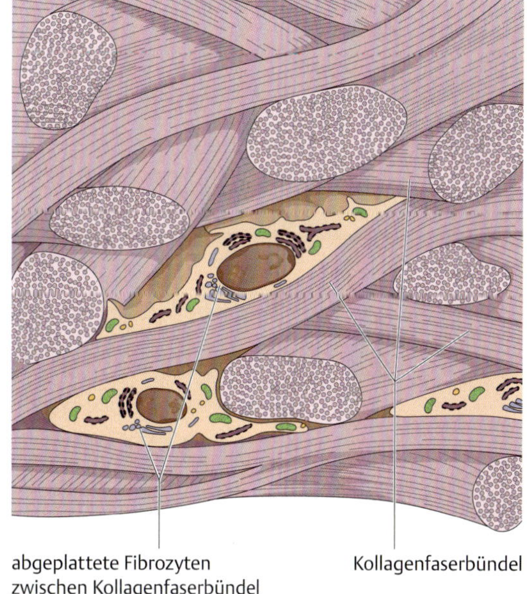

Abb. 2.6 Straffes geflechtartiges Bindegewebe einer Muskelfaszie.

2.7.2 Faserreiches Bindegewebe

In den faserreichen (straffen) Bindegeweben treten die Zellen in den Hintergrund. Im Vordergrund stehen vor allem kollagene (straffes kollagenfaseriges Bindegewebe), seltener elastische Fasern (elastische Bänder). Beim straffen kollagenfaserigen Bindegewebe werden im Hinblick auf die Anordnung der Kollagenfasern straffes *geflechtartiges* und straffes *parallelfaseriges* Bindegewebe unterschieden.

Straffes geflechtartiges Bindegewebe

Hier verlaufen die Kollagenfaserbündel in einem dreidimensionalen filzartigen Geflecht, wobei der unterschiedliche Faserverlauf Zugfestigkeit in allen Richtungen gewährleistet (▶ Abb. 2.6). Entsprechend diesen Eigenschaften bildet es die bindegewebige Kapsel von Organen, die

Faszien von Skelettmuskeln, die sog. Lederhaut (Stratum reticulare der Dermis), die harte Augenhaut (Sklera), die harte Hirnhaut (Dura mater) sowie die Knochen- bzw. Knorpelhaut (Periost, Perichondrium).

Straffes parallelfaseriges Bindegewebe

Straffes Bindegewebe, das hinsichtlich der Faseranordnung eine Vorzugsrichtung erkennen lässt wird zum parallelfaserigen Bindegewebe gezählt. So richten sich unter dem Einfluss von Zugkräften die Kollagenfasern von Sehnen und Bändern alle in eine Richtung aus und sind damit parallel angeordnet (▶ Abb. 2.7**a–c**). Die Bindegewebszellen von Sehnen (Tendinozyten) liegen beispielsweise zwischen den Kollagenfaserbündeln und haben aufgrund ihrer abgeplatteten Zellfortsätze im Querschnitt eine dreieckige oder flügelartige Form (*Flügelzellen;* zu Aufbau und Funktion von Sehnen s. S. 74).

Elastische Bänder

Besteht die Extrazellulärmatrix vorzugsweise aus parallelfaserigen elastischen Fasern, wie z. B. in den Ligg. flava der Wirbelbögen oder im Nackenband (Lig. nuchae), han-

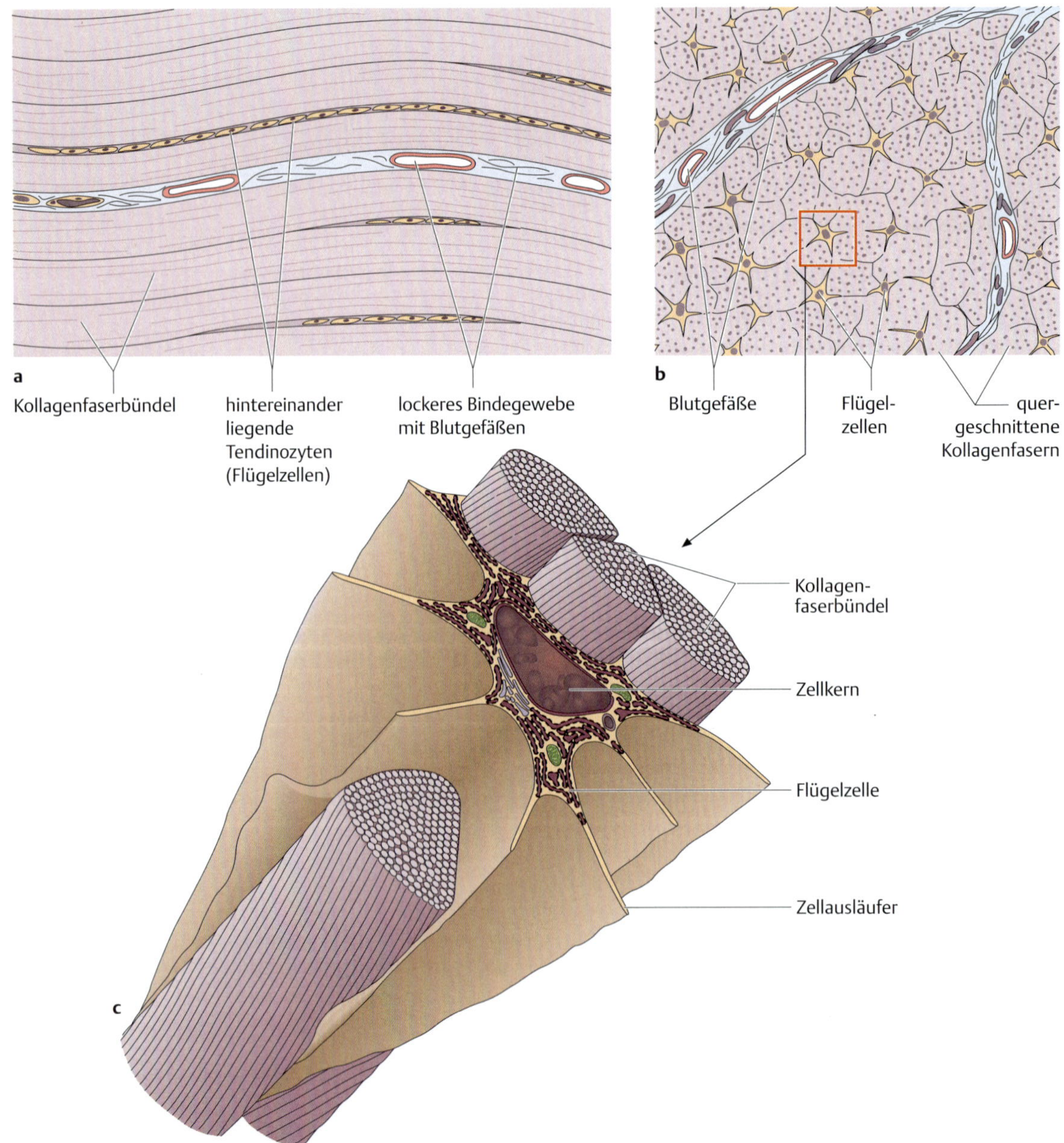

Abb. 2.7 a–c Straffes parallelfaseriges Bindegewebe einer Sehne. a Längsschnitt; **b** Querschnitt. **c** Räumliche Darstellung.

delt es sich um elastisches Bindegewebe bzw. elastische Bänder. Die elastischen Fasern werden jedoch in ihrem gesamten Verlauf von spiralig verlaufenden Kollagenfibrillen umgeben, über die die elastischen Bänder am Knochen fixiert werden.

2.8 Stützgewebe

2.8.1 Knorpelgewebe

Knorpelgewebe kommt vorwiegend im Skelett und in den Luftwegen vor. Aufgrund seiner physikalischen und chemischen Eigenschaften nimmt es eine Mittelstellung zwischen Binde- und Knochengewebe ein. Es zeichnet sich durch hohe Druckfestigkeit aus, ist viskoelastisch verformbar und besitzt einen hohen Widerstand gegenüber Scherkräften. Kennzeichnend sind die *Knorpelzellen* (Chondroblasten und Chondrozyten), die mehr oder weniger abgerundet und in kleinen Gruppen (Chondrone) in ihrer Extrazellulärmatrix liegen, ohne miteinander Kontakt zu haben (▶ Abb. 2.8**a–c**). Knorpelgewebe ist beim Erwachsenen frei von Blutgefäßen; seine Versorgung mit Nährstoffen erfolgt durch Diffusion entweder von einer gefäßführenden Knorpelhaut (Perichondrium) oder – im Falle des hyalinen Gelenkknorpels – mittels Konvektion (s. S. 51) direkt über die Gelenkflüssigkeit.

Je nach Art und Menge der Fasern werden folgende Knorpeltypen unterschieden:

- hyaliner Knorpel
- Faserknorpel
- elastischer Knorpel

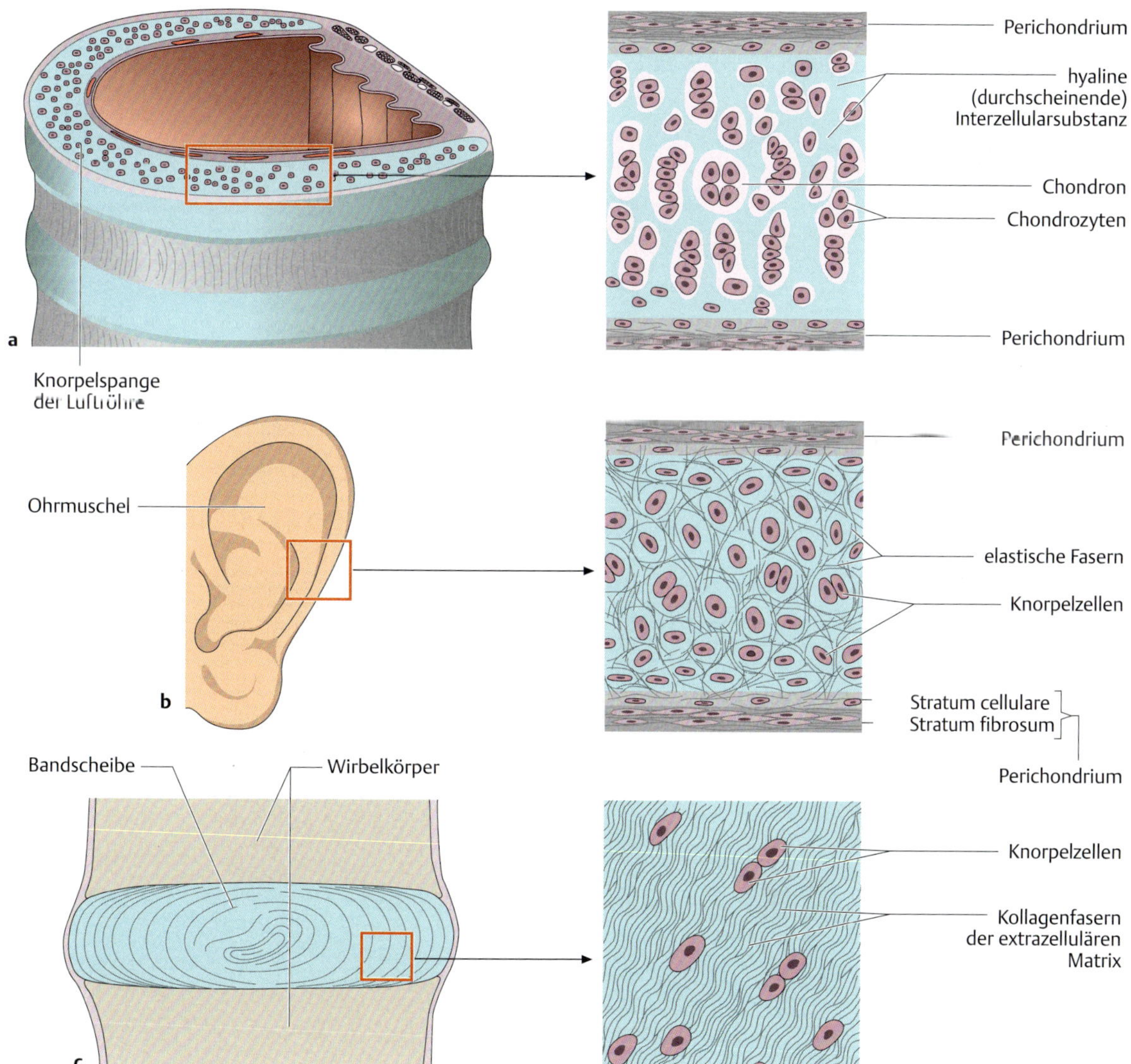

Abb. 2.8 a–c Knorpelgewebe. a Hyaliner Knorpel (Luftröhre). **b** Elastischer Knorpel (Ohrmuschel). **c** Faserknorpel (Bandscheibe).

Hyaliner Knorpel

Während der Embryonalperiode wird beim Menschen ebenso wie bei anderen Wirbeltieren der größte Teil des späteren knöchernen Skeletts knorpelig vorgebildet *(Primordialskelett)*. Beim Heranwachsenden bestehen die *Epiphysenfugen* (Wachstumsfugen) innerhalb der Röhrenknochen aus hyalinem Knorpel, der erst nach Abschluss des Wachstums durch Knochen ersetzt wird. Beim Erwachsenen überzieht hyaliner Knorpel die Gelenkflächen, bildet den sternalen Teil der Rippen, einen Teil der Nasenscheidewand, das Kehlkopfskelett und die Spangen der Luftröhre sowie der großen Bronchien (▸ Abb. 2.8**a**).

Knorpelwachstum

Hyaliner Knorpel entwickelt sich aus dem Mesenchym. Mit Beginn der Bildung von Extrazellulärmatrix verlieren die Mesenchymzellen, die ursprünglich untereinander in Verbindung stehen, ihre Fortsätze und differenzieren sich zuerst zu rundlichen Vorknorpelzellen. Aus diesen entstehen durch mitotische Zellteilungen in der Folge die kugeligen Chondroblasten. Hierbei bilden sich *isogene (= alle Zellen stammen von* derselben Vorläuferzelle ab) *Knorpelzellgruppen* (Chondrone oder Territorien). Mit zunehmender Sekretion von Interzellularsubstanz rücken die einzelnen isogenen Gruppen auseinander und die Chondroblasten differenzieren sich zu Chondrozyten. Die Extrazellulärmatrix zwischen den Territorien wird auch als *interterritoriale Matrix* bezeichnet. Diese Art des Knorpelwachstums wird *interstitielles Wachstum* (Wachstum von innen heraus) genannt. Knorpelwachstum kann jedoch auch von außen durch *appositionelles Wachstum* (Anlagerungswachstum) stattfinden (▸ Abb. 2.9**a** u. **b**). Hierbei entstehen aus undifferenzierten mesenchymalen Zellen des Perichondriums (Knorpelhaut) zunächst Chondroblasten, die sich im weiteren Verlauf ebenfalls teilen können und Extrazellulärmatrix produzieren.

Regenerationsfähigkeit des Knorpels

Auch nach Abschluss des Wachstums behalten die innersten Zellen der Knorpelhaut (Stratum cellulare, ▸ Abb. 2.8**a**) die Fähigkeit, Knorpelzellen zu bilden, während

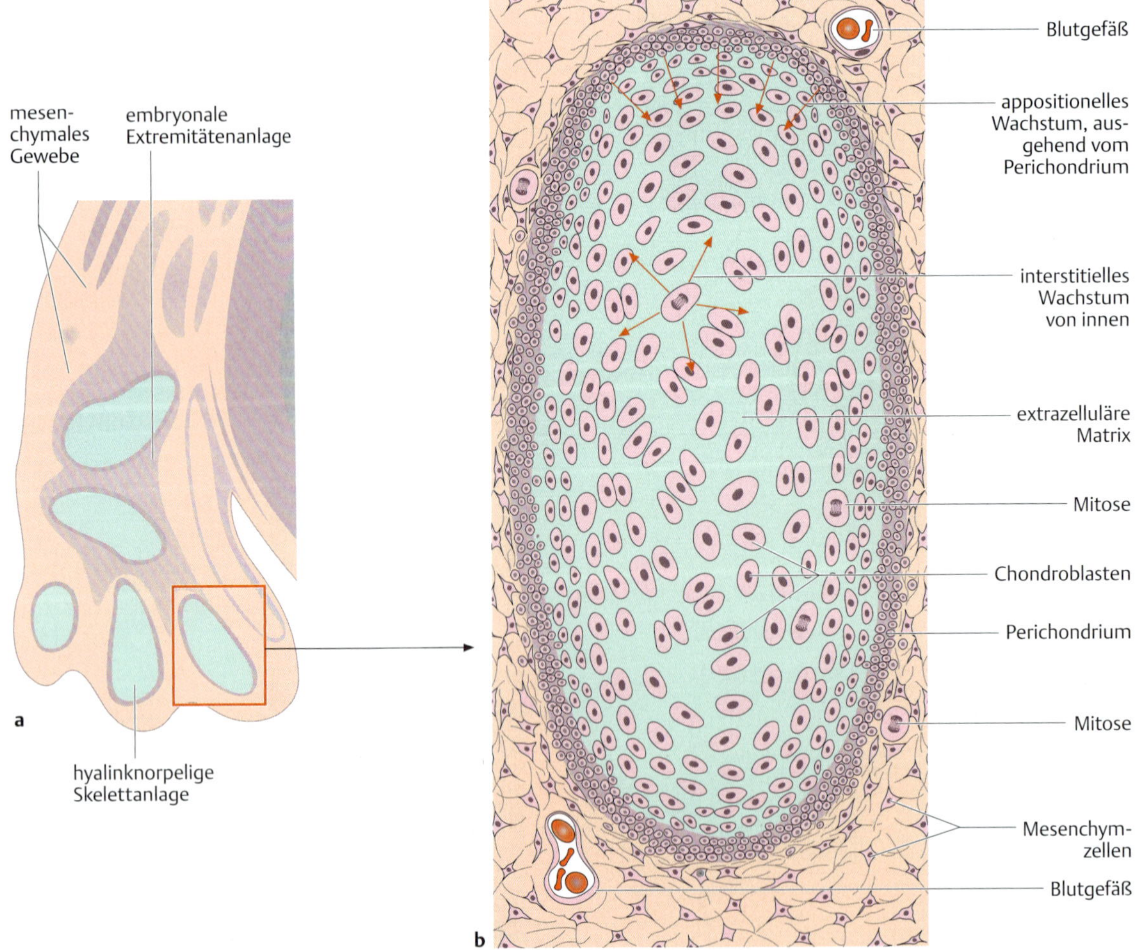

Abb. 2.9 a u. b Interstitielles und appositionelles Knorpelwachstum in einer embryonalen Extremitätenanlage.
a Längsschnitt. **b** Ausschnitt aus a.

die Außenschicht (Stratum fibrosum, ▶ Abb. 2.8**a**) überwiegend aus kollagenen Fasern besteht. Auf diese Weise bleibt auch im Erwachsenenalter eine gewisse Regeneration möglich. Die Regenerationsfähigkeit des hyalinen *Gelenkknorpels* ist jedoch gering, da neuer Knorpel nur von der Knorpelhaut, dem Perichondrium, ausgehend gebildet werden kann. Fehlt diese Knorpelhaut, wie beim hyalinen Gelenkknorpel, kann nach Zerstörung infolge entzündlicher und degenerativer Gelenkerkrankungen (Arthritis bzw. Arthrose) kein funktionsfähiger Knorpel mehr aufgebaut werden (▶ Abb. 4.8).

Zusammensetzung des Knorpels

Im gefäß- und nervenfreien ausdifferenzierten *hyalinen* Knorpelgewebe treten die Chondrozyten gegenüber der Extrazellulärmatrix mengenmäßig zurück, so dass ihr Volumenanteil bei 1–10 % liegt. Hyaliner Knorpel sieht in frischem Zustand bläulich milchig aus und erscheint in dünnen Scheiben transparent. Die Extrazellulärmatrix des hyalinen Knorpels besitzt mit etwa 70 % einen hohen Wassergehalt. Die Trockensubstanz enthält Proteoglykane, Kollagene, Glykoproteine, Lipide und Elektrolyte, wobei Proteoglykane und Typ-II-Kollagen mit jeweils 45 % des Trockengewichts den größten Anteil ausmachen.

Als Hauptproteoglykan des hyalinen Knorpels bildet das Aggrekan (s. ▶ Abb. 2.4) zusammen mit der Hyaluronsäure die eigentliche Grundsubstanz des Knorpelgewebes. Aufgrund der hohen negativen Ladungsdichte der Glykosaminoglykanseitenketten (negativ geladene Karboxyl- und Sulfatgruppen des Chondroitin- und Keratansulfats) besitzt das Aggrekan eine hohe reversible Wasserbindungskapazität. Diese erklärt sich durch die partiell positive Ladung des Wassermoleküls als Dipol. Dadurch stoßen sich die mit Wasser beladenen negativen Glykosaminoglykane voneinander ab und bauen einen gewebespezifischen Innendruck auf, der über die zugfeste Verspannung der kollagenen Fasern gehalten wird. Dies erklärt die relativ hohe prallelastische Druckfestigkeit des Knorpels.

Der Anteil der (kollagenen) Fasern ist mit 45 % im hyalinen Knorpel geringer als im Faserknorpel und beim elastischen Knorpel. Die Kollagenfibrillen sind durch die in der Grundsubstanz vorhandenen Glykosaminoglykane (z. B. Chondroitinsulfat) „maskiert". Sie sind im lichtmikroskopischen Bild nicht sichtbar, da sich ihre Lichtbrechung bei der geringen Faserdichte nicht von derjenigen der Umgebung unterscheidet.

Faserknorpel

Das Vorkommen von Faserknorpel beschränkt sich beim Menschen im Wesentlichen auf die Gelenkzwischenscheiben (Disci und Menisci, ▶ Abb. 2.8**c**), die Zwischenwirbelscheiben der Wirbelsäule, die Symphyse (Symphysis pubica), den Gelenkknorpel des Kiefer- und Sternoklavikulargelenks sowie auf diejenigen Bereiche, in denen Sehnen oder Bänder auf Druck beansprucht werden (z. B. Drucksehnen, s. ▶ Abb. 6.4**a–c**).

Der *entscheidende Unterschied zum hyalinen Gelenkknorpel* besteht in der Menge der Kollagenfasern, die gegenüber der Grundsubstanz im Faserknorpel deutlich vermehrt ist. Dadurch sind die Kollagenfasern nicht maskiert, d. h. die Faserbündel sind bereits mit bloßem Auge sichtbar. Faserknorpel hat große Ähnlichkeit mit straffem Bindegewebe, weshalb er auch *Bindegewebsknorpel* genannt wird. Die Chondrone bestehen meistens nur aus ein bzw. zwei Zellen und sind parallel zu den Faserbündeln angeordnet. Faserknorpel enthält Kollagen vom Typ I und II, d. h. es gibt fließende Übergänge einerseits zum hyalinen Knorpel, andererseits zum straffen Bindegewebe. Beim Faserknorpel steht die Anpassung an Zugbeanspruchung im Vordergrund. So entsteht beispielsweise bei den Zwischenwirbelscheiben die Spannung durch den hohen Innendruck des Nucleus pulposus (s. S. 108).

Elastischer Knorpel

Aus elastischem Knorpel bestehen beim Menschen der Kehldeckel (Epiglottis), die kleinen Kehlkopfknorpel, die Ohrmuschel (▶ Abb. 2.8**b**), ein Teil des äußeren Gehörganges sowie die Knorpel in den kleinen Bronchien. Er enthält zusätzlich zu den Strukturen des hyalinen Knorpels elastische Fasernetze, die netzartig um die Chondrone verlaufen und in das angrenzende Perichondrium einstrahlen. Aufgrund seiner elastischen Fasern hat er ein gelbliches Aussehen und ist deutlich biegsamer und elastischer als der hyaline Knorpel. Mineralisation und Knochenbildung treten im elastischen Knorpel nicht auf.

2.8.2 Knochengewebe

Das Knochengewebe ist als Baumaterial des Organs Knochen das Hauptstützgewebe des knöchernen Skeletts. Es ist ein Verband von Knochenzellen *(Osteozyten)*, die allseitig von Extrazellulärmatrix eingeschlossen sind. Daneben kommen *Osteoblasten* als knochenaufbauende und *Osteoklasten* als knochenabbauende Zellen an den Rändern des Knochengewebes vor. Das ausdifferenzierte Knochengewebe ist nach dem Zahngewebe die härteste Substanz des menschlichen Körpers. Es hat im Gegensatz zum Knorpelgewebe einen relativ niedrigen Wassergehalt von etwa 20 %. Das Trockengewicht besteht zu etwa 30 % aus organischen (v. a. Typ-I-Kollagen) und zu 70 % aus anorganischen Bestandteilen (v. a. Kalziumphosphat). Die Mineralien sind in der Extrazellulärmatrix in kristalliner Form überwiegend als Hydroxylapatit eingelagert und verleihen dem Knochen seine große physikalische Härte (s. S. 37).

Die Struktur des ausdifferenzierten menschlichen Knochens, des *Lamellenknochens*, entsteht nicht primär. Zunächst wird in der Embryonalentwicklung – wie auch bei der Knochenbruchheilung (▶ Abb. 3.5) – Geflecht- oder Faserknochen gebildet, der einem erhärteten faserreichen Bindegewebe entspricht. Höhere funktionelle Beanspruchung, z. B. durch das Körpergewicht, führt später zu einem Umbau in Lamellenknochen.

Bei der Betrachtung des Knochens als Organ (s. S. 36) sind an seinem Aufbau jedoch neben dem eigentlichen Knochengewebe noch viele andere Gewebearten beteiligt, wie z. B. Fettgewebe und Blut bildendes Gewebe in den Knochenmarkräumen, hyaliner Gelenkknorpel an den Gelenkenden und in den Wachstumszonen, straffes Bindegewebe im Bereich der Knochenhaut, Endothel, elastisches Bindegewebe und glatte Muskelzellen in der Wand der Blutgefäße sowie Nervengewebe in den versorgenden Nervenfasern.

Aufbau eines Lamellenknochens

Makroskopischer Aufbau

Am Sägeschnitt durch einen Röhrenknochen wird der Aufbau des Knochengewebes innerhalb eines Lamellenknochens besonders deutlich (▶ Abb. 2.10**a–e**). Bereits makroskopisch lassen sich 2 verschiedene Bauformen unterscheiden, ein äußerer dichter und kompakter (Substantia compacta oder Kortikalis) und ein innerer spongiöser oder trabekulärer Knochen (Substantia spongiosa).

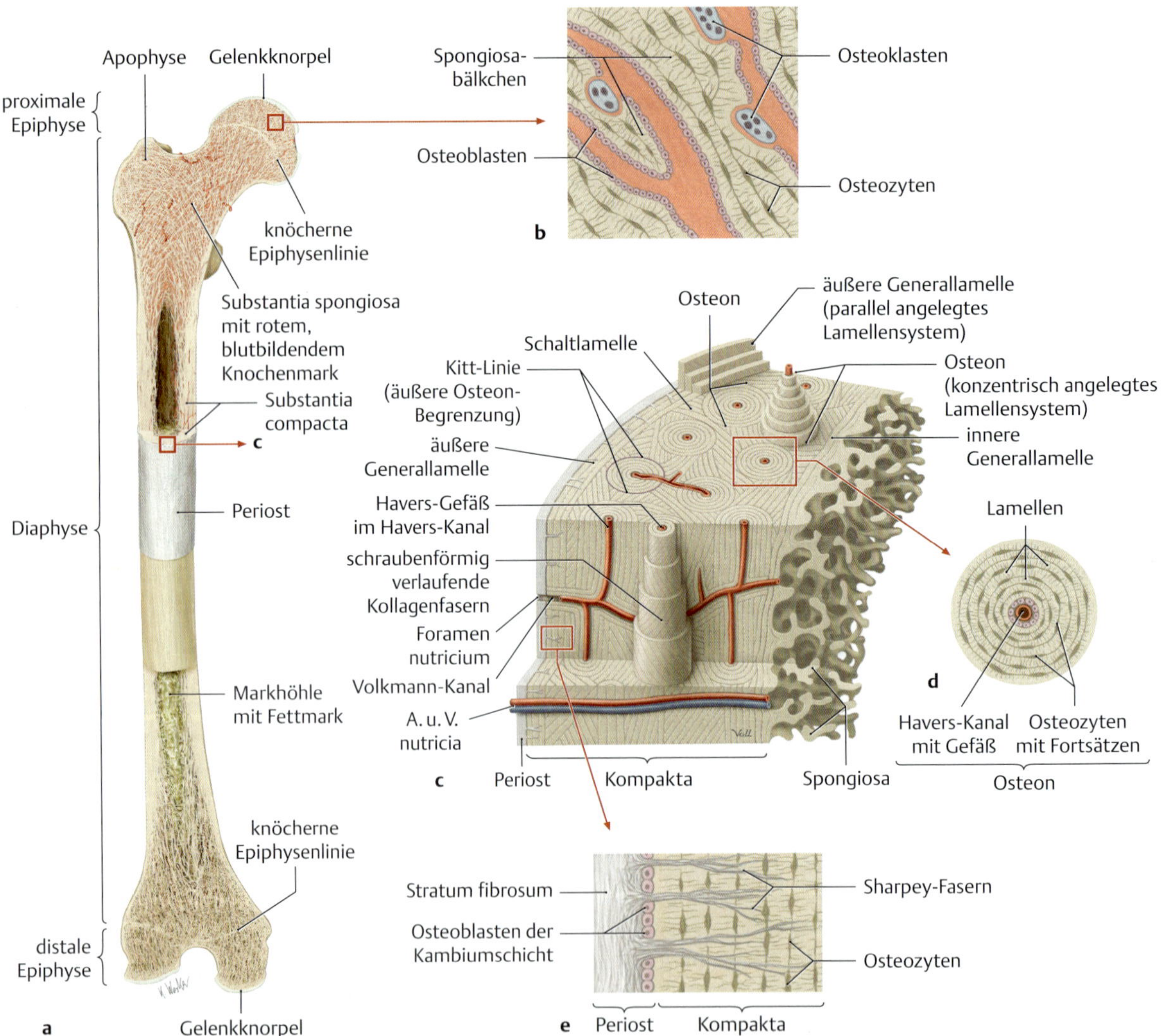

Abb. 2.10 a–e Aufbau eines Lamellenknochens am Beispiel des proximalen Oberschenkelknochens. a Frontaler Sägeschnitt durch den proximalen und distalen Teil des Oberschenkelknochens (Os femoris) eines Erwachsenen (mittlerer Diaphysenbereich als Ganzes erhalten). **b** Ausschnitt aus **a:** Schnittpräparat durch die Spongiosa. Der lamellenartige Aufbau der Spongiosatrabekel (Spongiosabälkchen) ist zu erkennen. Die Lamellen liegen wie beim Sperrholz in Form von Platten aufeinander. Da in den Spongiosatrabekeln keine Gefäße verlaufen und die Ernährung per Diffusion aus dem angrenzenden Markraum erfolgt, sind die Trabekel maximal nur ca. 200-300 µm dick. **c** Ausschnitt aus **a**: Räumliche Darstellung der Kompakta, in der als Baueinheiten die etwa 1 cm langen gefäßführenden Osteone (Durchmesser 250-350 µm) verlaufen. Die vorzugsweise längs verlaufenden Havers-Kanäle stehen durch die quer verlaufenden Volkmann-Kanäle untereinander sowie mit den Gefäßen des Periosts und des Markraums in Verbindung. **d** Ausschnitt aus **c:** Feinbau eines Osteons: Um einen zentral verlaufenden Havers-Kanal sind ca. 5-20 konzentrische Lamellensysteme aus Osteozyten und Extrazellulärmatrix angeordnet. Die Osteone sind untereinander über feine Zytoplasmafortsätze verbunden. **e** Ausschnitt aus **c**: Aufbau des Periosts.

Bei der *Substantia compacta* (Kompakta) handelt es sich um eine dicht gepackte Knochensubstanz, aus der etwa 80% des gesamten knöchernen Skeletts aufgebaut sind (▶ Abb. 2.10**c**). Die restlichen 20% der Skelettmasse entfallen auf die *Substantia spongiosa* (Spongiosa), die nach Art eines Schwammes organisiert ist und ein dreidimensionales Gerüst aus gitterähnlich angeordneten dünneren und dickeren Bälkchen, Stäben und Platten *(Spongiosatrabekel)* darstellt (▶ Abb. 2.10**b** u. ▶ Abb. 2.11**a**). Mehr als 60% der gesamten Knochenoberfläche liegen im Bereich der Spongiosa. Dieser hohe Wert kommt zustande, weil die lockere Spongiosa eine viel größere Oberfläche als die dichte Kompakta bildet.

Während die Kompakta im gesamten äußeren Bereich eines Röhrenknochens vorhanden und im Schaft *(Diaphyse)* besonders ausgeprägt ist, findet sich die Spongiosa v.a. an den Enden eines Röhrenknochens *(Epiphyse)*. Hierin äußert sich die „Leichtbauweise" des Lamellenknochens: *mit einem Minimum an Material wird ein Maximum an Festigkeit erreicht* (s. S. 33). In den Hohlräumen zwischen den Spongiosatrabekeln befindet sich das rote, Blut bildende Knochenmark (▶ Abb. 2.11**a**). Gelbes Fettmark ist hingegen besonders im Bereich der Knochenmarkshöhle der Diaphyse ausgebildet (▶ Abb. 2.10**a**). Mit Ausnahme der überknorpelten Gelenkflächen und der chondral-apophysären Sehnenansatzzonen (s. S. 76) wird die Kompakta aller Knochen von einer Knochenhaut (*Periost*) überzogen (▶ Abb. 2.11**a**). Die innere Oberfläche der Knochenkompakta sowie die Gefäßkanäle im Knocheninneren sind ebenso wie die gesamten Spongiosatrabekel vom *Endost* ausgekleidet (▶ Abb. 2.11**a**).

Mikroskopischer Aufbau

Seinen Namen verdankt der Lamellenknochen dem lamellenartigen Aufbau der Substantia compacta und der Spongiosatrabekel. An einem histologischen Transversalschnitt durch die Kompakta wird die Verteilung der Lamellensysteme (*Osteone*) besonders deutlich (▶ Abb. 2.10). Im Zentrum eines etwa 1 cm langen Osteons (Durchmesser 250–350 µm) befindet sich ein Havers-Kanal mit 1-2 Blutgefäßen, einzelnen Nervenfasern sowie begleitendem lockeren Bindegewebe. Um den zentralen Kanal sind die 5–10 µm dicken Lamellen (ca. 5–20) ringförmig angeordnet, wobei die Osteozyten stets zwischen den einzelnen Lamellen liegen und untereinander über zahlreiche feine Zytoplasmafortsätze in Verbindung stehen (Stofftransport) (▶ Abb. 2.10**c**). Auf diese Weise erreichen die Nährstoffe und der Sauerstoff aus dem zentralen Blutgefäß die am weitesten außen liegenden Lamellen, die von benachbarten Strukturen durch eine 1–2 µm breite *Kitt-* bzw. *Zementlinie* abgegrenzt sind (▶ Abb. 2.10**c**). Die Kittlinie ist aus kollagenarmer Grundsubstanz aufgebaut und immer stärker mineralisiert als die übrige Extrazellulärmatrix.

Untereinander sowie mit den Gefäßen des Periosts und des Markraumes stehen die vorzugsweise in Längsrichtung des Knochens verlaufenden Havers-Kanäle durch kurze, quer und schräg verlaufende *Volkmann-Kanäle* in Verbindung. Die Lücken zwischen den Osteonen werden durch *Schaltlamellen* (Reste älterer Osteone) ausgefüllt. Der äußere, unmittelbar an das Periost angrenzende Bereich der Kompakta wird von der *äußeren Generallamelle* gebildet, während der zum Markraum grenzende Teil der

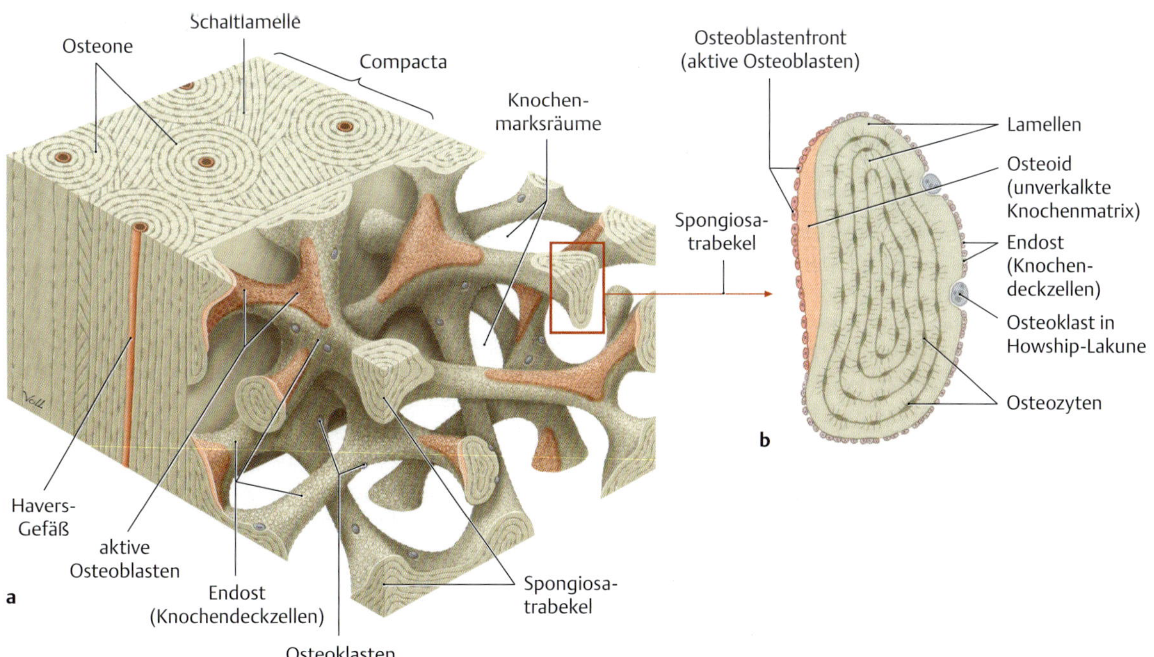

Abb. 2.11 a–c Wachstums- und Umbauvorgänge innerhalb der Spongiosa eines Lamellenknochens. a Räumliche Darstellung des Knochengewebes (Spongiosa). **b** Ausschnitt aus **a**: Umbau eines Spongiosatrabekels.

Substantia compacta von einer *inneren Generallamelle* umfasst wird (▸ Abb. 2.10**c**).

Innerhalb der lamellär angeordneten mineralisierten Extrazellulärmatrix verlaufen die Kollagenfasern in Schraubentouren um die Achse des Osteons mit jeweils wechselnden Steigungswinkeln in den von innen nach außen aufeinander folgenden Lamellensystemen. Flach und steil verlaufende Kollagenfasern in den einzelnen Osteonen zeigen ein bestimmtes Verteilungsmuster, das von der funktionellen Beanspruchung abhängig ist (flach „gewickelte" Osteone sind druckfest, steil „gewickelte" Osteone hingegen zugfest). Durch die spezifische Anordnung der Kollagenfasern und den hohen Gehalt an Mineralsalzen in der Extrazellulärmatrix erhält der Lamellenknochen seine hohe Formfestigkeit (▸ Abb. 2.10**c**).

Die Substantia spongiosa des Knochens ist ebenfalls lamellenartig aufgebaut, wobei die Lamellen jedoch wie beim Sperrholz in Form von Platten aufeinander liegen (▸ Abb. 2.11**a**). Da in den Spongiosatrabekeln keine eigenen Gefäße verlaufen und die Ernährung somit per diffusionem vom angrenzenden Markraum erfolgt, erreichen die Trabekel nur eine Dicke von etwa 200–300 µm. Durch die Ausrichtung der Spongiosabälkchen kann sich der Knochen veränderten Beanspruchungen (z. B. Biegung) funktionell anpassen. Die Biegebeanspruchung führt einerseits zu Zugspannungen und damit zur Ausbildung von Zugtrabekeln, andererseits zu Druckspannungen und zur Ausbildung von Drucktrabekeln (s. auch S. 83, Funktionelle Anpassung).

Wachstum und Umbau von Knochen

Knochen mit lamellenartig aufgebauter Kompakta und Spongiosa wird zeitlebens umgebaut und kann sich daher sehr gut veränderten statischen Bedingungen anpassen. Hierbei ist die Umbaurate in der Spongiosa etwa dreimal so hoch wie in der Kompakta. Im Wachstumsalter überwiegt der Anbau, nach dem 50. Lebensjahr allmählich der Abbau, wobei altersbedingte hormonelle Umstellungen eine wesentliche Rolle spielen. Durch die Wachstums- und Umbauvorgänge werden alte Lamellensysteme ab- und neue aufgebaut. Der Abbau erfolgt durch spezialisierte, Knochen abbauende Zellen *(Osteoklasten)*, der Aufbau durch Knochen bildende *Osteoblasten* (▸ Abb. 2.11). Die ersten Generationen der durch Umbau aus Geflechtknochen entstandenen Osteone werden als *primäre Osteone*, die im Umbau befindlichen als *Schaltlamellen* und die beim Umbau entstandenen als sekundäre Osteone bezeichnet (s. S. 37), die sich von den primären kaum unterscheiden.

Osteoblasten

In wachsendem und im Umbau befindlichem Knochengewebe kommen neben ausdifferenzierten Osteozyten (etwa 700–900 pro mm^3 Knochen) auch Osteoblasten und Osteoklasten sowie deren mesenchymale Vorläuferzellen vor. Die Vorläuferzellen der Osteoblasten liegen als Stammzellen in der Kambiumschicht des Periosts und im Endost der Mark- und Gefäßräume (▸ Abb. 2.11). Sie können sich mitotisch teilen und zu Osteoblasten differenzieren. Die Osteoblasten bilden sowohl im Geflecht- als auch im Lamellenknochen die Extrazellulärmatrix des Knochens und liegen dort, wo Knochen gebildet wird, in einem epithelartigen Verband *(Osteoblastenfront)*. Osteoblasten produzieren zunächst eine nichtmineralisierte Matrix, das *Osteoid* (▸ Abb. 2.11**b**) sowie kollagene Fasern. Dabei mauern sie sich ein und differenzieren zu Osteozyten. Die Mineralisation des Osteoids, d. h. die Einlagerung von Kalziumphosphatsalzen als Hydroxylapatit, beginnt mit einer zeitlichen Verzögerung von etwa 8–10 Tagen und geschieht ebenfalls durch Vermittlung der Osteoblasten. Osteozyten sind die dominierenden Zellen des ausgereiften Knochengewebes.

Osteoklasten

Osteoklasten sind vielkernige Riesenzellen mit einem Durchmesser von bis zu 100 µm. Sie differenzieren sich aus eingewanderten hämatogenen Blutmonozyten und entwickeln die Fähigkeit zur Resorption von Knochengewebe. Die Zellen haben engen Kontakt zur Knochenmatrix und bilden an deren Oberfläche *Resorptionshöhlen (Howship-Lakunen)*, in denen der Abbau von Knochenmatrix auf enzymatischem Wege durch lysosomale Enzyme (z. B. Kollagenasen) erfolgt. Hydroxylapatitkristalle werden zusammen mit der abgebauten organischen Matrix von den Osteoklasten resorbiert und intrazellulär abgebaut. Osteoklasten sind im wachsenden Knochen relativ zahlreich, am ausdifferenzierten Lamellenknochen kommen sie als Bestandteil des Endosts nur an Stellen des aktiven Umbaus vor (etwa 1 % der endostalen Knochenoberfläche). Pro Tag kann sich ein Osteoklast etwa 40–70 µm in den Knochen „hineinfressen" und dabei so viel Knochengewebe abbauen, wie zuvor etwa 100 Osteoblasten aufgebaut haben.

Periost und Endost

Alle auf- und abbauenden Aktivitäten geschehen an den äußeren und inneren Oberflächen des Knochens unter Beteiligung des Periosts und des Endosts (▸ Abb. 2.10**a** u. ▸ Abb. 2.11**a**). Mit Ausnahme der überknorpelten Gelenkflächen sowie der chondral-apophysären Sehnenansätze ist die Substantia compacta außen von einer Knochenhaut (Periost) bedeckt. Das Endost überzieht die innere Oberfläche der Substantia compacta, der Havers- und Volkmann-Kanäle sowie die gesamten Knochenbälkchen in der Substantia spongiosa. Die gesamte periostale Oberfläche wird beim Erwachsenen auf etwa 0,5 m^2, die endostale hingegen auf über 11 m^2 geschätzt.

▸ **Periost:** Das Periost ist eine relativ dicke Schicht aus straffem geflechtartigen kollagenen Bindegewebe, deren innere Schicht *(Kambiumschicht)* locker gebaut ist, zahlreiche Blutgefäße und Nervenfasern enthält und v.a. im wachsenden Knochen vorwiegend aus Osteoblasten sowie deren Vorläuferzellen besteht. Die Außenschicht (Stratum fibrosum) besteht aus straff angeordneten Kollagenfaserbündeln *(Sharpey-Fasern)* und elastischen Fasergeflechten, die gemeinsam mit den Kollagenfasern inserierender Sehnen in den Knochen einstrahlen. Die äußere Faserschicht enthält auch größere Blutgefäße (A. und V. nutricia), deren Äste über *Foramina nutricia* („ernährende Löcher") in das Knocheninnere gelangen (▶ Abb. 2.10**c**). Beim Erwachsenen fehlt die Kambiumschicht, das Stratum fibrosum erscheint verdickt. Es bleiben allerdings einige knochennah liegende Vorläuferzellen erhalten, die sich zeitlebens, z. B. bei der Frakturheilung, zu Osteoblasten differenzieren können.

▶ **Endost:** Das Endost ist eine dünne zelluläre Schicht, die in ihrer Gesamtheit aus *Knochendeckzellen* aufgebaut ist. Deren Zusammensetzung ist lokal unterschiedlich und altersabhängig. Im Stadium der Knochenbildung ist nahezu die gesamte Oberfläche mit einem Osteoidsaum bedeckt, auf dem Osteoblasten liegen. An den Stellen, an denen Knochen abgebaut wird, bestehen die Knochendeckzellen aus Osteoklasten, die in tiefen Einbuchtungen (Howship-Lakunen) liegen und Knochenmatrix resorbieren. Beim Erwachsenen beträgt die aktiv in den Knochenumbau einbezogene Oberfläche des spongiösen Knochens etwa 5 %. An diesen Stellen besteht das Endost aus Osteoblasten und Osteoklasten. Die restliche Oberfläche wird von flachen, im Ruhestadium befindlichen Knochendeckzellen oder Oberflächenzellen bedeckt (▶ Abb. 2.11**a**).

2.8.3 Chordagewebe

Im Chordagewebe der Chorda dorsalis, dem primären embryonalen Achsenstab (▶ Abb. 1.6), liegen die großen blasigen Zellen dicht beieinander, sind über Zellkontakte *(Desmosomen)* untereinander verbunden und zeigen hierbei einen epithelähnlichen Aufbau. Sie bilden kaum extrazelluläre Matrix. Außen wird die Chorda dorsalis von einer bindegewebigen Chordascheide umhüllt. Während des frühembryonalen Wachstums vergrößern sich die Chordazellen durch Flüssigkeitsaufnahme und besitzen dadurch einen ausgeprägten Zellturgor, durch den das Chordagewebe eine prallelastische Festigkeit erreicht, ähnlich einem straff aufgeblasenen Schlauch. Beim Erwachsenen sind möglicherweise Teile der Zwischenwirbelscheibe (Nucleus pulposus) Reste des Chordagewebes.

2.8.4 Fettgewebe

Fettgewebe kann als spezialisierte Form des retikulären Bindegewebes angesehen werden. Fettzellen *(Lipozyten oder Adipozyten)* speichern Fettsubstanzen, die durch *Pinozytose* aus dem Blut aufgenommen oder direkt in den Zellen aus Kohlenhydraten gebildet werden. Dadurch verlagert sich ihr stark abgeplatteter Zellkern an den äußeren Rand und liegt in einem dünnen Zytoplasmasaum. Das Fettgewebe übernimmt mechanische und wärmeregulatorische Aufgaben und dient als Kaloriendepot. Bei normalgewichtigen Männern beträgt der Anteil des Fettgewebes bezogen auf das Körpergewicht etwa 15 %, bei Frauen 20 %. Es werden 2 Arten des Fettgewebes unterschieden (▶ Abb. 2.12**a–d**):

- weißes (gelbes) Fettgewebe und
- braunes Fettgewebe.

Weißes Fettgewebe

Beim Erwachsenen liegt im Wesentlichen weißes Fettgewebe vor, das als *Speicherfett* für Neutralfette dient und als *Baufett* primär mechanische Funktionen übernimmt. Mit einem doppelt so hohen Brennwert wie Kohlenhydrate oder Eiweiße ist Fett ein hervorragender Kalorien- und damit Energiespeicher. Bei einem Überangebot von Nährstoffen wird vermehrt Fett in den Fettzellen gespeichert (Volumenzunahme des Fettgewebes). Umgekehrt wird es bei mangelhaftem Nährstoffangebot (Hunger) wieder aus den Fettzellen mobilisiert und anderen Körperzellen zur Energiegewinnung zur Verfügung gestellt.

Weißes Fettgewebe ist im gesamten Organismus weit verbreitet, seine Verteilung ist regional unterschiedlich sowie alters- und geschlechtsabhängig. Speicherfettgewebe ist v.a. in subkutaner Lage, besonders im Bereich des Rumpfes zu finden. Bei Kindern stellt es eine kontinuierliche Fettschicht von nahezu gleichmäßiger Dicke dar. Beim Erwachsenen häuft es sich dagegen geschlechtsabhängig bevorzugt in bestimmten Regionen an. Darüber hinaus findet es sich in nennenswerten Mengen im lockeren Bindegewebe, in den Mesenterien des Darmes, im großen Netz (Omentum majus) sowie im Becken und Retroperitonealraum (viszerales Fett).

Im Gegensatz zum Speicherfett übernimmt das Baufett mechanische Aufgaben, wie Polsterung (z.B. Fußsohle, Handteller, Gesäß) und Druckverteilung oder dient als Füllmaterial (z.B. Fettkörper der Augen und Wangen). In Regionen, in denen Druckübertragung erfolgt, ist es durch Bindegewebssepten in Kammern unterteilt, die sich bei Druckbelastung nach Art eines Wasserkissens verformen. Das Baufett wird nur bei extremen Hungerzuständen oder nach starker Abmagerung im Verlauf schwerer Erkrankungen (Kachexie) eingeschmolzen und der Kalorienbildung zugeführt (tief liegende Augen durch Verschwinden des Orbitalfettes bzw. eingefallene Wangen durch Verschwinden des Wangenfettpfropfes).

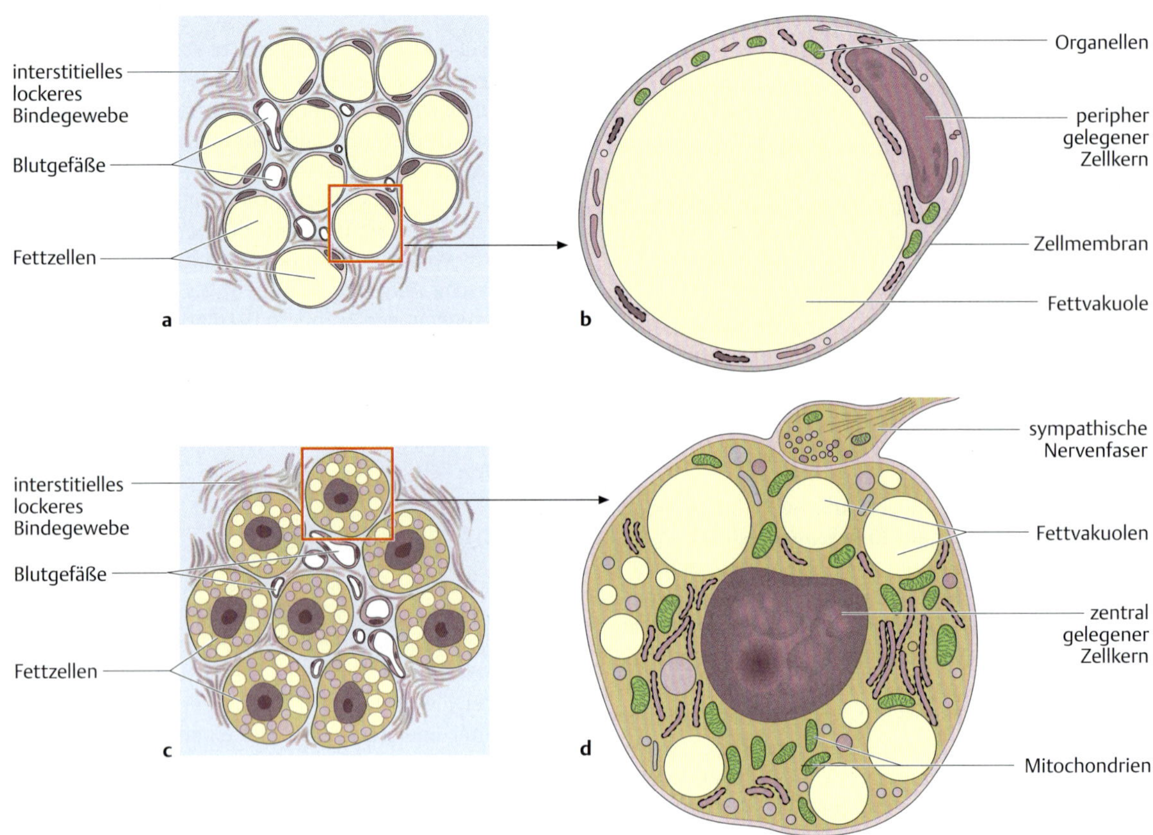

Abb. 2.12 a–d Fettgewebe. **a** Weißes (univakuoläres) Fettgewebe. **b** Ausschnitt aus **a**. **c** Braunes (plurivakuoläres) Fettgewebe. **d** Ausschnitt aus **c**.

Braunes Fettgewebe

Eine besondere Form des Fettgewebes ist das wegen seiner zahlreichen Mitochondrien mit hohem Zytochromgehalt dunkler aussehende braune Fettgewebe. Es kommt beim Neugeborenen v. a. in der Gegend zwischen den Schulterblättern sowie im Mediastinum vor und ist in den ersten Lebensmonaten ein wichtiges Depot für die Wärmebildung (Entkoppelung der oxidativen Phosphorylierung in den Mitochondrien!). Es enthält wesentlich mehr Blutgefäße als das weiße Fettgewebe und eine hohe Anzahl sympathischer Nervenfasern. Beim Erwachsenen kommt es kaum noch, bei Nagetieren aber regelmäßig vor (Erhöhung der Körpertemperatur nach dem Winterschlaf).

3 Knochen

3.1 Knöchernes Skelett

Das knöcherne Skelett eines erwachsenen Menschen (▶ Abb. 3.1a und b) besteht aus 258 Einzelknochen unterschiedlicher Form und Struktur (s. u.), die über unechte und echte Gelenke miteinander in Verbindung stehen. Während die Gestalt der einzelnen Knochen genetisch festgelegt ist, hängt ihre Struktur weitgehend von Art und Größe der mechanischen Beanspruchung ab (s. S. 83). Dies bedeutet, die Knochensubstanz ist überall so angeordnet, dass mit geringstem Materialaufwand größtmögliche Festigkeit erreicht wird (Leichtbauweise nach dem Maximum-Minimum-Prinzip). D. h. die menschlichen Knochen sind ein Kompromiss aus maximaler Festigkeit und minimalem Gewicht. Erstaunlicherweise entfallen nämlich auf die Knochen nur etwa 10% des Körpergewichtes, auf die Muskeln hingegen mehr als 40%.

Die Knochen bestehen beim Erwachsenen fast ausschließlich aus Lamellenknochen (mit Ausnahme der Zähne und des Felsenbeines = Os petrosum) und werden außer an den Gelenkflächen (hyaliner Knorpel) und an den chondral-apophysären Sehnenansatzzonen (Faserknorpel) von einer Knochenhaut (Periost) umhüllt. Das Knocheninnere, die Markräume und die Gefäßkanäle hingegen wird von einem bindegewebigen Endost ausgekleidet.

▶ Nach der äußeren Form der Knochen unterscheidet man:

- Ossa longa (lange Knochen), z. B. Röhrenknochen der freien Extremitäten
- Ossa brevia (kurze Knochen), z. B. Hand- und Fußwurzelknochen
- Ossa plana (flächenhafte Knochen), z. B. Schulterblatt, Hüftbein, Knochen des Schädeldaches)
- Ossa irregularia (unregelmäßige, nicht regelhaft auftretende Knochen), z. B. Knochen der Wirbelsäule und Schädelbasis)

▶ Darüber hinaus unterscheidet man unabhängig von Form und Größe:

- Ossa pneumatica (lufthaltige Knochen), z. B. Knochen des Gesichtsschädels mit Nasennebenhöhlen
- Ossa sesamoidea (in Sehnen eingelagerte Knochen = Sesambeine), z.B. Kniescheibe
- Ossa accessoria (zusätzliche, überzählige Knochen), z. B. am Schädeldach und am Fuß (entstehen in der Regel dadurch, dass bei der Verknöcherung einige Knochenkerne nicht miteinander fusionieren)

3.1.1 Anzahl der Knochen eines erwachsenen menschlichen Skeletts

Während bei den Schädelknochen und beim Rumpfskelett paarige und unpaare Knochen unterschieden werden, sind die oberen und unteren Extremitäten immer paarig ausgebildet. Eine besondere Form von Knochen sind die Zähne der 2. Dentition (Zahnbein = Dentin) mit jeweils 8 Einzelzähnen in den vier Quadranten (8×4=32).

▶ Folgende Knochen kann man unterschieden:

Kopf	**61**
Gesichtsschädel (Viscerocranium)	
Os nasale (Nasenbein)	2
Os lacrimale (Tränenbein)	2
Os ethmoidale (Siebbein)	1
Concha nasalis inferior (untere Nasenmuschel)	2
Vomer (Pflugscharbein)	1
Maxilla (Oberkieferbein)	2
Os zygomaticum (Jochbein)	2
Os palatinum (Gaumenbein)	2
Os hyoideum (Zungenbein)	1
Mandibula (Unterkiefer)	1
Dentes (Zähne)	32
Hirnschädel (Neurocranium)	
Os frontale (Stirnbein)	1
Os parietale (Scheitelbein)	2
Os occipitale (Hinterhauptsbein)	1
Os sphenoidale (Keilbein)	1
Os temporale (Schläfenbein)	2
Ossa auditus (Gehörknöchelchen)	6
Rumpf (Truncus)	**59**
Vertebrae cervicales (Halswirbel)	7
Vertebrae thoracicae (Brustwirbel)	12
Vertebrae lumbales (Lendenwirbel)	5
Os sacrum (Kreuzbeinwirbel)	5
Os coccygis (Steißbeinwirbel)	3
Sternum (Brustbein)	3
Costae (Rippen)	24
Obere Extremität (Membrum superius)	**68**
Scapula (Schulterblatt)	2
Clavicula (Schlüsselbein)	2
Humerus (Oberarmknochen)	2
Radius/Ulna (Unterarmknochen)	4
Ossa carpi manus (Handwurzelknochen)	16
Ossa metacarpi (Mittelhandknochen)	10
Ossa phalanges (Fingerknochen)	28
Ossa sesamoidea (Sesambeine am Daumen)	4
Untere Extremität (Membrum inferius)	**70**
Os coxae (Hüftbein = besteht aus Os pubis, Os ilium und Os ischii)	6
Os femoris (Oberschenkelknochen)	2
Patella (Kniescheibe)	2
Fibula/Tibia (Unterschenkelknochen)	4
Ossa tarsalia (Fußwurzelknochen)	14
Ossa metatarsi (Mittelfußknochen)	10
Zehenknochen (Ossa phalanges)	28
Ossa sesamoidea (Sesamknochen am großen Zeh)	4

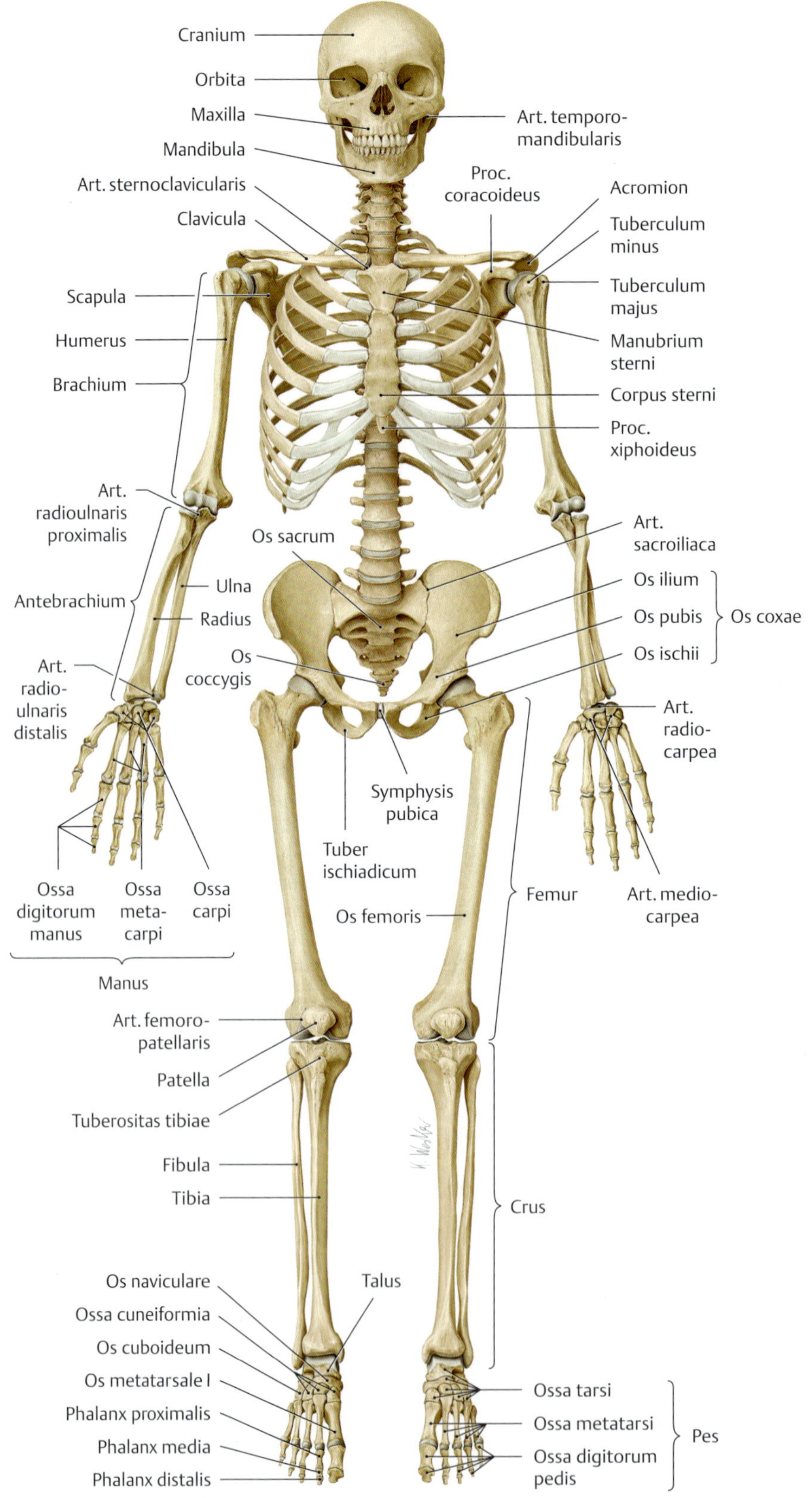

Abb. 3.1 a u. b Menschliches Skelett. Der linke Unterarm ist einwärts gedreht (proniert), der linke und der rechte Fuß sind fußsohlenwärts gebeugt (plantarflektiert). **a** Ansicht von vorne.

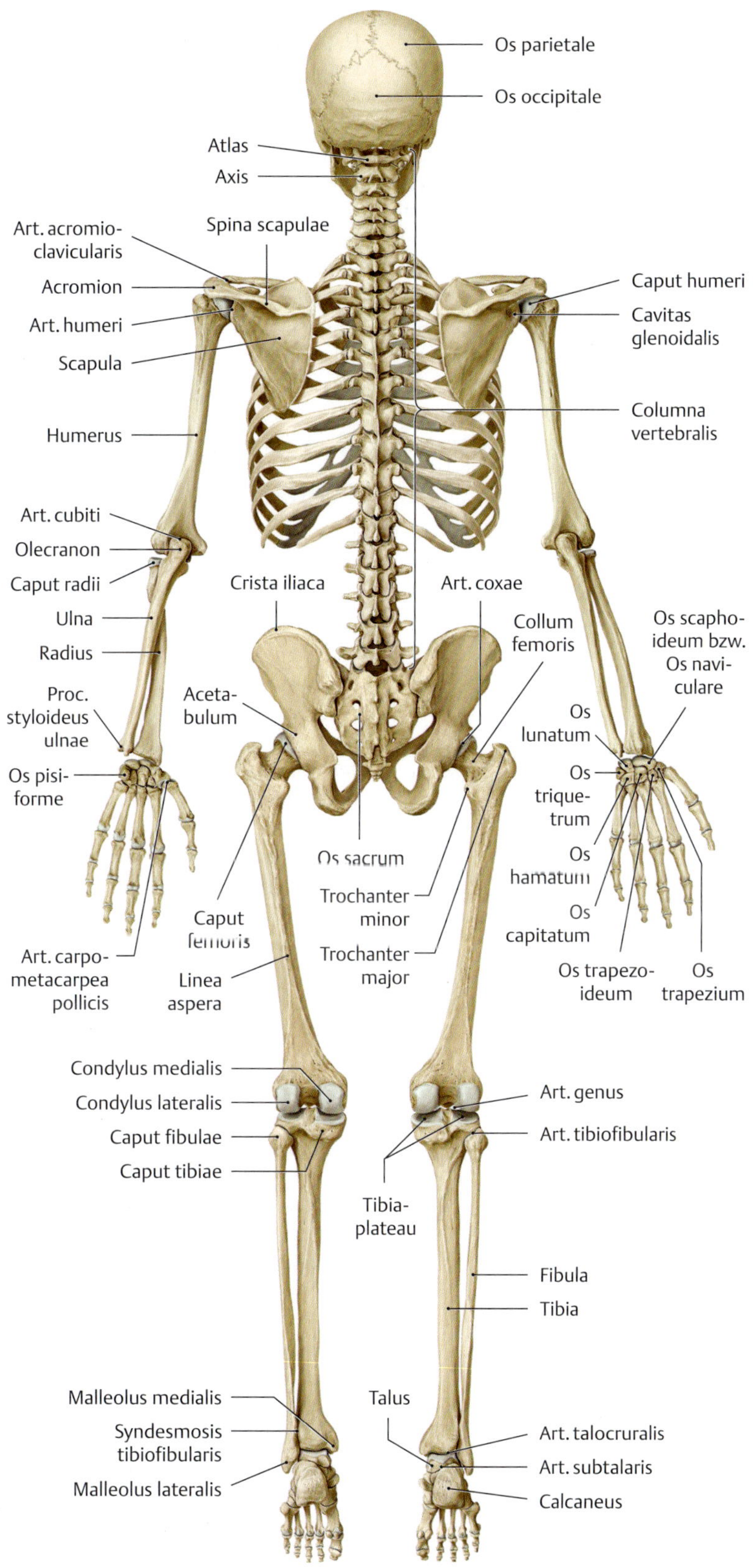

Abb. 3.1 a u. b Fortsetzung. b von hinten.

3.2 Bau eines Röhrenknochens

Unabhängig von der absoluten Länge eines Röhrenknochens werden ein Schaft *(Diaphyse)* sowie in der Regel an den Enden jeweils eine mit Gelenkknorpel überzogene *Epiphyse* unterschieden (▶ Abb. 3.2). Zwischen Epiphyse und Diaphyse bleibt für die Dauer des Längenwachstums eine Knorpelzone erhalten *(Wachstums- oder Epiphysenfuge)*, die nach Abschluss des Skelettwachstums verknöchert *(Epiphysenlinie)*. Der an die Epiphysenfuge unmittelbar anschließende Teil der Diaphyse wird als *Metaphyse* bezeichnet und entspricht während des Längenwachstums der Knochenbildungszone. Bei *Apophysen* handelt es sich um größere Knochenvorsprünge, an denen Sehnen und Bänder inserieren und die während der Knochenentwicklung eigene Knochenkerne und Wachstumsfugen besitzen. Stellen, an denen Bänder und Sehnen nur eine aufgeraute, leicht höckerige Oberfläche am Knochen hervorrufen, werden Rauigkeiten *(Tuberositas)* genannt. Kamm- oder leistenförmige Knochenerhebungen tragen die Bezeichnung *Crista* (Kamm), *Labium* (Lippe) oder *Linea* (linienförmige Rauigkeit) und dienen ebenfalls der Anheftung von Muskeln und Bändern.

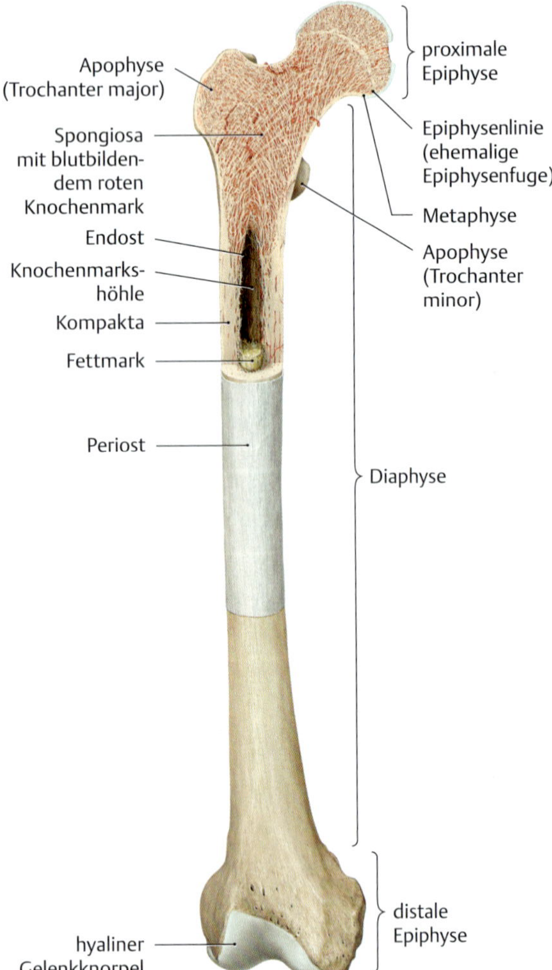

Abb. 3.2 Bau eines Röhrenknochens. Frontaler Sägeschnitt durch einen Oberschenkelknochen.

Während Epi- und Metaphysen hauptsächlich aus spongiösen Knochen mit einer relativ dünnen Kompakta aufgebaut sind, besteht die Diaphyse aus einer kräftigen Kompakta, auf die nach innen eine dünne Zone von Spongiosa folgt. Der größte Teil des Schaftes enthält im Inneren kein Knochengewebe und wird als Markhöhle *(Cavum medullare)* bezeichnet, die Fett reiches gelbes Knochenmark enthält (▶ Abb. 3.2). Das Blut bildende rote Knochenmark findet sich beim Erwachsenen in der Regel nur in den epiphysennahen Zwischenräumen der Spongiosabälkchen.

3.3 Knochenentwicklung (Osteogenese)

Das menschliche Skelett entwickelt sich immer auf bindegewebiger oder knorpeliger Grundlage. In beiden Fällen erscheinen die ersten Anlagen sämtlicher Skelettelemente jedoch in Form von Mesenchymverdichtungen *(Blasteme)*. Die Bildung von Knochengewebe *(Ossifikation)* beginnt im 2. Embryonalmonat am Schlüsselbein und endet zu Beginn des 3. Dezeniums mit dem Schluss der Apo- und Epiphysenfugen. Es werden 2 Formen der Osteogenese unterschieden:

- desmale Osteogenese bzw. direkte Knochenentwicklung,
- chondrale Osteogenese bzw. indirekte Knochenentwicklung.

Entwickelt sich das Knochengewebe unmittelbar im embryonalen Bindegewebe *(Mesenchym)* aus mesenchymalen Vorläuferzellen (Vorläufer- oder *Osteoprogenitorzellen*), handelt es sich um eine desmale Osteogenese (▶ Abb. 3.3**a–c**) und bei den entstehenden Knochen um *Bindegewebsknochen*. Auf diese Weise entstehen beispielsweise die Schädelknochen, der Unterkiefer und Teile des Schlüsselbeines.

Der weitaus größte Teil des Rumpf- und Extremitätenskeletts entwickelt sich nicht direkt aus dem Mesenchym, sondern „auf dem Umweg" über Knorpelgewebe. Hierbei entsteht aus dem Mesenchym (wiederum aus mesenchymalen Vorläuferzellen) zunächst das knorpelig vorgebildete *Primordialskelett*, das in seiner Form dem späteren Skelett gleicht. Im Anschluss wird das „Skelettmodell" durch Knochengewebe ersetzt. Diese Form der Knochenbildung entspricht der chondralen Osteogenese (Ersatzknochenbildung), weil sich zunächst aus dem Mesenchym Chondroblasten differenzieren (s. S. 39).

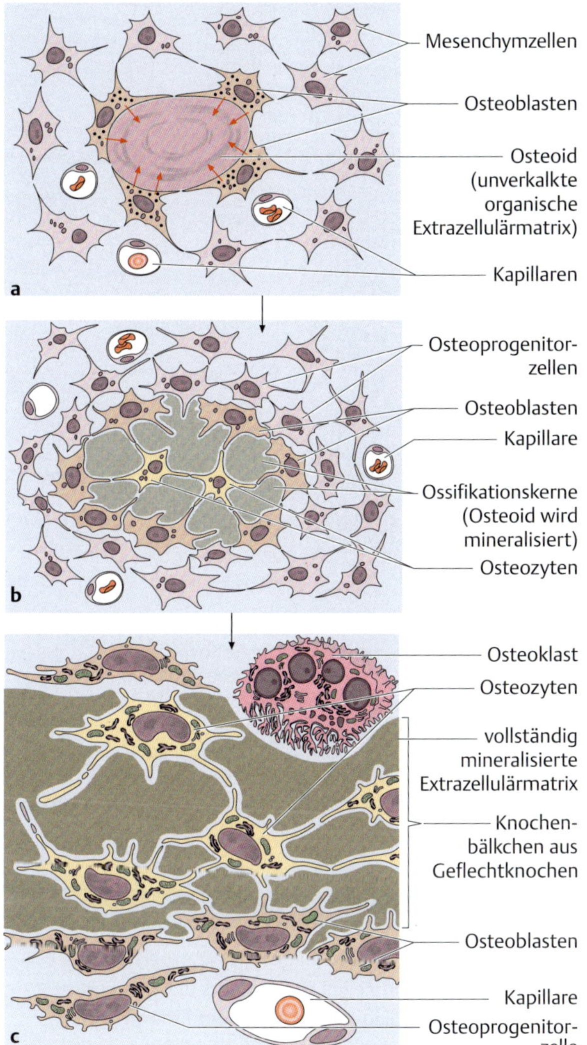

Abb. 3.3 a–c Desmale Osteogenese. Bildung von Geflechtknochen: **a** Beginnende Matrixsekretion (Pfeile). **b** Mineralisation des Osteoids. **c** Bildung eines Knochenbälkchens aus Geflechtknochen.

3.3.1 Bildung von Geflechtknochen

Bei beiden Formen der Osteogenese, aber z. B. auch bei der Knochenbruchheilung, entsteht zunächst *Geflechtknochen* (Faserknochen), der sich unter dem Einfluss der mechanischen Beanspruchung durch Umbauvorgänge in Lamellenknochen umwandelt. Bei der Bildung des Geflechtknochens bilden Osteoblasten zunächst eine unverkalkte organische Extrazellulärmatrix, das *Osteoid* (► Abb. 3.3**a–c**), das bezogen auf das Trockengewicht zu 95 % aus Kollagen und 5 % Proteoglykanen besteht. In dieses Osteoid wird im nachfolgenden Mineralisationsprozess Kalziumphosphat (als Hydroxylapatit) eingelagert.

Im Gegensatz zum Lamellenknochen zeigt der phylogenetisch ältere Geflechtknochen eine größere Wachstumspotenz mit der Fähigkeit zur Ausbildung von Leisten und Bälkchen *(primäre Spongiosa)*, mit denen in kurzer Zeit relativ weiträumige Gerüstwerke ausgebildet werden können. Zudem sind im Geflechtknochen die Anordnung der Blutgefäße und der Verlauf der Kollagenfasern ungeordnet, die Zahl der Osteozyten reduziert, ihre Anordnung regellos und der Mineralisierungsgrad der Interzellularsubstanz geringer. Dadurch besitzt der Geflechtknochen im Vergleich zum Lamellenknochen eine deutlich geringere mechanische Festigkeit.

3.3.2 Bildung von Lamellenknochen

Während des Wachstums wird der Geflechtknochen in Lamellenknochen umgewandelt. Die erste Generation der durch Umbau aus Geflechtknochen entstandenen *primären Osteone* entsteht bereits am Ende der Fetalzeit. Werden die Osteone im Rahmen des Knochenumbaus abgebaut und durch neue ersetzt, spricht man von *sekundären Osteonen*. Prinzipiell sind jedoch primäre und sekundäre Osteone gleichartig gebaut. Zu einem verstärkten Umbau kommt es zwischen dem 8. und 15. Lebensjahr. Im Rahmen des funktionellen Umbaus dringen zunächst Blutgefäße und mit ihnen Osteoklasten in den Geflechtknochen ein, die nach Art eines Bohrkopfes einen gefäßführenden Kanal *(Resorptionskanal* oder *-höhle)* in den Geflechtknochen treiben (► Abb. 3.4**a–e**).

Der mittels der Osteoklasten entstandene Resorptionskanal hat zu diesem Zeitpunkt bereits den Durchmesser des späteren Osteons. Aus dem gefäßbegleitenden Bindegewebe (Osteoprogenitorzellen) differenzieren sich Osteoblasten, die sich der Kanalwand anlagern und sie völlig auskleiden. Mit Beginn der Matrixsekretion entsteht die erste konzentrische Knochenlamelle, wobei zunächst Osteoid gebildet wird, das im weiteren Verlauf mineralisiert und die Osteoblasten vollständig umgibt. Die Osteoblasten mauern sich dabei ein und wandeln sich in Osteozyten um. Durch den Anbau weiterer konzentrischer Knochenlamellen wird in der Folge das Lumen des Resorptionskanals immer weiter eingeengt, bis schließlich nur noch der Havers-Kanal des neuen Osteons übrig bleibt. Er ist von perivaskulärem Bindegewebe ausgekleidet, in dem ein zentrales Gefäß und mehrere Nervenfasern verlaufen. Auf diese Weise ist ein neues Osteon entstanden, das aus bis zu 10 und mehr konzentrischen Knochenlamellen aufgebaut ist und einen durchschnittlichen Durchmesser von 250–350 µm besitzt.

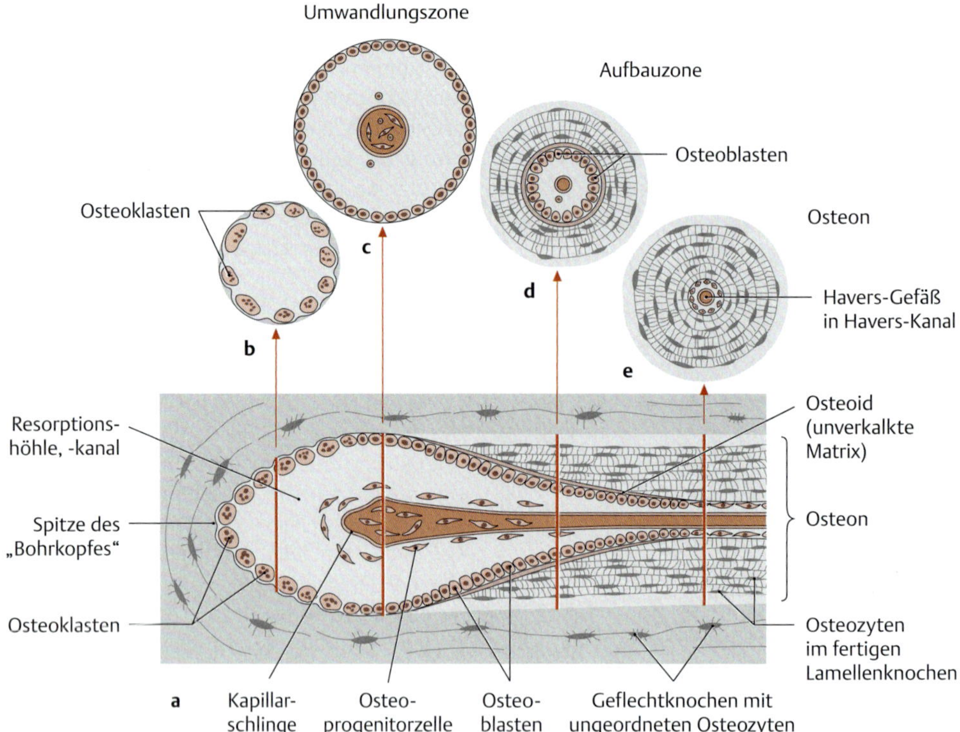

Abb. 3.4 a–e Entwicklung eines Osteons (nach Hees): **a** Längsschnitt durch einen Resorptionskanal. **b** Querschnitt auf Höhe des Resorptionskanals. **c** Umwandlungszone (Osteoprogenitorzellen wandeln sich in Osteoblasten um). **d** Aufbauzone (Osteoblasten bauen die Knochenlamellen auf). **e** Neu entstandenes Osteon.

Klinischer Bezug: Frakturheilung

Nach einer vollständigen oder partiellen Kontinuitätsunterbrechung eines Knochens (Fraktur bzw. Fissur) kommt es im Rahmen eines komplexen Reparationsvorgangs normalerweise zur knöchernen Wiedervereinigung der voneinander getrennten Knochenteile. Am Prozess der Knochenbruchheilung (Frakturheilung) sind sowohl enchondrale als auch desmale Ossifikation beteiligt. Es wiederholen sich somit Vorgänge, die während des normalen Skelettwachstums und bei der Entwicklung des Knochengerüsts stattfinden.

Symptome einer Knochenfraktur sind:

- Schmerzen
- Deformität
- Krepitation (Knarren, Knistern)
- abnorme Beweglichkeit

Diagnostisch beweisend ist jedoch nur eine Röntgenaufnahme in 2 Ebenen.

Heilung eines Knochenbruchs (▶ Abb. 3.5a–f): Sie erfolgt in der Regel indirekt (natürlich oder sekundär), selten auch direkt (primär).

- Bei der *indirekten Heilung* werden folgende Stadien durchlaufen:
  - Bildung eines Frakturhämatoms (Entzündungsphase),
  - Organisation des Frakturhämatoms mittels lockerem gefäßreichem Gewebe (Granulationsphase),
  - Bildung eines fibrokartilaginären Knorpels unter Beteiligung von Zellen des Periosts und des Endosts (sog. fibrokartilaginärer Kallus oder Fixationskallus),
  - Mineralisation des Knorpels (Kallushärtung, innerhalb von 6-8 Wochen nach Fraktur),
  - Abbau der Knorpelsubstanz und Knochenneubildung (Geflechtknochen) mittels Osteoprogenitorzellen,
  - Knochenumbau in Lamellenknochen (dauert Monate!).
- Bei der *direkten Knochenbruchheilung* entsteht kein Frakturkallus, sondern es kommt zur direkten *angiogenen Ossifikation (selten, Idealfall!)*. Dies ist nur mithilfe einer operativen Osteosynthese (s. u.) möglich, wobei der Frakturspalt maximal 0,5 mm breit sein darf. Durch konservative Stabilisierung mit Gips ist dies nicht zu erreichen.

Vorraussetzungen für die Heilung sind Zellen mit osteogener Potenz, ausreichende Vaskularisation und absolute mechanische Ruhe im Frakturbereich.

Therapie: Sie beginnt daher mit dem Einrichten der Fraktur *(Reposition)*. Darauf folgt die Stabilisierung *(Retention)*, entweder konservativ durch Gipsverband oder operativ durch Osteosynthese. Unter Osteosynthese versteht man einen temporären mechanischen Knochenverbund mithilfe von Schrauben, Platten, Drähten oder Nägeln zum Zweck der unverschieblichen Fixation von Knochenfragmenten. ▶

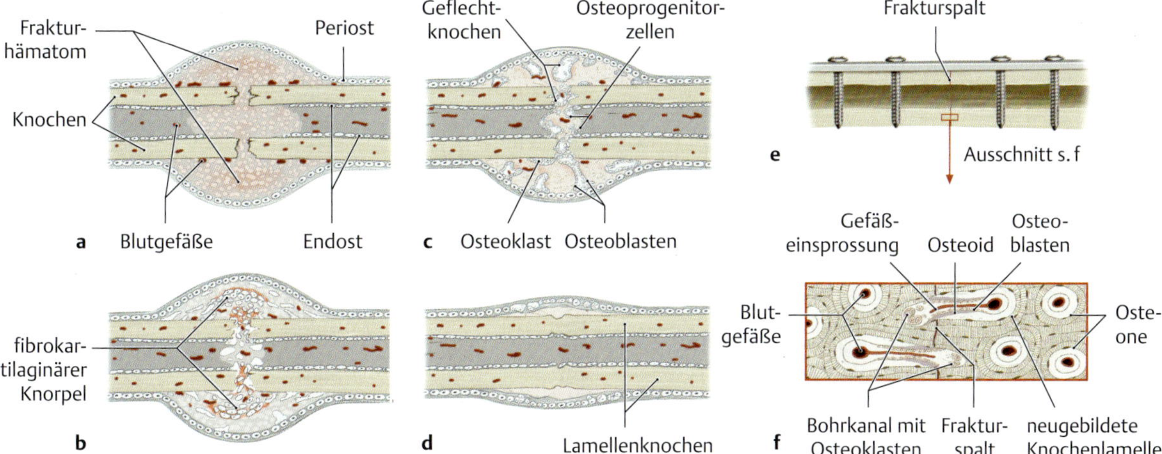

Abb. 3.5 a–f Sekundäre und primäre Knochenbruchheilung (nach Netter). **a–d** Sekundäre Knochenbruchheilung durch einen Frakturkallus: **a** Bildung und Organisation eines Frakturhämatoms. **b** Bildung eines fibrokartilaginären Knorpels mit anschließender Mineralisation. **C** Abbau des Knorpels und Bildung von Geflechtknochen. **d** Umbau in Lamellenknochen. **e u. f** Primäre Knochenbruchheilung: **e** Osteosynthese mittels einer Metallplatte und Schrauben. **f** Direkte angiogene Ossifikation bei einer primären Knochenbruchheilung.

Dabei wird die knöcherne Heilung weder ersetzt noch beschleunigt, es gibt jedoch eine Reihe von Vorteilen gegenüber der konservativen Gipsbehandlung: genaue anatomische Reposition von Knochenfragmenten bei Gelenkbrüchen, sofortige Mobilisation zur Verhinderung von Thrombose, Embolie und Dekubitus sowie einer *Frakturkrankheit* (Ödeme, Zirkulationsstörung, Dystrophie), frühzeitige Übungsstabilität (Mobilisation der Gelenke ohne Belastung) und teilweise Belastbarkeit. Dies ist wichtig, da die *aktive Bewegungstherapie* eine wichtige Rolle bei der Frakturheilung spielt, um Muskelatrophie, Inaktivitätsosteoporose, Einsteifung der Gelenke und Durchblutungsstörungen zu vermeiden.

Komplikationen einer Frakturheilung: Am häufigsten sind *Pseudarthrosen* (fehlende knöcherne Vereinigung nach 6 Monaten). Sie entstehen aufgrund einer übermäßigen mechanischen Beanspruchung des Regenerats sowie mangelnder Kallusbildung infolge fehlender Durchblutung.

3.3.3 Entwicklung eines Röhrenknochens

Mit wenigen Ausnahmen (s. S. 349) entwickeln sich die meisten Knochen und damit auch Röhrenknochen indirekt über eine knorpelige Vorstufe (chondrale Osteogenese; ▶ Abb. 3.6**a**–**i**). Aber auch innerhalb eines knorpelig vorgebildeten Röhrenknochens können Teile durch desmale Ossifikation entstehen, wie z. B. die *perichondrale Knochenmanschette* (▶ Abb. 3.6**b**). Sie entwickelt sich etwa in der 7. Embryonalwoche im Bereich der Diaphyse. Auf ihrer Grundlage wächst der Knochen in die Dicke *(perichondrale Ossifikation)*. Das Dickenwachstum geschieht durch Anbau von weiteren Faser- bzw. Geflechtknochenbälkchen, bis sich ein locker strukturierter knöcherner Schaft gebildet hat.

Zunächst wird die knorpelige Diaphyse nur im mittleren Bereich von einem Ring aus Geflechtknochen umschlossen. Später dehnt sich die perichondrale Knochenmanschette nach proximal und distal bis zu den Epiphysen aus. Dadurch kommt es zu einer Versteifung im Bereich der Diaphyse, so dass die nun folgenden enchondralen Resorptionsvorgänge (s. S. 40) keine Unterbrechung der Stützvorgänge zur Folge haben. Mit dem Auftreten von Geflechtknochen wird das Perichondrium, das den knorpelig vorgebildeten Röhrenknochen umgibt, zum Periost. Von ihm geht nun das weitere Dickenwachstum des Knochens aus *(appositionelles Knochenwachstum)*.

Anschließend beginnt ein intensives Knorpelwachstum im Bereich der Diaphyse, das – erzwungen durch die Knochenmanschette – zu einer Verlängerung des Röhrenknochens führt (Längenwachstum). Hierbei sind die diaphysären Knorpelzellen in längsgerichteten Zellsäulen angeordnet, ihre Extrazellulärmatrix beginnt zu verkalken. Durch die knöcherne Manschette und die zunehmende Mineralisation der knorpeligen Interzellularsubstanz verschlechtert sich die Versorgung der Knorpelzellen mit Nährstoffen (▶ Abb. 3.6**c**). Zu diesem Zeitpunkt dringt am Ort der späteren Foramina nutricia – ausgehend von der periostalen Oberfläche der perichondralen Knochenmanschette – gefäß- und zellreiches mesenchymales Bindegewebe durch den Knochen in den verkalkten Knorpel ein. Dabei wird der Knorpel durch Knorpel abbauende Zellen (Chondroklasten) aufgelöst: eine *primäre Markhöhle* entsteht. Das in der Höhle gelegene primäre Knochenmark ist ein mesenchymales, an Blutgefäßen reiches Gewebe, in dem neben Chondroklasten vermehrt Osteoblasten und

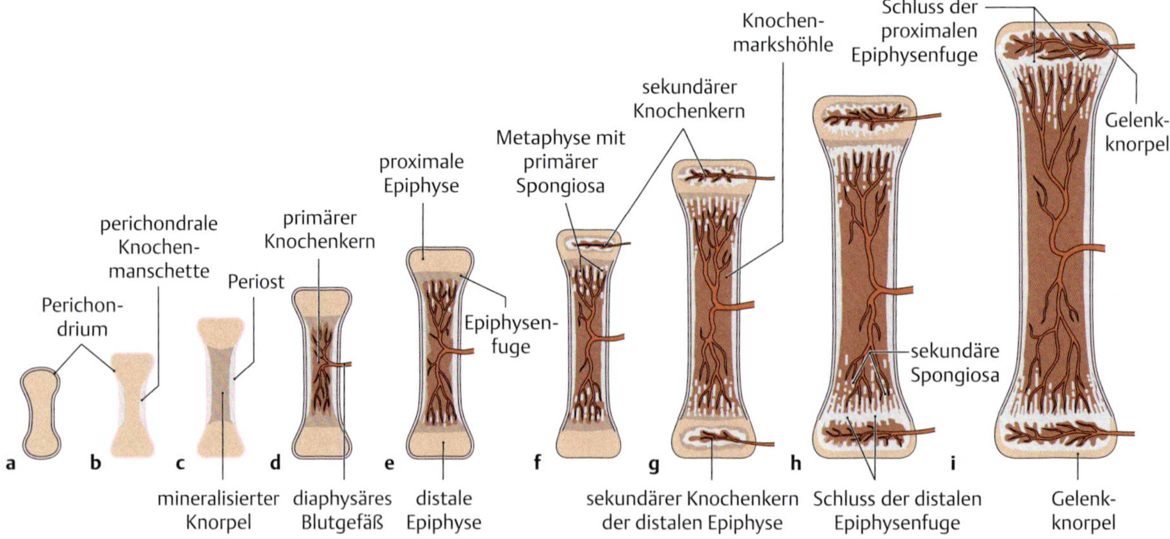

Abb. 3.6 a–i Entwicklung eines Röhrenknochens am Beispiel des Schienbeins (Tibia). a Knorpelig präformierte Knochenanlage des Primordialskeletts. **b** Bildung einer perichondralen Knochenmanschette (desmale Ossifikation, d. h. direkt aus dem Mesenchym). **c** Knorpelige Extrazellulärmatrix der diaphysären Knorpelzellen mineralisiert. **d** Einwachsen eines diaphysären Gefäßes und Bildung eines primären Knochenkerns. **e** Entstehung der proximalen und distalen Wachstumsfuge (Epiphysenfugen). **f** Auftreten des proximalen epiphysären Knochenkerns (sekundärer Knochenkern). **g** Bildung des distalen epiphysären Knochenkerns. **h** Schluss der distalen Epiphysenfuge. **I** Schluss der proximalen Epiphysenfuge.

Osteoklasten auftreten. An den Rändern der primären Markhöhle beginnen Osteoblasten bereits mit der Bildung von Geflechtknochen (enchondrale Ossifikation). Auf diese Weise entsteht im Zentrum der Diaphyse ein *primärer Knochenkern* (▶ Abb. 3.6**d**).

Von der primären Markhöhle ausgehend wird der Knorpel allmählich durch Geflechtknochen ersetzt. An den Gelenkenden bleiben zunächst rein knorpelige Epiphysen übrig. An der Grenze zum Markraum entstehen innerhalb der knorpeligen Wachstumsfuge (▶ Abb. 3.6**e** u. **f**) durch enchondrale Ossifikationsvorgänge die Trabekel der primären Spongiosa, die den zur Metaphyse gehörenden Anteil des Röhrenknochens charakterisieren. Innerhalb der knorpeligen Epiphysen treten zu einem für den betreffenden Knochen genetisch bestimmten Zeitpunkt *sekundäre Knochenkerne* auf (fast alle Knochenkerne entstehen erst in den ersten Lebensjahren; ▶ Abb. 3.6**f–i**), die mit zunehmender Ausdehnung den Knorpel bis auf den späteren Gelenkknorpel und die verbleibende Wachstumsfuge (Epiphysenfuge) verdrängen.

3.3.4 Epiphysen- bzw. Wachstumsfuge

Zonen

Die Epiphysenfuge trennt als durchgehende Knorpelplatte die knöcherne Epiphyse von der Metaphyse. In dieser Fuge teilen sich bis zum Abschluss des Wachstums die Knorpelzellen mitotisch. Hier findet das *enchondrale* Längenwachstum des Röhrenknochens statt. Der Gelenkknorpel steht mit der Wachstumszone in Verbindung. Innerhalb der Epiphysenfuge lassen sich ausgehend von der Epiphyse folgende Zonen unterscheiden (▶ Abb. 3.7**a** u. **b**):

- Reservezone (ruhender Knorpel)
- Proliferationszone (Säulenknorpel)
- Knorpelumbauzone (Blasenknorpel)
- Ossifikationszone (Eröffnung)

Zelluläre Vorgänge

Die für das Längenwachstum entscheidende Zellvermehrung in der Proliferationszone (Teilung) führt zur Ausbildung isogener Zellgruppen, die sich in charakteristischen *Zellsäulen* (Säulenknorpel) anordnen. Die einzelnen Zellen innerhalb einer Zellsäule entstehen durch mitotische Teilungen. Sie werden durch transversale (interzelluläre) Septen aus Extrazellulärmatrix getrennt (▶ Abb. 3.8). Zwischen den einzelnen Zellsäulen bildet Extrazellulärmatrix longitudinale (interkolumnäre) Septen aus. Mit zunehmender Differenzierung und Reifung verlieren die Zellen ihre Teilungsfähigkeit und nehmen erheblich an Größe zu. Die Größenzunahme (Hypertrophie = Zone des hypertrophen Knorpels = Blasenknorpelzone) beruht im Wesentlichen auf einer Flüssigkeitsaufnahme der Zellen. Hierbei wächst der vertikale Durchmesser der Knorpelzellen etwa um das Dreifache. Das bedeutet, die Zellhypertrophie kommt hauptsächlich dem Längenwachstum zugute, indem – bildlich gesprochen – die Höhe der Bausteine von 15 µm auf 50 µm ansteigt. Außerdem steigern die Zellen der Blasenknorpelzone ihre Proteoglykan- und Kollagensynthese, und es kommt zur Mineralisation ausschließlich der longitudinalen Septen (▶ Abb. 3.8). Diese Versteifung der interkolumnären Septen ist einerseits

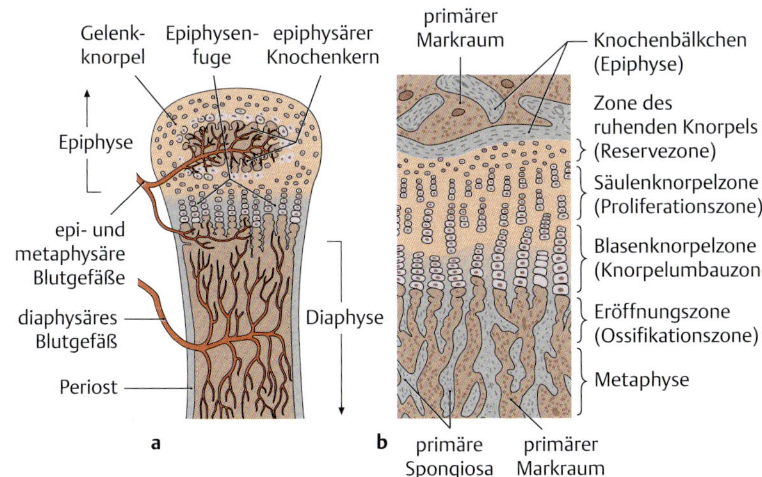

Abb. 3.7 a u. b Aufbau der Epiphysenfuge. a Blutversorgung. **b** Ausschnitt aus a: Zonierung der Epiphysenfuge.

Voraussetzung für die Invasion metaphysärer Gefäße in die Eröffnungszone, andererseits dient die mineralisierte Matrix der longitudinalen Septen dem neu gebildeten Knochen als Gerüst.

Über die einsprossenden Gefäße gelangen monozytäre Blutzellen in die Eröffnungszone und differenzieren sich nach Verlassen der Gefäße in Makrophagen und Chondroklasten. Im Rahmen von Resorptionsvorgängen phagozytieren die Makrophagen die Extrazellulärmatrix der nicht mineralisierten transversalen Septen, während die letzten Blasenknorpelzellen apoptotisch zugrunde gehen. Bei den Chondroklasten handelt es sich um vielkernige Riesenzellen, die in Struktur und Funktion mit den Osteoklasten identisch sind, aber nicht Knochen, sondern mineralisierten Knorpel abbauen. Ihre Tätigkeit in der Eröffnungszone beschränkt sich auf die Auflösung der mineralisierten longitudinalen Septen, deren Anzahl auf etwa ein Drittel reduziert wird. Das bedeutet, jedes 3. longitudinale Septum bleibt erhalten (▶ Abb. 3.8). Auf diese Weise wird Raum für den neu zu bildenden Knochen in Form von primären Spongiosatrabekeln geschaffen.

Die Knochenbildung beginnt mit der Besiedlung von Osteoblasten auf der Oberfläche der übrig gebliebenen verkalkten longitudinalen Septen und der nachfolgenden Bildung von Geflechtknochen. Die Osteoblasten entstammen den Osteoprogenitorzellen des perivaskulären mesenchymalen Gewebes. Dadurch entstehen die für die Ossifikationszone typischen *primären Spongiosatrabekel*, zwischen denen sich die primäre Markhöhle ausdehnt. Im weiteren Verlauf werden im wachsenden Knochen die primären Spongiosatrabekel des Geflechtknochens durch stabilere *sekundäre Spongiosatrabekel* des Lamellenknochens ersetzt.

Der Zyklus, den die Knorpelzellen während der Wachstumsphase durchlaufen, beginnt demnach mit der Zellproliferation und der Produktion extrazellulärer Matrix, geht über in eine Differenzierungs- oder Reifungsphase mit Zellhypertrophie und endet mit der Chondrozytolyse. Bei der Betrachtung der zeitlichen Abfolge innerhalb der Epiphysenfuge zu unterschiedlichen Zeitpunkten wird deutlich, dass sich die durch Zellteilung entstandenen

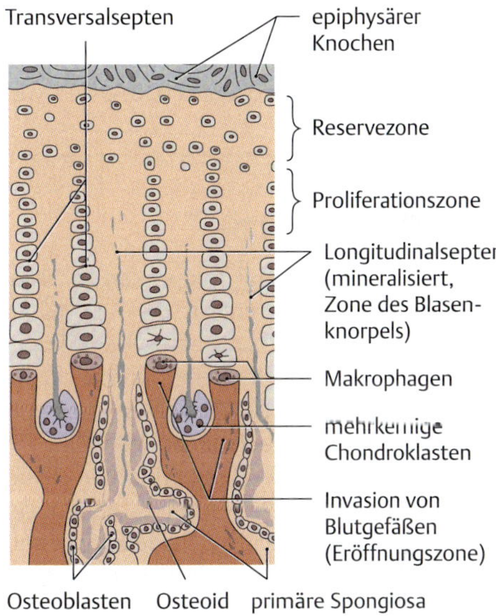

Abb. 3.8 Zelluläre Vorgänge innerhalb der Epiphysenfuge.

Tochterzellen verschieden entwickeln. Während sich eine Tochterzelle weiter differenziert und heranreift, durchläuft die 2. einen weiteren mitotischen Zellzyklus usw.

Schluss der Epiphysenfuge

Das Längenwachstum der Röhrenknochen ist abgeschlossen, wenn die knorpelige Epiphysenfuge völlig aufgebraucht und durch eine knöcherne Epiphysenlinie ersetzt ist. Der *Zeitpunkt des Epiphysenfugenschlusses* weist neben individuellen Schwankungen deutliche Geschlechtsunterschiede auf. Er liegt für die Epiphysen der verschiedenen Röhrenknochen zwischen dem 13. und 25. Lebensjahr (▶ Abb. 3.9). Bei den meisten Röhrenknochen endet das Wachstum mit dem Ende der Pubertät, wobei die distale und die proximale Wachstumsfuge ihr Wachstum zu unterschiedlichen Zeiten einstellen. Am Humerus beispielsweise schließt die distale Epiphysenfuge um das 14.–18. Lebensjahr, die proximale hingegen erst um das 20.–25. Lebensjahr.

Klinischer Bezug: Verletzungen der Epiphysenfuge

Epiphysenlösungen: *Sie* treten bevorzugt an der mechanisch schwächsten Stelle innerhalb der Epiphysenfuge auf, das ist die Grenze zwischen Epiphysenfuge und Metaphyse. Dort sind die longitudinalen Septen bereits verkalkt, die Knorpelzellen werden schon resorbiert, die Ossifikation hat aber erst begonnen. Die Wachstumszone (Proliferationszone) verbleibt bei der Epiphysenlösung immer an der Epiphyse, nie an der Metaphyse. Eine traumatische Epiphysenlösung ist also genau genommen eine Fraktur der Metaphyse, die Wachstumszone bleibt unverletzt. Bei entsprechender konservativer Versorgung (Ruhigstellung durch Gips) ist daher nicht mit einer Wachstumsbeeinträchtigung zu rechnen.

Epiphysenfrakturen: Hier ist ebenfalls häufig die Wachstumszone betroffen. Da bei klaffendem Frakturspalt und daraus resultierender schlechter Blutversorgung Wachstumsstörungen zu befürchten sind, sollten Epiphysenfrakturen immer operativ (z. B. Osteosynthese) versorgt werden.

3.3.5 Knochenkerne

Innerhalb der Epiphysen und Apophysen (= „sekundäre Epiphysen" = Knochenauswüchse, die z. B. als Sehnenansatz dienen) der Röhrenknochen sowie in kurzen und unregelmäßigen Knochen entstehen durch enchondrale Ossifikation *sekundäre Knochenkerne*. Sie werden normalerweise innerhalb eines begrenzten Zeitraumes in einer für die einzelnen Skelettelemente typischen Reihenfolge gebildet. Während die Diaphysen der Röhrenknochen, die Rippen, die Wirbelknochen, die Schädelknochen und das Hüftbein zum Zeitpunkt der Geburt schon verknöchert sind, hat dieser Prozess bei den kurzen Knochen und den Epiphysen gerade erst begonnen. So sind beim Neugeborenen einige Knochenkerne am Fuß (Sprung-, Fersen- und Würfelbein) und in der distalen Femur- und proximalen Tibiaepiphyse bereits vorhanden. Im Säuglings- und Kleinkindesalter folgen dann in zeitlich festgelegter Reihenfolge die übrigen Knochenkerne in den Hand- und Fußwurzelknochen sowie in den Epiphysen. Bei Apophysen treten die Knochenkerne allerdings erst deutlich später auf (z. B. Trochanter major im 4. Lebensjahr), z. T. erst im 2. Lebensjahrzehnt.

Mithilfe von Röntgenuntersuchungen kann das zeitliche Auftreten der Knochenkerne in den einzelnen Skelettelementen beurteilt werden. Dies hat eine große diagnostische Bedeutung für die Beurteilung von Wachstumsstörungen und die Wachstumsprognose. Die Bestimmung des *Skelettalters* anhand des zeitlichen Auftretens der Knochenkerne (▶ Abb. 3.10) lässt daher Rückschlüsse auf die gesamte Entwicklung zu. Übereinkunftsgemäß wird diese Untersuchung heute beim Säugling oder Kleinkind an der linken Hand bzw. nicht-Gebrauchshand durchgeführt (▶ Abb. 3.10). Bei älteren Kindern richtet sich die Beurteilung vorwiegend nach Form und Größe der Knochenkerne. Zwischen Skelettreifung und der definitiven späteren Körpergröße besteht ebenfalls ein Zusammenhang. Somit kann nach dem 6. Lebensjahr die zu erwartende Körpergröße aufgrund des Skelettalters und der bestehenden Längenmaße ziemlich genau vorausberechnet werden.

Mit dem Auftreten der sekundären Knochenkerne wird in den ursprünglich rein knorpeligen Epiphysen der Wachstumsknorpel vom Gelenkknorpel getrennt. Hierbei dehnt sich der Knochenkern radiär in alle Richtungen aus, bis die Epiphysenfuge und der Gelenkknorpel eine relativ einheitliche Dicke erreicht haben.

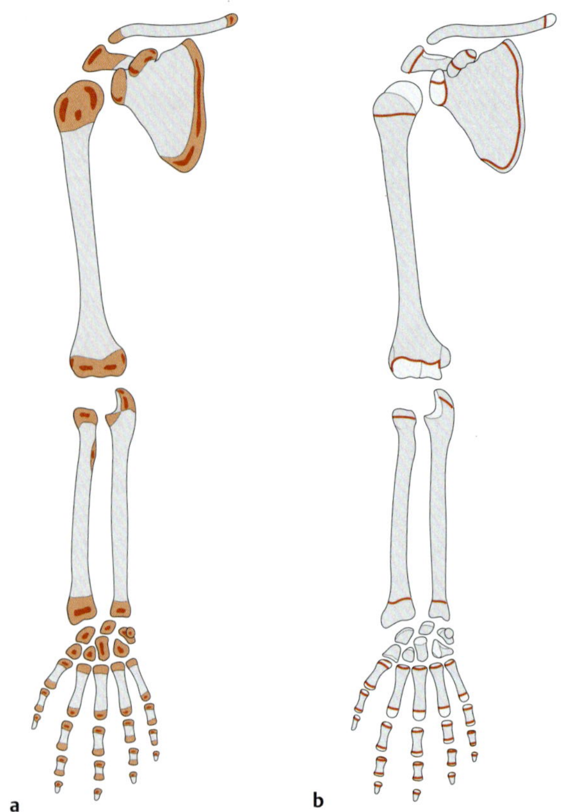

Abb. 3.9 Ossifikation der oberen Extremität. a Lage der epi- und apophysären Knochenkerne. **b** Lage der Epi- und Apophysenfugen.

Tab. 3.1 Zeitliches Auftreten der Knochenkerne in den Handwurzelknochen der linken Hand

Handwurzelknochen	Lebensjahr
Os capitatum (Kopfbein)	1. Lj.
Os hamatum (Hakenbein)	1. Lj.
Os triquetrum (Dreiecksbein)	3. Lj.
Os lunatum (Mondbein)	4. Lj.
Os trapezium (großes Vieleckbein)	5. Lj.
Os trapezoideum (kleines Vieleckbein)	5. Lj.
Os scaphoideum bzw. naviculare (Kahnbein)	6. Lj.
Os pisiforme (Erbsenbein)	9. Lj.

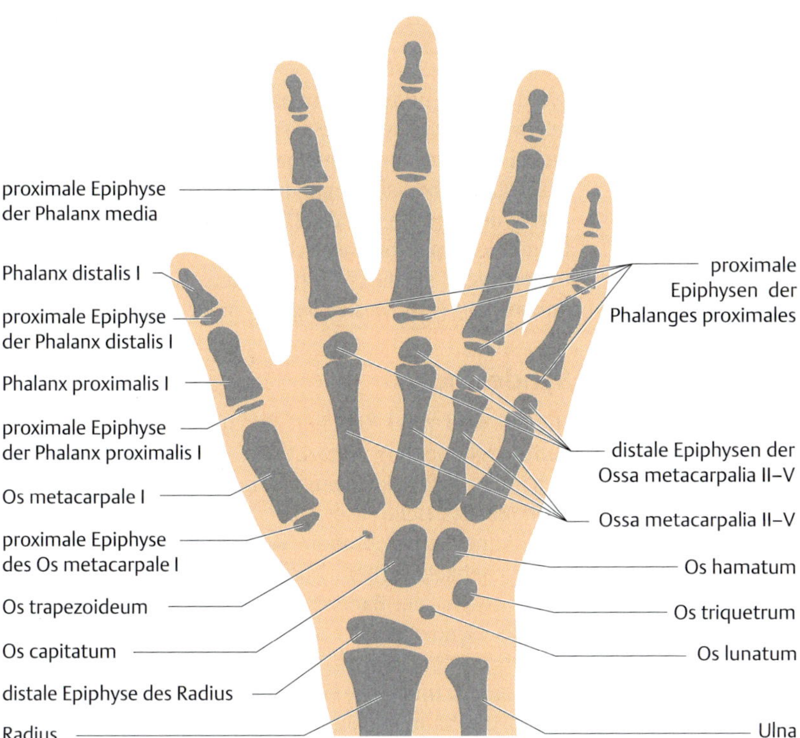

Abb. 3.10 Zeitliches Auftreten der Knochenkerne in den Handwurzelknochen. Schematisiertes Röntgenbild einer linken Hand (Junge, 5 1/2 Jahre).

Klinischer Bezug: Osteosklerose und Osteoporose

Als stark vaskularisiertes Gewebe befindet sich Knochengewebe auch nach Abschluss des Wachstums ständig im Umbau *(remodelling)*. Dabei halten sich bei konstanter Beanspruchung Knochenanbau (osteo*blastische* Reaktion) und – abbau (osteo*klastische* Reaktion) die Waage. Überwiegt ein Prozess den anderen, so treten Veränderungen der Knochenstruktur auf:

- Anbau > Abbau = Knochenbildung bzw. -verdichtung (Osteosklerose)
- Anbau < Abbau = Knochenabbau (Osteoporose, Osteolyse)

Diese Vorgänge können lokalisiert oder generalisiert auftreten.

Lokalisierte Osteosklerose: Sie ist in der Regel Ausdruck eines Reparationsversuchs des Organismus und kommt v. a. an mechanisch überbeanspruchten Stellen vor, z. B. als subchondrale Sklerose bei lokalisierter Überbeanspruchung einzelner Gelenke, bei Inkongruenz oder im Verlauf degenerativer Gelenkerkrankungen (Arthrosen). Diese subchondralen Sklerosen sind die ersten radiologischen Zeichen einer Gelenküberbeanspruchung.

Lokalisierte Osteoporose und Osteolyse: *Sie* ist häufig Ausdruck dafür, dass ein Skelettabschnitt praktisch außer Funktion gesetzt ist *(Inaktivitätsosteoporose)*, z. B. bei Lähmungen, nach langer Ruhigstellung im Gipsverband, bei Nichtgebrauch wegen Schmerzen oder unter Schwerelosigkeit bei Astronauten. Zu einer *umschriebenen Osteolyse* (vollständiger Knochenschwund) kommt es beispielsweise infolge eines Tumors oder einer Infektion.

Generalisierte Osteosklerose: Hierzu gehören seltene Krankheitsbilder, wie z. B. die Marmorknochenerkrankung.

Generalisierte Osteoporose: Diese Form der Osteoporose im fortgeschrittenen Alter ist die häufigste Knochenerkrankung überhaupt. Die *postmenopausale* oder *präsenile Osteoporose* tritt bereits im 5. und 6. Lebensjahrzehnt v. a. bei Frauen auf und wird mit hormonellen Veränderungen (Östrogenabfall) im Klimakterium in Verbindung gebracht. Zu einer „physiologischen“ Abnahme von Knochengewebe *(Osteopenie)* kommt es häufig im hohen Lebensalter.

Die mechanische Schwächung des Knochens durch Osteoporose führt zu den überaus häufigen Altersfrakturen, besonders am proximalen Femurende (Schenkelhalsfrakturen), aber auch an den Wirbelkörpern, am Radius und am Humerus. Die häufigsten Symptome sind Rückenschmerzen.

4 Gelenke

4.1 Gelenkverbindungen

Knochen können durch zwei Arten von Gelenken miteinander in Verbindung stehen, durch

- unechte Gelenke (Synarthrosen) und durch
- echte Gelenke (Diarthrosen).

Bei echten Gelenken sind die Skelettelemente durch einen *Gelenkspalt* getrennt („diskontinuierliche" Verbindung), bei unechten Gelenken befindet sich zwischen den Skelettelementen Füllgewebe, es gibt *keinen Gelenkspalt* („kontinuierliche" Verbindung). Deshalb spricht man bei den unechten Gelenken von *Fugen, Junkturen* oder *Haften*.

4.1.1 Unechte Gelenke

Unechte Gelenke (Synarthrosen) werden nach der Art des jeweiligen Füllgewebes unterteilt in (▸ Abb. 4.1, ▸ Abb. 4.2, ▸ Abb. 4.3):

- Syndesmosen (Bandhaften)
- Synchondrosen (Knorpelhaften)
- Synostosen (Knochenhaften)

Synarthrosen erlauben in der Regel nur geringe bis mittelgradige Bewegungen zwischen den Skelettelementen, wobei das Bewegungsausmaß von der Art und Menge des Füllgewebes abhängt. Hierbei werden im Allgemeinen Syndesmosen auf Zug, Synchondrosen hingegen auf Druck beansprucht. Synarthrosen bleiben nur dann erhalten, wenn sie durch ständige Bewegungen an der Verknöcherung *(Synostosierung)* gehindert werden.

Syndesmosen

Hierbei sind zwei Knochen durch *Bindegewebe* miteinander verbunden (▸ Abb. 4.1**a–e**). In der Regel handelt es sich um straffes kollagenfaseriges Bindegewebe, selten auch um elastische Fasern. Beispiele hierfür sind die Zwischenknochenmembranen zwischen den Unterarm- und Unterschenkelknochen (Membranae interossea antebrachii et cruris), der Bandapparat des distalen Tibiofibulargelenks (Syndesmosis tibiofibularis) sowie die Bandverbindungen der Wirbelsäule, z. B. die Ligg. supraspinalia, interspinalia und flava. Eine weitere Form der Bandhaften bilden die häutigen Bindegewebsmembranen zwischen den wachsenden Schädelknochen eines Neugeborenen

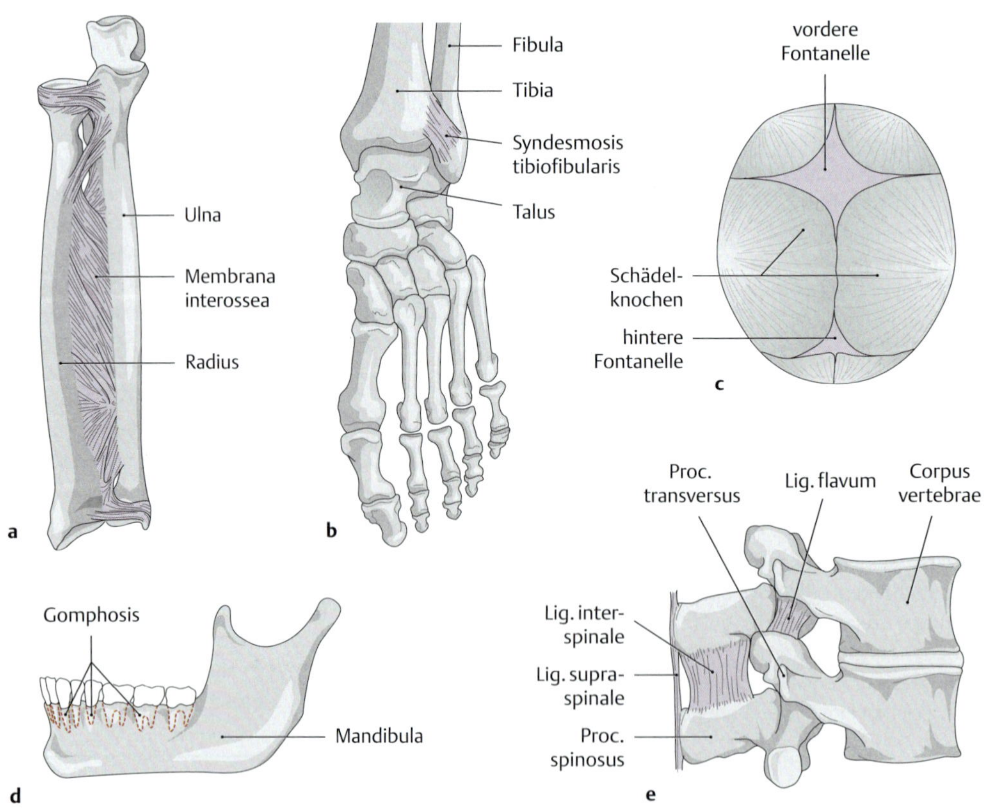

Abb. 4.1 a–e Syndesmosen. a Membrana interossea. **b** Syndesmosis tibiofibularis. **c** Fontanellen. **d** Gomphosis. **e** Lig. flavum, Lig. interspinale und Lig. supraspinale.

(Fontanellen), die im Laufe des Wachstums auf schmale Nähte reduziert werden *(Suturen)*. Verknöchert das Bindegewebe zwischen ehemals getrennten Schädelknochen, liegen *Synostosen* vor.

Die bindegewebige Verankerung der Zahnwurzel im knöchernen Ober- und Unterkiefer ist ebenfalls eine Bandhaft und wird als Einzapfung *(Gomphosis)* bezeichnet (▶ Abb. 4.1**d**).

Synchondrosen

Hierbei sind zwei Knochen durch hyalinen Knorpel oder durch Faserknorpel miteinander verbunden (▶ Abb. 4.2**a–d**). Beispiele für *Synchondrosen mit hyalinem Knorpel* sind: Epiphysenfuge (Verbindung zwischen der knöchernen Diaphyse und der Epiphyse eines jugendlichen Röhrenknochens; wenn sie sich am Ende des Wachstums schließt, spricht man auch hier von Synostose, s. u.), die ehemals knorpeligen Verbindungen zwischen den knöchernen Anteilen des Hüftbeines sowie der Rippenknorpel zwischen den Rippen und dem Brustbein.

Beispiele für *Synchondrosen*, die größtenteils durch *Faserknorpel* verbunden sind (sog. Symphysen) sind die Zwischenwirbelscheiben als Verbindung zweier Wirbelkörper (Symphysis intervertebralis) oder die Schambeinfuge zwischen den beiden Schambeinen (Symphysis pubica).

Synostosen

Hierbei sind Einzelknochen *sekundär* durch *Knochengewebe* miteinander verschmolzen (▶ Abb. 4.3**a–c**). Ein typisches Beispiel hierfür ist das Kreuzbein (Os sacrum), das zunächst aus 5 Einzelwirbeln besteht, die nach Ende des Wachstums miteinander verschmelzen. Auch das Hüftbein beim Erwachsenen stellt eine Synostose dar. Vor Abschluss des Wachstums besteht es aus 3 einzelnen Knochen, dem Schambein (Os pubis), dem Darmbein (Os ilium) und dem Sitzbein (Os ischii) (▶ Abb. 4.2**b**). Schließen sich am Ende des Wachstums die knorpeligen Epiphysenfugen und verknöchern, liegt ebenso eine synostotische Verbindung vor. Da Synostosen keine Beweglichkeit zulassen, werden sie im engeren Sinne nicht mehr zu den Synarthrosen gezählt.

4.1.2 Echte Gelenke

Kennzeichnend für echte Gelenke (Diarthrosen, ▶ Abb. 4.4) sind der Gelenkspalt, die von Knorpel bedeckten Gelenkflächen (Facies articulares), die Gelenkhöhle (Cavitas articularis), die allseitig geschlossene Gelenkkapsel (Capsula articularis) sowie der Bandapparat und die Muskulatur, die das Gelenk nicht nur bewegen, sondern v. a. auch stabilisieren müssen. Auf diese Weise bilden echte Gelen-

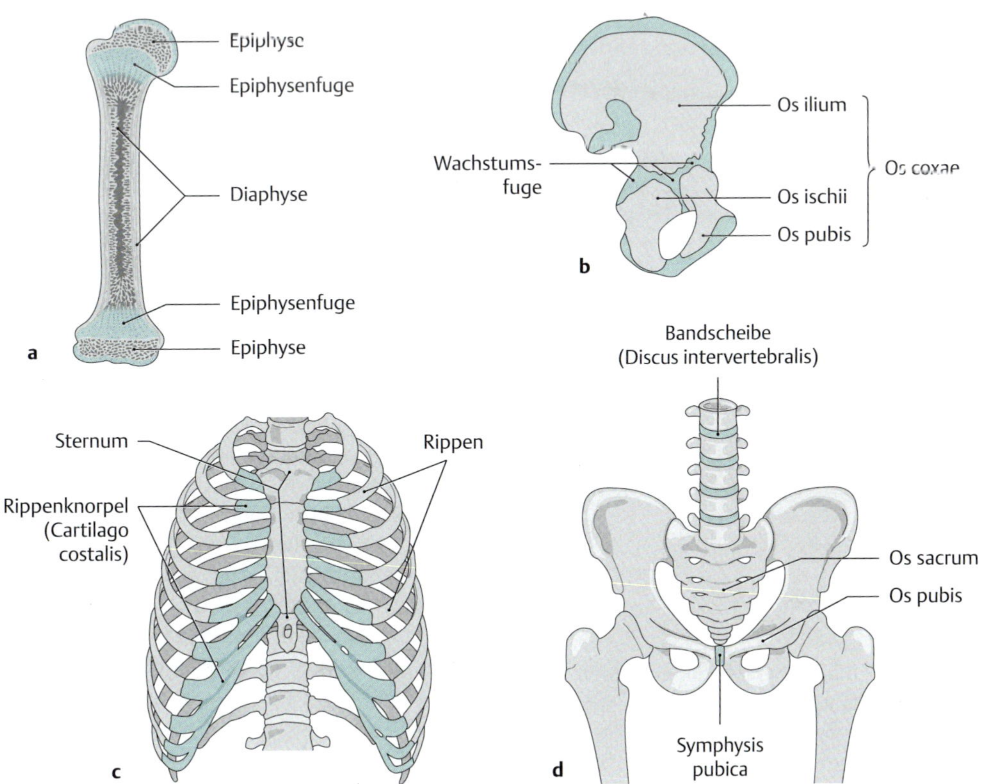

Abb. 4.2 a–d Synchondrosen. a Epiphysenfugen vor dem Schluss. **b** Os coxae während des Wachstums. **c** Rippenknorpel. **d** Schambeinfuge (Symphysis pubica) und Bandscheiben (Symphysis inververtebralis).

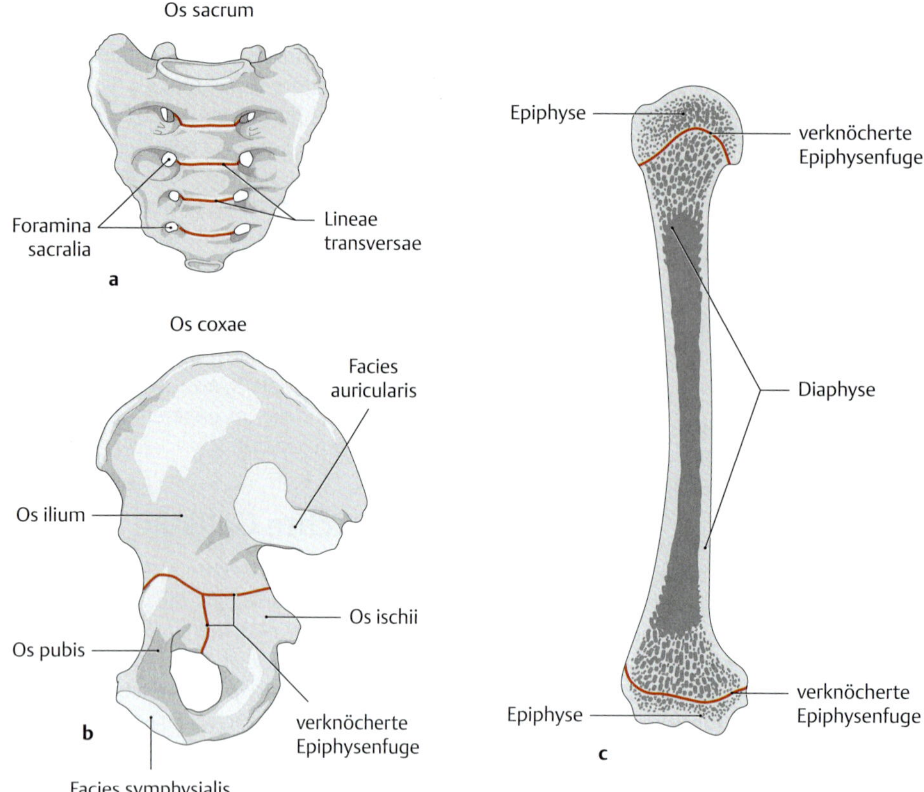

Abb. 4.3 a–c Synostosen. a Os sacrum (Kreuzbein). **b** Os coxae. **c** Geschlossene, verknöcherte Epiphysenfugen.

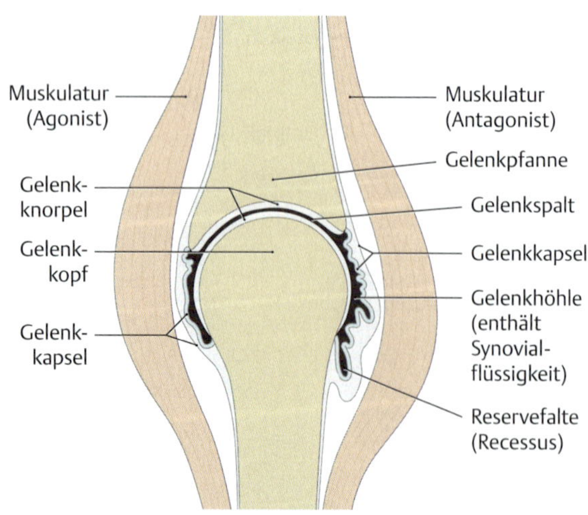

Abb. 4.4 Aufbau eines echten Gelenks.

ke eine funktionelle Einheit, bei der die einzelnen Komponenten genau aufeinander abgestimmt sind. Störungen einzelner Teile haben daher meist Störungen der ganzen Gelenkfunktion zur Folge.

4.2 Entwicklung echter Gelenke

Am Ende der 4. Entwicklungswoche erscheinen die Extremitätenanlagen als paddelförmige Ausstülpungen im Bereich der seitlichen Rumpfregionen. Sie bestehen aus einem mesenchymalen Kern (Blastem der Skelettanlage), der vom parietalen Mesoderm der Leibeswand (*Somatopleura*, s. S. 13) abstammt. Während sich die äußere Form ausbildet, verdichtet sich das Mesenchym und bildet in der 6. Embryonalwoche ein *vorknorpeliges Blastem* (▶ Abb. 4.5**a**), aus dem sich die knorpelig vorgeformten Skelettanteile differenzieren.

An den Stellen der späteren Gelenke erfolgt eine intensive Zellverdichtung und es entsteht eine dreischichtige Gelenkzwischenzone: zwei den Skelettanlagen aufliegende chondrogene Schichten und eine mittlere zellarme Intermediärschicht (▶ Abb. 4.5**a**). Im weiteren Verlauf kommt es um die 8. Embryonalwoche durch degenerative Veränderungen zu einer Spaltbildung im Bereich der mittleren Schicht mit Bildung des *Gelenkspaltes* und der *Gelenkhöhle* (▶ Abb. 4.5**b**). Aus den peripheren Bereichen der Gelenkzwischenzone entsteht die *Gelenkkapsel*, die mit der Bildung von Gelenkflüssigkeit *(Synovia)* beginnt. Nach Auftreten des Gelenkspaltes wird im Bereich der chondrogenen Schichten *hyaliner Gelenkknorpel* gebildet.

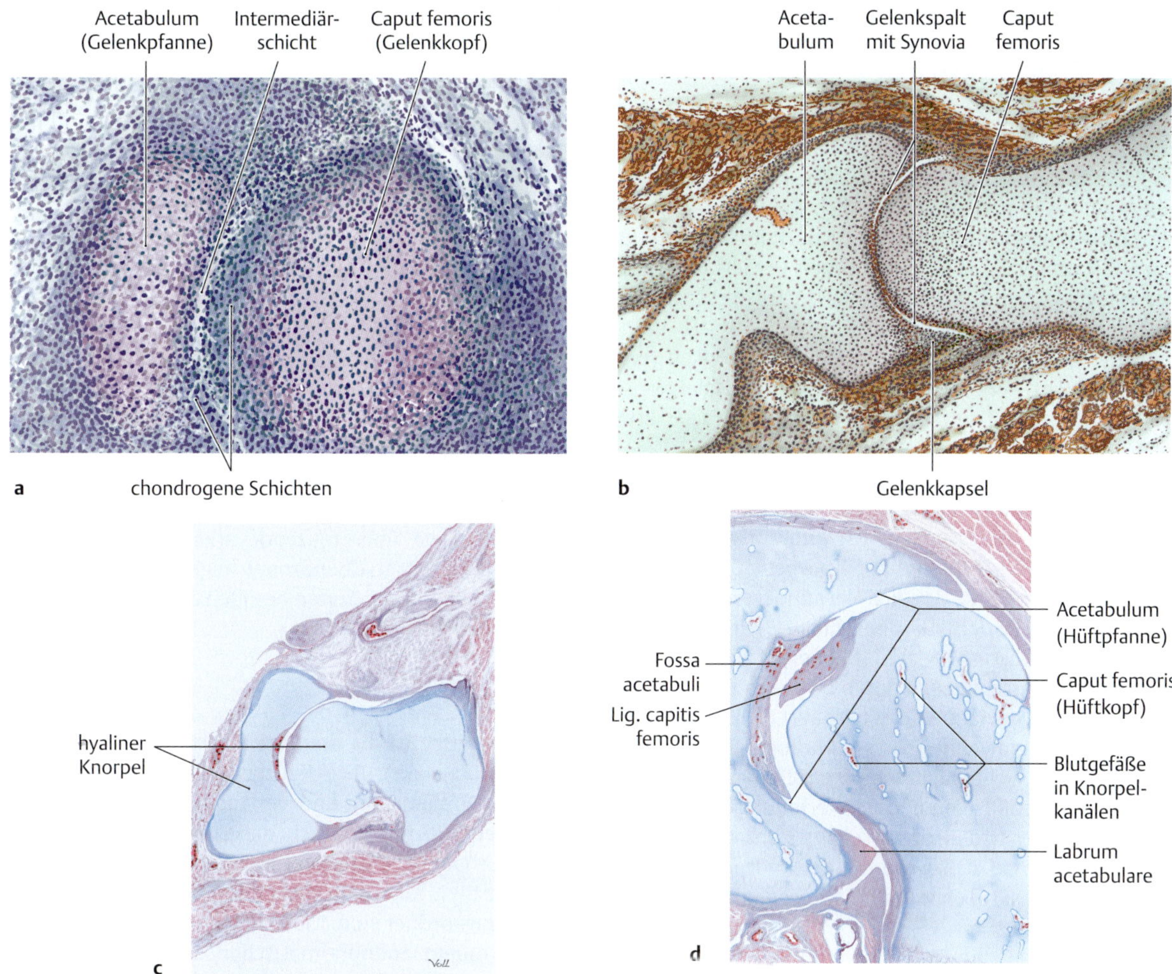

Abb. 4.5 a–d Gelenkentwicklung am Beispiel des Hüftgelenks (nach Uthoff). **a** Ausbildung einer dreischichtigen Gelenkzwischenzone (6. Entwicklungswoche). **b** Bildung von Gelenkspalt- und Gelenkhöhle (8. Entwicklungswoche). **c** Bildung von hyalinem Gelenkknorpel im Bereich der chondrogenen Schichten. d Vaskularisation der knorpeligen Epiphyse mit Ausnahme des späteren Gelenkknorpels.

Am Ende der 12. Entwicklungswoche ist die Gelenkentwicklung abgeschlossen (▶ Abb. 4.5**d**).

Die weitere Entwicklung der artikulierenden Gelenkkörper entsteht durch interstitielles und appositionelles Wachstum. Auch wenn die Gelenkformen genetisch festgelegt sind, bildet sich die endgültige Gestalt der Gelenkkörper erst durch funktionelle Beanspruchung, z. B. durch Muskelkräfte heraus. Durch das fortschreitende Wachstum der Gelenkkörper reicht ihre Ernährung durch Diffusion vom Perichondrium bzw. über die Synovia aus der Gelenkhöhle nicht mehr aus, weshalb ab der 13. Entwicklungswoche die Vaskularisation des hyalinen Knorpels erfolgt (▶ Abb. 4.5**d**). Nur ein nahe am Gelenkspalt gelegener Bereich bleibt frei von Blutgefäßen. Regelrechtes Wachstum und Ausbildung der Gelenkkörper hängen somit auch von der Blutversorgung des Knorpelskeletts ab. Die Vaskularisation der knorpeligen Epiphysen steht jedoch in keiner Beziehung zur Knochenkernbildung. Am Femurkopf des Hüftgelenks beispielsweise besteht eine zeitliche Differenz von fast 12 Monaten zwischen der ersten Gefäßeinsprossung (3. Entwicklungsmonat) und dem Auftreten des Knochenkerns in der proximalen Femurepiphyse (6. postnataler Monat). Die Vaskularisation des Primordialskeletts steht somit in keinem Zusammenhang mit dem Beginn der enchondralen Osteogenese.

Gelenke können grundsätzlich auf zweierlei Art entstehen: als *Abgliederungs-* oder als *Anlagerungsgelenke*. Die überwiegende Zahl der Gelenke entsteht durch Abgliederung, d. h. Spaltbildung innerhalb einer zunächst einheitlichen Skelettanlage. Anlagerungsgelenke hingegen entstehen dadurch, dass zwei ursprünglich getrennte Skelettelemente aufeinander zuwachsen. An der Stelle, an der die Skelettelemente miteinander in Kontakt treten, entsteht zunächst ein Schleimbeutel, der sich später zur Gelenkhöhle umbildet. Außerdem kommen Gelenkzwischenscheiben (Disci articulares) vor. Beispiele für Anlagerungsgelenke sind das Kiefer-, das Sternoklavikular- und das Iliosakralgelenk.

4.3 Bauprinzip echter Gelenke

4.3.1 Gelenkknorpel

Die Gelenkflächen *(Facies articulares)* von miteinander artikulierenden Skelettelementen werden von einer unterschiedlich dicken Schicht hyalinen Knorpels überzogen (▸ Abb. 4.6**a** u. **b**). Ausschließlich das Kiefer- und das Sternoklavikulargelenk sind von Faserknorpel bedeckt. Die Dicke des hyalinen Gelenkknorpels variiert innerhalb der verschiedenen Gelenke und hängt im Wesentlichen von der Größe der Beanspruchung (s. S. 58) ab. Während die Gelenkknorpeldicke in kleinen Gelenken (z. B. Fingergelenke) 1–2 mm erreicht, werden beispielsweise am Hüftgelenk 2–4 mm und am Kniegelenk (Facies articularis patellae) bis zu 7 mm gemessen.

Hyaliner Gelenkknorpel sieht in frischem Zustand bläulich milchig aus und erscheint in dünnen Scheiben transparent. Er unterscheidet sich vom übrigen hyalinen Knorpel durch das Fehlen einer Knorpelhaut *(Perichondrium)* und der damit deutlich verminderten Regenerationsfähigkeit (s. S. 52). Darüber hinaus wird nach Abschluss des Wachstums der Gelenkknorpel als gefäßfreies Stützgewebe ausschließlich durch Diffusion und Konvektion über die Synovialflüssigkeit ernährt (s. S. 51).

Innerhalb des hyalinen Gelenkknorpels werden aufgrund der unterschiedlichen Zellmorphologie, dem Verlauf der Kollagenfibrillen und der Verteilung und Zusammensetzung der Grundsubstanz insgesamt 4 Zonen unterschieden (▸ Abb. 4.6**b**), die von der Knorpeloberfläche in Richtung des subchondralen Knochens aufeinander folgen:

- Tangenzialfaserzone (Zone I)
- Übergangszone (Zone II)
- Radiärzone (Zone III)
- Mineralisationszone (Zone IV)

Tangenzialfaserzone

In der oberflächlichsten, nur wenige 100 µm dicken Gelenkknorpelschicht sind die Chondrozyten spindelförmig und mit ihrer Längsachse parallel zur Oberfläche ausgerichtet (▸ Abb. 4.6**b**). Die ebenfalls nahezu parallel zur Oberfläche verlaufenden Kollagenfibrillen sind dünner als in den darunter liegenden Schichten und ziehen bogenförmig in die Tiefe, um fast senkrecht in die Mineralisationszone einzustrahlen. Die Verlaufsrichtung der Kollagenfibrillen weist eine bevorzugte Ausrichtung auf. Es ist anzunehmen, dass der Gelenkknorpel prinzipiell eine geordnete und an die jeweilige mechanische Gelenkbeanspruchung angepasste Kollagenfaserarchitektur besitzt.

Bedingt durch die Zusammensetzung der Grundsubstanz ist die Wasserbindungskapazität in der Tangenzialfaserzone höher als in den übrigen Zonen. Aufgrund ihrer Lage zeigt die oberflächlichste Knorpelschicht alters- und funktionsabhängige Veränderungen besonders deutlich. Nimmt beispielsweise im Alter die Synthese der Grundsubstanz ab, können die Tangenzialfasern „demaskiert" werden. Dies führt schließlich im weiteren Verlauf zu einer Auffaserung *(Fibrillation)* der Gelenkoberfläche mit der Folge degenerativer Veränderungen im Sinne einer frühen Arthrose (▸ Abb. 4.8**a**–**d**).

An den Rändern der überknorpelten Gelenkflächen, d. h. an der Knorpel-Knochen-Grenze, gehen Tangenzialfaserzone und Membrana synovialis der Gelenkkapsel kontinuierlich ineinander über *(marginale Übergangszone*, ▸ Abb. 4.6**a**). Die Aufgabe der oberflächlichsten Knorpelzone besteht hauptsächlich darin, Scherkräfte abzufangen und Reibungskräfte zu reduzieren.

Übergangszone

Innerhalb der Übergangszone verlaufen die Kollagenfibrillen schräg zur Knorpeloberfläche und bilden charakteristische, sich überkreuzende arkadenförmige Bögen (▸ Abb. 4.6**b**). Die zu Chondronen angeordneten isogenen Gruppen von Chondrozyten besitzen eine schräge bis parallele Ausrichtung.

Radiärzone

Die Radiärzone ist die breiteste Schicht des Gelenkknorpels (▸ Abb. 4.6**b**). Ihre Kollagenfibrillen besitzen den größten Durchmesser und verlaufen nahezu senkrecht zur Gelenkoberfläche. Auch die Chondrone sind senkrecht zur Oberfläche ausgerichtet, wobei die einzelnen Knorpelzellen innerhalb der Chondrone nahezu säulenförmig angeordnet sind. Die Zellen enthalten große Mengen an rauem endoplasmatischen Retikulum, was auf eine ausgeprägte Synthese von Extrazellulärmatrix hinweist. Am übergang zur Zone des mineralisierten Knorpels verläuft eine meist intensiv gefärbte, wenige µm dicke und parallel zur Oberfläche ausgerichtete Grenzlinie *(tide mark)*. Sie trennt als scharfe Grenze den nicht mineralisierten vom mineralisierten Gelenkknorpel.

Mineralisationszone

Die kalzifizierte Knorpelzone stellt die Verbindung zum subchondralen Knochen her (▸ Abb. 4.6**b**). Sie besitzt somit eine wichtige biomechanische Funktion bei der Druckübertragung vom Gelenkknorpel auf den subchondralen Knochen. Die wenigen Knorpelzellen dieser Zone weisen ein organellenarmes Zytoplasma auf, die umgebende Extrazellulärmatrix enthält Kalziumphosphatkristalle. Im Bereich der Knorpel-Knochen-Grenze sind beide Gewebe durch Fortsätze und Einsenkungen fest miteinander verzahnt.

Während des Wachstums finden in der Mineralisationszone enchondrale Ossifikationsvorgänge statt, durch die ein gelenknahes Wachstum der Epiphyse ermöglicht wird. Beim Erwachsenen bleibt die mineralisierte Zone Ort der Knochenum- und -neubildung. Fehlt beispiels-

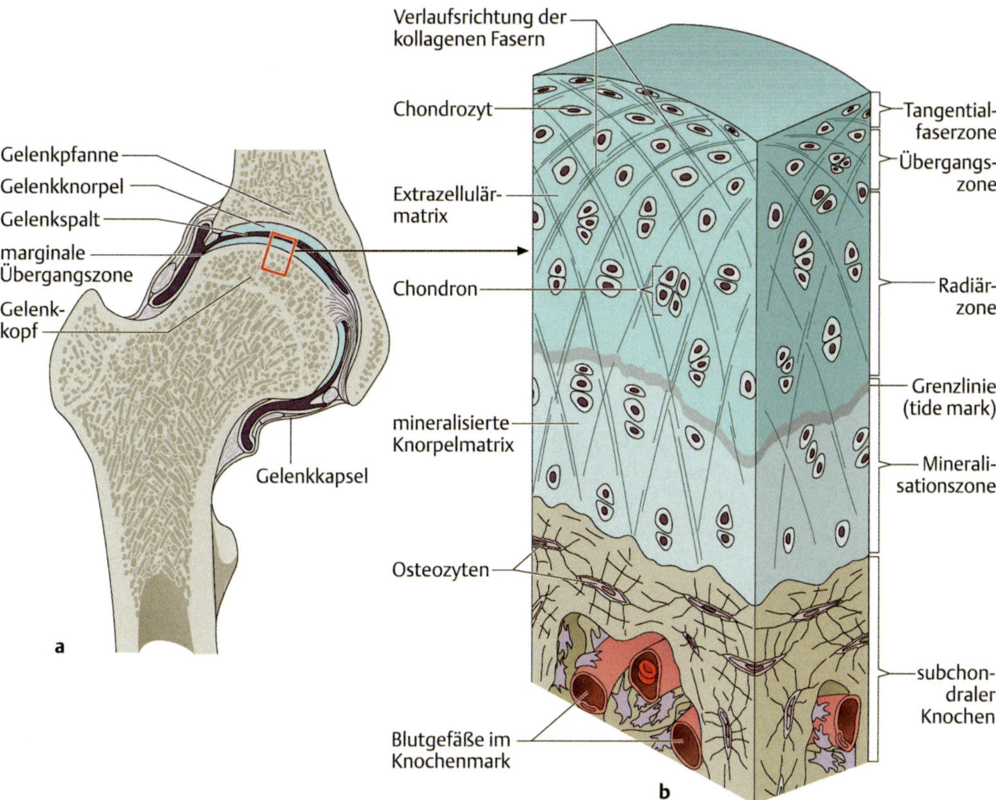

Abb. 4.6 a u. b Aufbau des Gelenkknorpels (nach Kristic). **a** Frontaler Schnitt durch ein rechtes Hüftgelenk in der Ansicht von vorne. **b** Ausschnitt aus **a**.

weise im höheren Lebensalter bei Immobilisation eines Gelenks der Erhaltungsreiz für den Gelenkknorpel, so schreitet bei gleichzeitigem Abbau des Gelenkknorpels die enchondrale Knochenbildung in Richtung des Gelenks fort. Dies führt zur kompletten Verknöcherung und damit völligen Unbeweglichkeit des betroffenen Gelenks.

4.3.2 Gelenkkapsel

Die Gelenkhöhle echter Gelenke wird vollständig von einer Gelenkkapsel *(Capsula articularis)* umschlossen. Es werden die beiden folgenden, morphologisch und funktionell verschiedenen Schichten unterschieden (▸ Abb. 4.7):

- die äußere Membrana fibrosa und
- die innere Membrana synovialis.

Membrana fibrosa

Die aus straffem kollagenfaserigem Bindegewebe aufgebaute Membrana fibrosa bildet die äußere Begrenzung der Gelenkkapsel. Jenseits der Knorpel-Knochen-Grenze strahlen die Fasern in unterschiedlicher Entfernung vom Korpel-Knochen-Übergang in die Substantia compacta *(Kortikalis)* ein und setzen sich im Periost des Knochens fort. Die Dicke der Membrana fibrosa variiert sowohl innerhalb eines als auch in verschiedenen Gelenken. In zahlreichen Gelenken wird sie durch bandartige Strukturen, die Kapselbänder (*Ligg. capsularia*) verstärkt. Diese kapselverstärkenden Bänder haben zusammen mit der Membrana fibrosa vorwiegend mechanische Aufgaben; sie sind beispielsweise für Stabilität und Führung des Gelenks verantwortlich *(Führungsbänder)*. Darüber hinaus können sie in unterschiedlichem Ausmaß auch Bewegungen begrenzen bzw. einschränken *(Hemmungsbänder)*.

Verlaufen die Bänder nicht unmittelbar *in* der Membrana fibrosa, sondern (durch lockeres Bindegewebe getrennt) *auf* ihr, werden sie als *Ligg. extracapsularia* bezeichnet (z.B. Lig. collaterale fibulare am Kniegelenk). An einigen Gelenken, wie z.B. dem Schultergelenk, strahlen die Ansatzsehnen von Muskeln in die Membrana fibrosa ein und verstärken sie dadurch (z.B. die Ansatzsehnen der Rotatorenmanschette).

Damit die Bänder ihre Funktion der Führung und Stabilisierung des Gelenks richtig ausüben können, müssen sie die richtige Länge aufweisen. Verlängerung und Verkürzung der kapselverstärkenden Bänder führen zu schwerwiegenden Störungen des Gelenks (s. Klinischer Bezug, S.52).

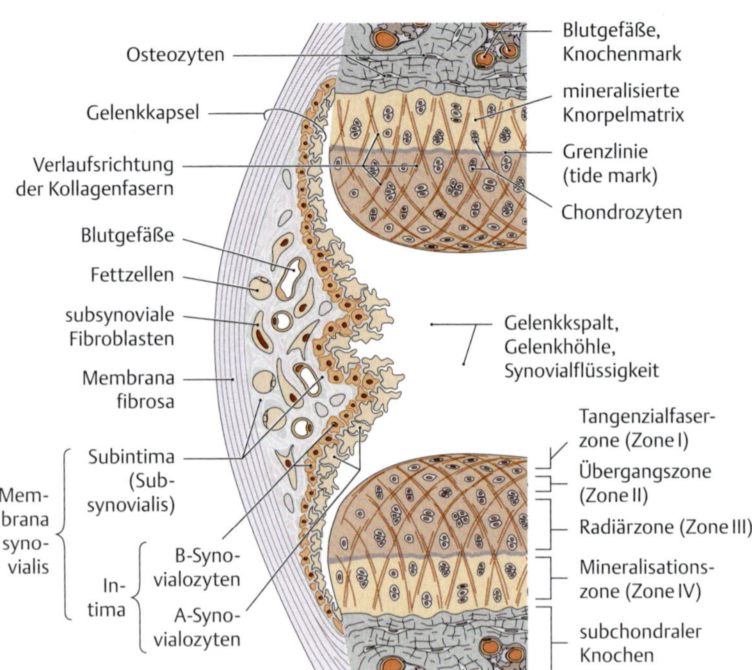

Abb. 4.7 Aufbau der Gelenkkapsel (der Gelenkspalt und die Membrana synovialis sind aus didaktischen Gründen stark verbreitert dargestellt).

Membrana synovialis

An der Innenseite der Membrana fibrosa liegt gelenkhöhlenwärts wie eine Tapete die dünne Membrana synovialis, die sich aus einer inneren synovialen Deckschicht *(synoviale Intima)* und einer äußeren subintimalen oder subsynovialen Schicht *(Subintima bzw. Subsynovialis)* zusammensetzt (▶Abb. 4.7). Im Gegensatz zur Membrana fibrosa heftet sich die Membrana synovialis stets am Rand des Gelenkknorpels an. Die unterschiedlichen Anheftungsbereiche dieser Membran am Knochen erlauben es den Blutgefäßen, in die Gelenkkapsel einzutreten.

Synoviale Intima und Synovialozyten

Während die Subintima die mechanische Verbindung zur Membrana fibrosa herstellt und aus lockerem, überwiegend gefäßreichem Bindegewebe aufgebaut ist (s. u.), besteht die Intima aus 1–3 Lagen synovialer Deckzellen *(Synovialozyten)*. Obwohl die Anordnung der Deckzellen einen epithelartigen Charakter aufweist, handelt es sich nicht um Epithelzellen im herkömmlichen Sinne. Denn diese Deckzellen haben in der Regel untereinander keinen Kontakt, und es fehlt eine für Epithelien typische *Basalmembran*! Innerhalb der Intima werden aufgrund morphologischer und funktioneller Kriterien 2 Zelltypen, *die A- und B-Synovialozyten* unterschieden.

▶ **A-Synovialozyten (A-Zellen):** Sie liegen hauptsächlich an der Oberfläche und bilden die Grenzschicht zur Gelenkhöhle. Sie sind den Makrophagen ähnlich (daher häufig auch als *M-Zellen* bezeichnet), stammen von Blutmonozyten ab und zählen zum *mononukleären Phagozytensystem*. A-Synovialozyten enthalten u. a. zahlreiche unterschiedlich große Vakuolen und Vesikel, einen gut entwickelten Golgi-Apparat, viele Mitochondrien sowie eine große Anzahl Lysosomen. An ihrer Zelloberfläche liegen viele verschieden lange Fortsätze.

▶ **B-Synovialozyten (B-Zellen):** Sie liegen meist unterhalb der A-Synovialozyten, können jedoch mit gut entwickelten Fortsätzen zwischen die Zellkörper der A-Zellen reichen und auf diese Weise an die innere Oberfläche der Intima gelangen. Charakteristisch für die B-Synovialozyten, die den Fibroblasten ähnlich sind (und daher auch *F-Zellen* genannt werden), ist ein gut entwickeltes, reich verzweigtes raues endoplasmatisches Retikulum und zahlreiche Sekretgranula.

Die **Hauptaufgabe der Synovialozyten** ist die Produktion und Resorption von Gelenkflüssigkeit. Während an der Produktion der Synovialflüssigkeit sowohl A- als auch B-Zellen beteiligt sind, findet die Resorption der Synovia ausschließlich über A-Zellen statt. A-Synovialozyten zeigen eine ausgeprägte Phagozytosetätigkeit und können zusätzlich zur Resorption der verbrauchten Synovialflüssigkeit auch Bakterien und Zelltrümmer phagozytieren. Darüber hinaus sollen A-Zellen auch an der Synthese von Hyaluronat, einem wichtigen Bestandteil der Synovialflüssigkeit, beteiligt sein. Der größte Teil der synovialen Hyaluronsäure sowie alle anderen Bestandteile der Synovialflüssigkeit (S. 51) werden jedoch von den B-Zellen produziert.

Subintima

Das subsynoviale Gewebe (*Subsynovialis* bzw. *Subintima*) besteht größtenteils aus lockerem, reichlich vaskularisierten Bindegewebe. In diesem Zusammenhang wird auch von einer *areolären Membrana synovialis* gesprochen. Enthält das subsynoviale Gewebe vorwiegend Fettzellen, wird es als *adipöse Synovialmembran* bezeichnet. Eine *fibröse Membrana synovialis* liegt vor, wenn die Subintima gefäßarmes, kollagenreiches Bindegewebe besitzt. Zwischen den unterschiedlichen Erscheinungsformen, die u.a. von der lokalen funktionellen Beanspruchung abhängen, gibt es fließende Übergänge. An einigen Gelenken weist die Membrana synovialis Oberflächenvergrößerungen auf. Diese von Fettgewebe unterlagerten Wülste *(Plicae alares)* und Falten *(Plicae synoviales)* ragen in die Gelenkhöhle vor und füllen Bereiche aus, die aufgrund nichtkongruenter Gelenkflächen entstehen. Kleinere finger- oder blattförmige Synovialzotten *(Villi synoviales)* vergrößern ebenfalls die Oberfläche der Gelenkinnenhaut.

Zusätzlich zu den Blutgefäßen enthält das subsynoviale Bindegewebe zahlreiche Lymphgefäße und freie Nervenendigungen (Schmerzrezeptoren). Mechanorezeptoren (Propriozeptoren) liegen sowohl im subsynovialen Bindegewebe als auch in der Membrana fibrosa. Sie reagieren auf Längen- bzw. Spannungsänderungen der Kapsel *(Pacini-* und *Ruffini-Körperchen)* und dienen somit der Informationsübertragung während des gesamten Bewegungsablaufs im Gelenk. Sie haben daher eine wichtige Funktion bei der Steuerung der Bewegungsabläufe im Gelenk.

Zusammensetzung der Synovia

Die Gelenkflüssigkeit bzw. -schmiere ist eine klare, leicht gelbliche, hoch visköse Flüssigkeit. In ihrer Zusammensetzung ähnelt sie dem Blutserum. Unter physiologischen Bedingungen befindet sich nur wenig Synovia in den unterschiedlichen Gelenken. Selbst in großen Gelenken, wie z.B. dem Kniegelenk, beträgt das Volumen der Synovia lediglich etwa 3-6 ml.

Die Synovia ist ein Sekretionsprodukt der Synovialozyten mit einem pH-Wert von 7,3–7,7. Ihre wichtigsten **Bestandteile** sind:

- Hyaluronsäure (200–300 mg/100 ml)
- Proteine, v.a. Immunglobuline und Albumin (1–3 g/100 ml)
- Glukose (50–70 mg/100 ml)
- Wasser
- abgeschilferte Synovialozyten, Makrophagen, Lymphozyten und Granulozyten (30–100 Zellen/µl)

Die visköse, fadenziehende Konsistenz der Synovia beruht auf ihrem hohen Gehalt an Hyaluronsäure, die wie andere Glykosaminoglykane (s. S. 21, S. 22) eine große Wasserbindungskapazität besitzt. Ihre elastischen und viskösen Eigenschaften sind temperatur- und bewegungsabhängig, d.h. in kalter Umgebung und bei wenig Bewegung ist die Viskosität deutlich größer. Die Folge ist ein erhöhter Reibungswiderstand, der wiederum das Aneinandergleiten der Gelenkflächen und damit die Bewegung in den Gelenken erschwert.

Funktion der Synovia

Die Gelenkflüssigkeit erfüllt 3 wichtige **Funktionen**:

- Ernährung des hyalinen Gelenkknorpels durch Diffusion und Konvektion
- Schmierung der Gelenkflächen (Lubrikation) und dadurch Herabsetzung der Reibung („reibungsloses Gleiten")
- Stoßdämpferfunktion (zusammen mit den viskoelastischen Eigenschaften des Gelenkknorpels bewirkt die Synovia eine gleichmäßige Verteilung der einwirkenden Druckkräfte)

Da der ausdifferenzierte Gelenkknorpel keine Blutgefäße enthält, erfolgt seine Ernährung nach Abschluss des Wachstums und Mineralisierung der dem subchondralen Knochen benachbarten Knorpelzone nahezu vollständig von der Synovialflüssigkeit aus. Aufgrund der Dicke des Gelenkknorpels reicht nur die Diffusion jedoch nicht aus, um sämtliche Schichten des Gelenkknorpels mit Nährstoffen zu versorgen. Voraussetzung für eine optimale Nährstoffversorgung sind wechselnde Be- und Entlastungen *(intermittierende Druckbelastungen)*.

Bei Belastung wird der Knorpel im Bereich der Kraft aufnehmenden Fläche dünner und die Synovialflüssigkeit wird aus der Extrazellulärmatrix heraus in die Gelenkhöhle gepresst. Nach Entlastung nimmt er wie ein Schwamm wieder Flüssigkeit auf. Auf diese Weise kommt es zu ausgeprägten Flüssigkeitsverschiebungen *(Konvektion)*, an denen ungefähr 70% des Wassers (Synovialflüssigkeit) beteiligt sind. Mit der Flüssigkeit gelangen die aus den Blutgefäßen der Gelenkkapsel abgegebenen Nährstoffe und Sauerstoff zu den Chondrozyten und die entstandenen Stoffwechselprodukte wieder zurück in die Gelenkkapsel. Bei einem *bradytrophen*, d.h. nicht mit Blutgefäßen versorgten Gewebe wie dem Gelenkknorpel ist der Stoffwechsel schon unter normalen Bedingungen herabgesetzt. So erfolgt die Energiegewinnung der Chondrozyten hauptsächlich durch anaerobe Glykolyse. Um die Syntheseaktivitäten zu fördern und den Wasserhaushalt zu regulieren sind die Knorpelzellen daher von physiologischen Reizen abhängig.

Funktionelle Beanspruchungen, d.h. Bewegungen der Gelenke in Form intermittierender Belastungen sind somit für die Ernährung des Gelenkknorpels lebenswichtig. Ist beispielsweise infolge vollständiger Immobilisierung eines Gelenks der Flüssigkeitsstrom stark vermindert, werden nur noch die oberflächlichsten Schichten des Gelenkknorpels durch reine Diffusion ernährt und die Chondrozyten in den tieferen Schichten gehen zugrunde. Schon eine verminderte Belastung kann eine ungenügende Kon-

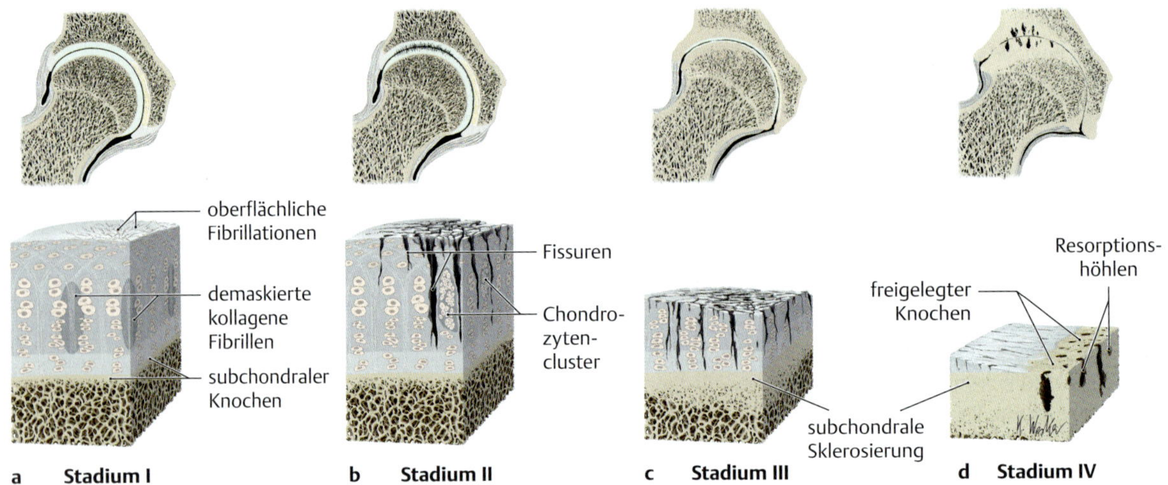

Abb. 4.8 a–d Verschmälerung des Gelenkspaltes im Verlauf der Arthrose (Frontalschnitt durch ein Hüftgelenk). Der Gelenkknorpel wird von **a** nach **d** im Verlauf mehrerer Jahre vollständig abgebaut.

vektion und damit eine Verschlechterung der Ernährungssituation des Gelenkknorpels zur Folge haben. Auch in diesem Fall kommt es zu einem vollständigen Abbau des Knorpels (▶ Abb. 4.8**a–d**). Schließlich kann auch ein unphysiologisch hoher bzw. ein zu lang anhaltender Druck zu Ernährungsstörungen des Gelenkknorpels führen.

Unter mechanischem Druck reagiert der Knorpel auf 2 Arten:

- Unter *kurz andauerndem* Druck deformiert er sich aufgrund seiner prallelastischen Eigenschaften, und zwar erheblich stärker als der Knochen. Auf diese Weise wirkt er als Stoßdämpfer und schützt den darunter liegenden Knochen, indem der Druck gleichmäßig verteilt wird.
- Unter *länger andauerndem* Druck wird der stark wasserhaltige Knorpel wie ein Schwamm zusammengedrückt und ausgepresst. Lässt der Druck nach, nimmt der Knorpel das verlorene Wasser wieder auf und erlangt seine ursprüngliche Dicke zurück.

Klinischer Bezug: Gelenkerkrankungen

Arthrose: Die meisten sog. sekundären Arthrosen (im Unterschied zu den primären, bei denen sich keine pathologische Ursache findet) entstehen aufgrund von posttraumatischen Deformitäten oder Über- und Fehlbelastungen von Gelenken, z. B. infolge von Achsabweichungen (Fehlstellungen). Übergewicht und Bewegungsmangel begünstigen das Entstehen einer Arthrose, die im Verlauf der Jahre zum kompletten Knorpelabbau und damit zu erheblichen Schmerzen und letztlich zur Unbeweglichkeit am entsprechenden Gelenk führen kann (s. ▶ Abb. 4.8).

Ganglien („Überbeine"): Innerhalb der Gelenkkapsel verfügt v. a. die Membrana synovialis über eine bis ins hohe Alter große Regenerationsfähigkeit. Wird z. B. aufgrund einer chronischen Gelenkentzündung bei Rheumapatienten die Membrana synovialis entfernt *(Synovektomie)*, bildet sich innerhalb eines halben Jahres aus dem angrenzenden Bindegewebe eine neue funktionstüchtige Gelenkinnenhaut. „Sichtbar" werden kann die Membrana synovialis dort, wo die über ihr liegende Membrana fibrosa dünner und weniger widerstandsfähig ist (z. B. an den Handgelenken). An solchen Stellen kann das darunter liegende Gewebe der Membrana synovialis nach außen vorgestülpt werden und so eine Schwellung verursachen, die als *Ganglion („Überbein")* bezeichnet wird.

Bandinsuffizienz und Verkürzung des Bandapparats: Chronische Überbeanspruchung des Bandapparates oder Verletzungen infolge von Verstauchungen *(Distorsionen)* oder Verrenkungen *(Luxationen)* von Gelenken führen mit der Zeit zur Überdehnung bzw. Ruptur der Gelenkbänder. Eine solche Bandinsuffizienz hat eine zunehmende Gelenkinstabilität zur Folge. Aber auch Verkürzungen des Bandapparates, z. B. aufgrund längerer Immobilisierung eines Gelenks in einer funktionell

▶

ungünstigen Stellung (z. B. Kniegelenk in Beugestellung, Fingergrundgelenke in Streckstellung), können eine Gelenkkontraktur nach sich ziehen und die Beweglichkeit stark einschränken.

Gelenkerguss: Auf jede Reizung des Gelenks infolge entzündlicher Veränderungen oder Verletzungen reagiert die Synovialmembran mit einer erhöhten Sekretion. Auf diese Weise können die Produktion und das Volumen der Synovialflüssigkeit stark zunehmen, was klinisch als Gelenkerguss mit einer Schwellung des gesamten Gelenkbereichs in Erscheinung tritt. Je nach Art des Reizes (mechanisch, allergisch, infektiös) kann der Erguss klar und dünnflüssig bis hin zu trüb-eitrig sein. Davon abzugrenzen ist ein rein blutiger Erguss (Hämarthros) im Rahmen traumatischer Ereignisse (z. B. Kreuzbandruptur). Die dabei auftretenden Schmerzen beruhen u. a. auf der starken Dehnung der Gelenkkapsel und der Freisetzung von Entzündungsmediatoren (Prostaglandine, Histamin, Bradykinin und Zytokine). Nach Rückgang des Ergusses treten häufig Verklebungen der Synovialmembran auf. Derartige Adhäsionen können den Bewegungsumfang eines Gelenks stark einschränken.

Gelenkversteifung (Ankylose): Kommt es im Verlaufe von entzündlichen oder degenerativen Gelenkerkrankungen zu einer lang anhaltenden Ruhigstellung eines echten Gelenks (Immobilisation), kann dies eine knöcherne Überbrückung des Gelenkspaltes im Sinne einer Versteifung nach sich ziehen *(Ankylose)*. Die Durchführung einer operativen Gelenkversteifung in Funktionsstellung unter therapeutischen Gesichtspunkten wird als *Arthrodese* bezeichnet.

Pseudarthrosen (Falschgelenke): Sie entstehen meist als Folge einer missglückten Frakturheilung. Wird beispielsweise aufgrund unzureichender Ruhigstellung oder durch Schubbeanspruchung die Knochenbruchheilung verhindert, entsteht zwischen den Frakturenden eine bindegewebige Überbrückung, und die Verknöcherung des Frakturspaltes bleibt aus. Gelegentlich treten Pseudarthrosen auch als Folge angeborener Fehlbildungen auf.

Diagnostische Methoden: Bei einer *Arthrographie* wird die Gelenkhöhle mithilfe eines Kontrastmittels röntgenologisch dargestellt. Die *Arthroskopie* (Gelenkspiegelung) erlaubt einen Einblick in das Innere eines Gelenks im Rahmen operativer Eingriffe.

4.3.3 Gelenkspalt und Gelenkhöhle

In fast allen Gelenken befindet sich zwischen den artikulierenden Gelenkflächen ein sehr dünner kapillarer Spalt, über den die Gelenkflächen nur durch einen 0,1–0,3 mm dicken Film von Synovialflüssigkeit getrennt sind. Dem *röntgenologischen Gelenkspalt* hingegen entspricht die Dicke der miteinander artikulierenden Gelenkknorpelschichten. Eine Verschmälerung des röntgenologischen Gelenkspaltes ist ein frühes radiologisches Zeichen für einen beginnenden Knorpelverlust und weist daher auf eine beginnende degenerative Gelenkveränderung im Sinne einer Arthrose hin.

An den Stellen, an denen die Gelenkflächen keinen unmittelbaren Kontakt miteinander mehr aufweisen geht der Gelenkspalt in die Gelenkhöhle (Cavitas articularis) über. Ihre Gestalt ändert sich mit wechselnder Gelenkstellung. Die Begrenzung bildet die Gelenkkapsel, die an manchen Stellen Erweiterungen bzw. Ausbuchtungen (Recessus articulares) aufweist. Über einen solchen Recessus kann beispielsweise ein gelenknaher Schleimbeutel mit der Gelenkhöhle verschmelzen.

4.3.4 Intraartikuläre Strukturen

Einige Gelenke enthalten intraartikuläre Strukturen, die für die Gelenke als Hilfseinrichtungen von Bedeutung sind (▶ Abb. 4.9**a–c**):

- Menisci articulares
- Disci articulares
- Labra articularia

Per definitionem liegen intraartikuläre Strukturen in der Cavitas articularis und werden von Synovialflüssigkeit umspült, d. h. sie haben direkten Kontakt mit der Synovia, über die sie auch größtenteils ernährt werden.

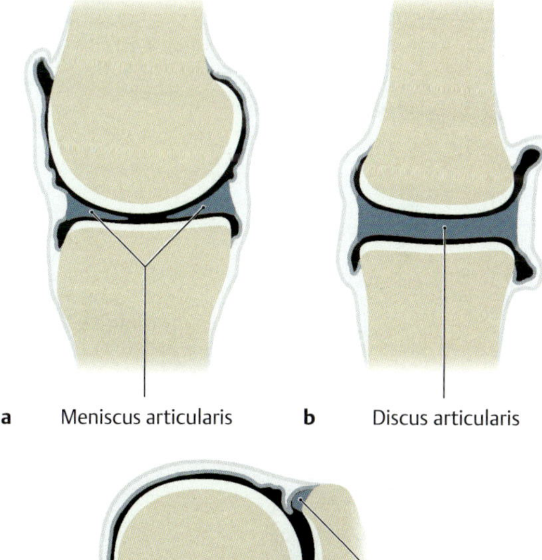

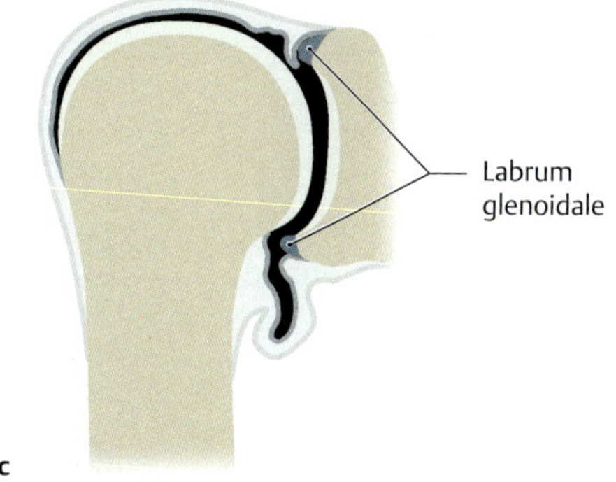

Abb. 4.9 a–c Intraartikuläre Strukturen. a Meniscus articularis. **b** Discus articularis. **c** Labra articularia.

Menisci articulares

Menisci articulares sind sichelförmige, im Querschnitt keilförmige Strukturen, die ausschließlich im Kniegelenk ausgebildet sind (▸Abb. 4.9**a**). Sie bestehen aus straffem kollagenfaserigen Bindegewebe und Faserknorpel und gleichen die Inkongruenzen zwischen den stark gekrümmten Femur- und den flachen Tibiakondylen aus. Zudem vergrößern sie die Kraft aufnehmende Fläche und reduzieren damit die Druckbelastung des Gelenkknorpels. Ihre peripheren, mit der Gelenkkapsel verwachsenen Anteile werden von Blutgefäßen der Kapsel versorgt. Die innen liegenden, faserknorpeligen Anteile werden über die Synovia ernährt.

Disci articulares

Disci articulares sind teils bindegewebige, teils faserknorpelige scheibenförmige Gebilde, die ein Gelenk in zwei voneinander getrennte Kammern unterteilen (▸Abb. 4.9**b**). Regelmäßig kommen Gelenkzwischenscheiben im Kiefer-, im Sternoklavikular- und im proximalen Handgelenk vor. Sie gleichen wie die Menisken Inkongruenzen zwischen den Gelenkkörpern aus und werden physiologischerweise auf Druck beansprucht. An ihren Rändern sind sie mit der Gelenkkapsel verwachsen, über die Blutgefäße und Nerven in sie eintreten. Ihre zentralen Anteile bestehen aus Faserknorpel, die von der Synovia per diffusionem ernährt werden.

Labra articularia

Labra articularia (Gelenklippen) sind keilförmige Auflagerungen auf den Rändern der knöchernen Hüft- und Schultergelenkpfannen (Labrum acetabulare bzw. Labrum glenoidale; ▸Abb. 4.9). Sie bestehen überwiegend aus Faserknorpel und sind mit einem bindegewebigen Anteil außen mit der Gelenkkapsel verwachsen. Durch die Gelenklippen werden die artikulierenden Gelenkflächen von Schulter- und Hüftgelenk vergrößert.

4.3.5 Intrakapsuläre Bänder und Sehnen

Intrakapsuläre Bänder *(Ligg. intracapsularia)* können sowohl in der Subintima (Ligg. cruciata, Lig. capitis femoris) als auch in der Membrana fibrosa (z-B. Ligg. iliofemorale, ischiofemorale und pubofemorale des Hüftgelenks) verlaufen. Als kapselverstärkende Bänder haben sie v.a. mechanische Aufgaben, z.B. sind sie für Stailität und Führung des Gelenks verantwortlich (Führungsbänder) oder können in unterschiedlichem Ausmaß Bewegungen begrenzen bzw. einschränken (Hemmungsbänder). Gelegentlich verlaufen die Gelenkbänder auch ohne direkten Kontakt zur eigentlichen Gelenkkapsel (Ligg. extracapsularia), wie z.B. das Lig. collaterale fibulare im Kniegelenk. Häufig werden Bandstrukturen, die auf den ersten Blick in der Cavitas articularis verlaufen (z.B. die Kreuzbänder im Kniegelenk = *Ligg. cruciata;* ▸Abb. 4.10, oder das gefäßführende Lig. capitis femoris im Hüftgelenk) fälschlicherweise als intraartikulär verlaufende Bänder bezeichnet. Da sie jedoch im Gegensatz

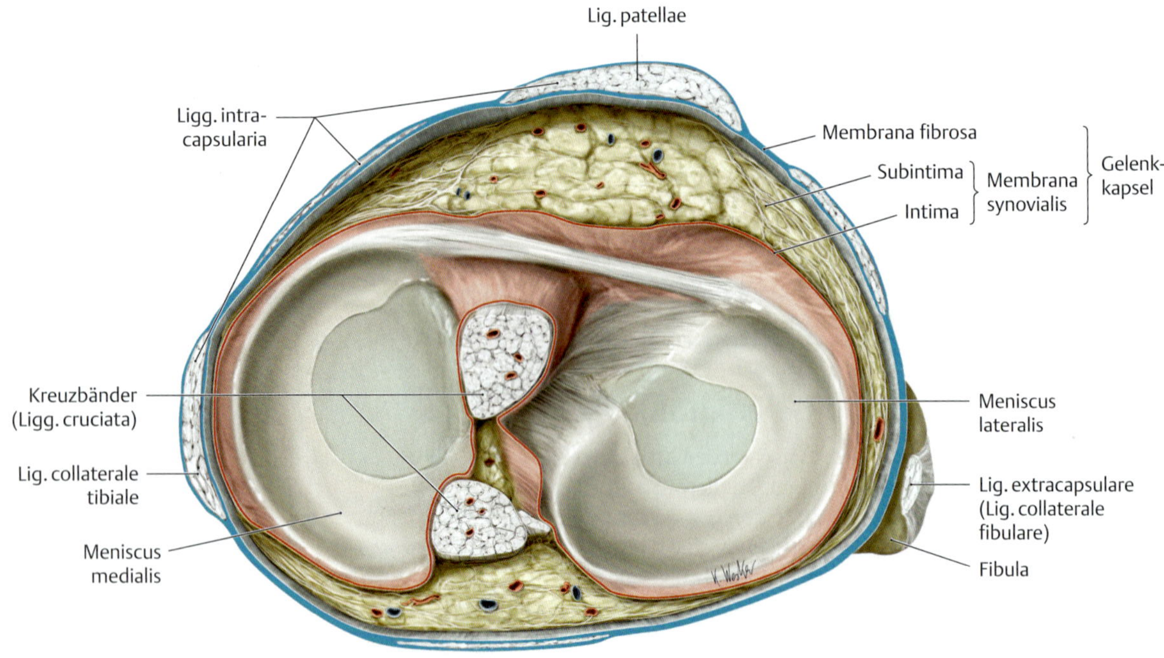

Abb. 4.10 Extraartikuläre Strukturen, die in der Regel in der Gelenkkapsel (intrakapsulär) liegen

zu einem Meniskus oder einer Gelenklippe immer von einer dünnen synovialen Intima bedeckt sind und damit subintimal verlaufen, liegen sie streng genommen in der Kapsel, also intrakapsulär und dementsprechend außerhalb der eigentlichen Gelenkhöhle, also extraartikulär. Um ein Gelenk führen und stabilisieren zu können, müssen Bänder die „richtige" Länge haben. Wenn sie infolge von Überbeanspruchung oder infolge einer Verletzung überdehnt werden oder sogar reißen, wird das Gelenk instabil. Umgekehrt wird das Gelenk mehr oder weniger unbeweglich (= sog. Gelenkkontraktur), wenn sich die Bänder verkürzen, weil das Gelenk nicht bewegt oder ständig in einer funktionell ungünstigen Stellung hält (z. B. das Kniegelenk in Beugestellung, die Fingergrundgelenke in Streckstellung).

4.4 Allgemeine Gelenkmechanik

Gelenke sind funktionelle Einheiten, in denen Bewegung ermöglicht wird, Kraftübertragung erfolgt und Stabilität gewährleistet sein muss. Ein Gelenk ist demnach durch folgende Funktionen charakterisiert:

- Bewegungsmöglichkeit durch Stellungsänderungen zweier Skelettteile gegeneinander
- Kraftübertragung von einem Knochen auf einen anderen
- Herstellung einer stabilen Verbindung zwischen 2 Skelettteilen

4.4.1 Bewegungsausmaß von Gelenken

Das Bewegungsverhalten von Gelenken kann mithilfe der Kinematik (Lehre von den Bewegungen) beschrieben werden. Bewegungen sind Ortsveränderungen im Raum (Translation, Rotation), die eine zeitliche Komponente (gleichförmige bzw. ungleichförmige Bewegungen) aufweisen. Jede Gelenkbewegung wird im Wesentlichen von der Form der miteinander artikulierenden Gelenkflächen bestimmt und kann auf zwei Grundbewegungen zurückgeführt werden, eine *Translations-* (Gleit- oder Verschiebebewegung) und eine *Rotationsbewegung* (Drehbewegung). Die meisten Bewegungen des menschlichen Körpers sind zusammengesetzte Bewegungen aus Rotation und Translation.

Translation

Bei der Translation bewegt sich ein Körper auf einer geraden Linie (▶ Abb. 4.11) oder auf einer beliebig gekrümmten Kurve im Raum, wobei sich der Körper selbst nicht dreht. Alle Punkte des Körpers machen also die gleiche Bewegung, d. h. sie bewegen sich auf parallelen, geraden

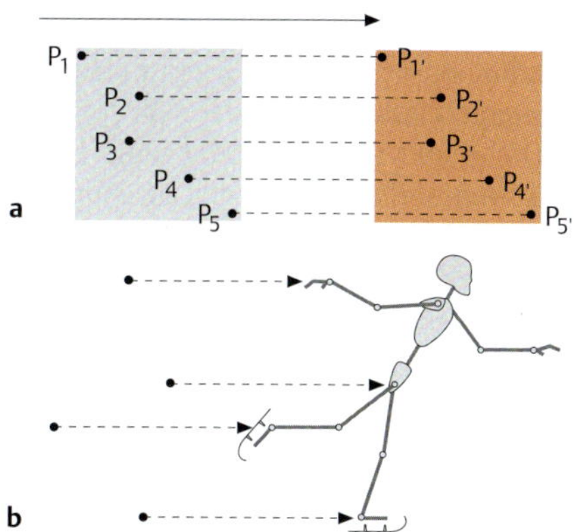

Abb. 4.11 a u. b Translationsbewegung. a Alle Punkte bewegen sich auf parallelen Linien. **b** Der Eisläufer gleitet in einer Translationsbewegung.

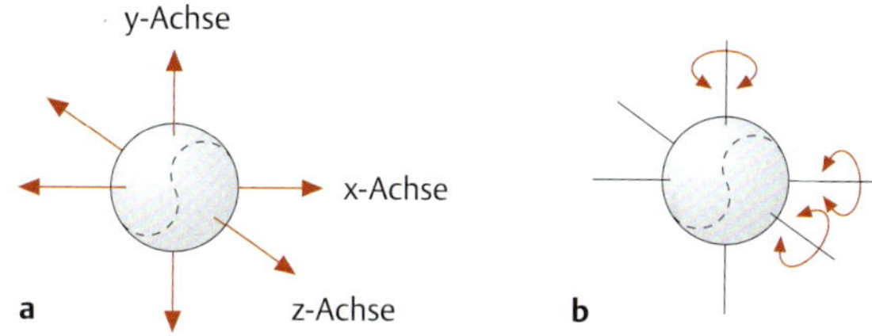

Abb. 4.12 a u. b Darstellung der Freiheitsgrade am Beispiel der Bewegungsmöglichkeiten eines Tennisballs im Raum. a 3 Freiheitsgrade der Translation (jeweils ein Freiheitsgrad entlang der x-, y- und z Achse) **b** 3 Freiheitsgrade der Rotation (jeweils ein Freiheitsgrad durch Rotationsbewegung um die x-, y- und z-Achse).

oder gebogenen Linien vergleichbar mit einem bremsenden Auto auf Glatteis *(lineare Bewegung)*. Diese Gleit- oder Verschiebebewegungen können theoretisch entlang der 3 Raumachsen (x-, y- und z-Achse) durchgeführt werden. In diesem Zusammenhang wird auch von den *3 Freiheitsgraden der Translation* gesprochen (▶ Abb. 4.12**a** u. **b**).

Freiheitsgrad ist ein biomechanischer Begriff, der das Bewegungsvermögen eines Objekts im Raum beschreibt. Ein frei beweglicher Gegenstand, z. B. ein Ball, hat 6 Freiheitsgrade: jeweils einen im Sinne einer linearen Translationsbewegung entlang der 3 Raumachsen und zusätzlich 3 Freiheitsgrade durch anguläre Rotationsbewegungen um jede Achse.

Sind eine oder zwei der Hauptrichtungen blockiert, reduziert sich die Anzahl der Freiheitsgrade auf 2 bzw. einen Freiheitsgrad der Beweglichkeit. In den meisten Gelenken spielen sich Translationsbewegungen in einer Ebene ab. So besitzt z. B. das Gleiten der Patella im femoralen Gleitlager bei Beugung bzw. Streckung des Kniegelenks einen Freiheitsgrad, womit Hin- und Rückbewegung gemeint sind.

Rotation

Bei der Rotation dreht sich ein Körper um eine Achse oder einen Mittelpunkt (Drehpunkt oder Drehzentrum). Dabei kann der Drehpunkt innerhalb oder außerhalb des Körpers liegen. Während der Drehpunkt des Körpers in Ruhe bleibt, bewegen sich alle übrigen Körperpunkte auf konzentrischen Kreisen (*anguläre Bewegung;* ▶ Abb. 4.13**a** u. **b**). Die Gesamtheit aller Punkte, die bei der Bewegung keine Ortsveränderung erfahren, bilden somit die *Bewegungsachse*. Die Rotation um eine konstante Achse bei kongruenten Gelenkflächen ist jedoch nur möglich, wenn ihre Oberflächenkrümmung genau einem Kreisbogen entspricht (z. B. Hüft- oder Schultergelenk). Weicht die Krümmung der Gelenkflächen dagegen von der exakten Kreisform ab (z. B. Femurkondylen des Kniegelenks), kann sich bei Rotationsbewegungen die Lage der Bewegungsachse während der Bewegung dauernd ändern. Sie wandert auf einer bestimmten Bahn und es lässt sich immer nur angeben, wo sie sich im Moment gerade befindet. Eine derartige Achse wird auch als *Momentachse* bezeichnet.

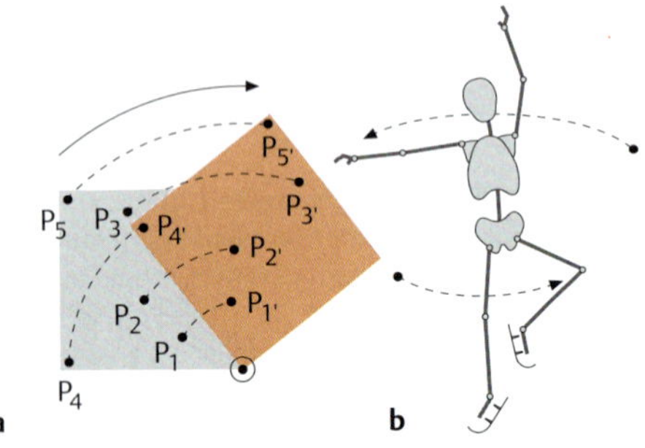

Abb. 4.13 a u. b Rotationsbewegung. a Alle Punkte bewegen sich auf Kreisbögen. **b** Der Eisläufer dreht eine Pirouette.

Ebenso wie bei der Translation sind bei Rotationsbewegungen 3 Freiheitsgrade möglich, wobei die Anzahl der Drehachsen der Anzahl der Freiheitsgrade entspricht. Ein typisches Kugelgelenk wie das Schultergelenk hat somit 3 Hauptbewegungsachsen (sagittale, transversale und vertikale bzw. longitudinale Achse; s. S. 92) und dementsprechend 3 Freiheitsgrade, ein Scharniergelenk wie das Humeroulnargelenk hat eine Bewegungsachse und somit einen Freiheitsgrad der Bewegung. Beim Kugelgelenk stehen die 3 Hauptbewegungsachsen senkrecht aufeinander und schneiden sich im Mittelpunkt der Kugel, dem Drehpunkt oder Drehzentrum des Kugelgelenks.

Bei den Rotationsbewegungen können die Gelenkflächen entweder aufeinander gleiten oder abrollen (▶ Abb. 4.14**a–d**), wobei in den meisten Gelenken stets eine Kombination aus Rollen und Gleiten vorliegt (Roll- oder Drehgleiten = Kombination aus Translation und Rotation). Bei kongruenten Gelenkflächen überwiegt das Gleiten (z. B. Schultergelenk; ▶ Abb. 4.14**a** u. **b**). Je inkongruenter die Gelenkflächen sind, desto größer ist der Anteil des Rollens (z. B. Kniegelenk; ▶ Abb. 4.14**c** u. **d**).

Rollen und Gleiten unterscheiden sich hierbei in Bezug auf den Weggewinn der Achse des rotierenden Körpers. Bewegt sich der rotierende Gelenkpartner *mit* Weggewinn seiner Achse auf einer Gelenkfläche, wird sein Weggewinn als Rollen bezeichnet. (Hierbei wickelt sich die Oberfläche eines Gelenkkörpers auf der Gelenkfläche des anderen Gelenkkörpers ab, so dass jeder Punkt der einen Gelenkfläche jeweils mit einem ganz bestimmten Punkt der anderen Fläche in Kontakt kommt, wobei die abgewickelten Strecken beider Gelenkkörper genau gleich lang sind.) Rotiert ein Gelenkkörper hingegen *ohne* Weggewinn seiner Achse, aber *mit* Weggewinn seiner Oberfläche zum Berührungspunkt, resultiert ein Gleiten am Berührungspunkt. (Hierbei berührt ein bestimmter Punkt der einen Gelenkfläche nacheinander verschiedene Punkte der anderen Gelenkfläche.)

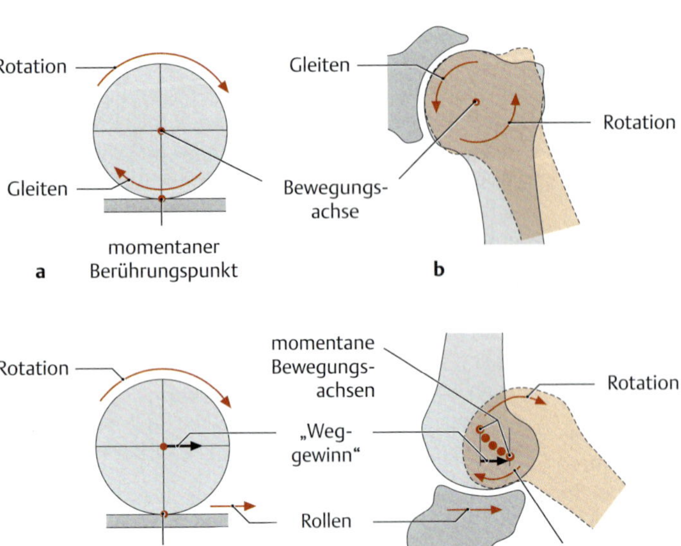

Abb. 4.14 a–d Gleiten und Rollen im Verlauf von Rotationsbewegungen am Beispiel des Schulter- und Kniegelenks. a Rotiert ein Körper auf einer Ebene ohne Weggewinn seiner Bewegungsachse, aber mit Weggewinn seiner Oberfläche zum Berührungspunkt, resultiert ein Gleiten am Berührungspunkt. **b** Bei einer Rotationsbewegung (Abduktion) im Schultergelenk überwiegt das Gleiten. **c** Bewegt sich ein rotierender Körper mit Weggewinn seiner Achse auf einer Ebene, wird sein Weggewinn als Rollen bezeichnet. **d** Bei Flexion im Kniegelenk liegt eine Kombination aus Rollen und Gleiten vor, beim Rollen verlagert sich die Achse im Verlauf der Bewegung nach hinten.

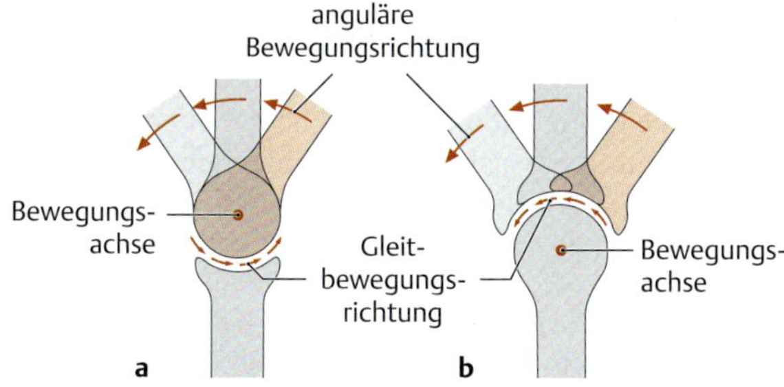

Abb. 4.15 a u. b Richtung der Gleitbewegung in Abhängigkeit von der angulären Bewegungsrichtung (Konvex-Konkav-Regel). In **a** bewegt sich der konvexe und in **b** der konkave Gelenkpartner.

Die *Konvex-Konkav-Regel* beschreibt die Richtung der Gleitbewegung in Abhängigkeit von der angulären Bewegungsrichtung (▶ Abb. 4.15**a** u. **b**):

- Bewegt sich der konvexe Gelenkpartner angulär um eine Bewegungsachse, hat seine Gleitbewegung im Gelenk die entgegengesetzte Richtung zur angulären Bewegung.
- Bewegt sich der konkave Gelenkpartner angulär um eine Bewegungsachse, hat seine Gleitbewegung im Gelenk dieselbe Richtung wie die anguläre Bewegung.

Das Ausmaß der Bewegung, d. h. der *Bewegungsspielraum* eines Gelenks *(Verkehrsraum)*, ist von verschiedenen Faktoren abhängig: Form der Gelenkflächen, Anordnung der über das Gelenk hinwegziehenden Muskeln, Verlauf und Stärke des Kapsel-Band-Apparates und umgebende Weichteile. Dementsprechend werden *Knochen-*, *Muskel-*, *Band-* und *Weichteilhemmung* unterschieden (▶ Abb. 4.16**a–d**). Darüber hinaus ist die Größe des Bewegungsumfangs abhängig vom Lebensalter und vom Trainingszustand.

4.4.2 Kraftübertragung und Gelenkdruck

Da die Gelenkoberflächen gegeneinander einen sehr geringen Gleitwiderstand besitzen, kann die Kraftübertragung nur senkrecht auf die Knorpeloberfläche erfolgen, d. h. der Gelenkknorpel wird im Wesentlichen auf *axialen Druck* beansprucht. Findet keine Bewegung im Gelenk statt, stehen alle angreifenden Kräfte in einem äußeren Gleichgewicht und die vom Gelenk übertragene Kraft geht durch das Drehzentrum des Gelenks (resultierende Druckkraft bzw. Gelenkresultierende R). Für die *Beanspruchung des Gelenkknorpels* sind daher v. a. die *Gelenkresultierende R* und die *Kraft aufnehmende Fläche* maßgebend.

Die Gelenkresultierende (▶ Abb. 4.17) erzeugt den Gelenkdruck, der wiederum im Gelenkknorpel und im subchondralen Knochengewebe Druckspannungen hervorruft. Der Gelenkdruck ist somit ein Maß für die auf das Gelenk einwirkenden Kräfte. Dies sind zum einen Muskel- und Bandkräfte (Kraft), und zum anderen das Körpergewicht bzw. die Schwerkraft (Last). Die einwirkenden Kräfte bewirken eine Bewegung *(Drehmoment)*, wenn diese außerhalb des Drehzentrums wirken. Hierbei

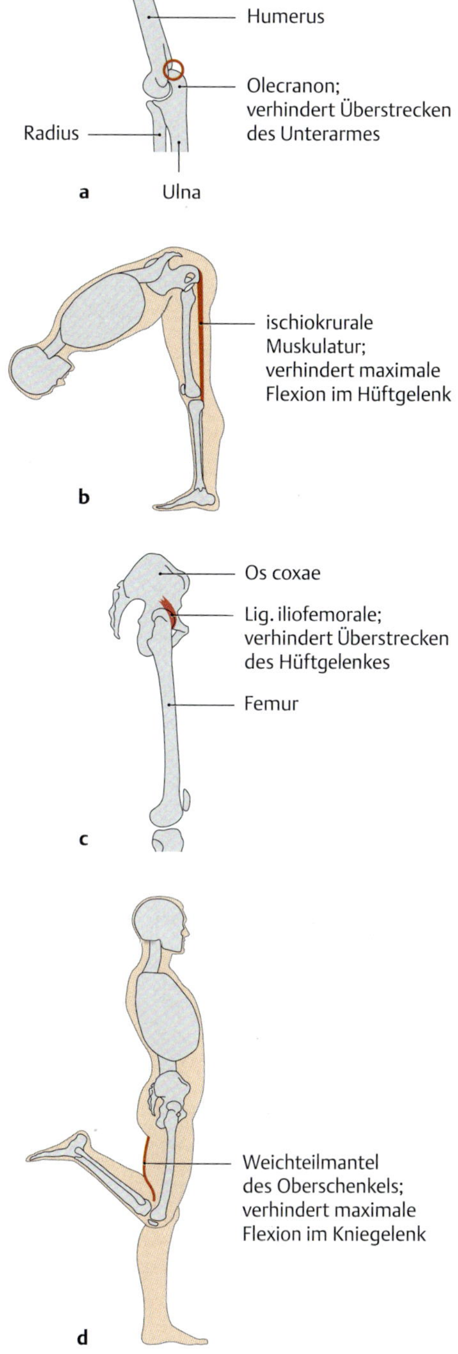

Abb. 4.16 a–d Bewegungsspielraum eines Gelenks.
a Knochen-, **b** Muskel-, **c** Band- und **d** Weichteilhemmung.

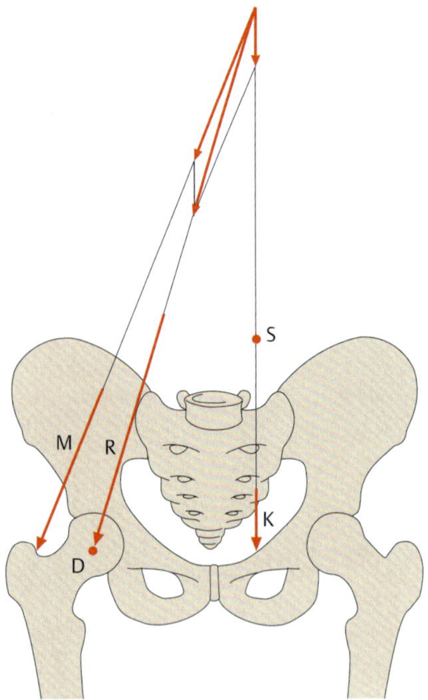

Abb. 4.17 **Größe und Verlauf der Gelenkresultierenden R.** Die Gelenkresultierende des Hüftgelenks während der Standbeinphase läuft durch das Drehzentrum des Gelenks (D) und setzt sich aus den Vektoren der Muskelkraft der Hüftabduktoren (M) und der Kraft (Last) des Teilkörpergewichts (K) zusammen (geometrische Addition der Vektoren im Kräfteparallelogramm). Lage des Teilkörperschwerpunkts (S), der während der Standbeinphase auf die gegenüberliegende Seite wandert (nach Rauber-Kopsch).

wird der senkrechte Abstand der Kraft zum Drehzentrum als Hebelarm bezeichnet. Das Produkt aus Kraft (Last) und Hebelarm (Lastarm) entspricht dem Drehmoment. Wirken die Kräfte auf unterschiedlichen Seiten des Drehzentrums, müssen sich beide Drehmomente die Waage halten (S. 59) um das Gelenk zu stabilisieren, d. h. im Gleichgewicht zu halten.

Alle Gelenke funktionieren als ein- oder zweiarmige Hebel, wobei die meisten einarmige Hebel darstellen (z. B. Ellenbogen-, Schulter- oder Kniegelenk; ▶ Abb. 4.18**a**). Bei den einarmigen Hebeln wirken die Kraft und die Last auf der gleichen Seite des Drehzentrums. Bei einem zweiarmigen Hebel hingegen liegt das Drehzentrum zwischen Kraft und Last (z. B. Hüftgelenk, ▶ Abb. 4.18**b**).

Die Größe der Kraft aufnehmenden Fläche und eine möglichst gute Kongruenz der beiden miteinander artikulierenden Gelenkflächen sind wichtig für die Kraftübertragung innerhalb eines Gelenks und somit Voraussetzung für eine gleichmäßige Druckverteilung über die gesamte Gelenkfläche. Je größer die Kraft aufnehmende Fläche ist, desto besser verteilt sich die einwirkende Kraft und umso geringer ist der Gelenkdruck pro Flächeneinheit. Entscheidend für die mechanische Beanspruchung eines Gelenks ist daher nicht ausschließlich die absolute Belastung durch Körpergewicht und Muskelkräfte, sondern vielmehr die Druckverteilung im Gelenk, d. h. die Größe des Gelenkdruckes pro Flächeneinheit (▶ Abb. 4.19**a–c**).

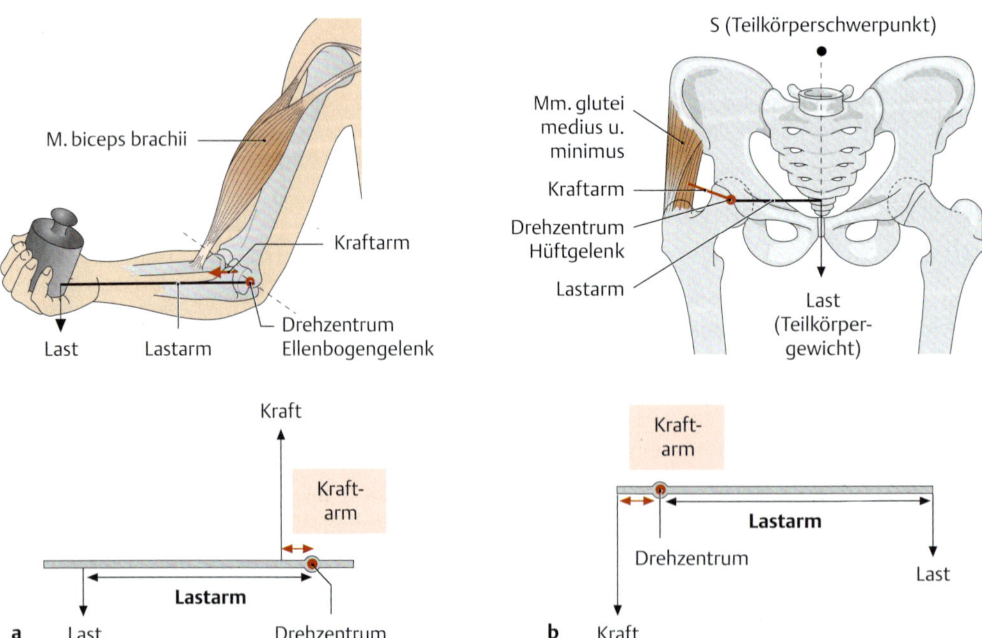

Abb. 4.18 a u. b Ein- und zweiarmiger Hebel. a Ellenbogengelenk (einarmiger Hebel). **b** Hüftgelenk (zweiarmiger Hebel). Im Sinne der Muskelmechanik gilt: Last × Lastarm = Kraft × Kraftarm (das Produkt aus Kraft × Kraftarm und Last × Lastarm ist das jeweilige Drehmoment). Die Kräfte wirken immer senkrecht zum Hebelarm und bewirken eine Drehbewegung. Ist das Drehmoment der Last gleich dem Drehmoment der Kraft, befindet sich das Gelenk in Ruhestellung.

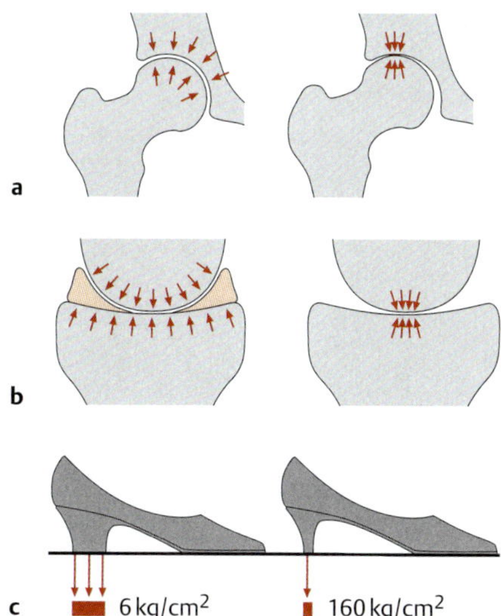

Abb. 4.19 a–c Abhängigkeit der Beanspruchungsgröße von der Größe der Kraft aufnehmenden Fläche. a Normale und geringe Überdachung des Femurkopfes. **b** Kniegelenk mit und ohne Meniskus. **c** Block- und Pfennigabsatz eines Damenschuhes (bei gleichem Körpergewicht, aber unterschiedlicher kraftaufnehmender Fläche ist die Beanspruchung des Fußbodens bei einem Pfennigabsatz um ein Vielfaches größer (nach Schewe).

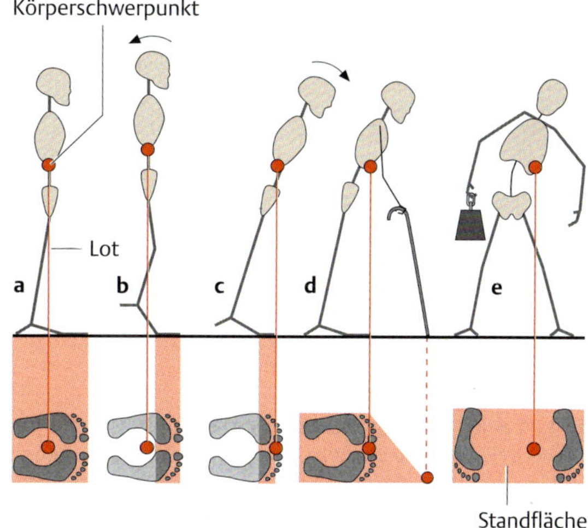

Abb. 4.20 a–e Stabiles und labiles Gleichgewicht. a Das Gleichgewicht im normalen Stand ist stabil, wenn das Lot aus dem Körperschwerpunkt innerhalb der Standfläche liegt. **b** Beim Zehenstand fällt man auf die Ferse zurück, wenn das Lot hinter die Standfläche fällt. **c** Liegt der Körperschwerpunkt vor den Füßen, kippt der Körper nach vorne über. Um einen Sturz zu vermeiden, wird reflektorisch ein Fuß nach vorne gesetzt und damit die Unterstützungsfläche unter das Schwerpunktlot gebracht. **d** Die Standfläche kann z. B. durch einen Stock oder durch andere Gehhilfen vergrößert werden. **e** Beim Tragen einer schweren Tasche auf einer Seite wird der Körperschwerpunkt zur Gegenseite verlagert, damit das Lot des Gesamtschwerpunktes (Körpergewicht und Gewicht der zu tragenden Tasche) in die Standfläche fällt (nach Debrunner).

4.4.3 Stabilisierung von Gelenken

Um den aufrecht stehenden menschlichen Körper gegen die Schwerkraft im Gleichgewicht zu halten, muss jedes Körpergelenk entsprechend seiner Lage zum Körperschwerpunkt stabilisiert werden. Der Stabilisierung von Gelenken dienen Bänder, Muskeln und Sehnen. Die *aktive Gelenkstabilisierung* erfolgt im Wesentlichen durch die entsprechende Muskulatur und ihre Sehnen, die *passive* v. a. durch Bänder.

Ein *stabiles Gleichgewicht* des Körpers im normalen Stand wird erreicht, wenn das Lot aus dem Körperschwerpunkt innerhalb der Standfläche liegt (▶ Abb. 4.20**a**). Fällt das Schwerpunktlot – z. B. beim Versuch, auf den Zehen zu stehen – hinter die Standfläche, befindet sich der Körper in einem *labilen Gleichgewicht* und die Person fällt auf die Ferse zurück (▶ Abb. 4.20**b**). Bevor ein Mensch daher auf den Zehen stehen kann, muss der Körperschwerpunkt etwas nach vorne gebracht werden. Gelangt der Körperschwerpunkt jedoch vor die Füße (Unterstützungsfläche), droht der Körper nach vorne zu kippen (▶ Abb. 4.20**c**). Um einen Sturz zu vermeiden, muss reflektorisch ein Fuß nach vorne gesetzt werden, damit die Unterstützungsfläche unter das Schwerpunktlot gebracht wird.

Ebenso wie der ganze Körper auf seiner Unterstützungsfläche muss sich jeder Körperteil mit dem Gelenk, das ihn trägt, im Gleichgewicht befinden. Fällt das Lot eines Körperteilschwerpunkts beispielsweise durch die Gelenkmitte, steht das Gelenk ohne Stabilisierung in einem labilen Gleichgewicht. Es kann jedoch wie ein frei stehender Mast durch seitliche Zugkräfte in ein Gleichgewicht gebracht werden. Auf diese Weise wird beim zweibeinigen Stand das obere Sprunggelenk durch die Flexoren (z. B. M. triceps surae) und die Extensoren am Unterschenkel (z. B. M. tibialis anterior) in der Sagittalebene stabilisiert.

Alle Gelenke werden mehr oder weniger gut durch Bänder gesichert. Innerhalb des normalen Bewegungsumfangs eines Gelenks lassen die Bänder alle Bewegungen zu. In einigen Gelenken wirken die Bänder als *Anschlagsperren*. So verhindern beispielsweise die dorsalen Kapselbänder des Kniegelenks (▶ Abb. 4.21**a–d**) und das Lig. iliofemorale des Hüftgelenks eine Überstreckung. Andere Gelenke (z. B. Scharniergelenke) werden durch Bänder geführt *(Führungsbänder)*. Diese Bänder sind in jeder Gelenkstellung mehr oder weniger straff gespannt (z. B. Kollateralbänder des Ellenbogengelenks).

Die wichtigsten Muskelgruppen und Bänder, die ein Stehen ermöglichen:

- Die Unterschenkelmuskulatur (M. triceps surae) stabilisiert das obere Sprunggelenk.
- Die Oberschenkelmuskulatur (M. quadriceps femoris) stabilisiert das Kniegelenk (▶ Abb. 4.21**d**).
- Die Gesäßmuskulatur stabilisiert das Hüftgelenk in der Sagittalebene.
- Die kleinen Glutäen (Mm. glutei medius und minimus) stabilisieren das Hüftgelenk in der Frontalebene.

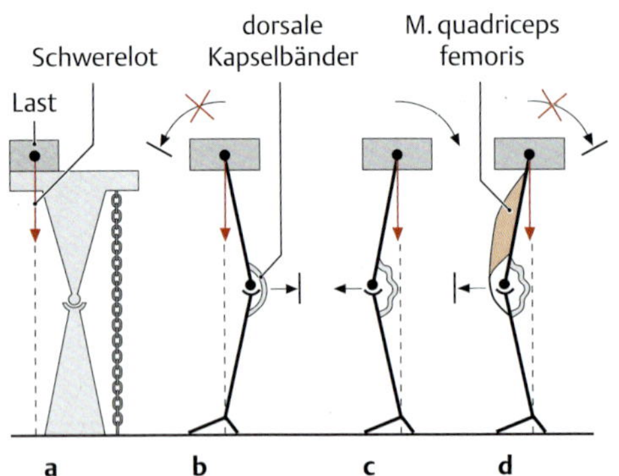

Abb. 4.21 a–d Aktive und passive Gelenkstabilisierung. a Mechanisches Modell: Eine Last erzeugt ein Drehmoment an einem Gelenk, da ihr Schwerelot neben der Gelenkmitte verläuft. Damit der obere Gelenkpartner nicht nach links abkippen kann, müssen eine Kette oder ein Band eine Gegenkraft liefern. **b** Passive Stabilisierung durch Bänder: Das Kniegelenk muss etwas vom Schwerelot in Richtung dorsale Kapselbänder verlagert werden, damit die Bänder das Kniegelenk stabilisieren können. **c** Liegt das Schwerelot hinter dem Kniegelenk, nützen die dorsalen Bänder nichts; der Körper kippt nach hinten und das Kniegelenk knickt ein. **d** Aktive Stabilisierung des Kniegelenks durch den M. quadriceps femoris auf der gegenüberliegenden Seite des Bandes.

- Die autochthone Rückenmuskulatur stabilisiert die Wirbelsäule.
- Die dorsalen Kapselbänder stabilisieren das Kniegelenk (▶ Abb. 4.21**d**).
- Das Lig. iliofemorale stabilisiert das Hüftgelenk.
- Die Kollateralbänder stabilisieren das Kniegelenk und das obere Sprunggelenk in der Frontalebene.

4.4.4 Stabilisierung des Hüftgelenks

Beim Einbeinstand oder während des Gehens in der Standbeinphase verlagert sich der Teilkörperschwerpunkt auf die gegenüberliegende Spielbeinseite, so dass das Lot nicht durch den Mittelpunkt des tragenden Gelenks (z. B. Hüft- und Kniegelenk des Standbeines), sondern deutlich medial des Hüftgelenks verläuft. Hieraus resultiert ein Drehmoment der Last, das die Tendenz hat, den Körperteil oberhalb des Gelenks zur Spielbeinseite abzukippen.

Um ein stabiles Gleichgewicht zu erhalten, muss dem Drehmoment eine Gegenkraft (z. B. Muskel- bzw. Bandkräfte) entgegenwirken und es aufheben. Diese Kraft liefert beim Hüftgelenk im Wesentlichen die Muskelkraft der Hüftabduktoren (Mm. gluteus medius und minimus), die jedoch im Vergleich zur Kraft des Teilkörpergewichts mit einem etwa 3-mal kürzeren Hebelarm am Hüftgelenk angreift (▶ Abb. 4.22). Die zur Stabilisierung der Hüfte nötige Muskelkraft beträgt daher beim Einbeinstand etwa das Dreifache des Körpergewichts. Daraus ergibt sich die aus Körpergewicht und Muskelkraft resultierende Kraft (Gelenkresultierende R). Diese für die Beanspruchung des Hüftgelenks maßgebliche Druckkraft ist infolge der ungleichen Längen der Hebelarme (Verhältnis Hebelarm der Muskelkraft zu dem des Teilkörpergewichts 1 : 3) etwa 4-mal größer als das Körpergewicht (▶ Abb. 4.22).

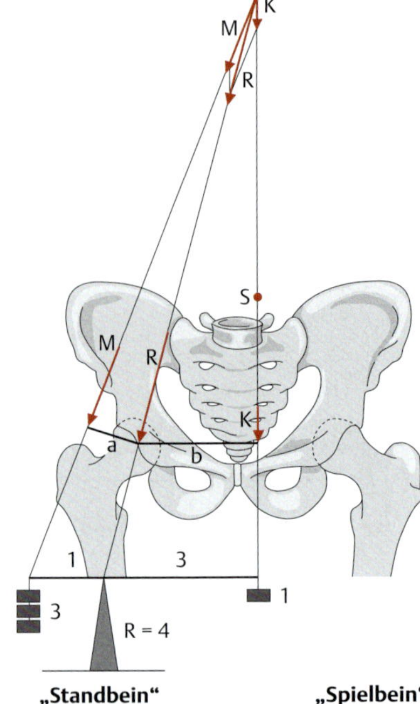

Abb. 4.22 Beanspruchung des rechten Hüftgelenks während der Standbeinphase. Das Teilkörpergewicht (K), das am Teilkörperschwerpunkt (S) wirkt, muss durch die Hüftabduktoren (M) im Drehzentrum des Hüftgelenks im Gleichgewicht gehalten werden. Daraus ergibt sich die auf das Hüftgelenk wirkende resultierende Druckkraft (R). Die für die Beanspruchung des Hüftgelenks maßgebliche Druckkraft ist infolge der ungleichen Längen der Hebelarme (Hebelarm der Muskelkraft (b) verhält sich zum Hebelarm des Teilkörpergewichts (a) wie etwa 1 : 3) etwa 4-mal größer als das Teilkörpergewicht (nach Debrunner).

Klinischer Bezug: Angewandte Gelenkmechanik

Entlastung des Hüftgelenks bei Arthrose: Bei fortgeschrittener Arthrose im Hüftgelenk können die Belastung und damit die Schmerzen auf der betroffenen Seite durch unterschiedliche Mechanismen beeinflusst werden. Eine effektive Entlastung (Verringerung des Gelenkdruckes) des betroffenen Hüftgelenks besonders während des Gehens wird z. B. durch Verlagerung des Körperschwerpunkts auf die erkrankte Körperseite erreicht, entweder durch das Tragen einer Einkaufstasche (▶ Abb. 4.23**a**) auf der betroffenen Seite oder durch das *Duchenne- Hinken*, bei dem der Oberkörper während der Standbeinphase auf die kranke Seite verlagert wird. Durch Annäherung des Gesamtkörperschwerpunkts an das Drehzentrum wird der Hebelarm der Last verkürzt und damit das Drehmoment der Last reduziert.

▶

Dies verringert die Beanspruchung des Hüftgelenks und die Beschwerden des Patienten. Aber auch der Einsatz eines Gehstockes auf der nichtbetroffenen Seite entlastet das erkrankte Gelenk (▶ Abb. 4.23**b**). Hierbei wird der Lastarm verlängert, an dessen Ende (Gehstock) eine der Körperlast entgegengerichtete Kraft einwirkt.

Blockierungen und Gelenkspiel: Blockierungen sind reversible Funktionsstörungen eines Gelenks im Sinne einer Bewegungseinschränkung und erfordern eine Gelenkmobilisation durch Wiederherstellung der intraartikulären Bewegungen (Manuelle Therapie). Bei Blockierungen ist in der Regel das Gelenkspiel (*joint play* = passive Bewegungsfreiheit) beeinträchtigt. Die passive Bewegungsfreiheit ist abhängig bzw. wird begrenzt vom Kapsel-Band-Apparat, der Kongruenz der Gelenkpartner und der Muskulatur. Das Gelenkspiel wird folgendermaßen geprüft (▶ Abb. 4.24**a** u. **b**):

- Ein Gelenkpartner wird vom anderen, fixierten Gelenkpartner abgehoben *(Distraktion)*.
- Ein Gelenkpartner wird gegen den anderen, fixierten Gelenkpartner durch gradlinige Parallelverschiebung (parallel zur Tangenzialebene) bewegt (seitliche Verschiebung gegeneinander).

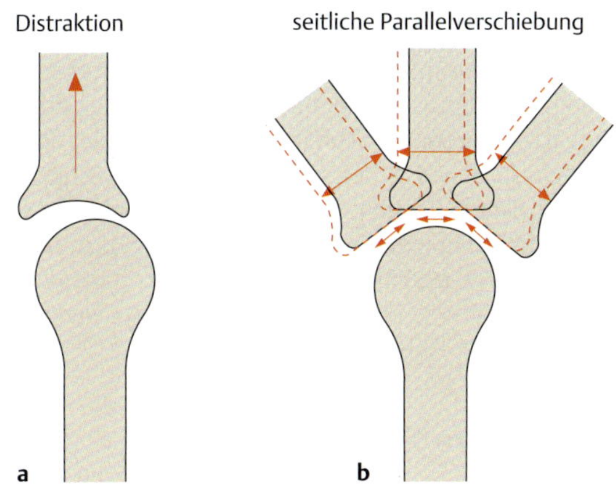

Abb. 4.24 a u. b Prüfung des Gelenkspiels. **a** Der konkave Gelenkpartner wird vom fixierten Gelenkpartner abgehoben und **b** durch geradlinige Parallelverschiebung bewegt.

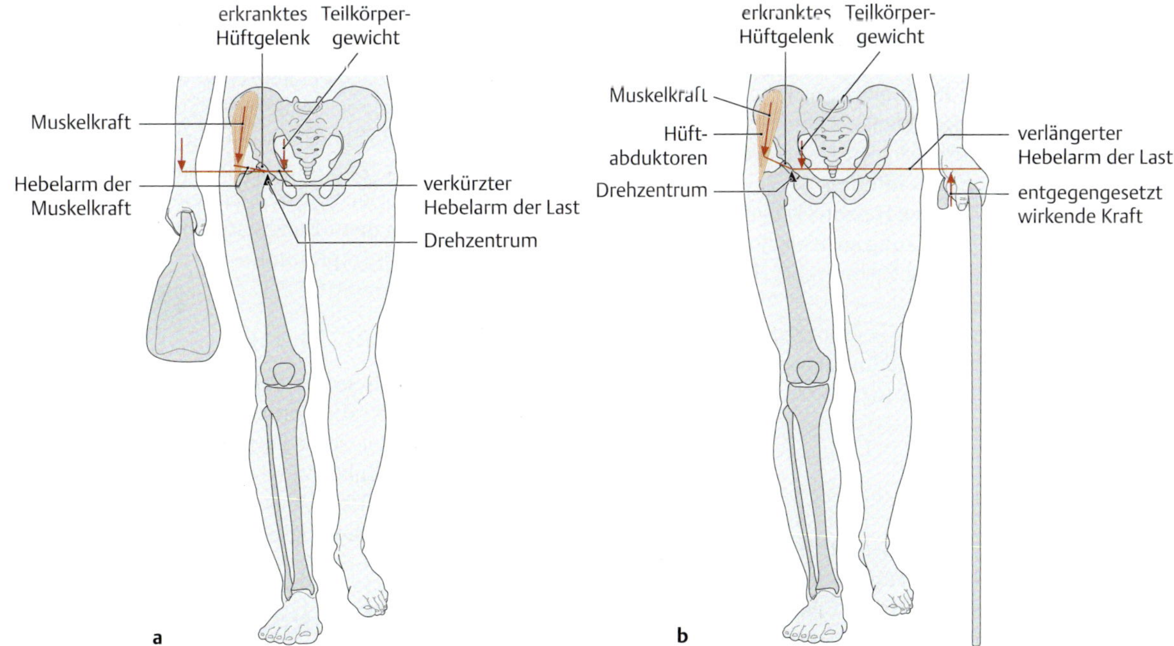

Abb. 4.23 a u. b Verringerung der Beanspruchung im Hüftgelenk durch Tragen einer Einkaufstasche auf der betroffenen Seite (a) oder durch Benutzen eines Gehstockes auf der nicht betroffenen Seite (b). **a** Verlängerung des Kraftarmes auf der betroffenen Seite mit einer zusätzlichen Kraft in Richtung der Hüftabduktoren. **b** Verlängerung des Lastarmes mit einer am Ende des Lastarmes sitzenden-der Körperlast entgegengerichteten Kraft. In beiden Fällen wird der Gelenkdruck deutlich reduziert.

4.5 Gelenkformen

Gelenke können nach verschiedenen Gesichtspunkten eingeteilt werden, wie z. B. nach der Anzahl der miteinander artikulierenden Skelettelemente oder der Bewegungsachsen bzw. Freiheitsgrade oder nach Gestalt und Form der Gelenkflächen. Mit wenigen Ausnahmen sind die Gelenkflächen mehr oder weniger stark gekrümmt, so dass ein konvex gekrümmter Gelenkkörper *(Gelenkkopf)* mit einem konkav geformten Gelenkpartner *(Gelenkpfanne)* artikuliert (▶ Abb. 4.25).

4.5.1 Plane Gelenke

Sie besitzen nahezu ebene Gelenkflächen (▶ Abb. 4.25**a** u. **b**) und gestatten Verschiebe-(Translation)bewegungen in einer Ebene (z. B. kleine Wirbelbogengelenke).

4.5.2 Kugelgelenke

Sie bestehen aus einem annähernd kugelförmigen Gelenkkopf (▶ Abb. 4.25**c** u. **d**) und einer entsprechend ausgehöhlten Gelenkpfanne. Typische Kugelgelenke sind Hüft-, Schulter- und Fingergrundgelenk. Umgreift die Pfanne den Kopf über dessen Äquator hinaus (z. B. im Hüftgelenk), handelt es sich um ein *Nussgelenk*.

Kugelgelenke besitzen unendlich viele Bewegungsachsen, die sich im Idealfall alle im Kugelmittelpunkt, dem Drehpunkt oder Drehzentrum schneiden. Aus funktionellen Gründen werden 3 senkrecht zueinander stehende Hauptachsen definiert, eine *Sagittal-*, eine *Transversal-* und eine in Längsrichtung des zu bewegenden Gelenkpartners verlaufende *Rotationsachse* (s. S. 56). Dementsprechend besitzen Kugelgelenke 3 Freiheitsgrade:

- Um die sagittale Achse erfolgen Abduktion (Abspreizen) und Adduktion (Heranführen),
- um die transversale Achse Flexion (Beugung) und Extension (Streckung), häufig auch als Anteversion (Vorwärtsbewegung) und Retroversion (Rückwärtsbewegung) bezeichnet;
- um die Rotationsachse, die bei senkrechtem Verlauf auch Vertikal- oder Longitudinalachse genannt wird, erfolgen Innen- (Innenrollung) und Außenrotation (Außenrollung).

4.5.3 Eigelenke

Sie besitzen *ellipsenförmige Gelenkkörper* mit 2 zueinander senkrecht stehenden konvexen Krümmungen und entsprechend konkav gestalteten Gelenkpfannen (▶ Abb. 4.25**e**). Es sind Bewegungen um 2 Hauptachsen möglich (2 Freiheitsgrade), die senkrecht aufeinander stehen. Somit können 4 Hauptbewegungen ausgeführt werden. Beispiele hierfür sind das proximale Handgelenk zwischen den Unterarmknochen und der proximalen Handwurzelreihe sowie die Gelenke zwischen Atlas und den Kondylen des Hinterhauptbeines. Am proximalen Handgelenk erfolgen Radial- und Ulnarabduktion um eine dorsal-palmare und Palmarflexion und Dorsalextension um eine radial-ulnare Achse.

4.5.4 Scharnier- und Rad- oder Zapfengelenke

Diese Gelenke werden insgesamt auch *Walzengelenke* genannt. Bei Scharniergelenken greift ein walzenförmiger Gelenkkörper in die rinnenförmige Vertiefung eines hohlzylinderförmigen, konkaven Skelettelements. Aus diesem Grund haben Scharniergelenke (z. B. Humeroulnargelenk, oberes Sprunggelenk) nur eine Bewegungsachse und dementsprechend einen Freiheitsgrad (▶ Abb. 4.25**g** u. **h**). Bei Rad- oder Zapfengelenken steht ein walzenförmiges Skelettelement mit dem entsprechenden Teil eines Hohlzylinders und einem Ring- oder Querband in Verbindung (z. B. proximales Radioulnargelenk, medianes Atlantoaxialgelenk). Möglich sind Drehbewegungen um eine Achse, die in Längsrichtung des walzenförmigen Gelenkpartners verläuft (einen Freiheitsgrad), mit 2 Hauptbewegungen.

4.5.5 Sattelgelenke

Sie besitzen sattelförmig gekrümmte Gelenkflächen, die senkrecht zueinander stehen und an einen Reiter im Sattel erinnern (▶ Abb. 4.25**f**). Die 2 Hauptbewegungsachsen stehen ebenfalls senkrecht zueinander: Um eine Querachse kann sich der Reiter nach vorne und hinten und um eine Sagittalachse nach beiden Seiten bewegen. Um eine 3. Achse (Körperlängsachse des Reiters) erfolgt eine Rotationsbewegung jedoch nur unter Aufhebung des Gelenkflächenschlusses. Ein Beispiel hierfür ist das Daumensattelgelenk zwischen dem ersten Mittelhandknochen (Os metacarpi I) und einem Handwurzelknochen, dem großen Vieleckbein (Os trapezium).

4.5.6 Amphiarthrosen

Sie werden auch als *straffe Gelenke* bezeichnet, da ihre Beweglichkeit durch die Form ihrer Gelenkkörper und durch straffe Bänder stark eingeschränkt ist. Zu ihnen zählen z. B. die Gelenke zwischen proximaler Tibia und Fibula (proximales Tibiofibulargelenk) sowie zwischen Os sacrum und Os ilium (Iliosakralgelenk).

4.6 Beweglichkeitsprüfung

Die genaue Messung des Bewegungsumfangs von Gelenken ist eine wichtige Untersuchungsmethode, da bei vielen Gelenkerkrankungen (z. B. durch Schrumpfen der Gelenkkapsel) die Beweglichkeit eingeschränkt ist. Ziel der

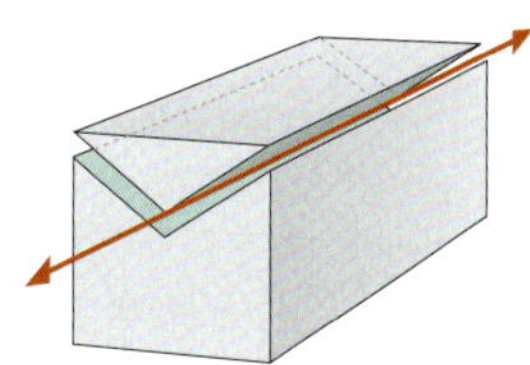

a **Femeropatellargelenk**

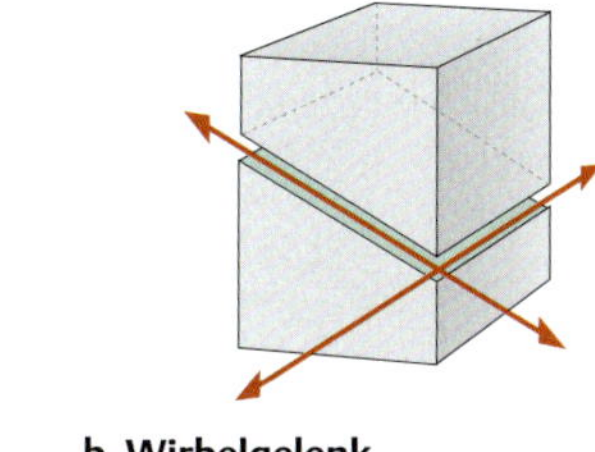

b **Wirbelgelenk**

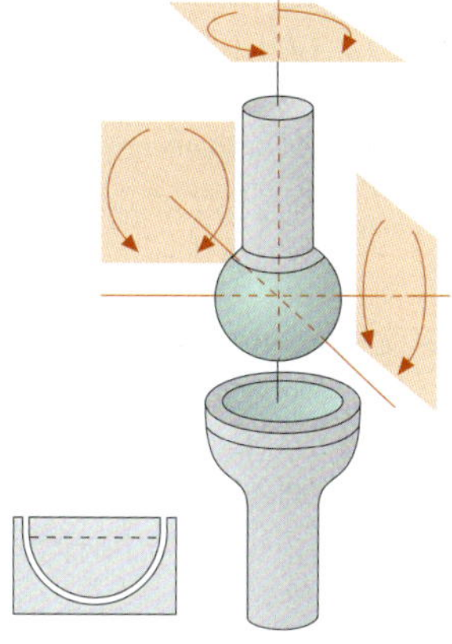

c **Kugelgelenk**

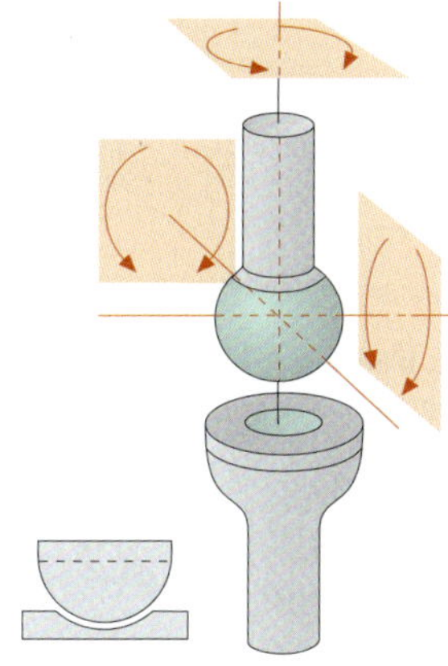

d **Kugelgelenk**

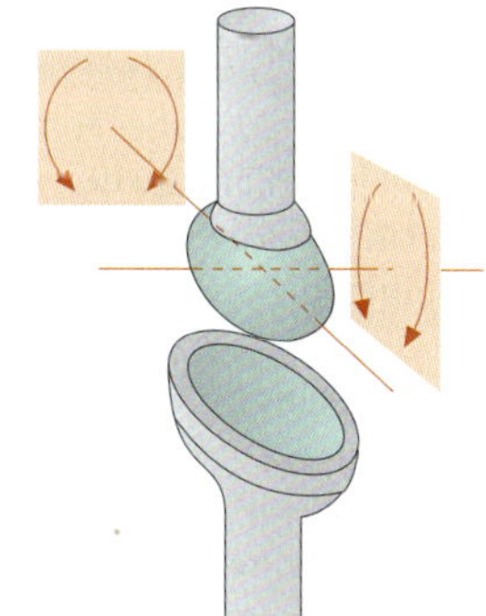

e **Eigelenk**

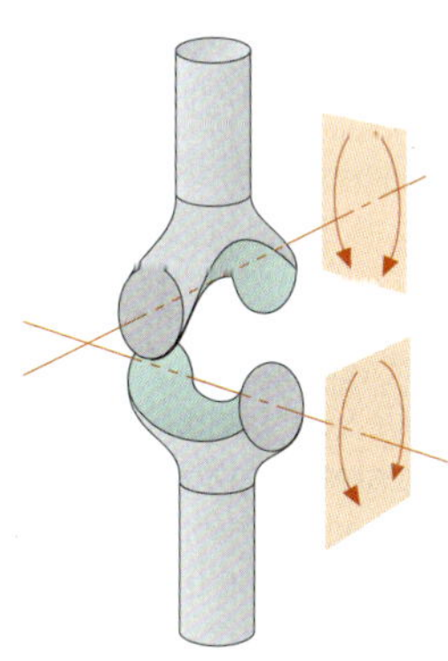

f **Sattelgelenk**

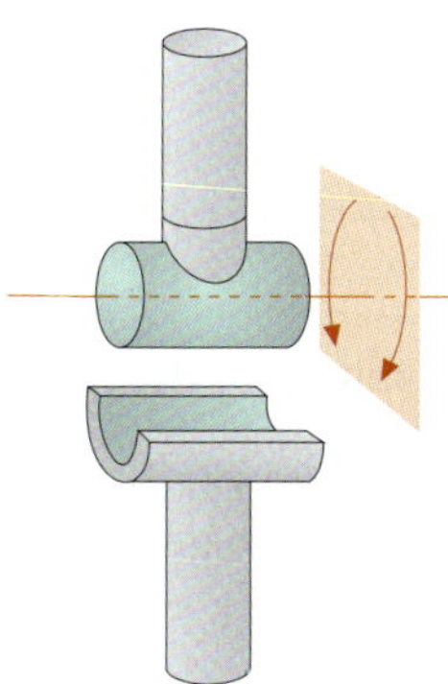

g **Scharniergelenk**

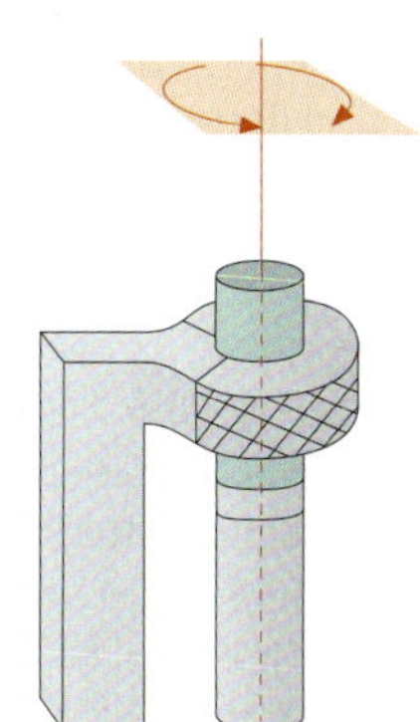

h **Rad- oder Zapfengelenk**

Abb. 4.25 a–h Gelenkformen. Die Pfeile bezeichnen die Richtung, in der die Skeletelemente um die jeweilige Achse bewegt werden können. **a** Femoropatellargelenk. **b** Wirbelgelenk. **c** Kugelgelenk, z. B. Hüftgelenk mit tiefer Pfanne: 3 senkrecht zueinander stehende Bewegungsachsen, also 6 Hauptbewegungen. **d** Kugelgelenk, z. B. Schultergelenk mit flacher Gelenkpfanne: 3 senkrecht zueinander stehende Bewegungsachsen, also 6 Hauptbewegungen. **e** Eigelenk, z. B. proximales Handgelenk: 2 Bewegungsachsen, also 4 Hauptbewegungen. **f** Sattelgelenk, z. B. Daumensattelgelenk: 2 Bewegungsachsen, also 4 Hauptbewegungen. **g** Scharniergelenk, z. B. Teil des Ellenbogengelenks: 1 Bewegungsachse, also 2 Hauptbewegungen. **h** Rad- oder Zapfengelenk, z. B. proximales Radioulnargelenk: 1 Bewegungsachse, also 2 Hauptbewegungen.

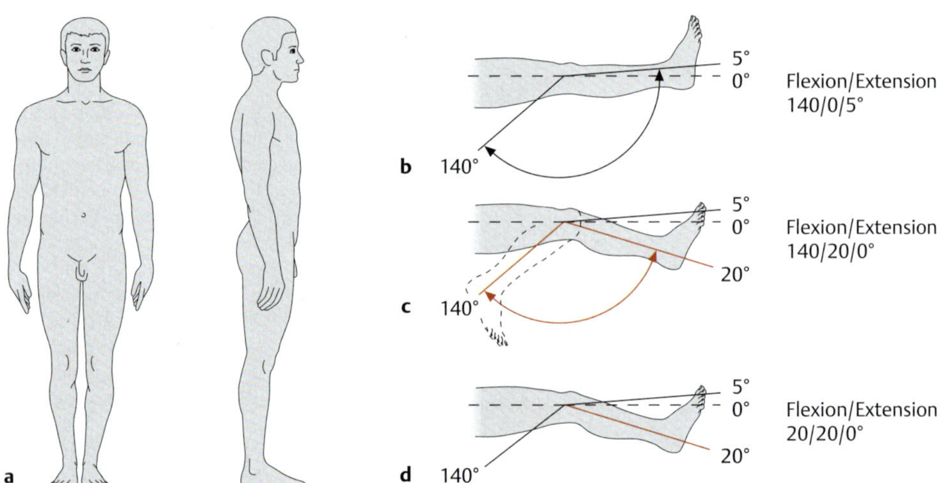

Abb. 4.26 a–d Neutral-Null-Methode. a Nullstellung. **b** Bewegungsausmaß eines normalen Kniegelenks. **c** Nach Flexionskontraktur. **d** Nach Versteifung (Ankylose): Fixierung in 20°-Flexionsstellung.

Beweglichkeitsprüfung ist eine Funktionsanalyse des betroffenen Gelenks. Durch Vergleichsmessungen mit dem kontralateralen Gelenk *(Seitenvergleich)* können selbst geringe Seitendifferenzen aufgedeckt und durch Verlaufskontrollen (vergleichende Messungen des gleichen Gelenks in regelmäßigen Zeitabständen) Krankheits- bzw. Heilungsverlauf erfasst werden. Voraussetzung hierfür ist eine einheitliche standardisierte Messmethode und eine gute Protokollierung der Messwerte.

4.6.1 Neutral-Null-Methode

Die verbreitetste und am häufigsten angewendete Methode ist die *Neutral-Null-Methode* (Null-Durchgangsmethode). Sie wird von der deutschen und schweizerischen Gesellschaft für Orthopädie empfohlen und gestattet eine einfache und eindeutige Messung und Dokumentation. Alle Bewegungsumfänge werden von einer definierten *Neutral- oder Nullstellung* aus gemessen. Sie entspricht der anatomischen Normalstellung ▸Abb. 4.26**a**): Aufrechter Stand mit geschlossenen Füßen, die Knie zeigen nach vorne, die Füße stehen rechtwinkelig zu den Tibiaschaftachsen, die Arme hängen mit nach innen gekehrten Handflächen, die Daumen zeigen nach vorne, und der Blick ist geradeaus gerichtet.

In der Regel wird für die Messung des Bewegungsausmaßes der distale Gelenkpartner in einer der 3 Körperebenen (Sagittal-, Frontal- und Transversalebene; s. S. 91, ▸Abb. 7.4) bewegt, wobei der proximale Gelenkpartner am Ort verbleibt. Hierbei liegt der Drehpunkt des Winkelmessers auf dem Gelenkzentrum. Ein Schenkel des Winkelmessers liegt dem proximalen Gelenkpartner an, der andere Schenkel kann während der Bewegung mitgeführt oder in Endstellung angelegt werden. Es wird grundsätzlich bei allen Bewegungsformen (aktives, aktiv-assistives oder passives Bewegen) gleich verfahren.

4.6.2 Dokumentation nach der Neutral-Null-Methode

Zunächst wird das untersuchte Gelenk genannt, dann die antagonistischen Gelenkbewegungen und schließlich das Bewegungsausmaß in Gradzahlen, wobei die Nullstellung mit einer „0" gekennzeichnet wird. Die 3 Maßzahlen werden durch Schrägstriche getrennt, die Null steht normalerweise in der Mitte.

▸ **Normal bewegliches Kniegelenk:** Es ergeben sich folgende Gradzahlen: Flexion: 140°, Nullstellung: 0°, Extension: 5°. Im Protokoll erscheinen diese Zahlen folgendermaßen:

Rechtes Kniegelenk: Flexion/Extension 140/0/5 (▸Abb. 4.26**b**).

▸ **Kniegelenk mit Flexionskontraktur:** Kann ein Gelenk jedoch nur in einer Richtung bewegt und bei dieser Bewegungseinschränkung die Nullstellung nicht erreicht werden, steht die Null nicht in der Mitte, sondern auf der Seite der Bewegungseinschränkung. Bei einem Kniegelenk mit Flexionskontraktur, d. h. mit einem Streckdefizit (das Kniegelenk lässt sich z. B. nur in einer Beugung zwischen 20°–140° bewegen), sieht das Protokoll wie folgt aus:

Rechtes Kniegelenk: Flexion/Extension 140/20/0 (▸Abb. 4.26**c**).

▸ **Kniegelenk mit Versteifung (Ankylose):** Ist in einem Gelenk keine Bewegung mehr möglich (Versteifung bzw. Ankylose), z. B. fixierte Beugestellung von 20° in einem rechten Kniegelenk, steht im Protokoll:

Rechtes Kniegelenk: Flexion/Extension 20/20/0 (▸Abb. 4.26**d**).

5 Muskeln

Während das Skelett und die Skelettverbindungen den *passiven* Teil des Bewegungsapparates darstellen, bilden die Muskeln – und hier v.a. die quer gestreifte Skelettmuskulatur – zusammen mit den Sehnen und deren Hilfseinrichtungen (*Muskelfaszien, Schleimbeutel, Sehnenscheiden und Sesambeine*) den *aktiven* Teil des Bewegungsapparates.

Die quer gestreifte Skelettmuskulatur des Menschen besteht aus etwa 220 Einzelmuskeln unterschiedlicher Form und Größe. Sie ist mit einem Anteil von durchschnittlich 40–50% am Gesamtkörpergewicht das weitaus schwerste Organ des Menschen. Bei trainierten Kraftsportlern kann der prozentuale Anteil sogar bis etwa 65% ansteigen (!). Zum Zeitpunkt der Geburt beträgt die Gesamtmasse der Muskulatur hingegen nur 20% des Körpergewichts.

Die quer gestreifte Skelettmuskulatur entstammt ebenso wie die glatte Muskulatur der Eingeweide und der Blutgefäße dem mittleren Keimblatt (Mesoderm; s.S.12, ▶Abb. 5.1). Während sich die quer gestreifte Skelettmuskulatur am Rumpf und an den Extremitäten aus den Myotomen der Ursegmente (Somiten = *somatische Muskulatur*) entwickelt, entstammt die des Kauapparates, des Gesichts, des Kehlkopfs, des Rachens sowie einige Schultergürtelmuskeln (M. trapezius, M. sternocleidomastoideus) dem Mesenchym der Kiemen- oder Viszeralbögen (*viszerale Muskulatur*). Sowohl die somatische als auch die viszerale Muskulatur wird vom animalischen (willkürlichen) Nervensystem innerviert.

5.1 Muskelgewebe

Innerhalb des Muskelgewebes werden aufgrund des Feinbaus und des physiologischen Verhaltens glattes und quer gestreiftes Gewebe und bei der quer gestreiften Muskulatur Skelett- und Herzmuskulatur unterschieden.

Die Zellen des Muskelgewebes können ähnlich wie Nervenzellen chemisch und elektrisch erregt werden. Die Spezialisierung des Muskelgewebes besteht jedoch darin, dass sich seine spezifischen Zellen (Muskelfasern) bei der Erregung aktiv verkürzen können. Diese aktive Verkürzung wird als *Kontraktion* bezeichnet und kann abhängig von der Art des Muskelgewebes Bruchteile von Sekunden bis mehrere Stunden dauern. Während die schnellen Bewegungen im Allgemeinen durch quer gestreifte Muskulatur erfolgen (Skelettmuskeln, Herzmuskel), werden die langsamen Bewegungen (z.B. Eingeweidebewegungen) überwiegend durch glatte Muskulatur erzeugt.

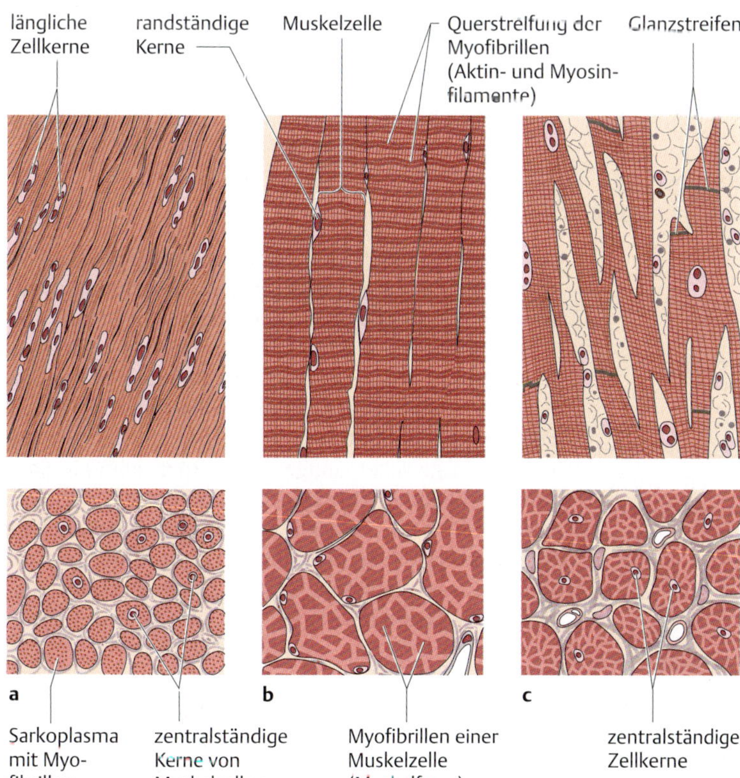

Abb. 5.1 a–c Glattes und quer gestreiftes Muskelgewebe (oben längs, unten quer geschnitten). **a** Glattes Muskelgewebe. **b** Quer gestreiftes Skelettmuskelgewebe. **c** Quer gestreiftes Herzmuskelgewebe (nach Leonhardt).

Die Fähigkeit der Muskelzellen zur aktiven Verkürzung ist an das Vorhandensein bestimmter Eiweißstrukturen *(Myofibrillen)* gebunden. Innerhalb der Myofibrillen werden dünne Aktin- und dicke Myosinfilamente unterschieden. Die molekulare Basis der Muskelkontraktion beruht auf einem *Gleitfilamentmechanismus*, bei dem die parallel angeordneten Aktin- und Myosinfilamente unter Energieverbrauch (ATP) aneinander vorbeigleiten. Auf diese Weise verkürzt sich die Muskelzelle.

Die regelmäßige Anordnung der Myofibrillen und ihrer Untereinheiten (Aktin- und Myosinfilamente) innerhalb der einzelnen Muskelzelle zeigt sich im Lichtmikroskop als gleichmäßige *Hell-Dunkel-Bänderung* der Muskelzellen, die dem Skelett- und dem Herzmuskel auch den Namen quer gestreifter Muskel eingebracht hat. Die streifenartige Anordnung der Aktin- und Myosinfilamente unterscheidet lichtmikroskopisch die quer gestreifte von der glatten Muskulatur, bei der die Myofibrillen unregelmäßig in der Zelle verteilt sind.

Ganz allgemein wird bei einer Muskelzelle von

- Sarkoplasma (= Zytoplasma),
- Sarkolemm (= Zellmembran) und
- sarkoplasmatischem Retikulum (= endoplasmatisches Retikulum) gesprochen.

5.1.1 Glattes Muskelgewebe

Glattes Muskelgewebe ist v.a. das Muskelgewebe der *Eingeweide*. Es bildet den größten Teil der Wände von Hohlorganen (z.B. Magen-Darm-Trakt, Gallenblase, Harn ableitende Wege, Geschlechtsorgane, Blutgefäße) und kommt in den tiefen Atemwegen, am Auge sowie an den Haaren und Drüsen vor. Es steht unter dem Einfluss des autonomen Nervensystems (Sympathikus und Parasympathikus), wobei die Kontraktionen sowohl über neuromuskuläre Kontakte (motorische Endplatte) als auch durch verschiedene Hormone (z.B. Adrenalin und Noradrenalin) ausgelöst werden können. Zusätzlich werden die glatten Muskelzellen in vielen Organen aber auch durch passive Dehnung erregt *(myogene Erregung)*.

Die spindelförmige glatte Muskelzelle ist etwa 25–200 µm lang, im Querschnitt nahezu kreisrund und besitzt einen zentral gelegenen länglichen Zellkern (▸ Abb. 5.1**a**). Während die glatten Muskelzellen in der Wand von Blutgefäßen sehr klein sind, können sich die der Gebärmutter (Uterus) am Ende der Schwangerschaft erheblich vergrößern und eine Länge bis zu 800 µm erreichen. Die für die Kontraktion verantwortlichen Myofibrillen liegen im Sarkoplasma, sind aber im Gegensatz zur quer gestreiften Skelett- oder Herzmuskulatur weniger streng angeordnet. Glatte Muskulatur kontrahiert sich langsam und transportiert z.B. im Darm durch gleichmäßige Kontraktionswellen *(Peristaltik)* den Darminhalt. Sie kann jedoch auch sehr lange in einem bestimmten Kontraktionszustand *(Tonus)* verharren, wie z.B. der Schließmuskel am Übergang vom Magen zum Zwölffingerdarm. Die glatten Muskelzellen sind durch Bindegewebsfasern *(Retikulinfasern)* untereinander und mit ihrer Umgebung verbunden.

5.1.2 Quergestreiftes Muskelgewebe

Innerhalb des quer gestreiften Muskelgewebes wird Skelett- und Herzmuskelgewebe unterschieden. Die mikroskopisch sichtbare Querstreifung ist die Folge einer überaus regelmäßigen Anordnung der Myofibrillen und ihrer Untereinheiten, der Aktin- und Myosinfilamente (▸ Abb. 5.1**b**).

Quergestreiftes Skelettmuskelgewebe

Die *Skelettmuskelzellen* gehören zu den größten Zellen des menschlichen Körpers. Sie haben in der Regel eine schlauchförmige Gestalt mit einem Durchmesser von 20–100 µm und einem rundlichen bis ovalen Querschnitt. Ihre Länge kann bis zu 10 cm (!) betragen. Aus diesem Grund werden sie auch als *Fasern* bzw. *Skelettmuskelfasern* bezeichnet.

Syncytium

Charakteristisch für die Skelettmuskelzelle sind die zahlreichen Zellkerne (ca. 50–100 Kerne/mm Länge), die unmittelbar unterhalb der Zellmembran liegen (▸ Abb. 5.1**b**). Diese sehr hohe Kernzahl (bis zu 10.000 Kerne pro Zelle) entsteht in der Embryonalentwicklung, wenn die kettenförmig angeordneten Vorläuferzellen der Muskelzellen (Myoblasten) miteinander fusionieren und auf diese Weise ein *Syncytium* bilden.

Satellitenzellen

Den Skelettmuskelzellen liegen außen (zwischen Zellmembran und Basallamina) einige sehr schmale, spindelförmige, bis zu 100 µm lange *Satellitenzellen* auf (▸ Abb. 5.5**d**, S. 69). Im erwachsenen menschlichen Muskel enthält ein mm^3 Muskelgewebe etwa 800 solcher Satellitenzellen, die als aus der Embryonalentwicklung erhalten gebliebene Myoblasten (Stammzellen des quer gestreiften Muskelgewebes) aufgefasst werden können. Satellitenzellen können sich zeitlebens teilen und mit bereits vorhandenen Muskelfasern verschmelzen oder auch neue Muskelfasern bilden. Auf diese Weise sind sie in begrenztem Maße an Wachstum, Regeneration und Hypertrophie der Muskelfasern beteiligt.

Quergestreiftes Herzmuskelgewebe

Herzmuskelgewebe ist eine besondere Form des quergestreiften Muskelgewebes und unterscheidet sich vom quergestreiften Skelettmuskel in wesentlichen Punkten. Im Unterschied zu den randständigen Kernen der Skelettmuskelzelle liegen die Kerne der Herzmuskelzellen meist zentral (▸ Abb. 5.1**c**). Außerdem haben die Herzmuskelzellen einen kleineren Querschnitt als die Skelettmuskelfaser und sind meist nicht länger als etwa 100–150 µm. Die Herzmuskelzellen sind im Gegensatz zu den unverzweigten Fasern der Skelettmuskulatur jedoch netzförmig durch spezialisierte Interzellularkontakte *(Glanzstreifen)* mechanisch und elektrisch miteinander verknüpft.

Eine weitere Besonderheit des Herzmuskels liegt in der Fähigkeit eines Teils seiner Zellen *(Schrittmacherzellen)* Erregungen nicht nur als Antwort auf einen von außen kommenden Reiz, sondern auch spontan auszubilden. Darüber hinaus wird die Tätigkeit der Herzmuskelzellen vom vegetativen Nervensystem gesteuert. So steigert z. B. der Sympathikus die Herzschlagfrequenz, während der Parasympathikus die Frequenz verringert.

5.2 Bauprinzip eines Skelettmuskels

5.2.1 Ursprung und Ansatz

Am Skelettmuskel werden ein unterschiedlich geformter Muskelbauch (Venter) und die meist deutlich dünneren Sehnen unterschieden, die sich am Skelett oder an Bindegewebsstrukturen des Bewegungsapparates (z. B. Faszien, Membrana interossea, Septum intermusculare) anheften und den Muskelzug direkt oder indirekt auf die Skelettteile übertragen.

▸ Bezeichnung von Ursprung und Ansatz an den Extremitäten:

- *Muskelursprung* = die rumpfnahe (proximale) Anheftungsstelle
- *Muskelansatz* = die rumpffernere (distale) Anheftungsstelle

▸ Bezeichnung von Ursprung und Ansatz am Rumpfskelett:

- Alle Schultergürtelmuskeln haben ihren Ursprung am Rumpf bzw. Kopf und setzen am Schultergürtel an.
- Bei den autochthonen Rückenmuskeln bzw. den Kopf bewegenden Muskeln liegen die Ursprünge in der Regel kaudal von den Ansätzen, bei den meisten ventralen Rumpfmuskeln liegen sie kranial davon.

Ursprung und Ansatz eines Muskels sind willkürlich festgelegt und sollten nicht mit *Punctum fixum* und *Punctum mobile* verwechselt werden.

Die Anheftungsstelle am bewegten Skelettteil wird **Punctum mobile**, die am unbewegten **Punctum fixum** genannt. Obwohl bei den meisten Bewegungsabläufen an den Extremitäten Punctum fixum und Muskelursprung übereinstimmen, ist dies nicht zwangsläufig immer der Fall, da Punctum fixum und Punctum mobile in Abhängigkeit von der durchzuführenden Bewegung auch wechseln können.

5.2.2 Muskelformen

Am Ursprung findet sich häufig ein Muskelkopf (Caput), der in einen Muskelbauch übergeht. Hat ein Muskel mehrere Ursprünge, handelt es sich um 2-, 3- oder 4-köpfige Muskeln (z. B. M. biceps brachii, M. triceps brachii und M. quadriceps femoris), die sich zu einem gemeinsamen Muskelbauch vereinigen und in einer gemeinsamen Ansatzsehne enden (▸ Abb. 5.2**a–c**). Besitzt ein Muskel nur einen Kopf, jedoch eine oder mehrere Zwischensehnen, wird er als 2- oder mehrbäuchiger Muskel bezeichnet (z. B. M. digastricus, M. rectus abdominis, ▸ Abb. 5.2**d** u. **e**). Schließlich gibt es flächenhafte, platte Muskeln ohne typischen Muskelbauch (z. B. M. latissimus dorsi, M. trapezius, M. serratus anterior, M. obliquus abdominis externus), die von einer ebenfalls flächigen Sehne entspringen (Aponeurose, S. 74 und ▸ Abb. 5.2**g**). Muskeln mit einer Verschlussfunktion sind ringförmig angeordnet (z. B. M. sphincter ani externus, M. orbicularis oculi) (▸ Abb. 5.2**f**)

Nach Art der Anordnung der Muskelfasern zur Sehne werden unterschiedlich gefiederte Muskeln unterschieden (▸ Abb. 5.3**a–d**), wobei der *Fiederungswinkel* zwischen Muskelfaser und Sehne keine konstante Größe ist, sondern sich z. B. während einer Kontraktion ändern kann (s. S. 81, Muskelmechanik). Verlaufen die Muskelfasern annähernd *parallel* zur Zugrichtung der Sehne, wird von einem parallel faserigen Muskel (M. fusiformis) gesprochen (z. B. M. palmaris longus). Treffen die Muskelfasern hingegen mehr oder minder *schräg* auf die Sehne, wird der Muskel als gefiedert bezeichnet. Die Muskelfasern eines einfach gefiederten Muskels (M. unipennatus) inserieren jeweils an einer Seite der Ursprungs- oder Ansatzsehne (z. B. M. semimembranosus). Beim doppelt gefiederten Muskel (M. bipennatus) entspringen die Muskelfasern von einer gabelförmigen Ursprungssehne und ziehen zu beiden Seiten der Ansatzsehne (z. B. M. tibialis anterior). Beim komplex gefiederten Muskel (M. multipennatus) wechselt die Faserrichtung (z. B. M. deltoideus).

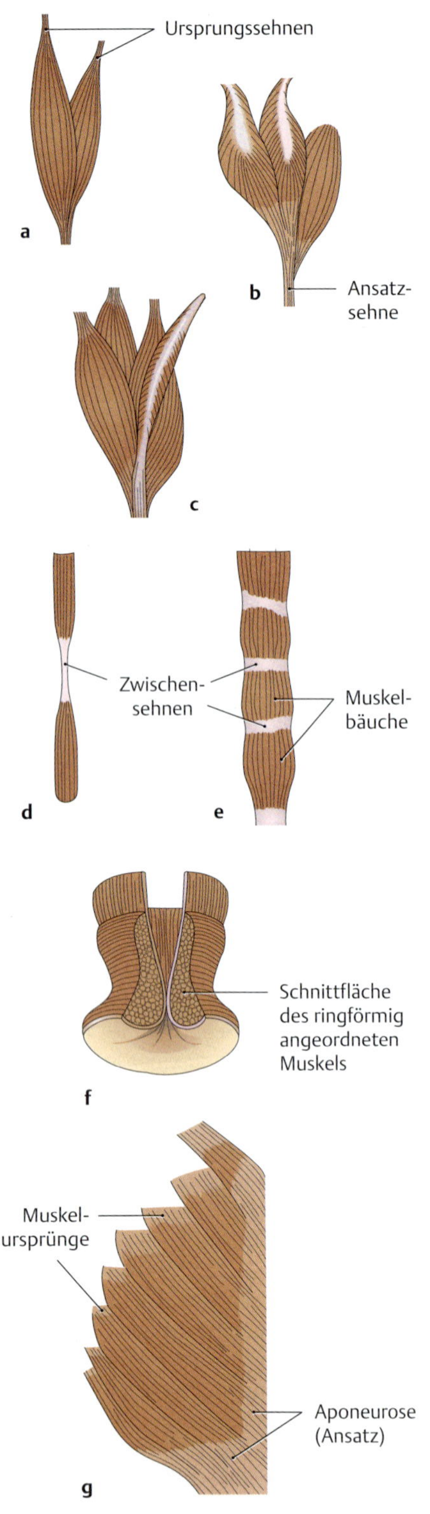

Abb. 5.2 a–g Muskelformen. **a** Zweiköpfiger Muskel (M. biceps brachii).**b** dreiköpfiger Muskel (M. triceps surae). **c** Vierköpfiger Muskel (M. quadriceps femoris). **d** Zweibäuchiger Muskel (M. digastricus). **e** Mehrbäuchiger Muskel (M. rectus abdominis). **f** Ringförmiger Schließmuskel (M. sphincter ani externus). **g** Platter Muskel (M. obliquus abdominis externus).

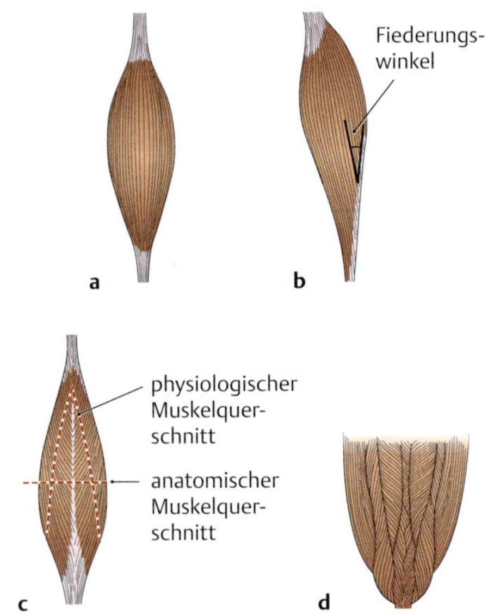

Abb. 5.3 a–d Unterschiedlich gefiederte Muskeln. **a** Parallelfaseriger Muskel (M. fusiformis, z. B. M. palmaris longus). **b** Einfach gefiederter Muskel (M. unipennatus, z. B. M. semimembranosus). **c** Doppelt gefiederter Muskel (M. bipennatus, z. B. M. tibialis anterior). **d** Komplex gefiederter Muskel (M. multipennatus, z. B. M. deltoideus).

5.2.3 Muskelbindegewebe

Im quer gestreiften Skelettmuskel sind Muskelfasern und Bindegewebe eng miteinander verknüpft und bilden eine Funktionsgemeinschaft. Das Muskelbindegewebe ist in Form von Bindegewebshüllen angelegt, die den Muskel unterteilen und als Gefäße und Nerven führendes Bindegewebe die Versorgung übernehmen. Außerdem ermöglicht es die freie Verschieblichkeit der Muskelfasern untereinander und vermindert durch Herabsetzen der Reibung einen zu großen Kraftverlust während der Kontraktion und der Erschlaffung des Muskels (s. auch ▸ Kap. 5.6.1).

Faszien

Die als *Muskelfaszie* bezeichnete derbe Bindegewebshülle aus straffem kollagenem Bindegewebe umgibt den Muskel, hält ihn zusammen und ermöglicht ihm die Verschieblichkeit gegen die Umgebung (▸ Abb. 5.4). Die Kollagenfasern der Muskelfaszie überkreuzen sich scherengitterartig und bewirken die Anpassung der Faszie an die jeweils mit dem Kontraktionszustand wechselnde Form des Muskels.

Faszien, die einzelne Muskelindividuen umhüllen, werden als *Einzelfaszien* bezeichnet. An den Extremitäten werden häufig funktionell einheitliche Muskelgruppen von einer *Gruppenfaszie* zusammengefasst. An den Stellen, an denen 2 Gruppenfaszien aufeinander treffen, entsteht ein *Septum intermusculare*, das in der Tiefe am Knochen befestigt ist (▸ Abb. 5.4). Auf diese Weise bilden

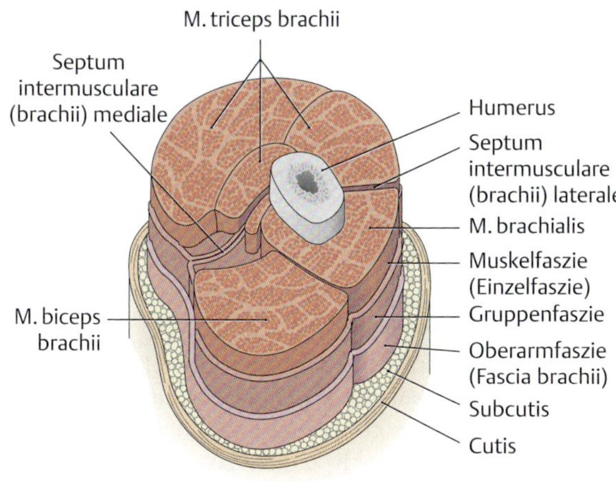

Abb. 5.4 Muskelfaszien (Querschnitt durch das mittlere Drittel des Oberarmes).

Muskelfaszien, Septa intermuscularia sowie angrenzende Knochen *osteofibröse Kanäle*, in denen Muskeln, Nerven und Gefäße liegen.

Epi-, Peri- und Endomysium

Unmittelbar unter der Muskelfaszie liegt eine lockere kollagene Bindegewebsschicht *(Epimysium)*, die Muskeln und Faszien miteinander verbindet. In ihr verlaufen größere Blut- und Lymphgefäße sowie die versorgenden Nervenfasern (▶ Abb. 5.5**a**).

Die vom Epimysium in die Tiefe des Muskels verlaufenden Bindegewebssepten werden als *Perimysium externum* bezeichnet. Sie umgreifen die mehrere Millimeter dicken und mit bloßem Auge noch gut sichtbaren Bündel der Muskelfasern *(Sekundärbündel)*, die auch Fleischfasern genannt werden. Innerhalb des lockeren kollagenen Bindegewebes des Perimysium externum verlaufen

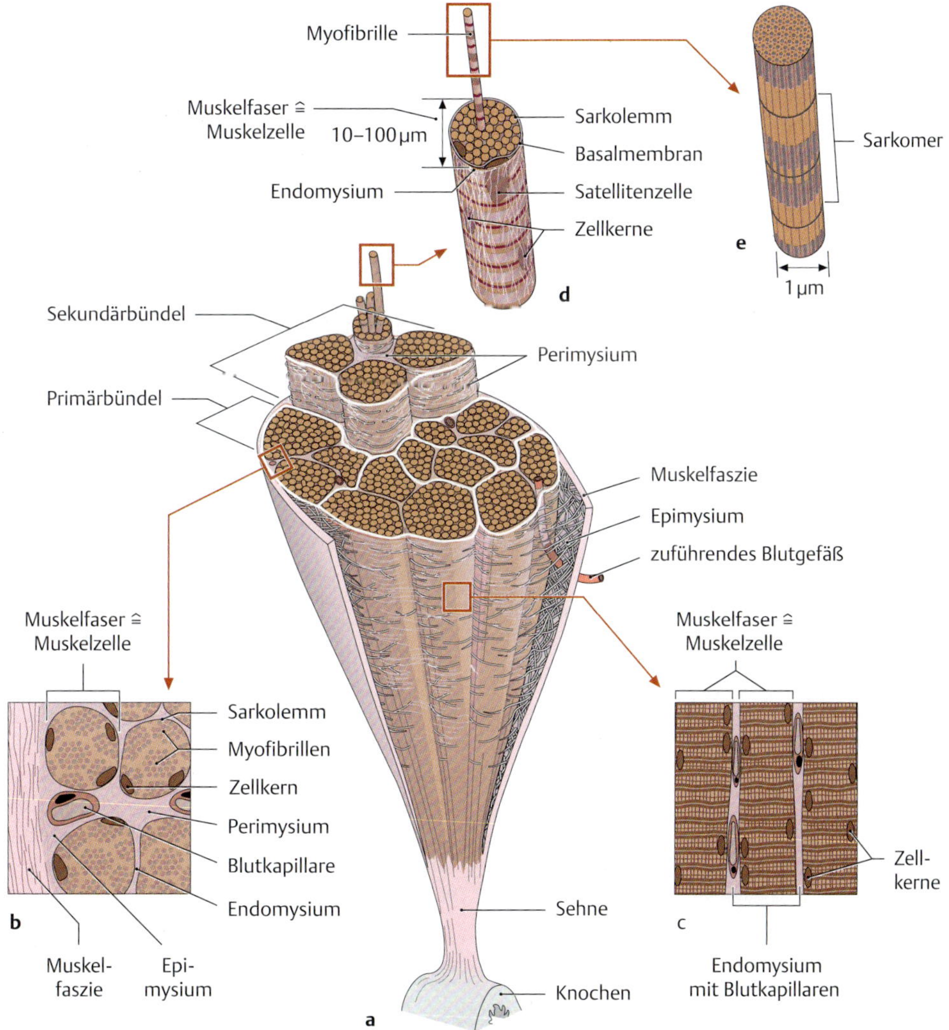

Abb. 5.5 a–e Aufbau eines Skelettmuskels. a Querschnitt eines Skelettmuskels. **b** Ausschnittsvergrößerung aus Abb. a (Querschnitt). **c** Ausschnittvergrößerung aus Abb. **a** (Längsschnitt). **d** Aufbau einer Muskelfaser (Muskelzelle). **e** Aufbau einer Myofibrille.

die Aufzweigungen der Gefäße und Nerven, die auf diese Weise bis in das Innere des Muskels gelangen.

Die Sekundärbündel eines Muskels werden durch bindegewebige Abspaltungen des Perimysium externum weiter in *Primärbündel* untergliedert (▶ Abb. 5.5**a–e**). Diese von *Perimysium internum* umgebenen Primärbündel haben eine mittlere Querschnittsfläche von etwa 1 mm^2 und enthalten beim Erwachsenen etwa 250 Muskelfasern (Muskelzellen). Die einzelnen Muskelfasern wiederum werden von einem zarten Bindegewebe (Endomysium) umgeben, in dem die Endaufzweigungen der Nerven mit ihren motorischen Endplatten sowie zahlreiche Kapillaren (300–400 Kapillaranschnitte pro mm^2) verlaufen.

5.2.4 Muskelfasern und Muskelkontraktion

Transversale und longitudinale Tubuli

Die Skelettmuskelfasern sind besonders große Zellen mit einem mittleren Durchmesser von etwa 60 µm (20–100 µm) und einer Länge von bis zu 10 cm. In regelmäßigen Abständen stülpt sich die Zellmembran (Sarkolemm) tief in das Innere der Muskelzelle ein und bildet auf diese Weise *transversale Tubuli*. Sie umgeben die Myofibrillen in Form von Membranschläuchen und werden insgesamt als T-System (transversales System) bezeichnet (▶ Abb. 5.6). Dadurch vergrößert sich die Membranoberfläche einer Muskelfaser um das 5–bis 10fache und der Extrazellularraum kann sich über den gesamten Muskelfaserquerschnitt ausbreiten. Auf diese Weise ist eine schnelle Ausbreitung des Aktionspotenzials bis tief in die Muskelfaser gewährleistet.

Eine weitere Besonderheit der Muskelzellen sind die *longitudinalen Tubuli* (longitudinales System oder L-System), die zwischen den transversalen Tubuli in Längsrichtung zu den Myofibrillen angeordnet sind. Sie bilden ein Röhrensystem des endoplasmatischen Retikulums,

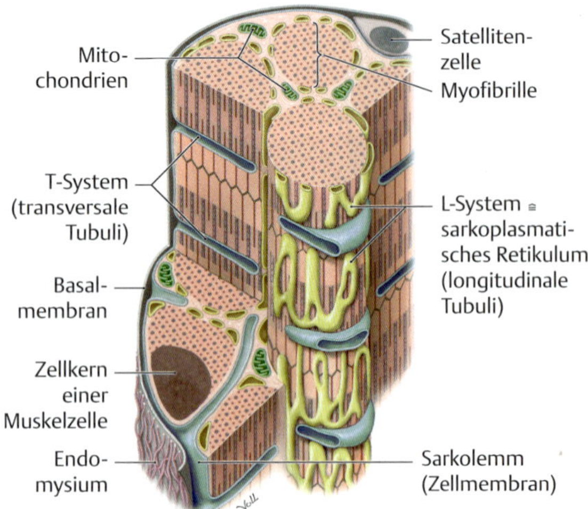

Abb. 5.6 Transversale und longitudinale Tubuli einer Muskelzelle (T- und L-System).

das in der Muskelzelle als sarkoplasmatisches Retikulum bezeichnet wird (▶ Abb. 5.6). Es ist in seiner Gesamtheit ein Reservoir für Kalziumionen, die beim Eintreffen eines Aktionspotenzials aus den Tubuli in Bruchteilen von Sekunden freigesetzt werden und die Kontraktion eines Muskels einleiten (*elektromechanische Koppelung*).

Sarkomere

Innerhalb der einzelnen Skelettmuskelfasern (Skelettmuskelzellen) liegen in regelmäßiger Anordnung die Myofibrillen und ihre Untereinheiten, die Aktin- und Myosinfilamente. Sie sind parallel zueinander in der Längsachse der Muskelzelle angeordnet und durch quer verlaufende Trennwände *(Z-Scheiben)* in zahlreiche, etwa 2,5 µm lange Einheiten *(Sarkomere)* gegliedert (▶ Abb. 5.7). Innerhalb eines Sarkomers sind die dünneren Aktinfilamente mit einem Durchmesser von 5–8 nm an den Z-Scheiben verankert, während die dickeren Myosinfilamente (Durchmesser: 12–14 nm) in der Mitte eines Sarkomers an der M-Linie durch das Protein Myosin vernetzt sind und an beiden Seiten in die Aktinfilamente hineinragen. Durch das elastische Protein Titin werden sie zusätzlich in Position gehalten. An den Myosinfilamenten unterscheidet man einen Schwanz-, Hals- und einen Kopfteil (Myosinköpfchen). Bei einer Muskelkontraktion gleiten Aktin- und Myosinfilamente aneinander vorbei und die beiden Z-Scheiben eines Sarkomers nähern sich einander an. Dabei verkürzt sich jedes einzelne Sarkomer auf maximal 70% seiner Ruhelänge von etwa 2,2 µm, die einzelnen Filamente behalten jedoch ihre ursprüngliche Länge. Die Verkürzung einer Muskelfaser kommt dementsprechend durch die Summe der Verkürzungen aller hintereinander gelegenen Sarkomere einer Faser zustande. Bei der Erschlaffung oder Dehnung des Muskels kehrt sich dieser Vorgang um.

Während einer Muskelkontraktion binden sich die Myosinköpfchen durch die Bildung von Querbrücken an die Aktinfilamente und können diese anschließend durch eine „Kipp- oder Ruderbewegung" des Myosinköpfchens in Richtung Sarkomermitte ziehen. Eine einzelne Kippbewegung aller etwa 500 Myosinköpfchen eines dicken Filaments kann ein Sarkomer jedoch nur um etwa 1% seiner ursprünglichen Länge verkürzen. Um eine stärkere Verkürzung zu erzielen, müssen die Querbrücken der Myosinköpfchen zu den Aktinfilamenten immer wieder gelöst werden, damit die Aktin- und Myosinfilamente nach erneuter Bindung und Abkippung Schritt für Schritt weiter aneinander vorbeigleiten können. Für eine maximale Muskelkontraktion müssen sich diese Binde- und Abkippvorgänge etwa 50-mal schnell hintereinander abspielen.

5.2.5 Muskelkraft und -kontraktion

Die Muskelkraft hängt von der Geschwindigkeit der Muskelkontraktion ab. Sehr schnelle Bewegungen gehen mit relativ geringer Kraftentwicklung einher (z. B. Hochstemmen eines Gewichts beim Gewichtheben), langsame Be-

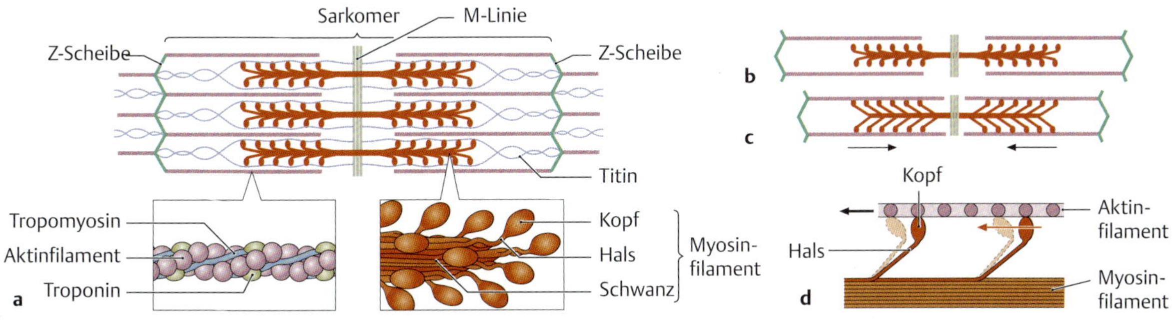

Abb. 5.7 Schematischer Aufbau eines Sarkomers. a Schema eines Sarkomers. **b** Myosinköpfe im Ruhezustand. **c** Myosinköpfe bei Kontraktion. **d** Interaktion zwischen Myosinköpfchen und Aktin.

wegungen oder auch Bewegungsstillstand dagegen mit hoher Kraftentwicklung (z. B. Halten eines Gewichts beim Gewichtheben). Diese Abhängigkeit der Muskelkraft von der Geschwindigkeit der Muskelkontraktion erklärt sich durch die Arbeitsweise der Sarkomere (s. o.). Man unterscheidet 2 Formen der Kontraktion, die isotonische und die isometrische.

Isotonische Muskelkontraktion

Bei dieser Form der Kontraktion verkürzt sich der Muskel ohne seine Spannung (= Tonus) zu verändern. Die Myofilamente im Sarkomer gleiten rasch aneinander vorbei, d. h. pro Zeiteinheit muss ein Teil der Aktin-Myosin-Bindungen immer wieder gelöst werden, um ein ständiges „Nachgreifen" der Querbrücken zu gewährleisten. Dadurch kann nur eine relativ geringe Kraft entwickelt werden.

Isometrische Muskelkontraktion

Bei dieser Form der Kontraktion spannt sich der Muskel an ohne seine Länge wesentlich zu verändern. Nahezu alle Bindungen zwischen den Myosinköpfchen und den Aktinfilamenten im Sarkomer können gleichzeitig eingegangen werden, da ohne Verkürzung des Muskels kein „Nachgreifen" erforderlich ist. Isometrisches Krafttraining, d. h. Kraft gegen Widerstand, kann ohne Bewegung selbst vom immobilisierten Patienten durchgeführt werden. Viele Muskelbewegungen sind jedoch Mischbewegungen, bei denen sich sowohl die Länge als auch die Spannung eines Muskels verändern *(auxotonische Muskelkontraktion)*.

Klinischer Bezug: Muskelkontraktur und „Muskelkater"

Muskelkontraktur: Dies ist eine länger dauernde, meist reversible *Verkürzung eines Muskels*, die durch eine gesteigerte Grundspannung der Skelettmuskulatur (erhöhter Muskeltonus) zustande kommt. Mögliche Ursachen sind:

- reflektorische Dauerspasmen der Muskulatur (durch lokale Dauerdepolarisation infolge extrazellulärer Erhöhung der K^+-Konzentration oder intrazelluläre Ca^{2+}-Freisetzung)
- Abnahme oder Verlust von energiereichen Phosphaten (ATP) infolge Sauerstoff- oder Glukosemangel (Ermüdungskontrakturen)
- Schonhaltungen wegen lokalisierter Störungen des Bewegungssystems und
- v. a. Lähmungen durch fehlende Tätigkeit der Antagonisten

Muskelstarre bzw. Rigor (irreversible Muskelkontraktur): Bleibt ein Muskel über längere Zeit verkürzt, verliert er nach einer bestimmten Zeit seine Dehnbarkeit. Schließlich lässt er sich passiv nur mit großem Kraftaufwand oder – im fortgeschrittenen Stadium – gar nicht mehr strecken. Eine irreversible Muskelkontraktur schränkt die freie Beweglichkeit der zugehörigen Gelenke ein. Derartige „Gelenkkontrakturen" gehören zu den häufigsten Komplikationen bei Störungen des aktiven Bewegungsapparates.
„Muskelkater": Der nach anstrengender und ungewohnter körperlicher Arbeit auftretende Muskelschmerz wird als *Muskelkater* bezeichnet. Er ist offenbar nicht – wie lange vermutet – auf eine lokale Anhäufung von Laktat (Milchsäure) oder anderer Stoffwechselprodukte im Muskel zurückzuführen, sondern das Ergebnis kleinster Verletzungen im Muskel. Entsprechende Schmerzen finden sich daher nicht nur bei untrainierten Personen, sondern beispielsweise auch nach Operationen oder Muskelkrämpfen.

5.2.6 Motorische Einheit

Das von einer motorischen Nervenzelle des Rückenmarks (oder Hirnstamms) kommende Axon kann wenige, aber auch bis zu mehreren hundert Muskelfasern versorgen, wenn es sich vorher entsprechend aufzweigt. An der Kontaktstelle zwischen Axon und Muskelfaser *(motorische Endplatte)* erfolgt die synaptische übertragung der Aktionspotenziale mithilfe chemischer Überträgersubstanzen (Acetylcholin). Somit ist eine motorische Einheit die Gesamtheit aller von einer motorischen Nervenfaser innervierten Muskelfasern (▶ Abb. 5.8).

In Muskeln mit fein abgestimmten Bewegungsmöglichkeiten (z. B. Fingermuskeln, äußere Augenmuskeln) umfasst eine motorische Einheit meist nur wenige Muskelfasern *(kleine motorische Einheiten)*, d. h. eine Nervenfaser innerviert etwa 50–100 Muskelfasern. Bei Muskeln, in denen mehrere Tausend Muskelfasern von einer Nervenzelle innerviert werden (z. B. M. gluteus maximus), wird dagegen von *großen motorischen Einheiten* gesprochen. Je größer die motorischen Einheiten, desto weniger sind differenzierte Bewegungen möglich und umso mehr stehen Haltefunktionen im Vordergrund.

5.2.7 Muskelfasertypen

Einteilung

Am Skelettmuskel werden ganz allgemein

- Fasern der Arbeitsmuskulatur *(extrafusale Muskelfasern)* und
- Fasern der Muskelspindeln *(intrafusale Muskelfasern)* unterschieden.

Als Muskelspindeln werden bestimmte Rezeptororgane (ca. 40–500 in einem Muskel) bezeichnet, die spezifische *Dehnungsrezeptoren* enthalten. Diese Mechanorezeptoren registrieren Längenänderungen des Muskels und senden die Informationen über afferente (aufsteigende) Nervenfasern zum Rückenmark. Zusätzlich zu den Muskelspindeln enthalten die Muskeln am Muskel-Sehnen-Übergang bestimmte Sehnenrezeptoren (Golgi-Sehnenorgane), die den Muskel vor zu großen Spannungen schützen.

Innerhalb der Arbeitsmuskulatur sind die einzelnen Skelettmuskelfasern nicht alle gleich gebaut. Sie weisen Unterschiede in der quantitativen und qualitativen Zusammensetzung bezüglich der Anzahl der Myofibrillen und Mitochondrien sowie dem Myoglobin-, Fett- und Glykogengehalt auf. Hieraus resultieren unterschiedliche funktionelle Eigenschaften. Deshalb wird die *extrafusale* Muskulatur am zweckmäßigsten in *Halte-* und in *Bewegungsmuskulatur* unterteilt. Hierbei werden die Haltungsmuskeln häufig auch als tonische, die Bewegungsmuskeln als phasische bezeichnet. Tonische Muskulatur ist entwicklungsgeschichtlich älter, hat eine bessere Blutversorgung, ist ausdauernder und ermüdet langsamer als Bewegungsmuskulatur. Ein wesentlicher Nachteil der Haltemuskulatur besteht darin, dass sie zu Verkürzungen neigt. Phasische Muskulatur ist dagegen schlechter durchblutet, ermüdet schneller und kann bei Nichtgebrauch sehr schnell atrophieren. Ob ein Muskel zur Halte- oder zur Bewegungsmuskulatur gezählt wird, hängt im Wesentlichen von der Verteilung der Muskelfasertypen innerhalb eines Muskels ab.

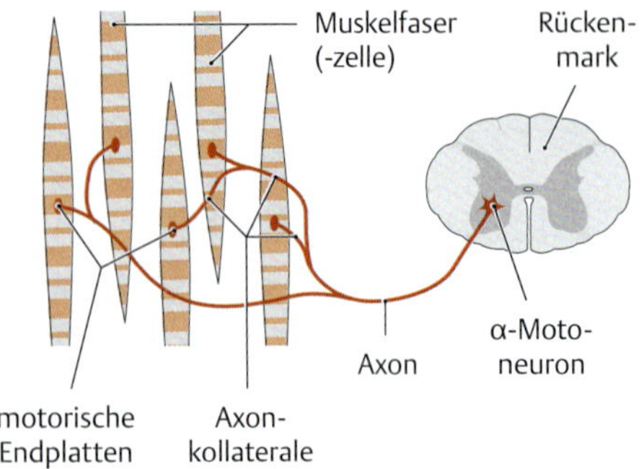

Abb. 5.8 Motorische Einheit.

Zuckende Muskelfasern

Grundsätzlich sind Halte- und Bewegungsmuskulatur aus Typ-1- und Typ-2-Fasern aufgebaut. Sie unterscheiden sich hinsichtlich ihrer metabolischen, physiologischen, histochemischen und biochemischen Merkmale. Da Typ-1- und Typ-2-Fasern nach der *Alles-oder-nichts-Regel* auf ein einzelnes Aktionspotenzial des innervierten Axons mit einer einzelnen Zuckung reagieren, werden sie auch als *Zuckungsfasern* (engl. twitch fibres) bezeichnet. Zuckende oder phasische Muskelfasern können sich bei Reizung innerhalb von Bruchteilen einer Sekunde kontrahieren und wieder erschlaffen. Da der Verlauf und die Dauer von Muskelzuckungen beträchtlich variieren, werden innerhalb eines Muskels

- *langsam zuckende Muskelfasern* (*Typ-1-Fasern)* mit einer Zuckungsdauer von etwa 100 ms (slow-twitch- oder ST-Fasern) und
- *schnell zuckende Muskelfasern* (*Typ-2-Fasern)* mit einer Zuckungsdauer von etwa 30 ms (fast-twitch- oder FT-Fasern) unterschieden.

Die Typ-2-Fasern lassen sich anhand verschieden schwerer Isoformen ihrer Myosinketten noch weiter unterteilen in Typ-2-A- und 2-D-Fasern *(sog. intermediäre Muskelfasern)*, deren Eigenschaften zwischen den Typ-1- und Typ-2-Fasern liegen. Sie sind eine Übergangsform, die sich zwar deutlich schneller als die Typ-1-Fasern kontrahiert, aber viel ermüdungsresistenter ist. Sie kommen in fast jedem Muskel vor.

Bei den Zuckungsfasern besitzt jede Muskelzelle in der Regel nur eine motorische Endplatte, von wo aus sich die ankommenden Aktionspotenziale mithilfe der T-Tubuli über die gesamte Muskelfaser ausbreiten.

Langsam zuckende (rote) Muskelfasern

Diese Muskelfasern sind auf *Dauerleistungen* ausgelegt. Sie leisten in erster Linie Haltearbeit (große motorische Einheiten), ermüden langsam und zeigen einen geringen Grad an Erschöpfbarkeit. Sie sind reich an Myoglobin, einem dem Hämoglobin verwandtes und als Sauerstoffspeicher dienendes Protein, das ihnen eine rötliche Färbung verleiht. Daher werden sie auch als *rote Muskelfasern* bezeichnet.

Charakteristisch sind auch die zahlreichen Mitochondrien und der damit verbundene erhöhte oxidative Stoffwechsel. Nährstoffe werden v.a. aerob abgebaut. Die Muskelfasern sind daher sehr empfindlich gegen Sauerstoffmangel und besitzen ein dichtes Kapillarnetz mit einer sehr guten Blutversorgung. Von Nachteil ist, dass rote Muskelfasern ihren Grundtonus erhöhen und zur Verkürzung neigen.

Vorkommen: z.B: Interkostal- und Kaumuskulatur sowie ischiokrurale Muskulatur, Adduktoren des Oberschenkels, M. rectus femoris, M. soleus, M. erector spinae (v.a. der HWS- und LWS-Anteil), M. trapezius (Pars descendens), M. iliopsoas.

Schnell zuckende (weiße) Muskelfasern

Diese Muskelfasern übernehmen v.a. *Bewegungsfunktionen*. Sie erfüllen dynamische Aufgaben und sind hauptsächlich für schnelle, kurze und kraftvolle Kontraktionen zuständig (kleine motorische Einheiten). Dabei ermüden sie jedoch schneller als Typ-1-Fasern und sind in ihrer Leistungsfähigkeit schnell erschöpfbar. Sie haben deutlich weniger Myoglobin *(weiße Muskelfasern)* und Mitochondrien und arbeiten überwiegend anaerob. Sie decken ihren kurzfristig hohen Energiebedarf im Wesentlichen über den Abbau von Glukose (anaerobe Glykolyse) und speichern daher viel Glykogen. Weiße Muskelfasern neigen zwar nicht wie rote Muskelfasern zur Verkürzung, verringern jedoch leicht ihren Grundtonus, wenn sie nicht regelmäßig trainiert werden. Eine relativ schnell einsetzende Atrophie ist die Folge.

Vorkommen: z.B. M. biceps brachii, M. vastus lateralis, M. vastus medialis, M. tibialis anterior, M. serratus anterior, M. gluteus maximus, M. gastrocnemius.

Muskelfaserart und Muskelarbeit

Um muskuläre Dysbalancen zu vermeiden, ist es wichtig, weiße Muskelfasern zu kräftigen (verlieren sonst leicht ihren Grundtonus) und rote Muskelfasern zu dehnen (verkürzen sich sonst leicht). So verursacht beispielsweise eine Verkürzung des M. iliopsoas durch überwiegend sitzende Tätigkeiten und eine gleichzeitige Abschwächung des M. gluteus maximus eine Streckhemmung im Hüftgelenk. Gleichzeitig bewirkt jedoch die Verkürzung des M. iliopsoas eine Hyperlordosierung der LWS mit einer erhöhten Störanfälligkeit der lumbalen Bandscheiben.

Beim Menschen besitzen alle Skelettmuskeln langsam und schnell zuckende Fasern zu unterschiedlichen Anteilen, wobei das Mischungsverhältnis für die endgültige Funktion ausschlaggebend ist. Bei weißen Muskeln (z.B. M. gastrocnemius) überwiegen die schnell zuckenden, bei roten (z.B. M. soleus) die langsam zuckenden Fasern. Zur Muskelarbeit werden in der Regel zuerst die Typ-1-Fasern aktiviert. Erst schwere und lang anhaltende Muskelarbeit führt auch zu einer Aktivierung der Typ-2-Fasern.

Das Grundmuster der Verteilung von Typ-1- und Typ-2-Fasern ist zwar genetisch festgelegt, die endgültige Zusammensetzung erfolgt jedoch erst später. Heute wird angenommen, dass entsprechendes Muskeltraining und die Art der Beanspruchung die geerbten Anlagen beeinflussen. So zeigen Untersuchungen, dass Athleten, die Sportarten mit zeitlich begrenzter und schneller Muskelarbeit betreiben (z.B. Sprinter) mehr weiße Zuckungsfasern haben, während Ausdauersportler (z.B. Marathonläufer) vermehrt rote Zuckungsfasern besitzen (Pette u. Staron 2001).

Tonische Muskelfasern

Von den Zuckungsfasern werden *tonische Muskelfasern* unterschieden, die sich auf einen Reiz hin nur *sehr langsam* kontrahieren können. Der Grund hierfür liegt in der Zellmembran, die aufgrund besonderer Eigenschaften kein Aktionspotenzial fortleiten kann. Die tonischen Muskelfasern werden daher an multiplen Stellen von zahlreichen Aufzweigungen (Kollaterale) des innervierenden Axons versorgt. Insgesamt haben sie einen geringen Faserquerschnitt (ca. 10 µm) und ein schlecht ausgebildetes L- und T-System. Sie kommen v.a. in der Muskulatur von poikilothermen Organismen *(Kaltblüter)* vor.

Bei homiothermen Organismen *(Warmblüter)* – also auch beim Menschen – bestehen die Skelettmuskeln fast ausschließlich aus langsam und schnell zuckenden Muskelfasern. Tonische Muskelfasern kommen nur an wenigen Stellen vor, z.B. in den äußeren Augenmuskeln und in den intrafusal gelegenen Muskelspindeln.

Klinischer Bezug: Sarkopenie

Der Verlust von Muskelmasse (Sarkopenie) im Alter und der damit verbundene Verlust von muskulärer Kraft und Ausdauerleistungsfähigkeit sind die wichtigsten Ursachen für eine eingeschränkte körperliche Mobilität und die hiermit einhergehende eingeschränkte Fähigkeit, selbstständig zu leben. Die Sarkopenie ist v.a. in der älteren Bevölkerung verbreitet und belastet unser Gesundheitssystem finanziell erheblich. Zwischen dem 25. und dem 75. Lebensjahr gehen fast 40% der Muskelmasse verloren. Hierbei sind v.a. Typ-2-Muskelfasern betroffen. Besonders dramatisch ist der Verlust an muskulärer Kraft ab dem 50. Lebensjahr (15% pro Lebensdekade). Berücksichtigt man, dass Muskelschwäche der häufigste Risikofaktor für Stürze im Alter ist, wird klar, dass gezieltes Muskeltraining (insbesondere der Schnellkraft) dem Kraftverlust effizient entgegenwirken und in Kombination mit Gleichgewichtstraining das Sturzrisiko signifikant verringern kann.

5.3 Muskelsehnen

Die Sehnen, über die die Muskeln am Knochen befestigt sind, bestehen aus zugfesten kollagenen Faserbündeln (Kap. 1, Binde- und Stützgewebe) und übertragen bei der Muskelkontraktion die Kraft vom Muskel auf das Skelett. Die Anheftungsstellen der Sehnen am Knochen (Sehnenansatzzonen) haben eine große funktionelle Bedeutung, da dort die Elastizität der Sehnen der Elastizität des Knochens angepasst werden muss. Ebenso wichtig ist die Verbindung der Muskelfasern mit den Kollagenfasern der Ursprungs-, Ansatz- und Zwischensehnen (myotendinöse Verbindung).

Sehnen können nach ihrer Form unterschieden werden. Es gibt sehr kurze Sehnen, die mit bloßem Auge nicht zu sehen sind. In diesem Fall spricht man von einem „fleischigen" Ursprung oder Ansatz eines Muskels (z.B. fleischiger Ursprung des M. pectoralis major von der Clavicula und dem Sternum). Demgegenüber sind die Sehnen der Fuß- und Handmuskeln sehr lang und schmal. Flächenhafte oder platte Sehnen, wie sie z.B. an den schrägen Bauchmuskeln vorkommen, werden *Aponeurosen* genannt.

5.3.1 Aufbau von Sehnen

Sehnen zeigen histologisch den Aufbau von straffem parallelfaserigem Bindegewebe (s.S.23). Ihre Hauptbestandteile sind Sehnenzellen *(Tendinozyten)* und die von ihnen produzierte Extrazellulärmatrix, die im Wesentlichen aus Kollagenfasern, Proteoglykanen und wenig elastischem Material besteht. Die Kollagenfasern verlaufen in kurzen und langen Sehnen annähernd wellenförmig mit überwiegend paralleler Anordnung (▶ Abb. 5.9**a** u. **b**). In flächigen Sehnen (Aponeurosen) überkreuzen sich die Kollagenfaserbündel scherengitterartig. Unter dem Einfluss von Zugkräften (z.B. während einer Kontraktion des Muskels) zeigen die Sehnen eine begrenzte Dehnbarkeit. Ihr wellenförmiger Verlauf wird aufgehoben und die Zugbelastung der kollagenen Fasern hat eine Verlängerung der Sehne um etwa 5% zur Folge. Dies führt zu einer gedämpften, weichen Kraftübertragung zwischen Sehne und Muskel. Durch elastisches Material sowie verschiedene Komponenten der Grundsubstanz wird die Sehne nach Belastung in ihre ursprüngliche Wellenform zurückgebracht.

Die Kollagenfibrillen einer Sehne werden durch lockeres, vaskularisiertes Bindegewebe *(Peritendineum internum)* zu Primärbündeln zusammengefasst (▶ Abb. 5.9**a** u. **b**). Die Primärbündel wiederum werden durch das *Peritendineum externum* zur eigentlichen Sehne vereinigt. Am Muskel-Sehnen-Übergang geht das Peritendineum externum kontinuierlich in das Perimysium über. Der Einbau der Sehnen in die Umgebung erfolgt ebenfalls über lockeres, reichlich vaskularisiertes Bindegewebe *(Paratendineum* bzw. *Paratenon)* (▶ Abb. 5.9**a**). Das Paratendineum stellt eine Art Gleitgewebe dar, das aus flüssigkeitsgefüllten Gleitschichten, z.T. mit eingelagerten Fettzellen besteht, die untereinander durch gefäßführende Bindegewebsstränge verbunden sind. Über dieses *Sehnengleitgewebe* werden Gefäße und Nerven an die Sehne herangeführt. Das flächendeckende und spinnennetzartig aufgebaute Gefäßsystem des Paratenons setzt sich sowohl ins Perimysium als auch ins Periost fort.

5.3.2 Druck- und Zugsehnen

Verlaufen die Sehnen in Hauptrichtung zum Muskel und werden ausschließlich auf Zug beansprucht, heißen sie *Zugsehnen*. Ändern sie hingegen ihre Verlaufsrichtung, indem sie um einen Knochen herumziehen und auf ihrer dem Knochen zugewandten Seite auf Druck beansprucht werden, werden sie *Druck- (Gleit-) Sehnen* genannt. Der Knochen wird in diesem Fall als Dreh- oder Stützpunkt *(Hypomochlion)* bezeichnet. Ein Beispiel hierfür ist die Ansatzsehne des M. fibularis longus, die am Fuß seitlich um das Os cuboideum herumzieht, um an der Unterseite des Fußes anzusetzen. An der Stelle, an der die Gleitsehnen dem Widerlager anliegen, sind Knorpelzellen in das Sehnengewebe eingelagert. Der faserknorpelige Aufbau der Sehne im Bereich seines Hypomochlions ist Zeichen einer funktionellen Anpassung an die Druckbeanspruchung in diesem Bereich.

5.3.3 Mechanisches Verhalten von Sehnen

Sehnen besitzen hohe Reißfestigkeit, Elastizität und Plastizität bei geringer Dehnbarkeit (5–10%). Unter experimentellen Bedingungen zerreißt eine große Sehne, wie z.B. die Achillessehne, bei einer Zugbelastung von annähernd 1.000kg. Bei einer mittleren Querschnittsfläche der Achillessehne von etwa 80 mm^2 entspricht dies einer Zugfestigkeit von annähernd 12 kg/mm^2. Die mittlere Zugfestigkeit von Sehnen wird mit 6–12 kg/mm^2 (60–100 N/mm^2) angegeben.

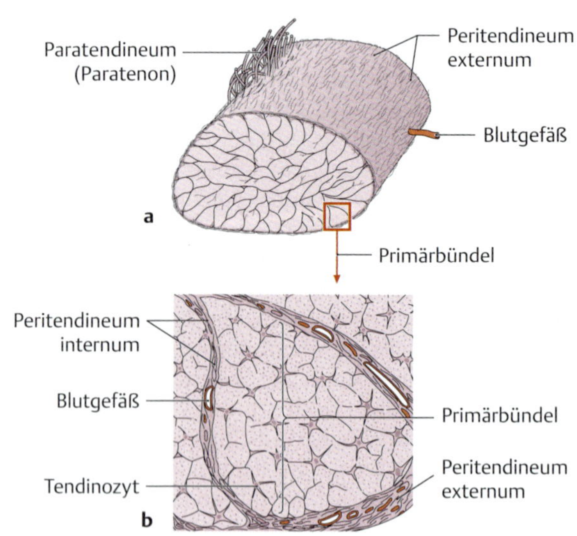

Abb. 5.9 a u. b Aufbau einer Muskelsehne. a Über das lockere und reichlich vaskularisierte Paratendineum (Paratenon) wird die Sehne in die Umgebung eingebaut. **b** Ausschnitt aus Abb. a: Die einzelnen Primärbündel werden von Peritendineum internum umgeben und durch das Peritendineum externum zur eigentlichen Sehne vereinigt (nach Kristic).

5.4 Muskel-Sehnen-Übergang

Die Verbindung der Muskelfasern mit den Kollagenfasern der Ursprungs- bzw. Ansatzsehnen *(myotendinöse Verbindung)* erfolgt durch eine starke Oberflächenvergrößerung der Zytoplasmamembran am Muskelfaserende (► Abb. 5.10**a–c**). Sie ist durch zahlreiche fingerförmige Einfaltungen um etwa das 10-fache vergrößert. Im Bereich der Einstülpungen ist die Basalmembran der Muskelzellen von einem Gerüst aus Mikrofibrillen (dünne Kollagenfasern) durchsetzt. Diese durchflechten sich ihrerseits mit den Mikrofibrillen der Sehne. Somit entsteht eine innige, feste Verankerung zwischen Sehnen- und Muskelgewebe.

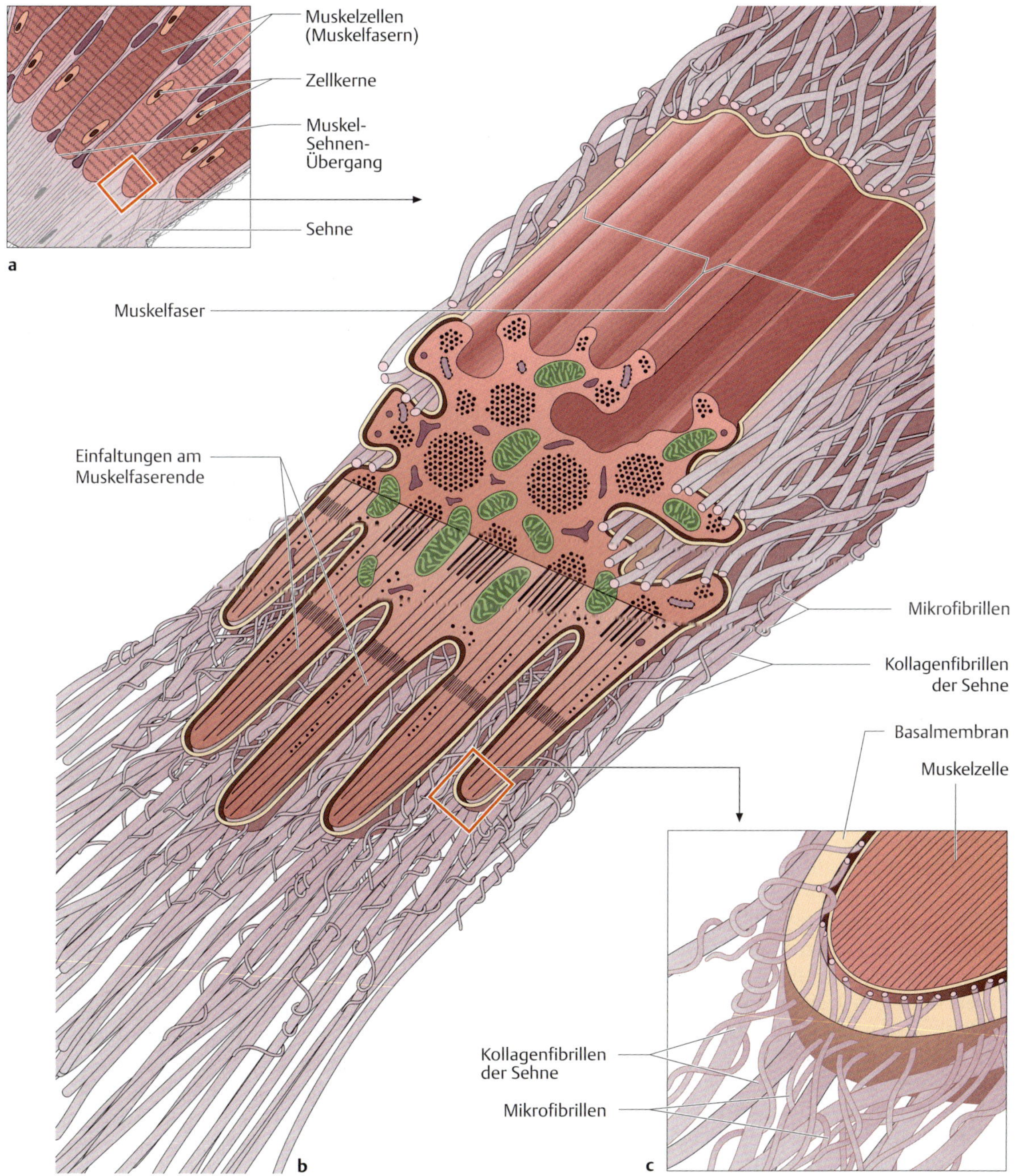

Abb. 5.10 a–c Aufbau eines Muskel-Sehnen-Übergangs. **a** Muskel-Sehnen-Übergang. **b** Ausschnitt aus Abb. **a**: Das Ende einer Muskelzelle (Muskelfaser) ist fingerförmig eingestülpt (Oberflächenvergrößerung). **c** Detailausschnitt aus Abb. **b**: Mikrofibrillen durchflechten die Basalmembran und befestigen die Kollagenfibrillen der Sehne an der Zellmembran der Muskelzelle (nach Kristic).

5.5 Sehnenansatzzonen

Sehnenansatzzonen haben die wichtige Aufgabe, die unterschiedlichen mechanischen Eigenschaften von Sehne und Knochen einander möglichst fließend anzugleichen. Knochen und Sehnen besitzen zwar annähernd die gleiche Zug-(Reiß-) Festigkeit, ihre Dehnungsfähigkeit (Elastizität) unterscheidet sich jedoch beträchtlich. Das unterschiedliche Dehnungsverhalten von Sehne und Knochen erfordert daher eine Dehnungs- oder Elastizitätsbremse im Bereich der Ansatzzone, die die Dehnung der Sehne am Übergang zum Knochen herabsetzt. An der Stelle, an der die Sehnen am Knochen befestigt sind, zeigen die Ansatzstrukturen daher einen sehr spezifischen Aufbau.

In den Abschnitten des Knochens, die durch desmale Osteogenese entstehen, z. B. im Bereich der Diaphysen, sind die Sehnenansatzzonen anders aufgebaut als in Bereichen mit chondraler Osteogenese (z. B. an Apophysen). Die Ansatzzonen der Diaphysen besitzen ein Periost, das im Bereich der Apophyse fehlt. Dementsprechend werden die Sehnenansätze in chondral-apophysäre und periostal-diaphysäre unterteilt.

5.5.1 Chondral-apophysäre Ansatzzonen

Sehnenansatzzonen im Bereich von Apophysen (z. B. Tuberculum majus und minus am proximalen Humerus, Epicondylus radialis und ulnaris am distalen Humerus, Trochanter major und minor am Femur) besitzen am Knochen-Sehnen-Übergang ein faserknorpeliges Gewebe, das in unmittelbarer Nachbarschaft des Knochens noch zusätzlich mineralisiert ist. Daher werden am Übergang 4 Zonen unterschieden (▶ Abb. 5.11**a–c**):

- parallel faseriges kollagenes Sehnengewebe
- nicht mineralisierte Faserknorpelzone
- mineralisierter Faserknorpel
- angrenzender Knochen

Die Knorpelzellen werden in der unverkalkten Faserknorpelzone wellen- bzw. schraubenförmig von Kollagenfasern umhüllt, bevor sie in den Knochen einstrahlen. Hierbei dienen die zwischen den Kollagenfasern liegenden Knorpelzellen als eine Art Stoßdämpfer bzw. Federn, um die kollagenen Fasern der Sehne möglichst weich abzufangen, wenn sich diese bei der Muskelkontraktion anspannen. Die Ansatzstruktur arbeitet im Sinne einer Dehnungsbremse, d. h. jede Dehnung in Längsrichtung der Sehne ist mit einer Veränderung des Sehnenquerschnitts im Sinne einer „Querkürzung“ verbunden. Wird also die Querkürzung durch die eingelagerten Knorpelzellen und ihrer Extrazellulärmatrix verhindert, indem sie den Sehnenquerschnitt relativ konstant halten, so setzt sich die Längsdehnung herab. Auf diese Weise kommt es bei einer Muskelkontraktion zu einem allmählichen Übergang von der elastischen Sehne zum nichtelastischen Knochen (▶ Abb. 5.11**c**).

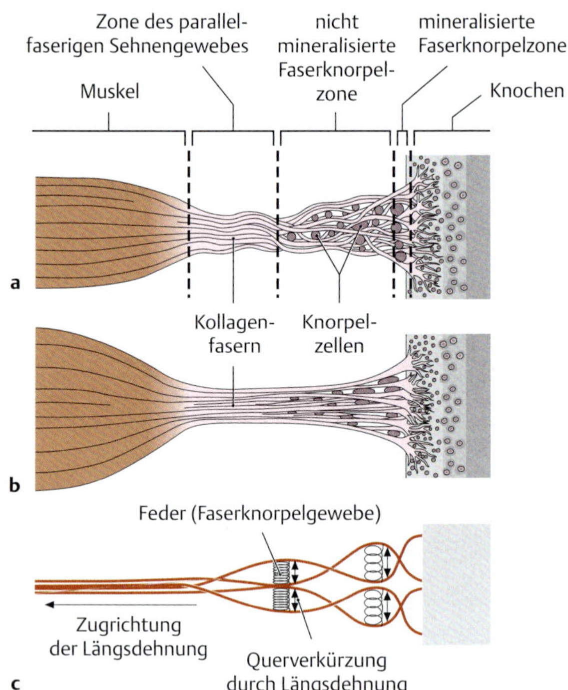

Abb. 5.11 a–c Aufbau und Wirkungsweise eines chondral-apophysären Sehnenansatzes. **a** Sehne im entspannten Zustand (Muskel erschlafft). **b** Sehne gedehnt (Muskel kontrahiert). **c** Knorpelzellen der nicht mineralisierten Faserknorpelzone wirken wie gespannte Federn der Querkürzung entgegen.

5.5.2 Periostal-diaphysäre Ansatzzonen

Bei den periostal-diaphysären Sehnenansatzzonen übernehmen elastische Fasern des Periosts die Funktion der Knorpelzellen im Bereich chondral-apophysärer Sehnenansätze. Bei flächenhaften Sehnenansätzen im Schaftbereich von Röhrenknochen strahlen die Kollagenfasern schräg in das Periost ein, verlaufen über eine unterschiedlich weite Strecke in der Knochenhaut, um schließlich in den angrenzenden Knochen einzustrahlen (▶ Abb. 5.12**a** u. **b**). Im Bereich des Periosts verlieren die kollagenen Fasern der Sehne ihre parallele Anordnung und es kommt zu einer intensiven Durchflechtung mit den elastischen Fasern, wodurch sie in unterschiedlichen Winkeln im Knochen verankert werden. Die elastischen Fasern sind aufgrund ihrer Eigenelastizität auch in Ruhe gespannt, während die kollagenen Fasern dann besonders gewellt verlaufen (fehlende Elastizität). Kommt es zur Anspannung der Sehne, können die elastischen Fasern die unterschiedlichen elastischen Eigenschaften von Knochen und Sehne angleichen.

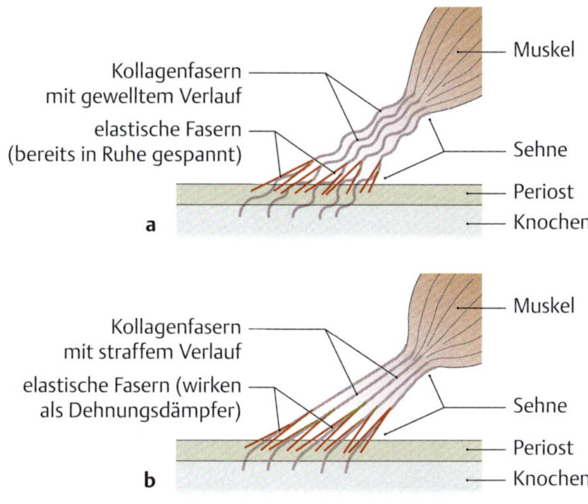

Abb. 5.12 a u. b Aufbau und Wirkungsweise eines periostal-diaphysären Sehnenansatzes. a Sehne in entspanntem Zustand. **b** Sehne in gedehntem Zustand.

Klinischer Bezug: Sehnenverletzungen

Sehnenverletzungen kommen v. a. im Verlauf der Sehne oder am Übergang der Sehne in den Knochen (Sehnenansatztendinose/Insertionstendopathie) vor.

Sehnen- und Knochenausrisse: Sie entstehen immer dann, wenn ein Missverhältnis zwischen Belastbarkeit und tatsächlicher Beanspruchung einer Sehne vorliegt. In der Regel treten sie jedoch nur bei vorgeschädigtem Gewebe auf, z. B. infolge eingeschränkter Blutversorgung des Sehnengewebes durch Überbeanspruchung. Bei intaktem, gesundem Sehnengewebe entstehen häufig *Knochenausrisse* im Bereich der Sehnenansatzzonen.

Sehnenansatztendinosen (Insertionstendopathie): Sie entstehen durch funktionelle Überbeanspruchung und Abnutzungserscheinungen, besonders im Bereich chondral-apophysärer Sehnenansatzstrukturen (z. B. Epicondylitis humeri radialis, der sog. Tennisellenbogen). Diese Tendo-Chondro-Osteopathie ähnelt einer abakteriellen Entzündung und führt bei Anspannung der Sehne an der Insertionsstelle am Knochen zu starken Schmerzen. Die Ursache liegt in einer zunehmenden Mineralisierung der gesamten Faserknorpelzone und einer fehlenden Pufferung der Längsdehnung während der Muskelkontraktion. Dadurch werden die Zugkräfte der im Knochen inserierenden Kollagenfasern sehr groß und es kommt zu einer reaktiven und sehr schmerzhaften Mitbeteiligung des Knochens an der Entzündung.

5.6 Hilfseinrichtungen von Muskeln und Sehnen

Muskeln und Sehnen benötigen *Hilfsorgane*, die sie in die Umgebung einpassen, vor mechanischen Schädigungen schützen und auf diese Weise Reibungsverluste verhindern und die Kraftminderung auf ein Minimum reduzieren. Folgende Hilfsorgane werden unterschieden:

- Faszien
- Retinacula
- Sehnenscheiden
- Schleimbeutel
- Sesambeine

5.6.1 Faszien

Nach der gültigen Nomina anatomica von 1978 sind Faszien *„aufteilbare Bindegewebsanhäufungen“*, die sowohl Hüllen als auch Blätter bilden und somit flächen- oder schlauchförmig angeordnet sind. Neben den sehr zahlreichen Muskelfaszien werden insbesondere Rumpfwand- und Körperhöhlenfaszien sowie subkutane Faszien unterschieden, die v. a. Strukturen umhüllen, voneinander trennen und/oder abgrenzen. Bei Muskeln wird streng genommen nur die äußerste Hülle, also die Bindegewebsschicht, die außen dem Epimysium des Muskels aufliegt, als *„Muskelfaszie“* bezeichnet (s. S. 69).

Der Begriff „Faszie“ wird inzwischen sehr unterschiedlich definiert (vgl. 1. internationaler „Fascia Research Congress“ an der Harvard Medical School/Boston, 2007) und bezeichnet letztlich fast alle festen und lockeren Bindegewebsarten, die den Körper wie eine 3-dimensionales kontinuierliches Netzwerk umgeben und bis in die innersten Strukturen vordringen.

Aufbau von Muskelfaszien

Am Beispiel der Unterschenkelfaszien (▶ Abb. 5.13) ist gut zu sehen, wie das oberflächliche Blatt der Fascia cruris Muskel und Subcutis und das tiefe Blatt die einzelnen Unterschenkelmuskeln sowie funktionell zusammengehörende Muskelgruppen voneinander abgrenzt. Dort, wo zwei Gruppenfaszien aufeinanderstoßen, entsteht ein am Knochen *befestigtes Septum intermusculare.* Es bildet zusammen mit der Muskelfaszie und dem Knochen sog. osteofibröse Kanäle, in denen Muskeln, Nerven und Gefäße liegen (= Muskelloge, Kompartiment, Abteilung).

Das Septum intermusculare cruris posterior ist ein Teil des tiefen Blattes der „Fascia cruris“, wird aufgrund seiner Eigenschaft als Septum aber entsprechend anders benannt.

Dort, wo Faszien und Septa intermuscularia aponeurotisch verdickt bzw. verstärkt sind, dienen sie anderen Muskeln als *Ursprungsflächen.* Faszienverstärkungen kommen an unterschiedlichsten Stellen vor, z. B. am Übergangsbereich von Unterschenkel/Fuß und Unterarm/Hand in Form von Retinacula (s. unten) oder als latera-

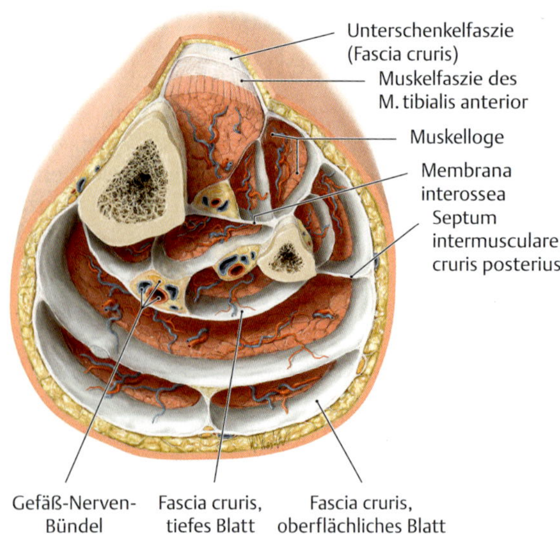

Abb. 5.13 Muskelfaszie eines rechten Unterschenkels in der Ansicht von proximal.

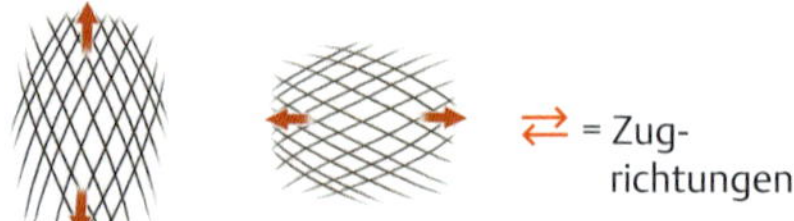

Abb. 5.14 Scherengitterprinzip.

le Verstärkung der Fascia lata am Oberschenkel (Tractus iliotibialis, s. S. 276). Zur Untergliederung in Einzel- und Gruppenfaszien s. auch S. 69).

Muskelfaszien gehören aufgrund ihres Aufbaus zu den straffen kollagenen Bindegeweben (s. S. 23, ▶ Abb. 2.6). Sie bilden ein Geflecht, das nach dem Scherengitterprinzip (s. ▶ Abb. 5.14) aufgebaut ist, d.h.: Schichten mit parallel verlaufenden Kollagenfasern vom Typ I (90% des gesamten Kollagens) wechseln sich mit benachbarten Schichten von Kollagenfasern ab, die unterschiedliche Steigungswinkel aufweisen. Kollagenfasern sind um etwa 5% dehnbar und aufgrund ihres leicht gewellten Verlaufes um etwa 3% verlängerbar. Sie leisten einer Deformation der Gewebe Widerstand und orientieren sich dementsprechend stets in Richtung der Zugkräfte. Hierbei nehmen sie Zugspannungen auf (Zugfestigkeit). Werden Sie über längere Zeit entlastet (herabgesetzte Zugbelastung), können sie sich verkürzen, bei erhöhter Dehnung werden sie länger und können überdehnt werden. Kollagenfasern haben eine hohe Reißfestigkeit (50–100 N/mm^2) und können sich unter erhöhter Beanspruchung funktionell anpassen (Zunahme der Kollagenfasern).

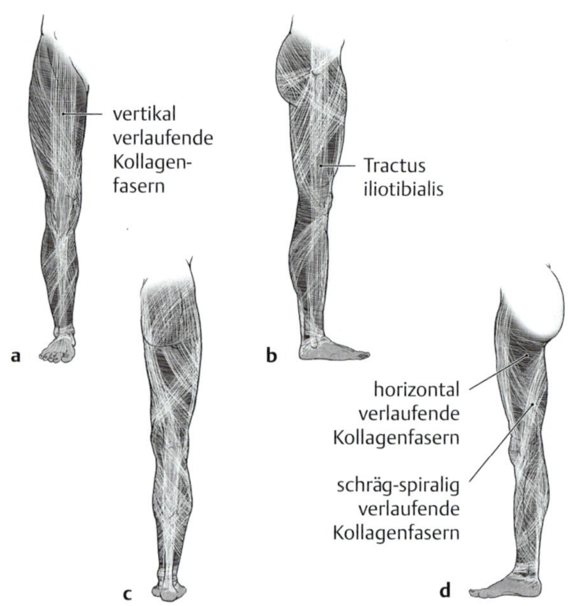

Abb. 5.15 Scherengitteranordnung am Beispiel der Beinfaszien (Ansicht von vorne, lateral, medial und hinten).

Scherengitteraufbau des Fasziengewebes am Beispiel der Beinfaszien

Die von Gerlach und Lierse (1990) präparierten Fasziensysteme der unteren Extremität, insbesondere die Fascia lata am Oberschenkel und die Fascia cruris am Unterschenkel, zeigen bei Betrachtung unter polarisierendem Licht mehrere übereinander liegende Schichten mit vertikalen, horizontalen sowie schräg-spiralig verlaufenden Kollagenfasern (▶ Abb. 5.15a–d). Diese unterschiedlichen Steigungswinkel der Kollagenfasern, die sog. *Scherengitteranordnung*, erhöht nicht nur die Festigkeit und Belastbarkeit, sondern auch die Funktionalität des Faszienschlauches:

- optimale Zugbeanspruchung in verschiedene Richtungen,
- Anpassung der Faszie an die jeweils mit dem Kontraktionszustand wechselnde Form des Muskels,
- verbesserte Widerstandsfähigkeit der Knochen gegenüber Beanspruchung.

Vor allem die vertikal verlaufende Verstärkung an der lateralen Seite der Fascia lata, der sog. Tractus iliotibialis, reduziert die durch die Körperlast hervorgerufene Biegebeanspruchung des Femurs in der Frontalebenen (Zuggurtungsprinzip nach Pauwels, s. S. 276) und ermöglicht dadurch eine Einsparung an Knochenmaterial mit entsprechender Verringerung des Körpergewichtes. Zusammen mit den unterschiedlichen Muskelbindegeweben (Endo-, Peri- und Epimysium, s. S. 69) ermöglichen die Faszien eine freie Verschieblichkeit untereinander (sowohl zwischen Muskelfasern eines Muskels als auch zwischen benachbarten Muskelindividuen) und vermindern durch Herabsetzen der Reibung einen zu großen Kraftverlust während der Kontraktion und Erschlaffung des Muskels.

Innervation von Faszien

Die meisten Befunde zur Innervation von Faszien beziehen sich auf die große Rückenfaszie, die Fascia thoracolumbalis (Mense, 2021), die den M. erector spinae als autochthonen Muskelstrang umhüllt und gleichzeitig mehreren Muskeln, v. a. dem M. latissimus dorsi als kräftiger aponeurotischer Muskelursprung dient (s. ▸ Abb. 5.16).

Nachdem Staubesand bereits 1997 Myofibroblasten in Muskelfaszien nachgewiesen hatte, wissen wir seit einigen Jahren, dass z. B. die Fascia thoracolumbalis neben zahlreichen Nervenfasern sowohl freie Nervenendigungen als auch eingekapselte Rezeptororgane enthält: Nozi- und Propriozeptoren sowie zahlreiche afferente und efferente Nervenfasern des autonomen sympathischen Nervensystems. Man muss jedoch davon ausgehen, dass die Innervation mit verschiedenen Rezeptortypen nicht in allen Muskelfaszien gleich ist. Übereinstimmend enthalten die freien Nervenendigungen v. a. die beiden Neuropeptide Substanz P sowie CGRP (= Calcitonin Gene-related peptide), die eine nozizeptive Funktion der Faszie wahrscheinlich machen. Verglichen mit der Dichte der CGRP-Fasern im M. erector spinae ist die Innervation der Faszie dreimal größer und somit deutlich schmerzempfindlicher als die Rückenmuskulatur. Überraschend war der Befund über die besonders dichte Innervation der Fascia thoracolumbalis mit sympathischen Nervenfasern

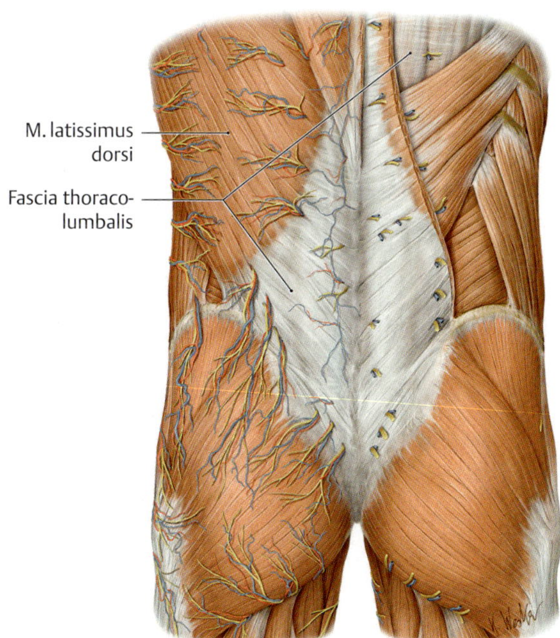

Abb. 5.16 Fascia thoracolumbalis.

(40 % der Gesamtinnervation). Dies würde bedeuten, dass die Blutversorgung der Faszie sehr stark von der Aktivität des Sympathikus abhängt, d. h. eine hohe Aktivität des Sympathikus könnte zu einer Minderdurchblutung der Faszie führen.

Möglicherweise dienen die intrafaszialen Myofibroblasten dem autonomen Nervensystem dazu, eine fasziale Vorspannung zu regulieren, d. h. Faszientonus und autonomes Nervensystem stehen in engem Zusammenhang und beeinflussen sich gegenseitig. Dies wiederum bedeutet, dass unwillkürliche sympathische Einflüsse, wie z. B. Stress, Angst, psychische Erkrankungen sowie physiologische Parameter (Kälte, Wärme, etc.) nicht nur Veränderungen des Faszientonus bewirken können, sondern langfristig auch zu Faszienverhärtungen und -verklebungen führen können. Techniken wie z. B. Faszienmobilisation können daher zu einer verbesserten Körperhaltung und zu mehr Beweglichkeit führen.

5.6.2 Retinacula

An Hand- und Sprunggelenken sind die Muskelfaszien durch quer verlaufende Kollagenfasern verstärkt. Solche Verstärkungsbänder werden als *Retinacula* bezeichnet und haben eine wichtige Funktion bei der Fixierung von Sehnen und Sehnenscheiden. Das Retinaculum extensorum auf der Vorderseite des distalen Unterschenkels hat beispielsweise die Aufgabe, die Sehnen der langen Zehenstrecker (Mm. extensor digitorum longus und hallucis longus) sowie des M. tibialis anterior zu fixieren und bei Dorsalextension des Fußes am Vorspringen zu hindern. Unterhalb eines Retinaculums können sich tunnelartige Durchtrittskanäle für die Sehnen *(Sehnenfächer)* bilden, an deren Aufbau die Sehnenscheiden mitbeteiligt sind.

Die Retinacula patellae *(Haltebänder der Kniescheibe)* verlaufen medial und lateral des Lig. patellae, der Ansatzsehne des M. quadriceps femoris. Sie sichern die Kniescheibe gegen seitliches Verrutschen.

5.6.3 Sehnenscheiden

Verlaufen Sehnen unmittelbar auf dem Knochen oder ziehen um einen Knochenvorsprung (Hypomochlion) herum, werden sie durch eine Art Führungskanal (Sehnenscheide, Vagina synovialis bzw. tendinis) vollständig umhüllt. Die Sehnenscheiden dienen v. a. dem Schutz der Sehnen vor zu hohen Reibungsverlusten, indem sie die Gleitfähigkeit der Sehnen stark erhöhen. Der Wandaufbau der Sehnenscheiden mit einer äußeren Membrana fibrosa und einer inneren Membrana synovialis (Stratum synoviale) gleicht dem einer Gelenkkapsel (▸ Abb. 5.17). Die derbe Membrana fibrosa übernimmt die Befestigung der Sehnenscheide am Knochen. Hierbei wird sie insbesondere an den Fingern der Hand durch zusätzliche ring- und kreuzförmig verlaufende Kollagenfaserbündel (Ligg. anularia und cruciformia) verstärkt.

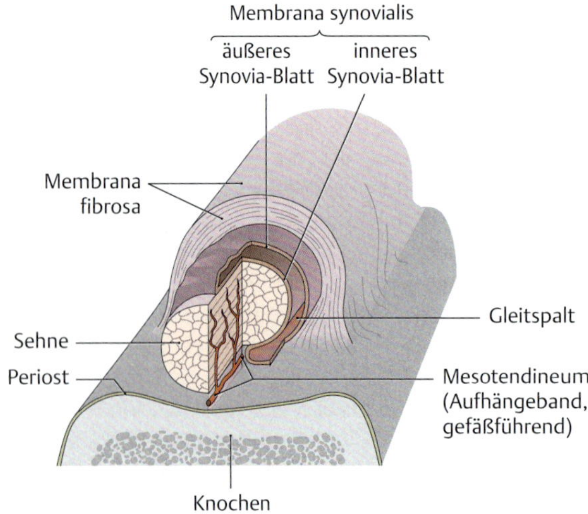

Abb. 5.17 Aufbau einer Sehnenscheide (Vagina synovialis). Das innere Blatt des Stratum synoviale ist fest mit der Sehne, das äußere mit der Membrana fibrosa der Sehnenscheide verwachsen. Der Gleitspalt zwischen beiden Blättern ist mit Synovia gefüllt. Über das Mesotendineum erreichen Gefäße die Sehne.

Das Stratum synoviale der Sehnenscheide besteht aus einem inneren (viszeralen) und einem äußeren (parietalen) Blatt, zwischen denen ein mit Synovia gefüllter Gleitspalt liegt. Während das äußere Blatt der Membrana fibrosa anliegt, überzieht das innere des Stratum synoviale die Sehne, mit der es fest verbunden ist. An einigen Stellen haben viszerales und parietales Blatt Kontakt miteinander und bilden ein *Aufhängeband* (Mesotendineum), über das Nerven und Gefäße an die Sehnen herantreten. An den Sehnenscheiden der Finger und Zehen ist das Mesotendineum auf wenige kurze Brücken reduziert (Vincula tendineum).

5.6.4 Schleimbeutel

Schleimbeutel (Bursae synoviales) sind unterschiedlich große, meist abgeplattete, beutelähnliche Strukturen, die ebenfalls Synovialflüssigkeit enthalten. Auch ihre Wände sind wie eine Gelenkkapsel aufgebaut: eine äußere Membrana fibrosa und eine innere Membrana synovialis, die an der Bildung der Synovia beteiligt ist. Schleimbeutel schützen v.a. Muskeln (z.B. Bursa subdeltoidea), Sehnen (z.B. Bursa subtendinea m. subscapularis), Faszien (Bursa subfascialis) und Hautregionen (Bursa subcutanea) gegen zu hohen Druck benachbarter knöcherner Strukturen (▶ Abb. 5.18). Darüber hinaus wirken sie wie ein Wasserkissen, das den Druck gleichmäßig verteilt und die Reibung herabsetzt. Am häufigsten treten Schleimbeutel im Ansatz- und Ursprungsbereich von Sehnen auf, in Gelenknähe kommunizieren sie gelegentlich mit der Gelenkhöhle in Form einer Ausstülpung bzw. eines Recessus. Bei starker mechanischer Anstrengung kann es zu einer Neubildung von Schleimbeuteln kommen.

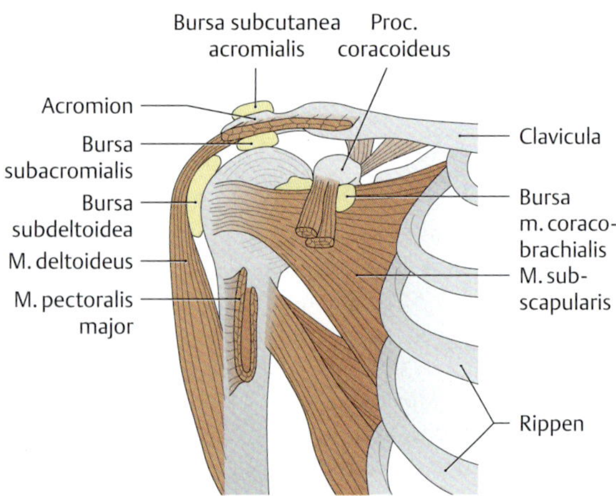

Abb. 5.18 Schleimbeutel (Bursae synoviales) im Bereich der Schulter. Rechte Schulter in der Ansicht von ventral, die Muskeln sind z. T. entfernt.

5.6.5 Sesambeine

Sesamknochen oder -beine (Ossa sesamoidea) sind in Sehnen eingelagerte Knochen. Sie können konstant ausgebildet sein, aber auch sehr variabel auftreten (Sehnen der Zehen und Fingermuskeln). Sie schützen die Sehnen vor zu großer Reibung; ihre funktionelle Bedeutung liegt jedoch v.a. in einer Verlängerung des wirksamen Hebelarmes eines Muskels und einer damit einhergehenden Kraftersparnis. Durch die Kniescheibe (Patella), das größte Sesambein des menschlichen Körpers, wird beim Stehen v.a. die Kraft reduziert, die der M. quadriceps femoris aufwenden muss, um im Kniegelenk zu strecken (▶ Abb. 5.19). Würde die Patella fehlen, müsste der M. quadriceps etwa 20% mehr Kraft aufbringen. Die Entstehung von Sesambeinen stellt eine funktionelle Anpassung im Bereich von Drucksehnen dar (S.85).

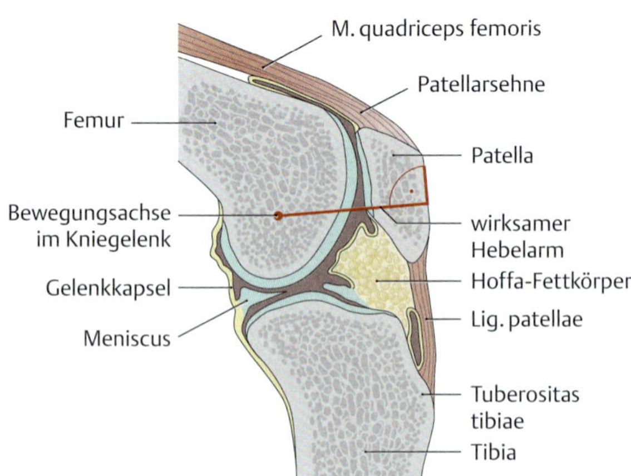

Abb. 5.19 Funktionelle Bedeutung eines Sesambeines. Sagittalschnitt durch das Kniegelenk. Der Hebelarm (Senkrechte von der Bewegungsachse auf die Ansatzsehne des M. quadriceps femoris) wird durch die Patella vergrößert.

Klinischer Bezug: Sehnenscheiden- und Schleimbeutelentzündung

Tendovaginitis (Sehnenscheidenentzündung): Sie ist fast immer die Folge einer Überbeanspruchung der Sehne, z. B. nach längeren ungewohnten Fußmärschen, v. a. aber nach Überlastung im Bereich der Hand. Diese meist abakteriellen Entzündungen sind äußerst schmerzhaft, so dass die Patienten jegliche Bewegung vermeiden. Die Ursache der Schmerzen ist eine entzündungsbedingte, z. T. stark verringerte Produktion von Synovia und eine damit verbundene zunehmende Reibung im synovialen Gleitspalt.

Tendovaginitis stenosans: Kommt es bei einer Entzündung, z. B. im Handbereich, zu einer lokalen Verdickung der Sehnenscheide, kann die Beweglichkeit der Sehnen in der Sehnenscheide behindert sein. Die häufig durchgeführte Ruhigstellung sollte immer nur sehr kurzfristig erfolgen, da es sehr leicht zum Verkleben der Sehne mit der Sehnenscheide kommt.

Schleimbeutelentzündung (Bursitis): Nach chronischen mechanischen Irritationen, z. B. durch knieende Tätigkeiten oder Abstützen des Ellenbogens auf dem Tisch, können hartnäckige Schleimbeutelentzündungen entstehen (v. a. an Knie und Ellenbogen). Aber auch Verletzungen mit nachfolgender Infektion können zu eitrigen Schleimbeutelentzündungen führen. Die Folge solcher *Bursitiden* sind fast immer Schwellung und Druckschmerzhaftigkeit, häufig verbunden mit einer lokalen Rötung und Überwärmung.

5.7 Allgemeine Muskelmechanik

Vereinfacht ausgedrückt hängt die Arbeit eines Muskels von seiner Kraftentfaltung und dem Ausmaß seiner Verkürzung ab (Arbeit = Kraft × Weg), d. h. *Hubkraft* und *Hubhöhe* charakterisieren die mechanischen Eigenschaften eines Muskels. Während die Hubkraft im Wesentlichen vom physiologischen Gesamtquerschnitt abhängt, bestimmt die Ausgangslänge der Muskelfasern die maximal mögliche Verkürzung, d. h. die Hubhöhe des Muskels. Darüber hinaus hat der *Fiederungswinkel* großen Einfluss sowohl auf die Muskelkraft als auch auf das Ausmaß der Verkürzung.

- *Hubkraft eines Muskels:* abhängig vom physiologischen Querschnitt und vom Fiederungswinkel
- *Hubhöhe (Verkürzung) eines Muskels*: abhängig von der Länge der Muskelfasern und vom Fiederungswinkel

5.7.1 Fiederungswinkel

Der Winkel, über den die Muskelfasern an der Sehne inserieren, wird als *Fiederungswinkel* (▸ Abb. 5.20) bezeichnet. Je größer der Fiederungswinkel ist, desto mehr Muskelfasern können bei gleicher Sehnenlänge an ihr ansetzen. Im Unterschied zum parallel faserigen Muskel, bei dem Muskel- und Sehnenfasern annähernd gleich verlaufen, ist der Verlauf von Muskel- und Sehnenfasern beim gefiederten Muskel unterschiedlichen, d. h. die Muskelfasern setzen schräg zur Zugrichtung des Muskels an. Dadurch wird nur ein Teil der Kontraktionskraft eines Muskels *(Muskelkraft)* in Zugrichtung der Sehne übertragen *(Sehnenkraft)*. Beim gefiederten Muskel ist die Sehnenkraft im Vergleich zur Muskelkraft daher umso geringer, je größer der Fiederungswinkel ist.

5.7.2 Muskelfaserquerschnitt und Fiederungswinkel

Der *anatomische Querschnitt* schneidet den Muskel definitionsgemäß an seiner dicksten Stelle (▸ Abb. 5.20). Davon zu unterscheiden ist der sog. *physiologische Querschnitt*. Er bezeichnet die Gesamtheit der Faserquerschnitte eines Muskels senkrecht zur Längsachse der Muskelfasern. Während bei annähernd parallelfaserigen Muskeln anatomischer und physiologischer Querschnitt nahezu gleich groß sind, ist bei gefiederten Muskeln der physiologische Querschnitt immer größer als der anatomische. Die Dicke der *einzelnen* Muskelfaser hängt davon ab, wie viele Myofibrillen in ihr stecken.

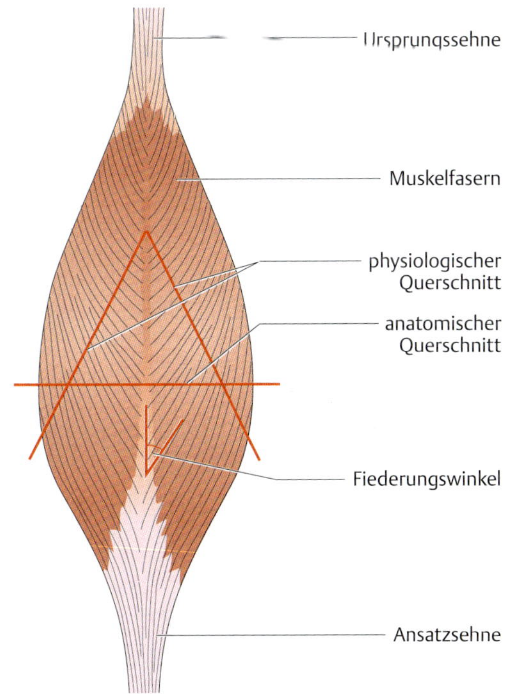

Abb. 5.20 Anatomischer und physiologischer Querschnitt. Während der anatomische Querschnitt den Muskel an seiner dicksten Stelle schneidet, verläuft der physiologische senkrecht zu den Muskelfaserquerschnitten.

5.7.3 Hubkraft und Fiederungswinkel

Da die Hubkraft eines Muskels u.a. von der Größe des Muskelfaserquerschnitts abhängt, liefert die Größe der Muskelfaserquerschnitte ein Maß für die *Hubkraft*. Die Kraft, die ein Muskel pro cm^2 Querschnittsfläche entwickelt, entspricht einer Gewichtskraft von etwa 5 kg (50 N). Für einen Muskel, wie z.B. den M. biceps brachii mit einer Querschnittsfläche von etwa 10 cm^2 bedeutet dies somit eine maximale Muskelkraft von 500 N. Da der Muskelfaserquerschnitt bei gefiederten Muskeln immer größer ist als bei parallel faserigen, sind gefiederte Muskeln, selbst wenn sie die gleiche Faserdicke haben wie parallel faserige, immer kräftiger als diese.

5.7.4 Hubhöhe und Fiederungswinkel

Die *Hubhöhe* (maximale Verkürzung) eines Muskels ist abhängig von der Ausgangslänge der Muskelfasern und vom Fiederungswinkel. Beim Vergleich der Sarkomerlänge eines stark gedehnten Muskels (ca. 3,6 µm) mit der Länge eines Sarkomers nach maximaler Verkürzung (ca. 1,5 µm) errechnet sich eine theoretische Verkürzung des Muskels von etwa 60 %. Unter physiologischen Bedingungen wird jedoch nur eine etwa 40 %ige Verkürzung erreicht, da die Dehnbarkeit und das Ausmaß der Verkürzung häufig eingeschränkt sind. Bei mittlerer Dehnung, d.h. bei optimaler Überlappung der Aktin- und Myosinfilamente eines Sarkomers, entwickelt ein Muskel die stärkste Kontraktionskraft. Aus diesem Grund führt eine mäßige Vordehnung der Muskeln zu einer starken Kraftentwicklung. Andererseits nimmt die Kraft eines Muskels nach starker Verkürzung deutlich ab.

Während beim parallel faserigen Muskel Hubhöhe und Ausmaß der Faserverkürzung nahezu identisch sind, ist beim gefiederten Muskel die Hubhöhe stets größer als die absolute Faserverkürzung. Das bedeutet, ein gefiederter Muskel arbeitet mit einem „*Weggewinn*".

5.7.5 Aktive und passive Muskelinsuffizienz

Unter aktiver Muskelinsuffizienz ist eine *ungenügende Verkürzbarkeit*, unter passiver Muskelinsuffizienz eine *ungenügende Dehnbarkeit* des Muskels zu verstehen.

Die Länge der Muskelfasern bei *eingelenkigen* Muskeln (Muskeln, die über ein Gelenk hinwegziehen) ist meist so bemessen, dass ihre maximale Verkürzung der maximal möglichen Annäherung der miteinander artikulierenden Knochen entspricht. Bei *mehrgelenkigen* Muskeln (Muskeln, die über mehrere Gelenke hinwegziehen) reicht die *Verkürzungs*möglichkeit manchmal nicht aus, um alle übersprungenen Gelenke in Endstellung zu bringen.

Andererseits lassen sich mehrgelenkige Muskeln meist auch nicht so stark dehnen, dass alle übersprungenen Gelenke durch die antagonistische Muskulatur in die jeweilige Endstellung gebracht werden können. So können sich z.B. die über das Knie- und Hüftgelenk hinwegziehenden ischiokruralen Muskeln (Mm. semimembranosus, semitendinosus und biceps femoris) bei gestrecktem Kniegelenk nicht in dem Maße dehnen, dass im Hüftgelenk eine maximale Beugung möglich wird (ungenügende Dehnbarkeit = passive Muskelinsuffizienz). Bei gestrecktem Hüftgelenk wiederum können sich die ischiokruralen Muskeln nicht so stark verkürzen, dass im Kniegelenk eine maximale Beugung durchgeführt werden kann (ungenügende Verkürzbarkeit = aktive Muskelinsuffizienz; ▶ Abb. 5.21**a–c**).

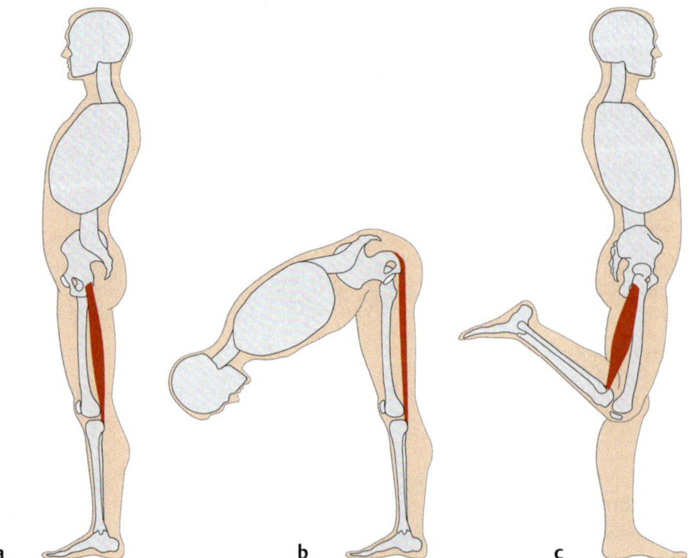

Abb. 5.21 a–c Passive und aktive Muskelinsuffizienz am Beispiel der ischiokruralen Muskulatur. a Die ischiokrurale Muskulatur verläuft vom Os ischii (Sitzbein) über das Hüftgelenk und das Kniegelenk zum Unterschenkel (Crus). **b** Passive Muskelinsuffizienz (ungenügende Dehnbarkeit). Bei gestrecktem Kniegelenk lassen sich die ischiokruralen Muskeln nicht in dem Maße dehnen, dass im Hüftgelenk eine maximale Beugung möglich wird. **c** Aktive Muskelinsuffizienz (ungenügende Verkürzbarkeit): Bei gestrecktem Hüftgelenk kann sich die ischiokrurale Muskulatur nicht so stark verkürzen, dass im Kniegelenk eine maximale Beugung durchgeführt werden kann (s. ▶ Abb. 4.16**b** u. **d**).

6 Funktionelle Anpassungsvorgänge

Die Fähigkeit, auf äußere Belastungen aktiv zu reagieren und sich der Beanspruchung funktionell anzupassen, ist eine Grundeigenschaft der Binde- und Stützgewebe und für das Verständnis des Bewegungssytems von grundlegender Bedeutung.

Funktionelle Anpassungsvorgänge der Binde- und Stützgewebe sind die Folge von Wechselbeziehungen zwischen der Struktur (Form bzw. Morphologie) und ihrer mechanischen Beanspruchung, d. h. der Einwirkung von äußeren mechanischen Kräften (Belastung). Eine sinnvolle Funktionsweise setzt daher fast immer eine entsprechende Konstruktion voraus (Beziehung von Form und Funktion).

Unter dem Einfluss der äußeren Belastung in Form von Druck-, Zug- und Scherkräften kommt es zu Beanspruchungen der Binde- und Stützgewebe, die sich als innere Kräfte bzw. *Spannungen* (z. B. Druck-, Zug- und Biegespannungen) äußern und zu daraus resultierenden Verformungen *(Deformationen)* der Gewebe führen. Diese Beanspruchungen haben sowohl Verschleiß als auch funktionelle Anpassungsvorgänge der Binde- und Stützgewebe zur Folge.

6.1 Funktionelle Anpassung von Knochen

6.1.1 Druck- und Zugspannung

Lamellärer Knochen besitzt aufgrund seiner mikroskopischen Struktur (z. B. Einlagerung von Mineralsalzen und Anordnung seiner kollagenen Fibrillen) eine große Zug- und Druck- und damit auch eine adäquate Biegefestig-

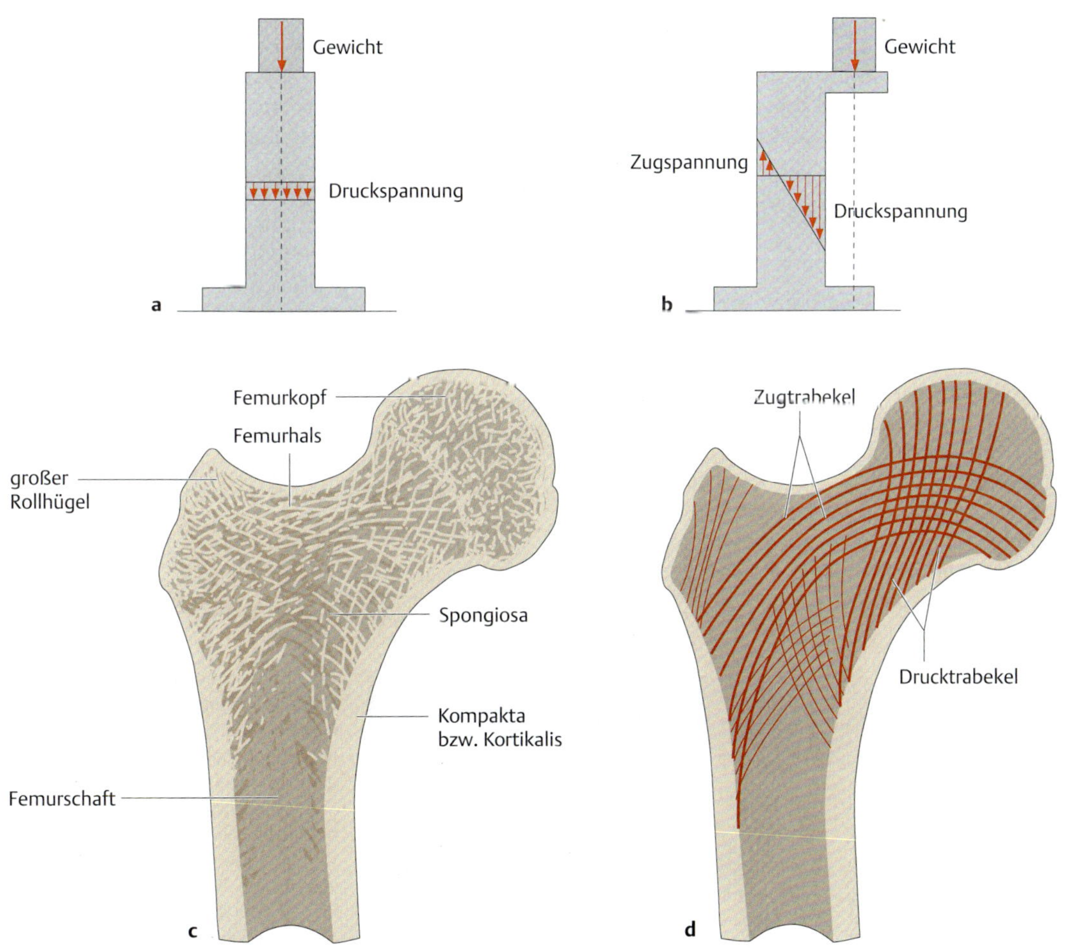

Abb. 6.1 a–d Druck- und Zugspannungen im Knochen. a Eine axiale (zentrische) Belastung eines Tragpfeilermodells führt zur reinen Druckbeanspruchung. **b** Eine nichtaxiale (exzentrische) Belastung führt zur Biegebeanspruchung (gleichzeitiges Auftreten von Druck- und Zugspannungen). **c** Frontaler Sägeschnitt durch einen proximalen Femur. Die Spongiosastruktur ist trabekulär angeordnet. **d** Schematischer Verlauf der Druck- und Zugtrabekel (nach Debrunner).

keit. Insgesamt resultiert daraus eine hohe Formfestigkeit (Formkonstanz). Da der Knochen recht starr und hart ist, lässt sich eine Deformierung mit bloßem Auge meist nicht feststellen, auf mikroskopischer Ebene ist sie jedoch durchaus vorhanden und wirksam. Um die Spannungen und den Kraftfluss innerhalb eines festen Körpers, wie z. B. eines Knochens, sichtbar zu machen, werden daher spannungsoptische Modelle aus Plexiglas verwendet. Die im Modell unter der Einwirkung äußerer Kräfte auftretenden Spannungen verändern die Lichtbrechungseigenschaften des Plexiglases und können mithilfe doppelbrechender Prismen sichtbar gemacht werden.

Eine ausschließlich axiale Belastung eines Tragpfeilermodells aus Plexiglas ergibt beispielsweise eine gleichmäßige, über den gesamten Querschnitt verteilte Druckbeanspruchung, deren Summe gleich der zu tragenden Last ist (▶ Abb. 6.1**a**). Erfolgt die Belastung jedoch nicht axial (zentrisch), sondern exzentrisch, entsteht eine Biegebeanspruchung. Das bedeutet, es treten sowohl Druck- als auch Zugspannungen auf (▶ Abb. 6.1**b**), wobei die Druckspannungen auf der der Kraft zugewandten und Zugspannungen auf der der Kraft abgewandten Seite auftreten. Obwohl die Summe dieser Kräfte gleich ist, sind die Spannungen am Rand des Tragpfeilers um ein Vielfaches höher als bei ausschließlich axialer Belastung.

6.1.2 Ausrichtung der Spongiosatrabekel

Knochengewebe kann sich der einwirkenden Belastung (z. B. Biegebeanspruchung eines Röhrenknochens) durch Menge und Verteilung der Substantia compacta und der Substantia spongiosa sowie durch Ausrichtung der Spongiosatrabekel funktionell anpassen (▶ Abb. 6.1**c**). Dies bedeutet, die Knochensubstanz ist überall so angeordnet, dass mit dem geringsten Materialaufwand die einwirkenden Kräfte bestmöglich aufgefangen werden können. Dieses *ökonomische Bauprinzip* besagt, dass mit einem Minimum an Material ein Maximum an Festigkeit erzielt wird *(Maximum-Minimum-Gesetz)*.

Die materialsparende Konstruktion eines Röhrenknochens, die hauptsächlich auf Biegung beansprucht wird, findet hier ihre Erklärung: An den Stellen, an denen die Spannungen hoch sind, befindet sich Kortikalis bzw. Kompakta; dort, wo sie gering sind, liegt die Markhöhle. In ähnlicher Weise richtet sich im epiphysennahen Bereich der Röhrenknochen die Spongiosastruktur entsprechend der Spannungslinien aus (▶ Abb. 6.1**d**). Das bedeutet, die Spongiosatrabekel verlaufen in der Weise, dass sie ausschließlich auf Druck oder Zug beansprucht werden (Zug- und Drucktrabekel). Die Drucktrabekel verlaufen in Richtung der auftretenden Druckspannungen, die Zugtrabekel hingegen in Richtung der auftretenden Zugspannungen. Hierbei kreuzen sich Druck- und Zugtrabekel rechtwinklig.

Bei normalem Schenkelhalswinkel (Coxa norma) wird das proximale Femurende auf Biegung beansprucht, d. h. die Zugtrabekel ziehen auf der lateralen Seite bogenförmig nach kranial-medial und kreuzen die Drucktrabekel, die senkrecht von der Gelenkfläche kommen und entlang der medialen Kortikalis nach kaudal verlaufen, im rechten Winkel (▶ Abb. 6.1**a** u. ▶ Abb. 6.2**a**). Bei verkleinertem Schenkelhalswinkel (Coxa vara) ist die Biegebeanspruchung größer als bei normalem Schenkelhalswinkel, und den vermehrten Zugspannungen entsprechen stärker ausgebildete Zugtrabekel (▶ Abb. 6.2**b**). Bei vergrößertem Schenkelhalswinkel (Coxa valga) wird der Schenkelhals überwiegend auf Druck beansprucht. Dementsprechend befinden sich an der medialen Seite fast ausschließlich kräftige Bündel von Drucktrabekeln (▶ Abb. 6.2**c**).

Ändert sich beispielsweise die Gestalt eines Knochens im Verlauf des Wachstums, durch operative Eingriffe oder nach Frakturen, lässt sich nach einiger Zeit innerhalb der Spongiosa ein Umbau beobachten. Dabei passen sich die Spongiosatrabekel der neuen Beanspruchung an (z. B. infolge der physiologischen Verkleinerung des Schenkelhalswinkels: bei Geburt 150 °; nach Abschluss des Wachstums 126 °).

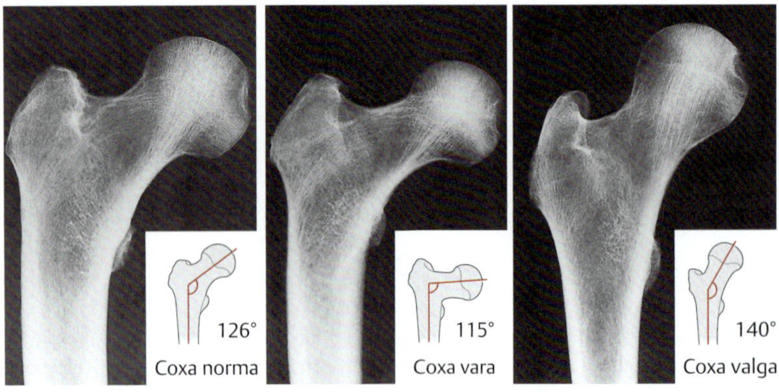

Abb. 6.2 a–c Verlauf der Zug- und Drucktrabekel bei unterschiedlichem Schenkelhalswinkel eines proximalen Femurs (Röntgenaufnahmen im sagittalen Strahlengang). **a** Normaler Schenkelhalswinkel (Coxa norma), normale Biegebeanspruchung. **b** Verkleinerter Schenkelhalswinkel (Coxa vara); erhöhte Biegebeanspruchung mit vermehrten Zugspannungen führt zur stärkeren Ausbildung von Zugtrabekeln. **c** Vergrößerter Schenkelhalswinkel (Coxa valga); erhöhte Druckbeanspruchung mit vermehrten Druckspannungen führt zur verstärkten Ausbildung von Drucktrabekeln.

6.1.3 Zuggurtungsprinzip

Die Biegebeanspruchung eines Röhrenknochens kann durch verschiedene Möglichkeiten der Entlastung (z. B. Zuggurtungsprinzip) in physiologischen Bereichen gehalten werden. Die Herabsetzung einer Biegebeanspruchung lässt sich z. B. durch Muskel- und Faszienzüge realisieren, so dass vor allem die langen Röhrenknochen der Extremitäten hauptsächlich axial auf Druck beansprucht und Biegekräfte weitgehend ausgeschaltet werden. Eine Zuggurtung stellt also ein zugfestes System dar, das die asymmetrische Belastung ausgleicht und als Gegenkraft die Biegebeanspruchung in eine axiale Druckkraft umwandelt (▶ Abb. 6.3**a**).

Ein Beispiel hierfür ist der Tractus iliotibialis, der am Femur die durch die Körperlast hervorgerufene Biegebeanspruchung in der Frontalebene reduziert (▶ Abb. 6.3**b**). Der Tractus iliotibialis (S. 276) ist eine Faszienverstärkung der Fascia lata des Oberschenkels und verläuft lateral von der Außenseite der Beckenschaufel hinunter zur seitlichen Tibiafläche. Am Fuß haben die auf der Fußsohle verlaufenden Muskeln und Bandstrukturen nicht nur die Funktion, die Fußwölbung zu verspannen, sondern auch die Biegebeanspruchung der Mittelfußknochen durch Zuggurtung herabzusetzen. Kommt es aufgrund einer insuffizienten Verspannung durch Ermüdung der kurzen Fußmuskeln zu einer erhöhten Biegebeanspruchung der Mittelfußknochen, können sie brechen. Die Folge sind *Marschfrakturen* (S. 347).

6.2 Funktionelle Anpassung von Sehnengewebe

Funktionelle Anpassungsvorgänge am Sehnengewebe lassen sich morphologisch am Beispiel von Gleitsehnen demonstrieren. Werden Sehnen nicht auf Zug, sondern auf Druck belastet, handelt es sich um Druck- oder Gleitsehnen. Ändert eine Sehne im Bereich eines Knochenvorsprungs (Hypomochlion bzw. Widerlager) ihren Verlauf, wird sie auf ihrer dem Knochen zugewandten Seite auf Druck beansprucht (▶ Abb. 6.4**a–c**). Die Druckbeanspruchung führt zu einer funktionellen Anpassung des Sehnengewebes, und es bildet sich ein faserknorpeliges Gewebe mit einem deutlich höheren Gehalt an Glykosaminoglykanen in der Extrazellulärmatrix. Das faserknorpelige Material im Bereich der Auflagefläche ist nicht vaskularisiert und wird ausschließlich per diffusionem ernährt. Kommt es im weiteren Verlauf zu einer Mineralisierung der extrazellulären Matrix mit nachfolgender Knochenbildung, entsteht ein Sesamknochen (z. B. Os peroneum in der Ansatzsehne des M. fibularis longus).

Infolge einer vermehrten Druckbeanspruchung im Gleitsehnenbereich entstehen jedoch häufig durch ungünstige metabolische Verhältnisse degenerative Veränderungen mit ausgedehnten Kalkansammlungen. Dadurch verdickt sich die Sehne in diesem Bereich. Durch ungünstige räumliche Verhältnisse bei Verlagerung der Sehne können starke Schmerzen hervorgerufen werden (▶ Kap. 9, Supraspinatussyndrom, S. 199).

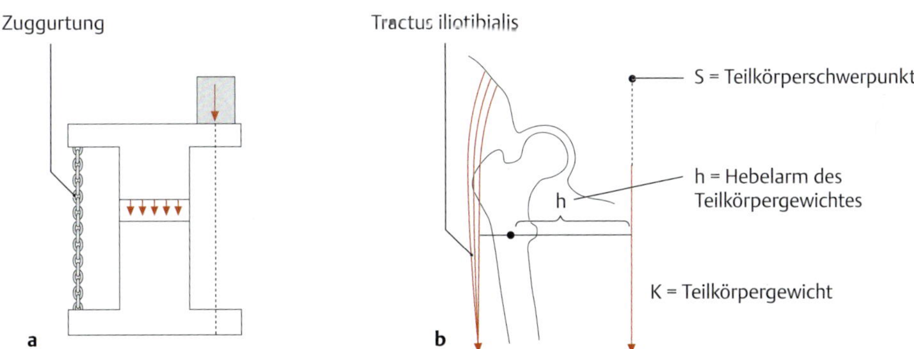

Abb. 6.3 a u. b Zuggurtungsprinzip nach Pauwels. a Im Tragpfeilermodell kann die Biegebeanspruchung auf der der Biegekraft entgegen gesetzten Seite durch ein zugfestes System (Kette) herabgesetzt werden. Es resultiert eine reine Druckbeanspruchung. **b** Am Femur übernimmt der Tractus iliotibialis, eine Verstärkung der lateralen Oberschenkelfaszie, die Funktion des zugfesten Systems. Es resultiert eine Entlastung des Femur mit reduzierter Biegebeanspruchung.

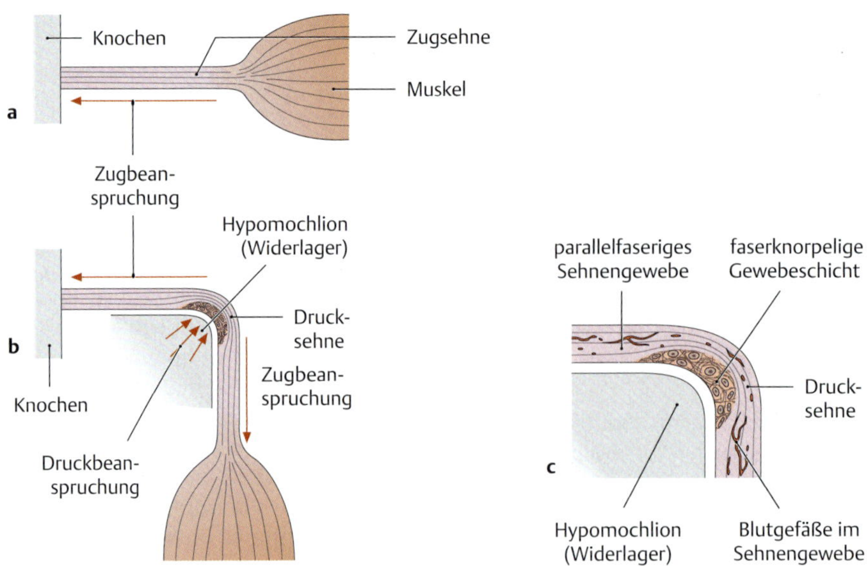

Abb. 6.4 a–c Druck- und Zugsehnen. a Zugsehnen werden auf Zug beansprucht und bestehen aus straffem parallel faserigem Bindegewebe. **b** Drucksehnen werden auf Druck beansprucht und bestehen auf der dem Hypomochlion anliegenden Seite aus Faserknorpel. **c** Ausschnitt aus Abb. b: Das faserknorpelige Gewebe im Drucksehnenbereich ist im Gegensatz zum straffen Bindegewebe einer Zugsehne nicht vaskularisiert.

6.3 Funktionelle Anpassung der Skelettmuskulatur

Neben den Binde- und Stützgeweben besitzt auch Muskelgewebe eine hohe funktionelle Anpassungsfähigkeit. Langfristig erhöhte oder verringerte Inanspruchnahme der Skelettmuskulatur führt beispielsweise zu Veränderungen auf molekularer und zellulärer Ebene. Hierbei stehen v. a. Auswirkungen kontraktiler Aktivität und mechanischer Belastung im Vordergrund. So wird z. B. der Mitochondriengehalt von Skelettmuskelfasern maßgeblich durch die kontraktile Aktivität beeinflusst. Wenig aktive Muskeln haben einen geringeren Mitochondriengehalt als aktive. Dagegen erhöht Ausdauertraining den Mitochondriengehalt.

Bei starker bzw. vermehrter Muskeltätigkeit (z. B. durch sportliche Aktivität) *hypertrophiert* der Muskel. Dabei verdicken sich die einzelnen Muskelfasern als Folge einer Vermehrung des Sarkoplasmas durch Zunahme der Myofibrillenanzahl bei konstanter Faserzahl. Der auslösende Reiz hierfür ist eine maximale isometrische Kontraktion (Kraft gegen Widerstand ohne Bewegung).

Bei geringer Beanspruchung oder bei Verletzung der zuführenden Nerven kommt es zur *Atrophie des Muskels*. Durch die Reduktion der Myofibrillenanzahl nimmt der Querschnitt der Muskelfasern und damit auch der messbare Umfang des Muskels stark ab. Auch die Schonung eines Gelenks aufgrund von Schmerzen oder die erzwungene Ruhigstellung während einer Frakturheilung führen sehr schnell zu einer ausgeprägten Muskelatrophie *(Inaktivitätsatrophie)*. Eine im Vergleich mit der gesunden Gegenseite gefundene Differenz bei der Muskelumfangmessung kann daher eines der ersten Zeichen einer Gelenkerkrankung sein.

Bei fehlender Innervation kann der Muskel nicht mehr auf natürliche Weise zur Kontraktion gebracht werden *(schlaffe Lähmung)*. Unterbleibt eine Reinnervation, verschwindet der kontraktile Apparat innerhalb weniger Monate vollständig, und nur die bindegewebigen Hüllen bleiben übrig.

7 Bauplan des menschlichen Körpers; Achsen, Ebenen und Orientierungsbezeichnungen

7.1 Bauplan des menschlichen Körpers

Der menschlichen Körper lässt sich sowohl nach topographischen (Abschnitte und Regionen) als auch nach funktionellen Gesichtspunkten (Apparate und Organsysteme) gliedern.

Bei der Beschreibung der ***Körperabschnitte*** werden folgende Teile des Körpers (Partes corporis) unterschieden:

- **Caput (Kopf)**
- **Collum (Hals)**
- **Truncus (Rumpf)**
  - Thorax (Brust
  - Abdomen (Bauch)
  - Pelvis (Becken)
- **Membrum superius (obere Extremität)**
  - Cingulum membri superius (Schultergürtel)
  - Pars libera membri superioris (freie obere Gliedmaße)
- **Membrum Inferius (untere Extremität)**
  - Cingulum membri inferius (Beckengürtel)
  - Pars libera membri inferius (freie unteres Gliedmaße)

Den einzelnen Körperteilen lassen sich topografische Regionen zuordnen, z.B. Regiones capitis (Kopfregionen), die wiederum aus einzelnen Regionen bestehen: Z.B. Regio frontalis (Stirngegend), Regio occipitalis (Region über dem Hinterhauptsbein), Regio auricularis (Ohrregion) etc.

Obere und untere Extremität bestehen jeweils aus einem Gürtel (Schulter- und Beckengürtel) und einer freien Gliedmaße. Der Schultergürtel (Cingulum membri superioris) setzt sich aus dem Schulterblatt (Scapula) und dem Schlüsselbein (Clavicula) zusammen und ist über das Sternoklavikulargelenk (Art. sternoclavicularis) beweglich mit dem Rumpf verbunden. Der Beckengürtel (Cingulum membri inferius) besteht aus den beiden Hüftbeinen (Ossa coxae) und ist über das Iliosakralgelenk (Art. sacroiliaca) fest in das Rumpfskelett eingebaut.

An den jeweiligen freien oberen und unteren Gliedmaßen (Pars libera membri superius und inferius) werden ein Oberarm (Brachium) bzw. Oberschenkel (Femur), ein Unterarm (Antebrachium) bzw. Unterschenkel (Crus) sowie Hand (Manus) bzw. Fuß (Pes) unterschieden.

Funktionell lässt sich der menschliche Körper in verschiedene Organsysteme bzw. Apparate gliedern:

- **Bewegungssystem**
  - Skelett, Gelenke und Bandverbindungen (passiver Anteil)
  - Quergestreifte Skelettmuskulatur (aktiver Anteil)
- **Eingeweide**
  - Herz-Kreislaufsystem
  - Hämolymphatisches System
  - Endokrines System
  - Atmungssystem
  - Verdauungssystem
  - Harnsystem
  - Männliches und weibliches Genitalsystem
- **Kommunikationsapparat**
  - Zentrales und peripheres Nervensystem
  - Sinnesorgane
- **Haut- und Hautanhangsgebilde**

Hauptaufgaben des Bewegungssystems sind, die aufrechte Haltung (Achsenskelett = Wirbelsäule und Becken) zu gewährleisten und die Fortbewegung (untere Extremitäten) sowie die Halte- und Greiffunktionen (obere Extremitäten) zu unterstützen.

Vor allem am Rumpf ist an einigen Stellen noch eine Gliederung in hintereinander liegende, gleich gebaute Segmente zu erkennen (Metamerie). Diese primär segmental angeordneten Körperabschnitte gehen auf die Ursegmente (Somiten) früher Entwicklungsstadien zurück. Beim Erwachsenen ist eine metamere Anordnung noch bei der Gliederung der Wirbelsäule, dem Aufbau des Brustkorbs, der Nervenversorgung der Haut (Dermatome) sowie der Gliederung einiger Rumpfmuskeln (z.B. Interkostal- und autochthone Rückenmuskulatur, hier vor allem z.B. die Mm. intertransversarii und Mm. rotatores) sichtbar.

Organe bzw. Organsysteme sind topografisch in sog. serösen Körperhöhlen bzw. Bindegewebsräumen eingebettet. Eine seröse Höhle ist ein allseits geschlossener Spaltraum, der von einer spiegelnd glatten Haut (Serosa) ausgekleidet ist und eine geringe Menge Flüssigkeit enthält. Die Serosa besteht aus zwei meist aufeinanderliegenden Blättern (die beiden Blätter müssen nicht immer direkten Kontakt haben, z.B. in der Bauchhöhle): Die Lamina visceralis liegt den Organen direkt auf, die Lamina parietalis kleidet die Wand der serösen Höhle aus (s. ▶ Abb. 7.1)

Folgende topografische Körperhöhlen, seröse Höhlen und Bindegewebsräume werden unterschieden:

- **Topografische Höhle** / **Darin liegende seröse Höhle**

Topografische Höhle	Darin liegende seröse Höhle
Cavitas thoracis (Brusthöhle)	Cavitas pleuralis (Pleurahöhle) Cavitas pericardiaca (Herzbeutelhöhle)
Cavitas abdominalis (Bauchhöhle)	Cavitas peritonealis abdominis* (Peritonealhöhle des Bauches)
Cavitas pelvis (Beckenhöhle)	Cavitas peritonealis pelvis* (Peritonealhöhle des Beckens)

- **Bindegewebsräume**
  - Raum zwischen mittlerem und tiefen Blatt der Fascia cervicalis
  - Mediastinum (Mittelfellraum)

- Spatium extraperitoneale (Extraperitonealraum) mit:
  - Spatium retroperitoneale (Retrpperitonealraum)
  - Spatiumsubperitoneale (Subperitonealraum)

* Beachte: Die Peritonealhöhlen von Bauch und Becken stehen miteinander in Verbindung

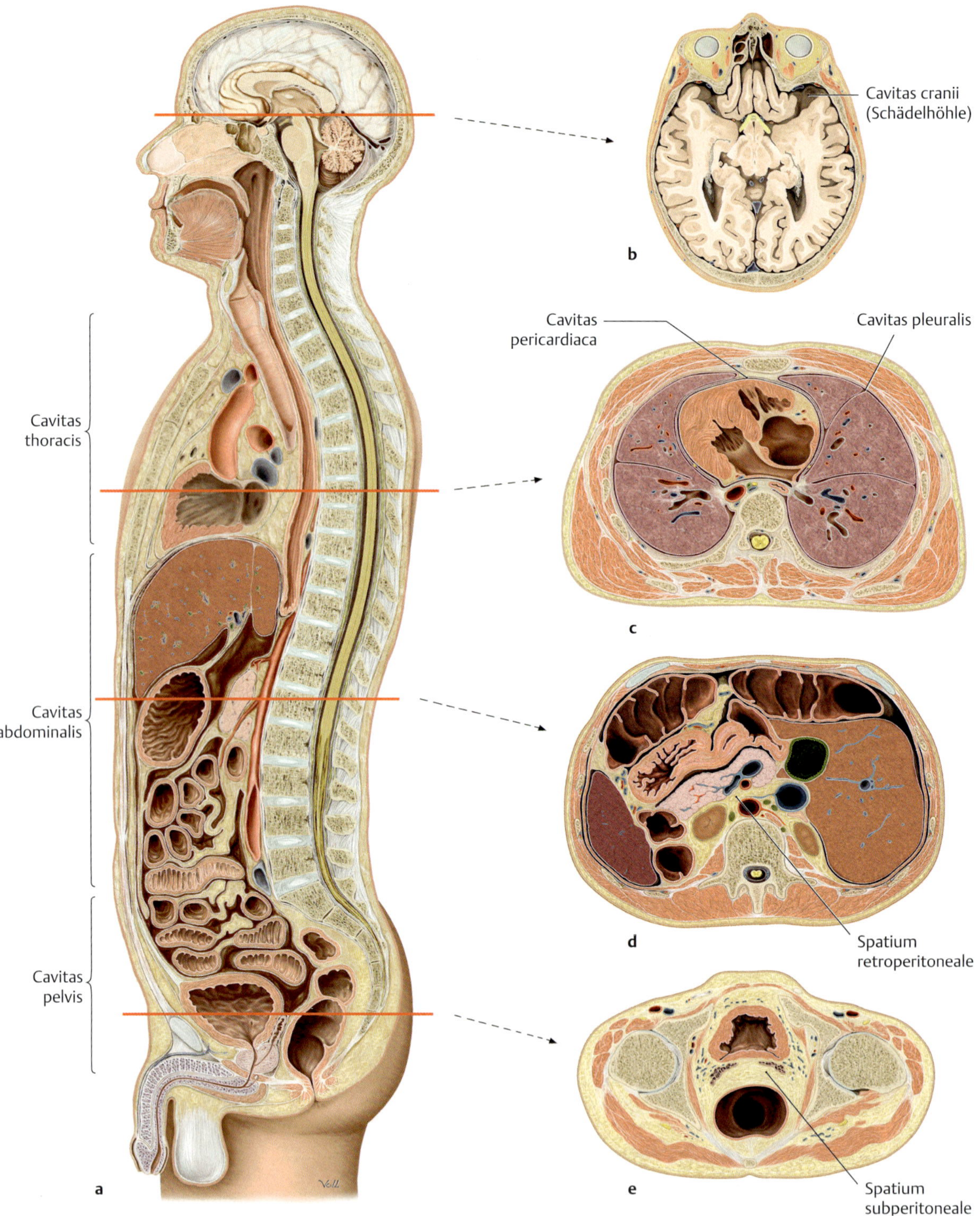

Abb. 7.1a–e Unterschiedliche Schnittebenen durch den Körper. **a** Mediansagittalschnitt; **b** Transversalschnitt auf Höhe des Kopfes; **c** Transversalschnitt durch den Thorax; **d** Transversalschnitt durch das Abdomen; **e** Transversalschnitt durch das kleine Becken.

7.2 Körperproportionen

Der Körperbau und die Gestalt des menschlichen Körpers werden durch zahlreiche variable Größen beeinflusst, wie z. B. Alter, Geschlecht, Körpergröße, Gewicht und ethnische Faktoren.

In jedem Alter bestehen zwischen den einzelnen Regionen, Gliedern und Organen des Körpers bestimmte Größenbeziehungen (Proportionen), d. h. sie wachsen mit unterschiedlicher Geschwindigkeit. Derartige Proportionsänderungen sind – ebenso wie in der pränatalen Periode – vor allem im Säuglings- und Kleinkindesalter besonders ausgeprägt.

7.2.1 Körperlängen

Während die Kopfhöhe bei Embryonen am Ende des 2. Monats etwa die Hälfte der Körperlänge ausmacht (▶ Abb. 7.2**a**), misst sie bei Neugeborenen etwa ein Viertel beim 6-jährigen Kind ein Sechstel und beim Erwachsenen ein Achtel der gesamten Körperlänge. Die Beschleunigung des Extremitätenwachstums bedingt beim Neugeborenen eine Verschiebung des Nabels von der Körpermitte nach oben. Die Mitte der Gesamtkörperlänge liegt beim Erwachsenen etwa auf Höhe der Schambeinfuge, d. h. Ober- und Unterlänge stehen im Verhältnis 1 : 1 (▶ Abb. 7.2**b**). Von der Oberlänge entfallen ein Fünftel auf das Becken und jeweils 2 Fünftel auf den Brustkorb und auf Kopf und Halswirbelsäule. Die Unterlänge teilt sich im Kniegelenkspalt 1 : 1 in Oberschenkel- zu Unterschenkellänge plus Ferse.

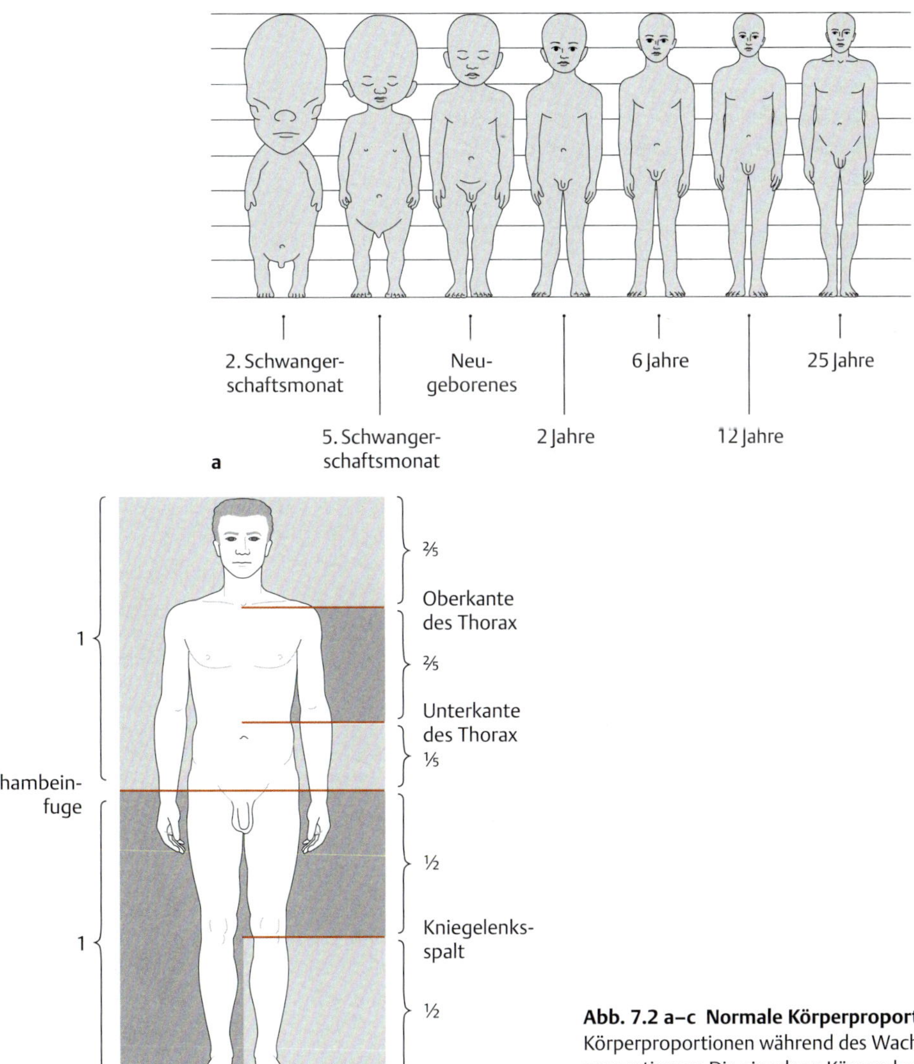

Abb. 7.2 a–c Normale Körperproportionen. a Änderung der Körperproportionen während des Wachstums. **b** Normale Körperproportionen: Die einzelnen Körperabschnitte stehen in bestimmten Verhältnissen zur Gesamtkörperlänge.

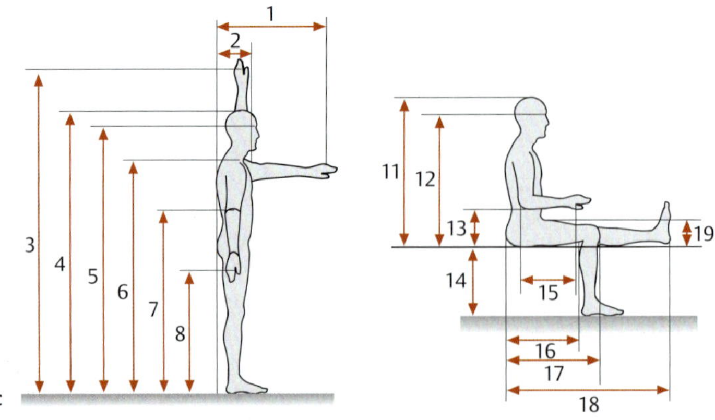

Abmessungen (in cm) (Punkte 9, 10 sowie 20 u. 21 nicht dargestellt)	Perzentile männlich 5.	50.	95.	weiblich 5.	50.	95.
1 Reichweite nach vorn	68,5	74,0	81,5	62,5	69,0	75,0
2 Körpertiefe	26,0	28,5	38,0	24,5	29,0	34,5
3 Reichweite nach oben (beidarmig)	197,5	207,5	220,5	184,0	194,5	202,5
4 Körperhöhe	165,0	175,0	185,5	153,5	162,5	172,0
5 Augenhöhe	153,0	163,0	173,5	143,0	151,5	160,5
6 Schulterhöhe	134,5	145,0	155,0	126,0	134,5	142,5
7 Ellenbogenhöhe über der Standfläche	102,5	110,0	117,5	96,0	102,0	108,0
8 Höhe der Hand über der Standfläche	73,0	76,5	82,5	67,0	71,5	76,0
9 Schulterbreite	44,0	48,0	52,5	39,5	43,5	48,5
10 Hüftbreite, stehend	34,0	36,0	38,5	34,0	36,5	40,0
11 Körpersitzhöhe (Stammlänge)	85,5	91,0	96,5	81,0	86,0	91,0
12 Augenhöhe im Sitzen	74,0	79,5	85,5	70,5	75,5	80,5
13 Ellenbogenhöhe über der Sitzfläche	21,0	24,0	28,5	18,5	23,0	27,5
14 Länge der Unterschenkelhöhe mit Fuß (Sitzflächenhöhe)	41,0	45,0	49,0	37,5	41,5	45,0
15 Ellenbogen-Griffachsen-Abstand	32,5	35,0	39,0	29,5	31,5	35,0
16 Sitztiefe	45,0	49,5	54,0	43,5	48,5	53,0
17 Gesäß-Knie-Länge	56,5	61,0	65,5	54,5	59,0	64,0
18 Gesäß-Bein-Länge	96,5	104,5	114,0	92,5	99,0	105,5
19 Oberschenkelhöhe	13,0	15,0	18,0	12,5	14,5	17,5
20 Breite über die Ellenbogen	41,5	48,0	55,5	39,5	48,5	55,5
21 Hüftbreite, sitzend	35,0	37,5	42,0	36,0	39,0	46,0

Abb. 7.2 a–c Fortsetzung. c Ausgewählte Körpermaße des stehenden und sitzenden Menschen (unbekleidet, Altersgruppe 18-65 Jahre) nach DIN 33402-2. Der jeweilige Perzentilwert gibt an, wie viel Prozent der Menschen in einer Bevölkerungsgruppe (in diesem Fall alle in Deutschland Wohnhaften, also inklusive Migranten in den Jahren 1999-2002), bezogen auf ein bestimmtes Körpermaße, kleiner sind als der jeweils angegebene Wert. Beispielsweise liegt das 95. Perzentil der Körperhöhe von 18- bis 65-jährigen Männern bei 185,5 cm. Dies besagt, dass 95 % dieser Bevölkerungsgruppe kleiner und 5 % größer sind als 185,5 cm. (**c** aus: Ergonomie – Körpermaße des Menschen – Teil 2: Werte. Beuth, Berlin 2005)

7.2.2 Körperbreiten

Beim Erwachsenen ist der Abstand zwischen rechtem und linkem Trochanter major und der frontotransversale Brustkorbdurchmesser auf Achselhöhe gleich breit Der Abstand zwischen den Hüftgelenken ist halb so groß wie der Schultergelenksabstand.

7.2.3 Körpertiefen

Fußlänge, sagittotransversaler Thoraxdurchmesser auf Achselhöhe und Kopftiefe sind gleich.

7.3 Anatomische Normalstellung, Körperebenen und -achsen

7.3.1 Anatomische Normalstellung

Die anatomische Normalstellung (Neutral- oder Nullstellung, s. S. 64) des menschlichen Körpers ist der aufrechte Stand mit geschlossenen Füßen: Der Fuß steht rechtwinkelig zur Tibiaschaftachse, das Gesicht zeigt nach vorne, die Arme hängen mit nach innen gerichteten Handflächen, die Daumen zeigen nach vorne (▶ Abb. 7.3**a**). Auf diese Stellung beziehen sich die Definitionen und Beschreibungen der Körperebenen und -achsen. Die Bewegungen der meisten Gelenke des Körpers werden danach bestimmt und gemessen (Neutral-Null-Methode, s. S. 64).

Beim Stehen in aufrechter und symmetrischer Haltung des Körpers wird die Körperlast zu gleichen Teilen von beiden Füßen getragen, das Schwerelot verläuft in der Medianebene des Körpers durch den Körperschwerpunkt, der etwas vor und unterhalb des Promontoriums auf Höhe des 2. Sakralwirbels liegt (▶ Abb. 7.3**a**). In der Ansicht von lateral trifft das Schwerelot auf den äußeren Gehörgang, den Dens axis des 2. Halswirbels, die anatomisch-funktionellen Übergänge der Wirbelsäule, den Körperschwerpunkt sowie auf die Hüft-, Knie- und Sprunggelenke (▶ Abb. 7.3**b**).

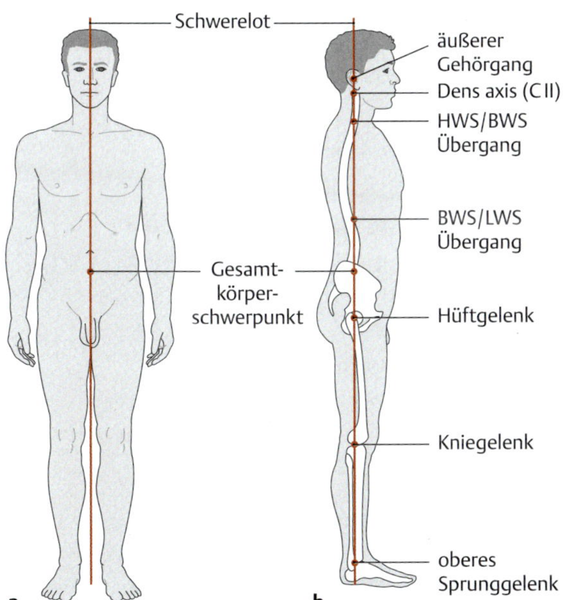

Abb. 7.3 a u. b Anatomische Normalstellung in Bezug auf das Schwerelot. a Ansicht von vorne. Das Schwerelot verläuft in der Medianebene durch den Gesamtkörperschwerpunkt unterhalb des Promontoriums auf Höhe des 2. Sakralwirbels. **b** Ansicht von lateral. Im Schwerelot liegen der äußere Gehörgang, der Dens axis des 2. Halswirbels, die anatomisch-funktionellen Übergänge der Wirbelsäule, der Gesamtkörperschwerpunkt sowie die Hüft-, Knie- und Sprunggelenke (nach Kummer). In der Physiotherapie wird die Stützfunktion der Beine im Stand wie folgt beschrieben: Das Lot verläuft in einer Frontalebene, die durch die Hüftgelenke geht, etwas hinter den Kniegelenken liegt und die Füße am höchsten Punkt der Längswölbung schneidet. Der Quadrizeps arbeitet damit gegen die Schwerkraft funktionell als „Flexionsverhinderer".

7.3.2 Körperebenen und -achsen

Durch den menschlichen Körper lassen sich beliebig viele Achsen und Ebenen legen. Es werden jedoch meist *3 Hauptebenen* und *3 Hauptachsen* definiert, die senkrecht aufeinander stehen und die 3 Raumkoordinaten angeben (▶ Abb. 7.4). Die 3 **Hauptebenen** sind:

- *Sagittalebene:* Alle vertikalen Ebenen, die parallel zur *Sagittalnaht* (Sutura sagittalis) des Schädels ausgerichtet sind und im Stand von ventral nach dorsal verlaufen. Die vertikale Ebene, die den Körper in 2 seitengleiche Hälften teilt, wird als *Medianebene* bzw. *Mediansagittalebene* bezeichnet.
- *Frontalebene (koronare Ebene):* Alle parallel zur Stirn (Frons) bzw. Kranznaht (Sutura coronalis) des Schädels ausgerichteten Ebenen, die im Stand vertikal von einer zur anderen Körperseite verlaufen.

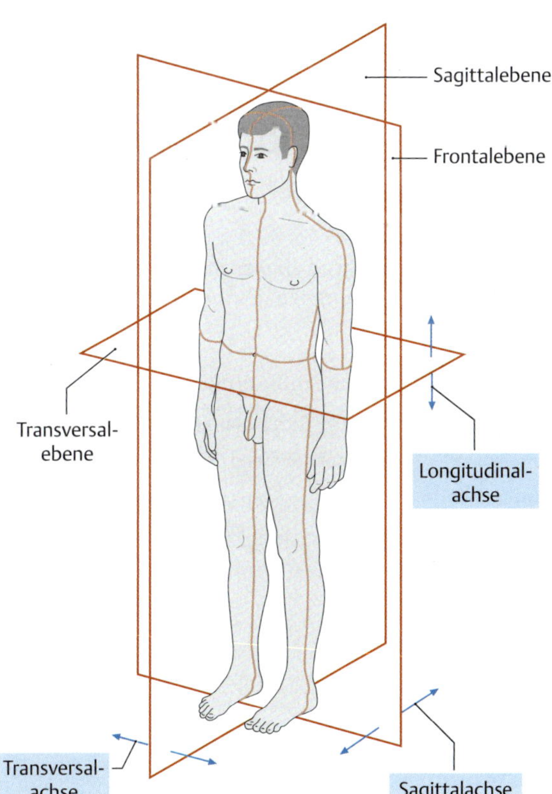

Abb. 7.4 Hauptachsen und Hauptebenen am menschlichen Körper. Erläuterungen s. Text.

- *Transversalebene:* Alle, bezogen auf den Stand horizontal verlaufenden Querschnittsebenen, die den Körper in einen oberen (kranialen) und einen unteren (kaudalen) Abschnitt teilen. Diese Ebene verläuft senkrecht zur Körperlängsachse.

Bezogen auf die 3 Hauptebenen des Körpers lassen sich 3 **Hauptachsen** definieren, die im rechten Winkel zueinander stehen und jeweils im Schnittpunkt zweier Ebenen liegen:

- *Längsachse* (Vertikal- oder Longitudinalachse): Sie verläuft bei aufrechtem Stand in kranial-kaudaler Richtung und steht senkrecht zur Unterlage. Sie wird auch als *sagittofrontale* bzw. *frontosagittale* Achse bezeichnet, da sie im Schnittpunkt von Frontal- und Sagittalebene liegt.
- *Pfeilachse* (Sagittalachse): Sie verläuft in ventral-dorsaler Richtung von der Vorder- zur Hinterfläche des Körper bzw. umgekehrt und steht senkrecht zu den beiden vorher genannten Achsen. Aufgrund ihrer Lage im Schnittpunkt von Sagittal- und Transversalebene wird sie auch als *sagittotransversale* bzw. *transversosagittale* Achse bezeichnet.
- *Querachse* (Transversal- oder Horizontalachse): Sie erstreckt sich von links nach rechts bzw. von rechts nach links und steht senkrecht auf der Längsachse. Da sie im Schnittpunkt von Frontal- und Transversalebene liegt, wird sie auch *frontotransversale* bzw. *transversofrontale Achse* genannt.

7.4 Lage- und Richtungsbezeichnungen

Die in ▶Tab. 7.1 und ▶Tab. 7.2 aufgeführten Lage- und Richtungsbezeichnungen dienen der genauen Beschreibung der Lage von Bauteilen des menschlichen Körpers.

Tab. 7.1 Lage- und Richtungsbezeichnungen am Stamm

Fachterminus	Deutsche Bezeichnung
kranial	zum Kopf gehörend (kopfwärts gelegen)
kaudal	zum Steiß gelegen (schwanzwärts gelegen)
ventral	bauchwärts gelegen
dorsal	rückenwärts gelegen
superior	der Obere
inferior	der Untere
anterior	der Vordere
posterior	der Hintere
medius	der Mittlere
transversus	der Quere
flexor	der Beuger

Tab. 7.1 Fortsetzung.

Fachterminus	Deutsche Bezeichnung
extensor	der Strecker
axial	auf die Achse bezogen, zur Achse gehörend
longitudinal	längs verlaufend
transversal	quer zur Achse liegend
horizontal	waagerecht gelegen
vertikal	senkrecht gelegen
medial	zur Medianebene hin
lateral	von der Medianebene weg
median	in der Medianebene
intermedius	dazwischen liegend
zentral	zum Inneren des Körpers hin
peripher	zur Oberfläche des Körpers hin
profundus	tief gelegen
superficial	oberflächlich gelegen
externus	außen gelegen
internus	innen gelegen
apikal	zur Spitze gehörend (spitzenwärts)
basal	zur Basis gehörend (basalwärts gelegen)
dexter	rechts
sinister	links
okzipital	zum Hinterhaupt gehörend
temporal	zur Schläfe hin
sagittal	in Richtung der Pfeilnaht liegend
koronal	in Richtung der Kranznaht liegend (zur Krone gehörend)
rostral	schnabel-(schnauzen-)wärts gelegen
frontal	zur Stirn hin
basilar	zur Schädelbasis gehörend

Tab. 7.2 Lagen- und Richtungsbezeichnungen an den Extremitäten

Fachterminus	Deutsche Bezeichnung
proximal	zum Rumpf hin (rumpfnah)
distal	zum Ende der Gliedmaßen hin (rumpffern)
radial	zum Radius hin
ulnar	zur Ulna hin
tibial	zur Tibia hin
fibular	zur Fibula hin
palmar (volar)	zur Handfläche (Hohlhand) hin
plantar	zur Fußsohle hin
dorsal	zum Hand- bzw. Fußrücken hin

8 Rumpf

8.1 Überblick

Der Übergang zum aufrechten Gang hat für die Gestalt des menschlichen Körpers einen ausgeprägten Wandel zur Folge. Der Rumpf (Truncus), der sich senkrecht über die unteren Gliedmaßen erhebt, wird Träger des Kopfes und der oberen Gliedmaßen. Dadurch werden die unteren Extremitäten zu Fortbewegungsorganen, die oberen Extremitäten hingegen zu wichtigen „Werkzeugen" mit Greif- und Tastfunktionen.

Mit der Aufrichtung des Rumpfes bilden sich die für den Menschen typischen Krümmungen der Wirbelsäule und die Verbreiterung der Hüftbeine (Ossa coxae) aus. Die Wirbelsäule wird – im Gegensatz zur Brückenbogenkonstruktion bei den Affen – zur federnden Säule, die die Rumpfmasse über die Stützfläche der Füße bringt. Infolge der aufrechten Haltung tragen nunmehr die stark verbreiterten Beckenschaufeln die ganze Last der Eingeweide.

Durch Schulter- und Beckengürtel sind die oberen und unteren freien Gliedmaßen mit dem Rumpfskelett verbunden (► Abb. 8.1). Zum *Rumpfskelett* werden Wirbelsäule und Brustkorb gezählt, der aus Rippen und Brustbein besteht. Die Rippen (sog. Viszeralspangen) verlaufen von der Wirbelsäule aus nach vorne und bilden die knöcherne Grundlage der *Brusthöhle (Cavitas thoracis)*. Nach unten schließt sich die *Bauchhöhle (Abdomen)* an, die durch das

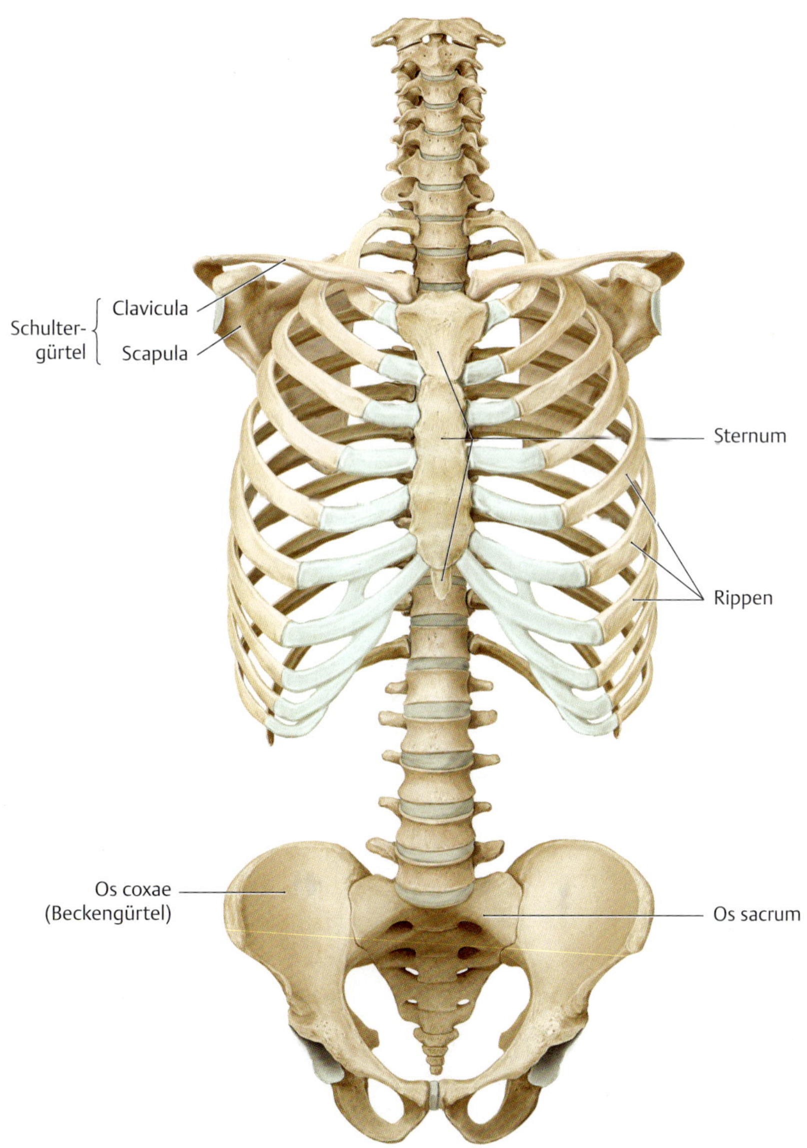

Abb. 8.1 Rumpfskelett mit Schulter- und Beckengürtel, Ansicht von vorne.

Zwerchfell (Diaphragma) vollständig von der Brusthöhle getrennt ist. Der untere Abschnitt des Rumpfes, der von Teilen der Bauchwand und von Teilen der unteren Extremitäten (Beckengürtel) aufgebaut wird, kann als *Beckenhöhle (Cavitas pelvis)* abgegrenzt werden. Ihre untere Begrenzung bildet die Beckenbodenmuskulatur. Die Rumpfwand umschließt den Brust- und Bauchraum und ist primär segmental gegliedert (Metamerie der Leibeswand). Aus topografischen Gründen unterscheidet man eine vordere, eine seitliche und eine hintere Brust- und Bauchwand. Als *Rücken* wird die dorsale Leibeswand bezeichnet, die sich vom Hinterhaupt bis zur Steißbeinspitze erstreckt.

8.2 Rumpfskelett

8.2.1 Wirbelsäule (Columna vertebralis)

Aufbau der Wirbelsäule

Die Wirbelsäule (Columna vertebralis) bildet das Achsenskelett des Rumpfes und besteht aus einzelnen Wirbeln, die durch Gelenke, Bänder und Zwischenwirbelscheiben miteinander in Verbindung stehen und eine funktionelle Einheit bilden. Sie ist kennzeichnendes Baumerkmal aller Wirbeltiere (Vertebrata) und ersetzt den in der frü-

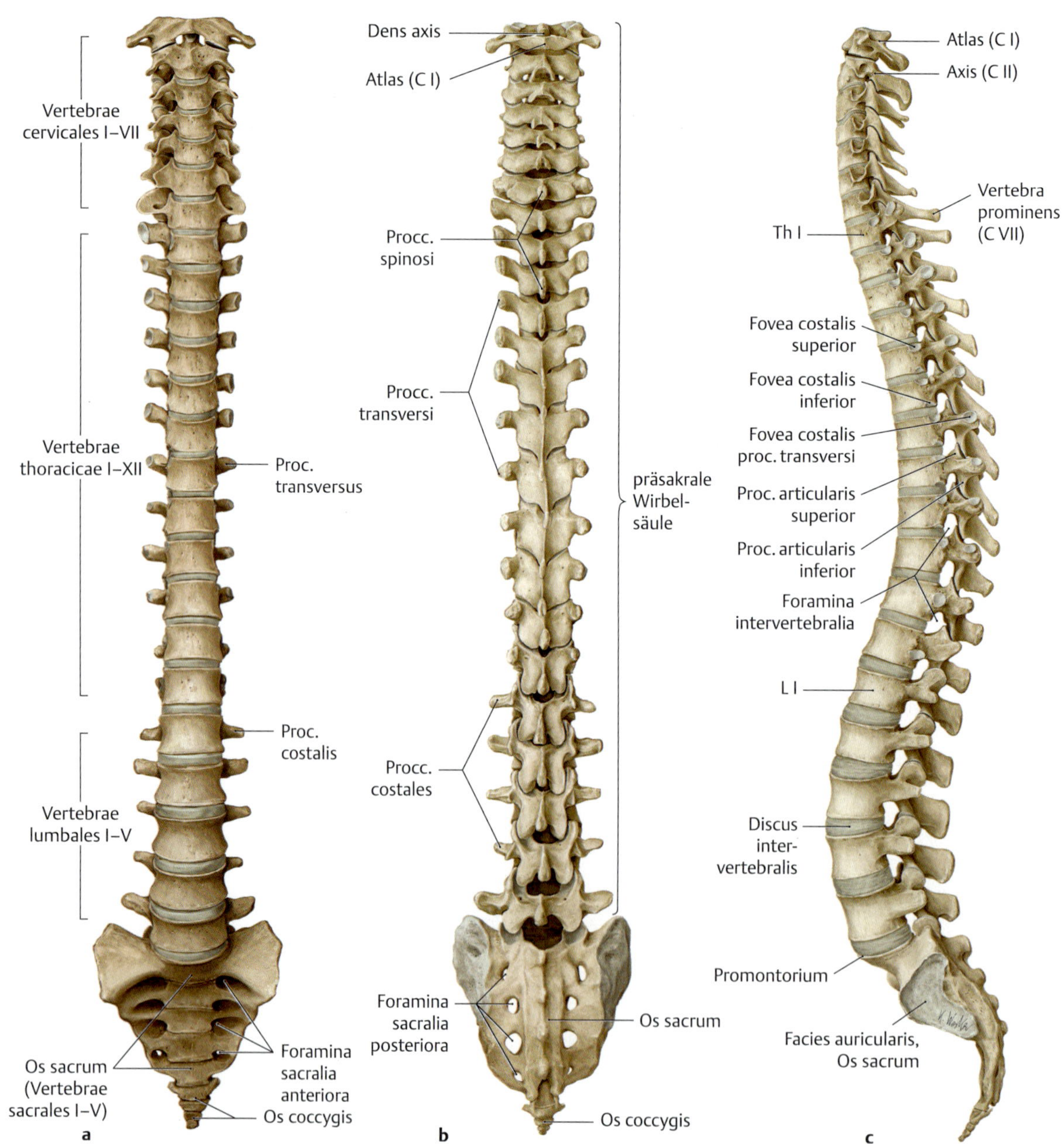

Abb. 8.2 a–c Knöcherne Wirbelsäule. a Ansicht von ventral; **b** von dorsal; **c** von lateral.

hen Embryonalzeit gebildeten primären Achsenstab, die Chorda dorsalis (▶ Abb. 1.4).

Normalerweise setzt sich die Wirbelsäule des Menschen aus 32-33 Wirbeln zusammen, wobei sich folgende Wirbel bzw. Wirbelsäulenregionen unterscheiden lassen (▶ Abb. 8.2**a**):

- 7 Halswirbel (Vertebrae cervicales I-VII) – Halswirbelsäule
- 12 Brustwirbel (Vertebrae thoracicae I-XII) – Brustwirbelsäule – präsakrale Wirbelsäule
- 5 Lendenwirbel (Vertebrae lumbales I-V) – Lendenwirbelsäule
- 5 Kreuzbeinwirbel (Vertebrae sacrales I-V) – Kreuzbein (Os sacrum)
- 3-4 Steißbeinwirbel (Vertebrae coccygeae) – Steißbein (Os coccygis)

Die Kreuzbeinwirbel sind beim Erwachsenen zu einem einheitlichen Knochen, dem *Kreuzbein* synostotisch verschmolzen. An das Kreuzbein schließt sich kaudal das aus 3–4 Wirbelrudimenten bestehende *Steißbein* (Os coccygis) an. Innerhalb der Wirbelsäule wird der oberhalb des Kreuzbeins liegende Abschnitt als freie oder *präsakrale Wirbelsäule* bezeichnet (▶ Abb. 8.2**b**). Sie besteht aus insgesamt 24 präsakralen Wirbeln, die untereinander frei beweglich sind.

Länge der Wirbelsäule

Die Länge der freien Wirbelsäule beträgt beim erwachsenen Menschen etwa 35% der Körperlänge (55–63 cm). Hierbei entfallen etwa 11–14 cm auf die HWS, 27–30 cm auf die BWS und 17–19 cm auf die LWS. Unter dem Einfluss der zunehmenden Belastung durch das Körpergewicht werden die Wirbelkörper und die Zwischenwirbelscheiben von kranial nach kaudal breiter und höher. Insgesamt machen die 23 Zwischenwirbelscheiben zusammen etwa ein Viertel der Gesamtlänge der freien Wirbelsäule aus. Dabei ist eine Bandscheibe innerhalb der HWS etwa 3 mm, innerhalb der BWS etwa 5 mm und innerhalb der LWS etwa 9 mm hoch (S. 107).

Beim älteren Menschen nimmt die Länge der Wirbelsäule ab, wobei die Verkürzung vom 50. bis zum 90. Lebensjahr bis zu 7 cm betragen kann. Die Ursache ist eine Höhenabnahme der Bandscheiben infolge degenerativer Veränderungen. Durch eine Verstärkung der Krümmungen der Wirbelsäule kann im Alter die Körpergröße zusätzlich abnehmen. Nach längerem Stehen kann die Wirbelsäulenlänge aufgrund eines belastungsbedingten Flüssigkeitsverlustes der Bandscheiben bis zu 3 cm geringer sein.

Krümmungen der Wirbelsäule

Beim Erwachsenen ist die Wirbelsäule bei aufrechter Körperhaltung in der Sagittalebene doppelt s-förmig gekrümmt (▶ Abb. 8.2**b**), eine Folge der Anpassung an die zweibeinige und aufrechte Fortbewegung des Menschen. Die *ventral* konvex gekrümmten Abschnitte werden als *Lordosen* (Hals- und Lendenlordose) und die *dorsal* konvex gekrümmten Abschnitte als *Kyphosen* (Brust- und Sakralkyphose) bezeichnet. Im Einzelnen werden von kranial nach kaudal folgende Krümmungen unterschieden (▶ Abb. 8.2**b** u. ▶ Abb. 8.3**b**):

- Halslordose
- Brustkyphose
- Lendenlordose
- Sakralkyphose

Das Bauprinzip entspricht einer Bogen-Sehnen-Konstruktion, wobei im mittleren Rumpfbereich die kyphotisch gekrümmte Brustwirbelsäule (BWS) den Bogen, die schrägen und geraden Bauchmuskeln die verspannende Sehne darstellen. Die lordotisch gekrümmten Abschnitte der Hals- und Lendenwirbelsäule (HWS und LWS) werden hingegen von den dorsal liegenden autochthonen Rückenmuskeln verspannt (s. ▶ Abb. 8.28).

Die 4 genannten, charakteristischen Krümmungen der erwachsenen Wirbelsäule sind beim Neugeborenen nur teilweise vorhanden. Sie entwickeln sich erst im Verlauf des postnatalen Lebens. Eine ähnliche Umgestaltung der Wirbelsäule vollzieht sich auch innerhalb der phylogentischen Entwicklung von der quadrupeden zur bipeden Fortbewegungsweise. Durch die gekrümmte Haltung des Fetus während der Schwangerschaft weist das Neugeborene eine „kyphosierte" Wirbelsäule (▶ Abb. 8.3**a**) ohne lordotische Streckung von HWS und LWS auf.

Zunächst entsteht unter Mitwirkung der kräftiger werdenden Nackenmuskulatur die Halslordose zur Balance des Kopfes und im weiteren Verlauf – mit dem Erlernen des Sitzens, Stehens und Gehens – entwickelt sich auch die Lendenlordose. Diese verstärkt sich, bis die Beine in den Hüftgelenken durchgestreckt werden können, wird aber erst zur Zeit der Pubertät endgültig fixiert.

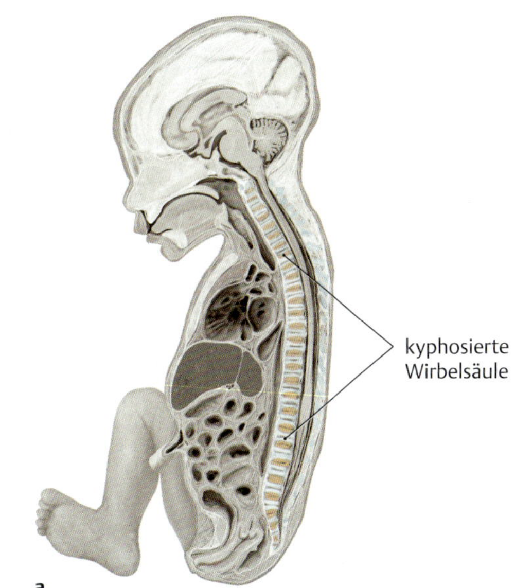

Abb. 8.3 a u. b Median-Sagittal-Schnitt durch Kopf, Hals und Rumpf. a Neugeborenes (nach Rohen, Yokochi, Lütjen-Drecoll).

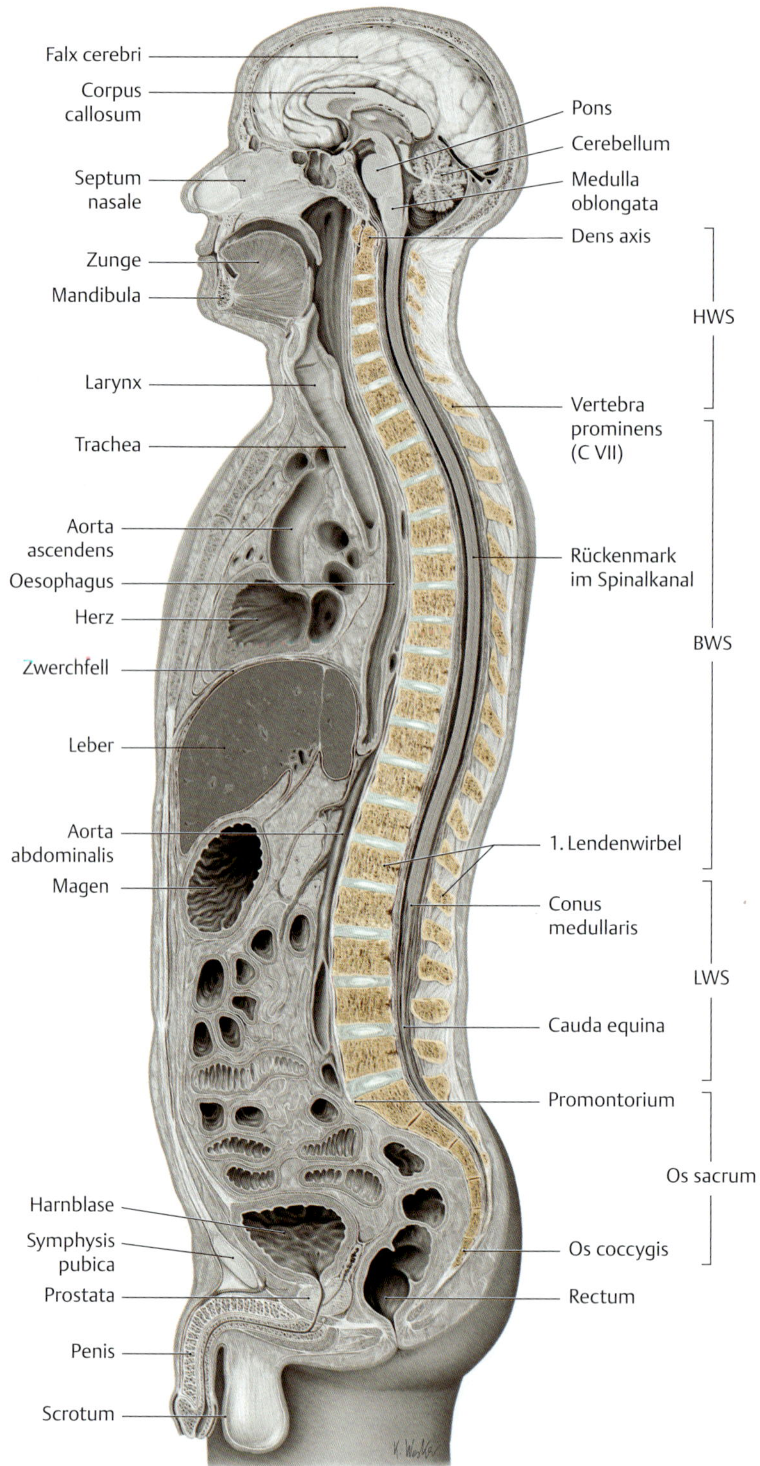

Abb. 8.3 a u. b Fortsetzung. b Erwachsener.

Geringgradige seitliche Krümmungen der Wirbelsäule in der Frontalebene – häufig im Bereich des 3.–7. Brustwirbels – sind physiologisch *(skoliotische Fehlhaltung)*. Sie müssen von den pathologischen Krümmungen, den *strukturellen Skoliosen*, unterschieden werden, die im Gegensatz zur skoliotischen Fehlhaltung immer fixiert sind und bei denen regelmäßig eine gleichzeitige Torsion der Wirbel untereinander zu beobachten ist (s. Klinischer Bezug, S. 97 sowie ▶ Abb. 8.5).

Der unterste Teil der Wirbelsäule, das Kreuzbein (Os sacrum), nimmt als fest eingefügter Bestandteil des Beckenrings nicht vollständig an der Aufrichtung teil. Die Folge ist eine charakteristische scharfe Abknickung am Übergang zwischen freier Wirbelsäule und Kreuzbein auf Höhe des *Promontoriums* (= Discus intervertebralis zwischen dem 5. Lendenwirbel und dem Os sacrum; ▶ Abb. 8.4). Diese zugleich am weitesten in den Beckeneingang vorspringende, keilförmige präsakrale Zwischenwirbelscheibe bestimmt den *Lumbosakralwinkel* (▶ Abb. 8.4). Dabei handelt es sich um den Neigungswinkel zwischen den Achsen des 5. Lendenwirbels und des 1. Kreuzbeinwirbels. Der Winkel bildet sich erst nach der Geburt aus und erreicht seine endgültige Größe am Ende des 2. Lebensjahres. Er beträgt durchschnittlich 143°, schwankt jedoch zwischen 120° und 160°.

Als *Sakralwinkel* wird der Winkel zwischen der Horizontalen und der nach kranial gerichteten Fläche des Os sacrum bezeichnet. Er beträgt im Durchschnitt etwa 30° (▶ Abb. 8.4).

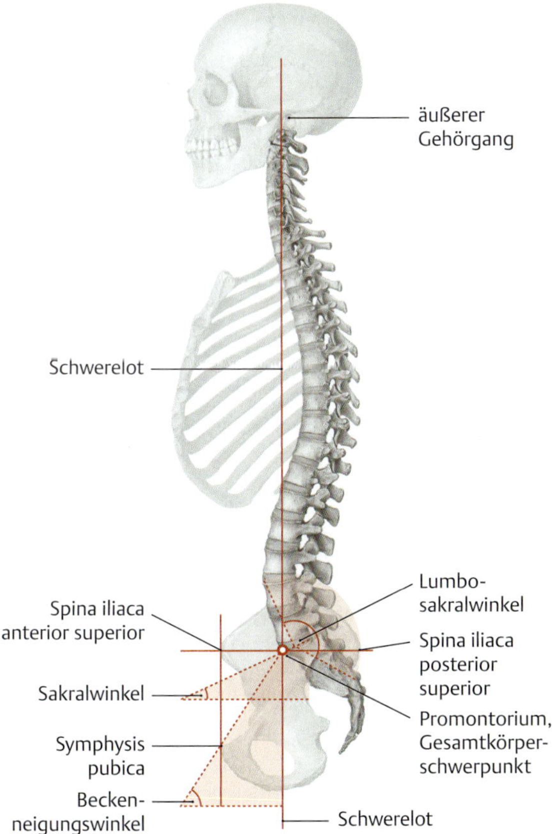

Abb. 8.4 Rumpfskelett mit Kopf und Beckengürtel, Ansicht von links. Bei der *aktiven Haltung* (*Brust raus, Bauch rein*) ist das Becken so ausgerichtet, dass der vordere obere Darmbeinstachel (Spina iliaca anterior superior) und der hintere obere Darmbeinstachel (Spina iliaca posterior superior) auf einer Horizontalen und der vordere obere Darmbeinstachel und der Oberrand der Symphyse auf einer Senkrechten liegen. Der Gesamtkörperschwerpunkt liegt unmittelbar vor dem Promontorium.

Der *Beckenneigungswinkel* (Inclinatio pelvis) schließlich bezeichnet den Winkel zwischen der Beckeneingangsebene (Verbindung Promontorium – Oberrand Symphyse) und der Horizontalen. Er beträgt bei aufrechter Haltung etwa 60° (▶ Abb. 8.4) und vergrößert bzw. verkleinert sich bei Kippung des Beckens nach vorne bzw. nach hinten (▶ Abb. 8.56).

Der 5. Lendenwirbel ist keilförmig und dadurch vorne höher als hinten. Entwicklungsgeschichtlich gesehen besitzt er eine „unruhige" Position, da der Gesamtkörperschwerpunkt beim aufrecht stehenden Menschen unmittelbar vor dem Promontorium (▶ Abb. 8.4) liegt. Durch die auftretenden starken Schubkräfte besteht die Gefahr, dass der Wirbel nach ventral abrutscht. Dies wird zum Teil durch die nahezu frontal ausgerichteten Gelenkfortsätze zwischen dem 5. Lendenwirbel und dem 1. Sakralwirbel verhindert. In 5–8% der Fälle ist die Einbeziehung des 1. Kreuzbeinwirbels in die Lendenwirbelsäule (*Lumbalisation*) zu beobachten, die dadurch 6 Wirbel aufweist. Verschmilzt hingegen der 5. Lendenwirbel synostotisch mit dem 1. Kreuzbeinwirbel, wird dies als *Sakralisation* bezeichnet, die jedoch häufig nicht vollständig und nur einseitig auftritt.

Klinischer Bezug: Skoliosen

Grundsätzlich werden fixierte, also nicht reversible, seitliche Verkrümmungen der Wirbelsäule (sog. strukturelle Skoliosen) von nicht fixierten, funktionellen Skoliosen (sog. Haltungsskoliosen) unterschieden. Innerhalb der strukturellen Skoliosen dominieren idiopathische Skoliosen, die vor allem im Wachstumsalter problematisch sind und in der Regel progredient verlaufen. Bei den Haltungsskoliosen dominieren vor allem statische Skoliosen infolge einer Beckenschiefstellung, bei der in der Regel die Wirbel untereinander keine Torsion aufweisen.

Idiopathische Skoliosen: 90% aller Skoliosen sind *idiopathisch, d. h. ihre Ursache ist nicht bekannt*. Sie sind typischerweise rechtskonvex und auf Höhe des 8./9. Thorakalwirbels lokalisiert (▶ Abb. 8.5**a–c**). Davon betroffen sind v. a. Mädchen zwischen dem 10. und 15. Lebensjahr. Die seitliche Verkrümmung geht schon früh mit einer Torsion der Wirbelkörper einher und führt daher auch zu einer entsprechenden Verbiegung des Rippenthorax. Die Thoraxdeformität lässt sich besonders beim Vornüberneigen deutlich als Rippenbuckel auf der Konvexseite der Skoliose erkennen und kann bei starker Ausprägung die Lungenfunktion und sogar die Herzaktion erheblich in Mitleidenschaft ziehen.

Statische Skoliosen: Hier liegt die Ursache häufig in einer *Schiefstellung des Beckens*, wie sie z. B. durch unterschiedliche Beinlängen, angeborene Hüftluxationen oder Beckenasymmetrien zustande kommt.

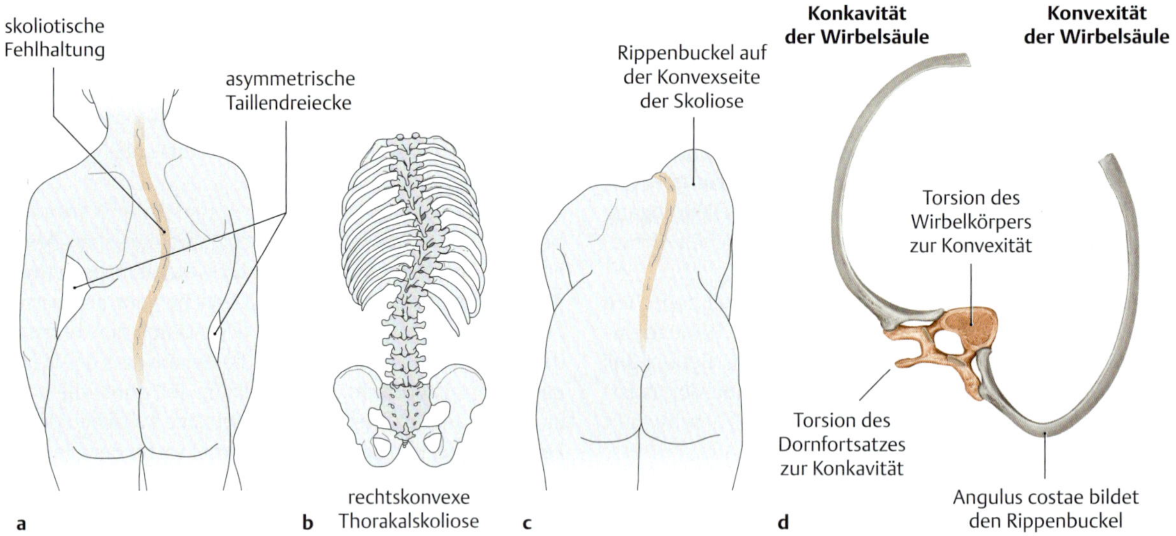

Abb. 8.5 a–d Seitliche Verkrümmung der Wirbelsäule (Skoliose). a u. **b** Ansicht von dorsal; die Skoliose kommt am häufigsten als rechts-konvexe Verkrümmung der Wirbelsäule auf Höhe des 8./9. Brustwirbels vor (**b**) und äußert sich in einer typischen Fehlhaltung beim aufrechten Stehen (**a**). **c** u. **d** Beim Vornüberneigen entsteht bei der rechtskonvexen Verkrümmung der Wirbelsäule ein typischer Rippenbucken auf der Konvexseite der Skoliose (**c**). Ursache hierfür ist, dass sich, aufgrund der Torsion der Wirbelkörper, auch die jeweils angrenzenden Rippen in einer Fehlstellung befinden (**d**, Ansicht von kranial).

Grundform eines Wirbels

Die ursprünglich einheitliche Wirbelsäulenanlage entwickelt sich in den einzelnen Regionen der Wirbelsäule unterschiedlich. Nach Wachstumsabschluss weisen die Wirbel jeweils charakteristische Merkmale auf. Alle Wirbel – mit Ausnahme des 1. Halswirbels *(Atlas)* – folgen jedoch einem gleichen Grundbauplan und setzen sich aus folgenden Bauelementen zusammen (▶ Abb. 8.6):

- 1 Wirbelkörper (Corpus vertebrae)
- 1 Wirbelbogen (Arcus vertebrae)
- 1 Dornfortsatz (Proc. spinosus)
- 2 Querfortsätze (Procc. transversi)
- 4 Gelenkfortsätze (Procc. articulares)

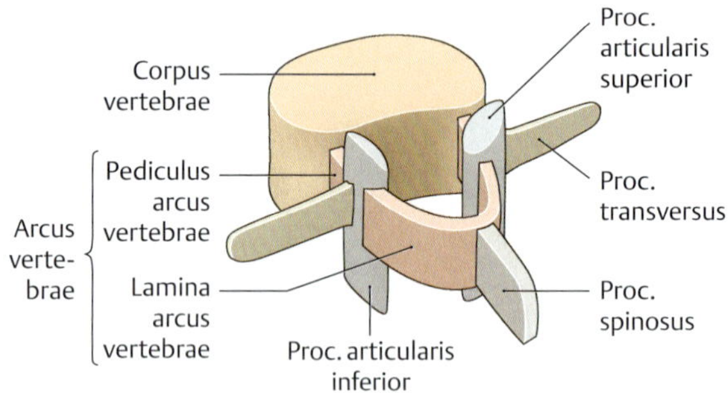

Abb. 8.6 Bauelemente eines Wirbels.

Wirbelkörper und Wirbelbogen umschließen das Wirbelloch (Foramen vertebrale). Die Gesamtheit der Wirbellöcher bildet den Wirbelkanal (Canalis vertebralis), in dem neben dem Rückenmark und seinen Hüllen (Rückenmarkshäute) auch die Wurzeln der Rückenmarksnerven (Spinalwurzeln) sowie Venengeflechte liegen. Der Wirbelkanal beginnt am Hinterhauptsloch (Foramen magnum) und endet am *Hiatus sacralis* des Kreuzbeins (s. ▶ Abb. 8.11**b** und ▶ Abb. 8.11**c**).

Der zylinderförmige Wirbelkörper besteht im Inneren aus spongiösem Knochen sowie einer kranialen und einer kaudalen Fläche aus kompaktem Knochen (Deck- und Bodenplatte), die mit Ausnahme einer Randzone (knöcherne Randleiste) von einer hyalinknorpeligen Abschlussschicht bedeckt ist. Der hufeisenförmige Wirbelbogen besteht aus 2 nahezu symmetrischen Hälften, deren hintere Anteile (Laminae arcus vertebrae) miteinander verwachsen sind und in den Dornfortsatz übergehen.

Nach vorne ist der Wirbelbogen über seine Stiele (Pediculi arcus vertebrae) mit der Rückseite des Wirbelkörpers verbunden (▶ Abb. 8.6). Der Pediculus arcus vertebrae trägt auf jeder Seite einen oberen und einen unteren Gelenkfortsatz (Proc. articularis superior und inferior) sowie jeweils einen seitlichen Fortsatz (Proc. transversus). Die beiden oberen Gelenkfortsätze artikulieren mit den beiden unteren des nächsthöheren Wirbels (Wirbelbogengelenke).

Darüber hinaus weist der Pediculus zwischen Gelenkfortsatz und seinem Ursprung am Wirbelkörper jeweils einen bogenförmigen oberen und unteren Einschnitt auf (Incisura vertebralis superior und inferior; ▶ Abb. 8.9f). Auf diese Weise bilden zwei benachbarte Wirbel einen kurzen Kanal, das Zwischenwirbelloch (Foramen intervertebrale), durch das die Rückenmarksnerven aus dem Wirbelkanal austreten (▶ Abb. 8.2).

Wirbelsäulenregion und Wirbelform

Die Wirbel in den einzelnen Regionen der Wirbelsäule unterscheiden sich aufgrund wechselnder statischer und dynamischer Erfordernisse sowohl durch ihre Größe als auch durch besondere Merkmale (▶ Abb. 8.7**a–l**). Die Unterschiede betreffen die Ausgestaltung der Wirbelkörper, der Wirbelbögen und der angrenzenden Fortsätze. Die Rippenanlagen (▶ Abb. 8.8**a–d**) beispielsweise sind nur in den Steißwirbeln nicht mehr zu erkennen. In der HWS

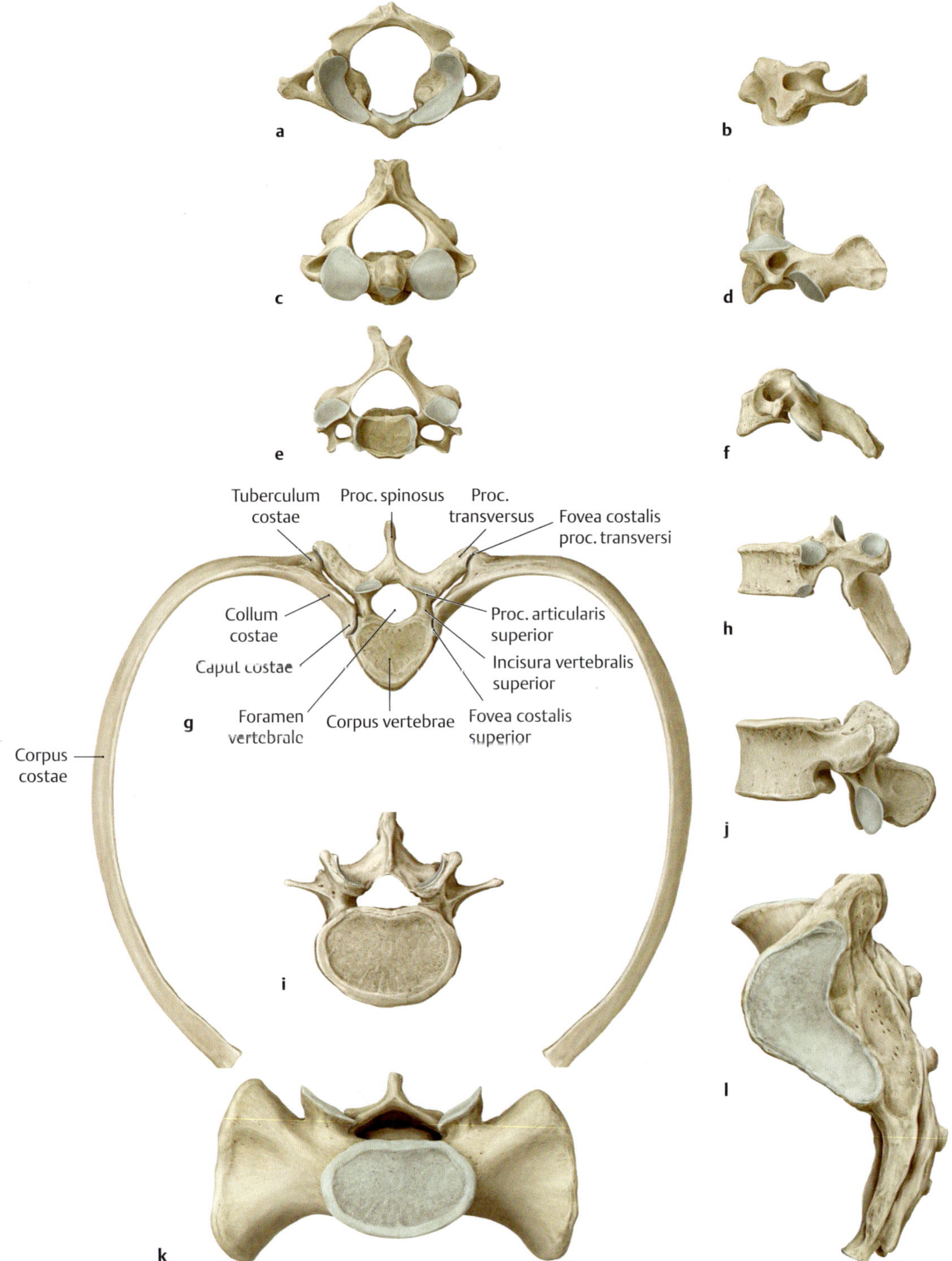

Abb. 8.7 a–l Typische Wirbel aus verschiedenen Regionen der Wirbelsäule, Ansicht von kranial und lateral. **a** u. **b** 1. Halswirbel (Atlas). **c** u. **d** 2. Halswirbel (Axis). **e** u. **f** 4. Halswirbel. **g** u. **h** 5. Brustwirbel mit angrenzenden Rippen. **i** u. **j** 3. Lendenwirbel. **k** u. **l** Kreuzbein.

bilden sie die vordere Spange des Querfortsatzes (Tuberculum anterius), in der Lendenwirbelsäule die kräftigen Rippenfortsätze (Procc. costales). Am Kreuzbein liefern sie den vorderen Abschnitt der *Partes laterales*.

Durch Vermehrung oder Verminderung der Anzahl der Rippen kann es daher zu Verschiebungen im zervikothorakalen oder thorakolumbalen Bereich kommen (Hals- bzw. Lendenrippen). Darüber hinaus treten an den Grenzen der einzelnen Regionen Übergangsformen auf. Entsprechende Veränderungen finden sich auch im lumbosakralen Übergangsbereich (Lumbalisation, Sakralisation).

Halswirbel

Von den insgesamt 7 Halswirbeln weichen der 1.und der 2. Halswirbel *(Atlas* und *Axis)* am stärksten von der Grundform der Wirbel ab (▶ Abb. 8.9**a–c**). Beide nehmen die Hauptlast des Kopfes auf und ermöglichen durch ihren Bau die Bewegung des Kopfes in 3 Freiheitsgraden entsprechend einem Kugelgelenk.

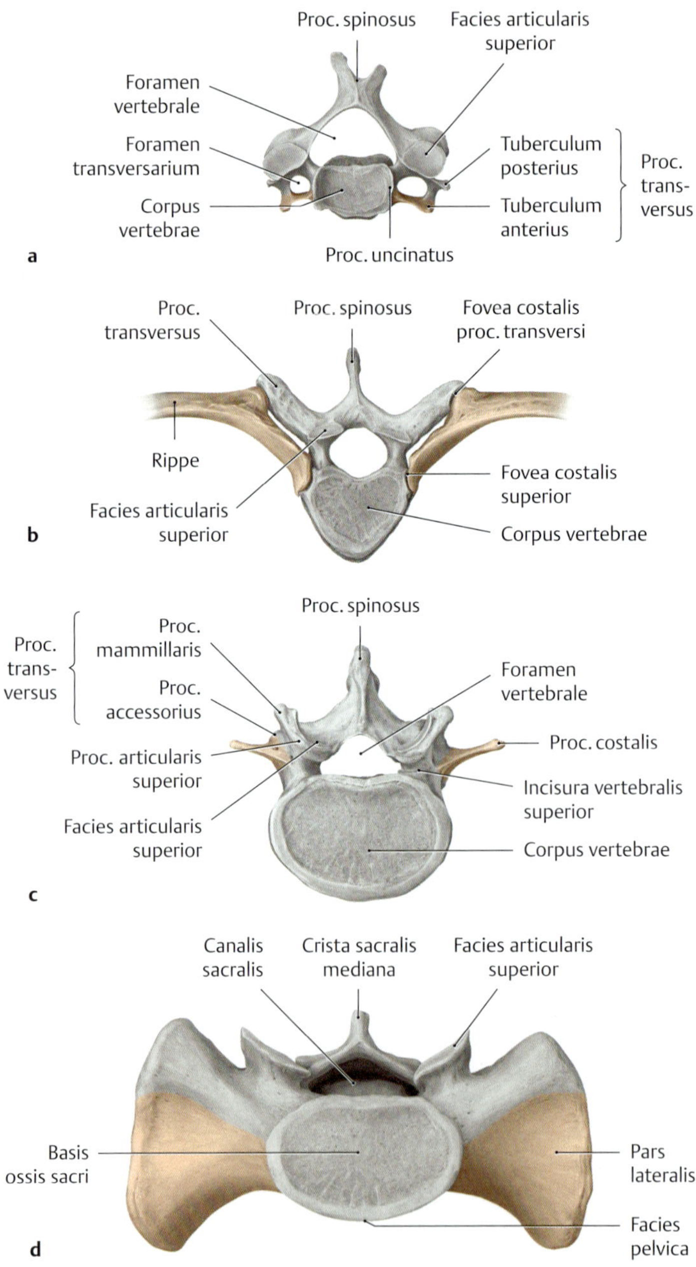

Abb. 8.8 a–d Rippenanlagen in unterschiedlichen Wirbelsäulenregionen, Ansicht von kranial. Den Rippen im Bereich der Brustwirbelsäule entsprechen folgende Rippenanlagen: **a** HWS: Tuberculum anterius. **b** BWS. **c** LWS: Proc. costalis. **d** Kreuzbein: vordere Anteile der Partes laterales.

▸ **Atlas:** Der Atlas besitzt keinen Wirbelkörper und hat die Form eines Ringes mit einem vorderen (Arcus anterior) und einem hinteren Bogen (Arcus posterior), die in einem vorderen (Tuberculum anterius) und einem hinteren Höcker (Tuberculum posterius) auslaufen (▸ Abb. 8.9**a**). Auf der Innenseite des Arcus anterior – gegenüber dem vorderen Höcker – befindet sich eine Gelenkfläche (Fovea dentis) zur Artikulation mit dem Zahnfortsatz des Axis (Dens axis; ▸ Abb. 8.22**e** u. **f**). Seitlich verbinden sich die vorderen und hinteren Bögen zu den sog. *Massae laterales*, die die oberen (Facies articulares superiores) und unteren Gelenkflächen (Facies articulares inferiores) tragen. Die ovalen und leicht konkaven oberen Gelenkflächen des Atlas bilden mit den beiden Gelenkfortsätzen des Hinterhauptbeins (Condyli occipitales) das obere Kopfgelenk (Art. atlantooccipitalis; ▸ Abb. 8.22**c** u. **d**). Nach lateral ragen von den Massae laterales die Querfortsätze (Procc. transversi), die von einem Loch (Foramen transversarium bzw. Foramen processus transversus) durchbrochen sind (▸ Abb. 8.9**a**).

▸ **Axis:** Der Wirbelkörper des Axis trägt an seiner oberen Fläche einen zahnartigen Fortsatz (Dens axis), der an seiner Vorderseite eine Gelenkfläche (Facies articularis anterior, ▸ Abb. 8.9**c**) zur Artikulation mit der Fovea dentis des Atlas und an seiner Hinterseite eine Gelenkfläche zur Artikulation mit dem Lig. transversum atlantis besitzt (▸ Abb. 8.22**e** u. **f**). Von der Basis des Dens axis verlaufen die beiden oberen konvex gekrümmten Gelenkflächen (Facies articulares superiores) nach hinten-seitlich. Sie stehen mit den beiden unteren Gelenkflächen des Atlas (Facies articulares inferiores) in gelenkiger Verbindung (Artt. atlantoaxiales laterales) und bilden zusammen mit der unpaaren Art. atlantoaxialis mediana die unteren Kopfgelenke (Artt. atlantoaxiales; ▸ Abb. 8.22).

Die beiden nach unten gerichteten Gelenkfortsätze mit ihren Gelenkflächen (Facies articulares inferiores) entsprechen denen der folgenden Halswirbel. Der kurze Querfortsatz (Proc. transversus) verläuft nach seitlich-unten und weist ebenfalls ein Foramen transversarium auf. Im Gegensatz zum Atlas besitzt der Axis einen mächtigen gegabelten, nach dorsal gerichteten Dornfortsatz (Proc. spinosus) (▸ Abb. 8.9**b**, **c**).

▸ **Die übrigen 5 Halswirbel:** Die verbleibenden 5 Halswirbel haben einen verhältnismäßig kleinen und in der Aufsicht annähernd würfelförmigen Wirbelkörper und ein großes, dreieckiges Foramen vertebrale (▸ Abb. 8.10**a** u. **b**). Die Halswirbelkörper haben sattelförmig gekrümmte Endflächen, wobei die kranialen Flächen seitlich Erhebungen (Unci corporis vertebrae oder Procc. uncinati) aufweisen, die erst um das 10. Lebensjahr auftreten (S. 115, ▸ Abb. 8.23).

Der Proc. transversus besteht aus einer ventralen und einer dorsalen Spange, die das Foramen transversarium umschließen und seitlich in 2 kleinen Höckern (Tuberculum anterius und posterius) enden. Während die *dorsale Spange* dem eigentlichen Querfortsatz entspricht, stellt

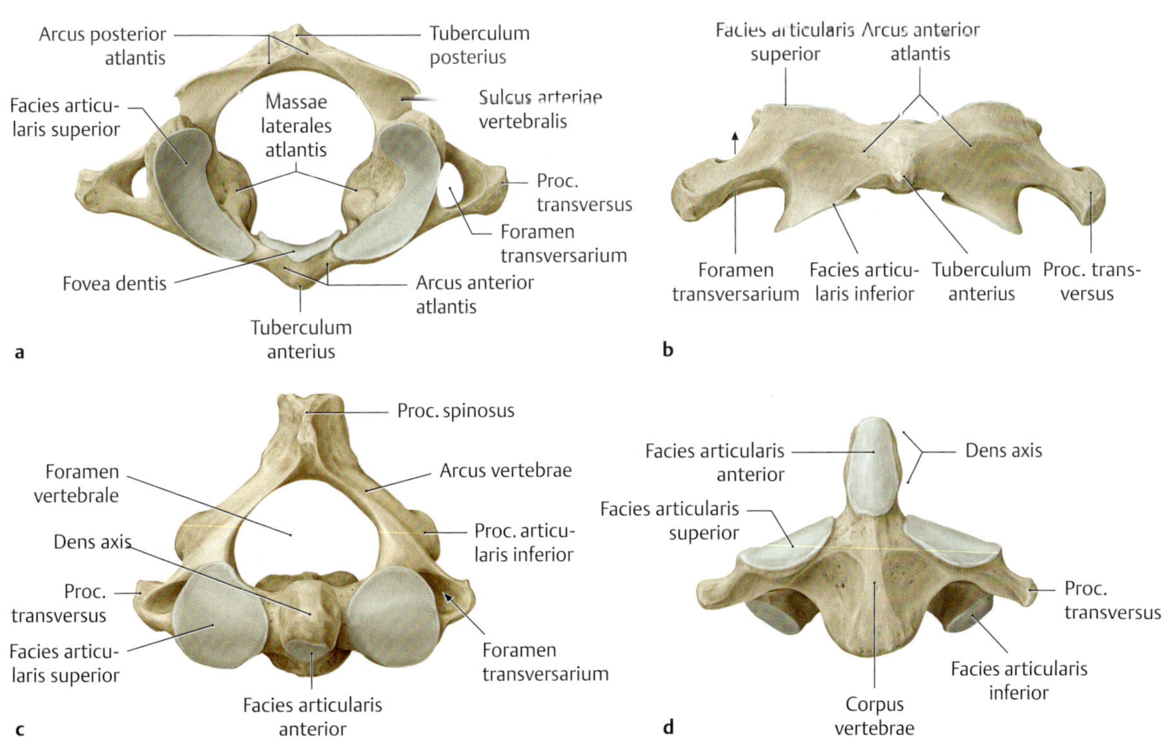

Abb. 8.9 a–c 1. und 2. Halswirbel (Atlas und Axis). **a** Atlas von kranial. **b** Atlas von vorne. **c** Axis von kranial. **d** Axis von vorne.

die *ventrale Spange* das Rippenrudiment der Halsregion dar (▶ Abb. 8.8**a**). In den Foramina transversaria verläuft ab dem 6. Halswirbel beiderseits die A. vertebralis nach kranial, um über das Hinterhauptsloch (Foramen magnum) in das Schädelinnere zu gelangen. Die kraniale Fläche des Querfortsatzes weist vom 3. Halswirbel an eine tiefe, breite Rinne auf (Sulcus nervi spinalis), durch die der jeweilige Spinalnerv zieht.

Die Gelenkfortsätze (Procc. articulares superior und inferior) sind breit und flach. Ihre planen Gelenkflächen neigen sich um etwa 45° gegen die Horizontale (s. ▶ Abb. 8.20**a**). Die oberen Gelenkflächen sind nach hinten-oben, die unteren Gelenkflächen nach vorne-unten geneigt. Die Dornfortsätze sind mit Ausnahme der des 7. Halswirbels kurz und gegabelt. Sie nehmen von kranial nach kaudal an Länge zu. Der *Dornfortsatz des 7. Halswirbels* übertrifft die anderen an Länge und Stärke und ist der erste, der sich gut durch die Haut tasten lässt (Vertebra prominens; s. ▶ Abb. 8.2**b**).

Brustwirbel

Die Brustwirbelkörper haben abgerundete, dreieckige Endflächen (▶ Abb. 8.10**c** u. **d**) und nehmen vom 1. bis zum 12. Wirbelkörper allmählich an Höhe und Breite zu. Dabei gleichen die kaudalen Brustwirbelkörper in ihrer quer ovalen Form den Lendenwirbelkörpern. Das Foramen vertebrale ist annähernd rund und kleiner als in der HWS und LWS. Die planen Gelenkflächen der Gelenkfortsätze liegen nahezu frontal, die oberen weisen nach

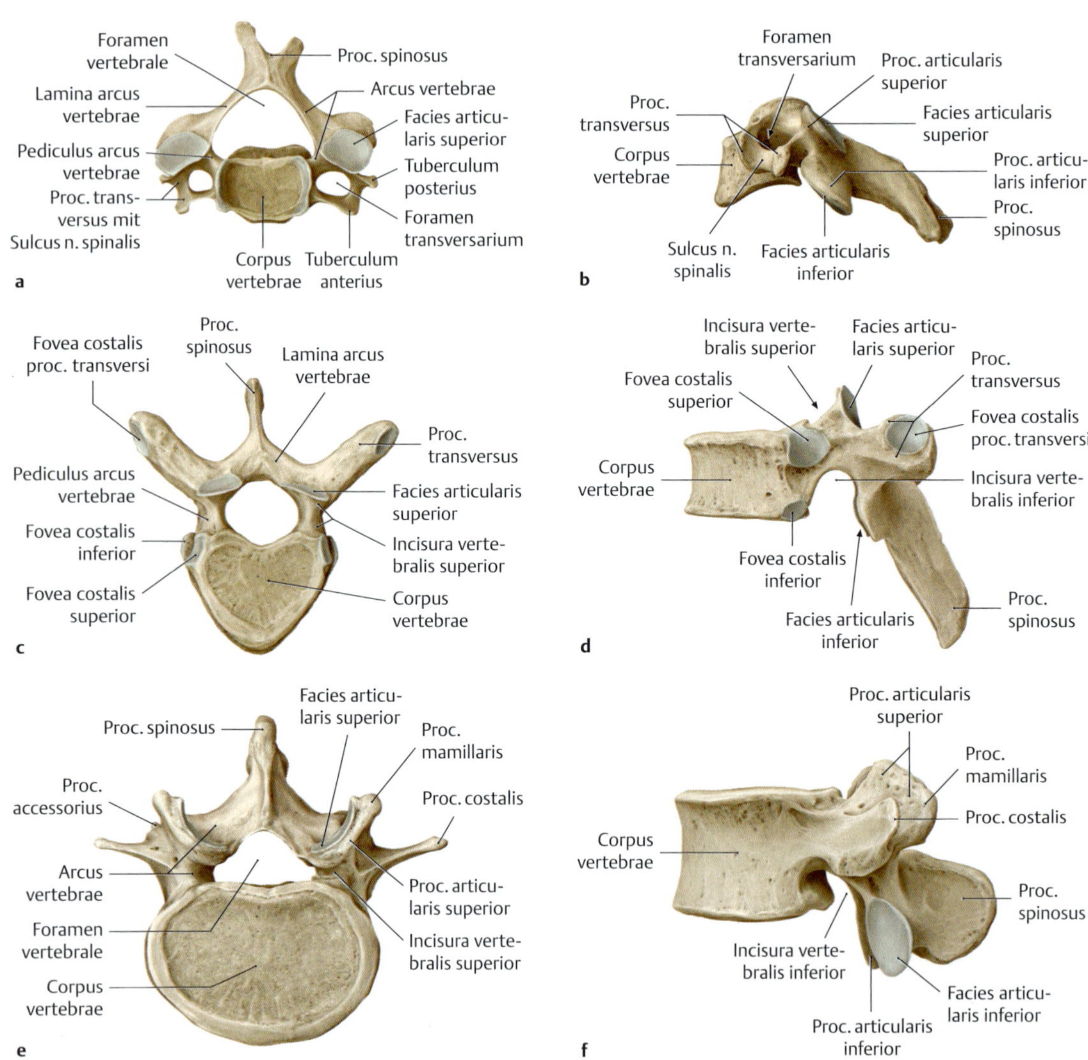

Abb. 8.10 a–f Hals-, Brust- und Lendenwirbel in der Ansicht von kranial und lateral. a u. **b** 4. Halswirbel. **c** u. **d** 6. Brustwirbel. **e** u. **f** 4. Lendenwirbel.

dorsal, die unteren nach ventral. Die Dornfortsätze der Brustwirbel sind lang und stark nach kaudal abgeknickt, so dass sie sich dachziegelartig überdecken (▶ Abb. 8.10**d** u. ▶ Abb. 8.2**d**).

Für die Brustwirbel kennzeichnend ist die Ausbildung überknorpelter Gelenkflächen an Wirbelkörper und Querfortsätzen zur gelenkigen Verbindung mit den Rippenhöckern und den Rippenköpfchen. Hierbei haben die Wirbelkörper des 1.–9. Brustwirbels auf jeder Seite 2 Gelenkflächen, eine am *oberen* hinteren Rand (Fovea costalis *superior*) und eine am *unteren* hinteren Rand (Fovea costalis *inferior*). Auf diese Weise bilden die beiden Gelenkflächen zweier benachbarter Wirbel zusammen mit der Zwischenwirbelscheibe die Gelenkpfanne für jeweils ein Rippenköpfchen (Caput costae; s. ▶ Abb. 8.33**a** u. **b**).

Da der 1. Brustwirbelkörper mit der 1. und 2. Rippe artikuliert, besitzt er am oberen hinteren Rand eine vollständige Gelenkpfanne. Während der 10. Brustwirbelkörper am oberen hinteren Rand nur eine halbe Gelenkpfanne aufweist, finden sich am 11. und 12. Brustwirbelkörper jeweils eine vollständige Gelenkpfanne zur Artikulation mit den entsprechenden Rippen. Zusätzliche Gelenkflächen für die Rippenhöcker (Tubercula costarum) kommen auf den ventralen Flächen der nach seitlich-hinten gerichteten Querfortsätze (Fovea costalis processus transversi) vor. Am Querfortsatz der beiden letzten Brustwirbel fehlen die Gelenkflächen.

Lendenwirbel

Die Lendenwirbel besitzen kräftige, in der Aufsicht quer ovale Körper, die vorne höher sind als hinten (▶ Abb. 8.10**e** u. **f**). Besonders ausgeprägt ist die Keilform am 5. Lendenwirbelkörper, der zusammen mit der letzten Zwischenwirbelscheibe den Übergang zum Kreuzbein vermittelt und an der Bildung des Lumbosakralwinkels beteiligt ist. Die wuchtigen Wirbelbögen umschließen ein nahezu dreieckiges Wirbelloch und vereinigen sich dorsal zu einem kräftigen, beiderseits abgeplatteten Dornfortsatz (▶ Abb. 8.10**e** und **f**). Die Querfortsätze der Lendenwirbel sind entwicklungsgeschichtlich Rippenrudimente. Sie werden daher als *Procc. costales* bezeichnet und sind nicht homolog mit den Procc. transversi der übrigen Wirbel. Die kräftigen Procc. costales sind mit dem eigentlichen Querfortsatz, einem kleinen spitzen Fortsatz an der Basis des Proc. costalis (Proc. accessorius) verschmolzen.

Die mächtigen Gelenkfortsätze (Procc. articulares superior und inferior) tragen leicht abgewinkelte Gelenkflächen, die senkrecht und nahezu sagittal ausgerichtet sind. Während die oberen Gelenkflächen leicht konkav und medial gerichtet sind, weisen die unteren eine konvexe, nach lateral gerichtete Krümmung auf (▶ Abb. 8.20**e–f**).

Kreuzbein

Das *Os sacrum* besteht ursprünglich aus 5 selbständigen Kreuzbeinwirbeln, die nach der Geburt zu einem einheitlichen, dorsal-ventral abgeplatteten, in der Ansicht von vorn dreieckigen Knochen verschmolzen sind(▶ Abb. 8.11**a–e**). Die nach kranial gerichtete Basis des Kreuzbeins (Basis ossis sacri) steht durch eine keilförmige Zwischenwirbelscheibe mit dem Wirbelkörper des 5. Lendenwirbels in Verbindung, während sich kaudal an die Kreuzbeinspitze (Apex ossis sacri) das Steißbein anschließt.

Die Vorderfläche des Kreuzbeins (Facies pelvica; ▶ Abb. 8.11**c** ist in sagittaler und transversaler Richtung konkav gekrümmt. Durch Verschmelzung der Wirbel entstehen im Bereich der oberen 4 Kreuzbeinwirbel anstelle der Zwischenwirbellöcher beiderseits 4 t-förmige Knochenkanäle (▶ Abb. 8.11**e**), durch die die Sakralnerven I–IV aus dem Wirbelkanal (Canalis sacralis) austreten. Die entsprechenden Rr. ventrales und dorsales der Spinalnerven verlassen die Knochenkanäle durch die Foramina sacralia anteriora und posteriora. Zwischen den Foramina sacralia anteriora verlaufen 4 Querleisten (Lineae transversae) auf Höhe der ehemaligen Vereinigungsstellen der 5 Sakralwirbel.

Die vereinigten Dornfortsätze bilden auf der konvexen Hinterfläche (Facies dorsalis) des Kreuzbeins eine gezackte Knochenleiste, die Crista sacralis mediana (▶ Abb. 8.11**b**). Jeweils lateral davon entsteht durch Verschmelzung der Gelenkfortsätze die paarige Crista sacralis medialis, die kaudal in die rudimentären Gelenkfortsätze des 5. Sakralwirbels (Cornua sacralia) und kranial in die beiden oberen nahezu frontal gestellten Gelenkfortsätze (Procc. articulares superiores) für den 5. Lumbalwirbel auslaufen.

Zwischen den Cornua sacralia entsteht durch den fehlenden 5. Wirbelbogen eine Öffnung (Hiatus sacralis), die den Zugang zum Canalis sacralis bildet. Seitlich der Foramina sacralia dorsalia verläuft eine weitere paarige Längsleiste (Crista sacralis lateralis), die aus der Verschmelzung der Querfortsätze entstanden ist. Die knöcherne Vereinigung der Querfortsätze mit den Rippenrudimenten bildet beiderseits des Kreuzbeinkörpers die mächtigen Partes laterales, an deren Seiten die ohrförmigen Gelenkflächen (Facies auriculares) für die Darmbeine liegen. An der rauen und höckerigen Tuberositas sacralis sind die Ligg. sacralia interossea des Iliosakralgelenks angeheftet.

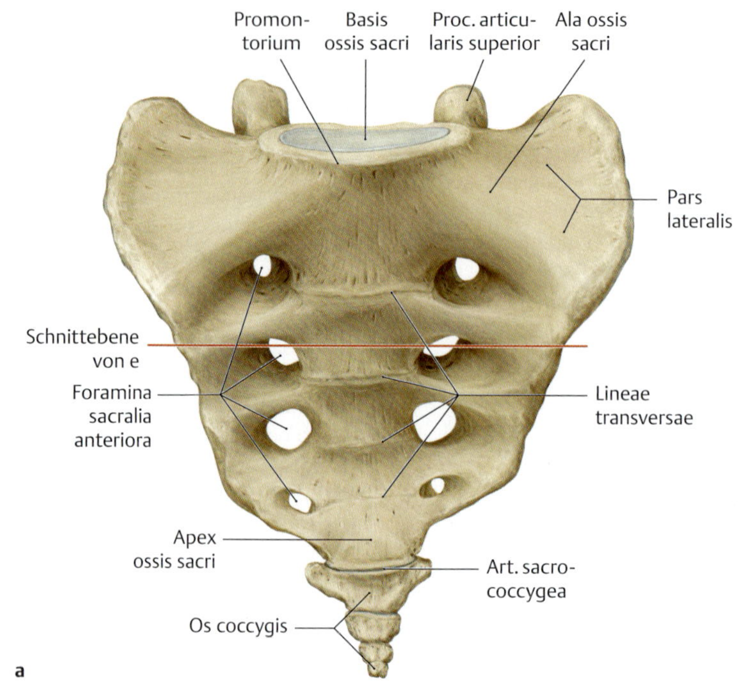

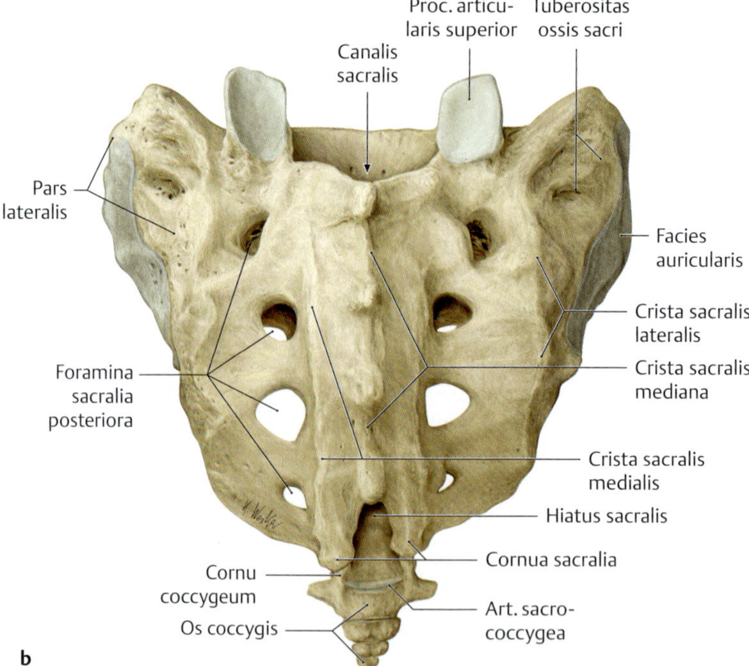

Abb. 8.11 a–e Kreuzbein (Os sacrum) und Steißbein (Os coccygis) von ventral (**a**), dorsal (**b**).

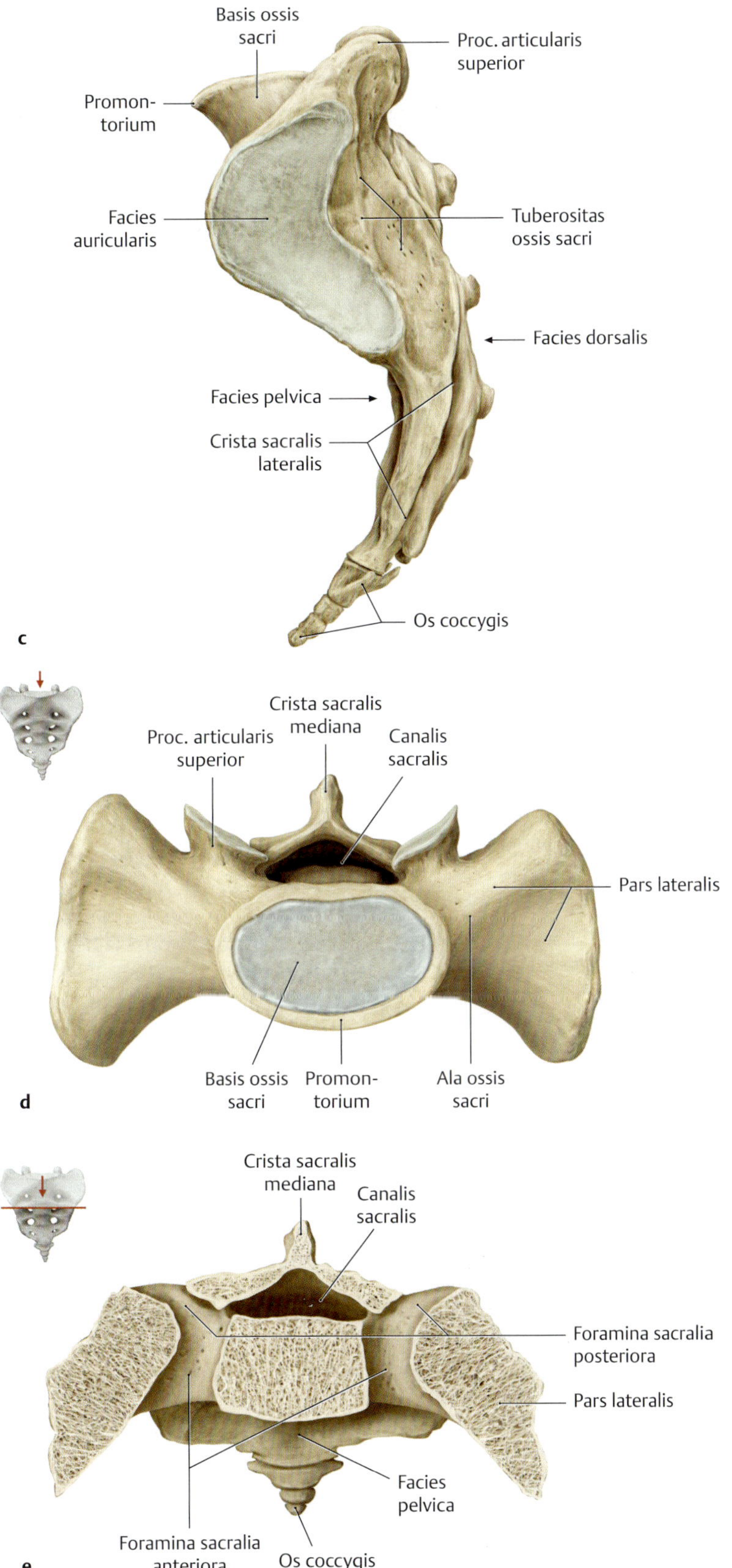

Abb. 8.11 a–e Fortsetzung von lateral (**c**) und kranial (**d**). **e** Querschnitt aus **a** (zur Schnittebene s. **a**).

Steißbein

Das Steißbein (Os coccygis) besteht aus 3–4 Wirbelrudimenten, wobei nur der 1. Steißbeinwirbel noch typische Bauelemente eines Wirbels erkennen lässt. Er besitzt als Reste der kranialen Gelenkfortsätze 2 kleine Cornua coccygea und kurze Querfortsätze (▶ Abb. 8.11**a–d**). Zumeist ist er über eine Knorpelhaft (Synchondrosis sacrococcygea) mit der Kreuzbeinspitze verbunden. Auf diese Weise wird eine passive Bewegung des Steißbeins nach vorne und hinten ermöglicht.

Klinischer Bezug: Spina bifida und Spondylolyse

Spina bifida: Bleibt im Verlauf der Embryonalentwicklung der regelrechte Schluss des Neuralrohrs bzw. der hinteren Anteile der Wirbelbögen aus, entsteht die *Spina bifida*. Unterbleibt die Vereinigung der Wirbelbögen, so ist der Wirbelkanal hinten offen und die Dornfortsätze fehlen *(Spina bifida occulta)*. In schwereren Fällen unterbleibt auch der Schluss der Rückenmarkshäute *(Spina bifida aperta)*, was häufig mit Fehlbildungen der Rückenmarkshäute (Meningozele) und des Rückenmarks (Meningomyelozele) verbunden ist und leichte bis schwere neurologische Symptome verursacht.

Spondylolyse: Ein meist beiderseitiger Defekt der Wirbelbögen wird als *Spondylolyse* bezeichnet. Diese Spaltbildungen können angeboren oder durch ein Trauma (z. B. Stressfraktur) erworben sein und kommen vor allem in der LWS (4. und 5. LWK) vor. Dafür prädisponiert sind Sportler (Speerwerfer, Turner, Stabhochspringer), die besonders häufig Spondylolysen aufweisen. Kommt es zusätzlich zu einer Schädigung der dazugehörigen Bandscheibe, beginnt der Wirbelkörper nach vorne abzugleiten (*Spondylolisthesis* = Wirbelgleiten). Bei den angeborenen Spondylolysen verläuft der Gleitprozess während des Wachstums langsam und kommt typischerweise nach dem 20. Lebensjahr praktisch immer zum Stillstand.

Oberflächenrelief des Rückens

Das Oberflächenrelief des Rückens wird v. a. durch die Rückenfurche und die sie begrenzenden muskulären Längswülste der autochthonen Rückenmuskulatur geprägt. Die Dornfortsätze wölben die Haut abwechselnd stärker und schwächer vor und sind bei der Untersuchung der Wirbelsäule eine wichtige Orientierungshilfe. Sie sind mit wenigen Ausnahmen leicht zu tasten. Vom Hinterhaupt ausgehend kann man zwischen den Wülsten der Nackenmuskeln bei leicht vorgeneigtem Kopf als erstes den Dornfortsatz des Axis tasten (▶ Abb. 8.12**a**).

Die *Dornfortsätze des 3.–6. Halswirbels* sind wegen der Halslordose und des Lig. nuchae kaum zu tasten. Am Übergang zur BWS ragt der *Dornfortsatz des 7. Halswirbels* meist am stärksten hervor (Vertebra prominens). Der *Dornfortsatz des 3. Brustwirbels* liegt in der Verbindungslinie der beiden Schulterblattgräten, der des 7. Brustwirbels in der Verbindungslinie der beiden unteren Schulterblattwinkel (▶ Abb. 8.12). Da die Dornfortsätze im BWS-Bereich schräg abwärts laufen, liegt beispielsweise ventral des Dornfortsatzes des 5. BWK der 6. Brustwirbelkörper.

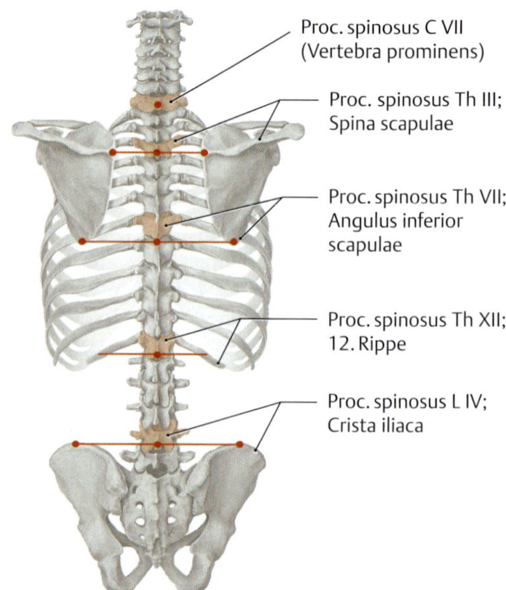

Abb. 8.12 Orientierungspunkte am dorsalen Rumpfskelett. Der Dornfortsatz des 7. Halswirbels (Vertebra prominens) tritt von allen Halswirbelfortsätzen am stärksten hervor. Er ist daher deutlich sicht- und tastbar. Der Dornfortsatz des 3. Brustwirbels liegt auf der Verbindungslinie der beiden Schulterblattgräten (Spinae scapulae), der des 7. Brustwirbels auf Höhe der beiden unteren Schulterblattwinkel. Der Dornfortsatz des 4. Lendenwirbels projiziert sich auf eine Verbindungslinie zwischen den höchsten Punkten der beiden Darmbeinkämme.

Innerhalb der LWS liegt der Dornfortsatz des 4. LWK auf einer Verbindungslinie zwischen den höchsten Punkten der beiden Darmbeinkämme (▶ Abb. 8.12).

Das 2. Kreuzbeinsegment liegt auf der Verbindungslinie der beiden hinteren oberen Darmbeinstachel. Bei der Frau bilden sie die seitlichen Eckpunkte der Lendenraute *(Michaelis-Raute)*, die durch 2 grübchenförmige Einsenkungen der darüber liegenden Haut sichtbar werden. Nach oben wird diese Lendenraute bei der Frau durch den Dornfortsatz des 4. LWK und nach unten durch den Beginn der *Crena ani* (Afterfurche) begrenzt.

Beim Mann ist keine Lendenraute, sondern ein *Sakraldreieck* ausgebildet. Die Basis dieses Dreiecks liegt auf der Verbindungslinie zwischen den Grübchen über den hinteren oberen Darmbeinstacheln, die Spitze am Beginn der Crena ani.

Gelenke und Bänder der Wirbelsäule

Die einzelnen Wirbel innerhalb der Wirbelsäule stehen durch *Synarthrosen* (Knorpel- und Bandhaften) und *Diarthrosen* (Wirbelbogengelenke) untereinander in Verbindung:

- Zwischenwirbelscheiben (Disci intervertebrales)
- Wirbelsäulenbänder (Wirbelkörper- und Wirbelbogenbänder)
- Wirbelbogengelenke (Artt. zygapophyseales)

Bewegungssegment

Während die Wirbelsäulenbänder und die Zwischenwirbelscheiben den Bewegungsumfang der Wirbelsäule beeinflussen, bestimmen die Wirbelbogengelenke v.a. die Bewegungsrichtung. Die Bewegungen innerhalb der Wirbelsäule erfolgen in insgesamt 25 Bewegungssegmenten, die sowohl funktionelle als auch morphologische Einheiten darstellen (▶ Abb. 8.13). Als *Bewegungssegment* wird die gelenkige und muskuläre Verbindung zwischen 2 benachbarten Wirbeln bezeichnet. Bestandteile sind die *Zwischenwirbelscheibe*, die über die hyalinknorpelige Schicht der Wirbelkörperdeck- und -bodenplatte am Wirbelkörper verankert ist, die *paarigen Wirbelbogengelenke*, der *Bandapparat* sowie *die Muskeln des entsprechenden Bereichs*. Zum Bewegungssegment wird außerdem – v.a. unter klinischen und pathologischen Gesichtspunkten – der *Inhalt der Zwischenwirbellöcher und des Wirbelkanals* gerechnet. Auf diese Weise bestehen zwischen den Teilen eines Bewegungssegments besonders enge topografische und funktionelle Beziehungen, so dass sich Störungen in einem umschriebenen Segment auf alle beteiligten Abschnitte auswirken können.

▶ **Zwischenwirbelscheibe:** Innerhalb eines Bewegungssegments nimmt die Zwischenwirbel- oder Bandscheibe (Discus intervertebralis) eine zentrale Stellung ein (▶ Abb. 8.14a-f). Die insgesamt 23 Bandscheiben machen zusammen etwa ein Viertel der Gesamtlänge der präsakralen Wirbelsäule aus, wobei sowohl ihre Höhe als auch ihre Grundfläche von kranial nach kaudal zunehmen.

Den Krümmungen der Wirbelsäule entsprechend sind die Bandscheiben keilförmig, d.h. im Bereich der Hals- und Lendenlordose vorne und im Bereich der Brustkyphose hinten höher. Die mittlere Höhe der Bandscheiben innerhalb der HWS beträgt etwa 3 mm, innerhalb der BWS 5 mm und innerhalb der LWS 9 mm. Bedeutsamer als die absolute Höhe der Bandscheiben und mitbestimmend für die Beweglichkeit in den einzelnen Wirbelsäulenabschnitten ist das *Verhältnis von Bandscheiben- zu Wirbelkörperhöhe* (s. S. 117, S. 119) (je größer der Quotient, desto besser ist die Beweglichkeit):

- HWS: 2 : 5 = 0,4 (größte Beweglichkeit)
- LWS: 1 : 3 = 0,3 (mittlere Beweglichkeit
- BWS: 1 : 5 = 0,2 (geringste Beweglichkeit)

Die Zwischenwirbelscheibe besteht aus

- einem *äußeren Faserring (Anulus fibrosus)* mit einer Außen- und Innenzone und
- einem zentral gelegenen *Gallertkern (Nucleus pulposus;* ▶ Abb. 8.14 u. ▶ Abb. 8.15).

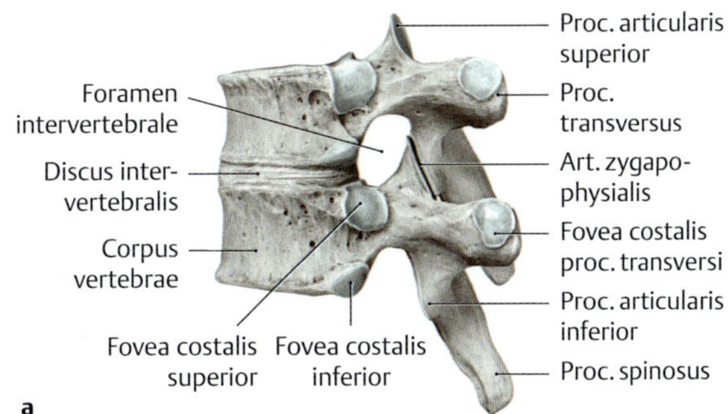

Abb. 8.13 Aufbau eines des Bewegungssegments am Beispiel von zwei Brustwirbeln.

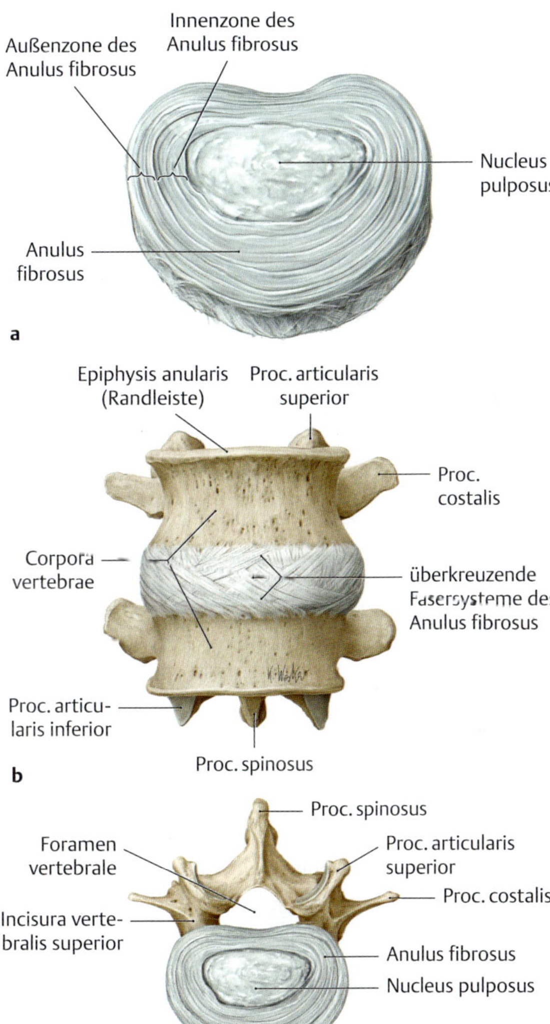

Abb. 8.14 a–f Aufbau und Funktion der Zwischenwirbelscheibe (Zeichnung z. T. nach Präparaten aus der Sammlung des Anatomischen Instituts der Universität Kiel). **a** Isolierte lumbale Bandscheibe in der Ansicht von kranial-ventral. **b** Die bindegewebigen Faserbündel der äußeren Zone des Anulus fibrosus überkreuzen sich und verbinden die Randleisten zweier aufeinanderfolgender Wirbelkörper, an denen sie befestigt sind. **c** Lendenwirbelkörper mit Zwischenwirbelscheibe von kranial.

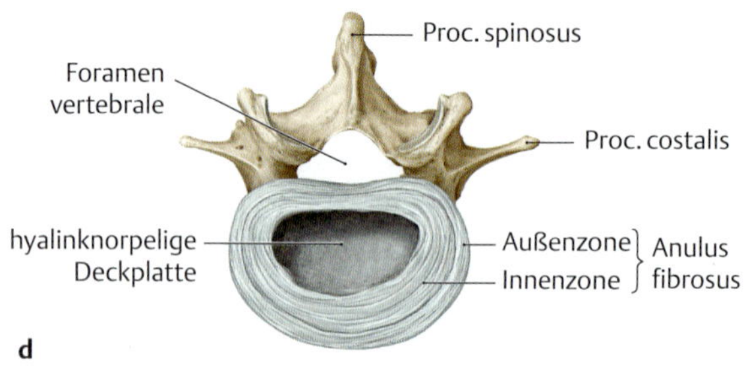

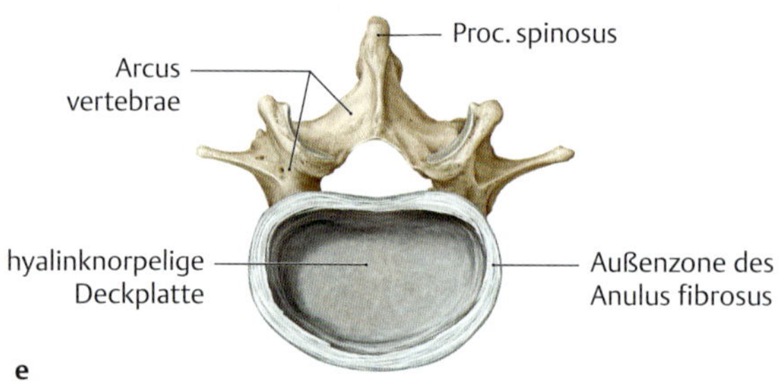

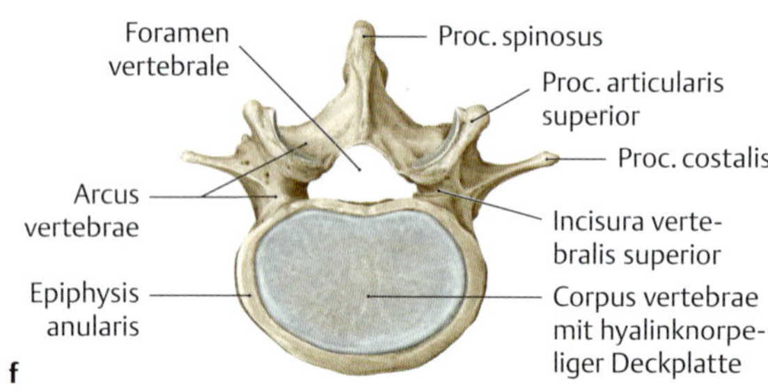

Abb. 8.14 a–f Fortsetzung. d nach Entfernen des Nucleus pulposus; **e** nach Entfernen der Innenzone des Anulus fibrosus und Freilegen der hyalinknorpeligen Deckplatte; **f** nach Entfernen der gesamten Bandscheibe, die hyalinknorpelige Deckplatte ist von der knöchernen Randleiste (Epiphysis anularis) umgeben.

Die Außenzone des **Anulus fibrosus** ist eine zugfeste, bindegewebige Hülle aus konzentrischen Lamellen. Ihre extrazellulären Kollagenfasern (Typ-I-Kollagen) weisen unterschiedliche gegenläufige Steigungswinkel auf, so dass sie sich überkreuzen. Diese sich überkreuzenden Fasersysteme verbinden die Randleisten zweier benachbarter Wirbel miteinander, in denen sie verankert sind (▶ Abb. 8.14 u. ▶ Abb. 8.15). Die Außenzone des Anulus fibrosus geht ohne scharfe Grenze in das faserknorpelige Gewebe der Innenzone über, deren Kollagenfasern (Typ-II-Kollagen) in die hyalinknorpeligen Deckplatten der Wirbelkörper einstrahlen (▶ Abb. 8.14 u. ▶ Abb. 8.15). Die Glykosaminoglykane des Anulus fibrosus enthalten größtenteils Keratansulfat.

Der **Nucleus pulposus** grenzt sowohl oben als auch unten direkt an die Knorpelschicht der Deck- und Bodenplatte und dehnt sich innerhalb der Bandscheibe etwas weiter nach dorsal aus. Er enthält ein zellarmes, gallertartiges und schleimig-visköses Gewebe mit einem hohen Wassergehalt (80–85 %). Die Fähigkeit, derart große Mengen an Wasser reversibel zu binden, geht auf den hohen Gehalt an Glykosaminoglykanen (50 % Keratansulfat und 50 % Chondroitinsulfat) im Nucleus pulposus zurück.

Mechanisch entspricht die Zwischenwirbelscheibe einem druckelastischen hydrostatischen System, das aus einer zugfesten Hülle (Anulus fibrosus) und einem druckfesten Inhalt (Nucleus pulposus) besteht (▶ Abb. 8.17). Der Gallertkern steht unter einem erheblichen hydrostatischen Druck, der von den angrenzenden Knorpelplatten und dem Faserring des Anulus fibrosus aufgefangen wird. Er erfüllt damit die Funktion einer „hydraulischen Presse" oder eines „Wasserkissens" zwischen 2 benachbarten Wirbelkörpern und dient somit als Stoßdämpfer mit gleichmäßiger Druckverteilung auf Deck- und Bodenplatte.

Die mechanische Wirkung dieses Wasserkissensystems besteht darin, die auf die Wirbelsäule wirkenden statischen und dynamischen Kräfte gleichmäßig über den gesamten Wirbelquerschnitt zu verteilen. Im entlasteten

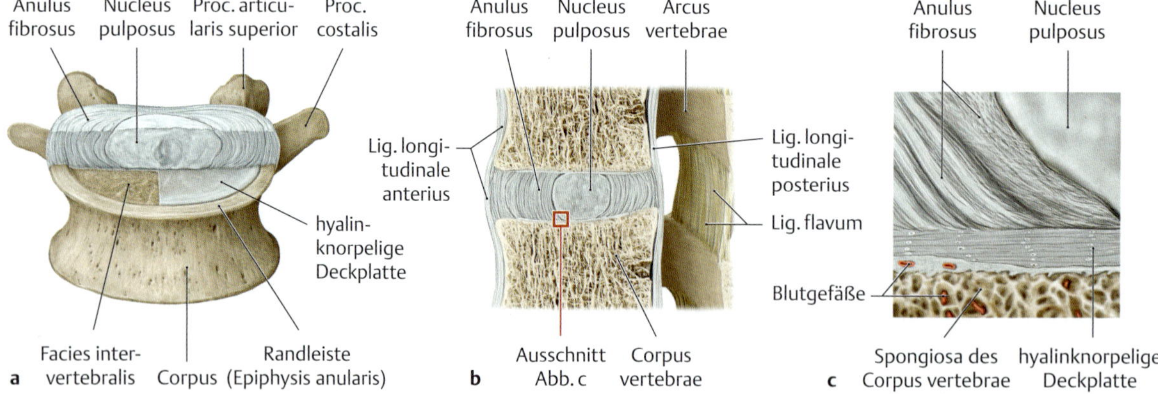

Abb. 8.15 a–c Lage der Bandscheibe im Bewegungssegment. a hyalinknorpelige Deckplatte in der Ansicht von kranial-ventral (die vordere Bandscheibenhälfte und die rechte Hälfte der Deckplatte sind entfernt). **b** Sagittalschnitt durch ein Bewgeungssegment (Ansicht von links). **c** Ausschnitt aus **b**.

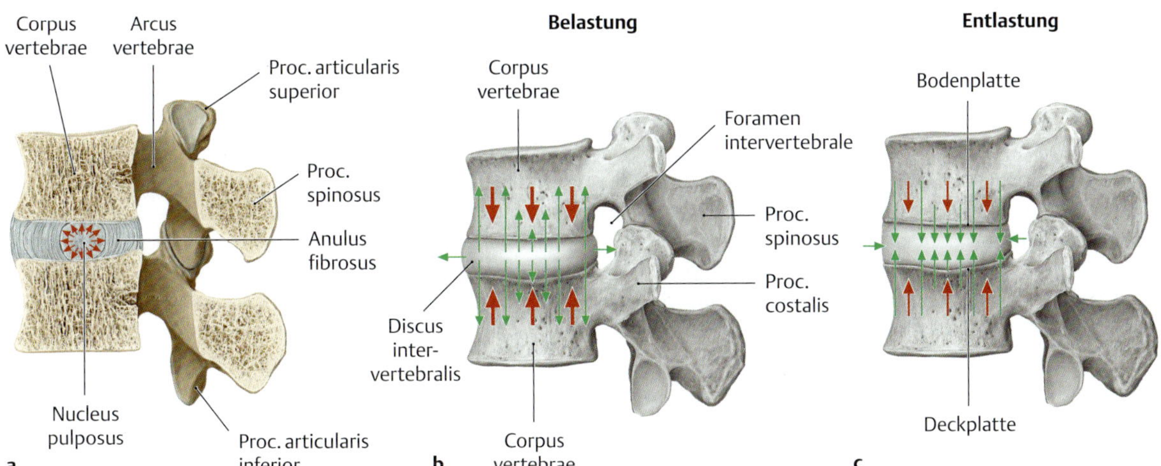

Abb. 8.16 a–c Belastungsabhängige Flüssigkeitsverschiebungen innerhalb der Bandscheibe. **a** Bei kurzfristiger Belastung steht der Nucleus pulposus kurzzeitig unter sehr hohem Druck. Diesen kann er aber aufgrund seines hohen Wassergehaltes (80-85 %) wie ein Stoßdämpfer abfangen. Zusammen mit seiner Hülle, dem Anulus fibrosus, verteilt er den Druck gleichmäßig auf die angrenzenden Knorpelplatten (Deck- und Bodenplatten). **b** Bei langfristiger Belastung (s. die dicken roten Pfeile) gibt der Nucleus pulposus langsam, aber ständig Wasser in das Knochengewebe ab, das unterhalb der knorpeligen und mit vielen Poren versehenen Deck- bzw. Bodenplatte liegt (= subchondrales Knochengewebe). Die Bandscheibe wird daher immer dünner. Die Boden- und Deckplatten der angrenzenden Wirbelkörper bewegen sich folglich allmählich aufeinander zu. **c** Wenn die Bandscheibe entlastet wird, kann der Nucleus pulposus aus dem Knochengewebe wieder Flüssigkeit aufnehmen, die Bandscheibe wird also wieder dicker. Erst, wenn auf die Belastung dauerhaft keine Entlastung folgt, schwindet die Bandscheibe mehr und mehr, d. h. sie degeneriert aufgrund fehlender Nährstoffe. Die Wirbelkörper der Wirbelsäule bewegen sich aufgrund der schwindenden Bandscheibe aufeinander zu. Dies führt letztlich zu dauerhaften Schmerzen, weil der Stoßdämpfer, das „Wasserkissen", das den Druck abfängt, fehlt.

Zustand nimmt die Bandscheibe Flüssigkeit auf und erhält dadurch einen gewissen Turgor. Unter Belastung gerät der Gallertkern unter hydrostatischen Druck, der sich auf die angrenzende Knorpelschicht und den Faserring überträgt. Hierbei übernimmt der Nucleus pulposus 75 %, der Anulus fibrosus hingegen nur 25 % der wirkenden Kräfte.

Kurzfristige intermittierende Belastungen werden durch die Stoßdämpferfunktion weich abgefangen, bei langfristigen Belastungen hingegen wird Wasser abgegeben und der Turgor nimmt ab. Infolge druckabhängiger Flüssigkeitsverschiebungen lassen sich reversible Höhenänderungen beobachten. So nimmt die Körperlänge im Lauf eines Tages um etwa 1 % (1,5–2,0 cm) der Ausgangslänge ab. Die Höhenzunahme der Bandscheibe bei Entlastung beruht auf einer Flüssigkeitsaufnahme des Gewebes. Die Konvektion von Wasser in der Zwischenwirbelscheibe, die von den subchondralen Gefäßen unterhalb der Knorpelschicht (Knochenmarksräume) ausgeht hat somit nicht nur mechanische, sondern auch ernährungsphysiologische Bedeutung.

Klinischer Bezug: Schmorl-Knötchen, Bandscheibenprotrusion- und -vorfall

Sowohl Wachstums- und Reifungsvorgänge am Wirbelskelett als auch Alterungsvorgänge an den Bandscheiben können mit Störungen innerhalb eines Bewegungssegments verbunden sein.

Schmorl-Knötchen: Die Deckplatten der Wirbelkörper (Wachstumszonen) sind während des Wachstums Schwachpunkte. Bei einer Aufbaustörung innerhalb dieser Deckplatten wird Bandscheibenmaterial in die Spongiosa der Wirbelkörper gepresst (*Schmorl-Knötchen* beim Morbus Scheuermann, eine typische Deckplattenerkrankung im Wachstumsalter). Dadurch verschmälern sich die Bandscheiben und es kommt zu keilförmigen Deformierungen der betroffenen Wirbelkörper mit einer ventralen Höhenminderung. Dies führt zur typischen Rundrückenbildung, besonders im thorakalen Abschnitt der Wirbelsäule (Adoleszentenkyphose) mit fixiertem Rundrücken und muskulärem Hartspann.

Bandscheibenvorwölbung (Bandscheibenprotrusion): Im Laufe des Lebens kommt es innerhalb des Bandscheibengewebes zu regressiven Veränderungen, die mit einer Abnahme des Wassergehaltes und damit auch des Turgors einhergehen. Eine nachfolgende Abflachung der Bandscheiben führt häufig zu einem Stabilitätsverlust im Bewegungssegment.
Nimmt im Alter gleichzeitig die Widerstandsfähigkeit des Anulus fibrosus ab, so weicht das Gewebe des Gallertkerns unter Belastung zwangsläufig in Richtung der Schwachstellen aus. Es kommt zunächst meist zu *Bandscheibenprotrusionen* und im weiteren Verlauf zu *Diskushernien bzw. Bandscheibenvorfällen.*

Bandscheibenvorfall (Bandscheibenprolaps): Reißt der Faserring des Anulus fibrosus schließlich vollständig ein, entsteht durch den austretenden Gallertkern der *Bandscheibenvorfall.* ▸

Dabei können der Inhalt des Foramen intervertebrale, die Nervenwurzel und die Begleitgefäße komprimiert werden. Zur sog. *Sequestration* kommt es, wenn ein Teil der vorgefallenen Bandscheibe keine Verbindung mehr zur Restbandscheibe aufweist.

Osteophyten, Osteochondrose und Spondylarthrose: Die Degeneration des Bandscheibenmaterials wird meistens von reaktiven Veränderungen des Knochens begleitet, womit eine Stabilisierung des Bewegungssegments erreicht werden soll. Diese Vorgänge verlaufen im Prinzip ähnlich wie die bei der Arthrose der Extremitätengelenke. Zunächst kommt es typischerweise zu einer Randzackenbildung im Bereich der Randleisten der Wirbelkörper (*Osteophyten* = Spondylophyten), zu einer Verschmälerung des Intervertebralraumes *(Chondrose)* und zu einer Sklerosierung der Deckplatten *(Osteochondrose)*.

Ähnliche Vorgänge spielen sich auch an den kleinen Wirbelgelenken ab *(Spondylarthrose)*. Im weiteren Verlauf kommt es zur sog. Spangenbildung, d. h. die Randzacken wachsen aufeinander zu, bis sie sich schließlich berühren, das Bewegungssegment überbrücken und knöchern versteifen. Im höheren Alter ist der Wirbelkörper häufig das schwächste Glied. Durch fortschreitende Osteoporose kommt es zu Wirbelkörpereinbrüchen und Deformitäten.

Bandapparat der Wirbelsäule

Die Wirbelsäulenbänder führen zu einer stabilen Verbindung der Wirbel untereinander und ermöglichen hohe mechanische Belastungen. Innerhalb des Bandapparates werden Wirbelkörper- und Wirbelbogenbänder unterschieden (▶ Abb. 8.17 u. ▶ Abb. 8.18):

- Wirbelkörperbänder
  - Lig. longitudinale anterius (vorderes Längsband)
  - Lig. longitudinale posterius (hinteres Längsband)
- Wirbelbogenbänder
  - Ligg. flava (gelbe Bänder)
  - Ligg. interspinalia (Bänder zwischen den Dornfortsätzen)
  - Lig. supraspinale (Band über die Spitzen der Dornfortsätze)
  - Lig. nuchae (Nackenband)
  - Ligg. intertransversaria (Bänder zwischen den Querfortsätzen)

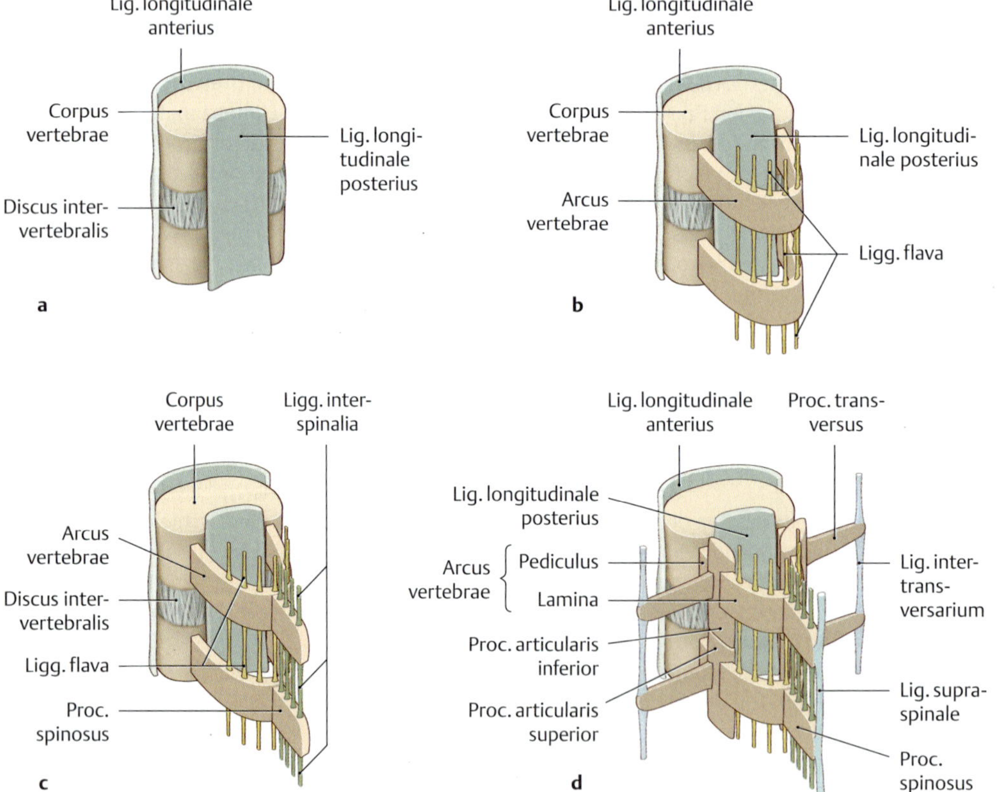

Abb. 8.17 a–d Schematische Darstellung der Wirbelkörper- und Wirbelbogenbänder (Ansicht von links hinten) **a** Wirbelkörperbänder. **b-d** Wirbelbogenbänder.

▶ **Wirbelkörperbänder:** Das *Lig. longitudinale anterius* verläuft breitflächig auf der Vorderseite der Wirbelkörper (▶ Abb. 8.17 u. ▶ Abb. 8.18) und erstreckt sich von der Schädelbasis bis hin zum Kreuzbein. Mit seinen tiefen Fasern verbindet es benachbarte Wirbelkörper und zieht mit seinen oberflächlichen Anteilen über mehrere Segmente hinweg. Dabei sind die Kollagenfasern fest mit den Wirbelkörpern verbunden, wohingegen sie mit den Bandscheiben keine enge Verbindung eingehen.

Das schwächere *Lig. longitudinale posterius* (▶ Abb. 8.17 u. ▶ Abb. 8.18) entspringt auf dem Clivus (Teil des Os occipitale,) und zieht auf der Rückseite der Wirbelkörper bis in den Sakralkanal hinein. Der Teil des hinteren Längsbandes direkt unterhalb des Ansatzes am Clivus wird als Membrana tectoria bezeichnet. Im Bereich der Wirbelkörper ist es schmal und an deren Ober- und Unterrand befestigt. Auf Höhe der Zwischenwirbelscheibe, mit der es fest verwachsen ist, dehnt es sich zipfelförmig nach lateral aus. Trotz Anheftung des hinteren Längsbandes am

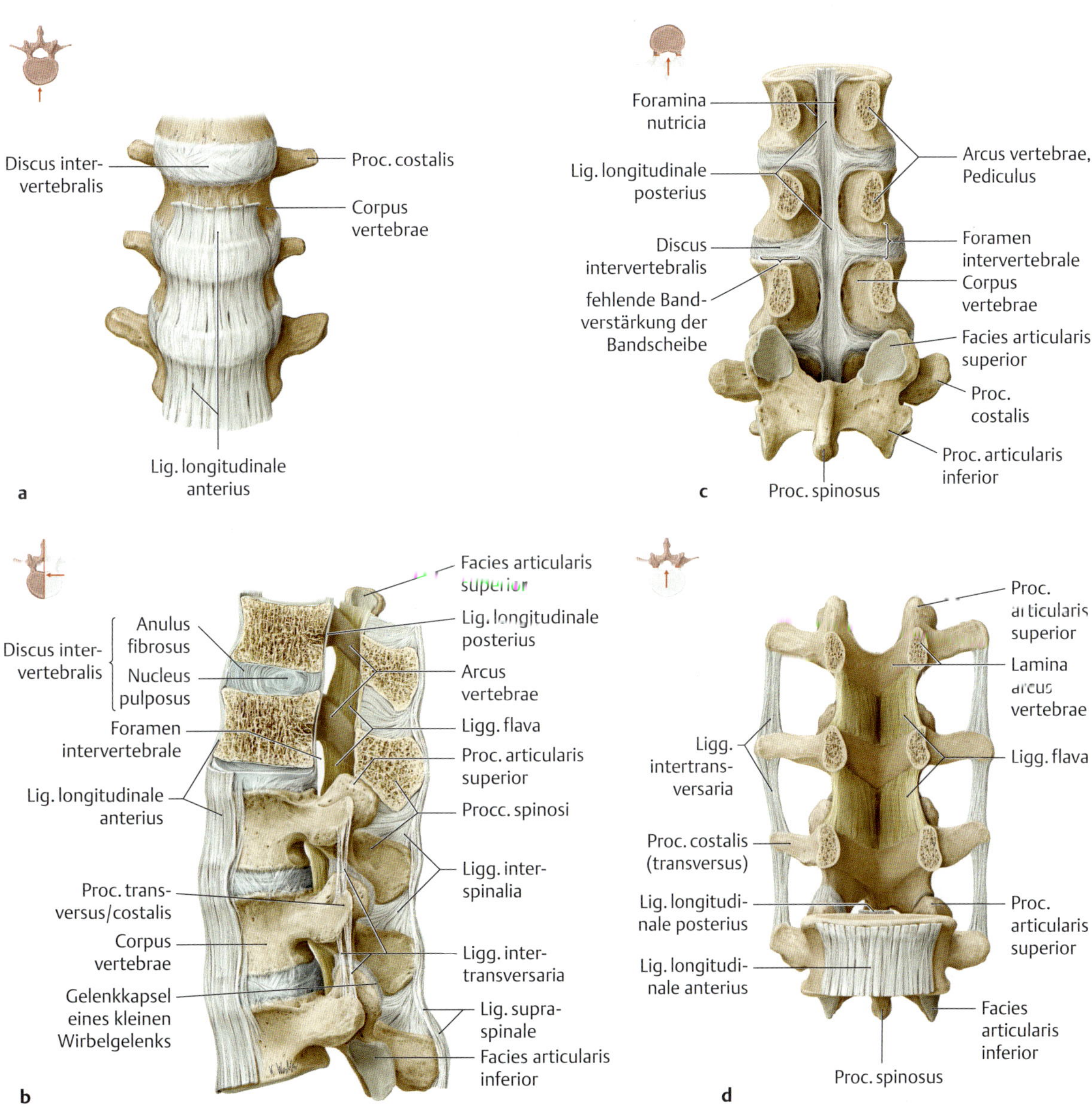

Abb. 8.18 a–d Bandapparat im Bereich der Lendenwirbelsäule. a Lig. longitudinale anterius, Ansicht von ventral. **b** Thorakolumbaler Übergang, Ansicht von links-lateral (die beiden thorakalen Wirbel sind median-sagittal halbiert). **c** Lig. longitudinale posterius in der Ansicht von dorsal nach Entfernung der Wirbelbögen auf Höhe der Pediculi arcus vertebrae. **d** Ligg. flava und Ligg. intertransversaria in der Ansicht von ventral nach Entfernung der Wirbelkörper L II-IV.

Anulus fibrosus der Bandscheiben bleibt ein großer Teil der Zwischenwirbelscheibe besonders im seitlichen Bereich ohne Bandverstärkung *(laterale Bandscheibenvorfälle)*. Vorderes und hinteres Längsband sind an der Aufrechterhaltung der Wirbelsäulenkrümmung beteiligt.

▸ **Wirbelbogenbänder:** Die *Ligg. flava* bestehen größtenteils aus elastischen Fasern, die ihnen die gelbe Farbe verleihen. Sie verlaufen als dicke, kräftige Bänder zwischen den hinteren Teilen der Wirbelkörper (Laminae arcus vertebrae) benachbarter Wirbelbögen und vervollständigen dorsal der Zwischenwirbellöcher die Wand des Wirbelkanals (▸ Abb. 8.15**b** u. ▸ Abb. 8.17**b** u. **c**). Die Ligg. flava stehen bei aufrechter Haltung der Wirbelsäule unter Spannung und unterstützen die Rückenmuskeln bei der Stabilisierung in der Sagittalebene. Darüber hinaus hemmen sie eine übermäßige Ventralflexion der Wirbelsäule und unterstützen auf diese Weise die Aufrichtung der nach vorne gebeugten Wirbelsäule.

Die *Ligg. interspinalia* spannen sich zwischen benachbarten Dornfortsätzen aus und setzen sich dorsal in das *Lig. supraspinale* fort (▸ Abb. 8.17 **c** u. **d**), das vom 7. Halswirbel an bis zum Kreuzbein über die Spitzen der Dornfortsätze zieht. Nach kranial verbreitert sich das Lig supraspinale und verläuft als sagittal ausgerichtetes Nackenband (Lig. nuchae) zwischen Protuberantia occipitalis externa und Vertebra prominens (▸ Abb. 8.21). Während das kräftige elastische Lig. nuchae bei Vierfüßlern den weit vor dem Körperschwerpunkt liegenden Kopf tragen muss, hat es beim Menschen nur geringe mechanische Bedeutung.

Die *Ligg. intertransversaria* verbinden beiderseits die Spitzen der Querfortsätze und wirken v.a. Seitwärtsbewegungen entg (▸ Abb. 8.17**d** u. ▸ Abb. 8.18**b** u. **d**).

Wirbelbogengelenke

Die Wirbelbogengelenke (Artt. zygapohysiales) oder „kleinen Wirbelgelenke" sind echte Gelenke und werden von den Gelenkfortsätzen der Wirbelbögen gebildet (▸ Abb. 8.19). Maßgebend für die Bewegungsrichtung, aber auch für das Ausmaß der Bewegungsmöglichkeiten in den unterschiedlichen Wirbelsäulenregionen ist die Stellung der Gelenkfortsätze. Die Ausrichtung der überwiegend planen Gelenkflächen *(Gelenkfacetten)* bewirkt somit, dass einzelne Regionen auf gewisse Bewegungsrichtungen spezialisiert sind. Dabei führen die kleinen Wirbelgelenke bestimmte Bewegungen aus und schränken gleichzeitig andere Bewegungen und somit die freie Bewegungsmöglichkeit der Wirbelsäule ein (s. S. 117).

▸ **Gelenkkapsel der Wirbelbogengelenke:** Sie entspringt an den Rändern der Gelenkflächen der Procc. articulares und ist häufig mit dem Lig. flavum fest verwachsen. Im Bereich der HWS ist die Kapsel eher weit und schlaff, im Brust- und Lendenbereich eng und straff und durch längs verlaufende Bandzüge verstärkt. In nahezu allen Wirbelbogengelenken finden sich *meniskoide Synovialfalten*, die sichelförmig in den Gelenkspalt hineinragen (▸ Abb. 8.19). Sie bestehen aus gefäßreichem, lockerem, häufig auch straffem Bindegewebe und gleichen die Inkongruenz der artikulierenden Gelenkflächen aus. Einige Autoren schreiben ihnen eine gewisse mechanische Rolle bei der Druckübertragung im Gelenk zu.

▸ **Stellung der Gelenkflächen in den verschiedenen Wirbelsäulenabschnitten:** Innerhalb der HWS (3.-7. Halswirbel) sind die runden Gelenkflächen gegenüber der Transversalebene um etwa 45° geneigt, und zwar von vorne-oben nach hinten-unten (▸ Abb. 8.20). Bei den Brustwirbeln sind die schwach konvexen Gelenkflächen

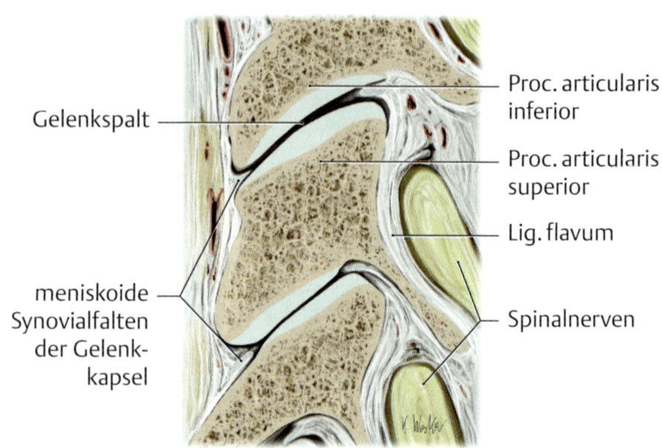

Abb. 8.19 Sagittalschnitt der Wirbelbogenglenke auf Höhe der Halswirbelsäule (Zeichnung nach einem Präparat aus der Sammlung des Anatomischen Instituts der Universität Kiel).

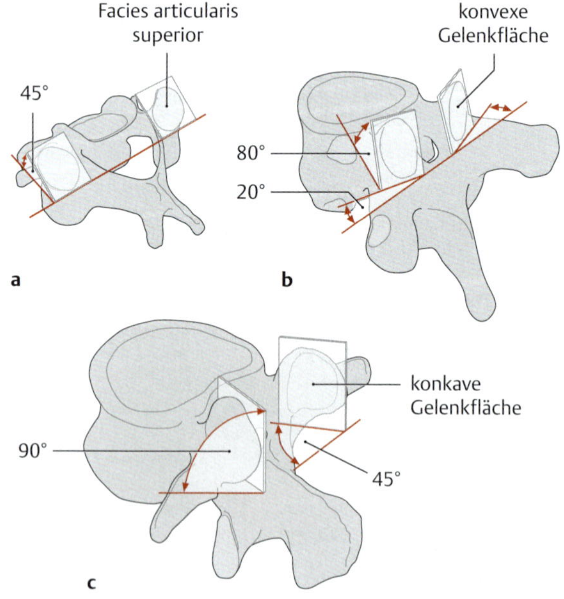

Abb. 8.20 a–c Stellung der Gelenkflächen der Wirbelbogengelenke in verschiedenen Regionen der Wirbelsäule. a Halswirbelsäule. **b** Brustwirbelsäule. **c** Lendenwirbelsäule, Ansicht von links-hinten-oben.

auch frontal ausgerichtet und gegeneinander abgewinkelt. Sie bilden somit Flächenausschnitte eines Zylindermantels, wobei die Zylinderachse im Wirbelkörperzentrum liegt (▶ Abb. 8.20).

Innerhalb der LWS sind die leicht konkaven Gelenkflächen vorwiegend sagittal ausgerichtet. Ihr kleinerer vorderer Anteil ist eher frontal, die hinteren Anteile eher sagittal orientiert. Auf diese Weise stellen sie – ähnlich wie bei der BWS – Ausschnitte einer Zylinderoberfläche dar, wobei die Zylinderachse nahe der Basis des Dornfortsatzes liegt (▶ Abb. 8.20). Während die Gelenkflächen zwischen dem 1. und 2. Lendenwirbel am stärksten sagittal orientiert sind, weisen die zwischen dem 5. Lenden- und dem 1. Sakralwirbel eine eher frontale Stellung auf. Die unterschiedliche Stellung der Gelenkflächen erlaubt bestimmte Bewegungen in den verschiedenen Wirbelsäulenabschnitten (S. 119).

Kopfgelenke

Als Kopfgelenke werden die gelenkigen Verbindungen zwischen Hinterhaupt, Atlas und Axis bezeichnet (▶ Abb. 8.21 u. ▶ Abb. 8.22**a–e**). Insgesamt werden 6 isolierte anatomisch getrennte Gelenke unterschieden, die jedoch mechanisch kombiniert sind und somit eine Funktionsgemeinschaft bilden:

- Oberes Kopfgelenk (Art. atlantooccipitalis):
  Paarige gelenkige Verbindung der ovalen, leicht konkaven Foveae articulares superiores des Atlas mit den konvex geformten Condyli occipitales des Hinterhauptes (▶ Abb. 8.22**d**).
- Untere Kopfgelenke (Artt. atlantoaxiales):
  - Art. atlantoaxialis lateralis: paarige gelenkige Verbindung zwischen den unteren Gelenkflächen des Atlas und den oberen des Axis (▶ Abb. 8.22**d**).
  - Art. atlantoaxialis mediana: unpaares Gelenk mit einer vorderen und hinteren Abteilung zwischen dem Dens axis, der Fovea dentis atlantis und der überknorpelten Fläche des Lig. transversum atlantis (▶ Abb. 8.22**f**).

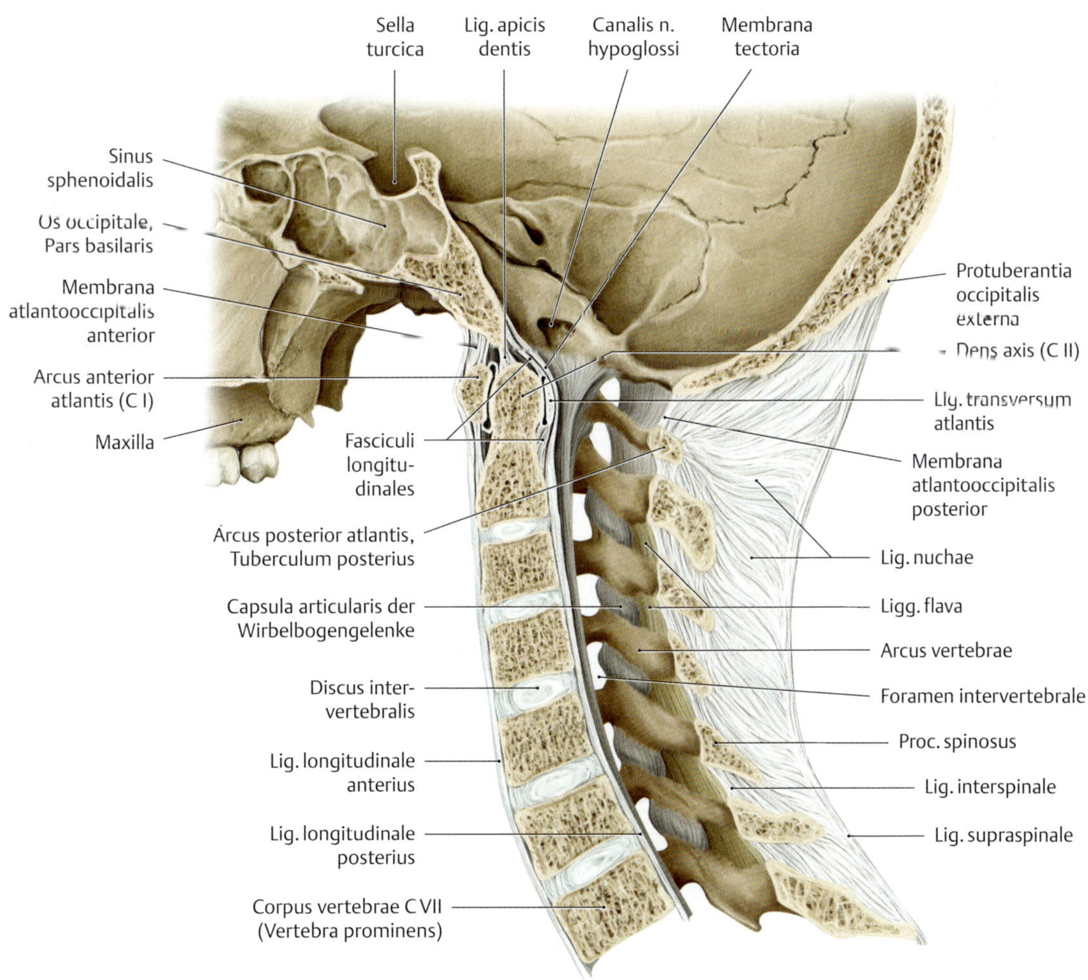

Abb. 8.21 Bandapparat der Halswirbelsäule: Lig. nuchae. Median-Sagittal-Schnitt, Ansicht von links.

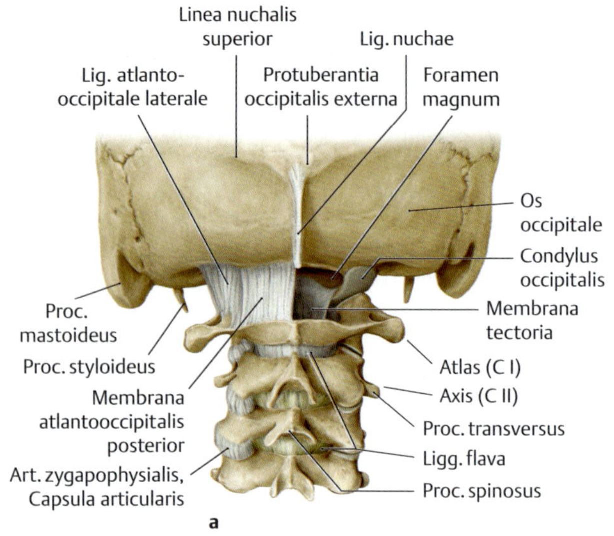

Linea nuchalis superior
Lig. nuchae
Lig. atlanto-occipitale laterale
Protuberantia occipitalis externa
Foramen magnum
Os occipitale
Condylus occipitalis
Membrana tectoria
Proc. mastoideus
Proc. styloideus
Atlas (C I)
Axis (C II)
Membrana atlantooccipitalis posterior
Proc. transversus
Ligg. flava
Art. zygapophysialis, Capsula articularis
Proc. spinosus
a

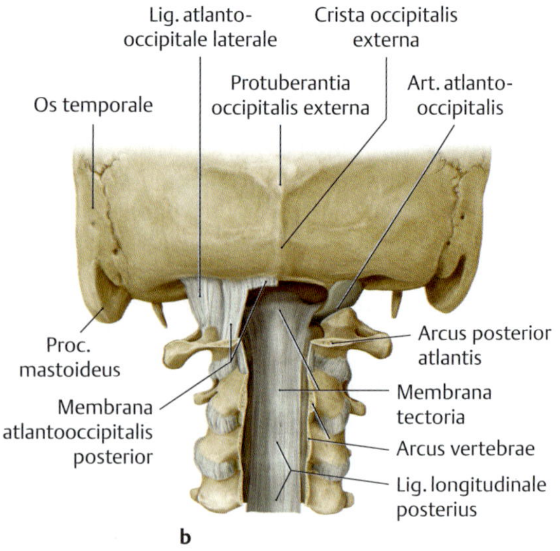

Lig. atlanto-occipitale laterale
Crista occipitalis externa
Protuberantia occipitalis externa
Os temporale
Art. atlanto-occipitalis
Arcus posterior atlantis
Proc. mastoideus
Membrana tectoria
Membrana atlantooccipitalis posterior
Arcus vertebrae
Lig. longitudinale posterius
b

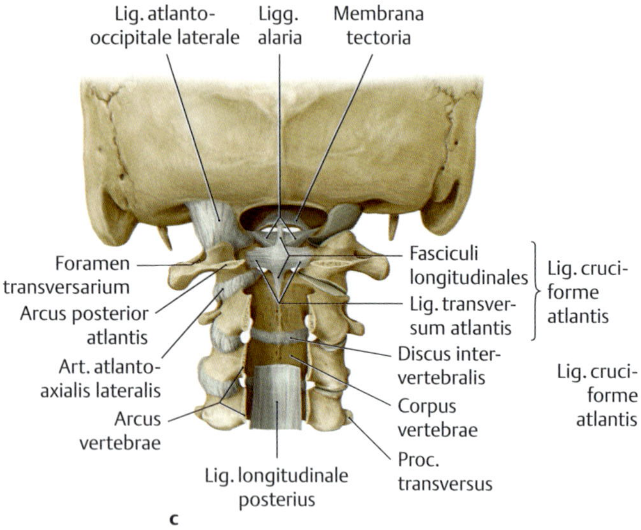

Lig. atlanto-occipitale laterale
Ligg. alaria
Membrana tectoria
Foramen transversarium
Fasciculi longitudinales
Lig. transversum atlantis
Lig. cruciforme atlantis
Arcus posterior atlantis
Discus intervertebralis
Art. atlanto-axialis lateralis
Corpus vertebrae
Arcus vertebrae
Proc. transversus
Lig. longitudinale posterius
c

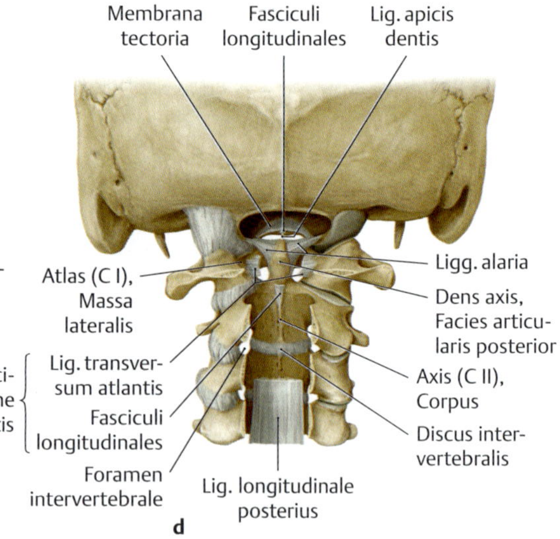

Membrana tectoria
Fasciculi longitudinales
Lig. apicis dentis
Ligg. alaria
Atlas (C I), Massa lateralis
Dens axis, Facies articularis posterior
Lig. cruciforme atlantis
Lig. transversum atlantis
Fasciculi longitudinales
Axis (C II), Corpus
Discus intervertebralis
Foramen intervertebrale
Lig. longitudinale posterius
d

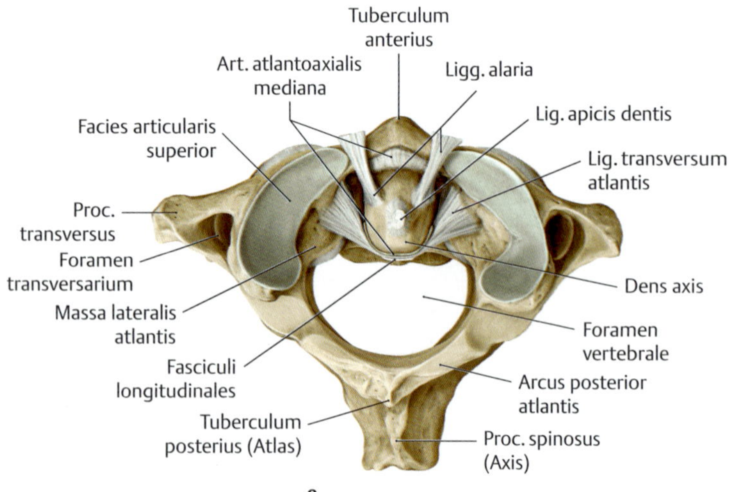

Abb. 8.22 a–e Bandapparat des oberen und unteren Kopfgelenks. a Aufsicht auf die Membrana atlantooccipitalis posterior von dorsal; **b-c** nach Eröffnung des Wirbelkanals und Entfernung des Rückenmarks sowie der Bänder von dorsal. **b** Aufsicht auf die Membrana tectoria (Teil des hinteren Längsbandes direkt unterhalb des Ansatzes. **c** Membrana tectoria und Gelenkkapseln des oberen und unteren Kopfgelenkes entfernt. Aufsicht auf das Kreuzband (Lig. cruciforme atlantis); **d** Lig. cruciforme atlantis entfernt. **e** Bandapparat der Art. atlantoaxialis mediana (Fovea dentis ist von der Gelenkkapsel verdeckt), Ansicht von kranial.

► **Bandapparat der Kopfgelenke:** Die Verbindung des Atlas mit dem Schädel erfolgt ventral durch die Membrana atlantooccipitalis anterior, die in Fortsetzung des vorderen Längsbandes der Wirbelsäule vom oberen Rand des vorderen Atlasbogens zum vorderen Rand des Hinterhauptlochs (Foramen magnum) verläuft (► Abb. 8.22**e**). Eine entsprechende Membran (Membrana atlantooccipitalis posterior) – das „Lig. flavum" zwischen Atlas und Os occipitale – zieht vom hinteren Atlasbogen zum hinteren Rand des Foramen magnum (► Abb. 8.22**a, e**).

Der Zahn des Axis ist durch mehrere Bandverbindungen gesichert. Das Kreuzband (Lig. cruciforme atlantis) besteht aus einem kräftigen, horizontal verlaufenden Schenkel, dem Lig. transversum atlantis, und schwächeren, vertikal verlaufenden Längszügen, den Fasciculi longitudinales (► Abb. 8.22**c**). Während das Lig. transversum atlantis an den Innenseiten der beiden Massae laterales angeheftet ist und dorsal um den Dens axis herumzieht, verlaufen die Fasciculi longitudinales vom vorderen Rand des Foramen magnum zum dorsalen Körper des Axis.

Die paarigen Ligg. alaria verlaufen von den Seitenflächen des Dens axis zu den jeweiligen Innenflächen der Condyli occipitales am Os occipitale. Das unpaare Lig. apicis dentis schließlich verbindet die Spitze des Dens axis mit dem Vorderrand des Foramen magnum (► Abb. 8.22**d**).

Im Lig. apicis verlief ursprünglich die Chorda dorsalis zum Schädel. Die vordere Begrenzung des Wirbelkanals im Bereich der Kopfgelenke wird durch die Membrana tectoria gebildet. Sie ist die verbreiterte Fortsetzung des hinteren Längsbandes (► Abb. 8.22**b** u. **e**).

Klinischer Bezug: Atlasassimilation

Bei einer *Atlasassimilation* kann der 1. Halswirbel einseitig oder vollständig mit dem Os occipitale verwachsen sein. Diese Entwicklungsstörung ist relativ selten und kommt nur in etwa 0,1– 0,4 % der Fälle vor.

Unkovertebralgelenke der HWS

Die Unkovertebralgelenke im Bereich der HWS (3.–7. Halswirbel) sind beim Neugeborenen noch nicht vorhanden. Sie entwickeln sich erst am Ende des ersten Dezenniums. Die ursprünglich flachen Procc. uncinati an den Seiten der Deckplatten beginnen sich in der Kindheit steil aufzurichten und der Unterfläche des oberen Wirbelkörpers zu nähern (► Abb. 8.23 u. ► Abb. 8.25). Dadurch kommt es in den äußeren Anteilen der Zwischenwirbelscheiben zu seitlichen Spaltbildungen.

Diese Spalten bzw. Risse im Discus intervertebralis wurden bereits 1858 von dem Anatomen Hubert von Luschka beschrieben, der sie als *Hemiarthroses laterales* bezeichnete. Er sah in ihnen primäre Einrichtungen, die die Beweglichkeit der HWS physiologisch begünstigen und daher einen funktionellen Vorteil darstellen. Die Spalten werden seitlich von einer bindegewebigen Struktur – einer Art Gelenkkapsel – begrenzt und ähneln daher den Gelenkspalten echter Gelenke (Unkovertebralgelenke).

Tatsächlich handelt es sich bei den Spalten jedoch um Rissbildungen in ursprünglich intakten Zwischenwirbelscheiben, die mit zunehmendem Alter die Tendenz

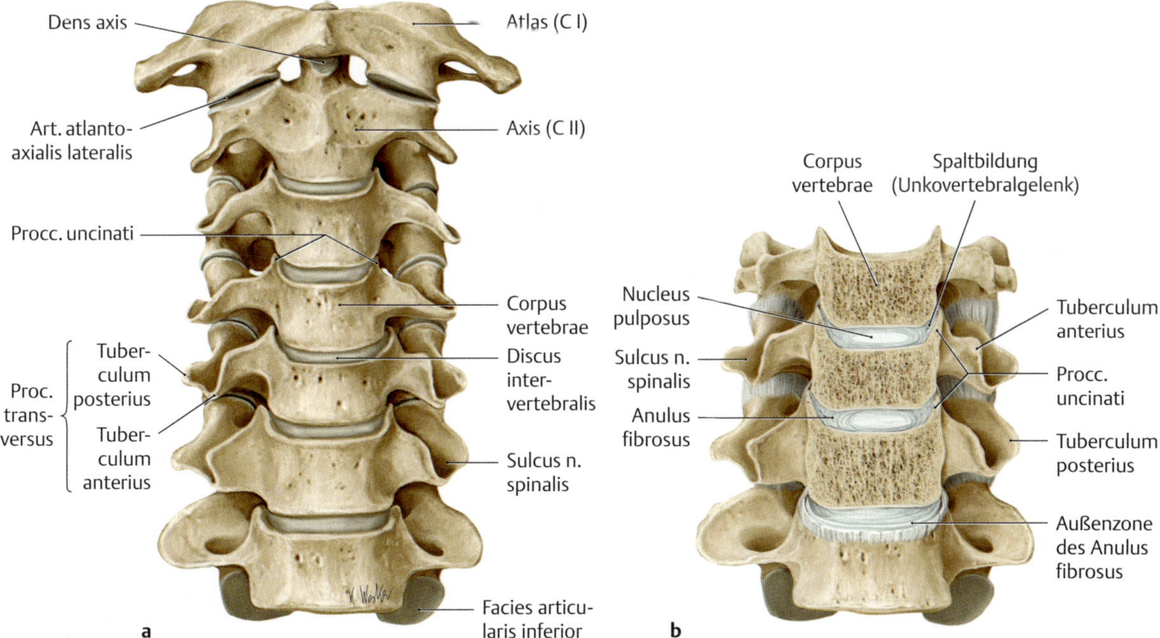

Abb. 8.23 Unkovertebralgelenke der Halswirbelsäule bei einem jungen Erwachsenen. a Halswirbelsäule eines 18-jährigen Mannes in der Ansicht von vorne. **b** Beim 3.–7. Halswirbel (4.–6. Halswirbelkörper ist frontal geschnitten) haben jeweils die kranialen Deckplatten der Wirbelkörper seitlich Erhebungen (Unci corporis vertebrae bzw. Procc. uncinati).

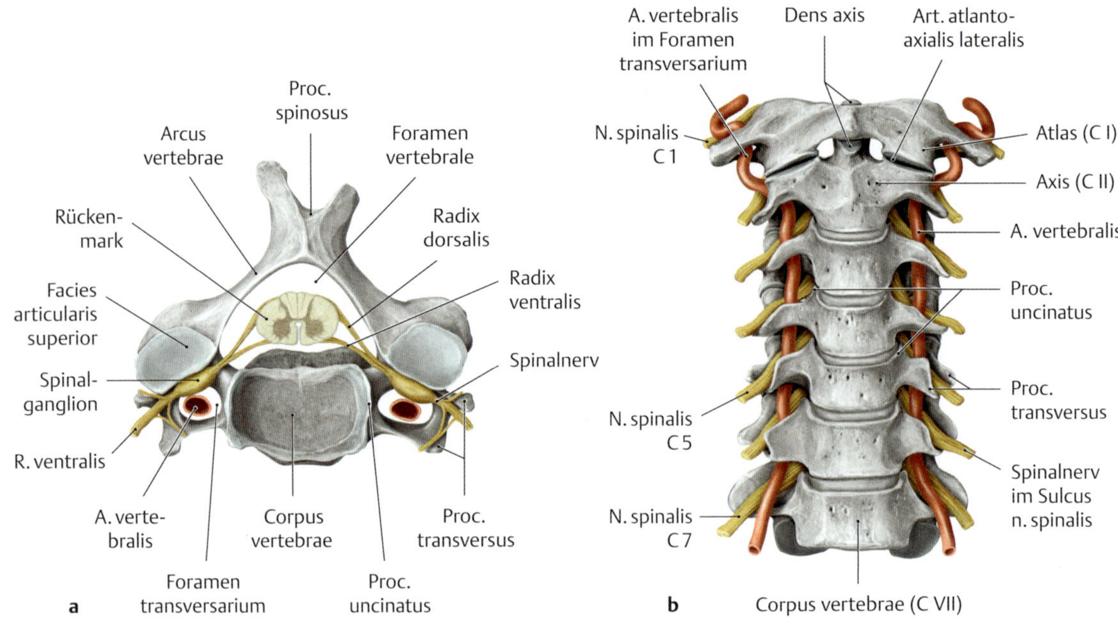

Abb. 8.24 Topografische Beziehung von Spinalnerv und A. vertebralis zum Proc. uncinatus. a 4. Halswirbel mit Rückenmark, Spinalwurzeln, Spinalnerven und Aa. vertebrales, Ansicht von kranial. **b** Halswirbelsäule mit beidseitiger A. vertebralis und austretenden Spinalnerven, Ansicht von ventral.

aufweisen weiter in Richtung Bandscheibenzentrum vorzudringen. Somit entstehen schließlich durchgehende transversale Spalten, die die Bandscheiben in 2 etwa gleich dicke Scheiben unterteilen. Dieser Prozess beginnt im Alter von 10 Jahren und schreitet in den folgenden Jahren langsam, aber kontinuierlich voran. Dadurch kommt es zu einer zunehmenden Degeneration, d. h. Abflachung der Bandscheiben mit nachfolgender Instabilität der Bewegungssegmente. In diesem Stadium können sich Verlagerungen des Nucleus pulposus zeigen, die eine Einengung der Spinalwurzel sowie der A. vertebralis zur Folge haben.

Im weiteren Verlauf treten an den Unkovertebralgelenken Veränderungen auf, wie sie in vergleichbarer Weise auch an den übrigen Gelenken zu finden sind, z. B. *Osteophyten* (▶ Abb. 8.25**a–c**). Diese Knochenneubildungen sind der Versuch des Körpers, die Kraft aufnehmende Fläche zu vergrößern und auf diese Weise den Gelenkdruck zu reduzieren. Durch eine fortschreitende Destabilisierung des entsprechenden Bewegungssegments kommt es zu einer gleichzeitigen Spondylarthrose der kleinen Wirbelgelenke mit nachfolgender Osteophytenbildung.

Durch ihre enge topografische Beziehung zum Foramen intervertebrale und zur A. vertebralis (▶ Abb. 8.24) haben die Osteophyten erhebliche klinische Bedeutung *(Unkarthrose)*. Die Folge ist eine langsam fortschreitende Einengung des Foramen intervertebrale mit zunehmender Kompression des Spinalnervs und häufig auch der A. vertebralis. Gleichzeitig kann der Spinalkanal durch Osteophyten massiv eingeengt werden.

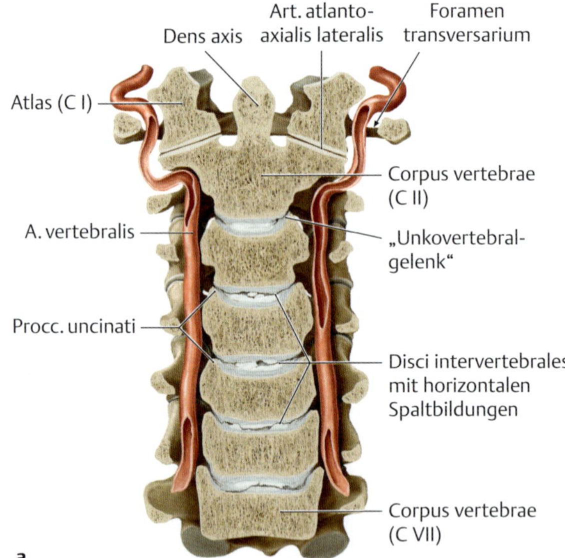

Abb. 8.25 a–c Fortgeschrittene Unkarthrose im Bereich der Halswirbel (nach Präparaten aus der Sammlung des Anatomischen Instituts der Universität Kiel). **a** Frontalschnitt durch die Halswirbelsäule eines 35-jährigen Mannes. Mit Ausbildung der Unkovertebralgelenke im Alter von etwa 10 Jahren beginnt auch die zunehmende Rissbildung der Bandscheiben. Sie schreitet mit zunehmenden Alter weiter in Richtung Bandscheibenzentrum fort, so dass schließlich durchgehende transversale Spalten entstehen. Dadurch kommt es zu einer fortschreitenden Degeneration, d. h. Abflachung der Bandscheiben mit daraus resultierender Instabilität der Bewegungssegmente.

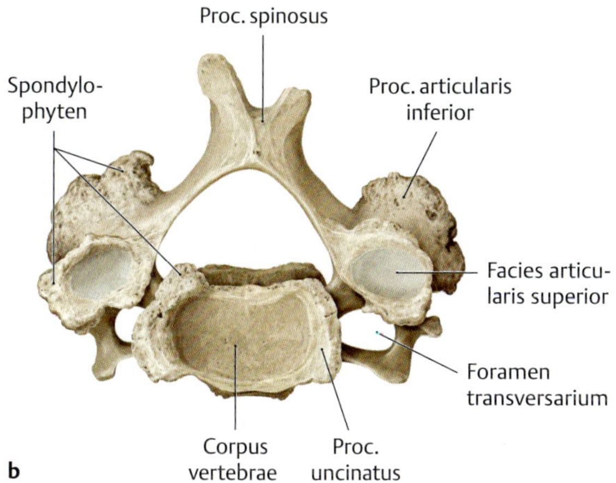

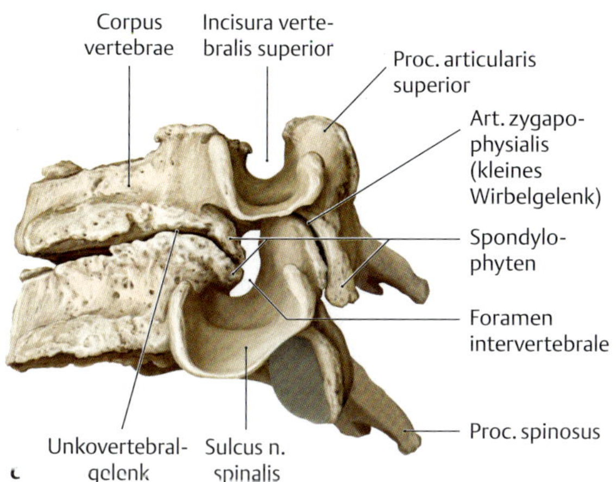

Abb. 8.25 a–c Fortsetzung. b Knochenneubildungen (Osteophyten) im Bereich des rechten Proc. uncinatus und des rechten oberen Gelenkfortsatzes. Es kommt zur Verengung des Foramen intervertebrale (Ansicht von kranial). **c** Einengung des Foramen intervertebrale durch Osteophyten in der Ansicht von lateral.

Bewegungsumfang der Wirbelsäule

Die Gesamtbeweglichkeit der Wirbelsäule nimmt von kranial nach kaudal ab. Zwischen benachbarten Wirbeln sind außer zwischen den beiden Kopfgelenken nur geringe Bewegungen möglich. Erst die Summe der Einzelbewegungen in den 25 Bewegungssegmenten ermöglicht den relativ großen Bewegungsumfang der gesamten Wirbelsäule (▸Abb. 8.26). Darüber hinaus ist das Ausmaß der Bewegungen in den einzelnen Wirbelsäulenabschnitten unterschiedlich (▸Tab. 8.1). Es beruht zum großen Teil auf der Verschiedenheit des Baus der Wirbelbogengelenke und hängt zusätzlich vom Verhältnis von Bandscheiben- zu Wirbelkörperhöhe ab (s. S. 107). Folgende Hauptbewegungen werden unterschieden:

- Rumpfbeugung und -streckung (Ventralflexion, Dorsalextension) bzw. Vor- und Rückneigen (Inklination, Reklination) in der Sagittalebene (▸Abb. 8.26 u. ▸Abb. 8.27**c**)
- Seitneigung (Lateralflexion) in der Frontalebene (▸Abb. 8.27**a**)
- Drehung (Rotation) um eine vertikale Achse (▸Abb. 8.27**b**)

Genaue Messungen der gesamten Wirbelsäulenbeweglichkeit in der sagittalen (Ventralflexion/Dorsalextension) und der frontalen Ebene (Lateralflexion) können nur an Funktionsröntgenaufnahmen der ganzen Wirbelsäule vorgenommen werden (Rotationsbewegungen in der transversalen Ebene hingegen sind schwer zu quantifizieren). Durch bestimmte, in der Klinik gebräuchliche Messverfahren lässt sich allerdings das Bewegungsausmaß recht gut beurteilen. Ganz allgemein lassen sich Körperbewegungen auf folgende 2 Arten quantifizieren:

- als *Streckenmaße* (Bestimmung des Abstands zweier genau definierter Punkte vor und nach der Bewegung)
- als *Winkelmaße* (Bestimmung des Winkels zwischen definierten Achsen vor und nach der Bewegung)

Bei den Bewegungen der Wirbelsäule sind Streckenmaße häufig besser und leichter zu bestimmen als Winkelmaße. Viel wichtiger als die Bestimmung des absoluten Bewegungsumfanges ist jedoch der Seitenvergleich am Patienten.

Tab. 8.1 Durchschnittliches Bewegungsausmaß in den einzelnen Wirbelsäulenregionen

	HWS			BWS	LWS	HWS + BWS + LWS
	oK	uK	gesamte HWS			
Ventralflexion	20°	–	65°	35°	50°	150°
Dorsalextension	10°	–	40°	25°	35°	100°
Lateralflexion*	5°	–	35°	20°	20°	75°
Rotation*	–	35°	50°	35°	5°	90°

(oK = oberes Kopfgelenk, uK = unteres Kopfgelenk, * = zu jeder Seite)

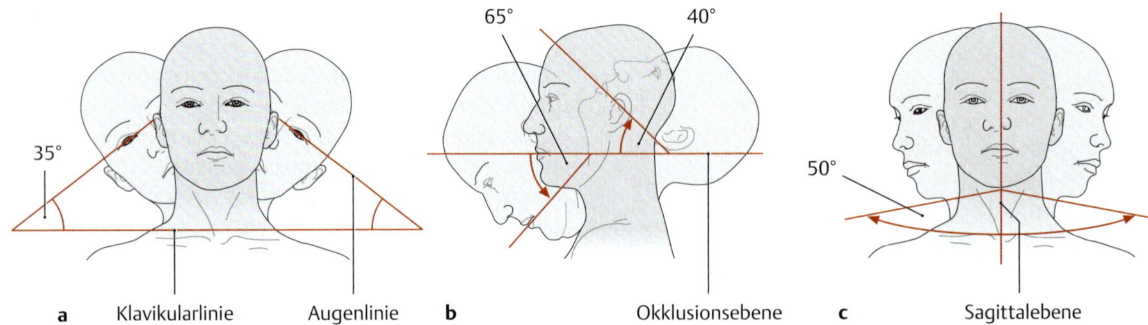

Abb. 8.26 a–c Gesamtbewegungsausmaß der Halswirbelsäule aus der Neutral-Null-Stellung. a Lateralflexion. **b** Ventralflexion/Dorsalextension. **c** Rotation (nach Debrunner).

Bewegungen der HWS

Innerhalb der einzelnen Wirbelsäulenregionen weist die HWS den größten Bewegungsumfang auf. Dabei werden Bewegungen der oberen (oberes und unteres Kopfgelenk) und unteren HWS (3.–7. Halswirbel) unterschieden. Oberes und unteres Kopfgelenk (Artt. atlantooccipitalis und atlantoaxialis) sind mechanisch kombinierte Gelenke und erlauben insgesamt eine Bewegung des Kopfes wie in einem Kugelgelenk. Der Gesamtbewegungsumfang der HWS (▸ Abb. 8.26) setzt sich aus den Einzelbewegungen im oberen und unteren Kopfgelenk sowie in der unteren HWS zusammen.

▸ Bewegungen im oberen Kopfgelenk: Aus der Neutral-Null-Stellung heraus können im oberen Kopfgelenk Nickbewegungen nach vorne und hinten (Ventralflexion/Dorsalextension) sowie Seitneigungen (Lateralflexion) zu beiden Seiten durchgeführt werden. Hier beträgt das Bewegungsausmaß der Ventralflexion/Dorsalextension insgesamt etwa 30° (Ventralflexion: 20°, Dorsalextension: 10°), der Lateralflexion etwa 10° (5° zu jeder Seite; ▸ Tab. 8.1).

Nickbewegungen nach vorne und hinten erfolgen um eine transversale Achse, die dicht hinter dem äußeren Gehörgang quer durch die beiden Procc. mastoidei verläuft. Durch den relativ weit nasal gelegenen Schwerpunkt des Kopfes (in der Nähe der Sella turcica und damit vor der Beuge- und Streckachse) erklärt sich die im Vergleich zur ventralen Beugemuskulatur des Halses wesentlich kräftigere Nackenmuskulatur (Extensoren).

Ist der Kopf in Neutral-Null-Stellung ausbalanciert, müssen die Extensoren der Schwerkraft entgegenwirken. Verringert sich hingegen, wie z. B. beim Schlafen in sitzender Position der Muskeltonus der Nackenmuskulatur, fällt der Kopf nach vorne (das Kinn sinkt auf das Manubrium sterni). Da beim Säugling der Schwerpunkt des Kopfes noch dorsal der Beuge- und Streckachse liegt, kippt der Kopf nach hinten.

▸ Bewegungen im unteren Kopfgelenk: Im unteren Kopfgelenk sind v. a. Drehbewegungen sowie geringgradige Beuge- und Streckbewegungen möglich (▸ Tab. 8.1). Dabei erfolgt die Rotation in der zapfenförmigen Art. atlantoaxialis mediana um eine vertikale, durch den Dens axis verlaufende Achse. Bei einer Drehbewegung, z. B. nach links, steht der Dens axis still, während der von vorderem Atlasbogen und Lig. transversum atlantis gebildete Ring rotiert. Gleichzeitig kommt es zu einer Mitbewegung in den lateralen Atlantoaxialgelenken.

Da die beiden oberen Gelenkflächen des Axis in der Sagittalebene konvex geformt sind, sinkt der Atlas bei der Rotationsbewegung auf der ipsilateralen Seite etwa 2–3 mm ab. Dadurch entsteht während der Rotation eine Schraubenbewegung. Insgesamt ist das Ausmaß der Rotationsbewegung relativ groß und liegt bei etwa 70° (35° zu jeder Seite). Es beträgt somit mehr als die Hälfte der Gesamtrotation innerhalb der HWS (▸ Tab. 8.1).

▸ Bewegungen in der unteren HWS: In der unteren HWS sind sowohl Ventralflexion/Dorsalextension als auch Lateralflexion und Rotationsbewegungen möglich. Aus der Analyse der Bewegungen der unteren HWS ergibt sich, dass weder eine reine Drehbewegung noch eine reine Seitneigung isoliert möglich sind. Aufgrund der Neigungswinkel der Gelenkflächen ist daher eine Lateralflexion stets mit einer Rotationsbewegung zur gleichen Seite und vice versa kombiniert.

Messen der HWS-Beweglichkeit

Die klinische Bestimmung der Beweglichkeit innerhalb der HWS kann mithilfe bestimmter *Referenzebenen* sehr genau bestimmt werden. So lässt sich das Ausmaß der **Ventralflexion** (65°) und der Dorsalextension (40°) abschätzen, wenn die Okklusionsebene, die bei der Neutral-Null-Stellung des Kopfes genau horizontal ausgerichtet ist, als Bezugsebene angenommen wird (▸ Abb. 8.26**b**).

Ebenso kann das Ausmaß der **Lateralflexion** (35° zu jeder Seite) am Winkel abgeschätzt werden, der die Schlüsselbeinlinie und die Augenlinie miteinander verbindet (▸ Abb. 8.26**a**).

Rotationsmessungen der Wirbelsäule werden beim sitzenden Patienten durchgeführt. Dabei muss der Schultergürtel fixiert werden, während die Sagittalebene des Kopfes als Referenzlinie dient (▸ Abb. 8.26**c**). Die Rotation (50 ° zu jeder Seite) wird als Winkel zwischen der Sagittalebene des Kopfes und der des Körpers gemessen.

Bewegungen der BWS

Im Vergleich zur HWS ist die Beweglichkeit innerhalb der BWS deutlich geringer, da das Verhältnis von Bandscheiben- zu Wirbelkörperhöhe (Quotient aus beiden Werten) kleiner ist (s. S. 107). Darüber hinaus schränken aber auch die Rippen und das Sternum die Bewegungen in der BWS ein. Trotz der Verbindung mit dem knöchernen Thorax ist die Rotationsfähigkeit der BWS jedoch fast 7-mal größer als die der LWS (▸ Tab. 8.1). Außerdem induziert jede Rotationsbewegung in einem bestimmten BWS-Abschnitt eine korrespondierende Mitbewegung der Rippen.

Beim Vergleich der Orientierung der thorakalen und der lumbalen Gelenkfortsätze liegen beide auf der Oberfläche eines Zylindermantels, wobei jedoch die Zylinderachse unterschiedlich verläuft. Im Bereich der BWS liegt die Achse etwa im Zentrum eines Wirbelkörpers (▸ Abb. 8.20**d**). Dreht sich daher ein Wirbel auf dem anderen, erfährt die Bandscheibe zwar eine Torsion, jedoch keine Abscherbewegung, wie sie in der LWS zu beobachten ist. Torsionsbewegungen lassen deutlich größere Bewegungsausschläge zu als Abscherbewegungen.

Aufgrund der dachziegelartig übereinander liegenden Dornfortsätze wird die Dorsalextension (25 °) durch den knöchernen Kontakt zwischen benachbarten Dorn- und Gelenkfortsätzen limitiert. Die Ventralflexion hingegen ist aufgrund der Vergrößerung des Abstandes zwischen 2 benachbarten Dornfortsätzen in einem größeren Ausmaß möglich (35 °; ▸ Tab. 8.1). Bei einer Seitneigung der BWS wird der Brustkorb auf der konvexen, kontralateralen Seite angehoben. Dadurch erweitern sich die Interkostalräume auf dieser Seite, während sie sich auf der konkaven, ipsilateralen Seite verengen.

Bewegungen der LWS

Das Ausmaß der Bewegungen in der LWS ist, ähnlich wie in den anderen Wirbelsäulenabschnitten, individuell unterschiedlich und altersabhängig. Besonders ausgeprägt sind aufgrund der Stellung der Gelenkflächen Ventralflexion (50 °) und Dorsalextension (35 °) möglich (gesamter Bewegungsumfang etwa 85 °). Hierbei wird bei Dorsalextension die LWS hyperlordosiert, bei einer Ventralflexion hingegen schwächt sich die lumbale Lordose ab. Der größte Bewegungsausschlag bei Beugung und Streckung liegt zwischen dem 4. und 5. Lendenwirbel, wobei die Beweglichkeit ganz allgemein nach kranial beständig abnimmt.

Die Fähigkeit der Seitneigung (Lateralflexion) innerhalb der LWS ist stark altersabhängig und bei Kindern besonders ausgeprägt (bis zu 60 ° zu jeder Seite). Sie verringert sich mit zunehmendem Alter und ist im mittleren Lebensabschnitt zu etwa 20 ° nach rechts und links möglich (▸ Abb. 8.27**a** u. ▸ Tab. 8.1).

Innerhalb der LWS sind aufgrund der nahezu sagittal ausgerichteten Gelenkflächen Rotationsbewegungen nur in einem sehr geringen Ausmaß möglich (5 ° zu jeder Seite). Da die Gelenkflächen Ausschnitte einer Zylinderoberfläche darstellen und die Zylinderachse auf Höhe der Basis der Dornfortsätze liegt, erfährt der Discus intervertebralis innerhalb eines Bewegungssegments keine axiale Torsion, sondern eine Abscherbewegung. Diese Tatsache erklärt das geringe Rotationsausmaß und die hohe mechanische Belastung der lumbalen Bandscheiben.

Messen der BWS- und LWS-Beweglichkeit

Ohne Röntgenbilder sind isolierte Bewegungsausschläge sowohl der LWS als auch der BWS häufig nicht leicht zu bestimmen. Dies gilt besonders für die Rotationsbewegung, aber auch für Vor- und Rückneigen des Rumpfes, da in die Messungen die Bewegungen im Hüftgelenk bzw. im Becken mit eingehen. Um die Bewegung des Beckens zu erfassen, eignet sich als Referenzlinie die Verbindungslinie zwischen dem vorderen und hinteren oberen Darmbeinstachel, die beim aufrechten Stand (stramme Haltung: *Bauch eingezogen, Brust heraus*) etwa in der Horizontalen liegt (▸ Abb. 8.4 u. ▸ Abb. 8.56).

Die Beurteilung der **Ventralflexion** des thorakal-lumbalen (Brust-Lenden-) Wirbelsäulenabschnitts (35 ° BWS und 50 ° LWS) erfolgt auf 3 Arten (▸ Abb. 8.27**c** u. **d**):

1. Messung des Winkels zwischen der Vertikalen und einer Linie, die die vordere, obere Spitze des Trochanter major mit dem Acromion verbindet (abzüglich des Beckenneigungswinkels nach vorne)
2. Messung des kleinsten Finger-Boden-Abstands mit gestreckten Knien
3. Messung der Beweglichkeit nach Schober und Ott

Bei der Messung nach Schober und Ott werden bei aufrechter Haltung der Dornfortsatz von S1 und ein zweiter, 10 cm weiter kranial gelegener Punkt markiert. Nach maximaler Vorneigung weichen die beiden Hautmarken bis zu einer Distanz von etwa 15 cm (10 + 5) auseinander (Beweglichkeit der Lendenwirbelsäule). Um das Ausmaß der BWS-Beweglichkeit zu messen wird im Stehen vom 7. HWS-Dornfortsatz (Vertebra prominens) 30 cm abwärts abgemessen und dieser Punkt markiert. Die Längenzunahme bei maximaler Vorneigung beträgt bis zu 8 cm (30 + 8; ▸ Abb. 8.27**d**).

Die **Dorsalextension** des thorakal-lumbalen Wirbelsäulenabschnitts (25 ° BWS und 35 ° LWS) kann sowohl im Stehen als auch in Bauchlage gemessen werden (▸ Abb. 8.27**c**). Bei aufrechter Körperhaltung und maximaler

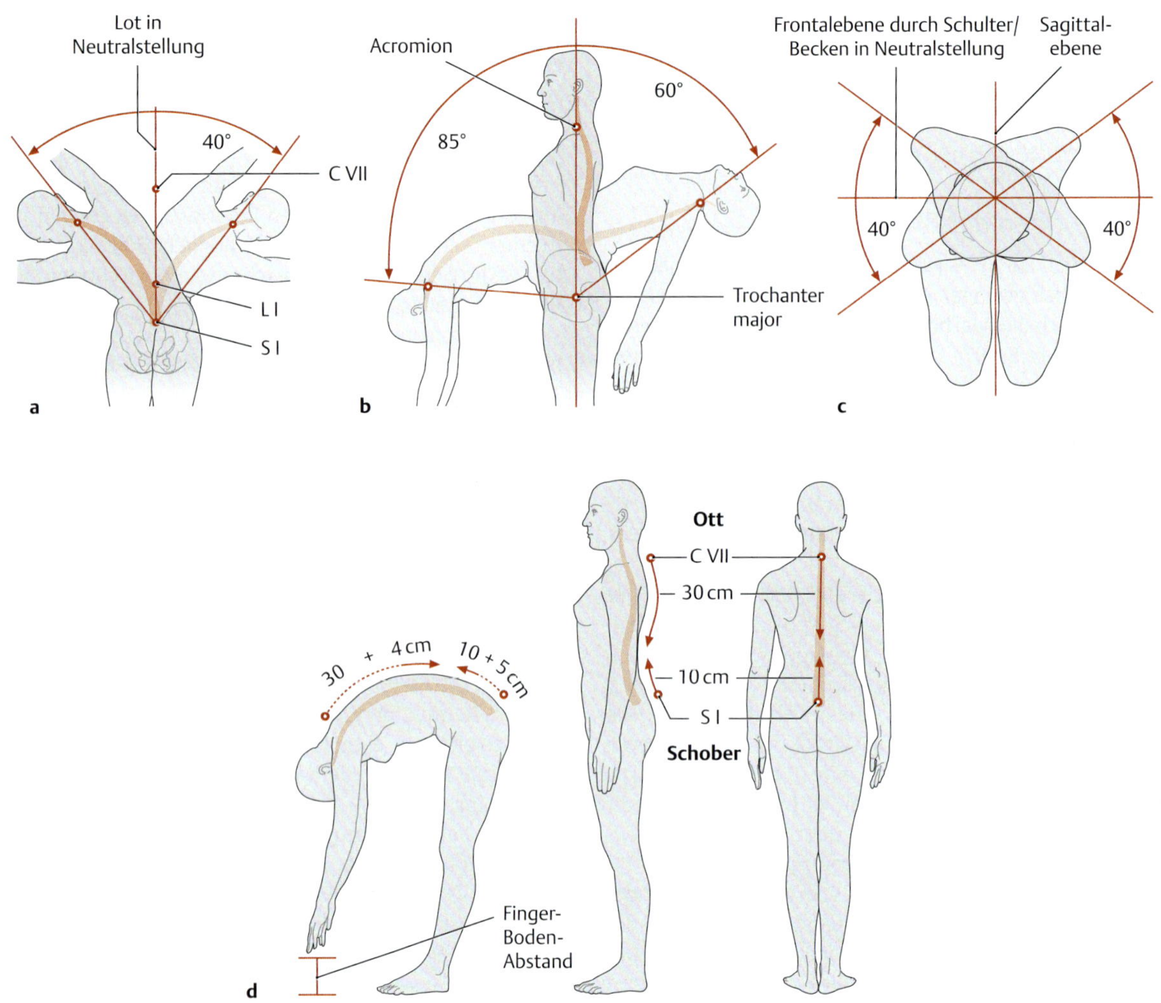

Abb. 8.27 a–d Bewegungsausmaß der Brustwirbel- und der Lendenwirbelsäule aus der Neutral-Null-Stellung. a Lateralflexion. **b** Ventralflexion/Dorsalextension. **c** Rotation. **d** Messung der Beweglichkeit nach Schober u. Ott bzw. Bestimmung des kleinsten Finger-Boden-Abstands (FBA).

Rückneigung (Arme nach hinten-unten gestreckt) wird die Dorsalextension anhand eines Winkels gemessen, der von der Vertikalen und der Verbindungslinie zwischen Trochanter major und Acromion gebildet wird (abzüglich des Beckenneigungswinkels nach hinten). Alternativ kann wiederum der kleinste Finger-Boden-Abstand beim Rückneigen im Stehen gemessen werden.

Das Ausmaß der **Lateralflexion** innerhalb der thorakal-lumbalen Wirbelsäule kann nach Markierung der Dornfortsätze L 1 und C 7 gemessen werden (▶ Abb. 8.27**a**).Der Winkel zwischen der Längsachse des Kreuzbeins und der Verbindungslinie der markierten Dornfortsätze L1 misst die Lateralflexion der LWS (20 ° zu jeder Seite), der Winkel zwischen den Verbindungslinien der Dornfortsätze C7 sowie L1 misst die Lateralflexion der BWS (20 ° zu jeder Seite). Eine Orientierung über das Ausmaß der Seitneigung von BWS und LWS zusammen (40 ° zu jeder Seite) ergibt die Winkelmessung zwischen der Vertikalen und einer Verbindungslinie zwischen den Dornfortsätzen von S1 und C7 (bei fixiertem Becken). Alternativ lässt sich beurteilen, wie weit die Fingerspitzen auf der geneigten Seite heruntergebracht werden können (z. B. oberhalb des Knies, bis in Kniehöhe oder unterhalb des Knies).

Die **Rotation** der Wirbelsäule wird im Sitzen von oben beurteilt (▶ Abb. 8.27**b**). Um das Becken zu fixieren, muss der Betreffende auf einem Stuhl mit niedriger Rückenlehne sitzen und die Knie parallel nach vorne halten. Als Referenzlinien dienen die Frontalebene des Kopfes (bzw. des Beckengürtels) und die Schulterlinie. Die Rotation des thorakal-lumbalen Wirbelsäulenabschnitts (zwischen Schultergürtel und Beckengürtel) wird durch den Winkel zwischen Schulterlinie und der Frontalen (bei fixiertem Becken) angegeben (35 ° BWS und 5 ° LWS).

Belastung der Wirbelsäule

Zum Verständnis der Belastung der Wirbelsäule ist der unter klinisch-funktionellen Gesichtspunkten geprägte Begriff *Bewegungssegment* hilfreich (s. S. 107), in dem die Kraftübertragung über die Wirbelkörper mit ihren Zwischenwirbelscheiben sowie über die kleinen Wirbelbogengelenke erfolgt. Dabei wirken sowohl das Teilkörpergewicht als auch die Muskel-Band-Kräfte als Kräfte bei der Belastung der Wirbelsäule. Die Belastung eines Bewegungssegments erfolgt demnach durch eine Resultierende (R), die sich aus der Vektorsumme des Teilkörpergewichts und der Muskel-Band-Kräfte zusammensetzt.

Entscheidend ist, dass die Beanspruchung der Strukturen eines Bewegungssegments durch die äußere Belastung regional unterschiedlich ist. Sie hängt nicht nur von der absoluten Größe der Resultierenden, sondern auch von der Lage der Kraft aufnehmenden Flächen (Wirbelkörper und Gelenkflächen) zur Wirkungsrichtung der beanspruchenden Kraft in den einzelnen Wirbelsäulenabschnitten ab (▶ Abb. 8.28).

Da eine Kraftübertragung aber nur möglich ist, wenn Kräfte senkrecht auf Gelenkflächen treffen, lässt sich die Resultierende in eine Längskraft (L) und eine Schubkraft (S) zerlegen (▶ Abb. 8.28). Durch die Längskraft werden die Wirbelkörper und die Bandscheiben axial auf Druck beansprucht. Die nach ventral gerichtete Schubkraft wird dabei sowohl von den kleinen Wirbelbogengelenken als auch vom Bandapparat aufgenommen. Da die Schubkraft nicht senkrecht auf die Gelenkflächen trifft, wird sie in eine axial auf die Gelenkflächen gerichtete Normalkraft (Sn) und eine Tangentialkraft (St) zerlegt. Während die Normalkraft die Gelenkflächen auf Druck beansprucht, würde die Tangentialkraft die Wirbel verschieben. Dies wird durch den Bandapparat, die Gelenkkapsel sowie durch die autochthonen Rückenmuskeln verhindert.

Bei der Untersuchung des Zusammenhangs zwischen Wirbelsäulenform und Beanspruchung wird deutlich, dass eine gerade Wirbelsäule starr wäre und Stöße bei wechselnden Belastungen, z. B. beim Gehen, nur in geringem Maße abfangen könnte. Eine harmonisch geschwungene Wirbelsäule hingegen kann die Stöße abfedern und wirkt in diesem Sinne als Stoßdämpfer. In einer zu stark gekrümmten Wirbelsäule treten innerhalb der Krümmungen starke Biegekräfte auf, die frühzeitig zu einer Überbeanspruchung und damit zu Degenerationen führen.

Nach mechanischen Berechnungen nimmt die Belastbarkeit (R) einer gekrümmten Säule proportional dem Quadrat der Krümmungen (N) plus 1 zu ($R = N^2 + 1$). Eine gerade Säule (Wirbelsäule ohne Krümmungen, N = 0) hat demnach eine Belastbarkeit von R = 1. Eine einfach gekrümmte Säule (N = 1) weist bereits eine doppelt so hohe Belastbarkeit (R = 2) auf. Eine Säule mit 3 Krümmungen (N = 3) besitzt eine zehnmal höhere Belastbarkeit (R = 10) als eine gerade Säule.

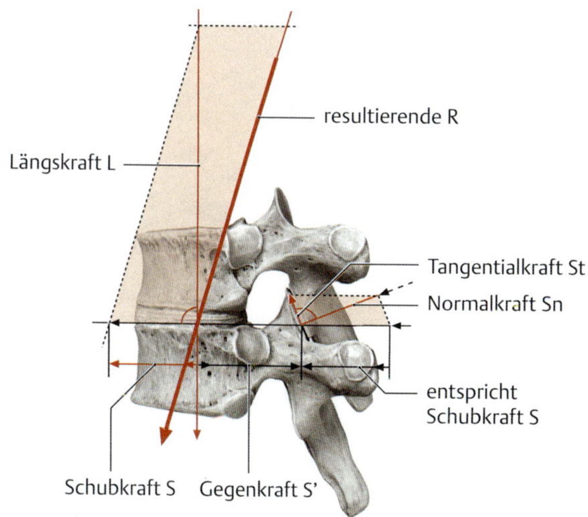

Abb. 8.28 Belastung eines Bewegungssegmentes im Bereich der BWS. Die Belastung erfolgt durch die Resultierende *R*, die sich in eine Längskraft *L* und eine Schubkraft *S* zerlegen lässt. Die nach ventral gerichtete Schubkraft, die sowohl auf die Wirbelkörper als auch auf die kleinen Wirbelgelenke wirkt (roter und schwarzer Pfeil), wird von den kleinen Wirbelgelenken und vom Bandapparat aufgenommen (Gegenkraft *S*) und lässt sich in die Normalkraft *Sn* und die Tangentialkraft *St* zerlegen. Da die Schubkraft nicht senkrecht auf die Gelenkflächen trifft, erfolgt die Belastung der Gelenkflächen durch die axial (senkrecht auf die Gelenkfläche) ausgerichtete Normalkraft *Sn*. Eine Verschiebung der Wirbel durch die Tangentialkraft *St* wird durch den Bandapparat und die autochthone Rückenmuskulatur verhindert (nach Kummer).

8.2.2 Knöcherner Brustkorb (Thorax)

Überblick

Der knöcherne Brustkorb (Thorax) umschließt die Brusthöhle (Cavitas thoracis) und schützt die darin liegenden Organe. Er besitzt eine obere (Apertura thoracis superior) und eine untere Öffnung (Apertura thoracis inferior; ▶ Abb. 8.29a u. **b**) und wird von der Brustwirbelsäule, den 12 Rippen und dem Brustbein (Sternum) gebildet. Die Rippen sind durch Bänder sowie echte und unechte Gelenke mit der Wirbelsäule und dem Sternum beweglich verbunden und durch die Zwischenrippenmuskeln (Mm. intercostales) untereinander verspannt. Die Mm. intercostales interni und externi (innere und äußere Zwischenrippenmuskeln) verlaufen in den Zwischenrippenräumen (Spatia intercostalia). Sie dienen der Atmung und führen zur Erweiterung und Verengung des Brustkorbs. Als *Atemhilfsmuskeln* sind noch weitere Muskeln an der Brustkorbbewegung beteiligt (s. S. 144).

Durch die Form und den Verlauf der Rippen entsteht im Brustkorb rechts und links der Wirbelsäule je eine tiefe Rinne, die *Lungenrinne* (Sulcus pulmonalis; ▶ Abb. 8.30**b**). Diese beiden Sulci pulmonales werden entsprechend der Kegelform des Brustkorbs von oben nach unten breiter und nehmen auf beiden Seiten jeweils einen Teil der Lungen auf. Im Querschnitt scheint es, als sei die Brustwirbelsäule in den Thorax hineingeschoben (▶ Abb. 8.30**b**).

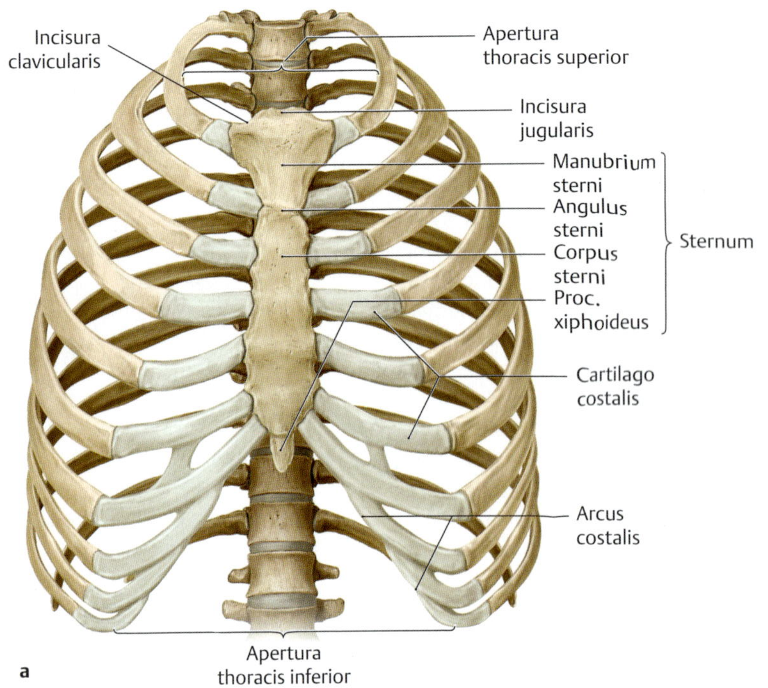

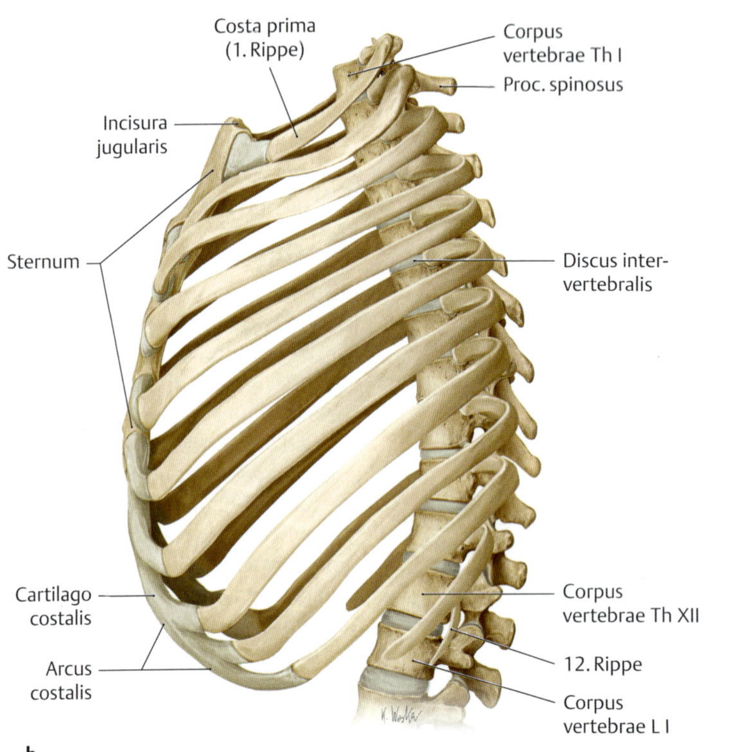

Abb. 8.29 a u. b **Brustkorb** von **a** ventral, **b** lateral.

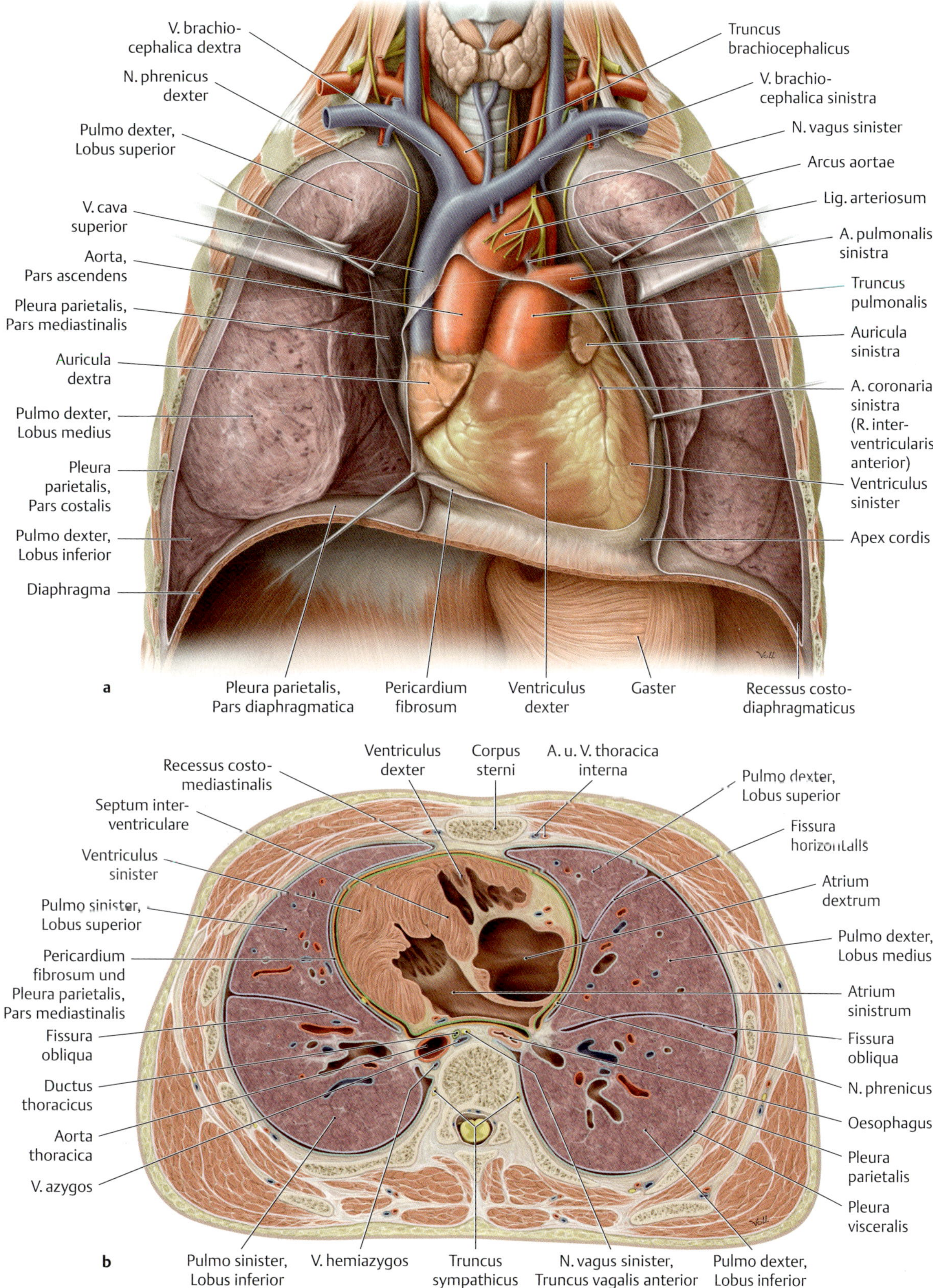

Abb. 8.30 a u. b Thoraxorgane in situ. a Thorax weiträumig eröffnet, Pleurahöhlen und Herzbeutel aufgeschnitten, **b** Querschnitt durch den Brustkorb auf Höhe des Herzes, Ansicht von kranial; die Herzspitze zeigt nach links vorne.

Dadurch liegen die Brustorgane nicht nur ventral, sondern auch lateral der Wirbelsäule. Dies führt beim Menschen zu einer Zunahme der Brustkorbbreite und einer Verlagerung des Körperschwerpunkts nach dorsal mit einer besseren Gewichtsverteilung in Verbindung mit dem aufrechten Gang.

Die Form des Thorax weist neben individuellen auch starke alters- und geschlechtsspezifische Unterschiede auf. Beim Säugling haben die Rippen noch eine sehr geringe Neigung; sie stehen annähernd horizontal. Mit zunehmendem Alter senken sich die Rippen und der Brustkorb flacht sich in sagittaler Richtung ab. Gleichzeitig verkleinert sich die untere Thoraxapertur.

In der Regel ist der weibliche Thorax schmaler und kürzer als der männliche. Die Innenseite des Thorax wird vom Rippenfell (Pleura costalis oder parietalis) ausgekleidet, das durch ein derbes kollagenfaseriges Bindegewebe fest mit der Fascia endothoracica (innere Brustkorbfaszie) verbunden ist (► Abb. 8.30). Die Pleura costalis bildet auf beiden Seiten eine geschlossene Pleurahöhle zur Aufnahme der beiden Lungen, deren Oberfläche vom Lungenfell (Pleura pulmonalis oder visceralis) überzogen wird. Zwischen der Pleura costalis und der Pleura pulmonalis befindet sich ein kapillärer Spaltraum mit wenig Flüssigkeit (Pleuraspalt). Zwischen der linken und rechten Pleurahöhle liegt das Mittelfell (Mediastinum), in dem die Perikardhöhle mit dem Herz liegt und die großen Gefäße sowie die Luft- und Speiseröhre verlaufen. Nach hinten wird das Mediastinum durch die BWS, vorne vom Brustbein und unten vom Zwerchfell begrenzt.

Knochen und Gelenke

Brustbein

Das Brustbein (Sternum) ist ein abgeplatteter, nach vorne leicht konvex gekrümmter Knochen, dessen seitliche Ränder mehrfach eingekerbt sind (Incisurae costales). Es besteht beim Erwachsenen aus 3 knöchernen Teilen (► Abb. 8.31):

- Handgriff (Manubrium sterni)
- Körper (Corpus sterni)
- Schwertfortsatz (Proc. xiphoideus)

Manubrium, Corpus und Proc. xiphoideus stehen bei Jugendlichen und jungen Erwachsenen untereinander durch Knorpelfugen (Synchondrosis manubriosternalis und xiphosternalis) in Verbindung, die im Alter allmählich verknöchern. An seinem kranialen Rand besitzt das Manubrium eine Einziehung (Incisura jugularis), die als untere Begrenzung der *Drosselgrube* gut durch die Haut zu tasten ist. Seitlich von der Incisura jugularis liegt jeweils eine Vertiefung (Incisura clavicularis) zur Artikulation mit der jeweiligen Clavicula (Art. sternoclavicularis; ► Abb. 8.1). Unmittelbar darunter findet sich auf beiden Seiten ein Einschnitt (Incisura costalis I) für die synchondrotische Verbindung mit der 1. Rippe (► Abb. 8.29**a** u. **b**, und ► Abb. 8.31**a** u. **b**).

Am Übergang zwischen Manubrium und Corpus sterni liegt die Gelenkfläche für die 2. Rippe (Incisura costalis II). An dieser Stelle ist das Manubrium gegen den Brustbeinkörper meist etwas nach hinten abgeknickt (Brustbeinwinkel = Angulus sterni). Der Brustbeinwinkel lässt sich als Querleiste gut durch die Haut tasten.

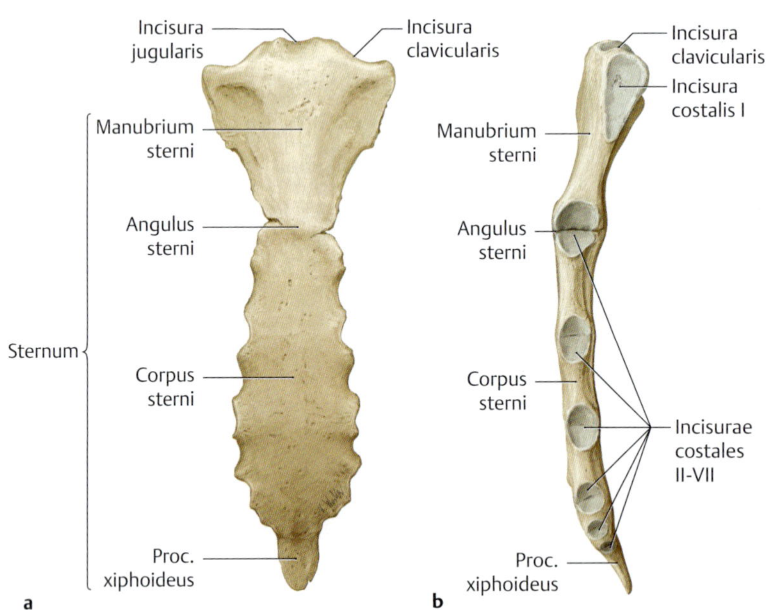

Abb. 8.31 a u. b Brustbein von **a** ventral, **b** lateral.

An den Seitenrändern des Corpus sterni liegen weitere Rippeneinschnitte (Incisurae costales III–VII) für die Verbindung mit dem 3.–7. Rippenknorpel, wobei die für den 6. und 7. Rippenknorpel bestimmten Einschnitte unmittelbar zusammenliegen. Der Schwertfortsatz selbst trägt keine Rippen und ist sehr variabel gestaltet. Häufig ist der teilweise gegabelte und perforierte Proc. xiphoideus auch beim Erwachsenen noch knorpelig.

Klinischer Bezug: Sternalpunktion

Die leichte Zugänglichkeit des Sternums wird klinisch zur Gewinnung von Knochenmark genutzt *(Sternalpunktion)*. Dazu wird nach einer Oberflächenanästhesie mit einer kurzen, kräftigen Nadel durch die Haut und die Kortikalis in den Knochenmarkraum gestochen und mit einer Spritze Knochenmark aufgesaugt. Dieses wird anschließend auf einem Objektträger ausgestrichen, gefärbt und unter dem Mikroskop untersucht.

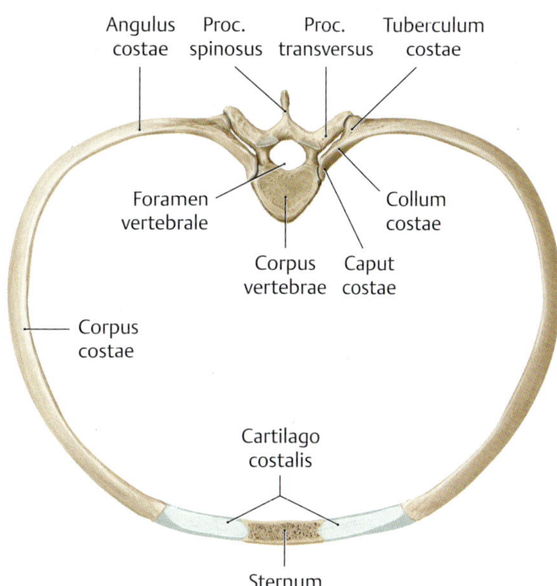

Abb. 8.32 Rippenabschnitte und Aufbau eines Thoraxsegmentes am Beispiel des 6. Rippenpaars, Ansicht von kranial.

Rippen

Die 12 Rippen (Costae) sind paarig, wobei jedes Rippenpaar bilateral symmetrisch, aber in jedem Segment verschieden geformt ist. Die ersten 7 Rippenpaare erreichen normalerweise als *echte Rippen* (Costae verae) unmittelbar das Brustbein. Von den übrigen 5 *falschen Rippenpaaren* (Costae spuriae) stehen die 8.–10. Rippe mit dem Sternum nur indirekt in Verbindung, indem sich ihre Rippenknorpel der nächsthöheren Rippe anlegen und auf diese Weise am Aufbau des Rippenbogens (Arcus costalis) beteiligt sind (▶ Abb. 8.29**a** u. **b**). Die beiden letzten Rippenpaare enden gewöhnlich frei zwischen den Muskeln der seitlichen Bauchwand (Costae fluctuantes).

Jede Rippe besteht aus einem Rippenknochen (Os costale) und einem knorpeligen Teil (Cartilago costalis). Am knöchernen Teil der Rippe werden von der Wirbelsäule ausgehend folgende Abschnitte unterschieden (▶ Abb. 8.32):

- Rippenkopf (Caput costae)
- Rippenhals (Collum costae)
- Rippenhöcker (Tuberculum costae)
- Rippenkörper (Corpus costae) mit Rippenwinkel (Angulus costae)

Der Rippenhals reicht vom Caput costae bis zum Tuberculum costae und weist mit Ausnahme der 1. Rippe eine nach oben gerichtete Leiste (Crista colli costae) auf. Lateral des Rippenhöckers ändert der Rippenkörper seine Verlaufsrichtung und biegt unter Bildung des Rippenwinkels nach vorne um. Vor allem die Rippenkörper der 2.–11. Rippe besitzen unregelmäßige Krümmungen *(Flächen-* und *Kantenkrümmungen)* und sind zusätzlich um ihre Längsachse torquiert. Durch diese Rippentorsion sind die Außenflächen der Rippen an ihrem vertebralen Ende etwas nach kaudal, an ihrem ventralen Ende leicht nach kranial geneigt.

Normalerweise sind die 1. und 12. Rippe am kürzesten, die 7. Rippe ist am längsten. Der Rippenknorpel wiederum nimmt von der 1.–7. Rippe an Länge zu, ab der 8. Rippe wird er wieder kürzer. Mit Ausnahme der 1., der 11. und 12. Rippe besitzt jede Rippe an ihrer Unterfläche eine Furche (Sulcus costae), in der die Interkostalgefäße und -nerven relativ geschützt verlaufen (▶ Abb. 8.44**b**).

Rippengelenke

Die Rippen sind über die **Rippen-Wirbel-Gelenke (Artt. costovertebrales)** mit den Wirbeln verbunden (▶ Abb. 8.32 und ▶ Abb. 8.33**a** u. **b**), und über das Brustbein-Rippen-Gelenk mit dem Sternum. Die Verbindung zwischen Brustbein (Sternum) und Rippen erfolgt teils über echte Gelenke (Artt. sternocostales), teils über Synchondrosen. Die 6.–9. Rippe sind außerdem untereinander durch Artt. interchondrales vereinigt.

Bei den Rippen-Wirbel-Gelenken werden folgende, morphologisch zwar getrennte, in ihrer Beweglichkeit jedoch zwangsläufig miteinander kombinierte Gelenke unterschieden:

- Rippenkopfgelenk (Art. capitis costae) und
- Rippenhöcker-(Rippenquerfortsatz-)Gelenk (Art. costotransversaria).

Das **Rippenkopfgelenk (Art. capitis costae)** wird aus jeweils einer Gelenkfläche am Rippenkopf (Facies articularis capitis costae) und am Wirbelkörper (Fovea costalis) gebildet. Dabei artikuliert bei der 2.–10. Rippe die durch eine Kante (Crista capitis costae) geteilte Facies articularis capitis costae mit den Foveae costales superior und inferior zweier aufeinander folgender Brustwirbelkörper, die zusammen mit der dazugehörigen Zwischenwirbelscheibe die Gelenkpfanne bilden (▶ Abb. 8.33**a**). Die Gelenkhöhle wird in diesen Gelenken durch das von der Crista capitis costae zur Zwischenwirbelscheibe ziehende Lig. capitis costae intraarticulare in 2 Kammern unterteilt. Im Gegensatz hierzu stehen die 1., die 11. und 12. Rippe nur mit jeweils einem Wirbelkörper in gelenkiger Verbindung. Bei allen Rippenkopfgelenken wird die Gelenkkapsel durch das *Lig. capitis costae radiatum* verstärkt (▶ Abb. 8.33**a**).

Im **Rippenhöckergelenk (Art. costotransversaria)** der 1.–10. Rippe artikuliert die Facies articularis tuberculi costae des Rippenhöckers mit der Fovea costalis processus transversi des entsprechenden Brustwirbelquerfortsatzes (bei der 11. und 12. Rippe fehlt ein entsprechendes Gelenk; ▶ Abb. 8.33**b**). 3 Bänder sichern die Art. costotransversaria und verstärken gleichzeitig die Gelenkkapsel:

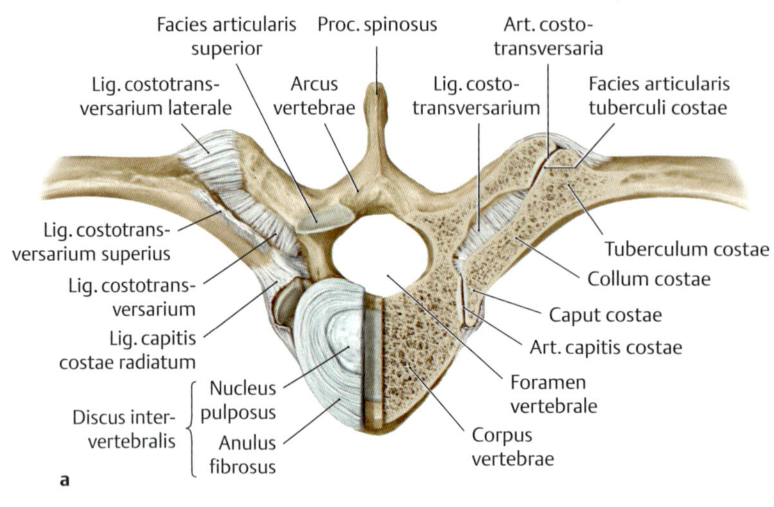

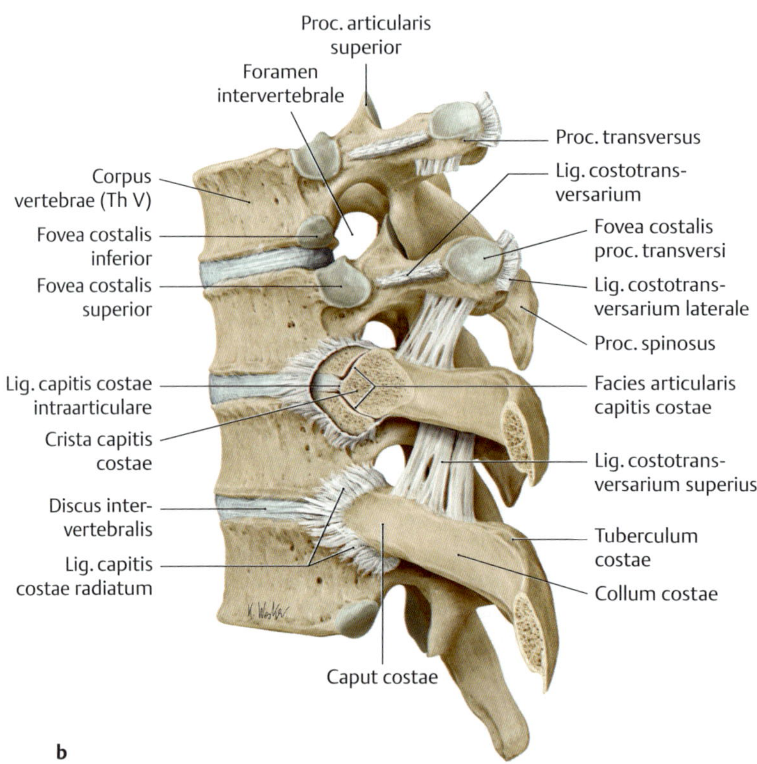

Abb. 8.33 a u. b Bandapparat der Rippen-Wirbel-Gelenke. a Gelenkverbindungen der 8. Rippe mit dem 8. Brustwirbel von kranial. Auf der rechten Seite sind durch einen Transversalschnitt das Rippenkopf- und das Rippenhöcker-(Rippenquerfortsatz-)Gelenk eröffnet. **b** Gelenkverbindungen der 7. und 8. Rippe mit dem 6., 7. und 8. Brustwirbel von rechts lateral. Das Rippenkopfgelenk der 8. Rippe ist durch einen Tangenzialschnitt eröffnet.

- Lig. costotransversarium laterale (von der Spitze des Proc. transversus zum Tuberculum costae)
- Lig. costotransversarium (zwischen Rippenhals und Querfortsatz)
- Lig. costotransversarium superius (zwischen Rippenhals und dem Querfortsatz des nächsthöheren Wirbels; ▶ Abb. 8.33**a** u. **b**)

▶ **Brustbein-Rippen-Gelenke (Artt. sternocostales):** Die Verbindungen zwischen dem Rippenknorpel der 1.–7. Rippe und den Incisurae costales sterni des Brustbeins sind teils Synchondrosen, teils echte Gelenke (▶ Abb. 8.32). Regelmäßig findet man einen Gelenkspalt meist nur bei der 2.–5. Rippe, während die 1.,6. und 7. Rippe synchondrotisch mit dem Brustbein verbunden sind. Sowohl bei den echten Gelenken als auch bei den Synchondrosen strahlen Bänder (Ligg. sternocostaliaradiata) vom Perichondrium des Rippenknorpels zur Vorderseite des Sternums und verflechten sich mit dem Periost zu einer dichten Bindegewebsplatte (Membrana sterni).

Bewegungen des Brustkorbs

Voraussetzung für die Atmung (Ventilation) sind Volumenänderungen des Thorax, die grundsätzlich auf zweierlei Arten zustande kommen:

- Bei der *Bauchatmung* (*kostodiaphragmale Atmung*) führt jede *Senkung* des Zwerchfells (s. S. 145) zu einer Vergrößerung des Brustraumes und damit zur Einatmung.
- Bei der *Brust- oder Rippenatmung* (*sternokostale Atmung*) werden zur Einatmung die Rippen *gehoben* und das Thoraxvolumen sowohl in sagittaler als auch in frontaler Richtung vergrößert (▶ Abb. 8.34**a–f**).

Die rhythmische Erweiterung und Verengung des Thorax bei der Rippenatmung wird im Wesentlichen ermöglicht durch

- die Bewegungen in den Rippen-Wirbel-Gelenken,
- die Elastizität der Rippenknorpel sowie
- eine geringgradige Verstärkung der Brustkyphose beim Einatmen.

Die beiden Rippen-Wirbel-Verbindungen (s. o.) sind so angeordnet, dass in beiden Gelenken nur zwangsläufig gekoppelte Drehbewegungen möglich sind. In diesem Sinne erfolgt das Heben und Senken der Rippen durch Drehung um eine dorsal-lateral ausgerichtete Längsachse entlang des Rippenhalses (Halsachse). Darüber hinaus sind durch den straffen Band-Kapsel-Apparat die Bewegungsausschläge stark eingeschränkt.

Bei Drehbewegungen um die Halsachse werden aufgrund der Lage der Bewegungsachse und der Rippenform nur die seitlichen und vorderen Rippenanteile gehoben und gesenkt (▶ Abb. 8.35). Die Richtung der Bewegung wird vom Verlauf der Achse zur sagittalen Ebene bestimmt:

- Bei den **kaudalen Rippen** liegt die Achse fast parallel zur sagittalen Achse; folglich kommt es bei einer Rippenhebung v. a. zu einer Erweiterung des Brustkorbs in der transversalen Ebene. Das Resultat ist eine Vergrößerung des queren Durchmessers der unteren Thoraxapertur.
- Die für die **kranialen Rippen** maßgebliche Bewegungsachse verläuft dagegen eher parallel zur frontalen Ebene. Hieraus resultiert bei Rippenhebung eine Vergrößerung des sagittalen Durchmessers des Brustkorbs. Als Folge werden bei gleichzeitiger Hebung aller

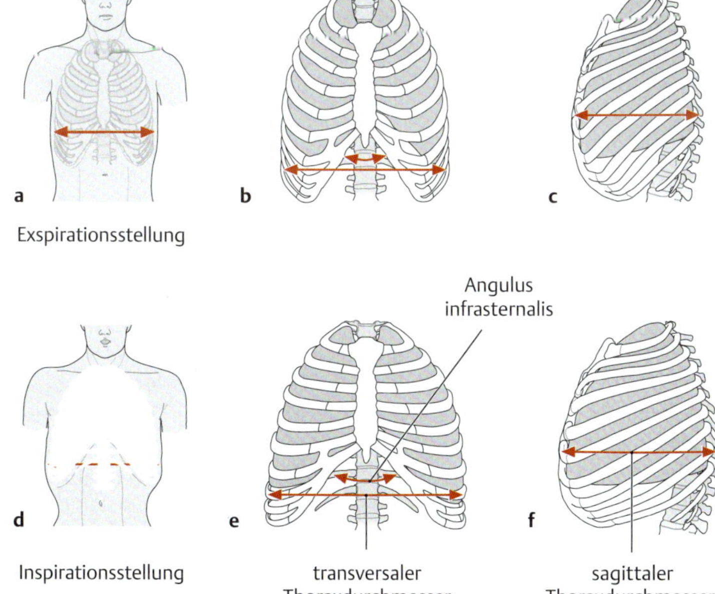

Abb. 8.34 a–f Bewegungen des Brustkorbs während der Rippenatmung. a-c Ausatmung (Exspirationsstellung). **d-f** Einatmung (Inspirationsstellung). **a** Verkleinerung des Brustumfangs beim Ausatmen. **b** Verringerung des transversalen Durchmessers (von ventral). **c** Verringerung des sagittalen Durchmessers (von rechts lateral). **d** Vergrößerung des Brustumfangs beim Einatmen. **e** Vergrößerung des transversalen Durchmessers (von ventral). **f** Vergrößerung des sagittalen Durchmessers (von rechts lateral).

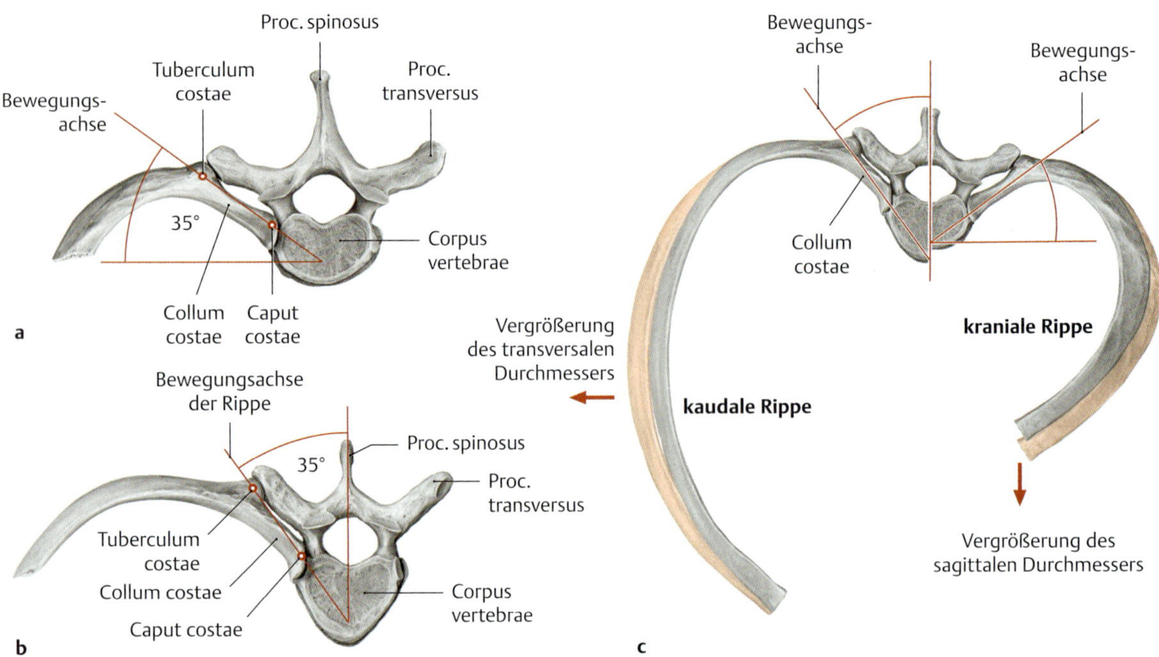

Abb. 8.35 a–c Bewegungen der Rippen. a u. **b** Die Bewegungsachsen für die Rippenbewegungen laufen parallel zum Rippenhals (Collum costae), wobei die Achsen der kranialen Rippen eher frontal (a), die Achsen der kaudalen Rippen eher sagittal (**b**), ausgerichtet sind. Eine Rippenhebung führt daher im oberen Teil des Brustkorbs zu einer Vergrößerung des sagittalen Durchmessers und im unteren Teil des Brustkorbes zu einer Vergrößerung des transversalen Durchmessers. Die Pfeile stellen die Bewegungsrichtung der Rippen dar.

Rippen der quere Durchmesser des unteren und der sagittale Durchmesser des oberen Bruskorbbereichs vergrößert. Gleichzeitig bewegt sich das Brustbein mit, so dass sich der Rippenbogenwinkel (Angulus infrasternalis) beim Heben (Inspiration) des Brustkorbs vergrößert und bei dessen Senkung (Exspiration) verkleinert (▸ Abb. 8.34**b** u. **e**).

Diese Stellungsänderungen des Thorax werden ganz wesentlich durch die große Elastizität der knöchernen und knorpeligen Rippenanteile ermöglicht. Altersveränderungen, z. B. durch fortschreitende Mineralisation der hyalinen Rippenknorpel, können daher die Beweglichkeit des Thorax stark einschränken.

Oberflächenrelief des Brustkorbs

Die Vorderfläche des Sternums ist in ihrer gesamten Ausdehnung tastbar. Zur Orientierung am lebenden Körper wird beim Zählen der Rippen am besten auf Höhe des Angulus sterni mit der 2. Rippe begonnen, da die 1. Rippe durch das Schlüsselbein verdeckt und einer Palpation nicht zugänglich ist. Eine sichere Bestimmung ist meist bis zur 6. oder 7. Rippe möglich, die unteren Rippen hingegen werden von der 12. Rippe ausgehend nach oben gezählt.

Klinischer Bezug: Beschwerden durch Rippenveränderungen

Halsrippen: Häufig sind überzählige Rippen (z. B. Hals- und Lendenrippen) angelegt, wobei nur Halsrippen gelegentlich Beschwerden verursachen. So können Teile des Plexus brachialis oder die A. subclavia zwischen Halsrippe und 1. Rippe behindert oder eingeklemmt werden. Die Folge sind Schmerzen und Muskelschwäche im Arm.

Thoraxfehlbildungen: Angeborene Fehlbildungen, wie z. B. die *Trichterbrust*, können unter Umständen zu einer Verminderung der Lungenkapazität führen und müssen daher operativ korrigiert werden. Die Beseitigung einer kongenitalen *Hühner- oder Kielbrust* erfolgt meist aus rein kosmetischen Gründen.

Altersbedingte Atembeschwerden: Mit zunehmendem Alter beginnen die hyalinen Rippenknorpel in typischer Weise zu mineralisieren und zu verknöchern. Dadurch verliert der Thorax an Elastizität und Beweglichkeit. Dies kann Atembeschwerden verursachen.

Pneumothorax nach Rippenfraktur: Bei traumatisch bedingten Rippenfrakturen sollten neben der Auskultation und der Perkussion des Thorax (Pneumothorax) Röntgenaufnahmen angefertigt werden, um sicher einen Pneumothorax auszuschließen.

8.3 Rumpfmuskulatur

8.3.1 Überblick

Die Muskeln von Rumpf und Extremitäten entstehen aus den Myotomen der *Somiten* (s. S. 13). und werden daher auch als *somatische Muskeln* bezeichnet. Sie verbleiben entweder an ihrem Entstehungsort (sog. ortsständige oder *autochthone* Muskeln) oder wandern in entsprechende Regionen aus (sog. *eingewanderte* Muskeln, ▶ Abb. 8.36).

- Zur eingewanderten **somatischen Muskulatur** des Rumpfes gehören die ventral gelegenen thorakohumeralen Muskeln (Brustkorb-Arm-Muskeln), wie der M. subclavius und die Mm. pectorales (s. Kap. Obere Extremität), sowie die dorsal verlaufenden spinohumeralen Muskeln (Rumpf-Arm-Muskeln bzw. Rumpf-Schultergürtel-Muskeln), wie z. B. der M. latissimus dorsi, die Mm rhomboidei major und minor und der M. levator scapulae (▶ Abb. 8.36).
- Andere eingewanderte Rückenmuskeln, wie der M. trapezius, stammen aus dem Mesenchym der Kiemenbögen und werden als **viszerale Muskeln** bezeichnet. Sie werden von Hirnnerven innerviert (M. trapezius vom N. accessorius) und sind in den Dienst des Bewegungsapparates getreten.

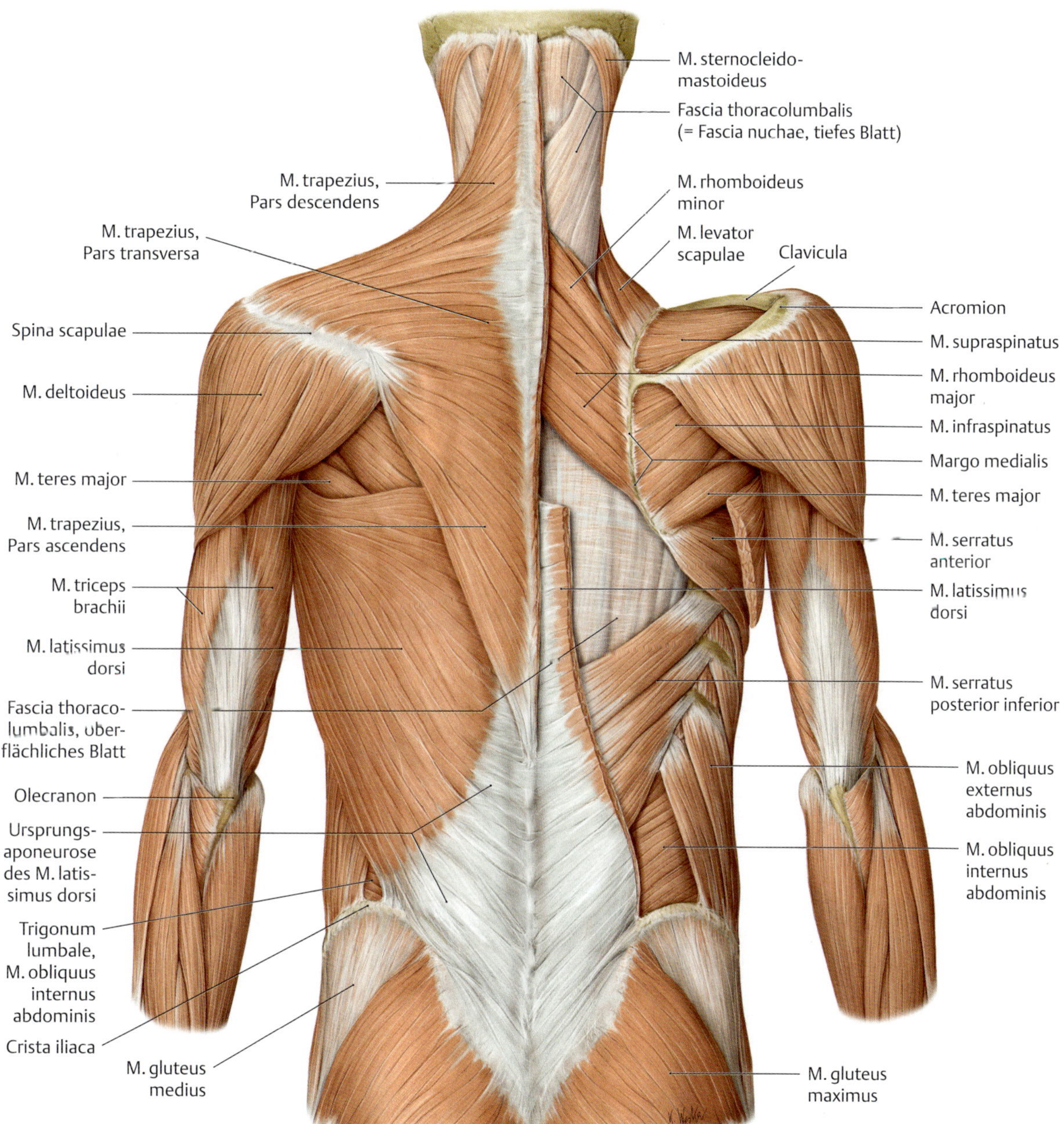

Abb. 8.36 Eingewanderte Rückenmuskeln. Auf der rechten Seite ist der M. trapezius vollständig und der M. latissimus dorsi teilweise entfernt.

Die Verlagerung von Extremitätenmuskulatur auf das Rumpfskelett ist bei den oberen Extremitäten besonders ausgeprägt. Sie dient der Aufhängung des Schultergürtels und fördert die freie Beweglichkeit der oberen Gliedmaßen. An der unteren Extremität hingegen fehlt ein vergleichbares Übergreifen von Extremitätenmuskeln auf den Rumpf.

Ebenso wie das Skelett wird auch die Muskulatur des Rumpfes ursprünglich segmental angelegt (s. S. 15). Bei wenigen Muskeln bleibt die metamere Gliederung erhalten (z. B. Mm. intercostales interni und externi). Meist verschmelzen die Segmente mit Nachbarsegmenten zu größeren Muskelindividuen. So vereinigen sich beispielsweise an der Bauchwand die Muskelsegmente zu großen flächenhaften Platten (z. B. Mm. abdomines internus, externus und transversus), bei denen nur noch die Gefäß- und Nervenversorgung an die ursprüngliche Metamerie erinnert.

Innerhalb der eigentlichen Rumpfmuskulatur werden Rücken-, prävertebrale Halsmuskulatur, Brust- und Bauchmuskulatur unterschieden. Zur Rumpfmuskulatur im weiteren Sinne zählen noch die Beckenbodenmuskulatur, die den Bauchraum kaudal verschließt, und das Zwerchfell (Diaphragma), das die Brust- von der Bauchhöhle trennt.

8.3.2 Rückenmuskulatur

Die Rückenmuskulatur besteht aus Muskeln unterschiedlicher Herkunft:

- einer oberflächlich gelegenen Muskelgruppe, die von ventral auf den Rücken *eingewandert* ist, und
- einer tiefen Muskelgruppe, die sich *ortsständig (autochthon)* entwickelt und an ihrem Entstehungsort verbleibt.

Die eingewanderten Rückenmuskeln entstammen den *ventralen* Myotomen und werden als hypaxone Muskeln von den ventralen Ästen (Rr. ventrales) der Spinalnerven innerviert (s. S. 13). Aufgrund ihrer funktionellen Beziehung zur oberen Extremität (Schultergürtel- und Schultergelenkmuskulatur) werden die Muskeln im Kap. *Obere Extremität* besprochen.

Die tiefe Muskelgruppe *(autochthone* oder *ortsständige Rückenmuskulatur)* liegt dem dorsalen Achsenskelett unmittelbar auf und wird im Gegensatz zur übrigen somatischen Muskulatur, die von den Rr. ventrales versorgt wird, von den dorsalen Ästen (Rr. dorsales) der Spinalnerven innerviert (▶ Abb. 8.37). Die autochthonen Rückenmuskeln entwickeln sich aus den *dorsalen* Anteilen der Myotome *(epaxone Muskulatur)* (s. S. 13).

Autochthone Rückenmuskulatur

Überblick

Die autochthone Rückenmuskulatur bildet in ihrer Gesamtheit zwei dicke Stränge, die in die Rinnen rechts und links der Dornfortsätze eingebettet sind und jeweils in einen medialen und einen lateralen Trakt eingeteilt werden (s. S. 131). Sie besteht aus kurzen, größtenteils unisegmentalen Muskeln sowie aus langen, plurisegmentalen Muskelindividuen. Sie sind an allen Bewegungen der Wirbelsäule (Dorsalextension, Lateralflexion und Rotation) beteiligt und werden in ihrer Gesamtheit als *M. erector spinae* (Aufrichter der Wirbelsäule) bezeichnet.

Der M. erector spinae steht somit im Dienste der Bewegung und Stabilisierung des Achsenskeletts und spielt eine wesentliche Rolle bei der Erhaltung der Eigenform der Wirbelsäule, wodurch er die aufrechte Körperhaltung sichert.

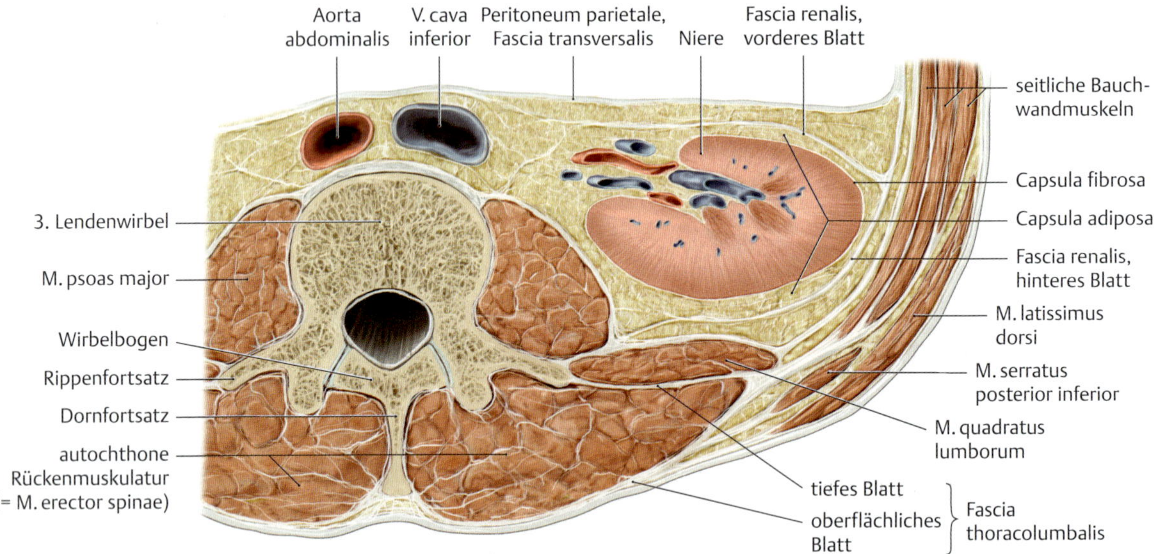

Abb. 8.37 Querschnitt durch die dorsale Rumpfwand auf Höhe des 3. Lendenwirbels (Ansicht auf die rechte Seite von kranial). Die autochthone Rückenmuskulatur liegt in einem osteofibrösen Kanal, der vom oberflächlichen und tiefen Blatt der Fascia thoracolumbalis sowie von Teilen der Wirbel gebildet wird.

Da im aufrechten Stand der größte Teil der Wirbelsäule dorsal des Körperschwerpunkts liegt, beugt alleine die Schwerkraft den Rumpf nach vorne. Als Gegenkraft wirken die elastischen Bänder der Wirbelbögen (Ligg. flava) sowie der M. erector spinae als Rückenstrecker. Auch am Kopf, an dem etwa 2 Drittel des Gewichtes vor der Flexions-/Extensionsachse des oberen Kopfgelenks (s. S. 113) liegen, sorgt die autochthone Rückenmuskulatur mit ihren kräftigen Nackenmuskeln – unterstützt durch das Lig. nuchae – für die Sicherung und die Erhaltung des Gleichgewichts.

Insgesamt bildet die autochthone Rückenmuskulatur ein kompliziertes Verspannungssystem, das mit einem Schiffsmast zu vergleichen ist. Dabei ist die Wirbelsäule (Mast) im Becken (Schiffsdeck) verankert und die Querfortsätze sind (Rahen) durch Muskeln (Seilzüge) verschiedener Verlaufsrichtungen und Längen verspannt. Ausmaß und Stärke des Verspannungssystems zeigen sich beispielsweise darin, dass jeder Querfortsatz mit einer Reihe von Dornfortsätzen und umgekehrt jeder Dornfortsatz mit mehreren Querfortsätzen durch Muskelanteile verbunden ist.

Fascia thoracolumbalis

Die gesamte autochthone Rückenmuskulatur liegt in einem *osteofibrösen Kanal*, der von den Wirbelbögen, den Dorn- und Rippenfortsätzen sowie von der Fascia thoracolumbalis gebildet wird (▶ Abb. 8.38). Die Fascia thoracolumbalis bildet den seitlichen Teil des osteofibrösen Kanals und besteht aus einem oberflächlichen und einem tiefen Blatt, die sich am lateralen Rand des M. erector spinae vereinigen. Im Nackenbereich wird das oberflächliche Blatt der Fascia thoracolumbalis auch als Fascia nuchae bezeichnet. Im gesamten Bereich trennt es den M. erector spinae von den ihn bedeckenden, eingewanderten (nicht autochthonen) Rückenmuskeln.

- Das *oberflächliche Blatt* der Fascia thoracolumbalis ist an den Dornfortsätzen der Brust-, Lenden- und Kreuzbeinwirbel sowie an der Crista iliaca befestigt. Im kaudalen Teil entspringen von ihm die aponeurotischen Ursprungssehnen des M. latissimus dorsi und des M. serratus posterior inferior. In diesem Bereich ist es daher sehr derb. In der Sakralregion ist es mit den Ursprungssehnen der Mm. longissimus und iliocostalis verschmolzen und hat einen sehnigen Charakter (▶ Abb. 8.39).
- Das *tiefe Blatt* der Fascia thoracolumbalis spannt sich zwischen den kaudalen Rippen, den Rippenfortsätzen der Lendenwirbel sowie der Crista iliaca aus. Es geht am lateralen Rand des M. erector spinae in das oberflächliche Blatt über (▶ Abb. 8.39) und dient den Mm. obliquus internus und transversus teilweise als Ursprung.

Die Fascia thoracolumbalis fixiert die Muskelstränge des M. erector spinae am Rumpf und verhindert, dass sich die autochthone Rückenmuskulatur bei Kontraktion vom Rumpf abhebt. Außerdem bildet sie eine Art Führungsrinne für die räumliche Verschiebung der Muskeln untereinander.

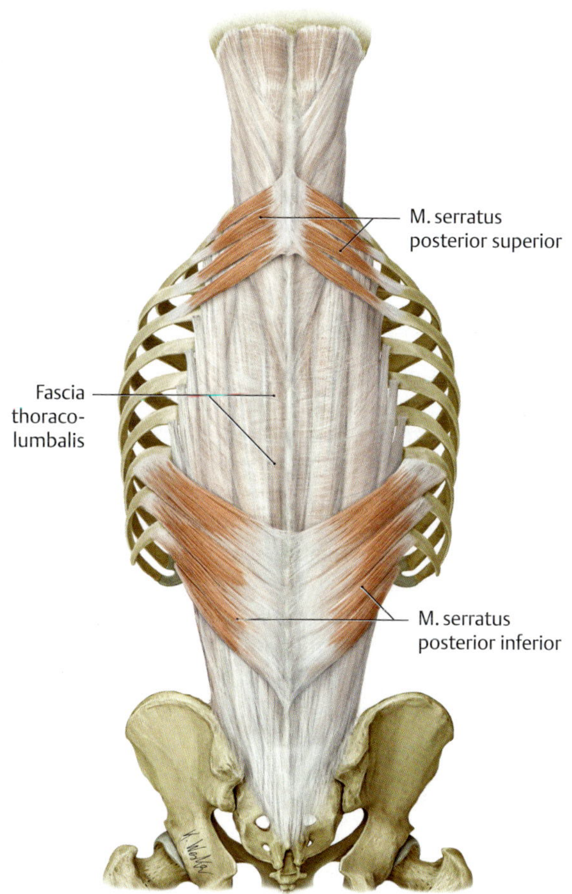

Abb. 8.38 Fascia thoracolumbalis. Die beiden rechten oberen Extremitäten (Schultergürtel und freie Gliedmaße) sowie die gesamte spinohumerale Muskulatur sind entfernt. Auf der Fascia thoracolumbalis verlaufen die beiden spinokostalen Muskeln, die Mm. serrati posterior superior und inferior.

Gliederung

▶ **Lateraler und medialer Trakt:**
- Aufgrund ihrer Lage und ihrer Innervation wird die autochthone Rückenmuskulatur jeder Seite in einen *lateralen* und einen *medialen Trakt* unterteilt.
- Der *laterale Trakt* setzt sich größtenteils aus langen Muskelsystemen zusammen, die durch Verschmelzung zahlreicher Myotome entstanden sind und sich vom Becken über die Rippen bis zum Hinterhaupt erstrecken (▶ Abb. 8.39).
- Der *mediale Trakt* liegt links und rechts unmittelbar neben den Dornfortsätzen in der Tiefe und wird vom lateralen Trakt bedeckt (▶ Abb. 8.40). Er umfasst alle Muskeln, deren Ursprünge und Ansätze im Bereich der Wirbelsäule liegen und aus kurzen und langen Muskelindividuen bestehen.

Nach ihrem Verlauf werden im lateralen und medialen Trakt jeweils ein annähernd vertikal verlaufendes *„Geradsystem"* und ein unterschiedlich steil verlaufendes *„Schräg-*

system" unterschieden. Das Geradsystem umfasst alle Muskeln, die entweder zwischen den Dornfortsätzen *(spinales System)*, den Querfortsätzen *(intertransversales System)* oder vom Os sacrum bzw. vom Os ilium zu den Rippen und den Querfortsätzen der Wirbel *(sakrospinales System)* verlaufen. Innerhalb des Schrägsystems treten Muskeln auf, die von den Querfortsätzen zu den Dornfortsätzen *(transversospinales System)* oder von den Dornfortsätzen zu den Querfortsätzen *(spinotransversales System)* ziehen.

▶ **Kurze oder tiefe Nackenmuskeln (Mm. capitis):** Zusätzlich zum medialen und lateralen Trakt gibt es eine weitere Muskelgruppe, die sich nur zwischen Hinterhaupt und den beiden ersten Halswirbeln ausspannt, die *kurzen* oder *tiefen Nackenmuskeln* (Mm. capitis bzw. suboccipitales; ▶ Abb. 8.41). Dabei handelt es sich um kurze paarige Muskeln, die teilweise zur autochthonen Rückenmuskulatur (▶ Tab. 8.2) und teilweise zur eingewanderten Muskulatur gehören. Innerhalb der Mm. capitis finden sich Vertreter des spinalen, des intertransversalen und des spinotransversalen Systems. Sie wirken im Wesentlichen auf die Kopfgelenke und unterstützen differenzierte Kopfbewegungen (z. B. Feineinstellung der Kopfhaltung).

Innerhalb der autochthonen Rückenmuskulatur bleibt die ursprünglich metamere Gliederung nur in den tiefen Schichten des medialen Traktes erhalten (z. B. Mm. rotatores brevis und longi, Mm. interspinales). Größtenteils verschmelzen die segmental angelegten Muskeln zu langen, mehrere Segmente überspringenden Muskelzügen. Aus diesem Grund ist die Abgrenzbarkeit einzelner Muskeln oder Muskelgruppen schwierig. Einzelne Muskelindividuen lassen sich häufig nur nach Präparation und Isolation der zusammenhängenden Muskelsysteme darstellen.

Grundsätzlich nimmt jedoch die Individualisierung der Muskeln mit dem Umfang der Bewegungsmöglichkeiten von kaudal nach kranial zu. Insbesondere im Hals- und Nackenbereich sind die einzelnen Muskelindividuen gut abgrenzbar.

M. erector spinae: lateraler Trakt

▶ **Ursprung und Ansatz:** Innerhalb der autochthonen Rückenmuskulatur bildet das sakrospinale System mit den Mm. iliocostalis und longissimus den kräftigsten Teil. Beide Muskeln haben sich von der Wirbelsäule auf das Becken

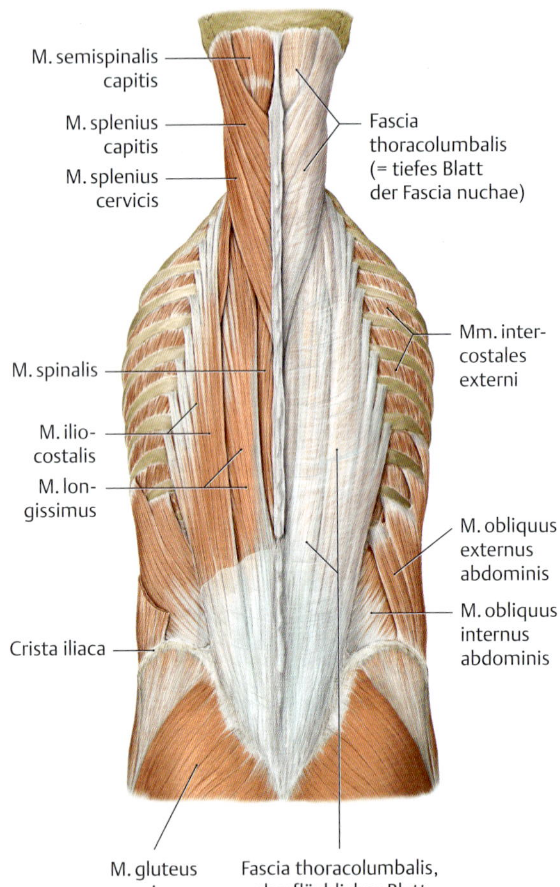

Abb. 8.39 Autochthone Rückenmuskulatur I (M. erector spinae). Aufsicht auf den oberflächlich gelegenen lateralen Trakt. Auf der linken Seite ist die Fascia thoracolumbalis bereits entfernt.

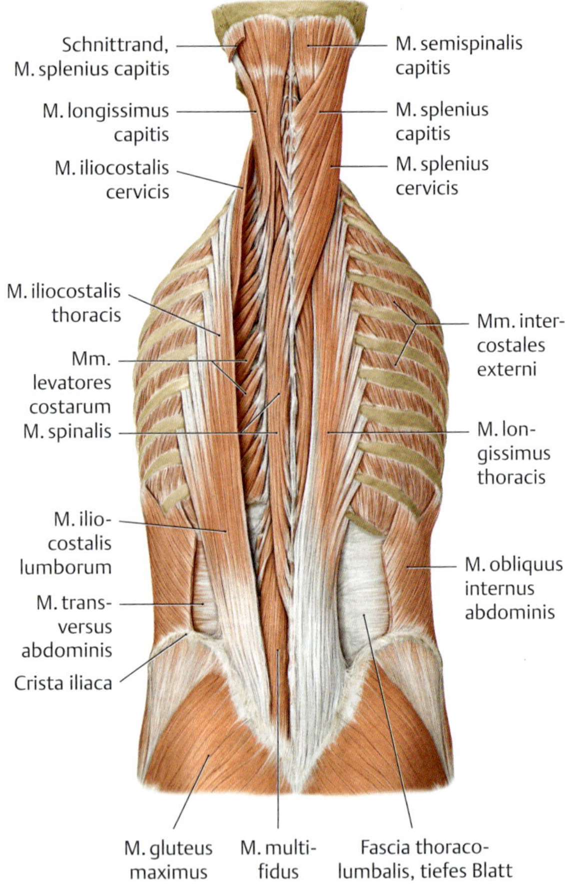

Abb. 8.40 Autochthone Rückenmuskulatur II. Freilegung des medialen Traktes der autochthonen Rückenmuskulatur durch Entfernung des M. longissimus der linken Seite. Auf der rechten Seite wurde der M. iliocostalis entfernt.

und die Rippen ausgedehnt, wobei der M. iliocostalis bis in die Halsregion und der M. longissimus bis zum Schädel zieht (▶ Abb. 8.39 u. ▶ Abb. 8.40). Der M. iliocostalis liegt lateral des M. longissimus und bedeckt diesen im LWS-Bereich fast vollständig. Beide Muskeln entspringen gemeinsam mit einer kräftigen Sehnenplatte an der Dorsalfläche des Os sacrum, der Crista iliaca sowie der Fascia thoracolumbalis und inserieren seitlich der Medianebene an den Rippen, den Querfortsätzen und am Proc. mastoideus.

Am *M. iliocostalis* (Darmbeinrippenmuskel) werden 3 Abschnitte unterschieden: M. iliocostalis lumborum, thoracis und cervicis (▶ Abb. 8.40, ▶ Tab. 8.3). Der M. iliocostalis lumborum entspringt am Kreuzbein, am Beckenkamm und an der Fascia thoracolumablis und setzt mit 6-7 Zacken an den Anguli costarum der 6.–12. Rippe, am tiefen Blatt der Fascia thoracolumbalis sowie an den Querfortsätzen der oberen Lendenwirbel an. Der M. iliocostalis thoracis kommt mit seinen Ursprungszacken von den Anguli

Tab. 8.2 Autochthone Rückenmuskulatur (M. erector spinae; ventrale Gruppe der kurzen Nackenmuskeln, werden von den Rr. ventrales innerviert*)

Lateraler Trakt	**Medialer Trakt**	**Kurze Nackenmuskeln (Kopfgelenkmuskeln = Mm. capitis bzw. suboccipitales)**
Sakrospinales System	**Spinales System**	**Dorsale Gruppe der kurzen Nackenmuskeln (Rr. dorsales)**
M. iliocostalis	Mm. interspinales	M. rectus capitis posterior major
M. longissimus	M. spinalis	M. rectus capitis posterior minor (spinales System)
Spinotransversales System	**Transversospinales System**	M. obliquus capitis superior (spinales System)
M. splenius	Mm. rotatores breves und longi	M. obliquus capitis inferior (spinotransversales System)
Intertransversales System	M. multifidus	M. rectus capitis lateralis*
Mm. intertransversarii	M. semispinalis	M. rectus capitis anterior*
Mm. levatores costarum		

Tab. 8.3 Lateraler Trakt des M. erector spinae: sakrospinales System im Überblick

M. iliocostalis	
Ursprung:	① M. iliocostalis lumborum: Os sacrum, Crista iliaca, oberflächliches Blatt der Fascia thoracolumbalis ② M. iliocostalis thoracis: 7.–12. Rippe ③ M. iliocostalis cervicis: 3.–7. Rippe
Ansatz:	• M. iliocostalis lumborum: 6.–12. Rippe, tiefes Blatt der Fascia thoracolumbalis, Querfortsätze der oberen LWS • M. iliocostalis thoracis: 1.–6. Rippe • M. iliocostalis cervicis: Querfortsätze des 4.–6. Halswirbels
Funktion:	gesamter Muskel: Dorsalextension bei beidseitiger Kontraktion. Lateralflexion zur ipsilateralen Seite bei einseitiger Kontraktion
Innervation:	laterale Äste der Rr. dorsales der Spinalnerven (C8–L1)
M. longissimus	
Ursprung:	④ M. longissimus thoracis: Os sacrum, Crista iliaca (gemeinsame Ursprungssehne mit dem M. iliocostalis), Dornfortsätze der LWS, Querfortsätze der unteren BWS ⑤ M. longissimus cervicis: Querfortsätze des 1.–6. Brustwirbels ⑥ M. longissimus capitis: Querfortsätze des 1.–3. Brustwirbels und Quer- und Gelenkfortsätze des 2.–7. Halswirbels
Ansatz:	• M. longissimus thoracis: 2.–12. Rippe, Rippenfortsätze der LWS, Querfortsätze der Brustwirbel • M. longissimus cervicis: Querfortsätze des 4. und 5. Halswirbels • M. longissimus capitis: Proc. mastoideus des Os temporale
Funktion:	• gesamter Muskel: Dorsalextension (bei beidseitiger Kontraktion), Lateralflexion zur ipsilateralen Seite bei einseitiger Kontraktion • M. longissimus capitis: Dorsalextension des Kopfes bei beidseitiger Kontraktion, Lateralflexion und Drehung des Kopfes zur ipsilateralen Seite bei einseitiger Kontraktion
Innervation:	laterale Äste der Rr. dorsales der Spinalnerven (C1–L5)

Tab. 8.4 Lateraler Trakt des M. erector spinae: spinotranversales und intertransversales System im Überblick

M. splenius	
Ursprung:	⑦ M. splenius cervicis: Dornfortsätze des 3.–6. Brustwirbels ⑧ M. splenius capitis: Dornfortsätze des 4. Hals- bis 3. Brustwirbels
Ansatz:	• M. splenius cervicis: Querfortsätze des 1. Und 2. Halswirbels • M. splenius capitis: laterale Linea nuchalis superior, Proc. mastoideus
Funktion:	gesamter Muskel: Dorsalextension der HWS und des Kopfes bei beidseitiger Kontraktion, ipsilaterale Lateralflexion und Rotation bei einseitiger Kontraktion
Innervation:	laterale Äste der Rr. dorsales der Spinalnerven (C1–6)
Mm. intertransversarii	
Ursprung und Ansatz:	⑨ Mm. intertransversarii mediales lumborum: verlaufen zwischen benachbarten Procc. mamillares aller Lendenwirbel ⑩ Mm. intertransversarii laterales lumborum: verlaufen zwischen benachbarten Procc. costales aller Lendenwirbel ⑪ Mm. intertransversarii posteriores cervicis: verlaufen zwischen benachbarten Tubercula posteriora des 2.–7. Halswirbels • Mm. intertransversarii anteriores cervicis: veraufen zwischen benachbarten Tubercula anteriora des 2.–7. Halswirbels
Funktion:	• beidseitige Kontraktion: Stabilisierung und Dorsalextension der HWS und LWS • einseitige Kontraktion: Lateralflexion der HWS und LWS zur ipsilateralen Seite
Innervation:	Rr. dorsales der Spinalnerven außer Mm. intertransversarii laterales lumborum und Mm. intertransversarii anteriores cervicis (Rr. ventrales der Spinalnerven)
Mm. levatores costarum	
Ursprung:	⑫ Mm. levatores costarum breves: Querfortsätze des 7. Hals- und 1.–11. Brustwirbels ⑬ Mm. levatores costarum longi: Querfortsätze des 7. Hals- und 1.–11. Brustwirbels
Ansatz:	• Mm. levatores costarum breves: Angulus costae der nächsttieferen Rippe • Mm. levatores costarum longi: Angulus costae der übernächsten Rippe
Funktion:	• beidseitige Kontraktion: Dorsalextension der BWS • einseitige Kontraktion: ipsilaterale Flexion und kontralaterale Rotation
Innervation:	sowohl von Rr. dorsales als auch von Rr. ventrales der Spinalnerven

costarum der 7.–12. Rippe und inseriert mit langen Sehnen an den oberen 6 Rippen. Der M. iliocostalis cervicis schließlich entspringt an der 3.–7. Rippe und setzt an den Querfortsätzen des 4.–6. Halswirbels an.

Am *M. longissimus* (längster Rückenmuskel) finden sich ebenfalls 3 unterschiedliche Abschnitte: M. longissimus thoracis, cervicis und capitis (▶Tab. 8.3). Hier entspringt der längste und kräftigste M. longissimus thoracis mit der gemeinsamen Ursprungssehne des M. iliocostalis dem Os sacrum und der Crista iliaca sowie mit medialen Zacken den Dornfortsätzen der LWS und mit lateralen Zacken den Querfortsätzen der unteren Brustwirbel. Während seines Verlaufs gibt er sehnige Ansatzzacken nach medial zu den Rippenfortsätzen der Lendenwirbel sowie zu allen Querfortsätzen der Brustwirbel ab. Laterale Ansatzzacken ziehen zur 2.–12. Rippe medial des Angulus costae. Der M. longissimus cervicis verläuft von den Querfortsätzen des 1.–6. Brustwirbels zu den Querfortsätzen des 2.–5. Halswirbels. Der Kopfteil des M. longissimus (M. longissimus capitis) entspringt an den Querfortsätzen der 3 oberen Brustwirbel sowie an den Quer- und Gelenkfortsätzen des 4.–7. Halswirbels und inseriert am Warzenfortsatz (Proc. mastoideus) des Hinterhauptes.

Als einziger Vertreter des spinotransversalen Systems gliedert sich im Kopf-Hals-Bereich der *M. splenius* (Riemenmuskel) in den M. splenius cervicis und capitis. Die Muskeln beider Seiten bilden eine v-förmige Muskelplatte, die von der Mittellinie zu beiden Seiten schräg nach lateral-kranial verläuft (▶Abb. 8.39 u. ▶Abb. 8.40, ▶Tab. 8.4). Während der M. splenius cervicis den Dornfortsätzen des 3.–6. Brustwirbels entspringt, liegt der Ursprung des M. splenius capitis an den Dornfortsätzen des 3. Hals-

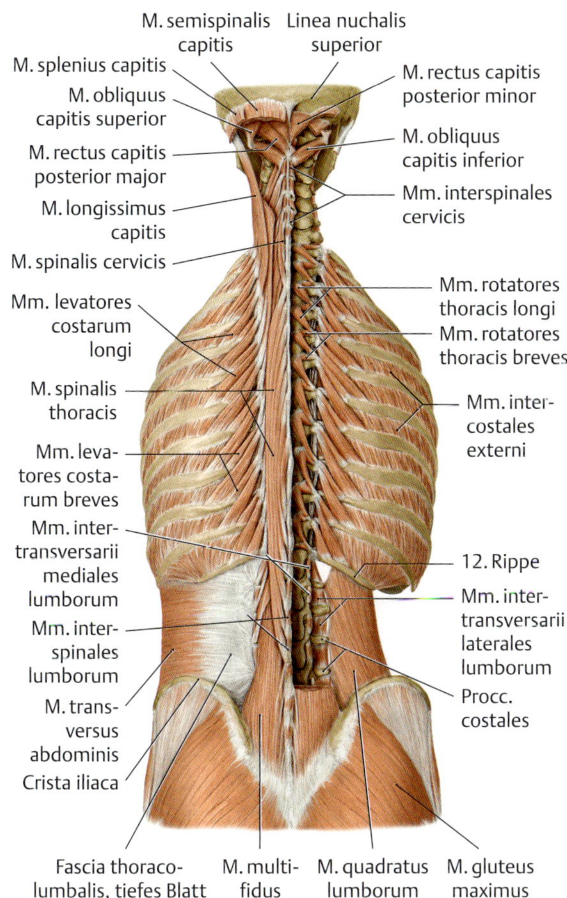

Abb. 8.41 Autochthone Rückenmuskulatur III. Entfernung des gesamten lateralen Traktes sowie einiger Teile des medialen Traktes der rechten Seite (Mm. multifidi und semispinales). Dadurch werden im Halsbereich die in der Tiefe gelegenen kurzen Nackenmuskeln (Mm. capitis) sichtbar.

bis 3. Brustwirbels. Der M. splenius cervicis zieht zu den Querfortsätzen des 1. und 2. Halswirbels, der Ansatz des M. splenius capitis liegt am Hinterhaupt zwischen der lateralen Linea nuchae superior und dem Proc. mastoideus.

Die *Mm. intertransversarii* (Zwischenquerfortsatzmuskeln) verlaufen als kurze unisegmentale Muskeln zwischen benachbarten Querfortsätzen der Wirbel, vor allem im Bereich der HWS und LWS (▸ Abb. 8.41, ▸ Tab. 8.4). In der BWS fehlen die Mm. intertransversarii normalerweise. Da die Querfortsätze im Hals- und Lendenbereich jeweils 2 Anteile besitzen, lassen sich 2 unterschiedliche Muskeln unterscheiden. Während die Mm. intertransversarii mediales lumborum zwischen den Procc. mamillares der Lendenwirbel verlaufen, spannen sich die Mm. intertransversarii laterales lumborum zwischen den Procc. costales aus. In vergleichbarer Weise verbinden im Halsbereich die Mm. intertransversarii anteriores cervicis die Tubercula anteriora, die Mm. intertransversarii posteriores cervicis die Tubercula posteriores der Halswirbelquerfortsätze.

Innerhalb der v.a. im Brustbereich vorkommenden *Mm. levatores costarum* (Rippenhebermuskeln) werden Mm. levatores costarum breves und longi unterschieden (▸ Abb. 8.41). Sie entspringen an der Spitze der Querfortsätze des 7. Halswirbels sowie des 1.–11. Brustwirbels und ziehen fächerförmig nach lateral-kaudal. Dort setzen sie medial des Angulus costae der nächsttieferen (Mm. levatores costarum breves) bzw. übernächsten Rippe (Mm. levatores costarum longi) an.

▸ **Funktion und Innervation:** Aufgrund ihres lateralen Verlaufs zur Wirbelsäule wirken die *Mm. iliocostalis und longissimus* mit besonders langen Hebelarmen auf die Wirbelsäule. Bei beidseitiger Kontraktion beteiligen sie sich an der Dorsalextension der Wirbelsäule, bei einseitiger Kontraktion unterstützen sie die Lateralflexion zur ipsilateralen Seite. Der M. longissimus capitis zieht den Kopf nach hinten und neigt bzw. dreht ihn zur gleichen Seite.

Die *Mm. splenii* (spinotransversales System) sind an allen Bewegungen der HWS und der Kopfgelenke beteiligt und haben daher große Bedeutung für deren Stabilisierung. Sie strecken bei beidseitiger Kontraktion die HWS und ziehen den Kopf nach hinten. Bei einseitiger Kontraktion drehen und neigen sie den Kopf und die HWS zur ipsilateralen Seite.

Die Muskeln des spinotransversalen Systems setzen die Richtung der Muskeln des transversospinalen Systems der Gegenseite über die Dornfortsätze hinweg fort. Nach kaudal wird die schräge Verlaufsrichtung der beiden Systeme – unterbrochen durch die Rippen – bis zur seitlichen Bauchmuskulatur weitergeführt. Auf diese Weise ergeben sich spiralig angeordnete Muskelschlingen, die verschiedene Richtungen und Steilheitsgrade erreichen und aufgrund ihrer langen Hebelarme sehr wirksam für die Rumpfdrehung eingesetzt werden können.

Die *Mm. intertransversarii* haben v.a. stabilisierende Funktion. Zusätzlich unterstützen sie bei einseitiger Kontraktion eine Lateralflexion zur ipsilateralen Seite, bei beidseitiger Kontraktion bewirken sie eine Dorsalextension der HWS und der LWS.

Im Gegensatz zu ihrem Namen ist die Funktion der *Mm. levatores costarum* als Rippenheber unerheblich. Sie beteiligen sich vielmehr an der Streckung, der ipsilateralen Seitneigung und der kontralateralen Rotation der BWS.

Der laterale Trakt der autochthonen Rückenmuskulatur wird aus lateralen Ästen der Rr. dorsales der Spinalnerven innerviert, wobei der M. iliocostalis aus den Segmenten C8–L1, der M. longissimus aus C1–L5 und der M. splenius aus C1–6 versorgt wird. Die Mm. intertransversarii werden von Rr. dorsales der entsprechenden Segmente innerviert.

Aufgrund ihrer ventralen Herkunft werden die Mm. intertransversarii laterales lumborum, die Mm. intertransversarii anteriores cervicis und die Mm. levatores costarum von ventralen Ästen der Spinalnerven innerviert.

M. erector spinae: medialer Trakt

► **Ursprung und Ansatz:** Innerhalb des medialen Traktes verläuft das spinale System zwischen benachbarten Dornfortsätzen (Mm. interspinales cervicis und Mm. interspinales lumborum) oder überspringt mindestens einen Dornfortsatz (M. spinalis cervicis und thoracis).

Während die kurzen *Mm. interspinales* (Zwischendornmuskeln) innerhalb der HWS die gegabelten Spitzen benachbarter Dornfortsätze verbinden (Mm. interspinales cervicis; ► Abb. 8.41 u. ► Abb. 8.42, ► Tab. 8.5) und gut voneinander abgrenzbar sind, liegen innerhalb der LWS die etwas kräftigeren Mm. interspinales lumborum (► Abb. 8.41) seitlich der Ligg. interspinalia und lassen sich nur präparatorisch voneinander trennen. Im Brustbereich kommen die Mm. interspinales nur ausnahmsweise vor (Mm. interspinales thoracis).

Der *M. spinalis* (Dornmuskel) tritt am ausgeprägtesten im Brustbereich auf (M. spinalis thoracis; ► Abb. 8.40, ► Tab. 8.5). Meist entspringt er an den seitlichen Dornfortsätzen der 3 letzten Brustwirbel und der ersten 3 Lendenwirbel und zieht zu den Procc. spinosi des 2.-8. Brustwirbels. Der M. spinalis cervicis verbindet die Dornfortsätze der beiden oberen Brustwirbel und der 3 unteren Halswirbel mit denen des 2.–4. Halswirbels.

Die Muskeln des transversospinalen Systems (Mm. rotatores, M. multifidus und M. semispinalis) sind unterschiedlich lang und verlaufen von den Querfortsätzen eines Wirbels nach kranial-medial zu den Dornfortsätzen höher gelegener Wirbel. Hierbei liegen die kurzen Muskeln am weitesten in der Tiefe und haben einen annähernd horizontalen Verlauf. Je oberflächlicher die Muskeln liegen, desto steiler verlaufen sie und umso mehr Wirbel werden übersprungen.

Die *Mm. rotatores* (Drehmuskeln) sind die kürzesten Muskeln und bilden die tiefste Schicht (► Abb. 8.41, ► Tab. 8.6). Sie kommen v. a. im Bereich der BWS (Mm. rotatores thoracis) vor und verlaufen als Mm. rotatores breves vom Querfortsatz zum nächsthöheren Dornfortsatz sowie als Mm. rotatores longi vom selben Querfortsatz zum übernächsten Dornfortsatz. Da im Brustbereich die Procc. spinosi dachziegelartig übereinander liegen, haben beide Muskeln einen nahezu horizontalen Verlauf.

Der *M. multifidus* (vielgefiederter Muskel) besteht aus zahlreichen kleinen Muskelbündeln und überbrückt 2-4 Wirbel. Er reicht vom Kreuzbein bis zum 2. Halswirbel und ist im LWS-Bereich am kräftigsten ausgebildet (M. multifidus lumborum; ► Abb. 8.40 u. ► Abb. 8.41, ► Tab. 8.6). Hier entspringt er neben seinen Ursprüngen an den Procc. mamillares zusätzlich an der dorsalen Fläche des Os sacrum, an der Ursprungssehne des M. longissimus sowie an der Crista iliaca. Die Muskeln beider Seiten bilden in der Ansicht von dorsal ein spitzwinkliges Dreieck, das die gesamte Tiefe der Lendenlordose ausfüllt.

Der *M. semispinalis* (Halbdornmuskel) bildet die oberflächlichste Schicht des transversospinalen Systems. Seine Fasern überspringen in der Regel 5-7 Wirbel. Es werden ein Kopf- (M. semispinalis capitis), ein Hals- (M. semispinalis cervicis) und ein Brustteil (M. semispinalis thoracis) unterschieden (► Abb. 8.40 und ► Abb. 8.41, ► Tab. 8.6).

Tab. 8.5 Medialer Trakt des M. erector spinae: spinales System im Überblick

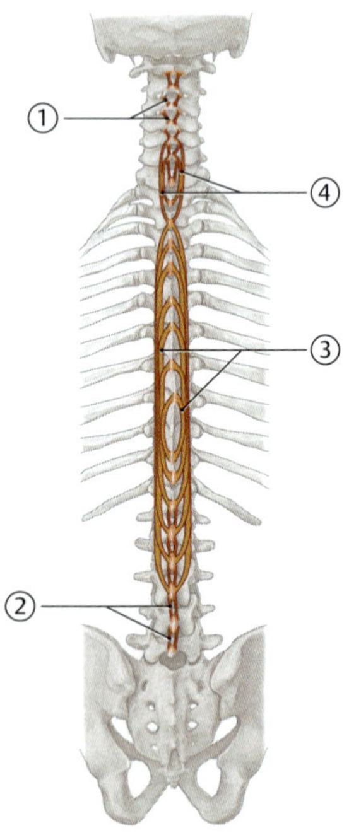

	Mm. interspinales	
	Ursprung und Ansatz:	① Mm. interspinales cervicis: verlaufen zwischen den Dornfortsätzen der HWS ② Mm. interspinales lumborum: verlaufen zwischen den Dornfortsätzen der Lendenwirbel
	Funktion:	Dorsalextension der HWS und LWS
	Innervation:	Rr. dorsales der Spinalnerven
	M. spinalis	
	Ursprung:	③ M. spinalis thoracis: seitliche Fläche der Dornfortsätze des 10.–12. Brustwirbels ④ M. spinalis cervicis: Dornfortsätze der beiden ersten Brustwirbel sowie des 5.–7. Halswirbels
	Ansatz:	• M. spinalis thoracis: seitliche Fläche der Dornfortsätze des 2.–8. Brustwirbels • M. spinalis cervicis: Dornfortsätze des 2.–4. Halswirbels
	Funktion:	• beidseitige Kontraktion: Dorsalextension der HWS und BWS • einseitige Kontraktion: Lateralflexion der BWS und HWS zur ipsilateralen Seite
	Innervation:	Rr. dorsales der Spinalnerven

Der M. semispinalis *thoracis* entspringt an den Querfortsätzen des 6.–12. Brustwirbels und inseriert an den Dornfortsätzen des 6. Hals- bis 4. Brustwirbels. Der M. semispinalis *cervicis* verläuft von den Querfortsätzen des 1.–6. Brustwirbels zu den Dornfortsätzen des 2.–7. Halswirbels. Der M. semispinalis *capitis* schließlich ist einer der kräftigsten Nackenmuskeln und zieht von den Querfortsätzen des 3. Hals- bis 6. Brustwirbels zum Os occipitale, wo er zwischen der Linea nuchae superior und der Linea nuchae inferior ansetzt.

▸ **Funktion und Innervation:** Das spinale System unterstützt v. a. die Dorsalextension der Wirbelsäule (Mm. interspinales: HWS und LWS; M. spinalis: HWS und BWS). Bei einseitiger Kontraktion können sich die Muskeln an der Lateralflexion zur ipsilateralen Seite beteiligen.

Tab. 8.6 Medialer Trakt des M. erector spinae: transversospinales System im Überblick

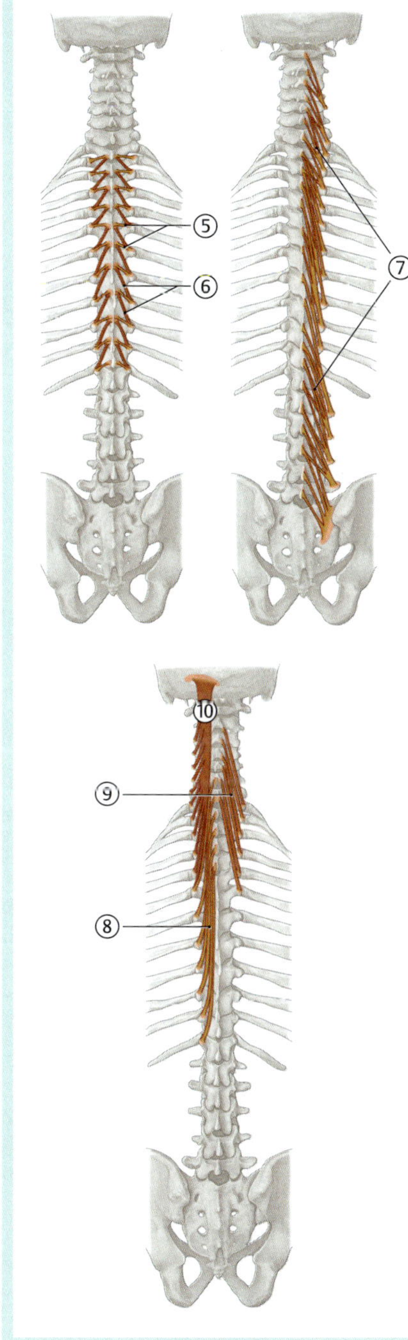

Mm. rotatores breves u. longi	
Ursprung und Ansatz:	⑤ Mm. rotatores breves: verlaufen zwischen Querfortsatz und nächsthöherem Dornfortsatz innerhalb der gesamten BWS ⑥ Mm. rotatores longi: verlaufen zwischen Querfortsatz und übernächstem Dornfortsatz innerhalb der gesamten BWS
Funktion:	• beidseitige Kontraktion: Dorsalextension der BWS • einseitige Kontraktion: Rotation zur kontralateralen Seite
Innervation:	Rr. dorsales der Spinalnerven
⑦ M. multifidus	
Ursprung und Ansatz:	verläuft zwischen Querfortsatz und Dornfortsatz (überspringt 2–4 Wirbel) innerhalb der gesamten Wirbelsäule (2. Halswirbel bis Os sacrum), am stärksten in der LWS ausgebildet
Funktion:	• beidseitige Kontraktion: Dorsalextension • einseitige Kontraktion: Lateralflexion zur ipsilateralen Seite und Rotation zur kontralateralen Seite
Innervation:	Rr. dorsales der Spinalnerven
M. semispinalis	
Ursprung:	⑧ M. semispinalis thoracis: Querfortsätze des 6.–12. Brustwirbels ⑨ M. semispinalis cervicis: Querfortsätze des 1.–6. Brustwirbels ⑩ M. semispinalis capitis: Querfortsätze des 3. Hals- bis 6. Brustwirbels
Ansatz:	• M. semispinalis thoracis: Dornfortsätze des 6. Hals- bis 4. Brustwirbels • M. semispinalis cervicis: Dornfortsätze des 2.–7. Halswirbels • M. semispinalis capitis: Os occipitale zwischen Linea nuchalis superior und Linea nuchalis inferior
Funktion:	• beidseitige Kontraktion: Dorsalextension der BWS, der HWS sowie des Kopfes (Stabilisierung der Kopfgelenke) • einseitige Kontraktion: Lateralflexion zur ipsilateralen Seite und Rotation der kontralateralen Seite
Innervation:	Rr. dorsales der Spinalnerven

Tab. 8.7 Kurze Nackenmuskeln (Mm. capitis) im Überblick

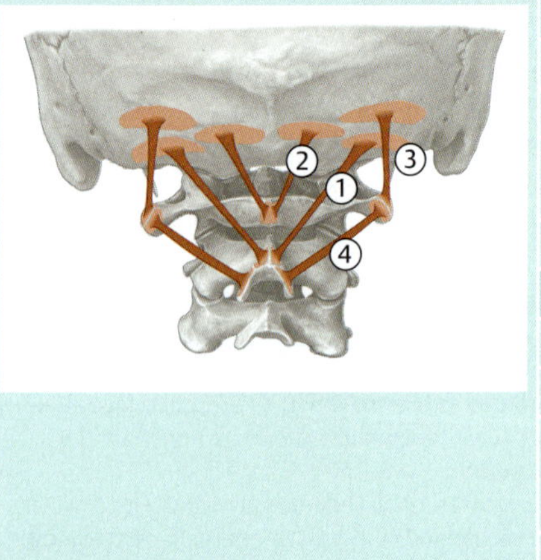

① M. rectus capitis posterior major	
Ursprung:	Dornfortsatz des Axis
Ansatz:	mittleres Drittel der Linea nuchalis inferior
Funktion:	• beidseitige Kontraktion: Dorsalextension • einseitige Kontraktion: Drehen des Kopfes zur ipsilateralen Seite
Innervation:	R. dorsalis von C1 (N. suboccipitalis)
②M. rectus capitis posterior minor	
Ursprung:	Tuberculum posterius des Atlas
Ansatz:	inneres Drittel der Linea nuchalis inferior
Funktion:	• beidseitige Kontraktion: Dorsalextension • einseitige Kontraktion: Lateralflexion des Kopfes zur ipsilateralen Seite
Innervation:	R. dorsalis von C1 (N. suboccipitalis)
③ M. obliquus capitis superior	
Ursprung:	Querfortsatz des Atlas
Ansatz:	oberhalb der Ansatzzone des M. rectus capitis posterior major
Funktion:	• beidseitige Kontraktion: Dorsalextension • einseitige Kontraktion: Lateralflexion des Kopfes zur ipsilateralen Seite
Innervation:	R. dorsalis von C1 (N. suboccipitalis)
④ M. obliquus capitis inferior	
Ursprung:	Dornfortsatz des Axis
Ansatz:	Querfortsatz des Atlas
Funktion:	• beidseitige Kontraktion: Dorsalextension • einseitige Kontraktion: Lateralflexion des Kopfes zur ipsilateralen Seite
Innervation:	R. dorsalis von C1 (N. suboccipitalis)

Die verschiedenen Anteile des transversospinalen Systems dienen bei beidseitiger Kontraktion ebenfalls der Streckung der Wirbelsäule. Bei einseitiger Kontraktion werden Seitneigung zur ipsilateralen Seite (v.a. vom M. multifidus und M. semispinalis) und Rotation der Wirbelsäule zur kontralateralen Seite (besonders von den Mm. rotatores breves und longi) unterstützt. Je horizontaler die Muskelfasern des transversospinalen Systems verlaufen, desto größer wird ihr Drehmoment. Außerdem beteiligen sich die Mm. rotatores an der Feinsteuerung der Beweglichkeit benachbarter Bewegungssegmente *(joint play)* und tragen zusätzlich zu ihrer Stabilisierung bei.

Alle Muskeln des medialen Traktes werden von medialen Ästen der Rr. dorsales der Spinalnerven aus den entsprechenden Segmenten innerviert.

► **Oberflächenrelief:** Vor allem im Lendenbereich bildet der M. erector spinae zu beiden Seiten der medianen Rückenfurche einen länglichen Wulst, der das Oberflächenrelief des Rückens in diesem Bereich prägt.

Kurze Nackenmuskeln

► **Ursprung und Ansatz:** Als Vertreter des spinalen Systems des medialen Traktes entspringt einerseits der *M. rectus capitis posterior major* (hinterer großer gerader Kopfmuskel) am Dornfortsatz des Axis, andererseits der *M. rectus capitis posterior minor* (hinterer kleiner gerader Kopfmuskel) am Tuberculum posterior des Atlas. Beide ziehen fächerförmig nach lateral-kranial (► Abb. 8.42, ► Tab. 8.7) und inserieren am mittleren (M. rectus capitis posterior major) sowie am inneren Drittel der Linea nuchae inferior (M. rectus capitis posterior minor).

Der *M. obliquus capitis superior* (oberer schräger Kopfmuskel) wird zum intertransversalen System des lateralen Traktes gezählt und entspringt dem Querfortsatz des Atlas (► Abb. 8.42, ► Tab. 8.7). Er zieht schräger nach kranial-medial und inseriert am Hinterhaupt oberhalb der Ansatzzone des M. rectus capitis posterior major.

Als Vertreter des spinotransversalen Systems entspringt der *M. obliquus capitis inferior* (unterer schräge Kopfmuskel) am Dornfortsatz des Axis und inseriert am Querfortsatz des Atlas (► Abb. 8.42, ► Tab. 8.7).

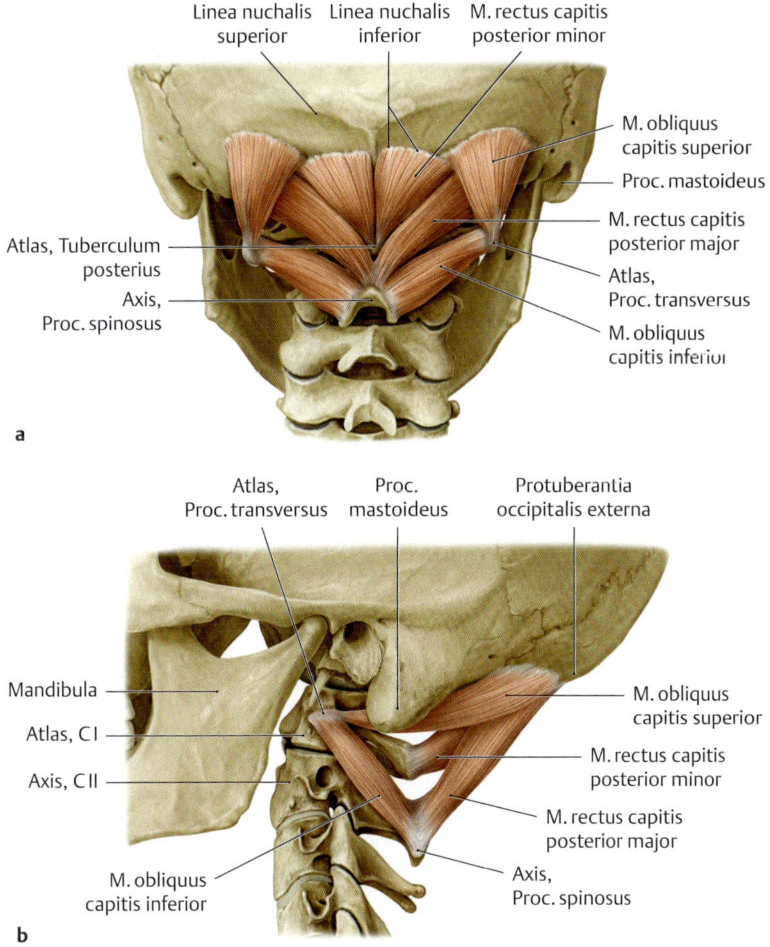

Abb. 8.42 Kurze Nacken- oder Kopfgelenkmuskeln. **a** Ansicht von dorsal. **b** Ansicht von lateral.

▶ **Funktion und Innervation:** Die Hauptfunktion der kurzen Nackenmuskeln besteht in präzisen Bewegungen in den Kopfgelenken. Zusammen bewirken sie bei beidseitiger Kontraktion eine Dorsalextension. Bei einseitiger Kontraktion unterstützen die Mm. rectus capitis posterior major und minor sowie der M. obliquus capitis inferior eine Drehung des Kopfes zur ipsilateralen Seite. Eine Drehung des Kopfes zur kontralateralen Seite hingegen wird durch den M. obliquus capitis superior unterstützt, der gleichzeitig den Kopf zur ipsilateralen Seite neigt.

Alle aufgeführten kurzen Nackenmuskeln werden vom R. dorsalis (N. suboccipitalis, C1) innerviert.

Nicht autochthone Rückenmuskulatur

Die gesamte autochthone Rückenmuskulatur wird von großen, teilweise bis zum Becken hinunter reichenden Muskeln überdeckt, die im Laufe der Phylogenese ihre Ursprünge auf den Rumpf ausgedehnt haben (*eingewanderte, nicht autochthone Rumpfmuskulatur*; ▶ Abb. 8.36 u. ▶ Abb. 8.38). Es werden *spinokostale Muskeln*, die sich zwischen Wirbelsäule und Rippen ausspannen, und *spinohumerale Muskeln* unterschieden, die die Wirbelsäule mit dem Schultergürtel bzw. mit dem Oberarm verbinden (▶ Tab. 8.8). Alle eingewanderten Muskeln werden von ventralen Ästen der Spinalnerven (Rr. ventrales) innerviert.

Tab. 8.8 Eingewanderte (nicht autochthone) Rückenmuskulatur

Spinokostale Muskulatur	Spinohumerale Muskulatur
M. serratus posterior superior	M. latissimus dorsi
M. serratus posterior inferior	M. rhomboideus major und minor
	M. levator scapulae
	M. trapezius

Spinokostale Muskeln

▶ **Ursprung und Ansatz:** Die meist sehr dünnen, häufig noch deutlich segmentierten spinokostalen Muskeln liegen auf der Fascia thoracolumbalis und umfassen als breitflächige Muskeln den oberen und unteren Anteil des medialen und lateralen Traktes der autochthonen Rückenmuskulatur (▶ Abb. 8.38).

Der *M. serratus posterior superior* (hinterer oberer Sägemuskel) entspringt mit einer zarten Sehnenplatte den Dornfortsätzen der beiden unteren Hals- und der beiden oberen Brustwirbel und zieht schräg abwärts zur 2.–5. Rippe.

Der *M. serratus posterior inferior* (hinterer unterer Sägemuskel) entspringt der Fascia thoracolumbalis auf Höhe der beiden oberen Lenden- und der beiden unteren Brustwirbel und zieht schräg aufwärts zu den letzten 4 Rippen.

▶ **Funktion und Innervation:** Durch ihren schräg abwärts bzw. aufwärts gerichteten Verlauf zu den Rippen unterstützen beide Muskeln die Atembewegungen des Brustkorbs. Während der M. serratus posterior superior die Rippen hebt und somit die Inspiration unterstützt, senkt sie der M. serratus posterior inferior und wirkt auf diese Weise exspiratorisch.

Die *Innervation* erfolgt durch die Nn. intercostales. M. serratus posterior superior: Th1–4, M. serratus posterior inferior: Th9–12.

Spinohumerale Muskulatur

Die spinohumerale Muskulatur wird im Kapitel 9, Obere Extremität, behandelt.

8.3.3 Thoraxmuskulatur

Überblick

Innerhalb der Muskulatur des Brustkorbs werden die *primären* von den *sekundären*, eingewanderten Thoraxmuskeln unterschieden (▶ Tab. 9.1). Die **primären Brustkorbmuskeln** verspannen die Zwischenrippenräume, stabilisieren die Thoraxwand und sind an der sternokostalen Atmung *(Brust- oder Rippenatmung)* beteiligt (▶ Abb. 8.43, ▶ Abb. 8.44 u. ▶ Abb. 8.45):

- Mm. intercostales externi, interni und intimi
- Mm. subcostales
- M. transversus thoracis
- Mm. serrati posteriores (▶ Abb. 8.38)
- Mm. scaleni

Die Mm. serrati posteriores gehören entsprechend ihrer Herkunft zu den primären Brustkorbmuskeln und haben sich während der Ontogenese nach dorsal verlagert. Die Mm. scaleni zählen topografisch zur Gruppe der tiefen Halsmuskeln, haben jedoch funktionell Beziehung zur Brustkorbatmung, s. S. 143.)

Von allen primären Thoraxmuskeln zeigen die Mm. intercostales (Zwischenrippenmuskeln) die phylogenetisch alte Myotomgliederung und die daraus abgeleitete metamere Anordnung noch am deutlichsten. Sie leiten sich von den ventralen Anteilen der Myotome (hypaxone Muskulatur) ab und werden dementsprechend alle von den Rr. ventrales der Spinalnerven innerviert. Zu den Interkostalmuskeln im weiteren Sinne können auch die metamer angeordneten Mm. intertransversarii im Hals- und Lendenbereich der Wirbelsäule gezählt werden, die zwischen rudimentären Rippenanteilen der Wirbel verlaufen.

Auch die Muskeln der Skalenusgruppe (Mm. scaleni anterior, medius und posterior) können zu den Zwischenrippenmuskeln gerechnet werden, da sie von den Rippenrudimenten der HWS zu den echten Rippen ziehen. Topografisch gehören die Mm. scaleni zur Gruppe der tiefen Halsmuskeln (s. S. 378), funktionell haben sie jedoch enge Beziehung zur Brustkorbatmung.

Muskelgruppen im Einzelnen

Zwischenrippenmuskeln

▶ **Ursprung und Ansatz:** Nach Verlauf und Lage werden bei den *Zwischenrippenmuskeln* die Mm. intercostales externi, interni und intimi unterschieden.

Die *Mm. intercostales externi* (äußere Zwischenrippenmuskeln) erstrecken sich vom Tuberculum costae bis zum Beginn der Rippenknorpel (▶ Abb. 8.43). Die äußeren Zwischenrippenmuskeln entspringen am Unterrand einer Rippe und verlaufen in schräger Richtung von hinten-oben nach vorne-unten zum Oberrand der nächsttieferen Rippe (Verlauf wie der äußere schräge Bauchmuskel M. obliquus externus abdominis, ▶ Tab. 8.13).

Die *Mm. intercostales interni* (innere Zwischenrippenmuskeln), die vom Angulus costae bis zum Sternum ziehen, verlaufen nahezu senkrecht zu den äußeren Zwischenrippenmuskeln (▶ Abb. 8.43; Verlauf wie der innere schräge Bauchmuskel M. obliquus internus abdominis von hinten-unten nach vorne-oben, ▶ Tab. 8.14). Sie entspringen am Oberrand der Rippen und inserieren am Unterrand der nächsthöheren Rippe an der Innenseite des Sulcus costae, in dem die A., die V. und der N. intercostalis verlaufen. Als Mm. intercartilaginei werden die zwischen den Rippenknorpeln verlaufenden Anteile der inneren Zwischenrippenmuskeln bezeichnet.

Die *Mm. intercostales intimi* (innerste Zwischenrippenmuskeln) stellen eine Abspaltung der Mm. intercostales interni dar (▶ Tab. 8.9). Von ihnen sind sie durch einen bindegewebigen Spaltraum getrennt, durch den die Interkostalgefäße und -nerven ziehen. Vom Verlauf her entsprechen sie den inneren Zwischenrippenmuskeln.

▶ **Funktion und Innervation:** Die *Mm. intercostales* verspannen die Interkostalräume, stabilisieren die Thoraxwand und unterstützen die Ein- und Ausatmung (Inspira-

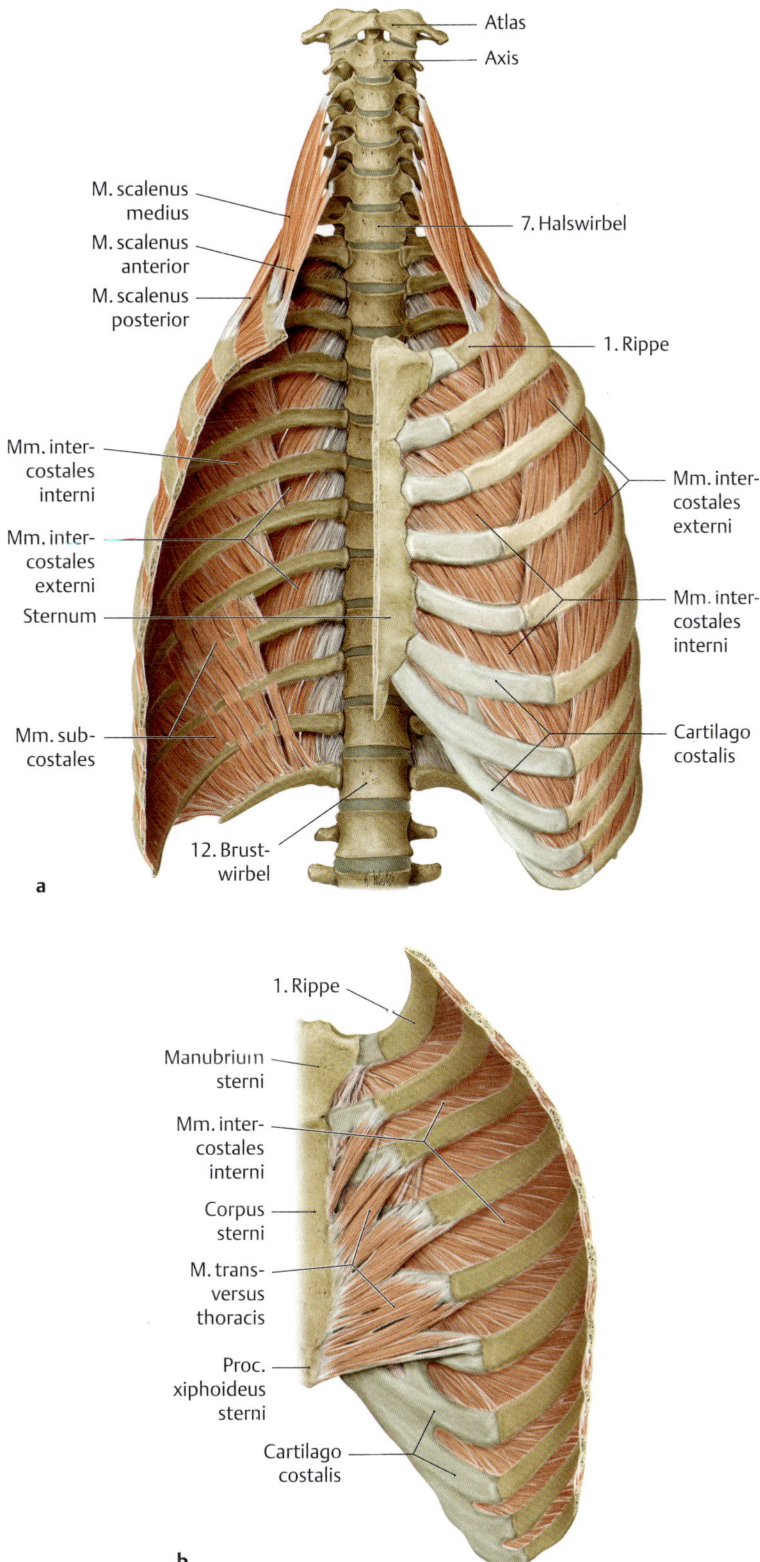

Abb. 8.43 Muskeln des Brustkorbs. **a** Teilweiser eröffneter Brustkorb, Ansicht von ventral. Die Mm. scaleni gehören topografisch zu den tiefen Halsmuskeln, haben jedoch funktionell Beziehung zur Brustkorbatmung. **b** M. transversus thoracis (Rückseite des in **a** entfernten Rippenschildes der rechten Seite).

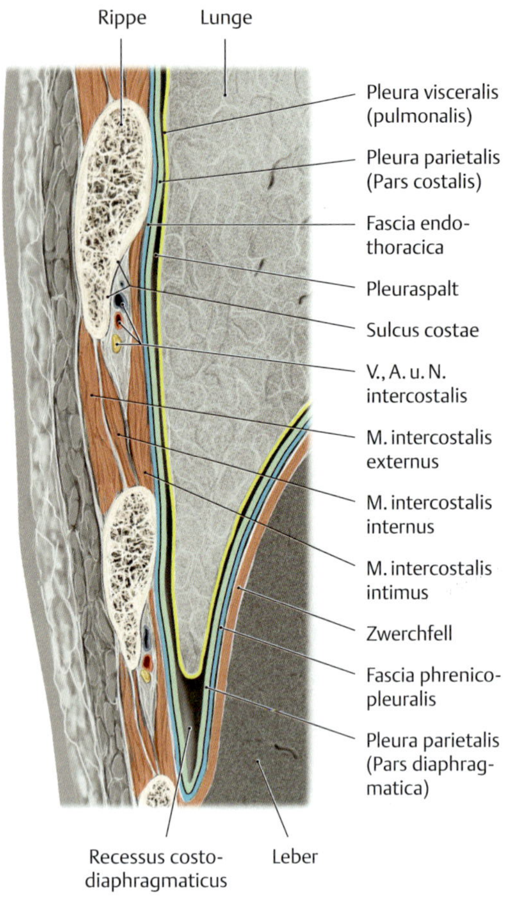

Abb. 8.44 Anordnung der Interkostalmuskulatur. Frontalschnitt durch zwei Interkostalräume im Bereich der lateralen Brustwand auf Höhe des Recessus costodiaphragmaticus.

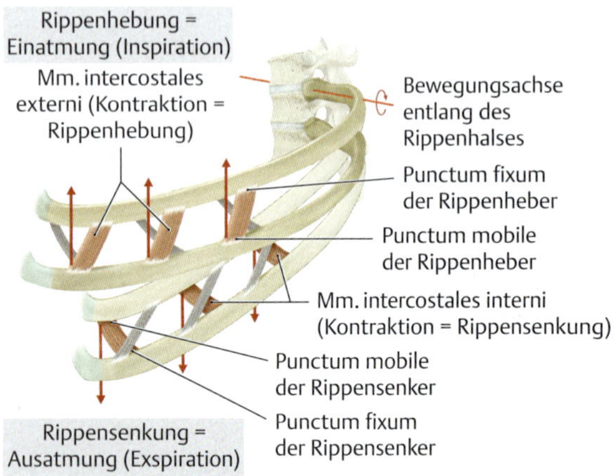

Abb. 8.45 Wirkung der Mm. intercostales externi und interni auf die Rippensenkung (Exspiration) und Rippenhebung (Inspiration).

tion, Exspiration). Hierbei hängt die Weite der Zwischenrippenräume von der Atmung ab, d.h. sie erweitern sich bei der Inspiration und verengen sich während der Exspiration. Aufgrund ihres schrägen Verlaufs und der überkreuzung ihrer Muskelfasern sind die Mm. intercostales in jeder Phase der Atmung angespannt.

Die *Mm. intercostales externi* sind Rippenheber und damit Inspirationsmuskeln, die *Mm. intercostales interni (und intimi)* Rippensenker und damit Exspirationsmuskeln (▸ Abb. 8.43 u. ▸ Abb. 8.44).

Die *Innervation* der Mm. intercostales erfolgt über die Nn. intercostales I–XI.

Unterrippenmuskeln

▸ **Ursprung und Ansatz:** Überspringen die Mm. intercostales interni 1-2 Rippen, können zusammenhängende Muskelplatten – besonders im Bereich der Rippenwinkel der 6.-11. Rippen entstehen –, die als *Mm. subcostales* (Unterrippenmuskeln) bezeichnet werden (eine nicht sehr häufige Variante).

▸ **Funktion und Innervation:** Die *Mm. subcostales* unterstützen die Mm. intercostales interni in ihrer Funktion. Innerviert werden sie von den Nn. intercostales VI–XI.

Querer Brustmuskel

▸ **Ursprung und Ansatz:** Der *M. transversus thoracis* (querer Brustmuskel) entspringt mit einzelnen Zacken an der Innenseite der Rippenknorpel der 2.–6. Rippe und inseriert am Seitenrand des Brustbeins und des Schwertfortsatzes (▸ Abb. 8.43, ▸ Tab. 8.10). Der Muskel kann als Fortsetzung des M. transversus abdominis (querer Bauchmuskeln) auf die Hinterfläche der vorderen Brustwand betrachtet werden.

▸ **Funktion und Innervation:** Der *M. transversus thoracis* wirkt wie die Mm. subcostales exspiratorisch. Er wird von den Nn. intercostales II–VI innerviert

Treppenmuskeln

▸ **Ursprung und Ansatz:** Die *Mm. scaleni* verlaufen von den beiden oberen Rippen zu den Querfortsätzen (bzw. den Rippenrudimenten) der Halswirbel und bilden auf diese Weise ein spitzes, kegelförmiges Dach, das die obere Thoraxapertur mit der Pleurakuppel zeltartig überzieht. Unterscheiden lassen sich ein vorderer, ein mittlerer und ein hinterer Treppenmuskel (▸ Abb. 8.43, ▸ Tab. 8.9).

Der *M. scalenus anterior* entspringt mit 3-4 Zacken an den vorderen Höckern (Tubercula anteriora) der Querfortsätze des 3.–6. Halswirbels und zieht zum Tuberculum m. scaleni der 1. Rippe.

Als stärkster Treppenmuskel entspringt der *M. scalenus medius* mit mehreren Zacken an den hinteren Höckern (Tubercula posteriora) der Querfortsätze des 3.–7. Hals-

Tab. 8.9 Primäre Thoraxmuskeln: Mm. scaleni und Mm. intercostales im Überblick

Mm. scaleni	
Ursprung:	① M. scalenus anterior: Tubercula anteriora der Querfortsätze des 3.–6. Halswirbels ② M. scalenus medius: Tubercula posteriora der Querfortsätze des 3.–7. Halswirbels ③ M. scalenus posterior: Tubercula posteriora der Querfortsätze des 5.–7. Halswirbels
Ansatz:	• M. scalenus anterior: Tuberculum musculi scaleni anterioris der 1. Rippe • M. scalenus medius: 1. Rippe (dorsal des Sulcus arteriae subclaviae) • M. scalenus posterior: Außenfläche der 2. Rippe
Funktion:	• Punctum mobile an den Rippen: Inspiration (Heben der oberen Rippen) • Punctum fixum an den Rippen: Lateralflexion der HWS zur ipsilateralen Seite (bei einseitiger Kontraktion) • Ventralflexion des Halses (bei beidseitiger Kontraktion)
Innervation:	direkte Äste aus dem Plexus cervicalis und dem Plexus brachialis (C3-6)
Mm. intercostales	
Ursprung und Ansatz:	④ Mm. intercostales externi (Tuberculum costae bis zur Knorpel-Knochen-Grenze): entspringen am Unterrand einer Rippe und inserieren am Oberrande der nächsttieferen Rippe (Verlauf: von hinten-oben nach vorne-unten) ⑤ Mm. intercostales interni (Angulus costae bis zum Sternum): entspringen am Oberrand einer Rippe und inserieren am Unterrand der nächsthöheren Rippe (Verlauf: von hinten-unten nach vorne-oben) • Mm. intercostales intimi: Abspaltung der Mm. intercostales interni (daher gleicher Verlauf und gleiche Funktion)
Funktion:	• Mm. intercostales externi: Rippenheber (Inspiration); verspannen die Zwischenrippenräume; Stabilisation der Thoraxwand • Mm. intercostales interni u. intimi: Rippensenker (Exspiration); verspannen die Zwischenrippenräume; Stabilisation der Thoraxwand
Innervation:	Nn. intercostales I–XI

wirbels und inseriert ebenfalls an der 1. Rippe, dorsal des Sulcus arteriae subclaviae. Zwischen dem vorderen und dem mittleren Treppenmuskel liegt ein schlitzförmiger Spalt, die hintere *Skalenuslücke*, durch die das Armnervengeflecht (Plexus brachialis) und die A. subclavia ziehen.

Der *M. scalenus posterior* schließlich entspringt an den hinteren Höckern des 5.–7. Halswirbelquerfortsatzes und setzt an der Außenfläche der 2. Rippe an.

▸ **Funktion und Innervation:** Auch die *Mm. scaleni* stehen im Dienste der Atmung und wirken zusätzlich auf Bewegungen der HWS. Bei fixierter HWS heben die Treppenmuskeln die oberen Rippen (Punctum mobile an den Rippen) und unterstützen somit die Einatmung. Sie zeigen bei der Atmung eine rhythmische Aktivität und kontrahieren sich während der Inspiration sowohl bei forcierter als auch bei ruhiger Einatmung. Außerdem wirken sie wie ein elastisches, verstellbares Aufhängeband des Thorax und werden daher auch als *Rippenhalter* bezeichnet.

Wird das Punctum fixum der Mm. scaleni auf die Rippen verlagert, unterstützen die Muskeln bei einseitiger Kontraktion die Lateralflexion der HWS zur ipsilateralen Seite. Aufgrund ihres ventral liegenden Ansatzes beteiligen sich die beiden vorderen Treppenmuskeln bei beidseitiger Kontraktion an der Ventralflexion des Halses.

Die *Innervation* der Mm. scaleni erfolgt über direkte Äste aus dem Plexus cervicalis und dem Plexus brachialis (C3–6).

Tab. 8.10 Primäre Thoraxmuskeln: M. transversus thoracis

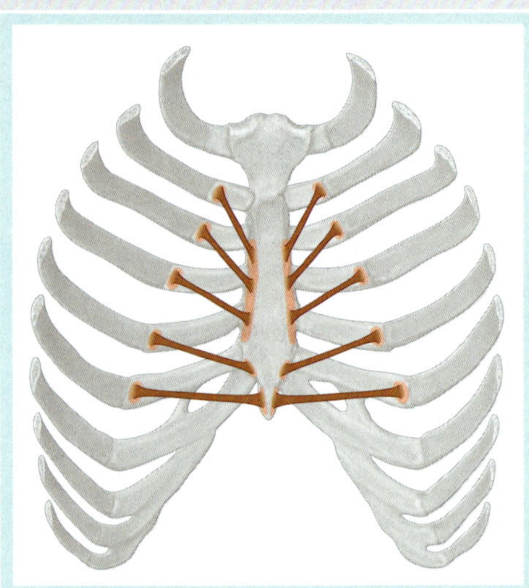

M. transversus thoracis	
Ursprung:	Innenseite des Corpus sterni und des Proc. xiphoideus sterni
Ansatz:	Innenseite der Rippenknorpel der 2.-6. Rippe
Funktion:	Rippensenker (Exspiration)
Innervation:	Nn. intercostales II–VI

Klinischer Bezug: Skalenussyndrom

Liegen die Muskelbäuche der Mm. scaleni anterior und medius sehr nahe beieinander, kann es zu einer Kompression des Plexus brachialis und/oder der A. subclavia kommen *(Skalenussyndrom)*. Häufige klinische Symptome beim Skalenussyndrom sind z. B. neurologische Ausfälle und Durchblutungsstörungen.

Atemhilfsmuskulatur

Bei forcierter Atmung kommt die Schulter- und Halsmuskulatur zusätzlich zum Einsatz und unterstützt v. a. die Einatmung (= Atemhilfsmuskulatur oder auxiliäre Atemmuskeln). Insbesondere die Brustmuskeln (Mm. pectorales major und minor), der M. sternocleidomastoideus sowie der M. serratus anterior haben für verstärkte Inspirationsbewegungen einen besonders günstigen Hebelarm. Schließlich kann durch eine Streckung des Rumpfes mithilfe der autochthonen Rückenmuskulatur (M. erector spinae) der Brustkorb gedehnt und somit die Einatmung vertieft werden.

8.3.4 Zwerchfell

Überblick

Das Zwerchfell (Diaphragma) ist der wichtigste Atemmuskel. Es trennt die Leibeshöhle in eine Brust- und eine Bauchhöhle (▶ Abb. 8.46 u. ▶ Abb. 8.47). Als muskulös-sehnige Scheidewand besteht es aus einer zentralen Sehnenplatte (Centrum tendineum) und quer gestreifter Muskulatur (Pars muscularis), die ringförmig an der gesamten unteren Thoraxapertur (Apertura thoracis inferior) entspringt (▶ Abb. 8.48**a** u. **b**). Nach ihren Ursprüngen an den Rippen, der Wirbelsäule und dem Schwertfortsatz werden innerhalb der Pars muscularis ein *Rippenteil* (Pars costalis),

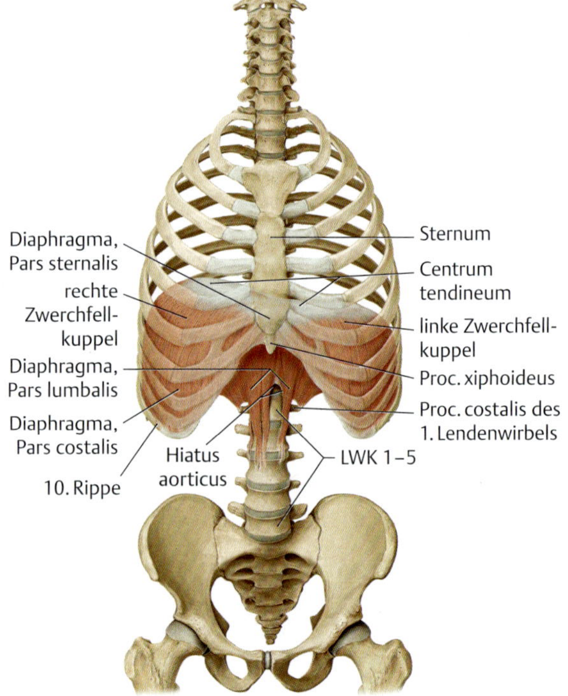

Abb. 8.46 Lage des Zwerchfells, Ansicht von ventral. Das Zwerchfell trennt die Leibeshöhle in eine Brust- und Bauchhöhle und entspringt mit seiner Pars costalis am linken und rechten Rippenbogen. Die Partes costales bilden die linke und die rechte Zwerchfellkuppel.

ein *Lendenteil* (Pars lumbalis) und ein *Brustbeinteil* (Pars sternalis) unterschieden (▶ Abb. 8.48**a** u. **b**). Das bohnenförmige und etwa horizontal verlaufende Centrum tendineum dient als zentrales Sehnenelement dem Ansatz der nahezu vertikal verlaufenden Muskelbündel. Auf diese Weise wölbt sich das Zwerchfell in Form einer Doppelkuppel tief in den Brustraum hinein.

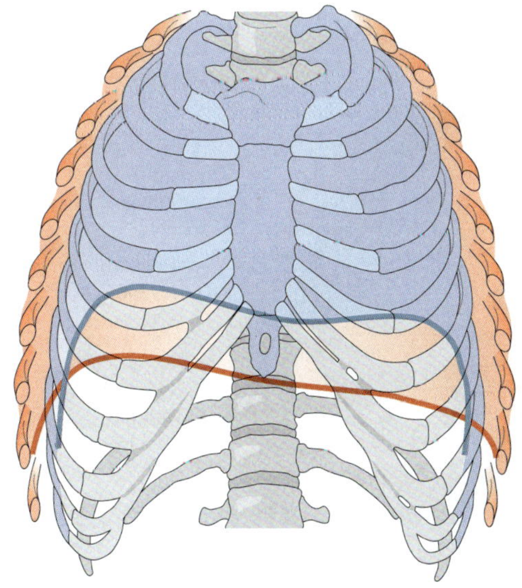

Abb. 8.47 Zwerchfellstand und Rippenstellung in Abhängigkeit von der Atemlage (Brustkorb in der Ansicht von ventral).

Der Vertiefung zwischen den beiden Zwerchfellkuppeln, dem *Herzsattel*, liegt das Herz auf (▶Abb. 8.46 u. ▶Abb. 8.47). Unter der rechten, etwas höher stehenden Zwerchfellkuppel befindet sich ein großer Teil der Leber, unter der linken Zwerchfellkuppel liegen der Magenfundus, die linke Dickdarmkrümmung und die Milz.

Die Muskulatur des Zwerchfells wird auf beiden Seiten, also jeweils in Richtung Brust- und Bauchhöhle, von einer bindegewebigen Faszie (Fascia phrenicopleuralis und phrenicosubperitonealis) bedeckt, die ihrerseits brustwärts von der Pleura diaphragmatica (Teil der Pleura parietalis = Rippenfell) und vom Perikard (Herzbeutel) sowie bauchhöhlenwärts vom Peritoneum parietale des Bauchfells überzogen wird.

Muskelanteile

▶ **Ursprung und Ansatz:** Innerhalb des Zwerchfellmuskels lassen sich (aufgrund ihres Ursprungs) unterschiedlich große Muskelanteile (Pars costalis, lumbalis und sternalis) gegeneinander abgrenzen (▶Abb. 8.48**a** u. **b**, ▶Tab. 8.11).

Die *Pars costalis* entspringt als größter Teil am Unterrand des Rippenbogens, und zwar von der Innenfläche der 7.–12. Rippen (alternierend mit den Zacken des M. transversus abdominis; ▶Tab. 8.15).

Die *Pars lumbalis* entspringt beiderseits der LWS mit einem rechten und einem linken Schenkel (Crus dextrum und sinistrum), an denen jeweils ein medialer und ein lateraler Ursprung zu unterscheiden ist. Die medialen Teile des linken und rechten Schenkels kommen von den 1.–3. Lendenwirbelkörpern, den dazwischen liegenden Zwischenwirbelscheiben sowie vom Lig. longitudinale anterius.

Die lateralen Teile der beiden Schenkel entspringen jeweils von 2 Sehnenbögen, die die Mm. psoas major und quadratus lumborum überspannen (*Psoas-* und *Quadratusarkade;* ▶Abb. 8.48**b**). Hierbei wird der Sehnenbogen der Psoasarkade vom *Lig. arcuatum mediale*, einer Faszienverstärkung des M. psoas major gebildet, die von der Seitenfläche des 2. Lendenwirbelkörpers zum dazugehörigen Rippenfortsatz zieht. Der Sehnenbogen der Quadratusarkade entspricht dem *Lig. arcuatum laterale*, einer Faszienverstärkung des M. quadratus lumborum, die vom Proc. costalis des 2. Lendenwirbelkörpers zur Spitze der 12. Rippe zieht.

Die *Pars sternalis* ist der kleinste und kürzeste Muskelteil des Diaphragmas. Sie entspringt an der Hinterfläche des Proc. xiphoideus sterni.

Gemeinsamer Ansatz der einzelnen Muskelteile des Diaphragmas ist das *Centrum tendineum*, eine zentral gelegene, breitflächige Sehnenplatte, die ihre größte Ausdehnung in der Transversalebene hat und sich in Form einer Doppelkuppel brustwärts wölbt.

▶ **Funktion und Innervation:** Als wichtigster Atemmuskel beteiligt sich das Diaphragma an der *Zwerchfell-* oder *Bauchatmung*. Bei der Einatmung kontrahiert sich die Zwerchfellmuskulatur, die beiden Zwerchfellkuppeln flachen sich ab, und das Centrum tendineum tritt tiefer. Damit erweitert sich v. a. der vertikale Durchmesser des Brustraums. Gleichzeitig flachen sich auch die seitlichen Anteile stark ab, wodurch sich der Raum zwischen Zwerchfell und Brustwand (rechter und linker Rec. costodiaphragmaticus) entfaltet (▶Abb. 8.47, ▶Abb. 8.44).

Darüber hinaus kommt es zu einer Erweiterung der unteren Thoraxapertur sowohl in sagittaler als auch in transversaler Richtung, da am Ende der Kontraktion das Centrum tendineum als Punctum fixum dient. Auf diese Weise können v. a. die Pars costalis und die Pars sternalis die unteren Rippen und das Sternum aktiv anheben. Dadurch vergrößert sich das intrathorakale Volumen, und von außen wird Luft in die Lunge gesaugt, da sie aufgrund des Unterdrucks im Pleuraspalt (▶Abb. 8.44) den Zwerchfellbewegungen passiv folgen muss.

Bei der *Einatmung (Inspiration)* wirken Zwerchfell und Bauchmuskulatur so zusammen, dass bei Kontraktion des Diaphragmas gleichzeitig die Bauchmuskulatur erschlafft. Dadurch kommt es zu keiner Druckerhöhung im Bauchraum.

Bei der *Ausatmung (Exspiration)* erschlafft das Zwerchfell, und die Bauchmuskulatur kontrahiert sich. Dadurch wird das Diaphragma nach kranial verschoben und das intrathorakale Volumen verkleinert sich (▶Abb. 8.47). Bei gleichzeitiger Kontraktion von Zwerchfell und Bauchmuskulatur erhöht sich der intraabdominale Druck beträchtlich (Mitwirkung des Diaphragmas bei der Bauchpresse; ▶Abb. 8.57).

Beim lebenden Körper ändern sich Lage und Form des Zwerchfells

- bei der Atmung,
- durch unterschiedliche Haltung und Stellung des Körpers sowie
- durch die Füllung der Eingeweide.

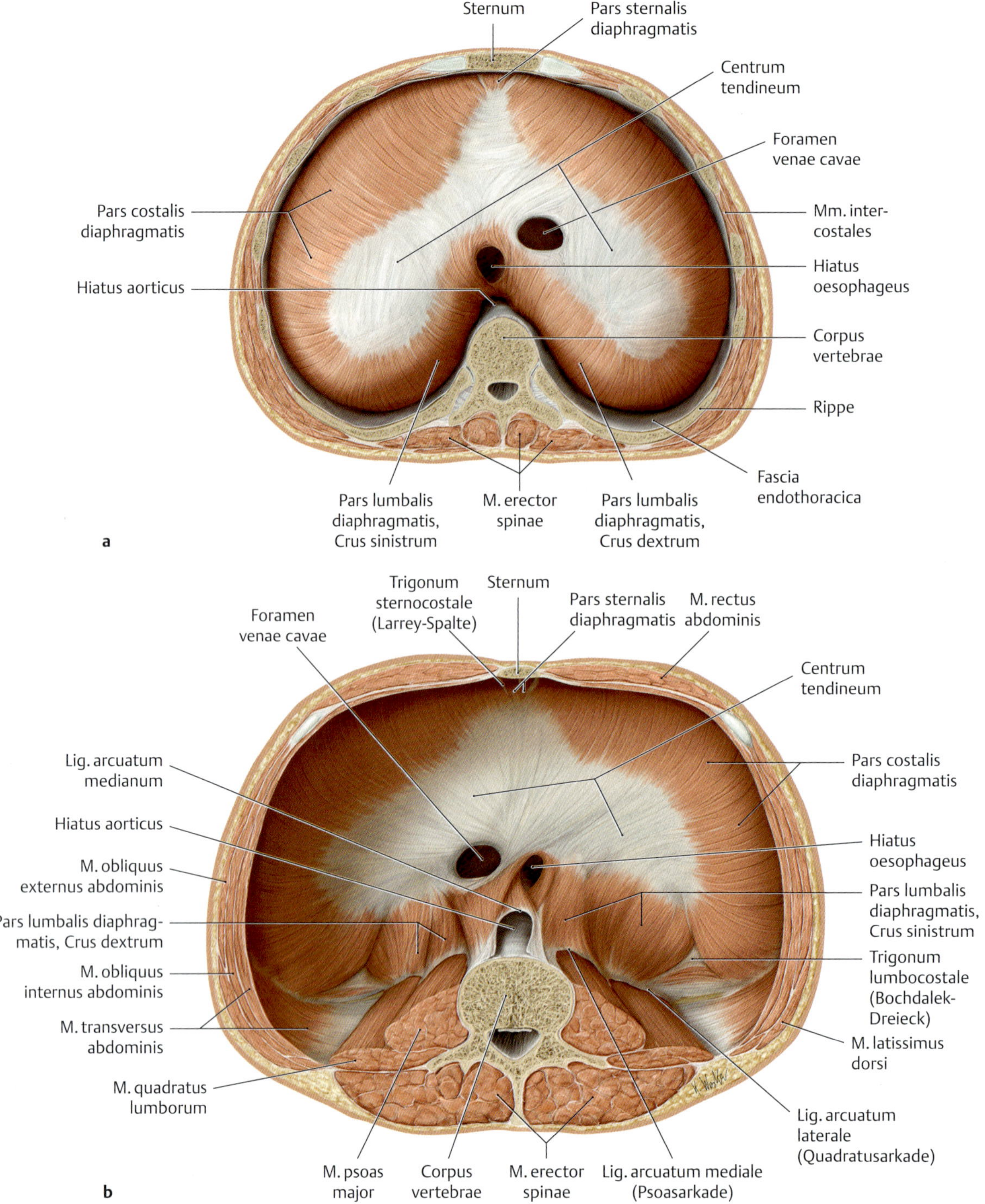

Abb. 8.48 a u. b Zwerchfell von **a** kranial, **b** kaudal.

Jede Verschiebung des Zwerchfells wirkt sich auf die Lage der Bauchorgane aus. So tritt beispielsweise der Unterrand der Leber bei der Einatmung nach unten, um sich bei der Ausatmung wieder nach oben zu verlagern. Im aufrechten Stand projiziert sich im Bereich der vorderen Brustwand die linke Zwerchfellkuppel bei maximaler Exspiration auf den Oberrand der 5. Rippe, rechts liegt die Zwerchfellkuppel etwas höher auf Höhe des 4. Zwischenrippenraumes (▶ Abb. 8.47). Bei maximaler Inspiration verlagern sich beide Kuppeln etwa 6–10 cm nach unten.

Im Stehen sinken die Baucheingeweide nach unten, im Liegen drängen sie das Zwerchfell nach oben. Aus diesem

Tab. 8.11 Zwerchfell (Diaphragma) im Überblick

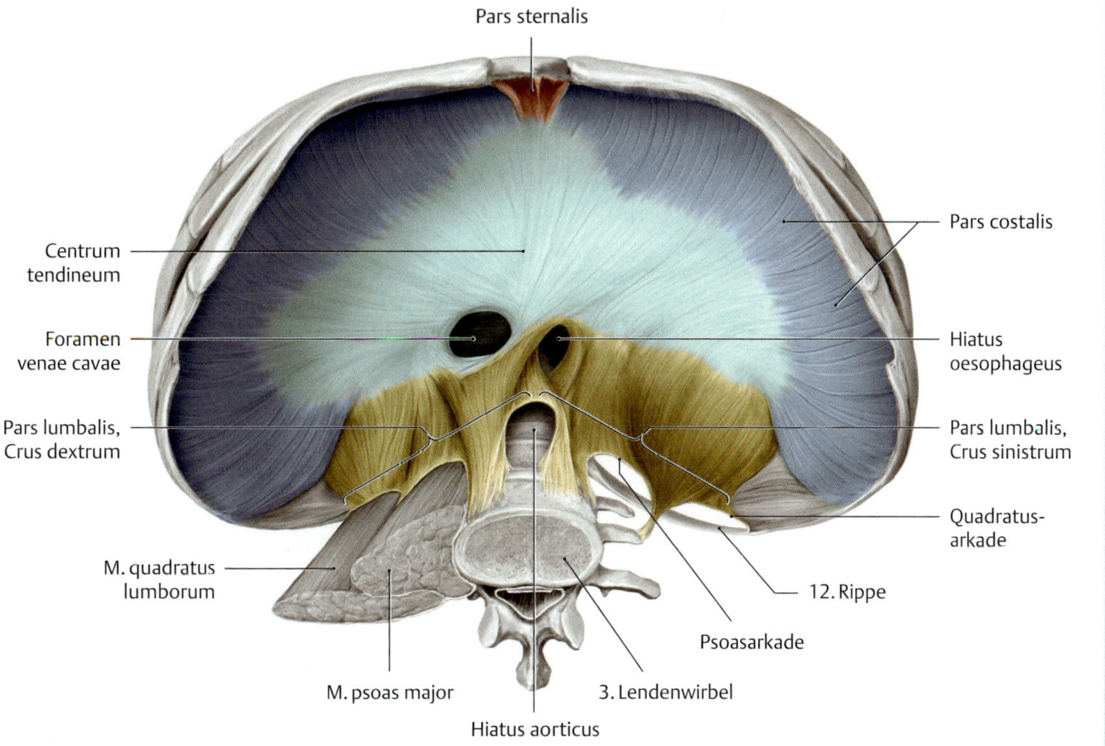

Ursprung:	• Pars costalis: Unterrand des Rippenbogens (Innenfläche der 7.–12. Rippe) • Pars lumbalis (Crus dextrum und Crus sinistrum): ◦ mediale Teile: LWK 1.–3., 2. u. 3. Zwischenwirbelscheibe, Lig. longitudinale anterius ◦ laterale Teile: 1. Sehnenbogen der Psoasarkade (Lig. arcuatum mediale) vom 2. LWK zum dazugehörigen Rippenfortsatz; 2. Sehnenbogen der Quadratussarkade (Lig. arcuatum laterale), vom Rippenfortsatz des 2. LWK zur Spitze der 12. Rippe • Pars sternalis: Hinterfläche des Proc. xiphoideus sterni
Ansatz:	Centrum tendineum
Funktion:	wichtigster Inspirationsmuskel (Zwerchfell- bzw. Bauchatmung); Mitwirkung bei der Bauchpresse
Innervation:	N. phrenicus aus dem Plexus cervicalis

Grund ist im Liegen eine tiefe Atmung behindert. Auch bei einem *Lungenemphysem* (Lungenblähung) kann das Zwerchfell tiefer stehen. Durch entsprechende Raumforderungen in der Bauchhöhle (z. B. große Leber, starke Blähung des Darmes, Schwangerschaft) kann das Zwerchfell nach oben gedrängt werden und zu einer Atembehinderung führen.

Meist erfolgen die Atembewegungen des Zwerchfells nicht isoliert, sondern in Zusammenhang mit Bewegungen des Brustkorbs *(kostodiaphragmale* oder *kostoabdominale Atmung*). Die Inspiration geht mit Rippenhebung und Zwerchfellsenkung, die Exspiration mit Rippensenkung und Zwerchfellhebung einher. Bei ruhiger Atmung werden etwa 75 % der intrathorakalen Volumenveränderungen durch Zwerchfellatmung bewirkt. Beim Säugling mit seinem fassförmigen Thorax und den horizontal gestellten Rippen überwiegt mit nahezu 100 % ebenso wie bei älteren Menschen, bei denen der Thorax an Elastizität verliert, die Zwerchfellatmung.

Die *Innervation* des Zwerchfells erfolgt über den N. phrenicus aus dem Plexus cervicalis (C3–5). Aus der Innervation wird ersichtlich, dass der Muskel im Gebiet der späteren Halsregion entsteht und somit den Halsmyotomen entstammt. Der lange Verlauf des N. phrenicus erklärt sich durch die Verlagerung (Descensus) des Muskelmaterials während der Ontogenese.

Zwerchfelllücken

Die Leitungsbahnen und Strukturen, die durch das Zwerchfell ziehen (Blut- und Lymphgefäße, Nerven, Speiseröhre), benutzen bestimmte Durchtrittsstellen (Zwerchfelllücken), die in Form schlitzartiger Spalten zwischen den unterschiedlichen Muskelanteilen liegen (z. B. Hiatus aorticus und oesphageus) oder in Form eines Loches (Foramen venae cavae) durch die Sehnenplatte ziehen. Folgende Zwerchfelllücken dienen als Durchtrittsstellen (▸ Abb. 8.48**a** u. **b**):

- *Aortenschlitz* (Hiatus aorticus) für die Aorta und den Ductus thoracicus
- *Speiseröhrenschlitz* (Hiatus oesophageus) für den Oesophagus und den Truncus vagalis anterior und posterior
- *Hohlvenenloch* (Foramen venae cavae) für die V. cava inferior
- *Larrey-Spalte* für die A. und V. thoracica interna (A. und V. mammaria interna)
- *Kleinere Zwerchfelllücken* für den Sympathikus, die Nn. splanchnici und die Vv. azygos bzw. hemiazygos

Der Hiatus aorticus wird von den beiden medialen Anteilen des linken und rechten Schenkels der Pars lumbalis gebildet. Sie steigen zunächst senkrecht nach oben, verlaufen dann bogenförmig nach medial und treffen sich etwas links von der Mittellinie in Höhe des 12. Brustwirbels zur Bildung des sehnig umrahmten (Lig. arcuatum medianum) Hiatus aorticus. Oberhalb des Aortenschlitzes überkreuzen sich die Muskelfasern des medialen rechten Schenkels in Form einer nach unten offenen „8“. Auf diese Weise bilden sie eine weitere Durchtrittsöffnung, den *Hiatus oesophageus*.

An der Grenze zwischen vorderem und hinterem Teil des Centrum tendineum liegt eine von Sehnenfasern umrahmte Öffnung, das *Foramen venae cavae*. Die bindegewebige *Larrey-Spalte* (Trigonum sternocostale) befindet sich zwischen der Pars sternalis und der Pars costalis des Zwerchfells.

Klinischer Bezug: Zwerchfellbrüche und Schluckauf

Zwerchfellbrüche **(Zwerchfellhernien):** Hierbei werden Baucheingeweide durch eine schwache oder defekte Stelle im Zwerchfell in die Brusthöhle verlagert. Unterschieden werden echte (mit Bruchsack) und unechte (ohne Bruchsack) sowie angeborene und erworbene Zwerchfellhernien.

- Bruchpforten: Der weitaus größte Teil der Zwerchfellhernien benutzt als Bruchpforte die Durchtrittsstelle der Speiseröhre, den Hiatus oesophageus *(Hiatushernien)*. Bei den axialen Hiatushernien *(Gleithernie)* „gleitet“ das Ende der Speiseröhre mit der Cardia des Magens (Mageneingang) durch den Hiatus oesophageus in den Thorax (etwa 85 % aller Hiatushernien). Bei den *paraösophagealen Hiatushernien* behalten Speiseröhre und Mageneingang ihre normale Lage. Vielmehr verlagern sich ein unterschiedlich großer Teil des Magens. und möglicherweise auch andere Bauchorgane am Oesophagus vorbei durch den erweiterten Hiatus oesophageus in den Brustraum
- Beschwerden: Typische Beschwerden treten v. a. bei Gleithernien auf und reichen von Sodbrennen, saurem Aufstoßen und einem Druckgefühl hinter dem Sternum nach dem Essen bis hin zu Übelkeit, Erbrechen, Atemnot und funktionellen Herzbeschwerden.

Schluckauf (Singultus): Hierunter versteht man kurzfristige Kontraktionen des Zwerchfells bei plötzlichem Verschluss der Stimmritze, die zu einem charakteristischen Einatmungsgeräusch führen.

8.3.5 Bauch-(wand-)muskulatur

Überblick

Die Bauch- oder Leibeswand erstreckt sich zwischen Brustkorb und oberem Beckenrand und bildet auf diese Weise einen Teil der Wand des Bauchraumes (Cavitas abdominalis oder Abdomen; ▸ Abb. 8.49). Sie reicht von der eigentlichen Bauchwand auf der Vorderseite über die seitlichen Anteile bis hin zur LWS, die sie unter Vermittlung der Fascia thoracolumbalis erreicht. Die Bauchwand ist frei von Skelettelementen und besteht aus zusammenhängenden Muskelplatten, flächigen Sehnen (Aponeurosen) und Faszien. Muskeln und Aponeurosen bilden in Form funktioneller Muskelschlingen (s. S. 190) eine Funktionsgemeinschaft, die vielfältige Aufgaben übernimmt.

Die Muskeln der Bauchwand entstammen ebenso wie die Interkostalmuskulatur den hypaxonen Myotomanteilen und vereinigen sich bereits in frühen Entwicklungsstadien zu zusammenhängenden Muskelplatten. Nach ihrer Lage werden *seitliche sowie vordere und hintere Bauchmuskeln* unterschieden (▸ Abb. 8.50**a** u. **b** u. ▸ Tab. 8.12).

Bau der Bauchwand

Die Grundlage der Bauchwand ist die Bauchwandmuskulatur. Mit jeweils unterschiedlichem Faserverlauf bilden die schrägen seitlichen Bauchmuskeln eine dreischichtige Wand (▸ Abb. 8.50**a** u. **b**), aus:

- M. transversus abdominis (innerster Muskel) mit annähernd horizontalem Verlauf
- M. obliquus internus abdominis (mittlere Muskelschicht) mit einem schrägen Verlauf nach kranial-medial und
- M. obliquus externus abdominis (äußere Muskelschicht) mit einem schrägen Verlauf nach kaudalmedial

Aus diesen Verläufen ergibt sich der *gitterartige* Aufbau der Bauchmuskeln, der die Taillenbildung ermöglicht (▸ Abb. 8.54).

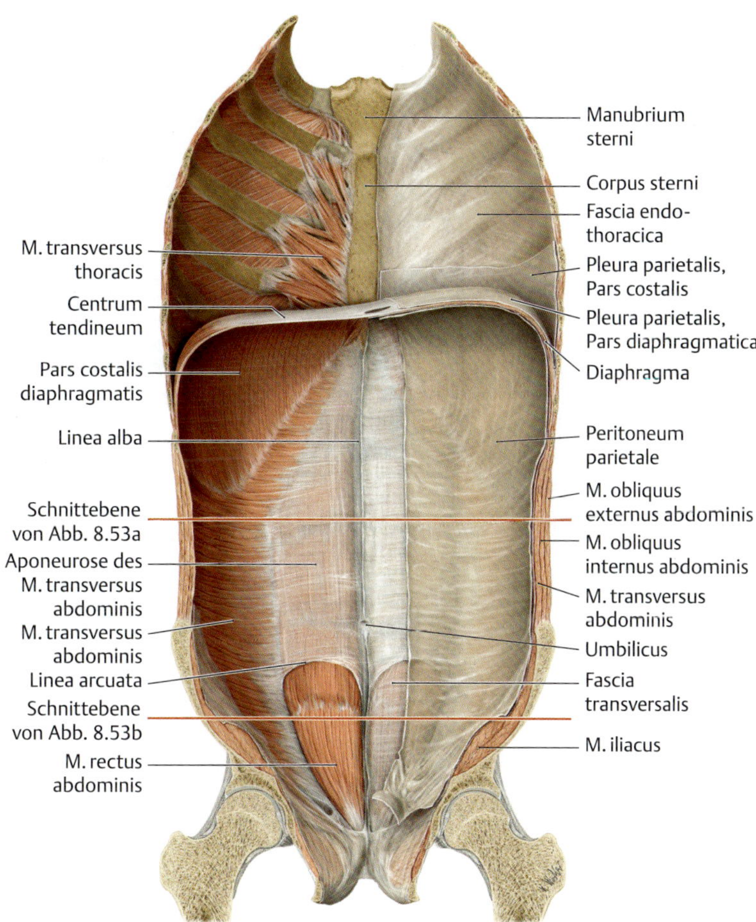

Abb. 8.49 Muskeln der vorderen Bauchwand, Ansicht von dorsal. Rückenmuskulatur, Wirbelsäule und innere Organe sind entfernt. Die Bauchwand ist frei von Skelettelementen und besteht aus zusammenhängenden Muskelplatten, flächigen Sehnen (Aponeurosen) und Faszien.

Tab. 8.12 Muskulatur der Bauchwand

Seitliche (schräge) Bauchmuskeln	Vordere (gerade) Bauchmuskeln	Hintere (tiefe) Bauchmuskeln
M. obliquus externus abdominis	M. rectus abdominis	M. quadratus lumborum
M. obliquus internus abdominis	M. pyramidalis	M. psoas major*
M. transversus abdominis		

*Der M. psoas major gehört funktionell zu den Hüftmuskeln; er wird im Kap. 10, Untere Extremität, behandelt.

Nach vorne gehen die seitlich gelegenen Bauchmuskeln in flächige Aponeurosen über und bilden die *Rektusscheide* (▸ Abb. 8.49) die von der Muskelschlingenkonstruktion der Bauchwand als wichtige Zwischensehne zur Verbindung beider Bauchhälften benötigt wird. Innerhalb der Rektusscheide verläuft der M. rectus abdominis, der als längs verlaufender Muskel beiderseits der Mittellinie die Gesamtkonstruktion der Bauchwand ergänzt (▸ Abb. 8.49 u. ▸ Abb. 8.50**b**).

Außen und innen wird die Bauchwand von weiteren Strukturen ergänzt. Die *innere Bauchwandfaszie* (Fascia transversalis oder Fascia abdominis interna) bedeckt die Innenseite des queren Bauchmuskels (M. transversus abdominis) und dehnt sich bis auf die hintere Bauchwand (Mm. quadratus lumborum und psoas major) und das Zwerchfell (Fascia diaphragmatica) aus (▸ Abb. 8.50**a** und **b**). Vorne überzieht sie das hintere Blatt der Rektusscheide. Die innere Bauchwandfaszie ist mit dem darunter liegenden Bauchfell (Peritoneum parietale) locker verbunden und garantiert auf diese Weise die freie Verschieblichkeit der Muskeln gegenüber dem Bauchfell.

Die *äußere* oder *oberflächliche Bauchwandfaszie* (Fascia abdominis superficialis) bedeckt als Teil der oberflächlichen Körperfaszie den äußeren schrägen Bauchmuskel

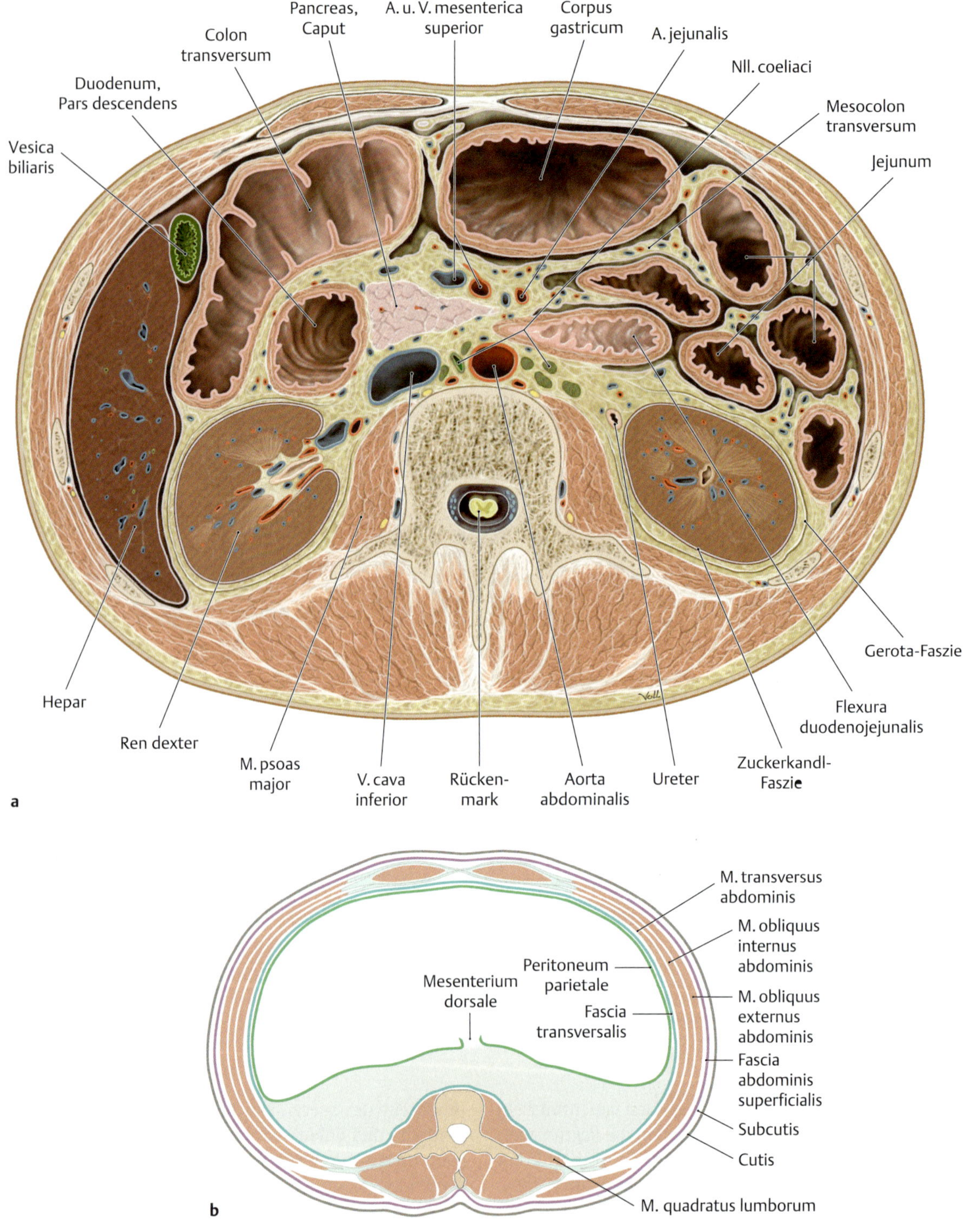

Abb. 8.50 a u. b Querschnitt durch den Bauchraum auf Höhe des 3. Lendenwirbels, Ansicht von kaudal. a Zeichnung nach einem Originalpräparat. **b** Schematische Darstellung der geraden, schrägen und tiefen Bauchmuskeln sowie der autochthonen Rückenmuskulatur.

(M. obliquus externus abdominis) und das vordere Blatt der Rektusscheide (▶ Abb. 8.50**a** u. **b**). Auf der Hinterseite geht die äußere Bauchwandfaszie in die Faszie des M. latissimus dorsi (s. ▶ Abb. 8.37) über. Auf diese Weise trennt sie das unter der Haut der Bauchwand gelegene mehr oder minder ausgedehnte subkutane Fettgewebe von der Bauchwandmuskulatur.

Systematik der Bauchmuskulatur

M. obliquus externus abdominis

Die Muskelfasern des M. obliquus externus abdominis (äußerer schräger Bauchmuskel) verlaufen (wie die der äußeren Interkostalmuskulatur) von hinten-oben nach vorne-unten. Dabei kreuzen sie fast senkrecht die Fasern des inneren schrägen Bauchmuskels (▶ Abb. 8.51**a** u. **b**, ▶ Tab. 8.13). Der äußere schräge Bauchmuskel entspringt mit 8 Zacken an der Außenfläche der 5.–12 Rippe, wobei sich seine Ursprünge an den Rippen 5–9 mit denen des vorderen Sägemuskels (M. serratus anterior) abwechseln. Hierdurch entsteht die „Sägelinie" *(Gerdy-Linie,* ▶ Abb. 8.51**a***)*, die an der Körperoberfläche bei wenig subkutanem Fettgewebe gut sichtbar ist.

Die von der 10.–12. Rippe kommenden Ursprungsbündel alternieren mit denen des M. latissimus dorsi und ziehen fast senkrecht zur Crista iliaca, wo sie am Labium externum ansetzen. Die oberen Muskelanteile des M. obliquus externus abdominis gehen entlang einer fast senkrechten Linie parallel zum lateralen Rand des M. rectus abdominis in eine flächenhafte Ansatzaponeurose *(Externusaponeurose,* ▶ Abb. 8.51**a***)* über, die das vordere Blatt der Rektusscheide bildet.

In der Medianen verflechten sich die Aponeurosen der beiden schrägen äußeren Bauchmuskeln mit den Aponeurosen der restlichen äußeren Bauchmuskeln und bilden eine fibröse Durchflechtungszone, die *Linea alba* („weiße Linie"), über der die Bauchhaut häufig zu einer Rinne einsinkt. Die Linea alba erstreckt sich vom Schwertfortsatz bis zur Schambeinfuge und weist auf Höhe des Nabels eine kreisförmige Öffnung auf (Umbilicus, Anulus umbilicalis ▶ Abb. 8.51).

M. obliquus internus abdominis

Der M. obliquus internus abdominis (innerer schräger Bauchmuskel), der nahezu vollständig vom M. obliquus externus abdominis bedeckt wird, entspringt am tiefen Blatt der Fascia thoracolumbalis, an der Linea intermedia der Crista iliaca, an der Spina iliaca anterior superior sowie an der lateralen Hälfte des Leistenbandes. Seine Muskelfasern nehmen einen fächerförmigen Verlauf und ziehen größtenteils nahezu rechtwinkelig zum äußeren schrägen Bauchmuskel von unten-hinten nach vorne-oben (▶ Abb. 8.51**b**, ▶ Tab. 8.14; Verlaufsrichtung der kranialen Fasern wie die Mm. intercostales interni).

Während der kraniale Muskelansatz an den unteren Rändern der 10.–12. Rippe liegt, gehen die mittleren Muskelfasern am lateralen Rand des M. rectus abdominis (vorderer gerader Bauchmuskel) in eine flächige Ansatzaponeurose *(Internusaponeurose,* ▶ Abb. 8.51**b***)* über, die sich auf Höhe der Rektusscheide in 2 Blätter aufspaltet. Die beiden Blätter umhüllen den M. rectus abdominis und sind auf diese Weise am Aufbau der Rektusscheide beteiligt. Am medialen Rand des vorderen geraden Bauchmuskels treten die beiden Blätter wieder zusammen und durchflechten sich auf Höhe der Linea alba mit denen der gegenüberliegenden Seite (▶ Abb. 8.53**b**). Der untere Rand des inneren schrägen Bauchmuskels bildet das Dach des Leistenkanals und entlässt Fasern, die sich beim Mann als *M. cremaster* auf den Samenstrang fortsetzen.

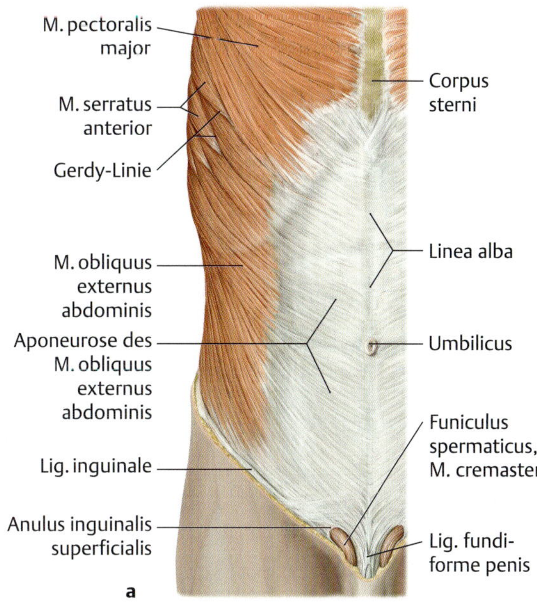

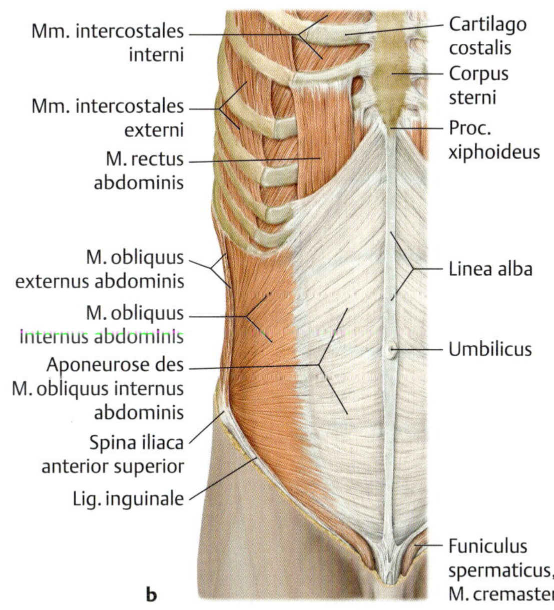

Abb. 8.51 a u. b Muskeln der Bauchwand, Ansicht von ventral. **a** Die Aponeurose des M. obliquus externus abdominis begrenzt den äußeren Leistenring (Anulus inguinalis superficialis) und bildet mit ihrem kaudalen Rand das Leistenband (Lig. inguinale). **b** Der M. obliquus externus abdominis ist entfernt.

Tab. 8.13 M. obliquus externus abdominis im Überblick

	Ursprung:	Außenfläche der 5.–12. Rippe
	Ansatz:	• Labium externum der Crista iliaca • vorderes Blatt der Rektusscheide, Linea alba
	Funktion:	• einseitig: Lateralflexion des Rumpfes zur ipsilateralen Seite, Rotation des Rumpfes zur kontralateralen Seite • beidseitig: Ventralflexion des Rumpfes, Aufrichtung des Beckens, Bauchpresse und Ausatmung
	Innervation:	Nn. intercostales (Th5–12)

Tab. 8.14 M. obliquus internus abdominis im Überblick

	Ursprung:	tiefes Blatt der Fascia thoracolumbalis, Linea intermedia der Crista iliaca, Spina iliaca anterior superior, laterale Hälfte des Lig. inguinale
	Ansatz:	• untere Ränder der 10.–12. Rippe • vorderes und hinteres Blatt der Rektusscheide, Linea alba • Übergang zum M. cremaster
	Funktion:	• einseitig: Lateralflexion des Rumpfes zur ipsilateralen Seite, Rotation des Rumpfes zur ipsilateralen Seite • beidseitig: Ventralflexion des Rumpfes, Aufrichtung des Beckens, Bauchpresse und Ausatmung
	Innervation:	• Nn. intercostales (Th8–12), N. iliohypogastricus, N. ilioinguinalis • M. cremaster (R. genitalis des N. genitofemoralis)

M. transversus abdominis

Als innerster der 3 schrägen Bauchmuskeln verläuft der M. transversus abdominis (querer Bauchmuskel) annähernd „horizontal" (▸ Abb. 8.52**a** u. **b**, ▸ Tab. 8.15). Er entspringt mit 6 Zacken an den Innenflächen der Rippenknorpel 7–12, am tiefen Blatt der Fascia thoracolumbalis, am Labium internum der Crista iliaca, an der Spina iliaca anterior superior sowie am lateralen Teil des Lig. inguinale. Am lateralen Rand des M. rectus abdominis gehen seine Muskelfasern in einer nach median konkaven Linie (*Linea semilunaris*, ▸ Abb. 8.52**b**) in die Ansatzaponeurose über, die sich oberhalb des Nabels an der Bildung des hinteren Blattes der Rektusscheide beteiligt. Unterhalb des

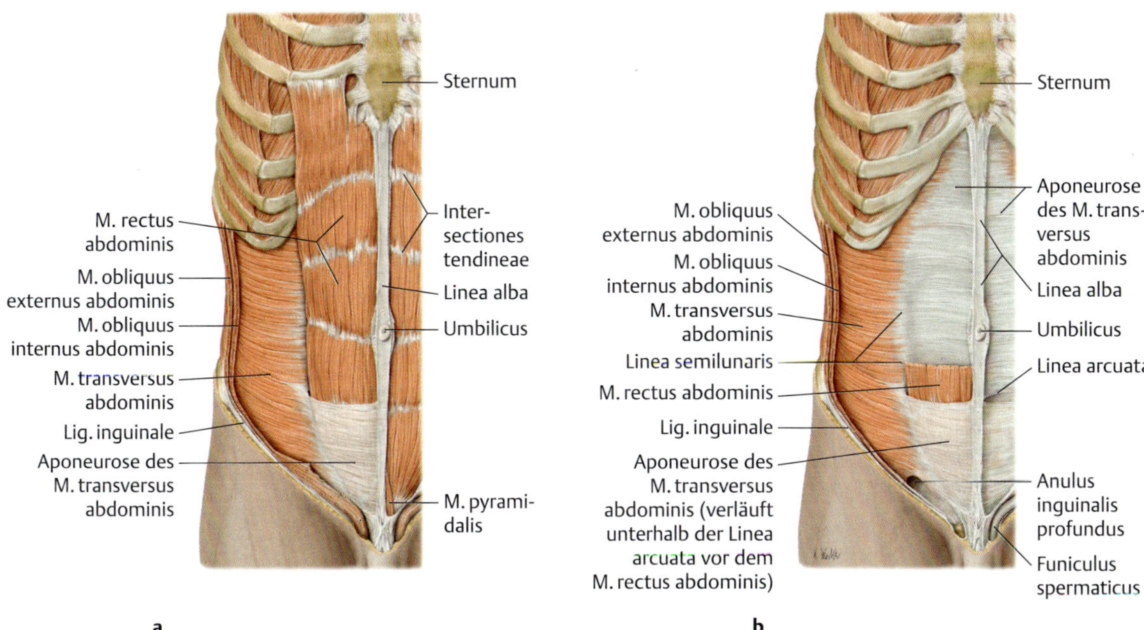

Abb. 8.52 a u. b Muskeln der Bauchwand, Ansicht von ventral. a Der M. obliquus internus abdominis und das vordere Blatt der Rektusscheide sind entfernt. **b** Nach Entfernung des M. rectus abdominis wird das hintere Blatt der Rektusscheide sichtbar.

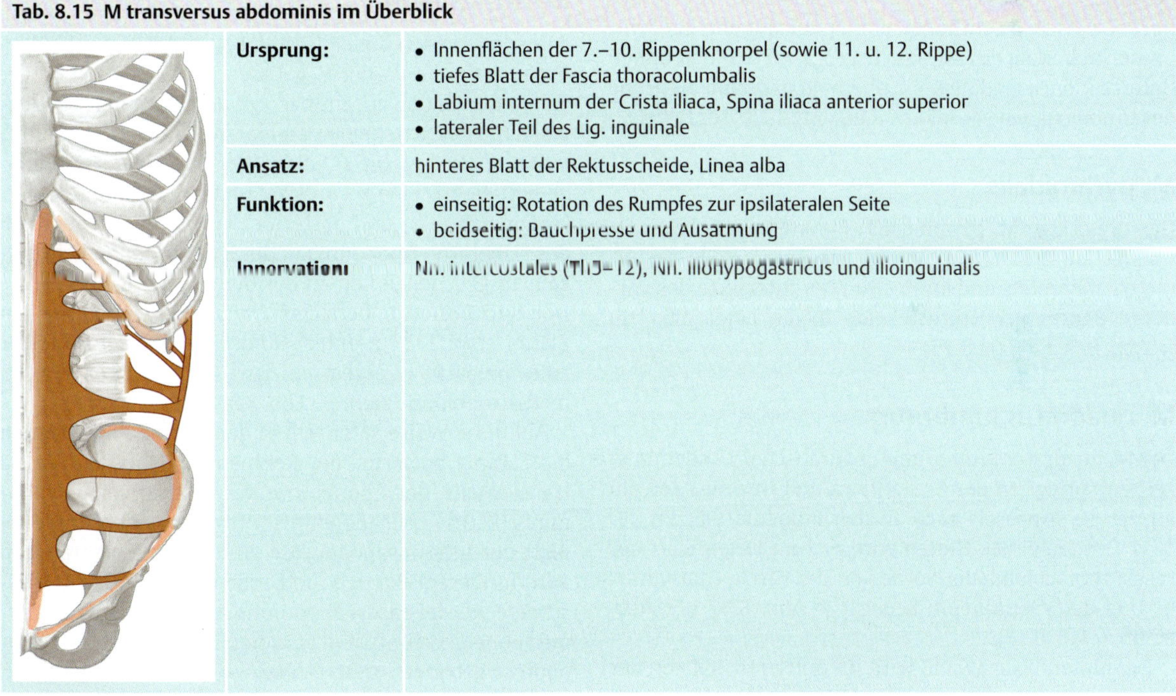

Tab. 8.15 M transversus abdominis im Überblick

	Ursprung:	• Innenflächen der 7.–10. Rippenknorpel (sowie 11. u. 12. Rippe) • tiefes Blatt der Fascia thoracolumbalis • Labium internum der Crista iliaca, Spina iliaca anterior superior • lateraler Teil des Lig. inguinale
	Ansatz:	hinteres Blatt der Rektusscheide, Linea alba
	Funktion:	• einseitig: Rotation des Rumpfes zur ipsilateralen Seite • beidseitig: Bauchpresse und Ausatmung
	Innervation:	Nn. intercostales (Th5–12), Nn. iliohypogastricus und ilioinguinalis

Nabels, auf der *Linea arcuata*" (▶ Abb. 8.52**b**), verbindet sich die Ansatzaponeurose des M. transversus abdominis mit dem vorderen Blatt der Rektusscheide. Auf Höhe der Linea alba durchflechten sich die Aponeurosen beider Seiten.

M. rectus abdominis

Als vorderer gerader Bauchmuskel verläuft der mehrbäuchige und bandförmig gestaltete M. rectus abdominis (gerader Bauchmuskel; ▶ Abb. 8.52**a**, ▶ Tab. 8.16) seitlich der Linea alba vom Thorax zum Becken. Er entspringt mit 3 Zacken am Knorpel der 5.–7. Rippe und an der Außenfläche

Tab. 8.16 Vordere, gerade Bauchwandmuskeln im Überblick

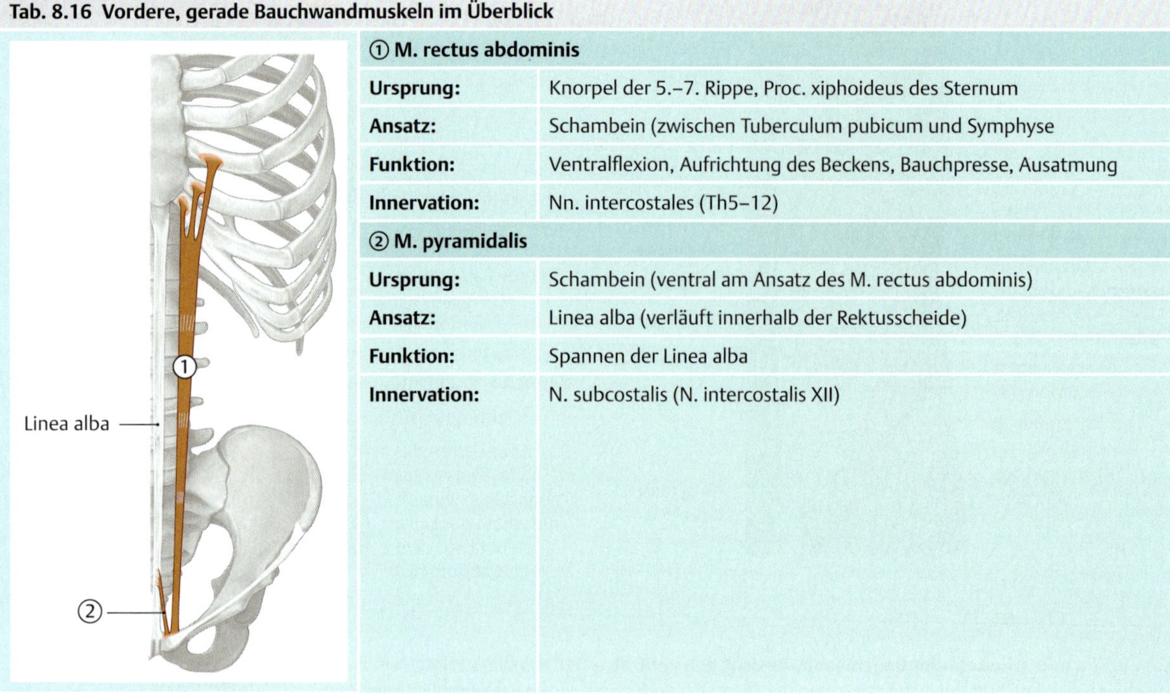

① M. rectus abdominis	
Ursprung:	Knorpel der 5.–7. Rippe, Proc. xiphoideus des Sternum
Ansatz:	Schambein (zwischen Tuberculum pubicum und Symphyse
Funktion:	Ventralflexion, Aufrichtung des Beckens, Bauchpresse, Ausatmung
Innervation:	Nn. intercostales (Th5–12)
② M. pyramidalis	
Ursprung:	Schambein (ventral am Ansatz des M. rectus abdominis)
Ansatz:	Linea alba (verläuft innerhalb der Rektusscheide)
Funktion:	Spannen der Linea alba
Innervation:	N. subcostalis (N. intercostalis XII)

des Proc. xiphoideus und zieht zum Schambein. Dort inseriert er zwischen dem Tuberculum pubicum und der Symphyse. Im Verlauf des Muskels liegen 3–4 Zwischensehnen (Intersectiones tendineae): 2 oberhalb und eine auf Höhe des Umbilicus, eine 4., inkonstante unterhalb des Nabels.

M. pyramidalis

Der dreieckige M. pyramidalis (Pyramidenmuskel) entspringt am Schambein ventral der Ansatzstelle des M. rectus abdominis und strahlt von der Rückseite des vorderen Blattes der Rektusscheide in die Linea alba ein (▶ Abb. 8.52**a**, ▶ Tab. 8.16).

M. quadratus lumborum

Der M. quadratus lumborum (quadratischer Lendenmuskel) entspringt an der Crista iliaca und inseriert sowohl an der 12. Rippe als auch an den Rippenfortsätzen der 1.–4. Lendenwirbel. Hinten wird er vom tiefen Blatt der Fascia thoracolumbalis, vorne von der Fascia transversalis und dem Peritoneum bedeckt (▶ Abb. 8.37 u. ▶ Abb. 8.50**b**, ▶ Tab. 8.17).

Die hintere Bauchwand wird im mittleren Teil von der LWS begrenzt, der sich zu beiden Seiten die hinteren oder tiefen Bauchmuskeln *(M. psoas major und M. quadratus lumborum)* sowie das tiefe Blatt der Fascia thoracolumbalis anschließen (▶ Abb. 8.37). Die beiden Muskeln bilden den Boden der Fossa lumbalis, die sich seitlich der LWS zwischen der 12. Rippe und dem Beckenkamm erstreckt (M. psoas major, s. Kap. 10, Untere Extremität, Hüftmuskeln).

Rektusscheide

Die Aponeurosen der seitlichen Bauchmuskeln umhüllen köcherartig die vorderen geraden Bauchmuskeln beider Seiten und bilden zusammen mit den Faszien der Bauchwand die Rektusscheide (Vagina musculi recti abdominis ▶ Abb. 8.53**a** u. **c**). Die auf diese Weise gebildete Muskelloge besteht aus einem vorderen und einem hinteren Blatt (Lamina anterior und posterior). Während sich oberhalb des Nabels die Aponeurosen der 3 seitlichen Bauchmuskeln zu gleichen Teilen an der Bildung der Lamina anterior und posterior beteiligen, verschmelzen die beiden Blätter etwa 2–3 cm unterhalb des Nabels (auf Höhe der Linea arcuata) zu einem einzigen Blatt, das vor dem M. rectus abdominis zieht (▶ Abb. 8.53**b**).

Auf diese Weise setzt sich in den oberen zwei Dritteln die Lamina posterior der Rektusscheide aus der Fascia transversalis, der Aponeurose des M. transversus abdominis (Transversusaponeurose) sowie aus dem hinteren Blatt der Internusaponeurose zusammen. Entsprechend wird in diesem Bereich die Lamina anterior der Rektusscheide aus der Fascia abdominis superficialis, der Externusaponeurose und dem vorderen Blatt der Internusaponeurose gebildet (▶ Abb. 8.53**a**).

Unterhalb der Linea arcuata besteht die hintere Wand der Rektusscheide nur aus der Fascia transversalis und dem Peritoneum (▶ Abb. 8.53**b**). Zwischen dem linken und rechten M. rectus abdominis durchflechten sich die Aponeurosen der seitlichen Bauchmuskeln in der vorderen Medianlinie und bilden die Linea alba. Im Bereich seiner Zwischensehnen ist der M. rectus abdominis fest mit dem vorderen Blatt der Rektusscheide verwachsen, seine

Tab. 8.17 Hintere, tiefe Bauchwandmuskeln im Überblick

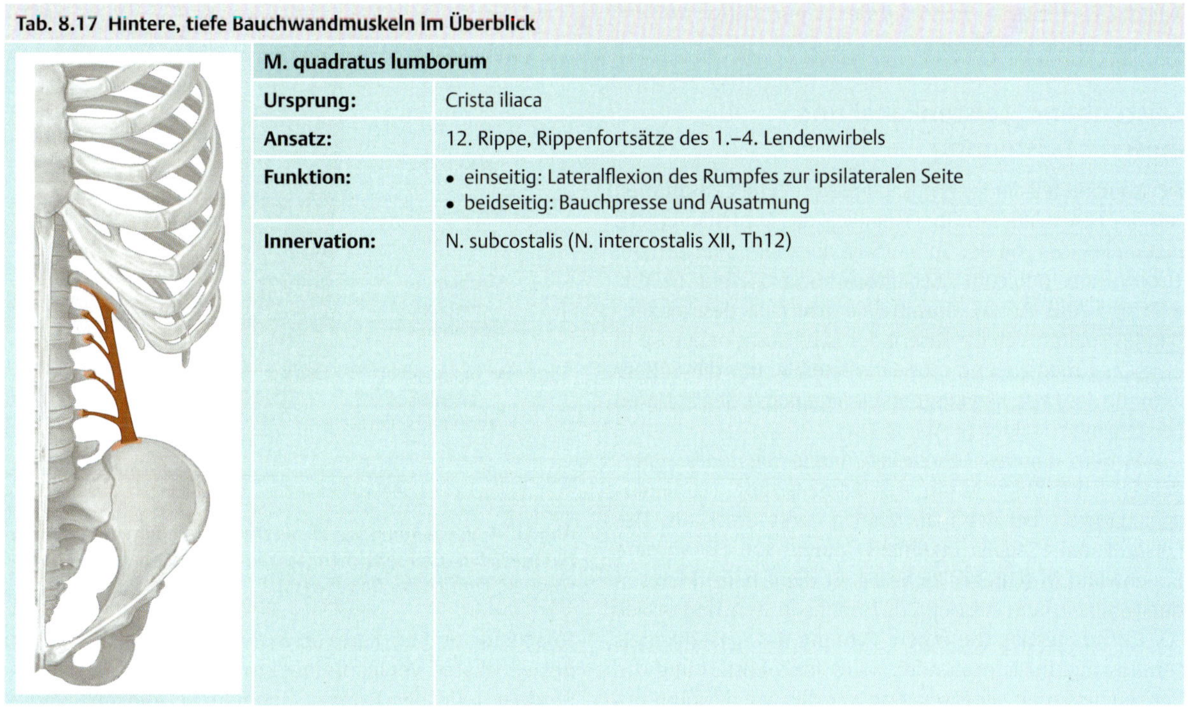

	M. quadratus lumborum	
	Ursprung:	Crista iliaca
	Ansatz:	12. Rippe, Rippenfortsätze des 1.–4. Lendenwirbels
	Funktion:	• einseitig: Lateralflexion des Rumpfes zur ipsilateralen Seite • beidseitig: Bauchpresse und Ausatmung
	Innervation:	N. subcostalis (N. intercostalis XII, Th12)

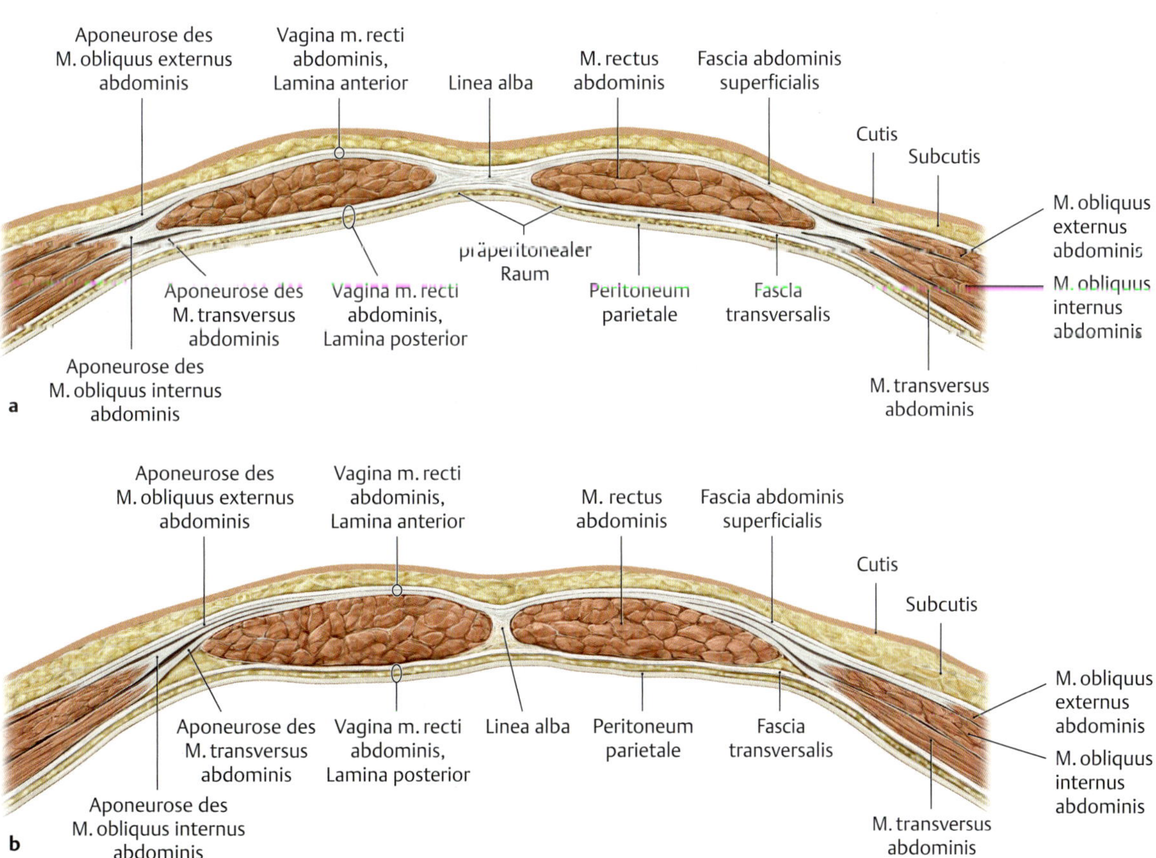

Abb. 8.53 a u. b Aufbau der Rektusscheide. Querschnitte durch die Rektusscheide oberhalb (**a**) und unterhalb (**b**) der Linea arcuata (zur Lage der Querschnitte s. ► Abb. 8.49).

Rückfläche hingegen kann auf der Lamina posterior der Rektusscheide frei gleiten.

Leistenband, Leistenkanal und äußerer Leistenring

Der kaudale Teil der Externusaponeurose bildet zusammen mit der Fascia lata des Oberschenkels das *Leistenband (Lig. inguinale)*, das von der Spina iliaca anterior superior zum Tuberculum pubicum (Schambeinhöcker) zieht (▸ Abb. 8.51 u. ▸ Abb. 8.52**a**). Unmittelbar oberhalb des Leistenbandes spalten sich die Fasern der Externusaponeurose in eine Crus mediale und eine Crus laterale, um die äußere Öffnung des *Leistenkanals (Canalis inguinalis)*, den äußeren Leistenring zu bilden (▸ Abb. 8.51**a**).

Aus dem *äußeren Leistenring (Anulus inguinalis superficialis)* tritt beim Mann der Samenstrang (Funiculus spermaticus), bei der Frau das Lig. teres uteri aus. Der Leistenkanal (Canalis inguinalis) durchsetzt die vordere Bauchwand in schräger Richtung. Er dient beim Mann in der Fetalzeit dem Abstieg des Hodens in den Hodensack (Descensus testis). Die innere Öffnung des Leistenkanals (Anulus inguinalis profundus) wird nach Entfernung des Peritoneums und der Fascia transversalis von der hinteren Bauchwand sichtbar. Der Leistenkanal bleibt, insbesondere beim Mann, zeitlebens offen und stellt einen Schwachstelle innerhalb der Bauchwand dar (siehe *Klinischer Bezug*).

Funktionen der Bauchmuskeln

Funktionelle Muskelschlingen

Die vorderen (geraden) und seitlichen (schrägen) Bauchmuskeln und ihre Aponeurosen bilden eine Funktionsgemeinschaft. Aufgrund des Muskelverlaufs und der Durchflechtung ihrer flächenhaften Aponeurosen im Bereich der Linea alba entstehen funktionelle Muskelschlingen, die als Verspannungssysteme der Bauchwand wirken. Nach dem Verlauf der Muskel- und Sehnenfasern lassen sich horizontale und schräg verlaufende Muskelschlingen unterscheiden. In diesem Zusammenhang wird auch von einer *„Quergurtung"* und *„Schräggurtung"* gesprochen. Das Rektussystem schließlich bildet ein vertikales Verspannungssystem (▸ Abb. 8.54).

Entsprechend dem transversalen Verlauf bilden die Mm. transversi abdominis und ihre Aponeurosen eine horizontale Muskelschlinge, die wie eine elastische Bauchbinde wirkt. Bei den schräg verlaufenden Muskelschlingen sind die Mm. obliqui externi abdominis über die Aponeurosen, die die Rektusscheide bilden, mit den Mm. obliqui interni abdomini der kontralateralen Seite verbunden. Auf diese Weise findet der schräge Faserverlauf des „Externus" der einen Seite im Faserverlauf des „Internus" der gegenüberliegenden Seite seine Fortsetzung.

Zusätzlich zu den genannten Verspannungssystemen erfolgt eine aktive Verspannung der Bauchwand in vertikaler Richtung über die Mm. recti abdominis, die Rek-

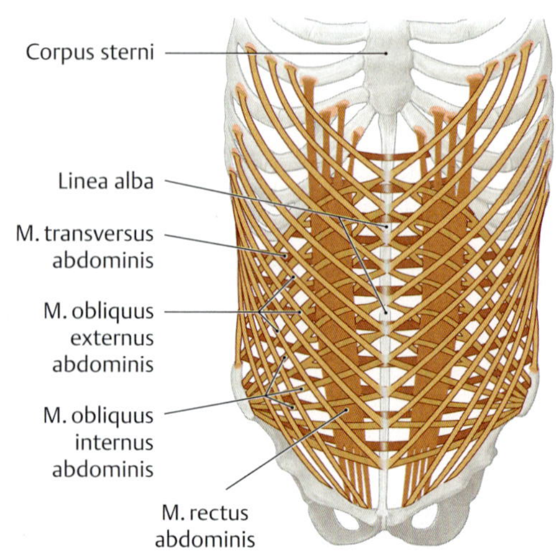

Abb. 8.54 Verspannungssysteme (Muskelschlingen) der vorderen (geraden) und seitlichen (schrägen) Muskeln und Aponeurosen im Bereich der Bauchwand.

tusscheide und die Linea alba *(Rektussystem)*. Am Aufbau des vertikalen Verspannungssystems beteiligen sich außerdem Teile der Externusaponeurose, die ungekreuzt steil nach kaudal verlaufen und am Schambein der gleichen Seite inserieren.

Aufgaben der Bauchmuskeln

Die verschiedenen Bauchmuskeln übernehmen zahlreiche Funktionen, die häufig in Zusammenarbeit mit anderen Muskelgruppen (z. B. Rückenmuskeln, Gesäßmuskeln, Zwerchfell) erfüllt werden. Folgende Aufgaben stehen im Vordergrund:

- Bewegungen des Rumpfes
- Stabilisierung und Entlastung der Wirbelsäule
- Verspannen der Bauchwand und Bauchpresse
- Atmung

▸ **Bewegungen des Rumpfes:** Der Verlauf der oberflächlichen (geraden und schrägen) Bauchmuskeln erlaubt eine aktive Beteiligung an den Bewegungen des Rumpfes, wobei v. a. Ventral- und Lateralflexion sowie Rotation des Rumpfes unterstützt werden (▸ Abb. 8.55**a–e**). Bei all diesen Bewegungen sind die Bauchmuskeln teils Synergisten, teils Antagonisten der autochthonen Rückenmuskeln und arbeiten in enger Wechselwirkung mit ihnen. Eine bestimmte Rumpfhaltung beispielsweise ist als Gleichgewichtszustand von Schwerkraft, Bauchmuskeln und Rückenstreckern zu verstehen.

Das *Vorneigen der Wirbelsäule* wird hauptsächlich durch die Mm. recti abdominis sowie in geringerem Maße durch die vorderen Abschnitte der schrägen Bauchmuskeln unterstützt (▸ Abb. 8.55**e**). Durch ihre langen Hebelarme haben sie als Rumpfbeuger einen hohen Wirkungsgrad auf die gesamte präsakrale Wirbelsäule. Im Liegen können die vorderen und seitlichen Bauchmus-

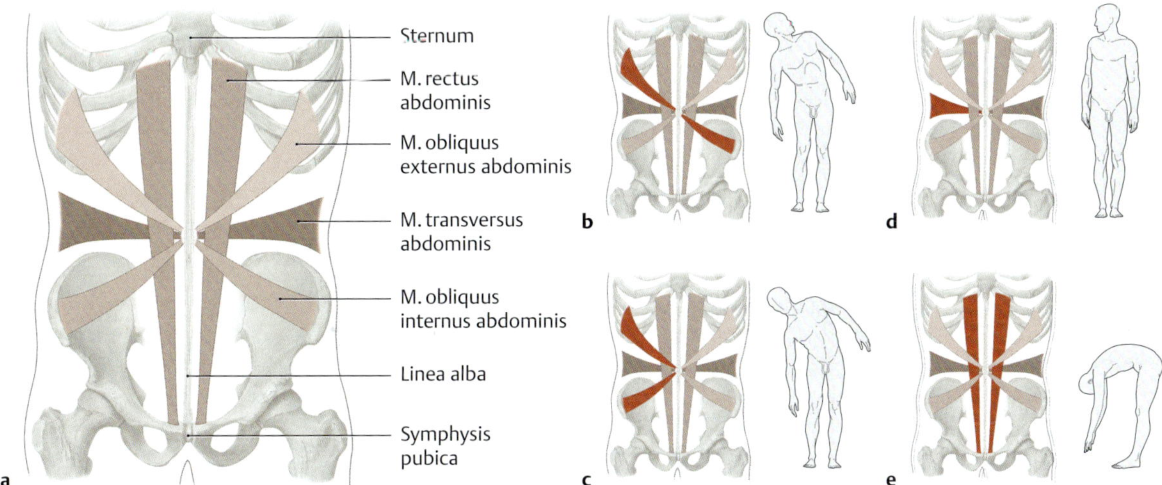

Abb. 8.55 a–e Funktionen der oberflächlichen (geraden und schrägen) Bauchwandmuskeln. **a** Verlauf und Anordnung der geraden und schrägen Bauchmuskeln. **b** Kombinierte Lateralflexion zur rechten Seite und Rotation des Rumpfes zur linken Seite durch Kontraktion des Externus der rechten Seite und des Internus der linken Seite. **c** Alleinige Lateralflexion zur rechten Seite durch Kontraktion des rechten Externus und Internus (Mitwirkung des M. quadratus lumborum). **d** Alleinige Rotation zur rechten (ipsilateralen) Seite wird durch einseitige Kontraktion des M. transversus der gleichen Seite unterstützt. **e** Die Ventralflexion wird hauptsächlich durch Kontraktion beider Mm. recti abdominis unterstützt.

keln das Becken nach vorne anheben, wenn das Punctum fixum der Muskeln am Thorax liegt. Auch an der Beckenkippung nach vorne bzw. nach hinten sind die Bauchmuskeln beteiligt und können auf diese Weise die Stellung des Beckens beeinflussen (s. ▸ Abb. 8.56).

An der *Seitwärtsneigung (Lateralflexion) des Rumpfes* beteiligen sich von den Bauchmuskeln v. a. die Mm. obliquus externus abdominis und internus abdominis der gleichen Seite sowie der ipsilaterale M. quadratus lumborum. Eine Drehung (Rotation) des Rumpfes ermöglichen die am Aufbau der schräg verlaufenden Muskelschlingen beteiligten seitlichen Bauchmuskeln. Bei einer kombinierten Drehung nach links und Seitneigung nach rechts beispielsweise müssen sich der rechte M. obliquus externus abdominis und der linke M. obliquus internus abdominis kontrahieren. Auf diese Weise wirken beide Muskeln bei kombinierter Rotation und Lateralflexion zu entgegengesetzten Seiten als Synergisten (▸ Abb. 8.55**b**). Die alleinige Rotation des Rumpfes wird durch den M. transversus abdominis der ipsilateralen Seite unterstützt (▸ Abb. 8.55**d**).

▸ **Stabilisierung und Entlastung der Wirbelsäule:** Ein Ungleichgewicht zwischen autochthonen Rückenmuskeln und Bauchmuskeln macht sich besonders im unteren Wirbelsäulenbereich und bei der Kippung des Beckens bemerkbar. Hierbei spielt die Bauchwandmuskulatur eine ganz wesentliche Rolle bei der Korrektur der hyperlordotischen LWS und der damit verbundenen Beckenkippung nach vorne (▸ Abb. 8.56).

Normalerweise werden die unterschiedlichen Krümmungen der Wirbelsäule durch den Tonus von Bauch- und Rückenmuskulatur bestimmt. Bei erschlaffter und wenig trainierter Bauchmuskulatur („schlechte Haltung“) beispielsweise drückt der Bauch samt Inhalt nach vorne, die LWS wird durch die zunehmende Verkürzung der autochthonen Rückenmuskeln übermäßig lordotisch und das Becken kippt nach vorne (▸ Abb. 8.56). Die Lordosierung der LWS wird noch zusätzlich durch die Wirkung des M. iliopsoas (M. psoas major und M. iliacus), der ohnehin zur Verkürzung neigt, verstärkt.

Bei der hyperlordotisch gekrümmten LWS werden besonders die dorsalen Anteile der Bandscheiben belastet. Dies führt zu einer übermäßigen und unphysiologischen Beanspruchung der Bewegungssegmente, v. a. der Bänder, der kleinen Wirbelgelenke und des Discus intervertebralis mit der Folge frühzeitiger Degenerationen und vermehrter Schmerzen (Kreuzschmerz). Eine kräftige Bauchmuskulatur, wobei insbesondere der M. rectus abdominis mit seinem langen Hebelarm das Bewegungssegment stabilisiert, wirkt der verstärkten Lordosierung und der Beckenkippung nach vorne entgegen. Hilfreich beim Ausgleich bzw. bei der Abschwächung der Lordose sind bei der Beckenaufrichtung auch die Strecker im Hüftgelenk, insbesondere der M. gluteus maximus und die ischiokrurale Muskulatur (▸ Abb. 8.56).

▸ **Verspannen der Bauchwand und Bauchpresse:** Die Anspannung der Bauchmuskulatur erhöht aber auch den intraabdominellen Druck (▸ Abb. 8.57). Die hydrostatische Wirkung der Bauchpresse richtet den Rumpf auf, stabilisiert die Wirbelsäule und entlastet sie ganz erheblich. Auf diese Weise wird die Rumpfwand wie die Wand eines aufgeblasenen Balls versteift. Dieser Mechanismus

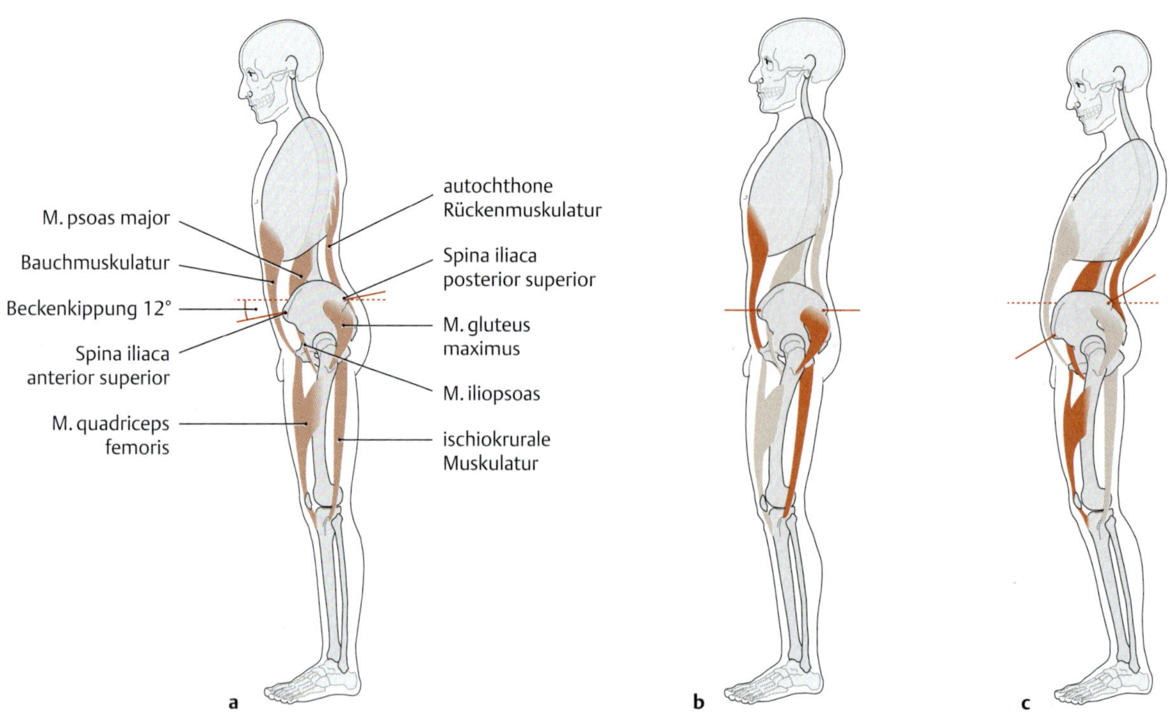

Abb. 8.56 a–c Wirkung der Bauchwandmuskulatur auf die Bewegungen des Beckens: aktive und passive Haltung. a aktive normale Haltung; **b** aktive stramme Haltung; **c** passive schlaffe Haltung. Bei der aktiven Haltung ist das Becken um etwa 12 ° nach vorne gekippt (**a**). Bei der aktiven strammen Haltung "Bauch rein, Brust raus") wird das Becken leicht aufgerichtet, so dass die Spina iliaca anterior superior und die Spina iliaca posterior superior auf einer Horizontalen liegen (**b**). Bei der passiven schlaffen Haltung ist das Becken übermäßig nach vorne gekippt (**c**).

wird automatisch beim Heben schwerer Lasten eingesetzt. Dadurch verringert der Rumpf als „aufblasbarer Raum" die Druckbelastung der Zwischenwirbelscheiben um bis zu 50% zwischen Th12 und L1 und um 30% zwischen L5 und S1. Gleichzeitig wird der Kraftaufwand der autochthonen Rückenmuskulatur um etwa die Hälfte reduziert. Dies erklärt die Bedeutung einer gut trainierten Muskulatur für die Prophylaxe und Therapie von Wirbelsäulenerkrankungen.

Ohne muskuläre Verspannung würde die Bauchwand dem Gewicht der Bauchorgane nachgeben und nach unten sinken. Durch ihren Tonus beeinflussen die Bauchmuskeln die Spannung der Bauchdecken und wirken dem Druck der Eingeweide entgegen. Durch die schräge und transversale Bauchmuskulatur wird die Taille geformt (*Gitterstruktur* der Bauchmuskulatur, s. ▶Abb. 8.54). Die Spannung der Bauchdecken ist reflektorisch geregelt (Bauchdeckenreflexe: beim Streichen über die Bauchwand spannt sich die Bauchmuskulatur an), so dass sie sich normalerweise dem jeweiligen Inhaltsdruck der Baucheingeweide anpassen.

Bei der *„Bauchpresse"* wird der intraabdominelle Druck durch Anspannung der Bauchmuskulatur erhöht, wobei aktiv Druck auf die Eingeweide ausgeübt wird. Dies unterstützt beispielsweise die Entleerung des Enddarms (Defäkation), der Harnblase (Miktion) und des Magens (Erbrechen).

Bei gleichzeitiger Kontraktion des Zwerchfells (und Verschluss der Stimmritze) wird auch Druck auf die Muskeln des Beckenbodens ausgeübt, die dadurch passiv gedehnt werden. Dies hat praktische Bedeutung für die Erweiterung des Geburtskanals beim Geburtsakt. Gleichzeitig unterstützt die Bauchpresse die Kontraktionen der Gebärmutter (Presswehen) in der Austreibungsphase der Entbindung.

▶ **Atmung:** Die Muskeln der Bauchwand unterstützen v. a. die Ausatmung auf zweierlei Weise:

- Bei Kontraktion der seitlichen Bauchmuskeln weicht das Zwerchfell infolge der intraabdominellen Druckerhöhung passiv nach oben, und das intrathorakale Volumen verkleinert sich.
- Darüber hinaus können die am unteren Thoraxbereich befestigten Bauchmuskeln die Rippen senken (Punctum fixum am Becken) und damit die untere Thoraxapertur verkleinern.

Während Zwerchfell und Bauchmuskeln bei der Bauchpresse synergistisch arbeiten, werden sie bei den Atembewegungen zu Antagonisten.

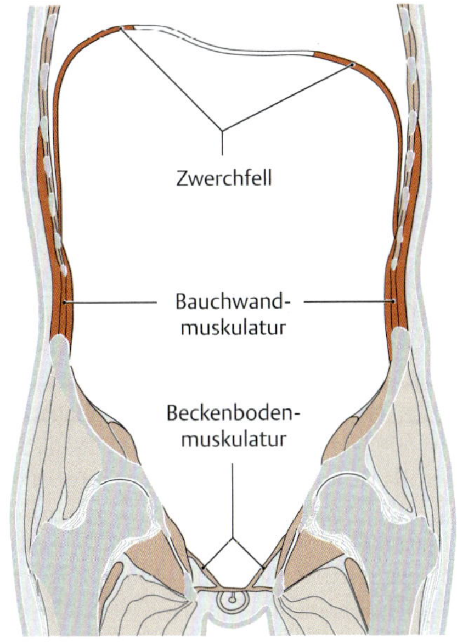

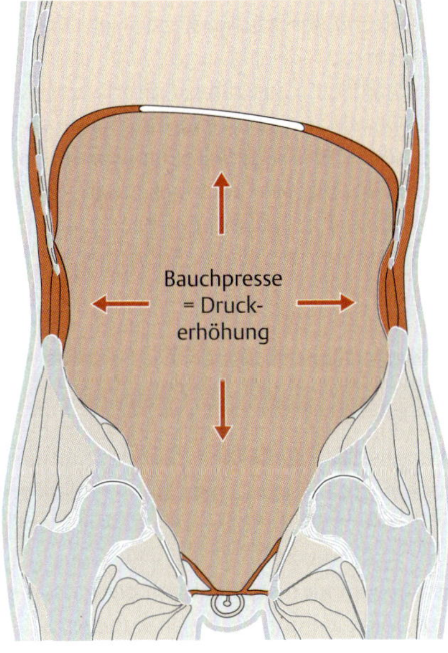

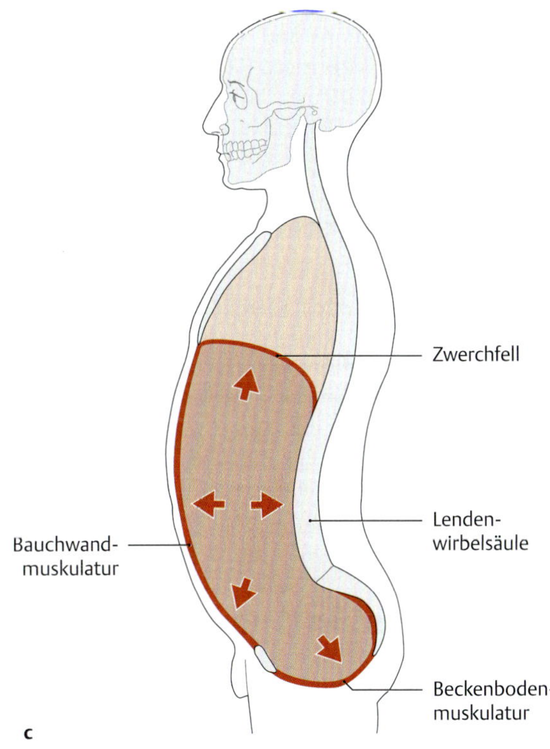

Abb. 8.57 a–c Bauchpresse – Stabilisierung der Wirbelsäule durch Erhöhung des intraabdominellen Druckes. a u. **b** schematisierte Frontalschnitte durch den Bauchraum, Ansicht von ventral. **c** Mediansagittalschnitt durch den Rumpf, Ansicht von links.
a Die Wände der Bauch- und Beckenhöhle werden sowohl von Knochen (Wirbelsäule, Brustkorb und Becken) als auch von Muskeln (Zwerchfell, Bauch- und Beckenbodenmuskulatur) gebildet.
b Durch Kontraktion des Zwerchfells und der Bauch- und Beckenbodenmuskulatur wird der Druck in der Bauchhöhle vergrößert.
c Die Wirbelsäule wird besonders im Lendenbereich entlastet.

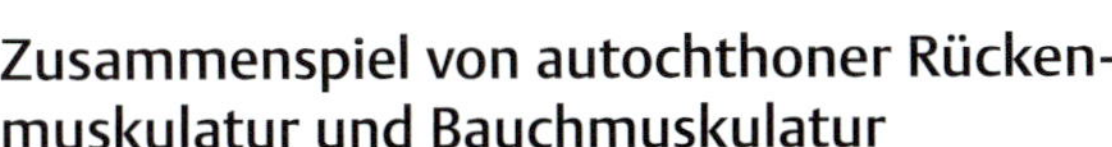

Zusammenspiel von autochthoner Rückenmuskulatur und Bauchmuskulatur

Beim Menschen entspricht der Aufbau der Wirbelsäule mit den an ihr angreifenden Muskeln einer Bogen-Sehnen-Konstruktion, wobei im mittleren Rumpfbereich die kyphotisch gekrümmte BWS den Bogen und die schrägen und geraden Bauchmuskeln die verspannende Sehne darstellen (▶ Abb. 8.54). Die Verspannung der lordotisch gekrümmten HWS und LWS hingegen erfolgt durch die autochthonen Rückenmuskeln. Auf diese Weise bewirken sowohl Rücken- als auch Bauchmuskeln eine Art Zuggurtung der Wirbelsäule, damit diese möglichst axial belastet werden kann.

Ist die Muskulatur jedoch insuffizient, wird die Wirbelsäule auf Biegung beansprucht und die Strukturen der einzelnen Bewegungssegmente (z. B. Bänder, Bandscheiben und kleine Wirbelgelenke) haben die unphysiologischen Kräfte alleine zu tragen. Als Folge treten letztendlich Haltungsschäden, Schmerzen und degenerative Erscheinungen auf.

Von der schlaffen oder passiven Haltung müssen unterschiedliche Fehlhaltungen oder Haltungsstörungen abgegrenzt werden. Die Haltungs*fehler* haben in der Regel keine allzu schwerwiegenden Folgen und lassen sich durch aktives Muskeltraining korrigieren.

Beim angeborenen oder durch Krankheiten erworbenen *Gerad*- oder *Flachrücken* sind alle Wirbelsäulenkrümmungen vermindert. Ein *Rundrücken* ist durch eine verstärkte Brustkyphose und eine meist verminderte Lendenlordose charakterisiert. Häufig geht die verstärkte thorakale Kyphose mit einer Hyperlordosierung der LWS und einer verstärkten Beckenkippung nach vorne einher („schlaffe" Haltung, s. ▶ Abb. 8.56).

Oberflächenrelief der vorderen Bauchwand

Das Oberflächenrelief der vorderen Bauchwand ist abhängig von der Form des Rumpfskeletts, der Beschaffenheit der Muskulatur und der Entwicklung des subkutanen Fettgewebes. Bei muskelkräftigen, mageren Personen sind v.a. die Mm. recti abdominis mit ihren Zwischensehnen zu sehen, die sich deutlich als Einsenkungen der Haut abzeichnen. Der Nabel liegt ungefähr in der Bauchwandmitte auf Höhe des Sulcus medianus abdominis, der insbesondere oberhalb des Nabels die Linea alba deutlich markiert.

Innervation der Bauchmuskulatur

Die Innervation der Bauchmuskulatur erfolgt über die kaudalen Interkostalnerven und über Äste aus dem Plexus lumbalis (Nn. iliohypogastricus, ilioinguinalis und genitofemoralis):

- M. obliquus externus abdominis: Nn. intercostales Th5–12, N. iliohypogastricus
- M. obliquus internus abdominis: Nn. intercostales Th8–12, N. iliohypogastricus, N. ilioinguinalis
- M. cremaster: R. genitalis des N. genitofemoralis
- M. transversus abdominis: Nn. intercostales Th5–12, N. iliohypogastricus, N. ilioinguinalis, N. genitofemoralis
- M. rectus abdominis: Nn. intercostales Th5–12
- M. pyramidalis: N. subcostalis
- M. quadratus lumborum: N. subcostalis

Klinischer Bezug: Weichteilbrüche (Hernien und Prolaps)

Definition: Eingeweide können an verschiedenen Stellen und aus unterschiedlichen Ursachen durch die Bauchwand oder auch an anderen Stellen des Rumpfes austreten. Wenn sie in einen mit Bauchfell ausgekleideten Bruchsack austreten, werden sie als Hernien (Brüche) bezeichnet, treten sie ohne umhüllenden Bruchsack aus, als Prolaps (Vorfall).

Ursachen und Formen von Hernien: Zwischen Thorax und knöchernem Becken besteht eine ausgedehnte Skelettlücke, die durch eine vielschichtige Bauchdecke aus breitflächigen Muskeln, Faszien, Aponeurosen und Peritoneum verschlossen ist. An bestimmten Stellen der Bauchwand fehlt diese muskuläre Grundlage. Hier wird die Bauchdecke nur von Bindegewebsstrukturen gebildet. Dies sind Schwachstellen (Loci minoris resistentiae), die dem intraabdominellen Druck gelegentlich nicht standhalten und dann Durchtrittspforten für Hernien werden. Der Begriff „Hernie" bezeichnet die Ausstülpung des parietalen Bauchfells durch eine präformierte („vorgebildete") oder sekundär entstandene Lücke, also z. B. Leisten- oder Schenkelhernie oder Narbenhernie. Durchtritt die Hernie den Bauchraum und wird an der Körperoberfläche sichtbar, spricht man von einer äußeren Hernie, erfolgt die Ausstplpung in Bauchfelltaschen hinen, von einer inneren Hernie. Je nachdem, wann die Hernie auftritt, spricht man von angeborener Hernie (z. B. Nabelbruch, indirekter Leistenbruch bei offenem Proc. vaginalis) oder von erworbener Hernie (z. B. direkter Leistenbruch, Schenkelhernien). Aus chirurgischer Sicht sind folgende Bestandteile einer Hernie von Bedeutung:

- Bruchpforte: Durchtrittsstelle der Hernie, nach der die Hernie benannt wird (z. B. Leisten-, Schnekl- oder Narbenhernie);
- Bruchsack: füllt die Hernie aus und ist in der Regel von spiegelndem Peritoneum bedekct. Der Bruchsack hat entsprechend der Bruchgröße ein sehr unterschiedliches Ausmaß;
- Bruchinhalt: kann aus nahezu sämtlichen Bestandteilen des Bauchraums bestehen, am häufigsten sind das große Netz und das Dünndarmkonvolut beteiligt;
- Bruchhüllen. Die den Bruchsack umgebeneden Gewebeschichten; ihre Zusammensetzung hängt von der Lokalisation und dem Entstehungsmechanismus des Bruches ab.

Folgen von Weichteilbrüchen: Die Hauptgefahr jedes Weichteilbruches ist die *Einklemmung (Inkarzeration)* von Eingeweiden, insbesondere von Teilen des Darmes. Wird beispielsweise der Weitertransport des Darminhaltes an der Bruchpforte behindert und führt die Einklemmung zu Durchblutungsstörungen, so staut sich der Darminhalt und es kommt zum *Darmverschluss (Ileus)*.Durch die Passagebehinderung bläht sich der entsprechende Darmabschnitt auf und Bakterien wandern aus dem Darmlumen durch die geschädigte Darmwand. Endstadium ist der Darmdurchbruch *(Perforation)* mit Bauchfellentzündung *(Peritonitis)* und lebensgefährlichem Schockzustand.

Therapie: Sie erfolgt in der Regel durch operativen Verschluss der Bruchlücke. Die Inkarzeration erfordert eine Notfalloperation.

8.3.6 Beckenbodenmuskulatur

Überblick

Der Beckenboden begrenzt den Bauchraum nach unten. Die Beckenhöhle (Cavitas pelvis) ist somit ein Teil der Bauchhöhle, deren Wände teils von Knochen (Wirbelsäule, Brustkorb, Becken) und teils von Muskeln (Bauchmuskeln, Zwerchfell, Beckenbodenmuskeln) gebildet werden. Auf diese Weise ist die Beckenbodenmuskulatur ein Teil der Leibeswand und damit eines Muskelsystems, das den Bauchinhalt umschließt und sowohl synergistisch als auch antagonistisch zum Zwerchfell und zur Bauchmuskulatur arbeitet.

Soll der intraabdominelle Druck erhöht werden, müssen sich alle 3 Muskelgruppen (Zwerchfell, Bauch- und Beckenbodenmuskulatur) anspannen. Wird beispielsweise beim Husten die Anspannung der Beckenbodenmuskeln vergessen, kann es zu unwillkürlichem Harn- oder Stuhlabgang kommen (*Harn-* oder *Stuhlinkontinenz*).

Wichtige Funktionen

Die Beckenbodenmuskeln haben zwei sich eigentlich widersprechende Funktionen:

- Sicherung der Lage von Bauch- und Beckenorganen - somit Tragen eines Großteils der Eingeweidelast - sowie *Verschluss* des Bauchraumes nach unten.
- Kontrolle der *Öffnungen* des Rectum sowie der Harn- und Genitalwege *(Sphinkterfunktion)*, deren Durchtritt die mechanische Widerstandsfähigkeit des Beckenbodens vermindert.

Dieser doppelten Aufgabe - verschließen und gleichzeitig Öffnungen ermöglichen - entspricht der Aufbau des Beckenbodens aus kulissenartig gestaffelten Muskel- und Bindegewebsplatten (▶Abb. 8.58**a–e** u. ▶Abb. 8.59**a–c**). Eben dieser Aufbau macht den Beckenboden aber auch so anfällig. Häufig wiederkehrende extreme Steigerungen des intraabdominellen Druckes sowie Belastungen, besonders am Ende der Schwangerschaft, führen zu einer Schwächung des Bindegewebeapparates und/oder einer Schädigung der Beckenbodenmuskulatur. Überdehnungen und Verletzungen unter der Geburt führen zu einer Insuffizienz des Beckenbodens mit unterschiedlichsten klinischen Folgen (S. 172). So ist beispielsweise der geschädigte Beckenboden nach häufigen Entbindungen im späteren Verlauf nicht mehr in der Lage seine Verschluss- und Stützfunktion kontrolliert zu erfüllen.

Während die Wände des kleinen Beckens kaudal der Linea terminalis neben den Mm. obturatorius internus, piriformis und coccygeus, die nicht zur Beckenbodenmuskulatur zählen, eine umfangreiche Skelettgrundlage besitzen, wird der Beckenausgang ausschließlich durch Muskel- und Bindegewebsplatten verschlossen. Die am Aufbau des Beckenbodens beteiligten Muskeln sind in 3 Etagen angeordnet (▶Tab. 8.18):

- das trichterförmige *Diaphragma pelvis* (oberste Etage)
- das annähernd horizontal ausgerichtete *Diaphragma urogenitale* (mittlere Etage)
- die *Schließmuskeln* von Rectum, Vagina und Urethra (unterste Etage)

Diaphragma pelvis

Überblick

Als Diaphragma pelvis (Beckenzwerchfell) wird die trichterförmige Muskelplatte (M. levator ani) mit ihrer oberen und unteren Muskelfaszie (Fascia diaphragmatis pelvis superior und inferior) bezeichnet, die den Beckenausgang verschließt. In ihrem vorderen Teil weist sie eine etwa 5 cm lange und 2,5 cm breite Lücke auf, das *Levatortor* bzw. der *Levatorschlitz* (Hiatus levatorius), durch den Urethra, Vagina und Rectum nach kaudal ziehen (▶Abb. 8.58**d** u. ▶Abb. 8.59**a**, ▶Tab. 8.19).

M. levator ani

Der M. levator ani (Afterheber; levatore = aufsteigen) entspringt an der vorderen und seitlichen Beckenwand auf einer Linie, die von der Mitte der Symphyse über den Arcus tendineus bis zur Spina ischiadica verläuft. Sein Ansatz liegt medial des Lig. sacrospinale und dorsal des Rectum am Lig. anococcygeum (Raphe anococcygea) sowie am Os coccygis. Nach hinten vervollständigen der M. coccygeus (Muskelfasern auf dem Lig. sacrospinale) und der M. piriformis den Beckenausgang beiderseits des Kreuzbeins (▶Abb. 8.58**b**, ▶Tab. 8.19).

Am M. levator ani lassen sich nach dem Ursprung bzw. Ansatz **3 Muskelteile** unterscheiden: der *M. puborectalis*, der *M. pubococcygeus* und der *M. iliococcygeus* (▶Abb. 8.58**c**, ▶Abb. 8.59**a** u. ▶Abb. 8.60**a**, ▶Tab. 8.19).

Tab. 8.18 Beckenbodenmuskeln

Diaphragma pelvis	Diaphragma urogenitale	Schließ- und Schwellkörpermuskeln des Beckenbodens
M. levator ani	M. transversus perinei profundus	M. sphincter ani externus
• M. puborectalis	M. transversus perinei superficialis	M. sphincter urethrae
• M. pubococcygeus		M. bulbospongiosus
• M. iliococcygeus		M. ischiocavernosus

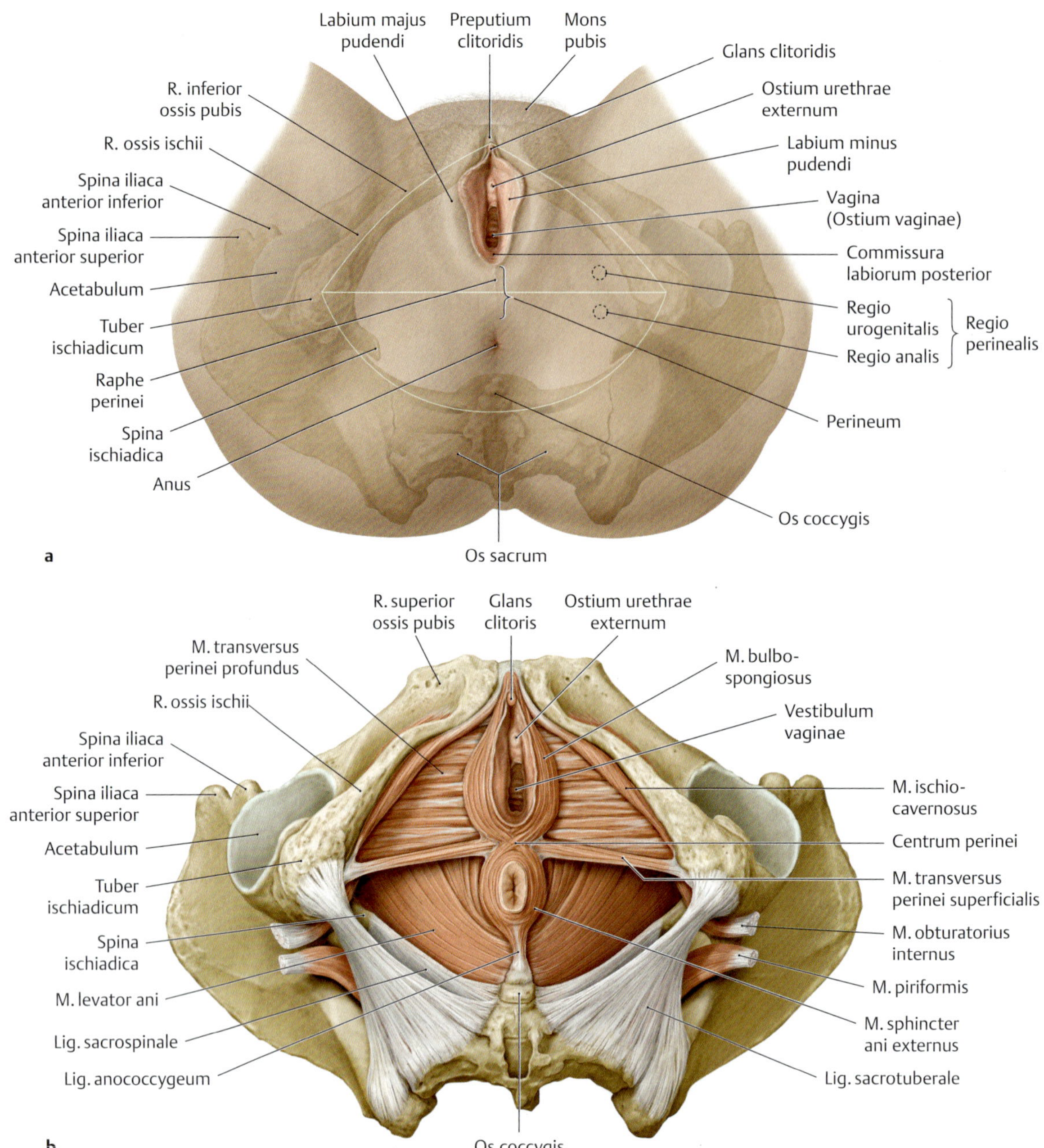

Abb. 8.58 a–e Weibliche Beckenbodenmuskulatur, Ansicht von kaudal (Muskulatur von außen nach innen schichtweise abgetragen). **a** Projektion der knöchernen Strukturen, die den Beckenausgang begrenzen und Lage der äußeren Geschlechtsorgane. Die Dammregion (Regio perinealis, Perineum) liegt zwischen Scheide (Vagina) und After (Anus). **b** Schließmuskeln des Urogenital- und Darmtraktes.

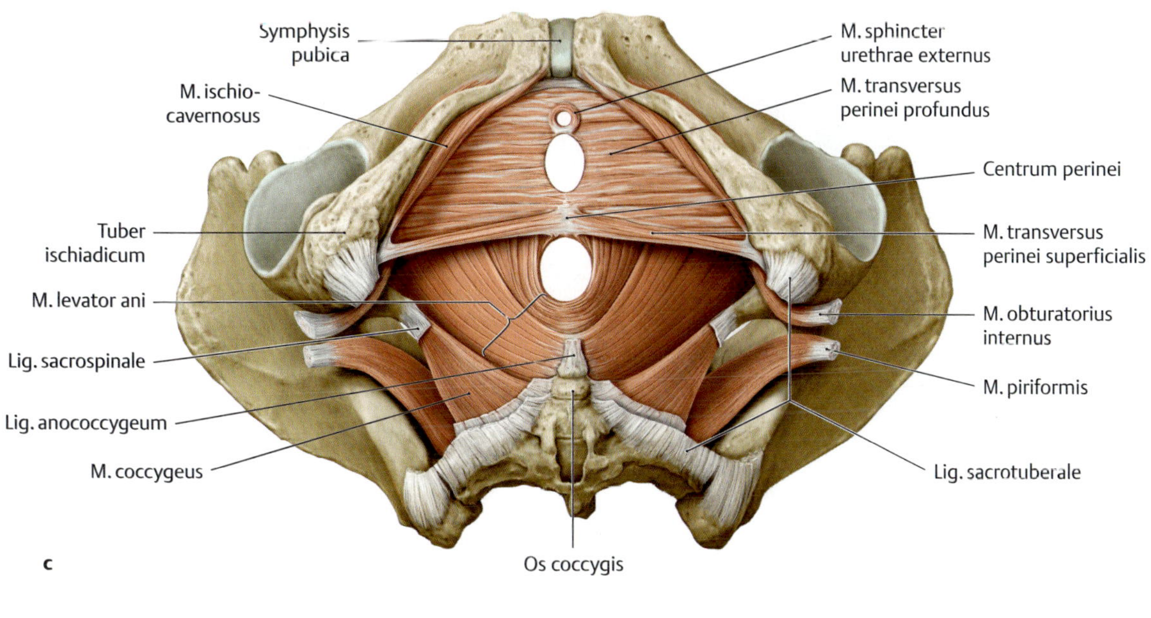

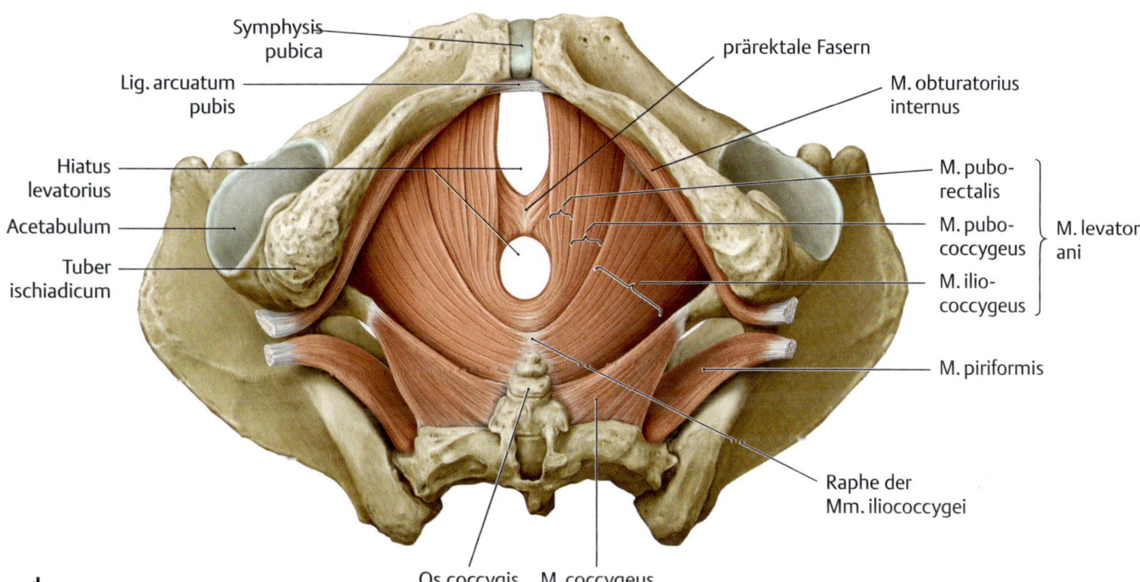

Abb. 8.58 a–e Fortsetzung. c Hintere und seitliche Begrenzung des Diaphragma urogenitale (M. transversus perinei superficialis und M. ischiocavernosus).**d** Muskulatur des Diaphragma pelvis: M. levator ani (Mm. puborectalis, pubococcygeus und iliococcygeus).

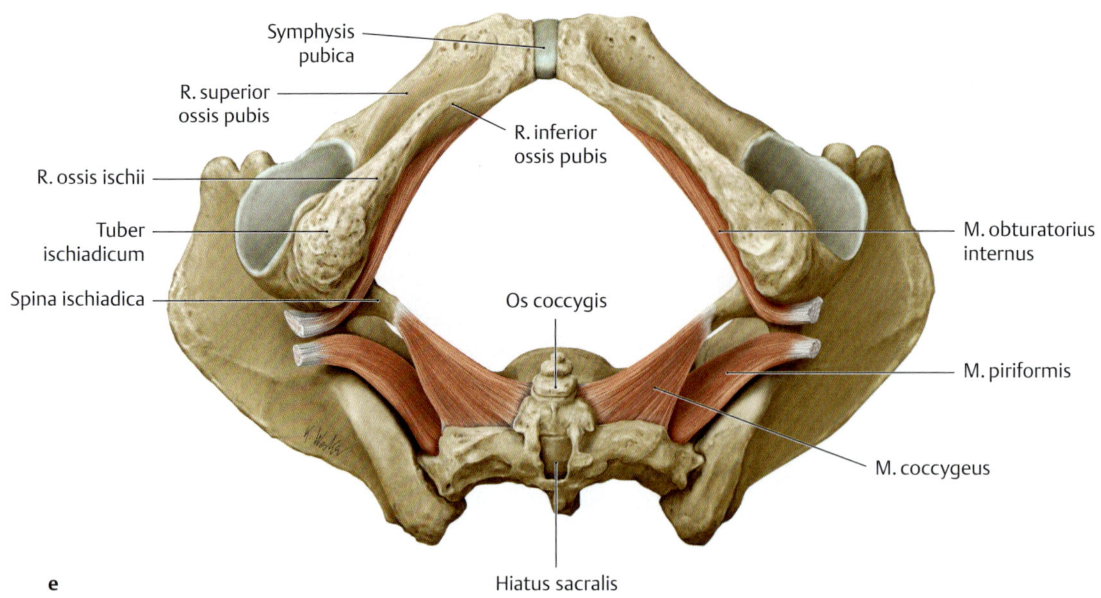

Abb. 8.58 a–e Fortsetzung. e Muskeln der Beckenwand: M. obturatorius internus und M. piriformis (ihre Ansatzsehnen sind durchtrennt).

Tab. 8.19 Beckenbodenmuskulatur: Diaphragma pelvis im Überblick

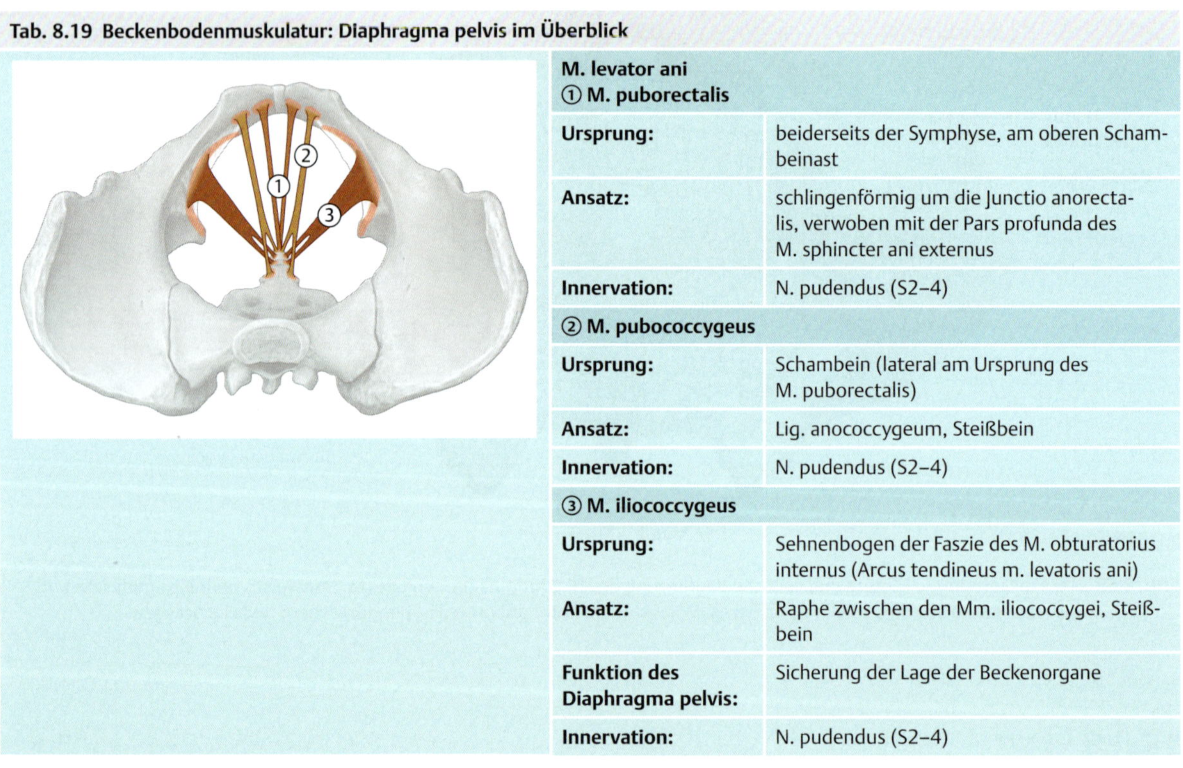

M. levator ani **① M. puborectalis**	
Ursprung:	beiderseits der Symphyse, am oberen Schambeinast
Ansatz:	schlingenförmig um die Junctio anorectalis, verwoben mit der Pars profunda des M. sphincter ani externus
Innervation:	N. pudendus (S2–4)
② M. pubococcygeus	
Ursprung:	Schambein (lateral am Ursprung des M. puborectalis)
Ansatz:	Lig. anococcygeum, Steißbein
Innervation:	N. pudendus (S2–4)
③ M. iliococcygeus	
Ursprung:	Sehnenbogen der Faszie des M. obturatorius internus (Arcus tendineus m. levatoris ani)
Ansatz:	Raphe zwischen den Mm. iliococcygei, Steißbein
Funktion des Diaphragma pelvis:	Sicherung der Lage der Beckenorgane
Innervation:	N. pudendus (S2–4)

▸ **M. puborectalis:** Der M. puborectalis (Schambein-Mastdarm-Muskel) entspringt beiderseits der Symphyse am oberen Schambeinast, zieht an den Organen vorbei nach dorsal, um sich hinter dem Rectum zu vereinigen (Raphe anococcygea). Er hat die Form eines Torbogens und begrenzt mit seinen beiden Schenkeln *(Levatorschenkel)* den Hiatus levatorius (▸ Abb. 8.58**d** u. ▸ Abb. 8.59**a**, ▸ Tab. 8.19).

Ventral des Rectum verlaufen, ausgehend von den beiden Schenkeln, *prärektale Fasern* (▸ Abb. 8.58**d**). Sie sind mit Bindegewebsfasern und glatter Muskulatur durchflochten und bilden auf diese Weise die fibromuskuläre Grundlage des Dammes (Perineum) (▸ Abb. 8.58**a**). Durch die Kontraktion des M. puborectalis wird die Flexura perinealis des Rectum nach vorne gezogen. Damit ist der

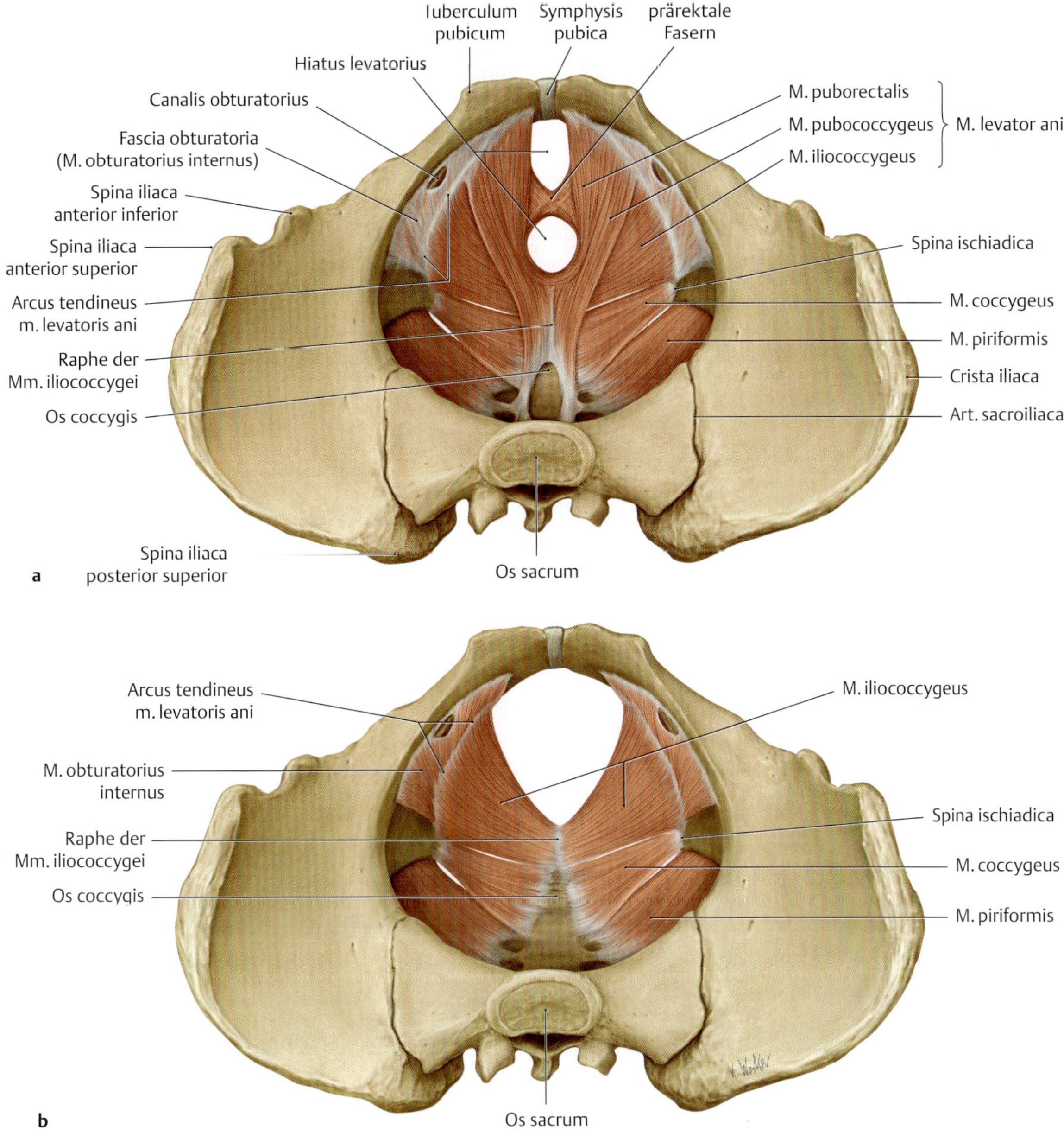

Abb. 8.59 a u. b Diaphragma pelvis, Ansicht von kranial. a Zusätzlich zum Diaphragma pelvis sind die parietalen Beckenwandmuskeln dargestellt: Mm. obturatorius internus, coccygeus und piriformis. **b** M. pubococcygeus und M. puborectalis sind entfernt.

M. puborectalis neben dem M. sphincter ani externus einer der wichtigsten Analschließmuskeln. Seine Verletzung führt nach Erfahrung der Chirurgen in stärkerem Maße zur Stuhlinkontinenz als beispielsweise die des M. sphincter ani externus (s. *Klinischer Bezug*).

▸ **M. pubococcygeus:** Der M. pubococcygeus (Schambein-Steißbein-Muskel) entspringt lateral des M. puborectalis ebenso wie dieser am Schambein und zieht zusammen mit den beiden Schenkeln des M. puborectalis nach dorsal, um am Lig. anococcygeum sowie am Steißbein zu inserieren. Zusammen mit den beiden Schenkeln des M. puborectalis bildet der M. pubococcygeus die *Traggurte* der Beckenorgane (▸ Abb. 8.58**d**, ▸ Abb. 8.59**a** u. ▸ Abb. 8.60**a** u. **b**, ▸ Tab. 8.19).

▸ **M. iliococcygeus:** Der M. iliococcygeus (Darmbein-Steißbein-Muskel) schließlich entspringt von einem Sehnenbogen der Faszie des M. obturatorius internus (*Arcus tendineus musculi levator ani*, ▸ Abb. 8.60**a**, ▸ Tab. 8.18) und zieht sowohl zum Lig. anococcygeum als auch zum Steißbein.

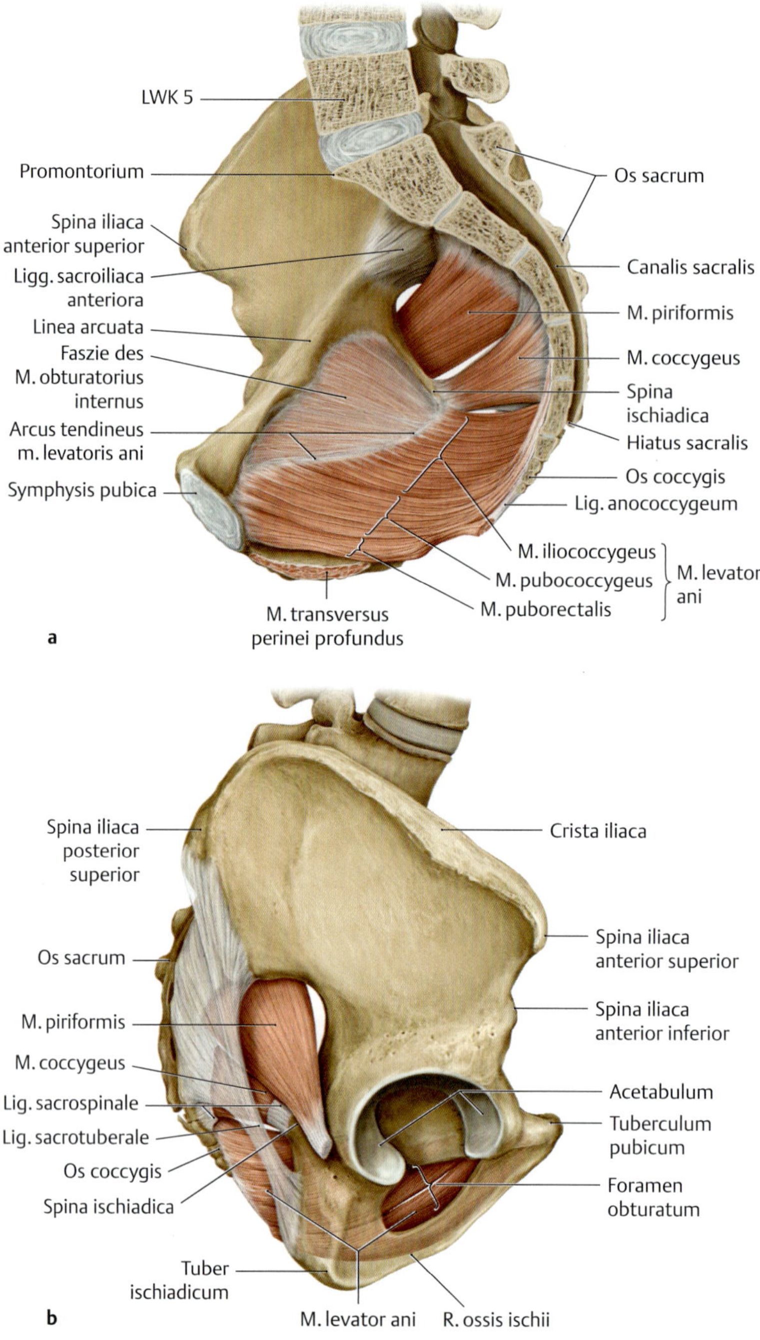

Abb. 8.60 a u. b Lage des M. levator ani im kleinen Becken. a rechte Beckenhälfte, Ansicht von medial. Der Arcus tendineus m. levator ani ist eine bogenförmig verlaufende Verstärkung der Muskelfaszie des M. obturatorius internus, an dem hauptsächlich der M. iliococcygeus entspringt. **b** Becken in der Ansicht von rechts-lateral. Teile des Scham- und Sitzbeins sind durchscheinend dargestellt, um die Trichterform des M. levator ani zu zeigen.

Sein trichterförmiger Verlauf (▶ Abb. 8.61**a** u. **b**) bewirkt, dass der Anus tiefer tritt, wenn der inttraabdominelle Druck steigt und der M. levator ani sich gleichzeitig kontrahiert. Umgekehrt steigt der Anus auf, wenn der M. levator ani erschlafft ist.

Diaphragma urogenitale

Das Diaphragma urogenitale ist als horizontale Muskel-Bindegewebs-Platte kaudal des Levator-Tores in querer Verlaufsrichtung zwischen den beiden Sitzbeinästen und unteren Schambeinästen ausgespannt. Sie besteht aus 2 Anteilen: M. transversus perinei profundus und M. transversus perinei superficialis (▶ Abb. 8.58**c**, ▶ Tab. 8.20).

M. transversus perinei profundus

Den größten Teil des Diaphragma urogenitale bildet der M. transversus perinei profundus (tiefer querer Dammmuskel; ▶ Abb. 8.58**c**, ▶ Tab. 8.20) mit seiner oberen und unteren Faszie (Fascia diaphragmatis urogenitalis superior und inferior). Er entspringt sowohl am Ramus inferior ossis pubis als auch am Ramus ossis ischii und zieht nach medial zur Vagina bzw. Prostata. Nach ventral schließen das Lig. arcuatum pubis und das Lig. transversum perinei die Muskelplatte zum Os pubis.

M. transversus perinei superficialis

Der M. transversus perinei superficialis (oberflächlicher querer Dammmuskel) stellt die dorsale Begrenzung der Muskelplatte zum Os pubis dar (▶ Abb. 8.58**c**, ▶ Tab. 8.20). Sowohl der tiefe als auch der oberflächliche quere Dammmuskel beteiligen sich im Ansatzbereich am Aufbau des Centrum tendineum perinei. Das Diaphragma urogenitale besitzt bei der Frau 2 Durchtrittsöffnungen für die Vagina und die Urethra und verschließt die ventral der prärektalen Fasern gelegene Öffnung (Hiatus urogenitalis) des Levatortores.

Schließ- und Schwellkörpermuskeln des Beckenbodens

Die Schließmuskeln des Afters, der Harnröhre und bei der Frau der Vagina bilden die unterste Etage des Beckenbodens. Zu den Schließmuskeln des Urogenital- und Darmtraktes bei der Frau werden der *M. sphincter ani externus* (äußerer Afterschließmuskel), der *M. sphincter urethrae* (Harnröhrenschließmuskel) und der *M. bulbospongiosus* (Vorhof-Schwellkörper-Muskel) gezählt (▶ Abb. 8.58**b** u. **c** u. ▶ Abb. 8.61**a** u. **b**, ▶ Tab. 8.21).

Beim Mann sind die Mm. bulbospongiosi beider Seiten verschmolzen und bilden den Harnröhren-Schwellkörper-Muskel, der die Peniswurzel von beiden Seiten umgreift (▶ Abb. 8.61**b**). Der M. bulbospongiosus und der M. sphincter ani externus sind Abkömmlinge des ehemaligen ovalen Kloakenschließmuskels (Kloake = gemeinsamer Ausfuhrgang von Enddarm und Urogenitalsystem während der Embryonalentwicklung). Die Kloake ist noch bei Eier legenden Säugetieren (Kloakentiere = Monotremata) vorhanden, zu denen die in Australien, Tasmanien und Neuguinea lebenden Ameisenigel und Schnabeltiere gehören.

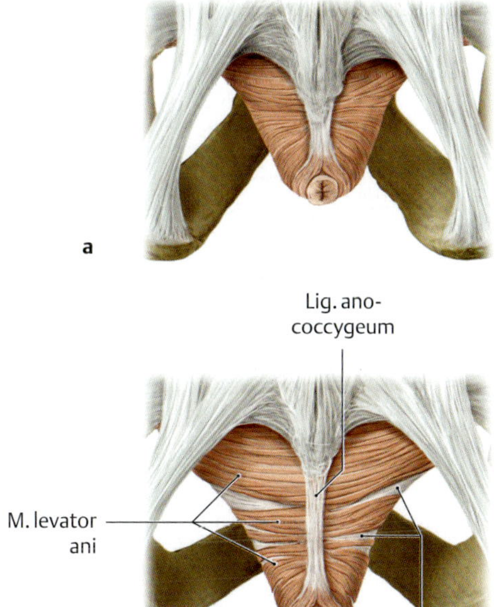

Abb. 8.61 a u. b Geschlechtsspezifische Unterschiede im Aufbau des M. levator ani. Ansicht von dorsal; **a** männliches Becken; **b** weibliches Becken. Beachte die bindegewebigen Lücken zwischen den muskulären Anteilen des M. levator ani der Frau!

Der M. ischiocavernosus (Sitzbein-Schwellkörper-Muskel) entspringt am Ramus ossis ischii und umhüllt den Penis-Schwellkörper bzw. den Clitoris-Schwellkörper (▶ Tab. 8.21). Er komprimiert beim Mann den hinteren Penis-Schwellkörper und verstärkt dadurch die Erektion.

Bei der Frau schnürt sich der Kloakenschließmuskel seitlich zu einer *8* zusammen und trennt auf diese Weise die Öffnungen des Urogenitaltraktes und des Afters. Der Mittelpunkt der *8* wird vom Sehnenzentrum des Dammes, dem *Centrum perinei* gebildet (▶ Abb. 8.58**b**).

Neben den quer gestreiften äußeren Schließmuskeln kommen noch innere Schließmuskeln vor, deren glatte Muskulatur der Wand des jeweiligen Hohlorgans entspricht: *M. sphincter ani internus* (Darm; ▶ Abb. 8.61**a** u. ▶ Abb. 8.62**a**) und *M. sphincter vesicae internus* (Übergang Harnblase – Harnröhre; ▶ Abb. 8.64**b**).

Tab. 8.20 Beckenbodenmuskulatur: Diaphragma urogenitale im Überblick

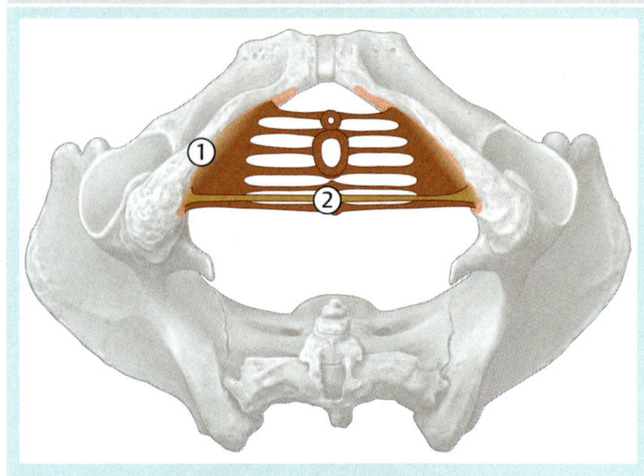

① M. transversus perinei profundus	
Ursprung:	R. inferior ossis pubis, R. ossis ischii
Ansatz:	Wand der Vagina und der weiblichen bzw. männlichen Urethra, Centrum perinei
Innervation:	N. pudendus (S2–4)
②M. transversus perinei superficialis	
Ursprung:	R. ossis ischii
Ansatz:	Centrum perinei
Funktion des Diaphragma urogenitale:	Sicherung der Lage der Beckenorgane, Verschlussmechanismus für die Urethra
Innervation:	N. pudendus (S2–4)

Tab. 8.21 Beckenbodenmuskulatur: Schließ- bzw. Schwellkörpermuskeln des Beckenbodens im Überblick

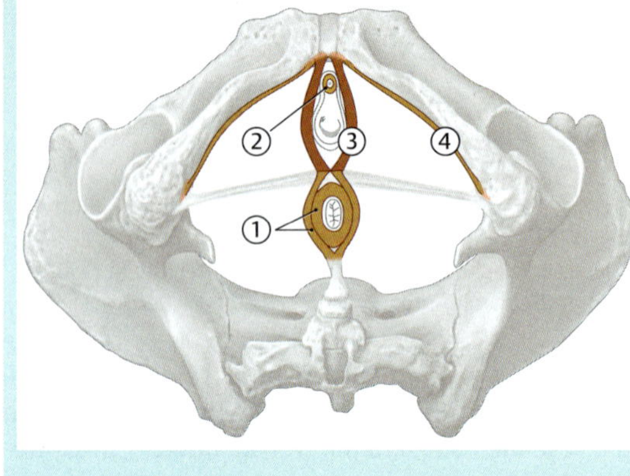

① M. sphincter ani externus	
verläuft als ringförmiger Schließmuskel um den Analkanal und erstreckt sich vom Centrum perinei bis zum Lig. anococcygeum (Unterteilung in Pars subcutanea, Pars superficialis und Pars profunda)	
Funktion:	Verschluss des Anus
Innervation:	N. pudendus (S2–4)
② M. sphincter urethrae externus	
Abspaltung des M. transversus perinei profundus (umschließt die Urethra)	
Funktion:	Verschluss der Urethra
Innervation:	N. pudendus (S2–4)
③ M. bulbospongiosus	
verläuft bei der Frau vom Centrum perinei nach ventral zur Clitoris (beim Mann zur Raphe penis)	
Funktion:	verengt den Scheideneingang bei der Frau, umhüllt das Corpus spongiosum des Penis beim Mann
Innervation:	N. pudendus (S2–4)
④ M. ischiocavernosus	
Ursprung:	R. ossis ischii
Ansatz:	Crus penis/Crus clitoridis
Funktion:	presst Blut in das Corpus cavernosum penis/clitoridis
Innervation:	N. pudendus (S2–4)

Centrum perinei

Im Gegensatz zum Mann ist bei der Frau der Damm (Perineum), das „*Mittelfleisch*" zwischen Scheide und After, ein von zahlreichen glatten und quer gestreiften Muskelfasern durchsetztes Bindegewebsgebilde. In sein Zentrum strahlen zahlreiche Muskeln ein (Centrum perinei): von lateral die *Mm. transversi perinei profundus* und *superficialis*, von dorsal der *M. sphincter ani externus* und von ventral der *M. bulbospongiosus* (▶ Abb. 8.58**b**).

Der Damm trennt den Harn- und Geschlechtsweg vom Verdauungstrakt. Als Dammregion (Regio perinealis) werden das rautenförmige Hautareal um den After (Regio analis) und die äußeren Geschlechtsorgane (Regio urogenitalis) bezeichnet (▶ Abb. 8.58**a**).

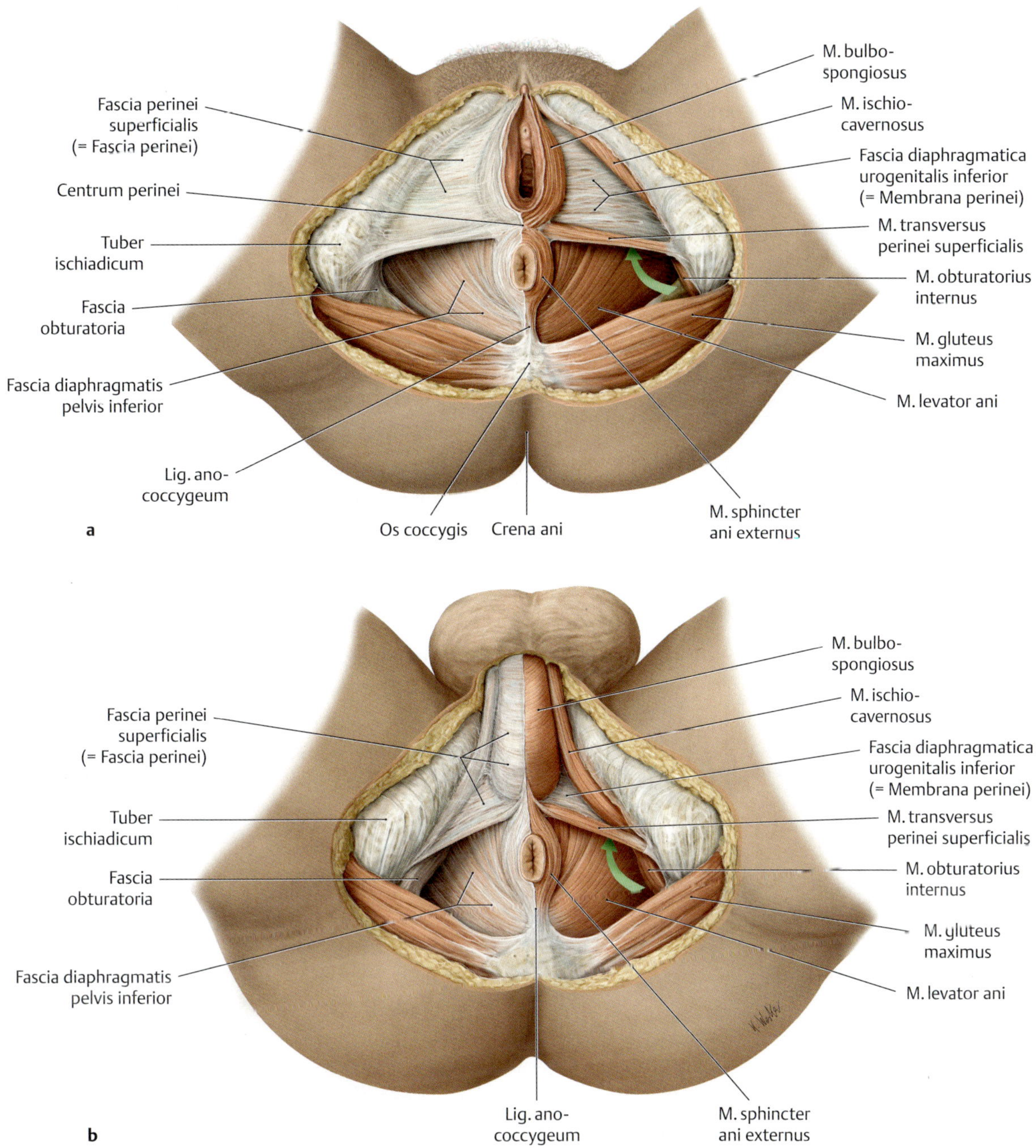

Abb. 8.62 a u. b Beckenboden von Frau und Mann im Vergleich, Ansicht von kaudal. **a** Weiblicher Beckenboden; **b** männlicher Beckenboden. Die grünen Pfeile weisen in den darüber liegenden, infralevatorischen Raum, die jeweils linke Fossa ischioanalis.

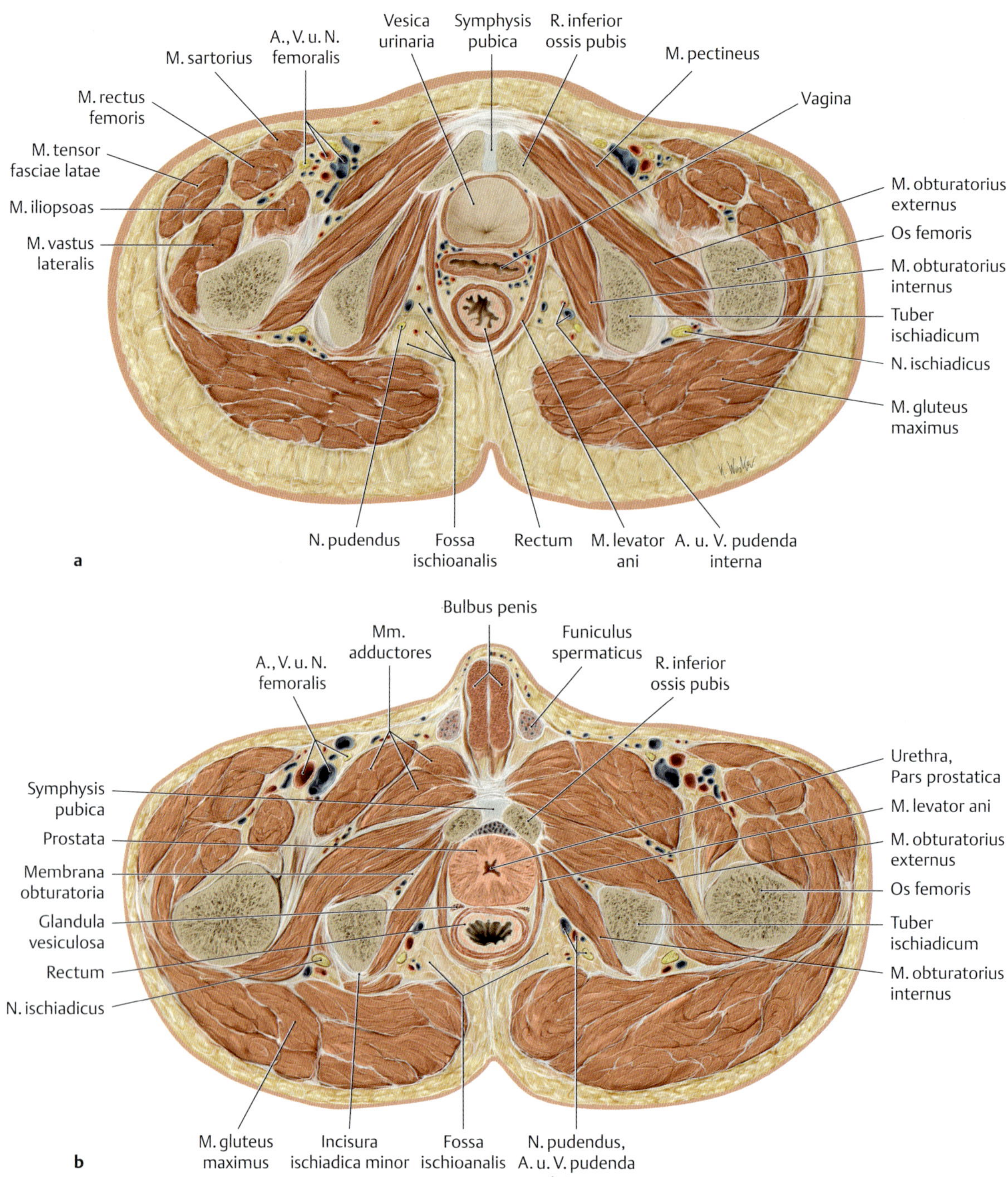

Abb. 8.63 a u. b Horizontalschnitte durch ein weibliches (a) und männliches (b) Becken.

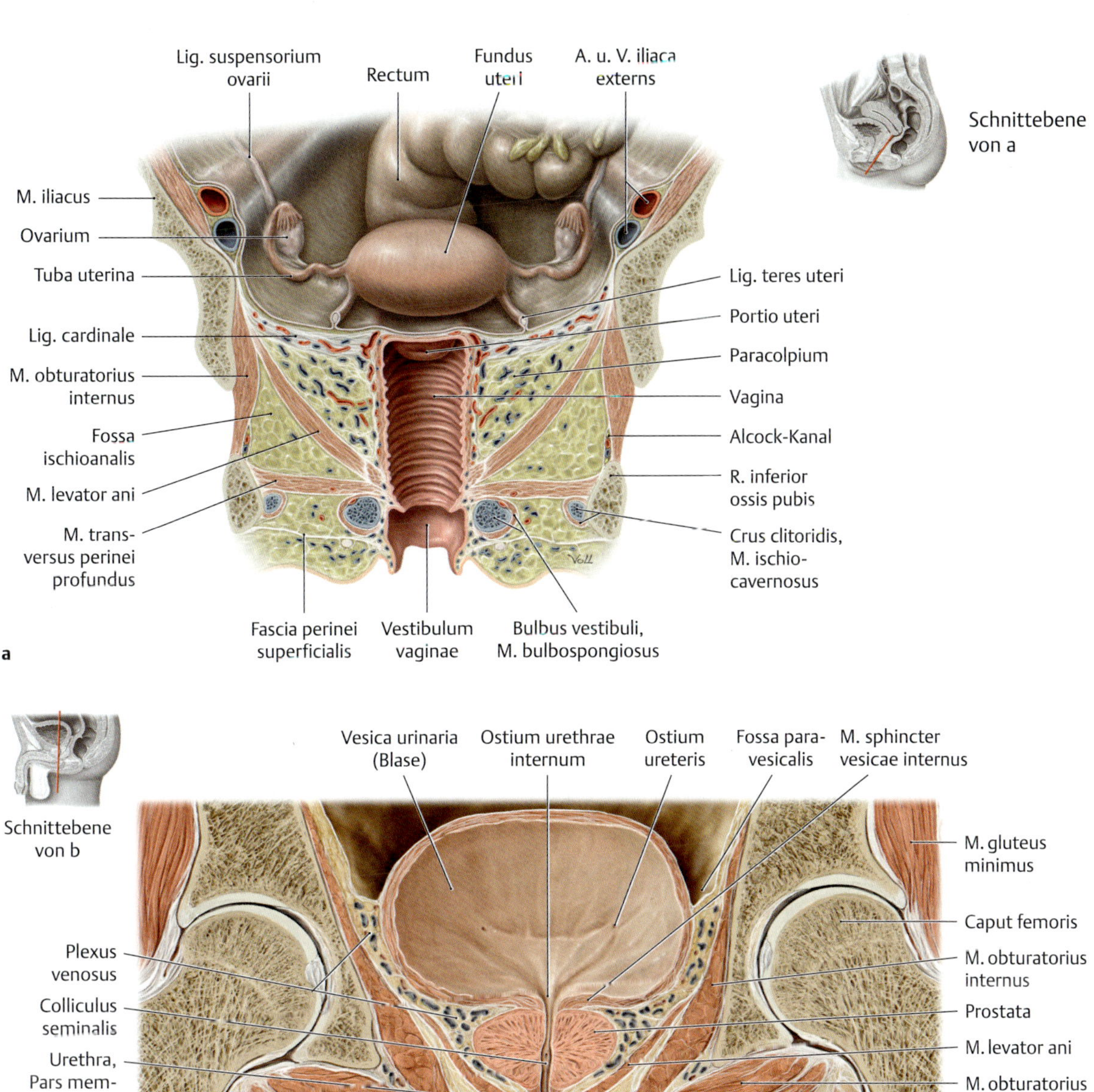

Abb. 8.64 a u. b Frontalschnitte durch ein weibliches und ein männliches Becken. a Schnittebene auf Höhe der Vagina. **b** Schnittebene auf Höhe der Prostata.

Klinischer Bezug: Dammriss und Descensus perinei

Dammriss und Dammschnitt (Episiotomie): Muskulatur und Bindegewebe des Beckenbodens können während der Geburt überdehnt werden und unkontrolliert zerreißen. Wenn der Kopf des Kindes durch den Beckenboden durchtritt, führt die rasche Erweiterung des Geburtskanals oder ein vermindert dehnungsfähiger Damm u. U. zu Dammrissen, die das Centrum perinei und häufig den M. sphincter ani externus betreffen. Um einen solchen unkontrollierten Dammriss zu vermeiden, werden besonders bei Erstgebärenden *Dammschnitte* (Episiotomien) durchgeführt.

Im Wesentlichen werden die *medial-laterale* und die *mediane Episiotomie* unterschieden. Während beim medial-lateralen Dammschnitt der M. bulbospongiosus, Teile des M. transversus perinei profundus sowie evtl. ein Levatorschenkel durchtrennt werden, werden beim medianen Dammschnitt alle Muskeln mit Ausnahme des M. bulbospongiosus geschont. Das Risiko bei medianen Episiotomien besteht jedoch in einem Weiterreißen mit Verletzung des M. sphincter ani externus. Andererseits ist der postoperative Heilungsverlauf bei medianen Episiotomien deutlich schneller als bei medial-lateralen.

Descensus perinei: Nach häufigen Entbindungen ist der geschädigte Beckenboden nicht mehr in der Lage, seine Verschluss- und Stützfunktion in ausreichendem Maß zu erfüllen. Erschlaffung und Verletzung des Beckenbodens führen zu einem Tiefertreten *(Deszensus)* der Beckenorgane, z. B. des Uterus (Descensus uteri). Im Extremfall tritt das Organ unter Umstülpung der Vagina aus der Scheide heraus *(Prolaps uteri)*.

Der Deszensus ist häufig mit einer *Stressinkontinenz* kombiniert, bei der es zu unfreiwilligem Harnabgang, z. B. beim Husten kommt. Bei geringgradigem Deszensus genügt häufig regelmäßige Beckenbodengymnastik, bei stärkerer Ausprägung muss unter Umständen eine operative *Beckenbodenplastik* durchgeführt werden. Hierbei werden z. B. die beiden Levatorschenkel operativ freigelegt und durch Nähte einander genähert.

Innervation der Beckenbodenmuskulatur

Die Muskeln des Diaphragma pelvis werden durch direkte Äste des Plexus sacralis (S2–4) innerviert, die Muskeln des Diaphragma urogenitale sowie alle äußeren Schließmuskeln durch den N. pudendus (S2–4).

9 Obere Extremität, Schultergürtel und freie Gliedmaße

9.1 Überblick

Auch wenn die beiden Gliedmaßenpaare des Menschen (obere und untere Extremität) nach einem einheitlichen Bauplan konstruiert sind, so unterscheiden sie sich doch beträchtlich voneinander – sowohl morphologisch als auch funktionell. Ursache hierfür ist in erster Linie der Übergang von der vierfüßigen (quadrupeden) zur zweifüßigen (bipeden) Fortbewegungsweise. Besonders bei Primaten vollzog sich stammesgeschichtlich eine dauerhafte Aufrichtung des Rumpfes, die letztlich die Lordose (Krümmung) der Wirbelsäule zur Folge hatte. Während das untere Extremitätenpaar beim Menschen weitgehend Stütz- und Lokomotionsfunktionen übernimmt, wird das obere – von Lauf- und Stützfunktion völlig entlastet – zu einem vielseitigen Bewegungs- und Ausdrucksorgan und steht v.a. im Dienst des Greifens und Tastens. Die Grundlage für diese Tätigkeiten ist die außerordentliche Beweglichkeit der oberen Extremität, die der Hand einen größtmöglichen Bewegungsspielraum ermöglicht.

9.2 Knochen der oberen Extremität

Das Skelett der oberen Extremität besteht aus Schultergürtel und Arm (▸ Abb. 9.1). Der Schultergürtel setzt sich aus *Schlüsselbein (Clavicula)* und *Schulterblatt (Scapula)* zusammen, der Arm, die sog. freie obere Gliedmaße, aus *Oberarm (Brachium)*, *Unterarm (Antebrachium)* und *Hand (Manus)* (▸ Abb. 9.1). Eine Gelenkverbindung zwischen Schultergürtel und Thorax besteht über das Sternoklavikulargelenk (Art. sternoclavicularis zwischen Sternum und Clavicula), eine Gelenkverbindung *zwischen* Schulterblatt *und Oberarmknochen (Humerus)* über das *Schultergelenk (Art. humeri)*.

Über das *Ellenbogengelenk (Art. cubiti)* artikuliert der Oberarmknochen (Humerus) mit den beiden Unterarmknochen – Speiche (Radius) und Elle (Ulna) –, die ihrerseits über das *proximale Handgelenk (Art. radiocarpalis)* mit der Hand in gelenkiger Verbindung stehen. Die *Handwurzel (Carpus)*, die *Mittelhand (Metacarpus)* und die *Finger (Digiti)* bilden die 3 Abschnitte des Handskeletts (▸ Abb. 9.1).

9.2.1 Schultergürtel

Die beiden Knochen des Schultergürtels, das Schlüsselbein (Clavicula) und das Schulterblatt (Scapula), sind über das Akromioklavikulargelenk (Art. acromioclavicularis) miteinander verbunden und befestigen den Arm am Rumpf (▸ Abb. 9.1). Sie erweitern mit den beiden

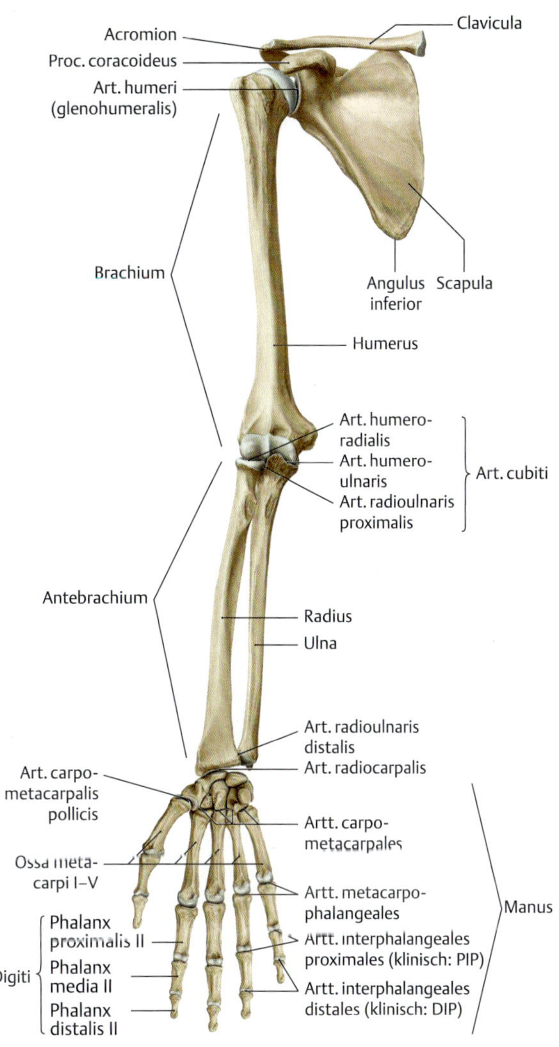

Abb. 9.1 Skelett der rechten oberen Extremität, Ansicht von ventral.

sog. *Schlüsselbeingelenken (Art. acromioclavicularis bzw. Schultereckgelenk* und *Art. sternoclavicularis* bzw. *Schlüsselbein-Brustbein-Gelenk*, ▸ Abb. 9.2) den Bewegungsumfang im Schultergelenk und dienen als Ansatz- und Ursprungsflächen für Schultergürtel- und Schultergelenkmuskulatur.

Clavicula

Die Clavicula ist ein s-förmig gebogener Knochen und in ihrer gesamten Ausdehnung sicht- und tastbar. Sie hat beim Erwachsenen eine Länge von etwa 12–15 cm und ist der einzige Extremitätenknochen, der während der Embryonalperiode nicht knorpelig vorgeformt wird. Die dem

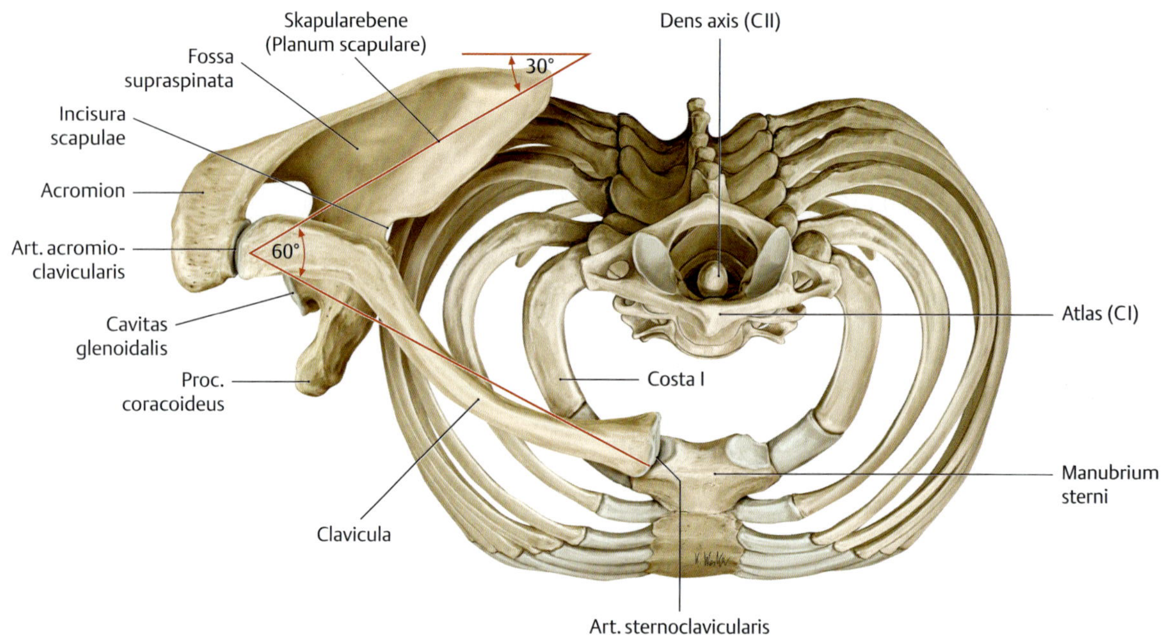

Abb. 9.2 Verbindung des rechten Schultergürtels (Scapula und Clavicula) mit dem Thorax, Ansicht von kranial.

Brustbein (Sternum) zugewandte Seite (Extremitas sternalis) trägt eine sattelförmige Gelenkfläche (Facies articularis sternalis), wohingegen die dem Acromion (Schulterhöhe) zugewandte Seite (Extremitas acromialis) eher platt und vertikal ausgerichtet ist (▶ Abb. 9.2).

Scapula

Die Scapula ist ein platter, dreieckiger Knochen mit einem medialen, lateralen und oberen Rand (Margo medialis, Margo lateralis und Margo superior). Ihre 3 Ecken werden als oberer, unterer und seitlicher Winkel (Angulus superior, Angulus inferior und Angulus lateralis) bezeichnet (▶ Abb. 9.3**a–c**). Die den Rippen zugewandte Vorderseite (Facies costalis) dient dem M. subscapularis größtenteils als Ursprungsfläche (Fossa subscapularis; ▶ Abb. 9.3**c**). Die hintere Seite (Facies dorsalis) wird durch die Spina scapulae (Schulterblattgräte) in eine untere Fossa infraspinata (Untergrätengrube) und eine obere Fossa supraspinata (Obergrätengrube) unterteilt; ▶ Abb. 9.3**a**). Das laterale äußere Ende der Spina scapulae wird als Schulterhöhe (Acromion) bezeichnet und ist ebenso wie die Schulterblattgräte über die gesamte Länge gut tastbar. Der unter dem Acromion gelegene Angulus lateralis trägt die Gelenkpfanne für den Humeruskopf (Cavitas glenoidalis). An ihrem oberen und unteren Rand befinden sich 2 kleine Höcker, das Tuberculum supraglenoidale und das Tuberculum infraglenoidale (▶ Abb. 9.3**b**). Der Rabenschnabelfortsatz (Proc. coracoideus) entspringt am oberen Schulterblatthals (Collum scapulae) und biegt nahezu rechtwinklig nach vorne-seitlich um. Bei muskelschwachen Personen ist er etwa 4 Finger breit medial vom Acromion unter dem Schlüsselbein durch den M. deltoideus zu tasten. Am oberen Rand des Schulterblatts, unmittelbar an der Basis des Proc. coracoideus, befindet sich ein Einschnitt (Incisura scapulae; ▶ Abb. 9.3**a** u. **c**), der durch ein Band (Lig. transversum scapulae superius) zu einem osteofibrösen Kanal geschlossen ist.

Klinischer Bezug: Kompression des N. suprascapularis

Der N. suprascapularis zieht durch den osteofibrösen Kanal, der durch die Incisura scapulae und das Lig. transversum scapulae superius gebildet wird. Wenn das Lig. transversum scapulae verknöchert, kann es diesen Kanal so stark einengen, dass der N. suprascapularis komprimiert wird (= Incisura-scapulae-Syndrom). Aktive Drehbewegungen der Schulter verstärken diese Kompression. Eine häufige Folge sind Kraftminderung und Atrophie des M. supraspinatus und besonders des M. infraspinatus. Oft garantiert nur die operative Durchtrennung des Bandes (Dekompression) Beschwerdefreiheit.

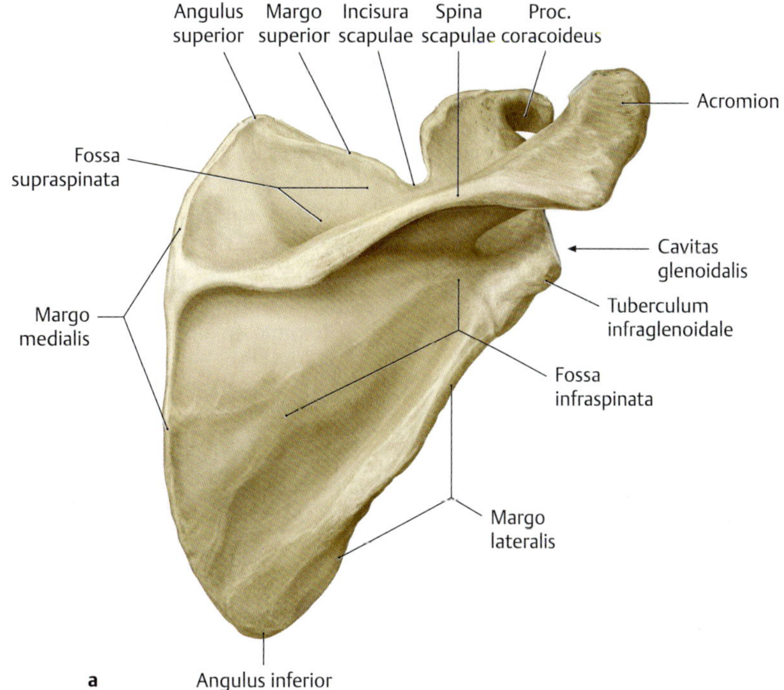

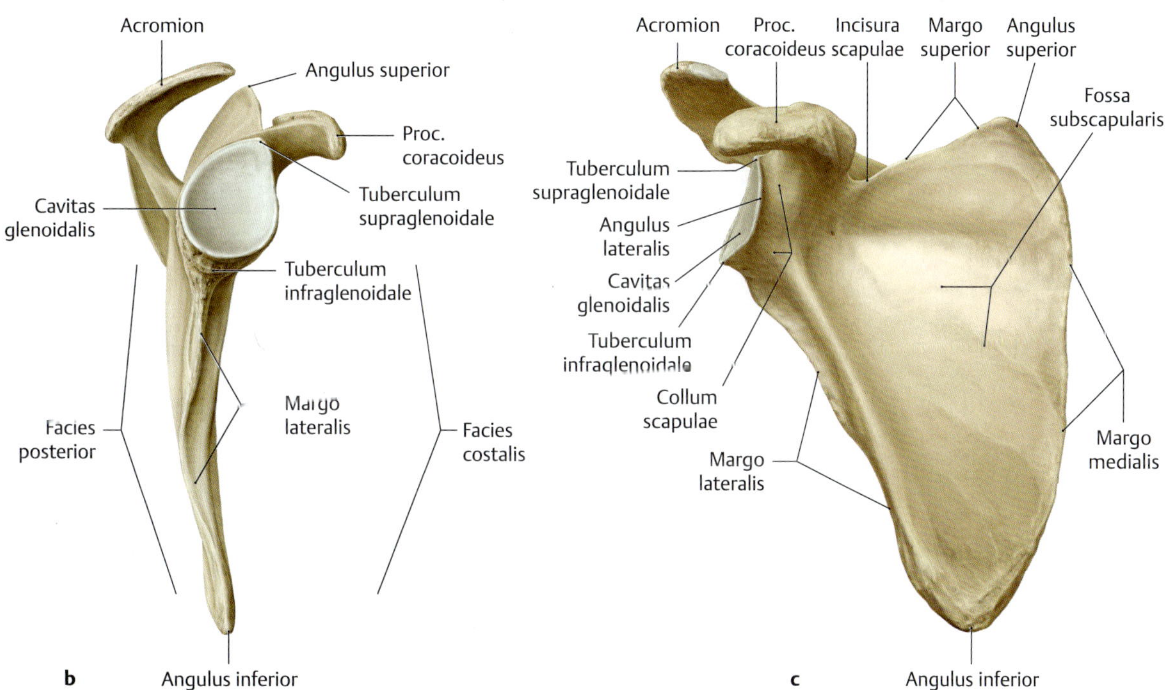

Abb. 9.3 a-c Rechtes Schulterblatt. a Ansicht von dorsal; **b** von lateral; **c** von ventral.

9.2.2 Oberarmknochen

Am Oberarmknochen (Humerus) unterscheidet man – wie bei allen langen Röhrenknochen – eine Diaphyse sowie eine proximale und distale Epiphyse. Die proximale Epiphyse wird vom Oberarmkopf, dem Caput humeri gebildet, das durch das ringförmige Collum anatomicum von der Diaphyse getrennt ist (▸Abb. 9.4**a** u. **b**). Das Caput humeri und die Cavitas glenoidalis der Scapula bilden das Schultergelenk (Art. humeri; ▸Abb. 9.1). Am Übergang zum Humerusschaft, im Bereich des Halses (Collum humeri), sind 2 kräftige Knochenhöcker (Tubercula) ausgebildet, die als Apophysen einigen Schultergelenkmuskeln als Ansatz dienen. Vorne liegt das kleinere Tuberculum minus, das nach distal in einer Knochenleiste ausläuft (Crista tuberculi minoris). Seitlich findet sich das kräftige Tuberculum majus, das sich ebenfalls in eine Knochenleiste fortsetzt (Crista tuberculi majoris). Zwischen beiden Höckern liegt eine Furche (Sulcus intertubercularis) für die Sehne des langen Bizepskopfes (▶ Abb. 9.4**a** u. **b**).

Am Humerusschaft (Corpus humeri), der proximal eher zylindrisch und distal eher dreiseitig geformt ist, befindet sich etwa in der Mitte eine seitliche Rauigkeit (Tuberositas deltoidea; ▶ Abb. 9.4**b**), die Ansatzfläche für den M. deltoideus. Etwa 3 Finger breit distal davon kann man eine seichte Rinne tasten (Sulcus nervi radialis), in der – in unmittelbarem Kontakt mit dem Knochen – der N. radialis um den Humerusschaft von medial-hinten nach außen-vorne zieht (▶ Abb. 9.4**b**).

Das distale Ende des Humerusschaftes, der Condylus humeri, weist ein kugelförmiges Köpfchen (Capitulum humeri) zur gelenkigen Verbindung mit dem Radius und eine deutlich größere Gelenkrolle (Trochlea humeri) zur gelenkigen Verbindung mit der Ulna auf. Seitlich des Capitulum humeri liegt der Epicondylus lateralis, der nach proximal in einer Knochenleiste, der Crista supracon-

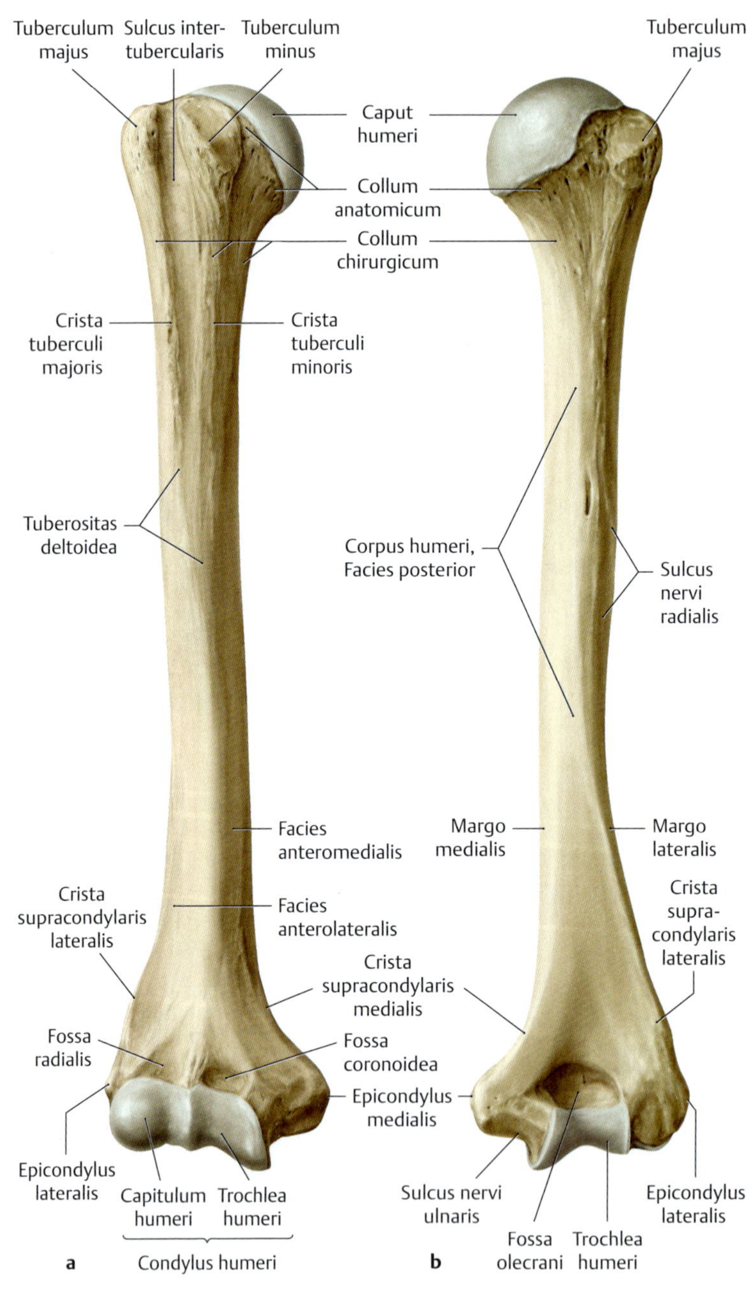

Abb. 9.4 a u. b **Rechter Humerus. a** Ansicht von vorn; **b** von hinten.

dylaris lateralis, ausläuft. Medial der Trochlea humeri liegt der mächtige Epicondylus medialis, der sich ebenfalls nach proximal zu einer Crista supracondylaris medialis verjüngt (▶ Abb. 9.4**a** u. **b**). An der Rückseite des Epicondylus medialis, unmittelbar neben der Trochlea, liegt der Sulcus nervi ulnaris (▶ Abb. 9.4**b**), eine Knochenrinne, durch die der N. ulnaris hindurchzieht.

Auf der Vorderseite des distalen Humerus liegt jeweils eine Grube oberhalb des Capitulums (Fossa radialis) und der Trochlea (Fossa coronoidea; ▶ Abb. 9.4**a**). Die beiden Gruben dienen der Aufnahme des Radiusköpfchens sowie des Processus coronoideus der Ulna bei maximaler Beugung im Ellenbogengelenk. Eine weitere Grube, die Fossa olecrani, liegt auf der Rückseite des distalen Humerusendes oberhalb der Trochlea (▶ Abb. 9.4**b**). Sie dient der Aufnahme des Olecranons bei maximaler Streckung im Ellenbogengelenk.

9.2.3 Unterarmknochen

Das Skelett des Unterarms wird vom Radius (Speiche) und der Ulna (Elle) gebildet. Beide Knochen sind im Schaftbereich durch eine Membrana interossea antebrachii (Zwischenknochenmembran, s. ▶ Abb. 9.32) verbunden, die den Zusammenhalt gewährleistet sowie Zug- und Druckbelastungen eines Knochens auf den andern überträgt. Zusätzlich dient die Membrana interossea den Unterarmmuskeln als Ursprungsfläche.

Radius

Die proximale Epiphyse des Radius, das Caput radii (Radiuskopf), bildet mit der Fovea articularis die Gelenkpfanne für das Capitulum humeri (Art. humeroradialis; ▶ Abb. 9.1). Am Übergang zum Collum radii (Radiushals) befindet sich eine Drehfläche, die Circumferentia articularis (▶ Abb. 9.5**a** u. **b**), über die der Radiuskopf mit der Ulna im

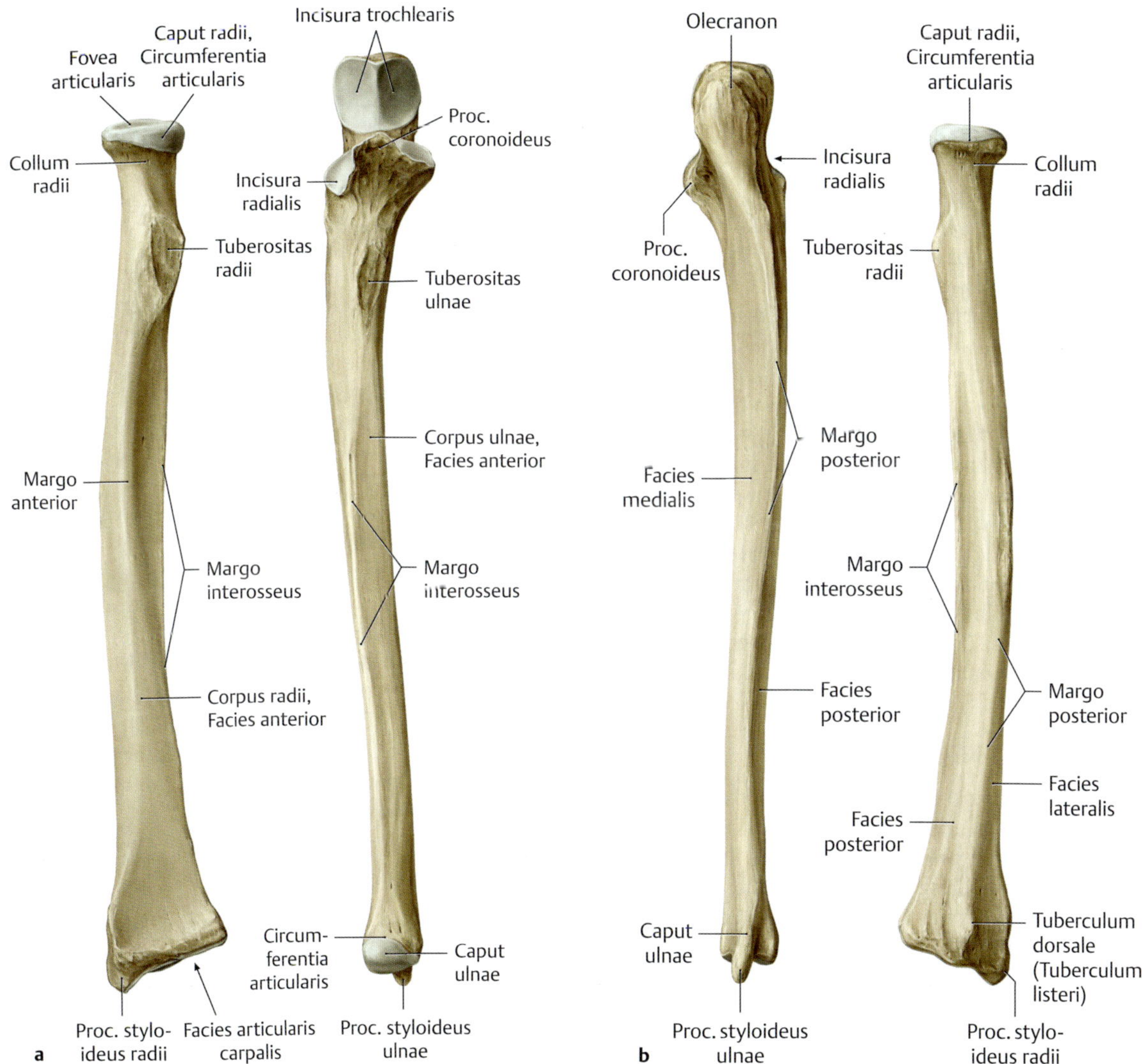

Abb. 9.5 a u. b Radius und Ulna des rechten Unterarms. a Ansicht von vorn; **b** von hinten.

sog. proximalen Radioulnargelenk (Art. radioulnaris proximalis) artikuliert. Unterhalb des Collum radii liegt auf der Vorderseite medial ein Rauigkeit, die Tuberositas radii, an der der M. biceps brachii ansetzt. Der Radiusschaft ist proximal eher rundlich und weiter distal nahezu dreieckig, wobei die Randleisten als Margo posterior, Margo anterior und Margo interosseus bezeichnet werden. Nach distal ist der Radius breiter und kräftiger entwickelt. Am distalen Ende besitzt er 2 Gelenkflächen, die Facies articularis carpea für die Verbindung mit der Handwurzel sowie einen kleinen ulnar gelegenen Einschnitt, die Incisura ulnaris radii für die gelenkige Verbindung mit der Ulna (distales Radioulnargelenk, Art. radioulnaris distalis, ▶ Abb. 9.5**a**). Auf der dorsalen Seite des distalen Radiusendes liegen mehrere Rinnen, in denen die Sehnen der Handstrecker verlaufen. Lateral liegt der von außen gut tastbare Griffelfortsatz, der Proc. styloideus radii.

Ulna

Im Gegensatz zum Radius ist die Ulna proximal mächtiger, distal eher schmaler (▶ Abb. 9.5**a** u. **b**). Mit dem kräftigen, hakenförmigen Fortsatz, dem Olecranon, umfasst sie die Trochlea humeri und bildet so das Scharniergelenk zwischen Humerus und Ulna (Art. humeroulnaris, ▶ Abb. 9.1). Die nach vorn gerichtete Incisura trochlearis umgreift die Trochlea humeri wie eine Zange, wobei sie mit einer Führungsleiste in der entsprechenden Einkerbung der Oberarmrolle verläuft. Distal endet die Incisura trochlearis als Proc. coronoideus (Kronenfortsatz). Unmittelbar darunter befindet sich die Tuberositas ulnae (▶ Abb. 9.5), eine Rauigkeit für den Ansatz des M. brachialis. Radial des Proc. coronoideus liegt der Einschnitt für die gelenkige Verbindung mit dem Radiuskopf (Incisura radialis ulnae) im proximalen Radioulnargelenk (Art. radioulnaris proximalis). Der Knochenschaft der Ulna hat wie der Radius einen Margo interosseus, einen Margo posterior und einen Margo anterior. Das distale Ende der Ulna wird vom Caput ulnae (Ulnakopf) gebildet. Die lateral gelegene Circumferentia articularis steht in gelenkigem Kontakt mit dem distalen Radius (distales Radioulnargelenk, Art. radioulnaris distalis). Dorsal liegt der von außen gut tastbare ulnare Griffelfortsatz (Proc. styloideus ulnae).

9.2.4 Knochen der Hand

An der Hand unterscheidet man die Handwurzel (Carpus), die mit Radius und Ulna (bzw. einem Discus articularis) über das proximale Handgelenk (Art. radiocarpalis; ▶ Abb. 9.1) in Verbindung steht, die Mittelhand (Metacarpus) mit 5 kleinen Röhrenknochen sowie die Finger (Digiti) mit den einzelnen Gliedern (Phalangen; ▶ Abb. 9.6**a** u. **b**). Die Orientierung an der Hand richtet sich nach der Handinnenfläche (palmar oder volar), nach dem Handrücken (dorsal) sowie kleinfingerwärts nach der Ulna (ulnar) und daumenwärts nach dem Radius (radial).

Handwurzelknochen

Die Handwurzelknochen (Ossa carpi) sind in *2 Reihen* zu jeweils *4 Knochen* angeordnet. Zwischen den beiden Handwurzelreihen befindet sich das distale Handgelenk (Art. mediocarpalis).

- Die **proximale Handwurzelreihe** besteht aus dem radial gelegenen Os scaphoideum (Kahnbein; früher auch als Os naviculare bezeichnet; diese Bezeichnung wird heute nur noch für den entsprechenden Knochen am Fuß verwendet), dem mittleren Os lunatum (Mondbein), dem ulnar gelegenen Os triquetrum (Dreiecksbein) sowie dem palmar aufgelagerten Os pisiforme (Erbsenbein).
- Die **distale Handwurzelreihe** besteht von radial nach ulnar aus dem Os trapezium (großes Vieleckbein), dem Os trapezoideum (kleines Vieleckbein), dem Os capitatum (Hauptbein) und dem Os hamatum (Hakenbein; ▶ Abb. 9.6**a** u. **b**).

Die Knochen jeder Reihe sind in Form von straffen Gelenken miteinander verbunden und weisen im gelenkigen Verband eine dorsal konvexe sowie eine palmar konkave Wölbung auf. Dadurch entsteht auf der palmaren Seite der Sulcus carpi (Karpalkanal), der radial und ulnar jeweils von einer knöchernen Erhebung begrenzt wird (s. ▶ Abb. 9.50).

Mittelhandknochen

Die 5 Mittelhandknochen (Ossa metacarpalia) sind typische Röhrenknochen mit jeweils einer proximal gelegenen Basis (Basis), einem mittleren Schaft (Corpus) sowie einem distal gelegenen Kopf (Caput, ▶ Abb. 9.6**a** u. **b**). Sie werden von radial nach ulnar mit römischen Ziffern durchnummeriert (Ossa metacarpalia I–V). Das Os metacarpi I des Daumens ist der kürzeste und kräftigste, das Os metacarpi II des Zeigefingers der längste Mittelhandknochen. Den Köpfen der Mittelhandknochen liegen palmar z.T. Sesamknochen an. Regelmäßig vorhanden sind die beiden Sesambeine des Daumens.

Der Mittelhandknochen des Daumens (Os metacarpi I) bildet als einziger Metakarpalknochen mit einem distalen Handwurzelknochen (Os trapezium) ein gut bewegliches Gelenk, das Daumensattelgelenk (Art. carpometacarpalis pollicis; s. ▶ Abb. 9.37). Alle anderen Mittelhandknochen sind durch straffe Gelenke (Amphiarthrosen) sowohl untereinander als auch mit der distalen Handwurzelreihe verbunden (s. ▶ Abb. 9.43).

Fingerknochen

Die Fingerknochen (Ossa digitorum manus) bestehen aus den einzelnen Fingergliedern (Phalangen), an denen man jeweils ein Grund-, Mittel- und Endglied (Phalanx proximalis, Phalanx media und Phalanx distalis) unterscheidet. Beim Daumen fehlt das Mittelglied. Die Phalangen sind ebenso wie die Metakarpalknochen kleine Röhrenknochen mit einer proximalen Basis, einem mittleren Corpus und einem distal gelegenen Caput. Ihre Bezeichnung erfolgt von radial nach ulnar (I–V). Folgende Bezeichnungen für die 5 **Finger** sind üblich:

- Daumen (Pollex),
- Zeigefinger (Index),
- Mittelfinger (Digitus medius),
- Ringfinger (Digitus anularis),
- Kleinfinger (Digitus minimus).

Entsprechend den 3 Fingergliedern unterscheidet man folgende **Fingergelenke**:

- Endgelenk (distales Interphalangealgelenk, DIP),
- Mittelgelenk (proximales Interphalangealgelenk, PIP) und
- Grundgelenk (Metakarpophalangealgelenk, MP; s. ▶ Abb. 9.37).

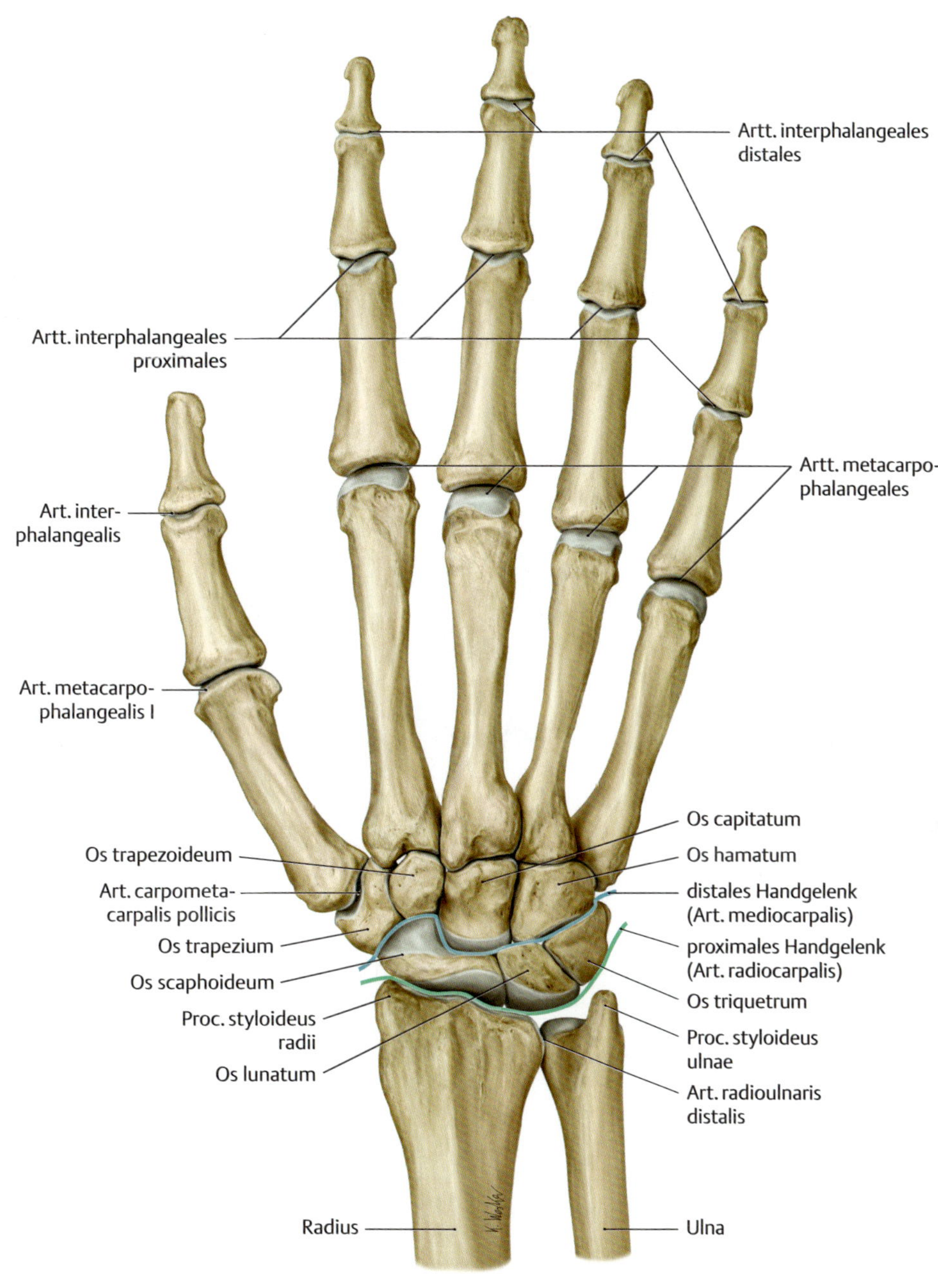

Abb. 9.6 a u. b Knochen der rechten Hand. a Ansicht von dorsal. Das proximale (Art. radiocarpalis) und das distale Handgelenk (Art. mediocarpalis) sind farbig hervorgehoben.

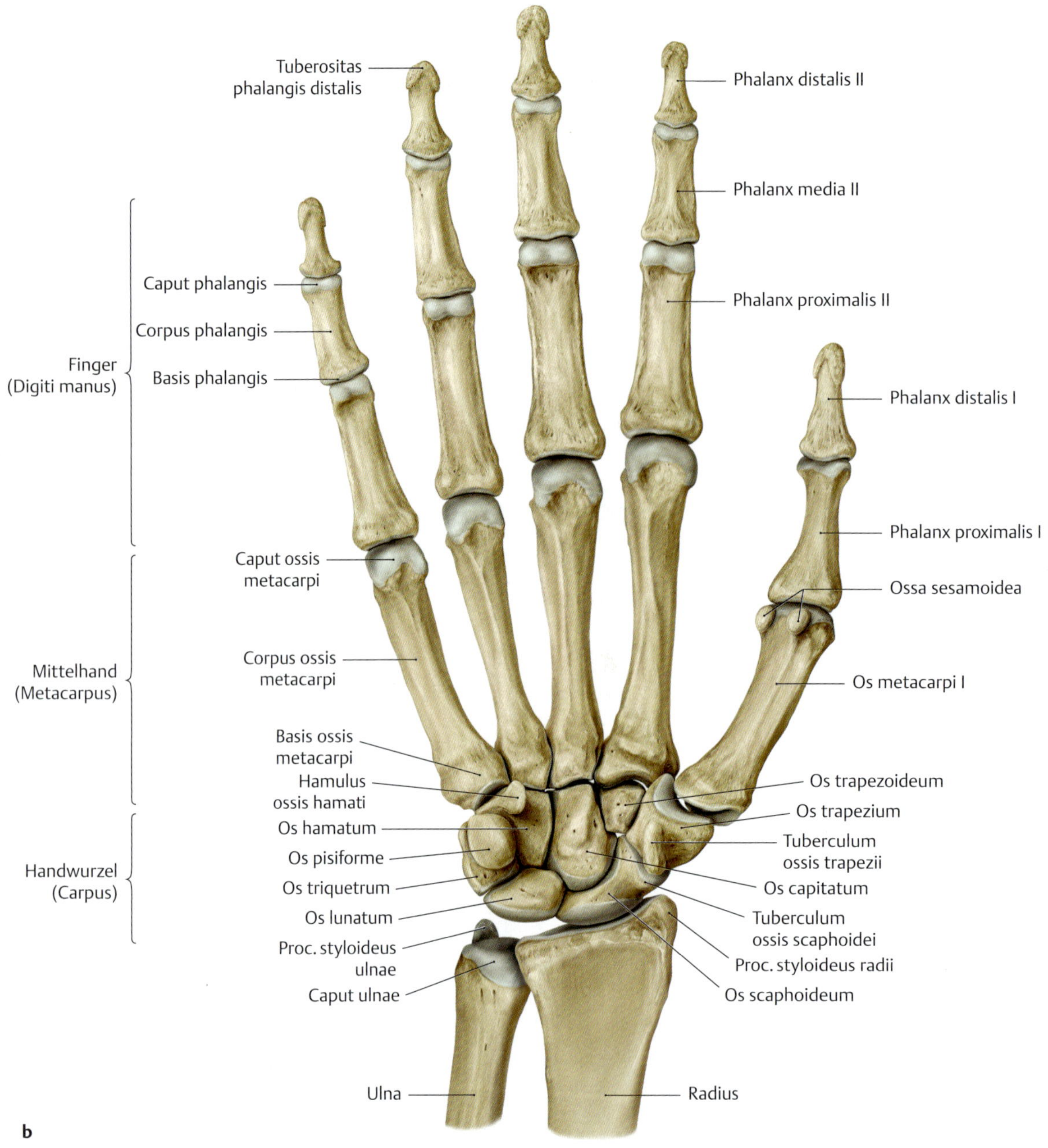

Abb. 9.6 a u. b Fortsetzung. b Ansicht von palmar.

9.3 Schultergürtelgelenke und Schultergelenk

9.3.1 Bewegungsumfang

Im Gegensatz zum Beckengürtel, der zwischen Bein und Wirbelsäule eine überaus straffe Verbindung herstellt, bildet der Schultergürtel zum einen mit dem Rumpf, zum anderen mit den freien Gliedmaßen eine sehr bewegliche Funktionseinheit. Durch die Verschieblichkeit des Schultergürtels erreicht der Arm eine Beweglichkeit, die fast doppelt so hoch ist wie die des Schultergelenks alleine.

Da die Schulterblätter – bedingt durch den Übergang zur bipeden Lebensweise – nur unvollständig von lateral auf die frontal gestellte Rückfläche des Thorax verlagert sind, entsteht beim erwachsenen Menschen zwischen Schulterblatt- und Frontalebene ein Winkel von 30°. Dadurch verbleiben die beiden Schultergelenke etwas nach vorne geneigt, so dass das Bewegungsfeld der Arme nach vorne in den Seh- und Lebensraum des Organismus verschoben wird. Auf diese Weise fallen Blick- und Bewegungsfeld annähernd zusammen (► Abb. 9.7).

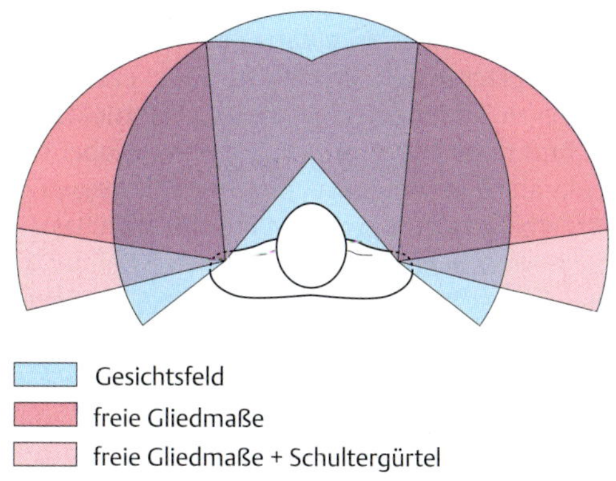

Abb. 9.7 Bewegungsumfang der beiden freien oberen Gliedmaßen alleine und unter Mitwirkung beider Schultergürtel im Vergleich mit dem Gesichtsfeld der Augen.

9.3.2 Gelenke der Schulter

An den Bewegungsmöglichkeiten im Schulterbereich sind die folgenden **5 Gelenke** beteiligt (▶ Abb. 9.8), von denen die ersten *3 echte Gelenke* sind:

- die beiden *Schlüsselbeingelenke: Art. sternoclavicularis* und *Art. acromioclavicularis,*
- das *Schultergelenk (Art. humeri),*
- das sog. *subakromiale Nebengelenk* und
- das *Schulterblatt-Thorax-Gelenk.*

Während das subakromiale Nebengelenk ein aus Schleimbeuteln (Bursa subacromialis und subdeltoidea) bestehendes Gleitlager zwischen Schulterdach und Rotatorenmanschette darstellt, wird das Gleitlager des Schulterblatt-Thorax-Gelenks durch lockeres Bindegewebe zwischen den Mm. subscapularis und serratus anterior gebildet. Zusammen mit den Bandhaften bilden diese Einrichtungen eine funktionelle Einheit, und erst die freie Bewegung in allen 5 Gelenken zusammen ermöglicht den vollen Bewegungsumfang. Dieser außerordentlich große Bewegungsspielraum ist jedoch

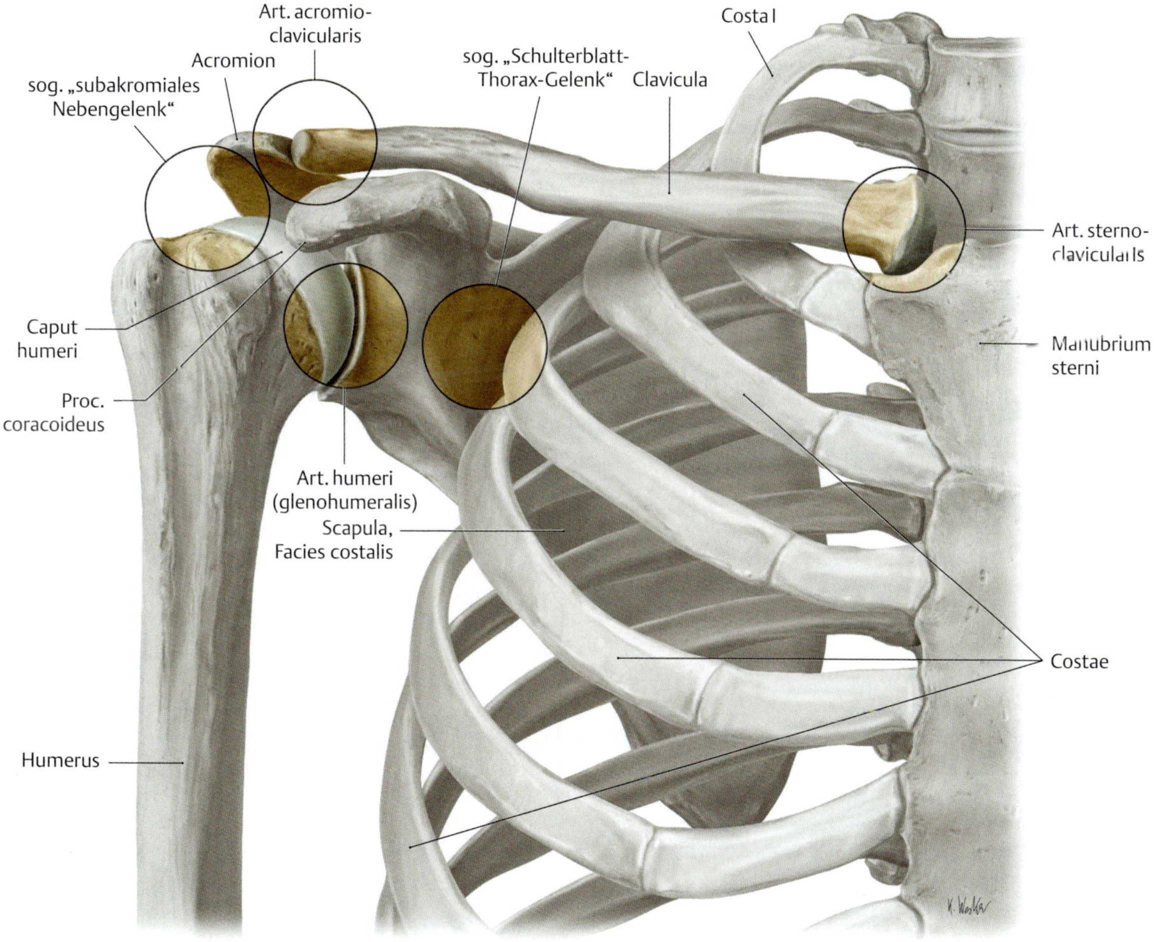

Art. acromioclavicularis
Acromion
sog. „subakromiales Nebengelenk“
sog. „Schulterblatt-Thorax-Gelenk“
Clavicula
Costa I
Art. sternoclavicularis
Manubrium sterni
Caput humeri
Proc. coracoideus
Art. humeri (glenohumeralis)
Scapula, Facies costalis
Costae
Humerus

Abb. 9.8 Die 5 Gelenke der rechten Schulter, Ansicht von ventral.

nur auf Kosten der Stabilität möglich, da Skelettanteile und straffe Bandsicherungen in den Hintergrund treten. Um der Schulter dennoch die nötige Stabilität zu verleihen, ist ein gut entwickelter und kräftiger Muskelmantel notwendig. Entsprechend der Wandlung von Stütz- zu Bewegungsfunktion nimmt auch die Bedeutung der Weichteile und ihrer Störungen zu. Aus diesem Grund spielt sich ein großer Teil der Schultererkrankungen in den Weichteilen ab.

Sternoklavikulargelenk

Über das mediale Schlüsselbeingelenk (Sternoklavikulargelenk, Art. sternoclavicularis) steht der Schultergürtel in gelenkiger Verbindung mit dem Rumpfskelett (▶ Abb. 9.8 u. ▶ Abb. 9.9). Die beiden artikulierenden Gelenkflächen von Clavicula und Manubrium sterni sind sattelförmig und leicht inkongruent. Diese Inkongruenz wird durch einen faserknorpeligen Discus articularis ausgeglichen (▶ Abb. 9.9). Straffe Bandzüge sichern das Gelenk zusätzlich und schränken die Beweglichkeit stark ein. Neben den Ligg. sternoclaviculare anterius und posterius sowie dem Lig. interclaviculare fixiert zusätzlich das Lig. costoclaviculare die Clavicula an der 1. Rippe (▶ Abb. 9.9).

Die beiden *Hauptbewegungen im Sternoklavikulargelenk* werden um eine nahezu vertikale Bewegungsachse (Vor- und Rückführen der Schulter) und eine leicht schräg von lateral-vorne nach medial-hinten verlaufende sagittale Achse (Anheben und Senken der Schulter) durchgeführt; ▶ Abb. 9.11**a** u. **b**). Außer den beiden Hauptbewegungen des Schlüsselbeines in der Horizontal- und Frontalebene ermöglicht der Discus articularis eine weitere Bewegung um die Längsachse der Clavicula im Sinne einer Rotation. Durch diesen 3. Freiheitsgrad wird das Sternoklavikulargelenk funktionell zu einem *Kugelgelenk*, wobei sich die Clavicula auf einem Kegelmantel bewegt, dessen Spitze zum Brustbein zeigt und dessen kreisförmige Basis einen Durchmesser von etwa 10–13 cm besitzt. Bei der Rotation handelt es sich um eine zusammengesetzte Bewegung aus den beiden Hauptbewegungen.

Akromioklavikulargelenk

Im lateralen Schlüsselbeingelenk (Akromioklavikulargelenk, Art. acromioclavicularis) oder dem sog. Schultereckgelenk artikulieren das Acromion des Schulterblattes und die Extremitas acromialis des Schlüsselbeins (▶ Abb. 9.2 u. ▶ Abb. 9.8). Es ist der Form nach ein planes Gelenk, das durch straffe Bänder (Lig. acromioclaviculare, Lig. coracoacromiale und Lig. coracoclaviculare; ▶ Abb. 9.10) in seinem Bewegungsausmaß stark eingeschränkt wird. In Ausnahmefällen weist das Schultereckgelenk einen variabel geformten Discus articularis auf. Aufgrund der planen Gelenkflächen kommen überwiegend translatorische Bewegungen vor, und zwar nach ventral und dorsal sowie nach kranial und kaudal. Gemeinsam mit dem Sternoklavikulargelenk erlaubt das Akromioklavikulargelenk eine Rotation des Schlüsselbeines um seine Längsachse.

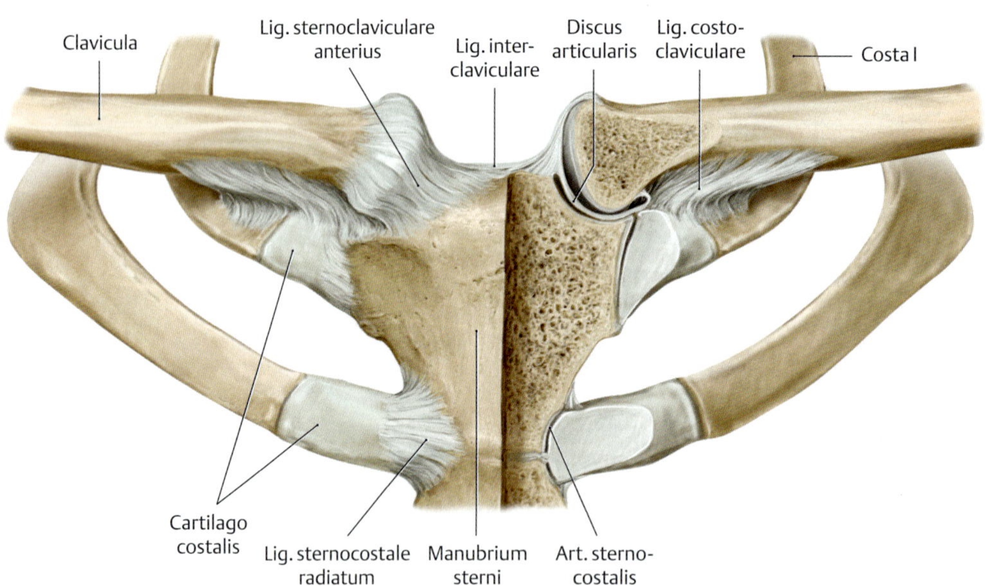

Abb. 9.9 Sternoklavikulargelenke und Bandapparat, Ansicht von ventral. Das linke Sternoklavikulargelenk ist durch einen Flachschnitt eröffnet.

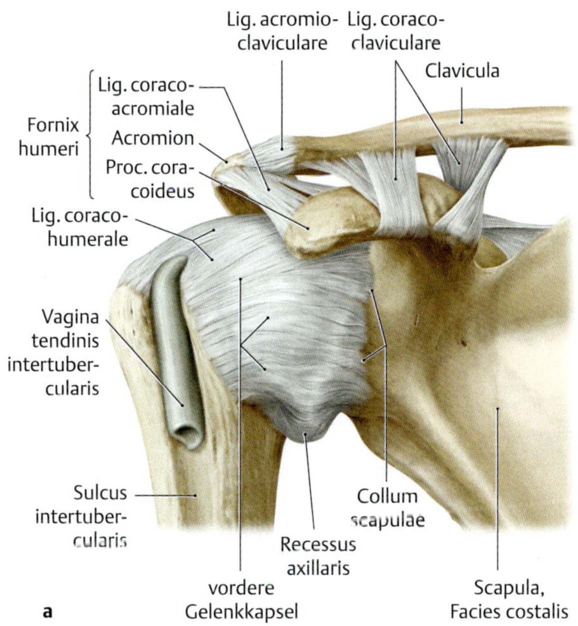

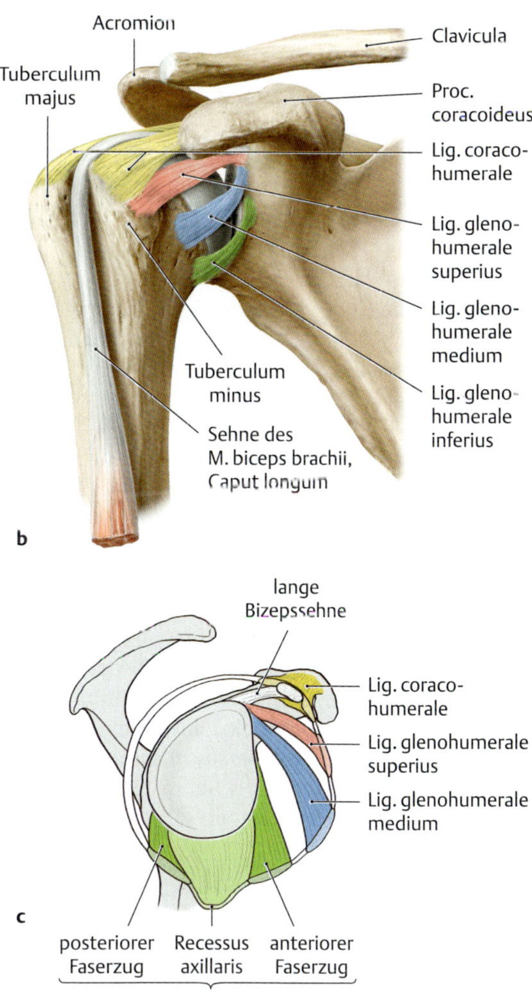

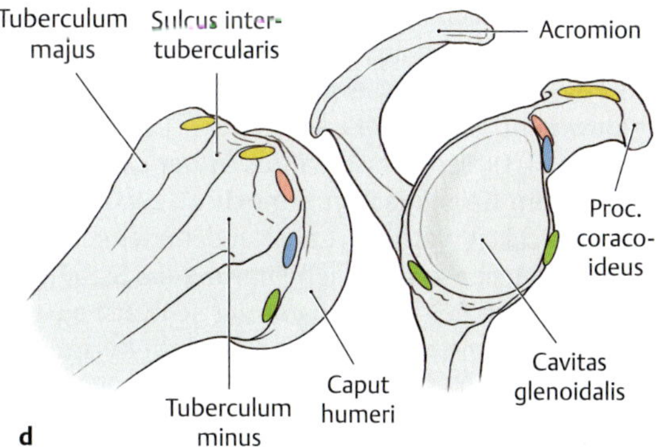

Abb. 9.10 a–d Kapsel-Band-Apparat der rechten Schulter.
a Ansicht von ventral. Die Sehnenscheide der langen Bizepssehne tritt während ihres Verlaufs durch den Sulcus intertubercularis mit der Gelenkhöhle in Verbindung. Die Gelenkkapsel des Schultergelenks ist relativ schlaff und v. a. dorsal sehr dünn. Kranial, ventral und kaudal besitzt sie jedoch Verstärkungsbänder (Lig. coracohumerale und Ligg. glenohumeralia), die sehr variabel ausgebildet sind und in der Regel nur von innen, also arthroskopisch, gut zu sehen sind. **b-d** Schematische Darstellung der kapselverstärkenden Bandstrukturen in der Ansicht von vorne (**b**) und von lateral (**c**) nach Entfernung des Humeruskopfes.
d Ursprünge und Ansätze der kapselverstärkenden Bänder. Ursprünge rechts, Ansätze links dargestellt.

Schulterblatt-Thorax-Gelenk und subakromiales Nebengelenk

Schulterblatt-Thorax-Gelenk und subakromiales Nebengelenk besitzen zwar die Funktion von Gelenken, stellen jedoch - anatomisch gesehen - Gleitlager dar. Bei allen Bewegungen des Schultergürtels gleitet das Schulterblatt im lockeren Bindegewebe zwischen M. serratus anterior und M.subscapularis (Schulterblatt-Thorax-Gelenk; ▶ Abb. 9.12). Hierbei sind möglich:

- translatorische Bewegungen der Scapula parallel zur Wirbelsäule (Heben und Senken der Schulter),
- Verschiebungen der Scapula von vorne-lateral nach hinten-medial (Vor- und Zurücknehmen der Schulter) sowie
- Drehbewegungen des Schulterblattes um eine sagittale Achse (Elevation des Armes über 90°) (▶ Abb. 9.11**c**).

Die durch die Rotationsbewegung erreichte Stellungsänderung der Pfanne des Schultergelenks ist Voraussetzung für die Elevation des Armes. Hierbei gleiten der von der Supraspinatussehne bedeckte Humeruskopf sowie das Tuberculum majus im subakromialen Nebengelenk unter das Schulterdach (s.u.). Auf diese Weise verhindern die das subakromiale Nebengelenk bildenden Schleimbeutel (Bursa subdeltoidea und Bursa subacromialis; ▶ Abb. 9.13) eine zu starke Reibung der Supraspinatussehne sowie des Humeruskopfes am Schulterdach.

Schultergelenk

Im Schultergelenk (Art. humeri), dem beweglichsten aber auch anfälligsten Gelenk des ganzen Körpers, artikulieren das Caput humeri und die Cavitas glenoidalis der Scapula in Form eines Kugelgelenks (▶ Abb. 9.12 u. ▶ Abb. 9.13). Die gegenüber der Gelenkfläche des Caput humeri 3- bis 4-mal kleinere, flache Gelenkpfanne wird durch eine am Pfannenrand ansetzende faserknorpelige, an der Basis etwa 5 mm breite Gelenklippe (Labrum glenoidale) nur unwesentlich vergrößert (▶ Abb. 9.12, ▶ Abb. 9.13, ▶ Abb. 9.14). Dieses Missverhältnis in der Größe der artikulierenden Gelenkflächen ermöglicht zwar eine große Beweglichkeit, verringert aber andererseits aufgrund einer mangelnden knöchernen Führung die Stabilität im Gelenk. Da auch der Bandapparat nur schwach ausgebildet ist, gewährleistet v.a. die kräftige Schultermuskulatur die Stabilität im Schultergelenk. Als zusätzliche Sicherung des Humeruskopfes in der Gelenkpfanne dient das sog. Schulterdach (Fornix humeri), eine Struktur, die aus dem Acromion, dem Proc. coracoideus sowie dem Lig. coracoacromiale gebildet wird (▶ Abb. 9.14). Da das Schulterdach gleichzeitig aber auch die Schultergelenkbewegungen nach oben begrenzt, muss bei Armbewegungen über die Horizontale die Scapula mitbewegt werden (s. „Bewegungen im Schultergelenk“).

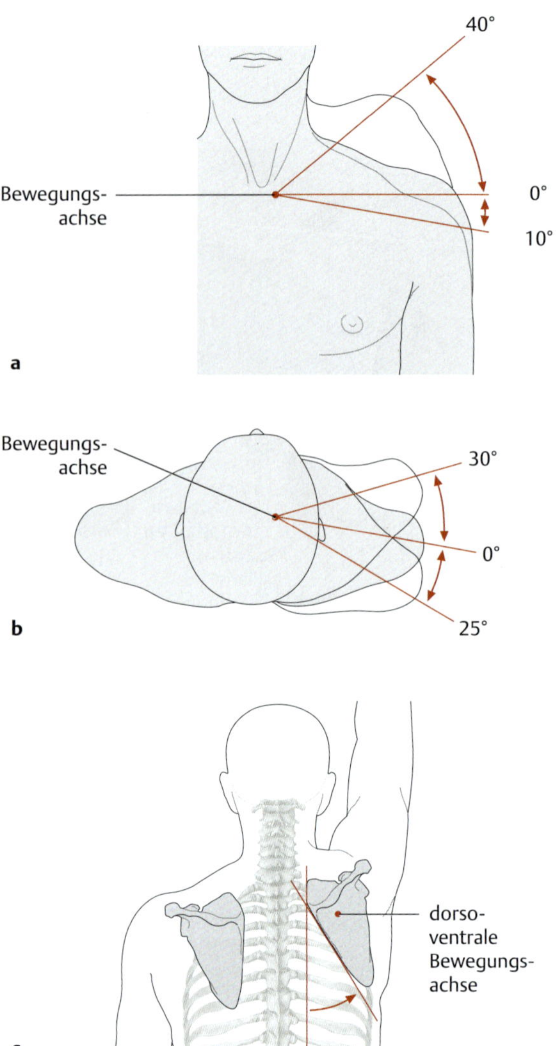

Abb. 9.11 a–c Bewegungen des Schultergürtels im Sternoklavikulargelenk. a Heben und Senken des Schultergürtels um eine nahezu sagittale Achse, Ansicht von vorne. **b** Vor- und Rückführen der Schulter um eine longitudinale (vertikale) Achse, Ansicht von oben. **c** Schwenken des Angulus inferior nach lateral durch Rotation der Scapula um eine dorsoventrale Achse durch die Mitte der Scapula, Ansicht von hinten.

Verrenkungen (Luxationen) am Schultergelenk

Luxationen treten am Schultergelenk besonders häufig auf (etwa 45 % aller Luxationen). Dabei luxiert der Humeruskopf in der Regel nach vorne oder nach vorne-unten. Ursache ist die Außenrotation des erhobenen Armes infolge einer erheblichen Gewalteinwirkung. Wenn die Schulter allerdings einmal ausgerenkt wurde, genügen oft geringe ausfahrende Bewegungen, um sie erneut luxieren zu lassen. Schon die Verdrehung der Schulter im Schlaf kann genügen, um eine sog. habituelle Luxation auszulösen.

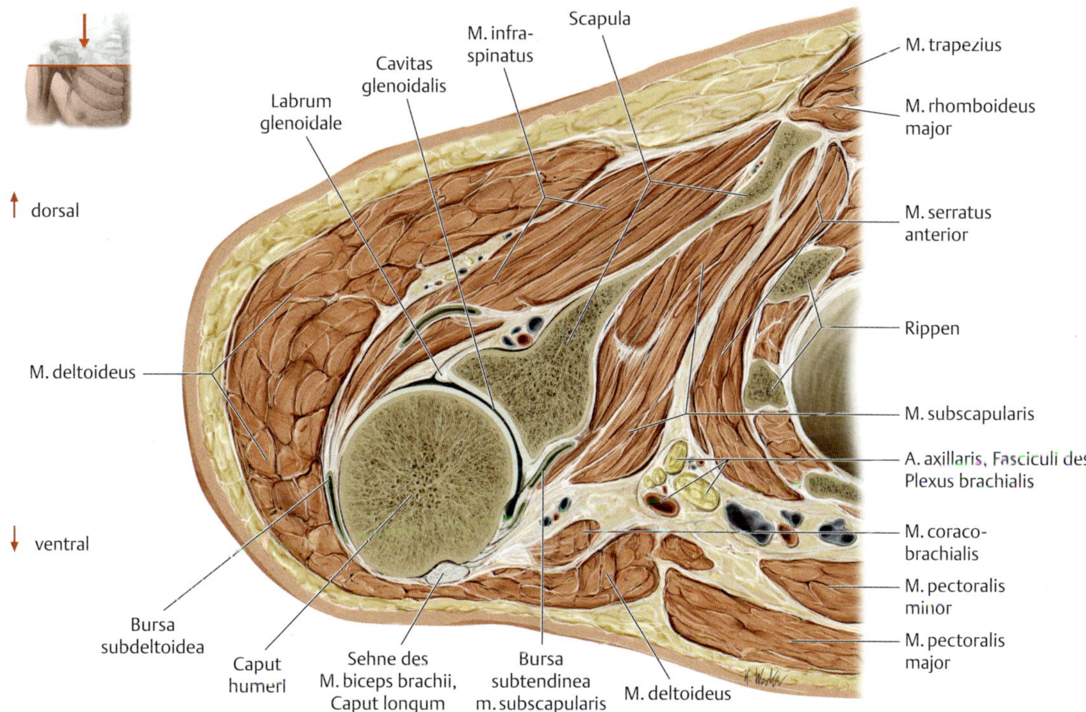

Abb. 9.12 Horizontalschnitt durch ein rechtes Schultergelenk, Ansicht von kranial (Zeichnung nach einem Präparat aus der Sammlung des Anatomischen Instituts der Universität Kiel).

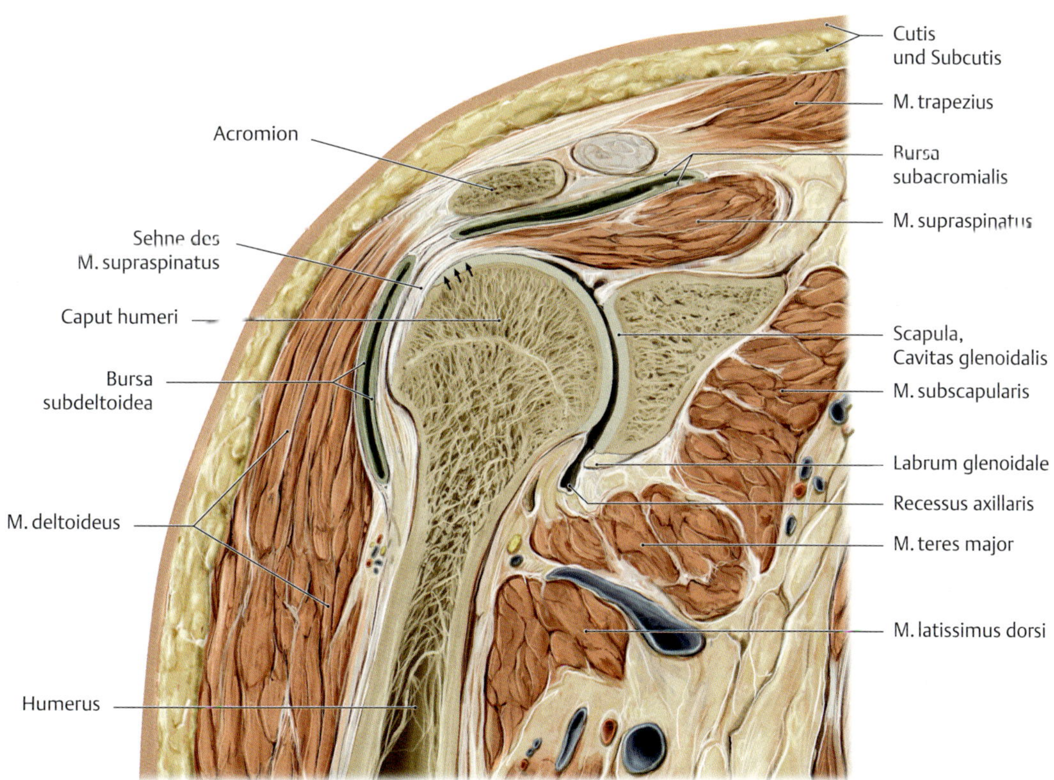

Abb. 9.13 Frontalschnitt durch ein rechtes Schultergelenk, Ansicht von ventral (Zeichnung nach einem Präparat aus der Sammlung des Anatomischen Instituts der Universität Kiel).

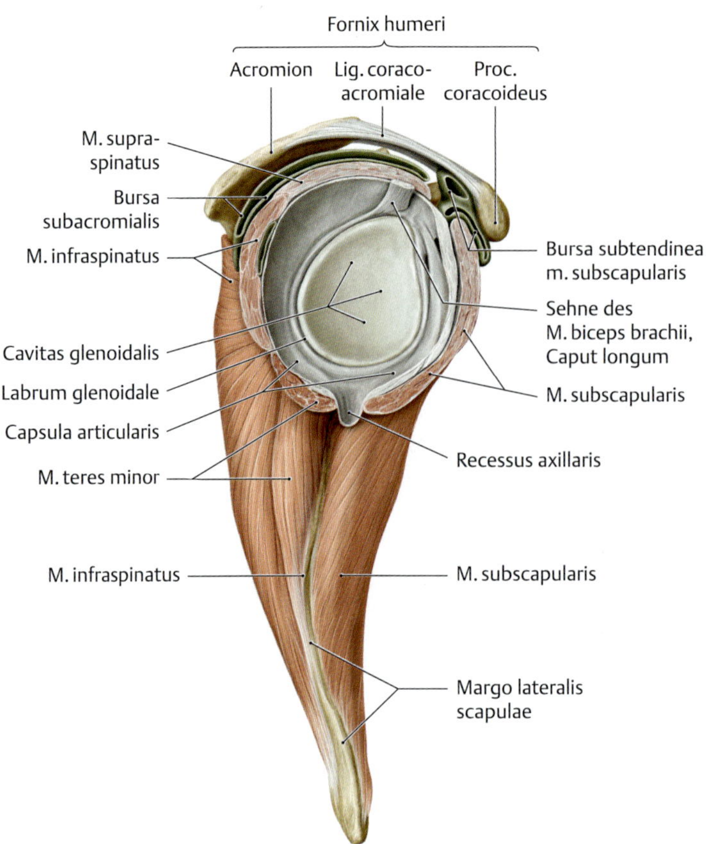

Abb. 9.14 Rechte Scapula, Ansicht von lateral. Der Humerus ist entfernt, die am Aufbau der Rotatorenmanschette beteiligten Muskeln und Sehnen sind durchtrennt. Ebenfalls durchtrennt sind die Ursprungssehnen des M. biceps brachii (lange Bizepssehne) und des M. triceps brachii (Caput longum).

Schultergelenkkapsel

Die Schultergelenkkapsel ist weit und im hinteren, nicht von Bändern verstärkten Bereich sehr dünn. Als Ligg. glenohumeralia bezeichnet man 3 Verstärkungen auf der Vorderseite der Gelenkkapsel (▸ Abb. 9.10). Bei herunterhängendem Arm weist die Gelenkkapsel im unteren muskelfreien Bereich eine weite Aussackung auf, den Recessus axillaris (▸ Abb. 9.10). Diese Reservefalte gewährleistet, dass den Armbewegungen - besonders bei Abspreizbewegungen - kein Widerstand entgegengesetzt wird. Die Gelenkhöhle des Schultergelenks ist aufgrund ihrer Verbindungen mit benachbarten Schleimbeuteln verzweigt. Regelmäßig kommunizieren mit der Gelenkhöhle die Bursa subtendinea musculi subscapularis und die Bursa subcoracoidea (▸ Abb. 9.14). Auch die Sehnenscheide der langen Bizepssehne (Vagina synovialis intertubercularis) tritt während ihres Verlaufs durch den Sulcus intertubercularis mit der Gelenkhöhle in Verbindung (▸ Abb. 9.12). Nach Eintritt in das Cavum articulare wird die intraartikulär verlaufende Sehne bis zu ihrem Ursprung am Tuberculum supraglenoidale nur von der Membrana synovialis umgeben.

9.3.3 Bewegungen im Schultergelenk

Das Schultergelenk ist ein Kugelgelenk, in dem Bewegungen um 3 senkrecht aufeinander stehende *Hauptachsen* möglich sind. Somit sind 3 Freiheitsgrade mit 6 Hauptbewegungsrichtungen vorgegeben:

- Um eine *transversale Achse* wird der Arm nach ventral vor- (Anteversion) und nach dorsal rückgeführt (Retroversion).
- Um eine *sagittale Achse* wird der Arm nach lateral abgespreizt (Abduktion) und nach medial herangezogen (Adduktion).
- Um eine *vertikale Achse* entlang der Schaftachse des Humerus kann der Arm nach innen (Innenrotation) und nach außen (Außenrotation) gedreht werden (▸ Abb. 9.15**a–d**).

Darüber hinaus lassen sich die Bewegungen im Schultergelenk ganz allgemein in Vertikal-, Horizontal- und Rotationsbewegungen unterteilen:

- Bei **Vertikalbewegungen** wird der herabhängende Arm (Neutral-Null-Stellung) in verschiedene Richtungen des Raumes eleviert. In der Klinik wird der Begriff

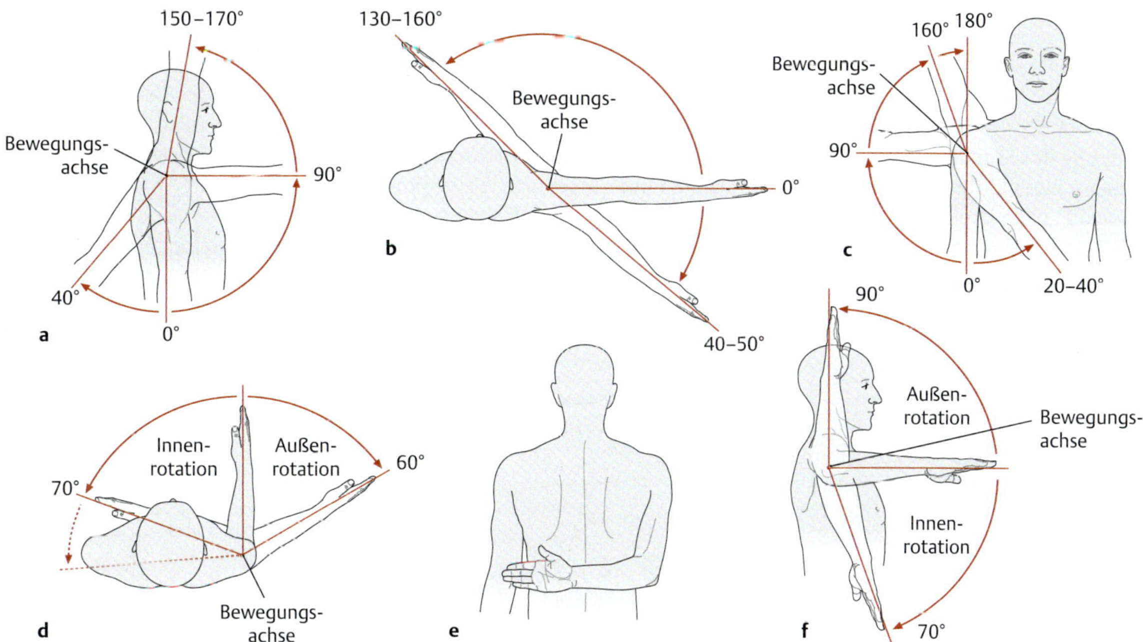

Abb. 9.15 a–f Bewegungen im Schultergelenk aus der Neutral-Null-Stellung (0 °). **a** Anteversions- bzw. Retroversionsbewegungen (Flexion bzw. Extension) erfolgen um eine transversale Achse. **b** Anteversion und Retroversion eines um 90 °abduzierten Armes werden auch als Horizontalbewegungen bezeichnet. **c** Abduktions und Adduktionsbewegungen erfolgen um eine sagittale Achse, wobei Bewegungen ab 90 ° Abduktion häufig als Elevation bezeichnet werden. In der Klinik wird der Begriff Elevation jedoch in der Regel für Vertikalbewegungen benutzt. Ab 80-90 ° Abduktion erfolgt automatisch eine Außenrotationsbewegung, durch die eine Kompression des Tuberculum majus gegen das Schulterdach verhindert wird. Wird hingegen der Arm in Innenrotationsstellung abduziert, sind nur etwa 60 ° Abduktion möglich. **d-f** Innen- und Außenrotationsbewegungen erfolgen um die Längsachse (Schaftachse) des Humerus. Bei gleichzeitig gebeugtem Ellenbogen kann der Unterarm als Zeiger benutzt werden. Bei herabhängendem Arm wird die maximale Innenrotation durch den Rumpf behindert. Wird der Arm hinter den Rücken genommen, entspricht dies einer Innenrotation von 95 ° (**e**). Bei 90 ° abduziertem Arm vergrößert sich das Ausmaß der Außenrotation, die maximale Innenrotation ist hingegen etwas geringer (**f**).

Elevation für alle Bewegungen verwendet, die den Arm vom Rumpf wegbewegen. Häufig werden jedoch nur die Bewegungen als Elevation bezeichnet, bei denen der Arm über 90 ° angehoben wird.

- **Horizontalbewegungen** führen den um 90 ° seitlich abduzierten Arm nach vorne und nach hinten (► Abb. 9.15**c**).
- **Rotationsbewegungen** schließlich sind in allen Positionen des Armes möglich. Das Ausmaß der jeweiligen Innen- und Außenrotation lässt sich am besten bei 90 ° gebeugtem Ellenbogen abschätzen. In dieser Stellung kann man den Unterarm als Zeiger benutzen, an dem die Rotationsbewegung unmittelbar abzulesen ist (► Abb. 9.15**d**).

Die Bewegungsprüfung im Schultergelenk wird dadurch erschwert, dass es praktisch kaum eine Bewegung gibt, an der nicht andere Strukturen, wie die Scapula oder die Wirbelsäule mitbeteiligt sind. Um die Beweglichkeit des Schultergelenks alleine zu prüfen, hält man deshalb den Angulus inferior der Scapula fest, fixiert also den Schultergürtel. Dann ist der Bewegungsumfang des Schultergelenks im Normalfall folgender:

- Abduktion bis maximal 60 ° und
- Anteversion bis zur Horizontalen.

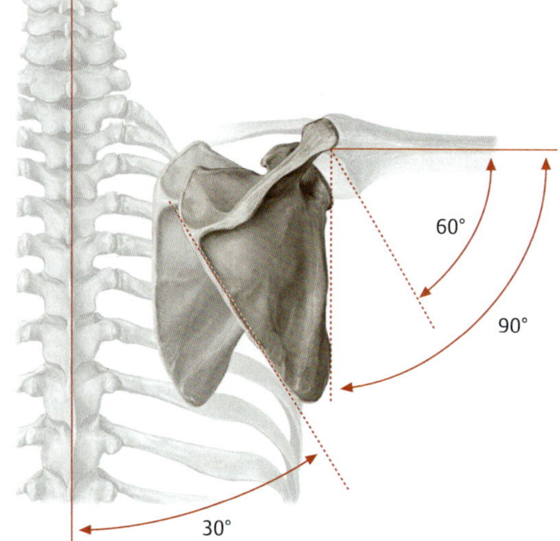

Abb. 9.16 Humeroskapularer Rhythmus. Bei der Abduktion bewegen sich Arm und Scapula in einem Verhältnis von 2:1, d. h. z. B. bei einer Abduktion von 90 ° finden 60 ° im Humeroskapulargelenk und 30 ° durch eine gleichzeitige Schulterbewegung statt. Dieser „humeroskapulare Rhythmus“ setzt jedoch erste ein, wenn die Scapula bei der Abduktionsbewegung mitgeht. Bei Schultererkrankungen ist dieser Rhythmus gestört, wobei die Drehbewegung der Scapula häufig deutlich früher einsetzt.

Eine Steigerung dieses Bewegungsumfangs ist nur möglich, wenn andere Strukturen mitbeteiligt sind (vgl. humeroskapularer Rhythmus, ▶ Abb. 9.16):

- Für die weitere Abduktion bzw. Elevation des Armes, also über 60°/90° hinaus bis 160° ist die zusätzliche Drehung der *Scapula* um eine sagittale Achse nötig. Dabei schwenkt der Angulus inferior der Scapula um etwa 60° nach lateral-vorne, wobei die Gelenkpfanne schräg nach oben-außen gedreht wird. Diese Stellungsänderung der Cavitas glenoidalis ist Voraussetzung für die Elevation des Armes über die Horizontale.
- Eine darüber hinausgehende Elevation in der Frontalebene bis 180° ist nur bei gleichzeitiger Außenrotation und Neigung der *Wirbelsäule* zur kontralateralen Seite möglich.
- Die Anteversion bis zu 170° ist unter Mitwirkung des Schultergürtels möglich.

Bei Bewegungseinschränkungen im Schultergelenk selbst setzt die Drehbewegung der Scapula viel früher ein und ist daher auch viel ausgeprägter. Besonders eindrucksvoll sind Bewegungen der freien oberen Gliedmaßen bei vollständig versteiftem Schultergelenk (z.B. Zustand nach Schultergelenkarthrodese). In diesem Zustand kann der Arm alleine durch Bewegungen im Schulterblatt-Thorax-Gelenk nur noch um etwa 60° abduziert werden, und es ist nur noch ein Drittel der normalen Anteversion und Retroversion möglich.

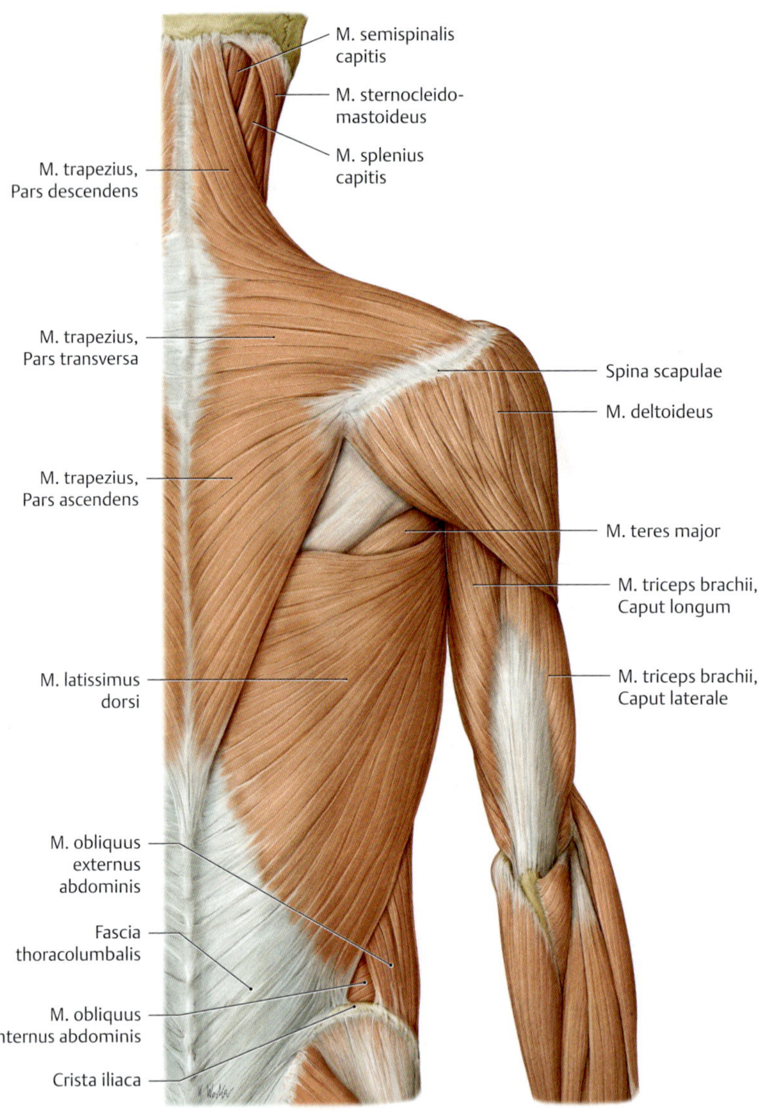

Abb. 9.17 Schultergürtel- und Schultergelenkmuskeln, Ansicht von dorsal.

9.4 Muskulatur von Schultergürtel und Schultergelenk

9.4.1 Überblick

Anders als am Beckenring bildet sich am Schultergürtel ein vielfältig gegliederter Muskelapparat aus, der teilweise weit auf den Rumpf übergreift und sogar am Kopf Ansätze besitzt. Einige Muskeln haben sich z.T. von den Gliedmaßen auf den Rumpf ausgedehnt und hier neue Ursprünge gewonnen, andere wiederum sind vom Rumpf und vom Kopf auf den Schultergürtel zugewandert. Die gesamte Schulterregion ist somit nahezu vollständig von Muskeln umhüllt (▸Abb. 9.17, ▸Abb. 9.18, ▸Abb. 9.19, ▸Abb. 9.20). Innerhalb der Schultermuskulatur lassen sich nach funktionellen und topografischen Gesichtspunkten Schultergürtel- und Schultergelenkmuskeln unterscheiden. Beide Muskelgruppen wirken, ähnlich wie die Schultergürtelgelenke und das Schultergelenk, stets gemeinsam und bilden eine funktionelle Einheit.

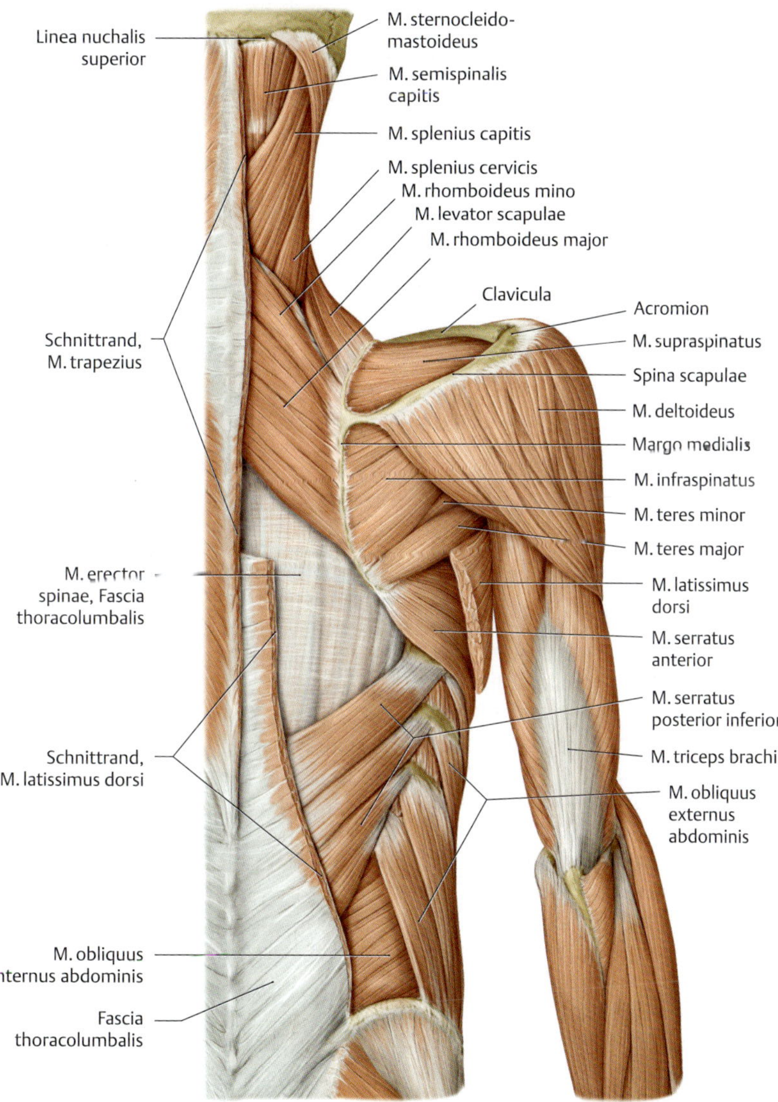

Abb. 9.18 Schultergürtel- und Schultergelenkmuskeln, Ansicht von dorsal. Die Mm. trapezius und latissimus dorsi sind entfernt.

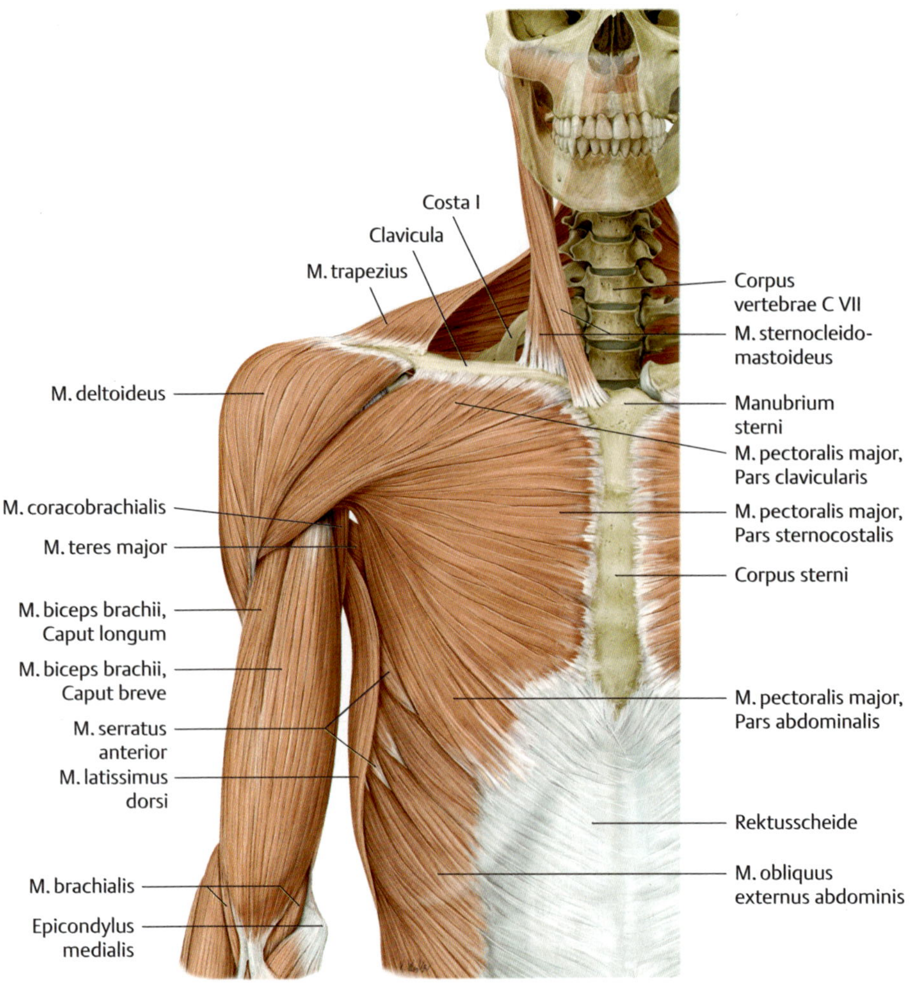

Abb. 9.19 Muskeln der rechten Schulter, Ansicht von ventral.

9.4.2 Muskeln des Schultergürtels

Zu den Schultergürtelmuskeln werden alle Muskeln gezählt, die ihren Ursprung am Rumpf bzw. am Kopf haben und an der Clavicula bzw. Scapula ansetzen. Häufig werden vordere und hintere Rumpf-Schultergürtel-Muskeln unterschieden (▸Tab. 9.1). Die Mm. trapezius, sternocleidomastoideus und omohyoideus sind ursprünglich Kopfmuskeln, die während der Stammes- bzw. Keimesentwicklung abwärts gewandert sind und ihre Ansätze an der Scapula (M. omohyoideus), der Clavicula (M. sternocleidomastoideus) oder an beiden Knochen haben (M. trapezius). Da die Wirkung von M. sternocleidomastoideus und M. omohyoideus auf den Schultergürtel gering ist, werden sie bei den Halsmuskeln (s. S. 378) behandelt.

Mit wenigen Ausnahmen (M. subclavius, M. sternocleidomastoideus, Pars descendens des M. trapezius) haben die Schultergürtelmuskeln ihren Ansatz an der Scapula. Hier bilden jeweils antagonistische Muskeln sog. Muskelschlingen, in denen die Scapula aufgehängt ist und über die sie auf dem Thorax im Schulterblatt-Thorax-Gelenk bewegt wird. Nach ihrem Verlauf – vertikal bzw. horizontal – werden folgende *Muskelschlingen* (▸Abb. 9.21) unterschieden:

- *Levator-trapezius-Schlinge* (vertikal) – M. levator scapulae/Pars ascendens des M. trapezius;
- *Trapezius-pectoralis-Schlinge* (vertikal) – Pars descendens des M. trapezius/M. pectoralis minor;
- *Trapezius-serratus-Schlinge* (horizontal) – Pars transversa des M. trapezius/ Pars media des M. serratus anterior;
- *Serratus-rhomboideus-Schlinge* (annähernd horizontal, von hinten-oben nach vorne-unten) – Pars inferior des M. serratus anterior/Mm. rhomboidei.

Durch die verschiedenen Zugrichtungen der Muskeln kann das Schulterblatt nahezu in alle Richtungen verlagert werden. Absteigende Muskelzüge verlaufen vom

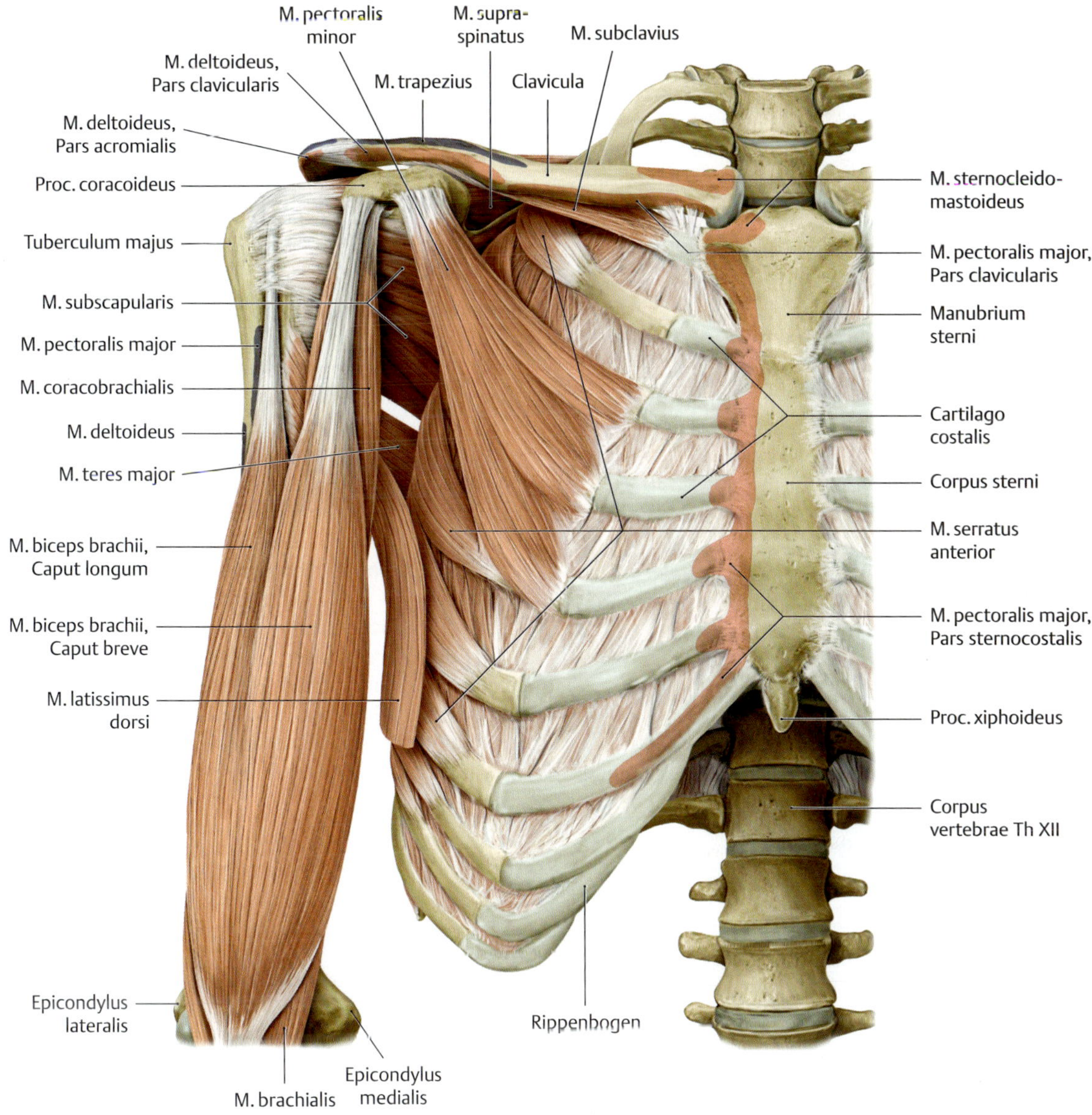

Abb. 9.20 Muskeln der rechten Schulter und des rechten Oberarms, Ansicht von ventral. Mm. sternocleidomastoideus, trapezius, pectoralis major, deltoideus und obliquus externus abdominis vollständig, M. latissimus dorsi teilweise entfernt (Ursprung: rot, Ansatz: blau).

Tab. 9.1 Schultergürtelmuskeln (*s. Kap. 12: Hals)

Vom Kopf eingewanderte Schultergürtelmuskeln	Hintere (dorsale) Rumpf-Schultergürtel-Muskeln	Vordere (ventrale) Rumpf-Schultergürtel-Muskulatur
M. trapezius	M. levator scapulae	M. serratus anterior
M. sternocleidomastoideus*	M. rhomboideus major	M. subclavius
M. omohyoideus*	M. rhomboideus minor	M. pectoralis minor

Kopf oder von der Halswirbelsäule zur Scapula und bewahren den Schultergürtel vor dem Absinken, z. B. beim Tragen schwerer Lasten. Aufsteigende Muskelzüge von der unteren Brustwirbelsäule ziehen das Schulterblatt nach unten und tragen den Rumpf auf diese Weise beim Hängen und Stützen. Schließlich können transversal verlaufende Muskelzüge das Schulterblatt entweder nach medial – in Richtung Wirbelsäule – oder nach lateral be-

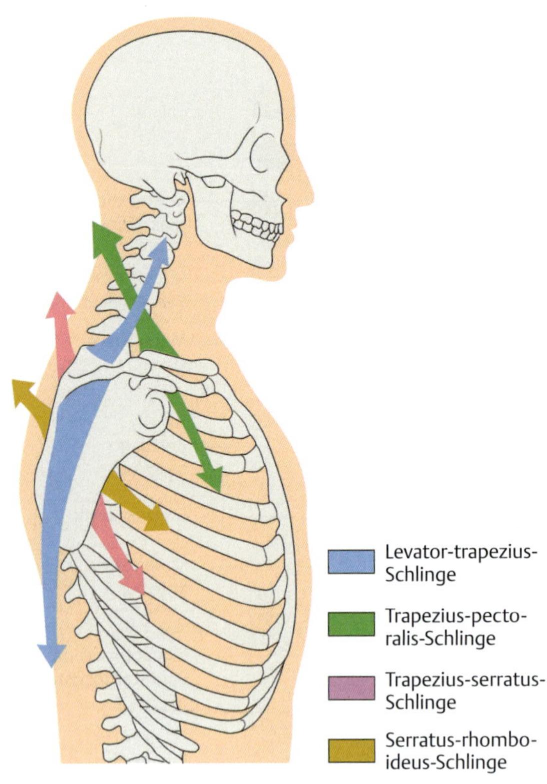

Abb. 9.21 Zugrichtung der Muskelschlingen des Schultergürtels.

wegen. Einige Muskeln können das Schulterblatt zusätzlich um eine sagittale Achse drehen. Sind die Kräfte der antagonistisch wirkenden Muskeln innerhalb einer Muskelschlinge gleich groß, wird die Scapula in einer bestimmten Stellung fixiert. Die Fixierung des Schultergürtels ist notwendig, um bei der Beweglichkeitsprüfung des Armes unerwünschte Mitbewegungen des Schulterblattes zu vermeiden.

M. trapezius

▶ **Ursprung und Ansatz:** Am *M. trapezius* (Kapuzenmuskel; ▶ Abb. 9.17, ▶ Tab. 9.2) kann man nach dem Verlauf seiner Fasern 3 Teile unterscheiden: einen absteigenden, einen queren und einen aufsteigenden (Pars descendens, Pars transversa und Pars ascendens). Sein absteigender Teil entspringt am Hinterhaupt (Os occipitale) an der Protuberantia occipitalis externa und der Linea nuchae superior sowie über dem Nackenband (Lig. nuchae) an den Dornfortsätzen aller Halswirbelkörper. Die Pars transversa entspringt vom Sehnenspiegel zwischen den Dornfortsätzen der 1.-4. Brustwirbelkörper. Der Ursprung des aufsteigenden Teils liegt an den Dornfortsätzen des 5.-12. Brustwirbelkörpers. Die Faserbündel der einzelnen Anteile verlaufen in Richtung Schultergürtel, an dem sie am lateralen Drittel der Clavicula (Pars descendens), am Acromion (Pars transversa) sowie an der Spina scapulae (Pars ascendens) ansetzen.

Tab. 9.2 M. trapezius im Überblick

Ursprung:	① Pars descendens: • Os occipitale (Linea nuchalis superior und Protuberantia occipitalis externa) • über das Lig. nuchae an die Procc. spinosi aller Halswirbelkörper ② Pars transversa: Sehnenspiegel auf Höhe der Procc. spinosi der 1.–4. Brustwirbelkörper ③ Pars ascendens: Procc. spinosi der 5.–12. Brustwirbelkörper
Ansatz:	laterales Drittel der Clavicula (Pars descendens) Acromion (Pars transversa) Spina scapulae (Pars ascendens)

Funktion:	• Pars descendens:
	  ◦ zieht die Scapula schräg aufwärts und dreht sie nach außen (synergisch mit der Pars inferior des M. serratus anterior)
	  ◦ neigt den Kopf zur ipsilateralen Seite und dreht ihn zur kontralateralen Seite (Punctum fixum am Schultergürtel)
	• Pars transversa: verlagert das Schulterblatt nach medial
	• Pars ascendens: zieht die Scapula nach kaudal-medial (unterstützt die rotatorische Wirkung der Pars descendens)
	• gesamter Muskel: Fixierung des Schulterblatts am Thorax

Innervation:	XI. Hirnnerv (N. accessorius) und Plexus cervicalis (C2–4)

▶ **Funktion und Innervation:** Bei der Muskelfunktion muss zwischen der Wirkung des gesamten Muskels und der seiner einzelnen Teile unterschieden werden. Alle 3 Anteile pressen das Schulterblatt an den Rumpf und ziehen den Schultergürtel nach medial. Bei fixiertem Schultergürtel und beidseitiger Wirkung beugen die kranialen Fasern den Kopf nach dorsal, bei einseitiger Wirkung hingegen neigen sie ihn zur ipsilateralen Seite und drehen ihn zur kontralateralen Seite. Darüber hinaus ermöglicht eine Fixierung des Schultergürtels eine gute Ausgangsbasis für isolierte Armbewegungen. Während die Pars descendens die Scapula schräg aufwärts zieht, bewirken die Pars ascendens und die Pars transversa eine Verlagerung nach kaudal-medial bzw. nach medial. In Bezug auf die rotatorische Wirkung (Drehen der Scapula nach außen) wirken der absteigende und der aufsteigende Teil synergistisch. Sie unterstützen damit eine leichte Elevationsbewegung über die Horizontale hinaus (maximal 110°). Die Innervation erfolgt über den XI. Hirnnerv (N. accessorius) sowie durch Äste des Plexus cervicalis (C2–4).

Klinischer Bezug: Scapula alata

Eine Scapula alata (sog. Engelsflügel, weil die Scapula dann „wie ein Engelsflügel" vom Körper absteht) kann infolge einer Lähmung unterschiedlicher Muskeln des Schultergürtels entstehen:

- bei *Lähmung des M. trapezius*: die Scapula sinkt nach vorne-unten und steht vom Thorax ab;
- bei *Lähmung der dorsalen Rumpf-Schultergürtel-Muskeln* (also M. levator scapulae sowie Mm. rhomboidei major und minor). Diese drei Muskeln sind gemeinsam betroffen, wenn der N. dorsalis scapulae ausfällt, der alle 3 Muskeln innerviert. Die Scapula sinkt, wie bei der Trapezius-Lähmung, nach vorne-unten. Außerdem fehlt dem Arm bei Elevation die exakte Position. Grund: Um die Elevation des Arms zu ermöglichen, muss die Scapula rotieren. Dass sie dabei nicht gleichzeitig verschoben wird, verhindern im Normalfall die drei genannten Muskeln. Wenn sie gelähmt sind, wirkt bei Elevation des Armes nur noch der M. serratus anterior. Er kann den Arm zwar über die Horizontale hinaus anheben, aber nicht die Scapula in ihrer Normalposition halten.
- bei *Lähmung des M. serratus anterior* (Teil der ventralen Rumpf-Schultergürtel-Muskeln); der Arm kann nur bis 110° eleviert werden – durch den M. trapezius – die Elevation über die Horizontale hinaus ist nicht möglich, da diese nur der intakte M. serratus anterior (insbesondere die Pars inferior) bewirken kann.

▶ **Oberflächenrelief:** Der Muskel liegt direkt unter der Haut und prägt das Relief von Nacken und Rücken (▶ Abb. 9.17). Über der rautenförmigen Sehnenplatte, dem Ursprung der Pars transversa, sinkt die Haut zu einer Grube ein, die man bei muskelstarken Personen besonders gut sieht.

M. levator scapulae, Mm. rhomboidei minor und major

Diese 3 Muskeln werden zu den dorsalen (hinteren) Schultergürtelmuskeln gezählt und bilden eine funktionelle Gruppe. Dies zeigt sich auch in der gemeinsamen Innervation durch den N. dorsalis scapulae. Die Muskeln setzen nacheinander vom Angulus superior bis zum Angulus inferior entlang der Margo medialis des Schulterblattes an (▶ Tab. 9.3).

▶ **Ursprung und Ansatz:** Der *M. levator scapulae* (Schulterblattheber) entspringt mit 4 Muskelbündeln an den Querfortsätzen des 1.-4. Halswirbelkörpers. Er zieht steil nach unten, um am Angulus superior der Scapula zu inserieren. Die *Mm. rhomboidei minor* und *major* (kleiner und großer rautenförmiger Muskel) bilden eine gemeinsame Muskelplatte, die ihren Ursprung an den Dornfortsätzen des 6. und 7. Halswirbelkörpers bzw. des 1.-4. Brustwirbelkörpers hat. Die parallel angeordneten Muskelbündel ziehen nach kaudal-lateral und setzen im Bereich des medialen Schulterblattrandes an.

▶ **Funktion und Innervation:** Alle 3 Muskeln ziehen die Scapula nach kranial-medial. Gleichzeitig wird die Scapula gedreht, wobei der Angulus inferior nach medial wandert. Auf diese Weise beteiligen sich die 3 Muskeln an der Rückführung des elevierten Armes in die Neutral-Null-Stellung. Darüber hinaus übt der M. rhomboideus eine statische Funktion aus, indem er die Scapula am Rumpf fixiert. Bei fixiertem Schultergürtel kann der M. levator scapulae bei einseitiger Kontraktion eine Seitneigung der Halswirbelsäule zur ipsilateralen Seite bewirken (Punctum fixum des Muskels am Schulterblatt). Der M. levator scapulae und die Mm. rhomboidei werden vom N. dorsalis scapulae aus dem Plexus brachialis (C4–5) innerviert.

▶ **Oberflächenrelief:** Nur bei sehr muskelkräftigen Personen zeichnet sich der M. levator scapulae im seitlichen Halsdreieck (zwischen M. trapezius und M. sternocleidomastoideus) ab.

M. serratus anterior

▶ **Ursprung und Ansatz:** Der *M. serratus anterior* (vorderer Sägemuskel; ▶ Abb. 9.20, ▶ Tab. 9.4) liegt als fächerförmige Muskelplatte zwischen der seitlichen Thoraxwand und dem Schulterblatt. Er entspringt zackenartig von der 1.-9. Rippe mit jeweils einem kleinen Muskelbauch in Form einer Zickzack- oder *Sägelinie* und zieht nach lateral-hinten unter das Schulterblatt, wo er am Margo medialis sowie mit kräftigen Anteilen am Angulus superior und inferior inseriert. Nach dem Verlauf seiner Muskelfasern können 3 Anteile unterschieden werden: eine obere, hauptsächlich quer verlaufende Pars superior (Ansatz am Angulus superior), eine mittlere, ebenfalls quer verlaufende Pars intermedia (Ansatz am Margo medialis) sowie eine untere, schräg aufwärts und konvergierende Pars inferior (Ansatz am Angulus inferior). Innerhalb der einzelnen Anteile ist die Pars inferior am kräftigsten entwickelt (▸ Abb. 9.20). Ihre Ursprünge liegen zwischen den Ursprungszacken des äußeren schrägen Bauchmuskels (M. obliquus externus abdominis).

Funktion und Innervation: Die Kontraktion des gesamten Muskels zieht das Schulterblatt nach lateral-vorne. An der Drehung der Scapula um eine sagittale Achse ist v. a. die kräftige Pars inferior beteiligt. Die Schulterblattdrehung mit gleichzeitiger Verlagerung des Angulus inferior nach lateral-ventral schwenkt die Gelenkpfanne des Schultergelenks nach schräg oben und ermöglicht auf diese Weise als einziger Muskel die Elevation des Armes bis etwa 150°. Eine weitere Elevation bis 180° kann nur

Tab. 9.3 Mm. levator scapulae, rhomboidei minor und major im Überblick

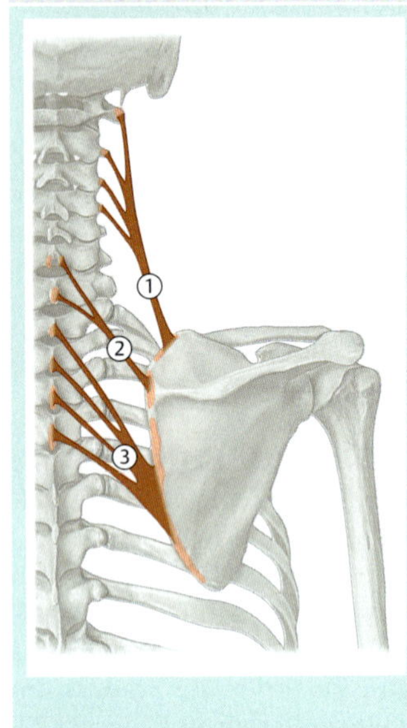

① M. levator scapulae	
Ursprung:	Procc. transversi der 1.–4. Halswirbelkörper
Ansatz:	Angulus superior der Scapula
Funktion:	• zieht die Scapula nach kranial-medial und schwenkt den Angulus inferior nach medial (Rückführung des elevierten Armes in die Neutral-Null-Stellung) • neigt den Hals zur ipsilateralen Seite (Punctum fixum an der Scapula)
Innervation:	N. dorsalis scapulae (C4–5)
② M. rhomboideus minor	
Ursprung:	Procc. spinosi der 6. und 7. Halswirbelkörper
Ansatz:	Margo medialis der Scapula (oberhalb der Spina scapulae)
Funktion:	• Fixierung der Scapula • zieht die Scapula nach kranial-medial (Rückführung des elevierten Armes in die Neutral-Null-Stellung)
Innervation:	N. dorsalis scapulae (C4–5)
③ M. rhomboideus major	
Ursprung:	Procc. spinosi der 1.–4. Brustwirbelkörper
Ansatz:	Margo medialis der Scapula (unterhalb der Spina scapulae)
Funktion:	• Fixierung der Scapula • zieht die Scapula nach kranial-medial (Rückführung des elevierten Armes in die Neutral-Null-Stellung)
Innervation:	N. dorsalis scapulae (C4–5)

Tab. 9.4 M. serratus anterior im Überblick

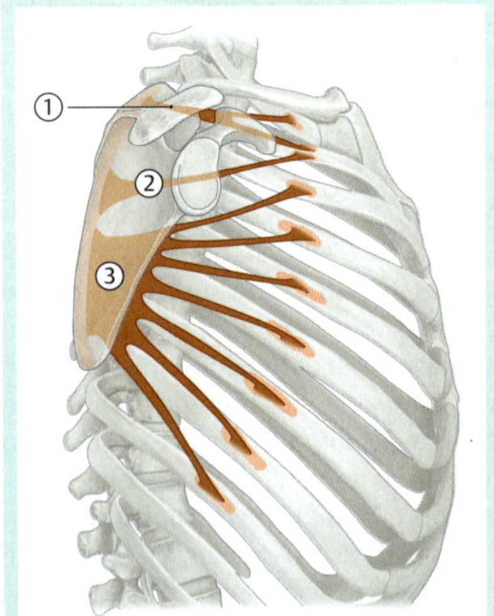

Ursprung:	1.–9. Rippe
Ansatz:	Scapula: ① Pars superior (Angulus superior) ② Pars intermedia (Margo medialis) ③ Pars inferior (Angulus inferior und Margo medialis)
Funktion:	• gesamter Muskel: Verschiebung der Scapula nach lateral-ventral, Rippenhebung bei fixiertem Schultergürtel (Atemhilfsmuskel) • Pars inferior: Drehung der Scapula und Schwenken des Angulus inferior nach lateral-ventral (ermöglicht die Elevation des Armes über 90°) • Pars superior: Rückführung des elevierten Armes (wirkt antagonistisch zur Pars inferior)
Innervation:	N. thoracicus longus (C5–7)

durch zusätzliche Neigung der Wirbelsäule zur kontralateralen Seite erfolgen. Der obere Teil des M. serratus anterior wirkt antagonistisch zur Pars inferior, er ist an der Rückführung des elevierten Armes beteiligt. Alle 3 Anteile des Muskels können bei fixiertem Schultergürtel als Rippenheber und damit als Atemhilfsmuskeln mitwirken. Die Innervation des M. serratus anterior erfolgt über den N. thoracicus longus aus dem Plexus brachialis (C5–7). Der Nerv läuft an der seitlichen Thoraxwand oberflächlich auf dem Muskel und kann durch leichten Druck auf die einzelnen Rippen sehr gut getastet werden.

▸ **Oberflächenrelief:** Besonders die unteren Ursprünge der Pars inferior an den Rippen treten bei muskelstarken Personen unter der Haut stark hervor.

M. subclavius und M. pectoralis minor

▸ **Ursprung und Ansatz:** Der *M. subclavius* (Unterschlüsselbeinmuskel, ▸ Abb. 9.20, ▸ Tab. 9.5) entspringt an der Knorpel-Knochen-Grenze der 1. Rippe und zieht zur Unterseite der lateralen Clavicula. Der *M. pectoralis minor* (kleiner Brustmuskel, ▸ Abb. 9.20) entspringt an der 3.-5. Rippe und setzt am Processus coracoideus des Schulterblattes an.

▸ **Funktion und Innervation:** Der M. subclavius zieht das Schlüsselbein an das Sternum heran und stabilisiert auf diese Weise das Sternoklavikulargelenk. Der M. pectoralis minor zieht die Scapula nach unten, dabei wandert der Angulus inferior nach dorsal-medial. Auf diese Weise ist der Muskel v. a. an der Rückführung des elevierten Armes beteiligt. Bei festgestelltem Schultergürtel hilft er die Rippen zu heben und ist daher ein Atemhilfsmuskel. Während der M. subclavius vom N. subclavius, einem Ast des Plexus brachialis (C5–6) innerviert wird, erhält der M. pectoralis minor seine Innervation über die Nn. pectorales mediales und laterales (C6-Th1).

9.4.3 Muskeln des Schultergelenks

Innerhalb der Schultergelenkmuskeln (▸ Tab. 9.6), die alle ihren Ansatz am Humerus haben, können *dorsal* und *ventral* gelegene Muskeln unterschieden werden. Die Einteilung in dorsale und ventrale Muskeln erfolgt im Wesentlichen nach topografischen Gesichtspunkten und unter Berücksichtigung der Innervation. Eine weitere Einteilungsmöglichkeit berücksichtigt die funktionelle Zusammengehörigkeit, d. h. die Wirkung der Muskeln auf die Schultergelenkbewegungen. Der M. pectoralis major (▸ Abb. 9.18), der zur ventralen Muskelgruppe gehört, sowie der dorsal liegende M. latissimus dorsi (▸ Abb. 9.17) haben ihren Ursprung auf den Rumpf ausgedehnt und gehören zu den wirksamsten Muskeln für die Bewegungen im Schultergelenk.

Tab. 9.6 Schultergelenkmuskeln

Dorsale Muskelgruppe	Ventrale Muskelgruppe
Muskeln der Rotatorenmanschette	M. pectoralis major
M. supraspinatus	M. coracobrachialis
M. infraspinatus	
M. teres minor	
M. subscapularis	
Weitere dorsale Schultergelenkmuskeln	
M. deltoideus	
M. latissimus dorsi	
M. teres major	

Tab. 9.5 Mm. subclavius und pectoralis minor im Überblick

① M. subclavius	
Ursprung:	1. Rippe (Knorpel-Knochen-Grenze)
Ansatz:	Unterseite der Clavicula (laterales Drittel)
Funktion:	Fixierung der Clavicula im Sternoklavikulargelenk
Innervation:	N. subclavius (C5, 6)
② M. pectoralis minor	
Ursprung:	3.–5. Rippe
Ansatz:	Proc. coracoideus der Scapula
Funktion:	• Herabziehen der Scapula, dabei wandert der Angulus inferior nach dorsomedial (Rückführung des elevierten Armes) • Atemhilfsmuskel
Innervation:	Nn. pectorales medialis und lateralis (C6–Th1)

Muskeln der Rotatorenmanschette

Die Mm. supraspinatus (Obergrätenmuskel), infraspinatus (Untergrätenmuskel), teres minor (kleiner Rundmuskel) und subscapularis (Unterschulterblattmuskel) werden als sog. Rotatorenmanschette zusammengefasst (▸ Abb. 9.22**a–c**, ▸ Tab. 9.7). Die dazugehörigen Muskeln entspringen alle am Schulterblatt und setzen am Humerus an. Sie sind an allen Bewegungen des Schultergelenks beteiligt und tragen neben dem M. deltoideus (▸ Abb. 9.23 u. ▸ Abb. 9.24) wesentlich zu seiner Führung bei. Kurz vor ihrem Ansatz am Tuberculum majus bzw. minus strahlen sie mit ihren Ansatzsehnen in die Gelenkkapsel ein und pressen den Humeruskopf ähnlich einer Manschette in die Schulterpfanne. Vor allem dem M. supraspinatus kommt in diesem Zusammenhang die wichtige Funktion zu, den Humeruskopf in der Gelenkpfanne

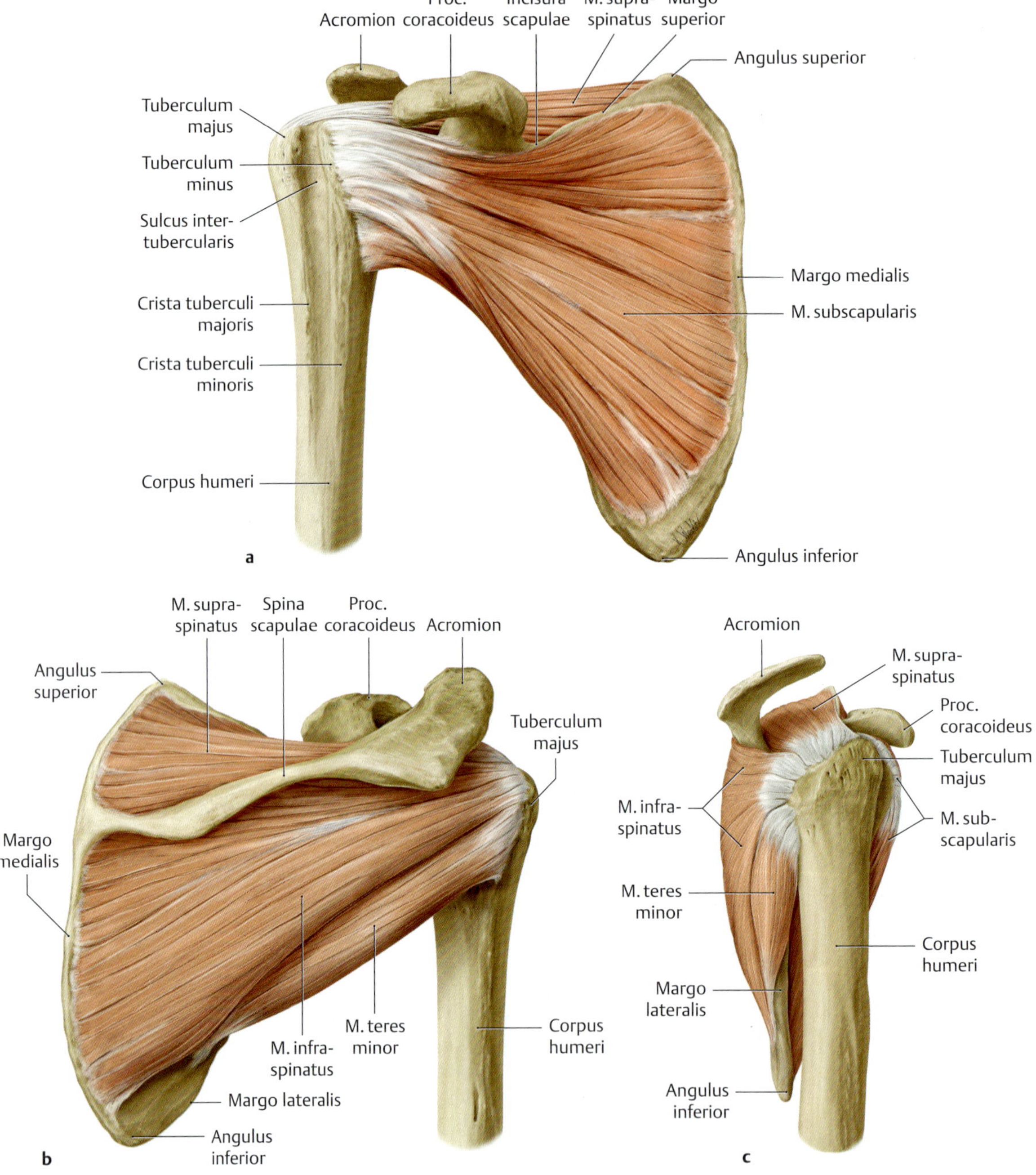

Abb. 9.22 a–c Muskeln der Rotatorenmanschette der rechten Schulter. a Ansicht von ventral; **b** von dorsal; **c** von lateral.

zu fixieren, damit der M. deltoideus den Arm um die Gelenkachse nach oben drehen kann. Hierbei verlaufen die kranialen Anteile der Mm. infraspinatus und subscapularis sowie die gesamte Sehne des M. supraspinatus kurz vor ihrem Ansatz zwischen dem Humeruskopf und dem Schulterdach (Fornix humeri; ▶ Abb. 9.22**b**, ▶ Tab. 9.8) im sog. subakromialen Raum. Für ein reibungsfreies Gleiten der Sehnen unter dem Schulterdach bei Abduktion des Armes sorgen v. a. die Bursa subacromialis und die Bursa subdeltoidea (▶ Abb. 9.23), die normalerweise miteinander kommunizieren. Die beiden Schleimbeutel bilden die *Gelenkhöhle* des sog. *subakromialen Nebengelenks* (▶ Abb. 9.13 u. ▶ Abb. 9.25**a**).

Tab. 9.7 Mm. supraspinatus, infraspinatus und teres minor im Überblick

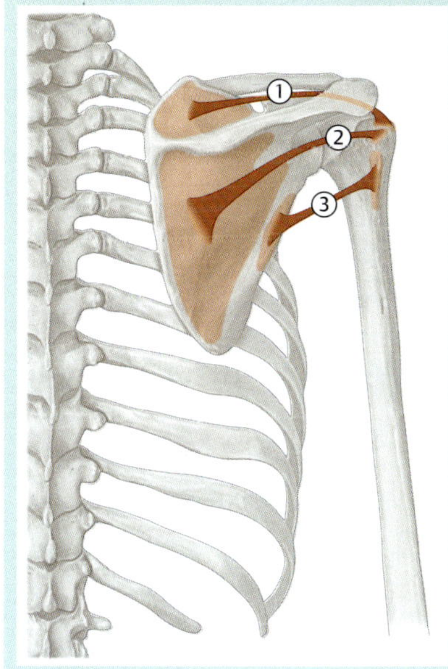

① M. supraspinatus	
Ursprung:	Fossa supraspinata der Scapula
Ansatz:	Tuberculum majus des Humerus
Funktion:	Abduktion
Innervation:	N. suprascapularis (C4–6)
② M. infraspinatus	
Ursprung:	Fossa infraspinata der Scapula
Ansatz:	Tuberculum majus des Humerus
Funktion:	Außenrotation
Innervation:	N. suprascapularis (C4–6)
③ M. teres minor	
Ursprung:	Margo lateralis der Scapula
Ansatz:	Tuberculum majus des Humerus
Funktion:	Außenrotation, schwache Adduktion
Innervation:	N. axillaris (C5, 6)

Tab. 9.8 M. subscapularis ④ im Überblick

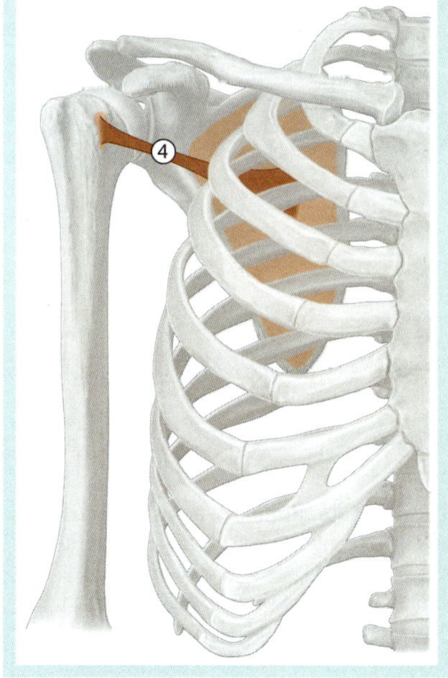

Ursprung:	Fossa subscapularis der Scapula
Ansatz:	Tuberculum minus des Humerus
Funktion:	Innenrotation
Innervation:	N. subscapularis (C5–8)

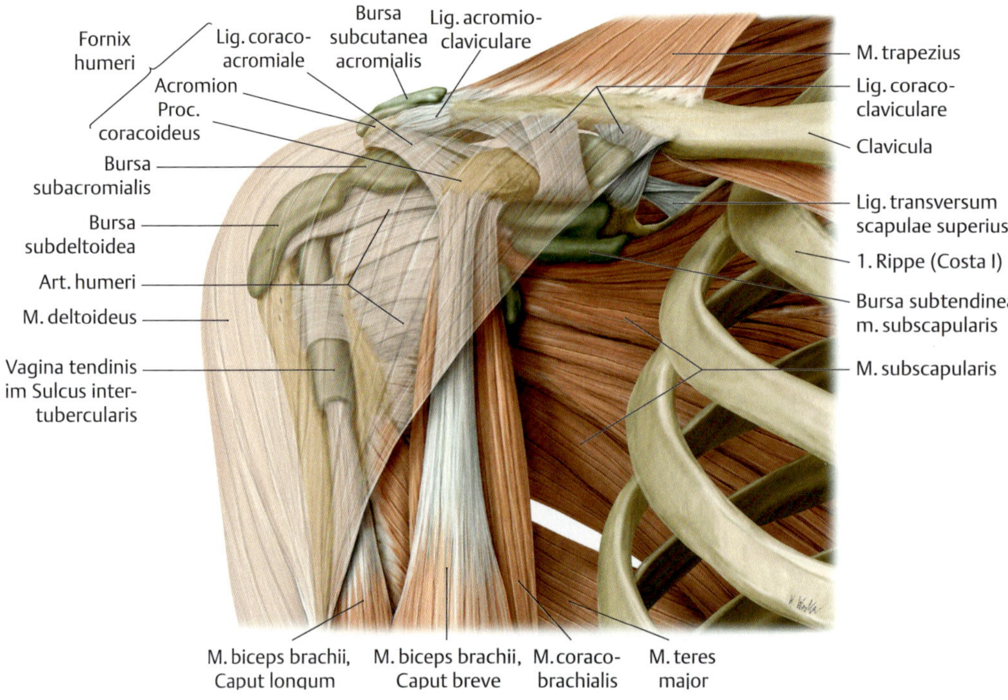

Abb. 9.23 Rechte Schulter, Ansicht von ventral. Der M. deltoideus ist durchsichtig dargestellt, um die Lage der Schleimbeutel zu zeigen. Die Mm. pectorales major und minor sind entfernt.

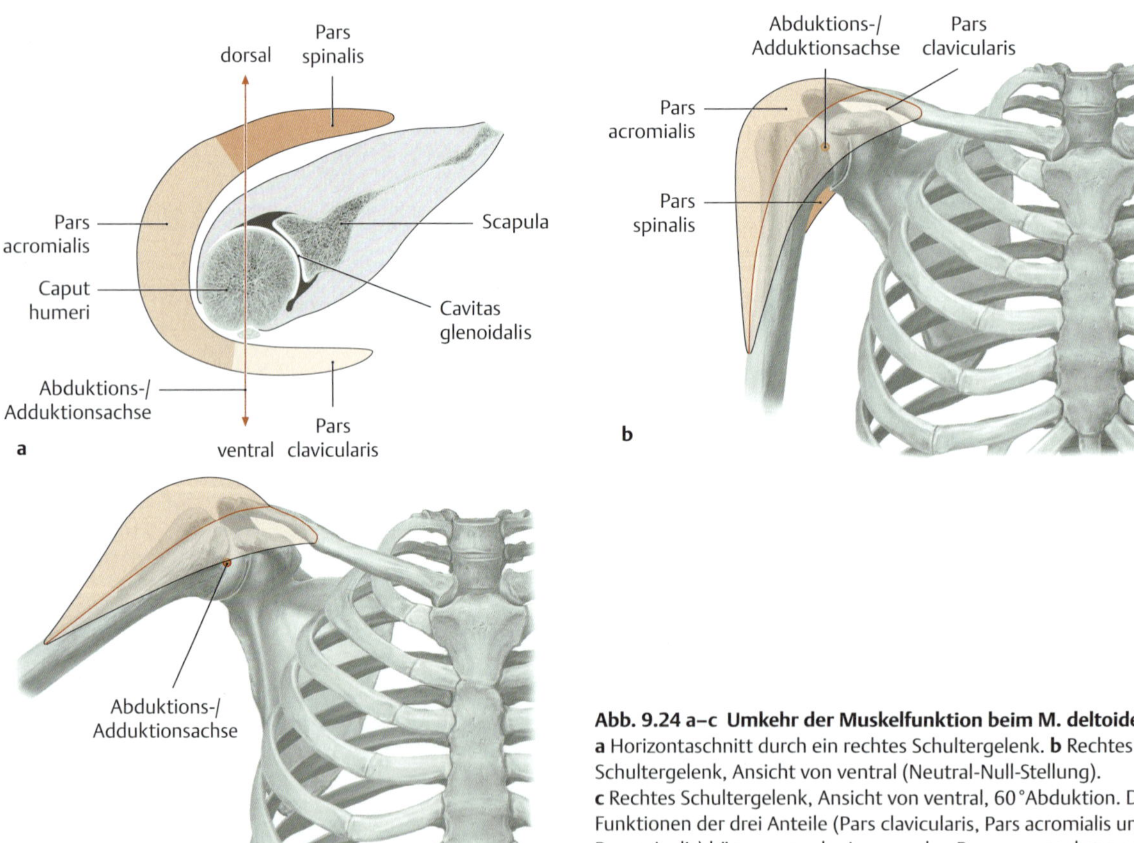

Abb. 9.24 a–c Umkehr der Muskelfunktion beim M. deltoideus. **a** Horizontaschnitt durch ein rechtes Schultergelenk. **b** Rechtes Schultergelenk, Ansicht von ventral (Neutral-Null-Stellung). **c** Rechtes Schultergelenk, Ansicht von ventral, 60 °Abduktion. Die Funktionen der drei Anteile (Pars clavicularis, Pars acromialis und Pars spinalis) hängen von der Lage zu den Bewegungsachsen und der Stellung des Humerus ab. Die einzelnen Anteile des Muskels wirken somit sowohl antagonistisch als auch synergistisch.

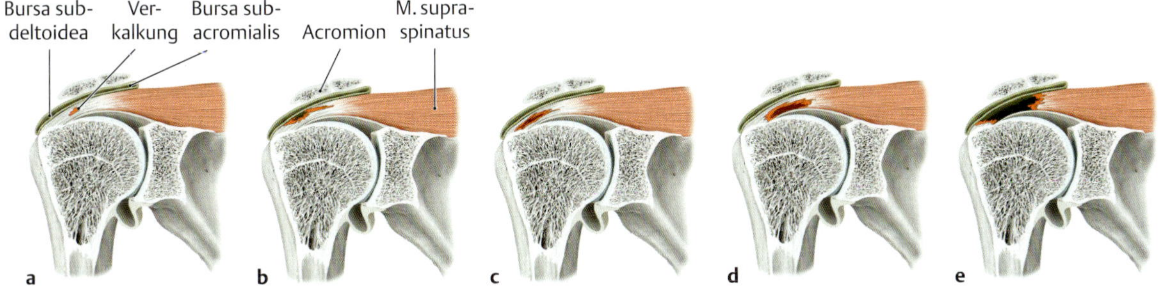

Abb. 9.25 a–e Degenerative Veränderungen der Supraspinatussehne. **a** Verkalkung der Ansatzsehne des M. supraspinatus (Tendinosis calcarea) infolge degenerativer Veränderungen im Bereich der Faserknorpelzone. **b-d** Partialdefekte der Supraspinatussehne (**b** bursaseitig, **c** intratendinös und **d** artikulärseitig); **e** kompletter Defekt (Abriss) der Supraspinatussehne (sog. Rotatorenmanschettenruptur).

Die Struktur der Ansatzsehne des M. supraspinatus weicht von der Struktur normaler Zugsehnen ab. Sie ist aufgrund ihres Verlaufs eine Gleitsehne, für die der Humeruskopf ein Widerlager bildet. Vor allem in ihrem mittleren Abschnitt, etwa 1–2 cm proximal ihres Ansatzes am Tuberculum majus, besteht sie aus *gefäßfreiem Faserknorpel.* Dies muss als Anpassung an die im Bereich ihres Widerlagers herrschenden Druckbelastungen gesehen werden (s. auch ▶ Abb. 9.13, Pfeile).

Klinischer Bezug: Degeneration und Ruptur der Supraspinatussehne

Degenerative Veränderungen: Infolge degenerativer Veränderungen (Kalkablagerungen, Rissbildungen) innerhalb der Faserknorpelzone der Supraspinatussehne (▶ Abb. 9.25**a**) ist die Beweglichkeit zunehmend eingeschränkt, und Bewegungen sind schmerzhaft (Supraspinatussyndrom, subakromiales Schmerzsyndrom). Schmerzen entstehen v. a. dann, wenn der pathologisch veränderte Sehnenansatz beim Heben des Armes unter das Acromion gezwangt wird (daher auch die Bezeichnung subakromiales Impingementsyndrom, von engl. impinge=anstoßen) und nach medial wandert, also typischerweise bei einer Abduktion von etwa 60-120°. Unterhalb von 60° Abduktion und oberhalb von 120° Elevation verschwindet der Schmerz. Man spricht in diesem Zusammenhang auch vom *schmerzhaften Bogen* (▶ Abb. 9.26). Besonders eindrucksvoll ist das Phänomen, wenn man den Patienten den hoch erhobenen Arm langsam senken lässt: Er muss den Arm wegen der Schmerzen entweder abrupt fallen lassen oder groteske Verrenkungen anstellen, um ihn ohne Schmerzen herunterzubringen.

Rotatorenmanschettenruptur: Wenn die vorgeschädigte Supraspinatussehne infolge eines Sturzes vollständig einreißt, liegt eine sog. Rotatorenmanschettenruptur vor (▶ Abb. 9.25**e**). Die betroffenen Patienten können die Abduktionsbewegung häufig nur unter Anstrengung einleiten (*Starterfunktion* des M. supraspinatus) und sind nicht mehr in der Lage, den abduzierten Arm zu halten.

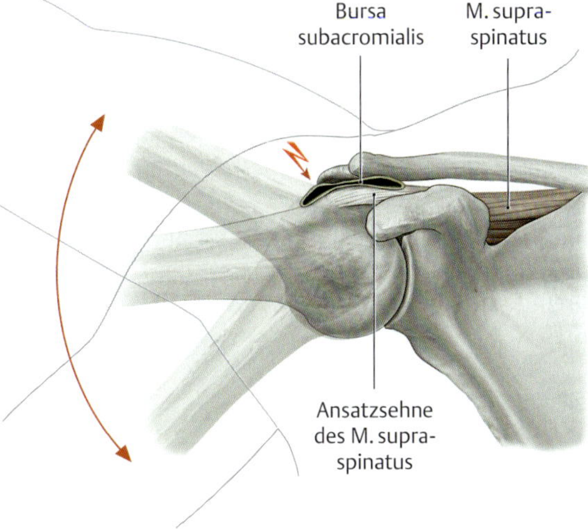

Abb. 9.26 „Schmerzhafter Bogen" im Bereich der rechten Schulter. Das Abspreizen des Armes zwischen 60° und 120° ist mit starken Schmerzen verbunden (die verkalkte Supraspinatussehne gleitet unter dem Acromion hindurch). Unterhalb von 60° und oberhalb von etwa 120° verschwinden die Schmerzen langsam.

Systematik der Rotatorenmanschettenmuskulatur

▶ **Ursprung und Ansatz:** Alle Muskeln entspringen am Schulterblatt: der *M. supraspinatus* in der Fossa supraspinata, der *M. infraspinatus* in der Fossa infraspinata, der *M. teres minor* im mittleren Abschnitt der Margo lateralis und schließlich der *M. subscapularis* in der Fossa subscapularis. Während die Mm. supraspinatus, infraspinatus und teres minor am Tuberculum majus des Humerus ansetzen, zieht der M. subscapularis zum ventral gelegenen Tuberculum minus. Die Ansatzsehnen dieser Muskeln bilden mit der Gelenkkapsel des Schultergelenks eine enge Verbindung. Auf diese Weise wird die Gelenkkapsel insbesondere im lateralen Kapselbereich verstärkt (▶ Abb. 9.22).

► **Funktion und Innervation:** Die wesentliche Funktion der Rotatorenmanschette liegt in der Sicherung des Schultergelenks. Aufgrund ihres geringen Abstands zu den Bewegungsachsen sind das jeweilige Drehmoment und damit die Bewegungswirkung nicht sehr groß. Die unterschiedliche Lage der Sehnen zu den Hauptachsen in diesem Gelenk führt jedoch dazu, dass der M. subscapularis den Oberarm nach innen rotiert, während die Mm. infraspinatus und teres minor als Außenrotatoren arbeiten. Zusätzlich wirkt v. a. der M. teres minor als schwacher Adduktor. Als einziger Muskel innerhalb der Rotatorenmanschette wirkt der M. supraspinatus abduktorisch und unterstützt auf diese Weise den M. deltoideus. Der M. supraspinatus fixiert in allen Abduktionsphasen den Oberarmkopf in der Gelenkpfanne. Damit liefert er eine wichtige Voraussetzung für die eigentliche Abduktionsbewegung durch den M. deltoideus. Besonders in der ersten Phase der Abduktion (bis 10 °) scheint der M. supraspinatus eine *Starterfunktion* zu übernehmen. Innerhalb der Rotatorenmanschettenmuskeln ist seine Ansatzsehne sehr häufig pathologisch verändert (*Supraspinatussyndrom*, s. Klinischer Bezug). Alle Muskeln werden durch Äste des Plexus brachialis innerviert: die Mm. supraspinatus und infraspinatus durch den N. suprascapularis (C4–6), der M. teres minor durch den N. axillaris (C5–6) und der M. subscapularis durch N. subscapularis (C5–6).

Weitere dorsale Schultergelenkmuskeln

M. deltoideus

► **Ursprung und Ansatz:** Der *M. deltoideus* (Deltamuskel) bedeckt kappenartig das Schultergelenk (► Abb. 9.24, ► Tab. 9.9). Er ist an nahezu allen Bewegungen des Armes beteiligt. Nach seinem Faserverlauf werden 3 Teile unterschieden, die ihren Ursprung an der Spina scapulae (Pars spinalis), am Acromion (Pars acromialis) sowie am lateralen Drittel der Clavicula (Pars clavicularis) haben (► Abb. 9.24). Ihr gemeinsamer Ansatz liegt an der Außenseite etwa in der Mitte des Humerusschaftes (Tuberositas deltoidea). Zwischen der kräftigen Pars acromialis und dem Tuberculum majus liegt ein Schleimbeutel, die Bursa subdeltoidea (► Abb. 9.23).

► **Funktion und Innervation:** Die jeweilige Funktion der 3 Anteile (Pars clavicularis, Pars acromialis, Pars spinalis) hängt von der Lage zur Bewegungsachse und von der Stellung des Humerus ab. Die einzelnen Abschnitte des Muskels wirken z. T. synergistisch, z. T. antagonistisch. Der vordere, klavikuläre Anteil führt den Arm nach vorne (Anteversion) und dreht ihn nach innen (Innenrotation). Der hintere, spinale Teil des Muskels dreht den Arm nach außen (Außenrotation) und zieht ihn nach hinten (Retroversion). Beide Anteile gemeinsam adduzieren den herabhängenden Arm. Die Pars acromialis abduziert den Arm und sichert jede neu eingenommene Stellung. Bei zunehmender Abspreizung (etwa ab 60 °) beteiligen sich auch die klavikulären und spinalen Anteile an der Abduktion, da sie dabei die sagittale Bewegungsachse (Abduktions-Adduktions-Achse) überwandern und somit ihre Funktion ändern (Umkehrung der Muskelfunktion). Die Abspreizbewegung kann jedoch nur bis zu einem Winkel von 90 ° durchgeführt werden, da das Schulterdach die Abduktion einschränkt, so dass ein weiteres Anheben (Elevation) nur unter gleichzeitiger Drehung

Tab. 9.9 M. deltoideus im Überblick

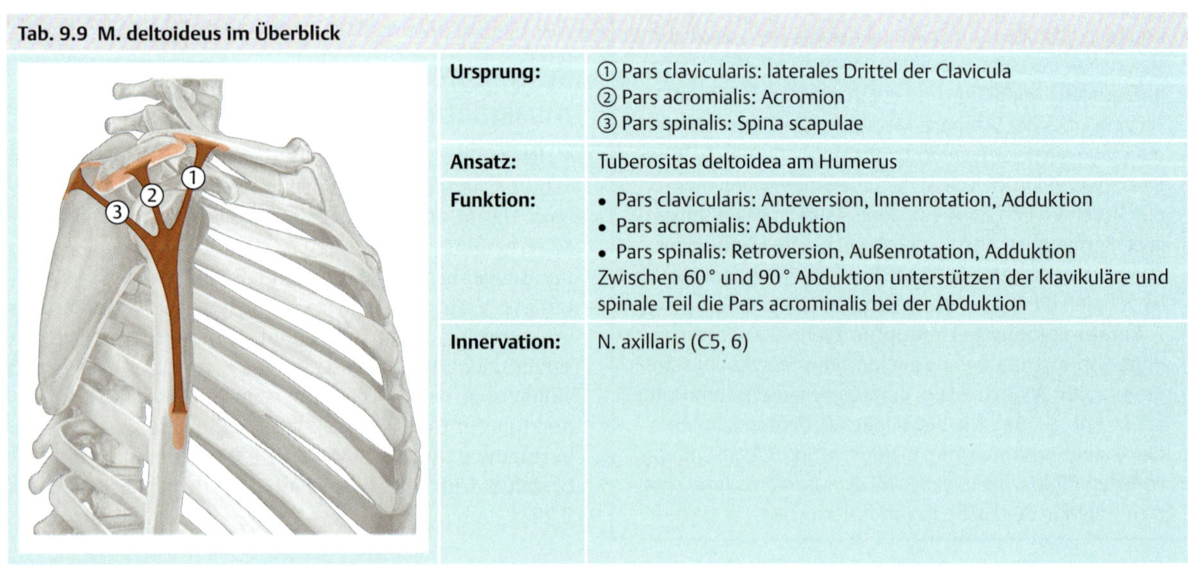	**Ursprung:**	① Pars clavicularis: laterales Drittel der Clavicula ② Pars acromialis: Acromion ③ Pars spinalis: Spina scapulae
	Ansatz:	Tuberositas deltoidea am Humerus
	Funktion:	• Pars clavicularis: Anteversion, Innenrotation, Adduktion • Pars acromialis: Abduktion • Pars spinalis: Retroversion, Außenrotation, Adduktion Zwischen 60 ° und 90 ° Abduktion unterstützen der klavikuläre und spinale Teil die Pars acrominalis bei der Abduktion
	Innervation:	N. axillaris (C5, 6)

des Schulterblattes möglich ist. Bei Kontraktion des gesamten Muskels heben sich die rotierende Wirkung des klavikulären und spinalen Anteils auf und der Muskel abduziert den Arm mit großer Kraft bis zur Horizontalen.

Der M. deltoideus wird vom N. axillaris (C5–6) innerviert.

Klinischer Bezug: Lähmung des M. deltoideus

Eine Lähmung des M. deltoideus ist von großer Tragweite für die Führung und Sicherung des Schultergelenks. Der Arm kann so gut wie gar nicht abduziert werden (geringe Seithebung durch den M. supraspinatus).

▶ **Oberflächenrelief:** Der M. deltoideus ist in seiner gesamten Ausdehnung unter der Haut gut zu tasten und bestimmt zusammen mit dem proximalen Humerus die Rundung der Schulter.

M. latissimus dorsi und M. teres major

▶ **Ursprung und Ansatz:** Der *M. latissimus dorsi* (breiter Rückenmuskel) bedeckt nahezu den gesamten unteren Teil des Rückens (▶ Abb. 9.17, ▶ Tab. 9.10) und wirkt wegen seines ausgedehnten Ursprungsfeldes auf eine Vielzahl von Gelenken. Nach seinen Ursprüngen können 4 Anteile unterschieden werden: Eine Pars vertebralis entspringt breitflächig von den Procc. spinosi des 7.-12. Brustwirbelkörpers, der Fascia thoracolumbalis und damit indirekt von den Dornfortsätzen sämtlicher Lendenwirbelkörper, und dem Os sacrum. Eine Pars iliaca entspringt vom hinteren Drittel des Beckenkammes (Crista iliaca), die kostalen Ursprünge (Pars costalis) liegen auf der 9.-12. Rippe, und schließlich entspringt eine nicht regelmäßig vorkommende Pars scapularis vom unteren Schulterblattwinkel (Angulus inferior). Die konvergierenden, schräg aufwärts laufenden Muskelanteile bilden die hintere Begrenzung der Achselhöhle und ziehen medial vom Humerus zu ihrem gemeinsamen Ansatz, der Crista

Tab. 9.10 Mm. latissimus dorsi und M. teres major im Überblick

① M. latissimus dorsi	
Ursprung:	• Pars vertebralis: ◦ Procc. spinosi der 7.–12. Brustwirbelkörper ◦ über die Fascia thoracolumbalis von den Dornfortsätzen sämtlicher Lendenwirbelkörper sowie vom Os sacrum (Facies dorsalis ossis sacri) • Pars iliaca: hinteres Drittel der Crista iliaca • Pars costalis: 9.–12. Rippe • Pars scapularis: Angulus inferior
Ansatz:	Crista tuberculi minoris des Humerus
Funktion:	Innenrotation, Adduktion, Retroversion, Atemhilfsmuskel (Ausatmung, „Hustenmuskel")
Innervation:	N. thoracodorsalis (C6–8)
② M. teres major	
Ursprung:	Angulus inferior der Scapula
Ansatz:	Crista tuberculi minoris des Humerus
Funktion:	Innenrotation, Adduktion, Retroversion
Innervation:	N. subscapularis (C5–8)

tuberculi minoris. Denselben Ansatz besitzt auch der *M. teres major* (großer Rundmuskel; ▶ Abb. 9.18, ▶ Tab. 9.10), der am Schulterblatt im Bereich des Angulus inferior entspringt.

▶ **Funktion und Innervation:** Beide Muskeln, der M. latissimus dorsi und der M. teres major, haben dieselben Funktionen: Adduktion, Retroversion und Innenrotation des Oberarmes. Der M. latissimus dorsi entfaltet seine stärkste Wirkung bei abduziertem bzw. eleviertem Arm. Zusammen mit dem M. pectoralis major führt er den elevierten Arm kräftig nach unten, bei fixiertem Arm können beide Muskeln den Rumpf an den Arm heranziehen (z. B. Hochziehen des Körpers beim Treppensteigen). Aus diesem Grund ist der M. latissimus dorsi auch ein wichtiger Muskel für Querschnittgelähmte, die dadurch ihren Rumpf anheben können (z. B. beim Anheben aus dem Rollstuhl). Wie durch ein großes Tuch, das um den Rücken geschlungen ist, wird der Rumpf an den Armen aufgehängt. Aufgrund seiner retrovertierenden Wirkung ist er für alle Handbewegungen am Rücken wichtig (z. B. Intimpflege). Häufig findet man einen hypertrophierten M. latissimus dorsi bei Personen, die Probleme mit der Ausatmung haben (Bronchitis, Asthma bronchiale). Bei fixiertem Arm können vor allem die lateralen Anteile des Muskels die unteren Rippen und damit die untere Thoraxapertur verengen und auf diese Weise die Exspiration unterstützen. Seine Wirkung als *Hustenmuskel*, wie er gelegentlich bezeichnet wird, verdankt er der Tatsache, dass seine Pars costalis beim Hustenvorgang (Kontraktion des Zwerchfells) dem von den Rippen entspringenden Teil des Diaphragmas als Punctum fixum dient. Beide Muskeln, sowohl der M. latissimus dorsi als auch der M. teres major, werden vom N. thoracodorsalis aus dem Plexus brachialis (C6–8) innerviert.

▶ **Oberflächenrelief:** Vor allem das Oberflächenrelief des unteren Teils des Rückens wird durch den M. latissimus dorsi geprägt. Von einem „breiten Kreuz" spricht man, wenn er, insbesondere bei Athleten, kräftig ausgebildet ist. Ein kräftig trainierter M. teres major lässt v. a. die hintere Achselfalte deutlich hervortreten.

Ventrale Schultergelenkmuskeln

▶ **Ursprung und Ansatz:** Am *M. pectoralis major* (großer Brustmuskel, ▶ Tab. 9.11) unterscheidet man nach Ursprung und Faserverlauf 3 Anteile: eine von der medialen Hälfte der Clavicula entspringende Pars clavicularis, eine vom Sternum und von den angrenzenden Rippen (2.–7. Rippenknorpel) entspringende Pars sternocostalis und eine vom vorderen Blatt der Rektusscheide (Lamina anterior) entspringende Pars abdominalis. Alle 3 Teile konvergieren nach lateral und haben ihren Ansatz am Humerus an der Cista tuberculi majoris, und zwar mit einer breiten, im Querschnitt hufeisenförmig gestalteten Sehne. Die Sehnenfaserbündel im Ansatzbereich überkreuzen sich derart, dass eine von lockerem Bindegewebe ausgefüllte, nach oben offene Sehnentasche entsteht.

Der *M. coracobrachialis* (Rabenschnabel-Oberarm-Muskel) zieht von seinem Ursprung, dem Proc. coracoideus der Scapula, zum Humerus, wo er in der Verlängerung der Crista tuberculi minoris ansetzt (▶ Abb. 9.20, ▶ Tab. 9.11).

Tab. 9.11 Mm. pectoralis major und coracobrachialis im Überblick

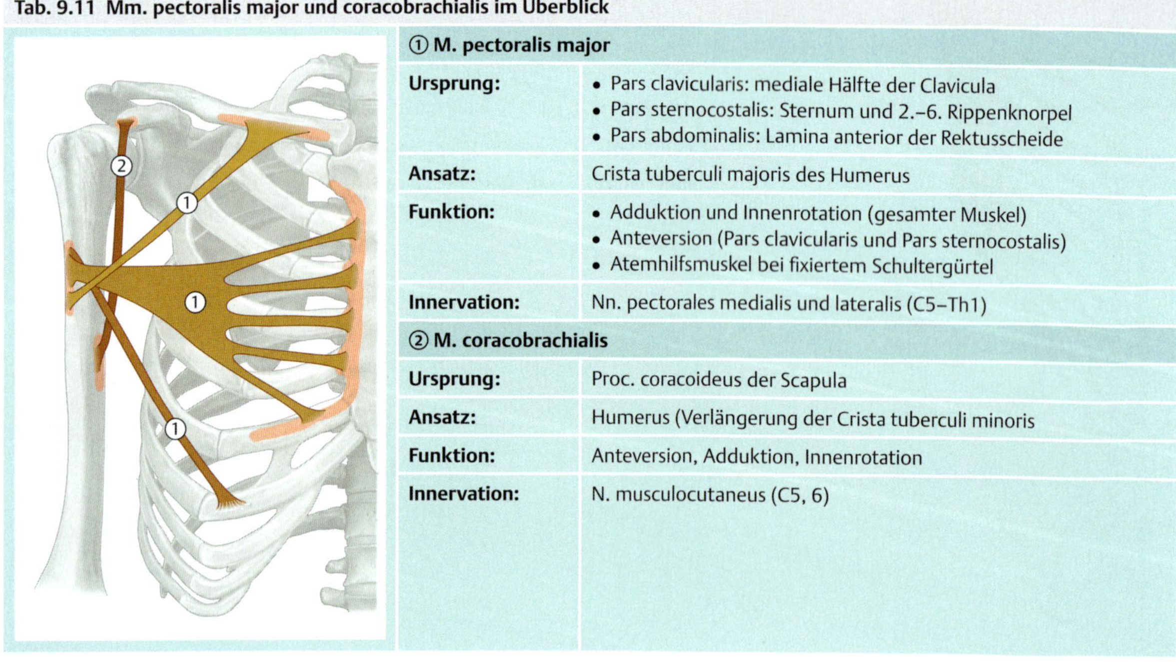

① M. pectoralis major	
Ursprung:	• Pars clavicularis: mediale Hälfte der Clavicula • Pars sternocostalis: Sternum und 2.–6. Rippenknorpel • Pars abdominalis: Lamina anterior der Rektusscheide
Ansatz:	Crista tuberculi majoris des Humerus
Funktion:	• Adduktion und Innenrotation (gesamter Muskel) • Anteversion (Pars clavicularis und Pars sternocostalis) • Atemhilfsmuskel bei fixiertem Schultergürtel
Innervation:	Nn. pectorales medialis und lateralis (C5–Th1)
② M. coracobrachialis	
Ursprung:	Proc. coracoideus der Scapula
Ansatz:	Humerus (Verlängerung der Crista tuberculi minoris
Funktion:	Anteversion, Adduktion, Innenrotation
Innervation:	N. musculocutaneus (C5, 6)

▶ **Funktion und Innervation:** Der M. pectoralis major ist ähnlich wie der M. latissimus dorsi ein kräftiger Adduktor und Innenrotator. Vor allem der erhobene Arm wird vom gesamten Muskel kraftvoll nach unten gezogen. Bei abduziertem Arm können besonders die beiden oberen Anteile eine Anteversion bewirken (daher auch sein Name *Umarmungsmuskel).* Bei fixiertem Humerus bzw. Schultergürtel kann der Muskel die Rippen heben und ist daher ein wichtiger Atemhilfsmuskel. Der M. coracobrachialis beteiligt sich, bezogen auf die Bewegungsachsen im Schultergelenk, bei der Adduktion, der Anteversion und der Innenrotation. Während der M. pectoralis major von den Nn. pectorales mediales (C8–Th1) und laterales (C5–7) innerviert wird, erhält der M. coracobrachialis seine Innervation vom N. musculocutaneus (C6–7).

▶ **Oberflächenrelief:** Vor allem der M. pectoralis major ist auf der Vorderfläche des Thorax deutlich sicht- und tastbar und bildet die vordere Begrenzung der Achselhöhle (vordere Achselfalte).

9.5 Oberarm, Ellenbogen und Ellenbogengelenk

9.5.1 Oberarm

Der Oberarm (Humerus) trägt an seinem proximalen Ende den Kopf für das Schultergelenk sowie die beiden Tubercula minus und majus als wichtige Muskelansatzzonen für die Schultergelenkmuskulatur. Sein distaler Teil ist an der Bildung des Ellenbogengelenks beteiligt. Auf der Dorsalseite des mittleren Humerusschaftes verläuft der N. radialis von medial-oben nach lateral-unten im sog. Sulcus nervi radialis (s. ▶ Abb. 9.36**c**).

Klinischer Bezug: Radialislähmung

Durch den knochennahen Verlauf kann der N. radialis bei anhaltendem Druck von außen, z. B. durch längeres Herabhängen des Armes über eine scharfe Kante, leicht geschädigt werden. Auch bei Humerusschaftfrakturen kann es zu einer Verletzung des N. radialis mit nachfolgender Radialislähmung kommen. Da die den M. triceps brachii versorgenden Nervenäste den N. radialis bereits relativ weit proximal verlassen, ist dieser Muskel bei einer Lähmung meist nicht betroffen. Ist die Kontinuität des Nervs vollständig unterbrochen, resultiert neben einer Sensibilitätsstörung eine schlaffe Lähmung sämtlicher am Unterarm vom N. radialis versorgten Muskeln *(Fallhand)* durch Ausfall aller Strecker am Unterarm.

9.5.2 Ellenbogen

Zum Ellenbogen (Cubitus) zählt man den distalen Humerus sowie die proximalen Enden von Radius und Ulna. In dieser Region liegen neben dem Ellenbogengelenk die Ansätze der Oberarmmuskeln sowie Ursprünge der Unterarm- und Handmuskeln. Zwischen den Ursprüngen der oberflächlichen Unterarmflexoren vom *Epicondylus medialis* und oberflächlichen Unterarmextensoren vom *Epicondylus lateralis* befinden sich auf der Beugeseite des Ellenbogengelenks die *Ellenbeuge (Fossa cubiti).* Die in diesem Bereich liegenden Hautvenen sind bevorzugte Orte für intravenöse Injektionen. Auf der Streckseite der *Ellenbogenregion* befindet sich der *Ellenbogenfortsatz (Olecranon),* die Ansatzstelle des M. triceps brachii. Das Olecranon, der Epicondylus medialis und der Epicondylus lateralis sind prominente und damit gut tastbare Knochenvorsprünge (▶ Abb. 9.28**a**, **b** u. ▶ Abb. 9.29**a**, **b**). Zur Beurteilung von knöchernen Verletzungen bzw. Luxationen ist ihre Lage zueinander von großer praktischer und klinischer Bedeutung.

Klinischer Bezug: Erkrankungen der Ellenbogenregion

Jeder der 3 Knochenvorsprünge (Epicondylus medialis, Epicondylus lateralis und Olecranon) ist Sitz einer typischen Erkrankung des Ellenbogens (▶ Abb. 9.27).

Bursitis traumatica: Im Bereich der Bursa olecrani, einem Schleimbeutel zwischen Haut und Olecranon, entsteht häufig auf dem Boden ständiger mechanischer Reizung, z. B. beim Abstützen auf den Ellenbogen, eine chronische abakterielle Schleimbeutelentzündung (Bursitis traumatica).

Schädigung des N. ulnaris: Dorsal des Epicondylus medialis liegt der N. ulnaris im Sulcus nervi ulnaris nahezu ungeschützt unter der Haut und ist aufgrund seiner exponierten Lage für Schädigungen besonders empfindlich („*Musikantenknochen*“).

„Tennisellenbogen“: Nach besonderen Anstrengungen des Armes oder der Hand berichten Patienten häufig über hartnäckige Schmerzen im Bereich des Epicondylus lateralis. Typisch ist das Beschwerdebild bei Tennisspielern, deshalb wird es auch als *Tennisellenbogen* bezeichnet. Die Schmerzen verstärken sich häufig bei Dorsalextension des Handgelenks gegen Widerstand. Hierbei handelt es sich um eine chronische Entzündung der chondral-apophysären Sehnenansatzzonen der Hand- und Fingerstrecker (sog. Tendochondroosteopathie/Sehnenansatztendinose bzw. Epicondylitis humeri radialis).

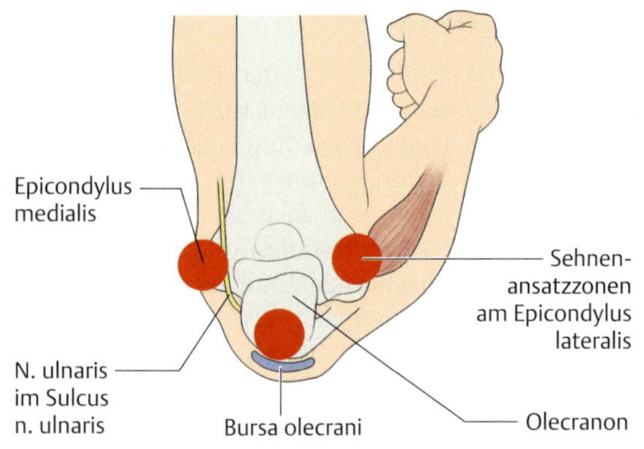

Abb. 9.27 Lokalisation typischer Erkrankungen im Bereich des Ellenbogens (nach Debrunner).

9.5.3 Ellenbogengelenk

Im Ellenbogengelenk (Art. cubiti), einem zusammengesetzten Gelenk, artikulieren der Humerus und die beiden Unterarmknochen Radius und Ulna (▶ Abb. 9.28**a** u. **b** u. ▶ Abb. 9.29**a** u. **b**). Die 3 Knochen bilden innerhalb des Ellenbogengelenks 3 Teilgelenke:

- das *Humeroulnargelenk (Art. humeroulnaris)* zwischen Humerus und Ulna,
- das *Humeroradialgelenk (Art. humeroradialis)* zwischen Humerus und Radius sowie
- das *proximale Radioulnargelenk (Art. radioulnaris proximalis)* zwischen den proximalen Enden von Ulna und Radius.

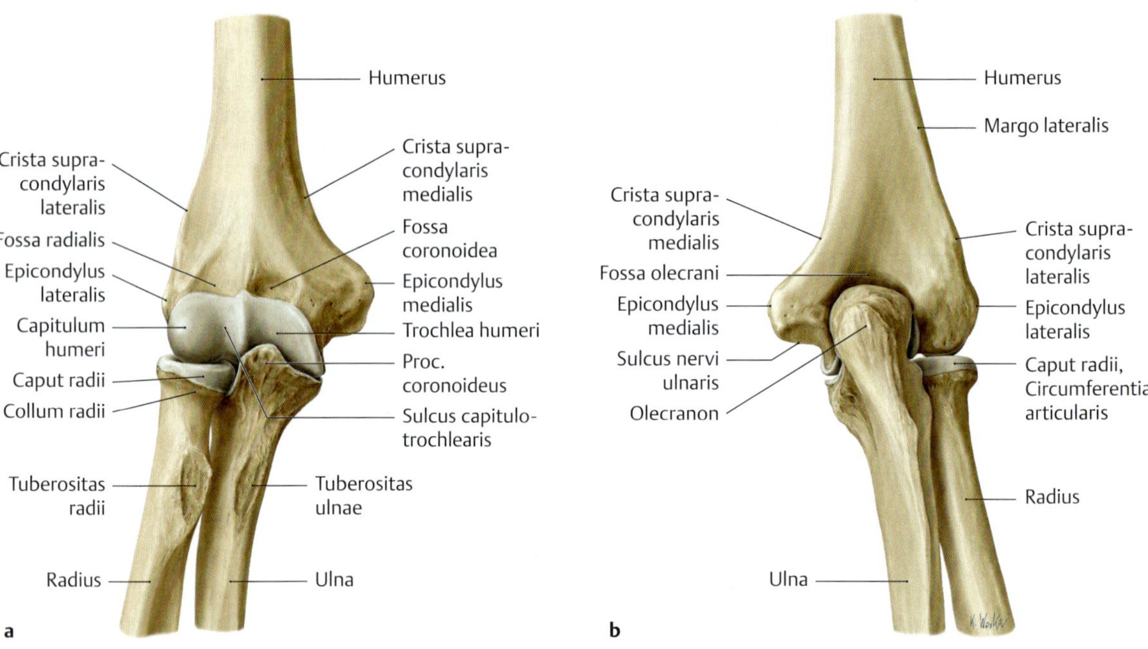

Abb. 9.28 a u. b Rechtes Ellenbogengelenk in Streckstellung. a Ansicht von vorne; **b** von hinten.

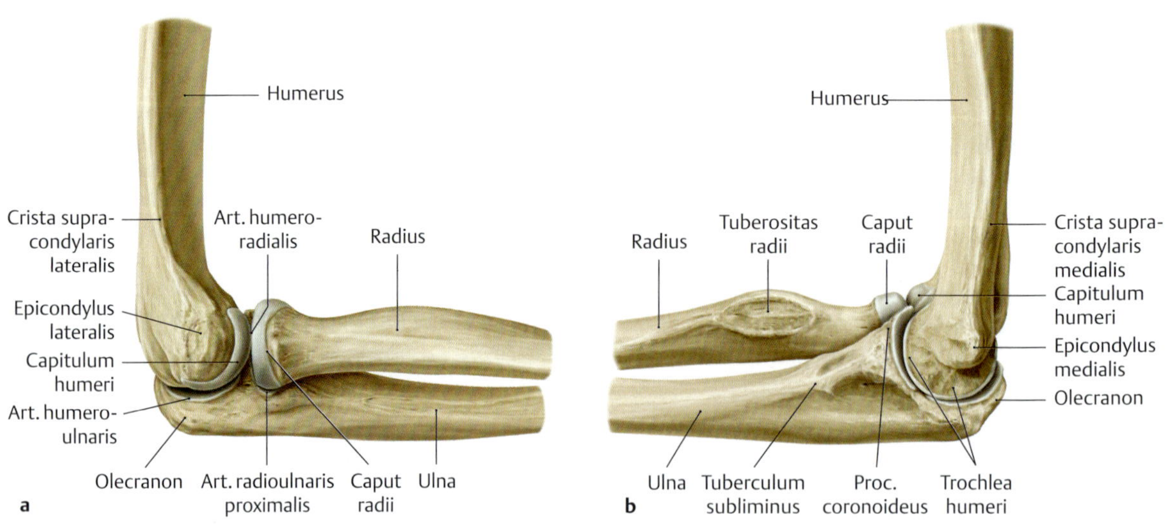

Abb. 9.29 a u. b Rechtes Ellenbogengelenk in Beugestellung. a Ansicht von lateral; **b** Ansicht von medial.

...umeroulnar- und Humeroradialgelenk

Überblick

Im **Humeroulnargelenk** umfasst die Incisura trochlearis ulnae zangenförmig die Trochlea humeri (▶ Abb. 9.29**a, b** u. ▶ Abb. 9.30**c**), wobei sich ihre Führungsleiste in die rinnenförmige Vertiefung der Trochlea senkt. Häufig ist die überknorpelte Gelenkfläche im Bereich der Incisura trochlearis zweigeteilt. Das Humeroulnargelenk ist ein typisches Scharniergelenk mit guter Knochenführung und einem Freiheitsgrad. Es ermöglicht Flexion und Extension um eine transversal verlaufende Bewegungsachse, die etwas unterhalb der Epikondylen durch die Trochlea und das Capitulum humeri verläuft (▶ Abb. 9.33). Bei maximaler Flexionsstellung nimmt die ventral gelegene Fossa coronoidea den Proc. coronoideus der Ulna auf, nach maximaler Streckstellung stemmt sich die Spitze des Olecranons in die Fossa olecrani (▶ Abb. 9.28**a** u. **b**).

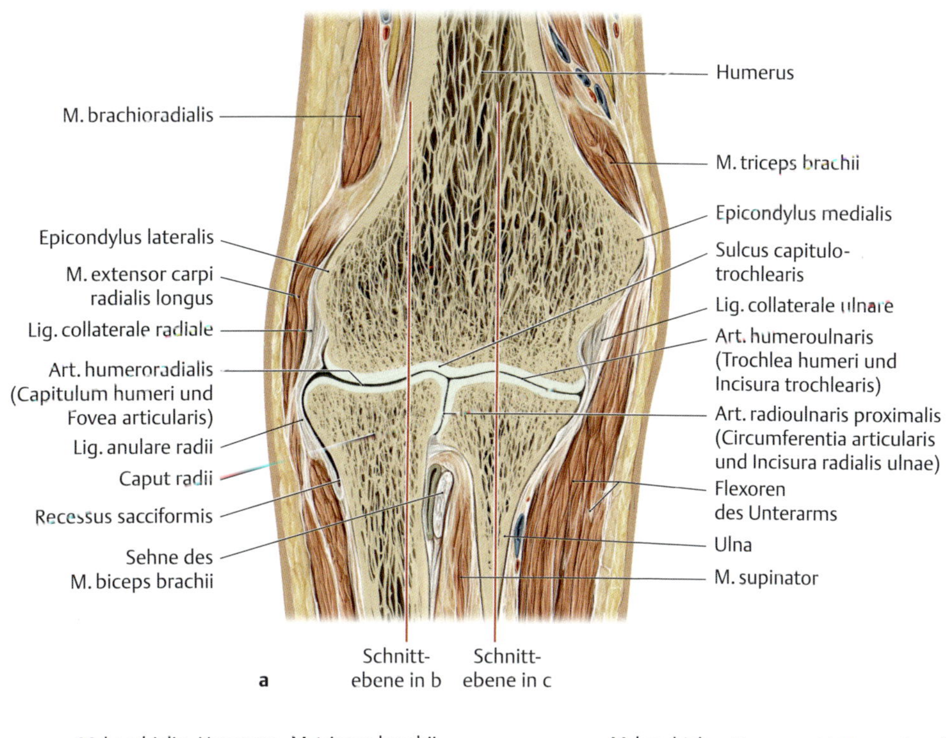

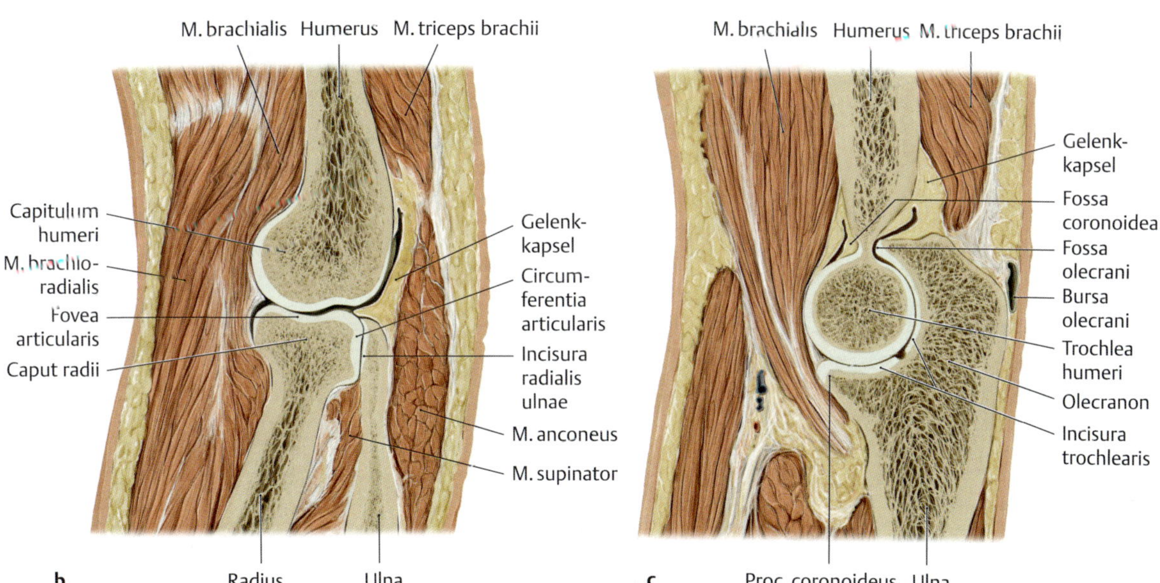

Abb. 9.30 a–c Schnitte durch das rechte Ellenbogengelenk. a Frontalschnitt. **b** Sagittalschnitt durch das Humeroradial- und das proximale Radioulnargelenk. **c** Sagittalschnitt durch das Humeroulnargelenk (Zeichnungen nach einem Präparat der Anatomischen Sammlung der Universität Kiel).

Klinischer Klinischer Bezug: Luxation des Humeroulnargelenks Bezug

Luxationen betreffen häufig das Humeroulnargelenk und sind trotz ausgeprägter Knochenführung des Gelenks recht häufig (zweithäufigste Luxation beim Menschen), z. B. beim Sturz auf den ausgestreckten Arm.

Im **Humeroradialgelenk** artikuliert der kugelige Anteil des Capitulum humeri mit einer konkaven Grube (Fovea articularis radii) des Radiusköpfchens (▶ Abb. 9.28, ▶ Abb. 9.29, ▶ Abb. 9.30). Obwohl das Humeroradialgelenk von seiner Form her ein Kugelgelenk ist, besitzt es nur 2 Freiheitsgrade, da der Radius über das Ringband und das radiale Kollateralband an die Ulna gefesselt ist. Aus diesem Grund erfolgen Flexion und Extension stets gemeinsam mit dem Humeroulnargelenk um die gleiche Bewegungsachse (s. o.). Der 2. Freiheitsgrad ermöglicht die Pro- und Supinationsbewegung um eine axiale Achse durch das Radiusköpfchen. Dabei dreht sich der Radiuskopf auf dem Capitulum humeri unabhängig von Beugung und Streckung im Ellenbogengelenk.

Zwischen dem Humeroulnargelenk und dem Humeroradialgelenk liegt ein sog. **Übergangsgelenk**, in dem der Sulcus capitulotrochlearis mit der Lunula obliqua des Radiusköpfchens artikuliert (▶ Abb. 9.30**a** u. ▶ Abb. 9.31**b** u. **c**).

Bandapparat

Sowohl das Humeroradial- als auch das Humeroulnargelenk verfügen über eine kräftige Bandführung durch die Kollateralbänder, die seitlich die Gelenkkapsel verstärken (▶ Abb. 9.31**a–c**). Das ulnare Kollateralband (Lig. col-

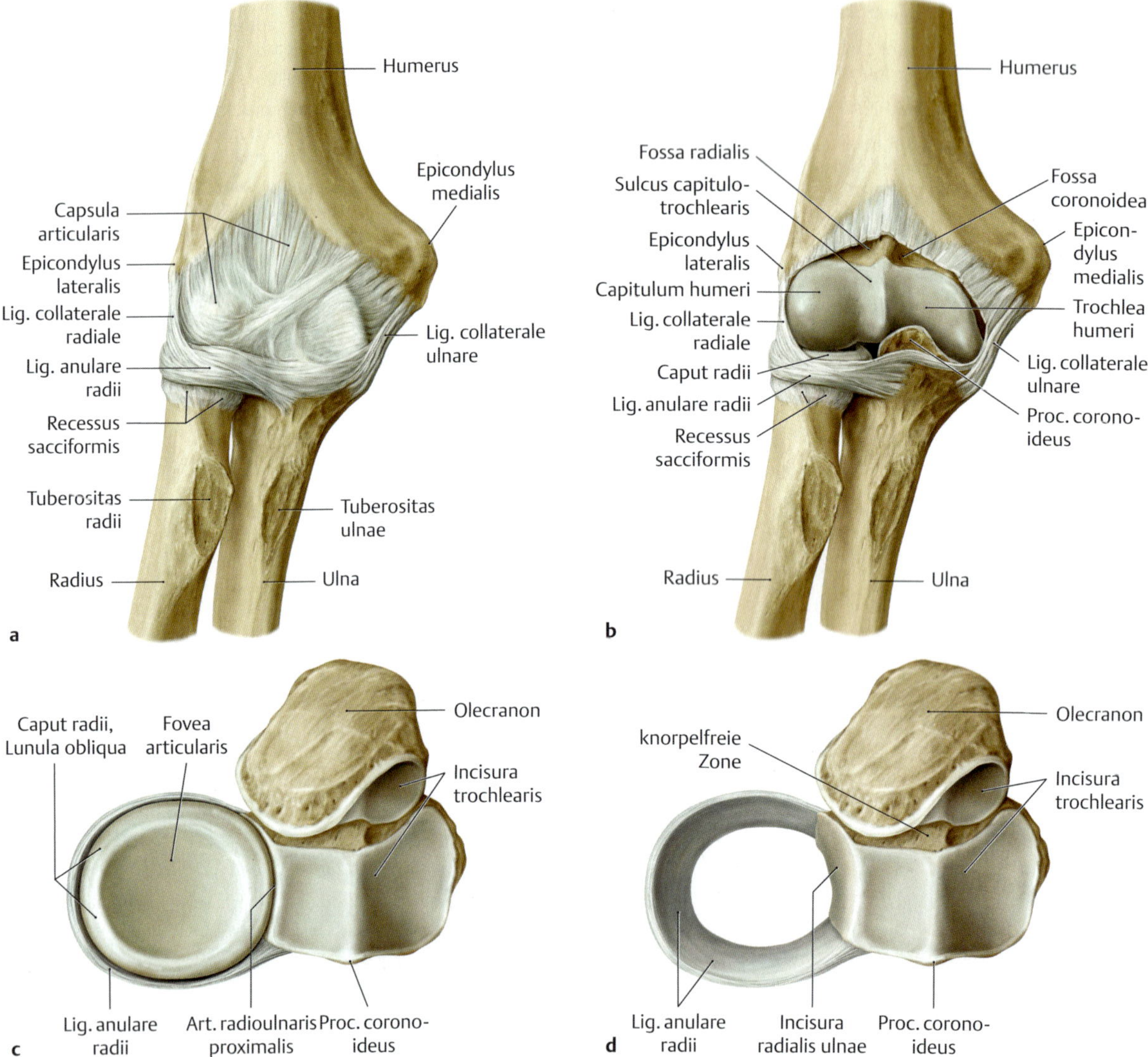

Abb. 9.31 a–d Gelenkkapsel und Bandapparat des rechten Ellenbogens. **a** Ansicht von vorn. **b** Ansicht von vorn nach Entfernung der ventralen Gelenkkapselanteile. **c** u. **d** Verlauf des Lig. anulare radii an einem rechten proximalen Radioulnargelenk. **c** Aufsicht auf die proximalen Gelenkflächen des Radius und der Ulna nach Entfernung des Humerus. **d** gleiche Ansicht wie in **c** nach zusätzlicher Entfernung des Radius.

laterale ulnare) entspringt am Epicondylus medialis und zieht fächerförmig sowohl zum Olecranon als auch zum Proc. coronoideus (▶ Abb. 9.31**b**). Das radiale Kollateralband (Lig. collaterale radiale) kommt vom Epicondylus lateralis und strahlt, ebenfalls fächerartig, in das Lig. anulare radii ein. Aufgrund des fächerförmigen Verlaufs der Ligg. collateralia sind in jeder Stellung des Gelenks Teile des Bandapparats angespannt.

Bewegungsmöglichkeiten

Ausgehend von der Neutral-Null-Stellung ist in beiden Gelenken eine Beugung bis maximal 150° möglich. Durch individuell unterschiedlich ausgebildete Weichteile am Ober- und Unterarm kann die Beugung aber bereits vorher gehemmt werden (Weichteilhemmung). Eine Streckung im Ellenbogengelenk über die Neutral-Null-Stellung hinaus ist nur begrenzt möglich (Knochenhemmung durch das Olecranon). Vor allem bei Frauen und Kindern kann der Arm um etwa 10–15° gestreckt werden (▶ Abb. 9.33).

Proximales Radioulnargelenk

Im proximalen Radioulnargelenk (Art. radioulnaris proximalis) dreht sich der knorpelbedeckte Umfang des Radiuskopfes (Circumferentia articularis radii) in der konkav geformten Gelenkfläche der Ulna (Incisura radialis ulnae; ▶ Abb. 9.31**c** u. **d**). Eine entscheidende Bedeutung für die Sicherung des Gelenks hat das Ringband *(Lig. anulare radii)*, das an der vorderen und hinteren Grenze der Incisura radialis ulnae befestigt ist (▶ Abb. 9.31). Es umgreift den Radiuskopf und presst ihn in die ulnare Gelenkfläche. In Anpassung an die übertragenen Druckkräfte gleicht das Ringband an seiner Innenseite im histologischen Aufbau einer Gleitsehne mit faserknorpeliger Struktur.

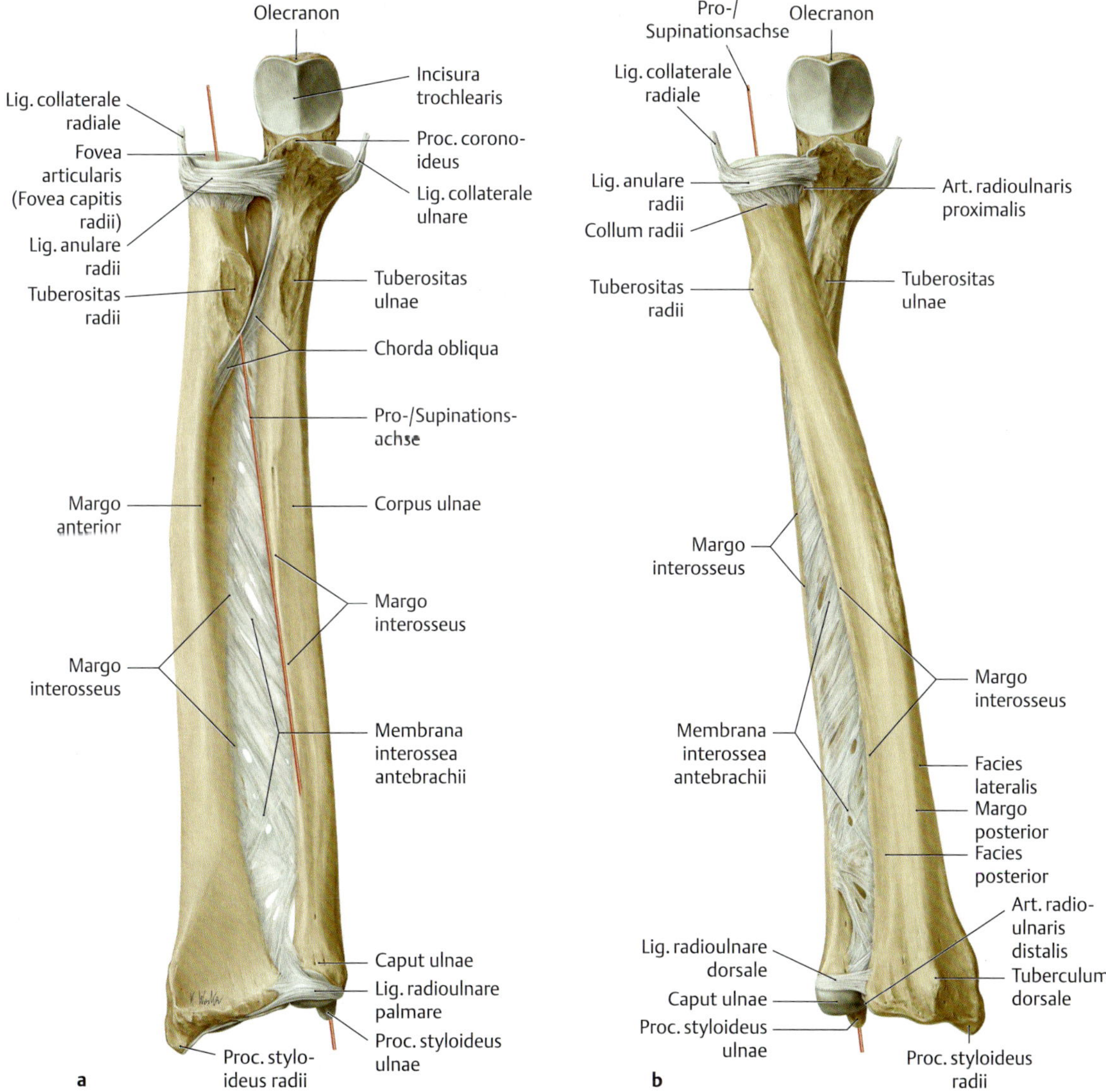

Abb. 9.32 a u. b Unterarmknochen der rechten Seite. a In Supinationsstellung; **b** in Pronationsstellung.

Klinischer Bezug: Subluxation des Radiuskopfes („Pronatio dolorosa")

Vor allem bei Kleinkindern kann durch zu starken Zug am Arm das Radiusköpfchen aus dem Lig. anulare radii luxieren und sich im Ellenbogengelenk einklemmen (sog. *pulled elbow* oder *Nurse-Disease*, eine der häufigsten Verletzungen bei 4- bis 6-jährigen Kindern).

Zusammen mit dem *distalen* Radioulnargelenk (Art. radioulnaris distalis), das *zur Hand* gehört gestattet das proximale Radioulnargelenk eine Umwendbewegung der Hand (Pro- und Supination) (▶ Abb. 9.32**b** u. ▶ Abb. 9.33). Die Bewegungen beider Gelenke sind durch die Membrana interossea funktionell miteinander gekoppelt und daher zwangsläufig miteinander kombiniert. Die Bewegungsachse für die Pro- und Supination verläuft vom Zentrum des Capitulum humeri durch die Mitte der Fovea capitis radii schräg nach distal zum Griffelfortsatz der Ulna (Processus styloideus ulnae). Während in Supinationsstellung die Unterarmknochen parallel ausgerichtet sind, überkreuzt in Pronationsstellung der Radius die Ulna (▶ Abb. 9.33). Bei der Umwendbewegung wandert das distale Radiusende mit seiner Incisura radialis um die konvexe Gelenkfläche an der Ulna (Circumferentia articularis ulnae). Bei den Drehbewegungen des Unterarmes wird die Hand zwangsläufig mitgeführt. Bei rechtwinklig gebeugtem Ellenbogengelenk zeigen die Handinnenfläche in Supinationsstellung nach oben, der Daumen nach außen. In Pronationsstellung weist die Handinnenfläche nach unten und der Daumen nach innen. In der Neutral-Null-Stellung zeigt der Daumen nach oben. Das Bewegungsausmaß für die Supination und die Pronation des Unterarmes aus der Neutral-Null-Stellung beträgt jeweils etwa 90° (▶ Abb. 9.33**d** u. **e**).

Die Bedeutung der Pro- und Supinationsbewegung für die Kontrolle der Raumorientierung der Hand lässt sich an einigen Beispielen deutlich aufzeigen: Die Pro-/Supinations-Bewegung erlaubt das Zum-Mund-führen eines Gegenstandes (Ernährungsfunktion), durch sie erreicht die Hand jede Stelle des Körpers, um diese zu schützen

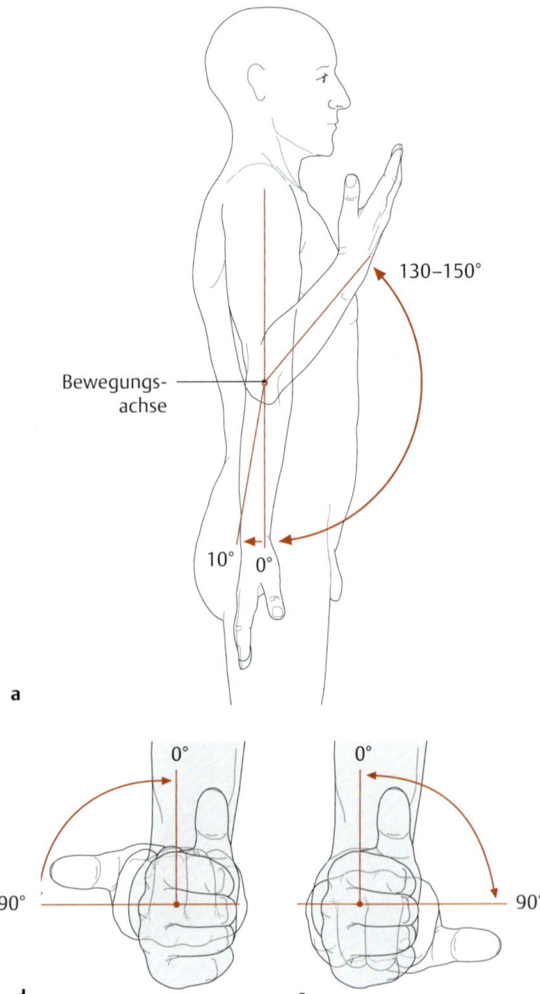

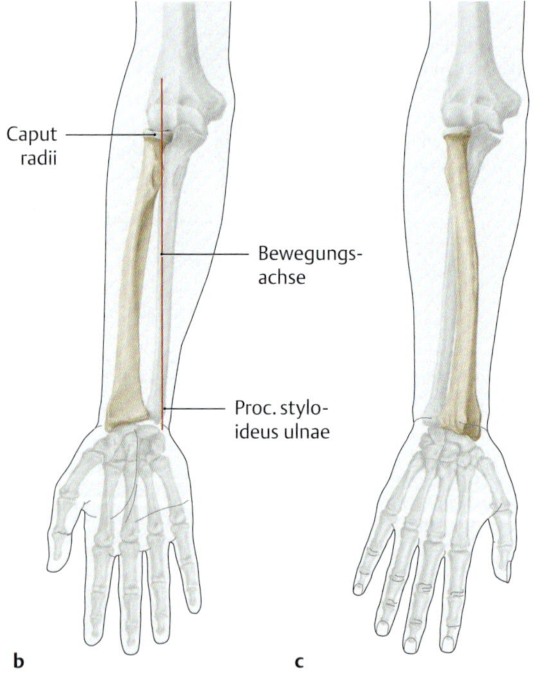

Abb. 9.33 a–e Bewegungen im Ellenbogengelenk und im distalen Radioulnargelenk. a Flexion/Extension. **b** Supinationsstellung (Unterarmknochen stehen parallel zueinander, die Pronations-/Supinations-Achse verläuft durch das Caput radii und den Proc. styloideus ulnae). **c** Pronationsstellung (der Radius überkreuzt die Ulna). **d** Supinationsstellung der Hand bei gebeugtem Ellenbogen in der Ansicht von vorne (die Palmarfläche zeigt nach oben). **e** Pronationsstellung der Hand (die Palmarfläche zeigt nach unten).

oder zu reinigen. Eine zentrale Bedeutung hat die Pro-/Supination bei allen Tätigkeiten v.a. der arbeitenden Hand, z.B. beim Drehen eines Schraubenziehers, Einschrauben einer Glühbirne, Ausgießen eines Topfinhaltes, Aufschließen eines Türschlosses, etc. Das Bewegungsausmaß der Hand kann durch zusätzliche Bewegungen im Schultergürtel und des Rumpfes deutlich gesteigert werden. So lässt sich beispielsweise eine vollständige Umwendbewegung der Hand von 360 ° erreichen.

Gelenkkapsel des Ellenbogengelenks

Die Gelenkkapsel des Ellenbogengelenks umhüllt alle 3 Teilgelenke und ist entsprechend ausgedehnt (▶ Abb. 9.31). Während sie v.a. vorne und hinten relativ dünn ist, wird sie an den Seiten von den Kollateralbändern verstärkt. Am Radius bildet die Kapsel unterhalb des Lig. anulare radii eine Ausstülpung, den Recessus sacciformis (▶ Abb. 9.31**b**), der bei der Pro- und Supinationsbewegung des Unterarmes als Reservefalte dient. Bei Flexion bzw. Extension wirken die Mm. brachialis und anconeus als Kapselspanner und verhindern dadurch eine Einklemmung der Gelenkkapsel.

9.6 Muskulatur von Oberarm und Ellenbeuge

9.6.1 Einteilung der Oberarmmuskeln

Die Oberarmmuskeln (▶ Tab. 9.12) lassen sich nach ihrer Wirkung auf das Ellenbogengelenk und ihrer Innervation in 2 funktionelle Gruppen einteilen:

- in die vom N. radialis innervierten Extensoren (Strecker) und
- in die vom N. musculocutaneus versorgten Flexoren (Beuger; ▶ Abb. 9.34).

Hierbei liegen die Beuger auf der Vorderseite (ventrale Gruppe), die Strecker auf der Rückseite (dorsale Gruppe) des Humerus (▶ Abb. 9.35**a–d** u. ▶ Abb. 9.36**a–d**). Alle Muskeln des Oberarms werden von einer Oberarmfaszie

Tab. 9.12 Oberarmmuskeln

Vordere (ventrale) Gruppe	Hintere (dorsale) Gruppe
M. biceps brachii	M. triceps brachii
M. brachialis	M. anconeus

Tab. 9.13 Mm. biceps brachii und brachialis im Überblick

① M. biceps brachii	
Ursprung:	Caput longum: Tuberculum supraglenoidale der Scapula Caput breve: Proc. coracoideus der Scapula
Ansatz:	Tuberositas radii, Lacertus fibrosus
Funktion:	Ellenbogengelenk: Flexion, Supination (bei gebeugtem Ellenbogen) Schultergelenk: Abduktion und Innenrotation Anteversion (Caput longum und Caput breve)
Innervation:	N. musculocutaneus (C5–7)
② M. brachialis	
Ursprung:	distale Hälfte der Vorderfläche des Humerus, Septa intermuscularia mediale und laterale
Ansatz:	Tuberositas ulnae
Funktion:	Flexion im Ellenbogengelenk
Innervation:	N. musculocutaneus (C5–7), N. radialis (C5–6)

(Fascia brachii) umschlossen, von der an der Grenze zwischen Extensoren und Flexoren lateral und medial jeweils ein Bindegewebsseptum zum Humerus zieht (Septum intermusculare mediale und laterale). Die Bindegewebssepten dienen als zusätzliche Muskelursprungsflächen (▶ Abb. 9.34**b**).

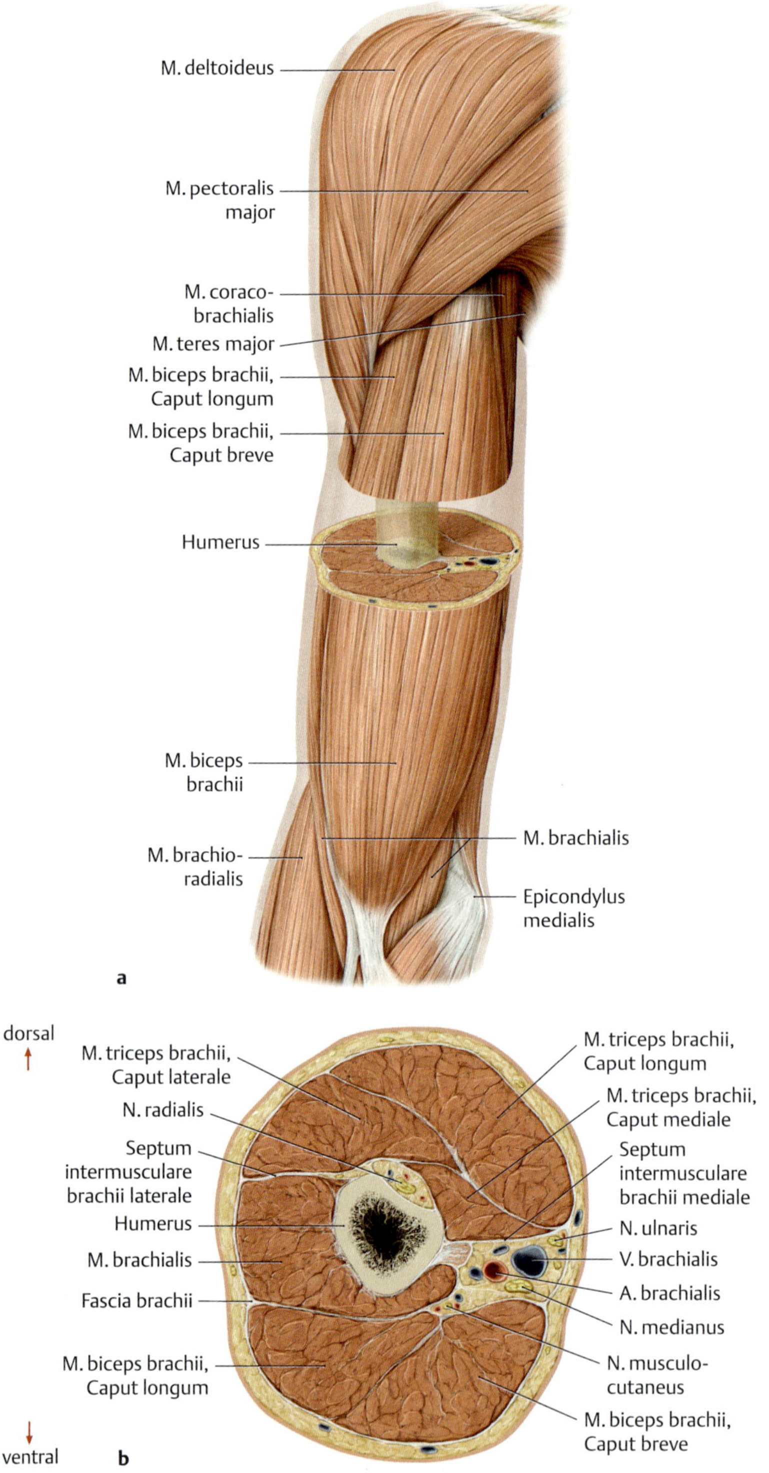

Abb. 9.34 a u. b Querschnitt durch den rechten Oberarm. a gefenstertes Präparat eines rechten Oberarms in der Ansicht von vorne. **b** Aufsicht auf den Querschnitt von proximal.

9.6.2 Systematik der Oberarmmuskulatur

Vordere (ventrale) Muskeln

► **Ursprung und Ansatz:** Der *M. biceps brachii* (zweiköpfiger Armmuskel) zieht als zweigelenkiger Muskel über das Schulter- und das Ellenbogengelenk. Er entspringt mit seinem langen Kopf (Caput longum) am Tuberculum supraglenoidale und mit seinem kurzen Kopf (Caput breve) am Rabelschnabelfortsatz (Proc. coracoideus). Nach Vereinigung seiner beiden Muskelbäuche auf Höhe des Ansatzes des M. deltoideus zu einem gemeinsamen Muskelbauch setzt er mit einer kräftigen Endsehne an der Tuberositas radii an (► Abb. 9.35**a**–**d**). Von der Ansatzsehne spalten sich regelmäßig Fasern ab, um als sog. *Lacertus fibrosus* in die Unterarmfaszie auf der ulnaren Seite einzustrahlen. Die lange Sehne des Caput longum zieht von seinem Ursprung durch die Schultergelenkhöhle zum Sulcus intertubercularis, den sie als Hypomochlion benutzt. In ihrem gesamten Verlauf durch die Gelenkhöhle wird die Sehne von einer Synovialmembran umhüllt. Im Sulcus intertubercularis hingegen verläuft die Sehne in einer schützenden Sehnenscheide (Vagina synovialis intertubercularis). Der *M. brachialis* (Armmuskel) entspringt von der distalen Hälfte der Vorderfläche des Humerus und den seitlichen Anteilen der beiden Septa intermuscularia. Sein Ansatz liegt auf Höhe der Tuberositas ulnae (► Abb. 9.35**c** u. **d**).

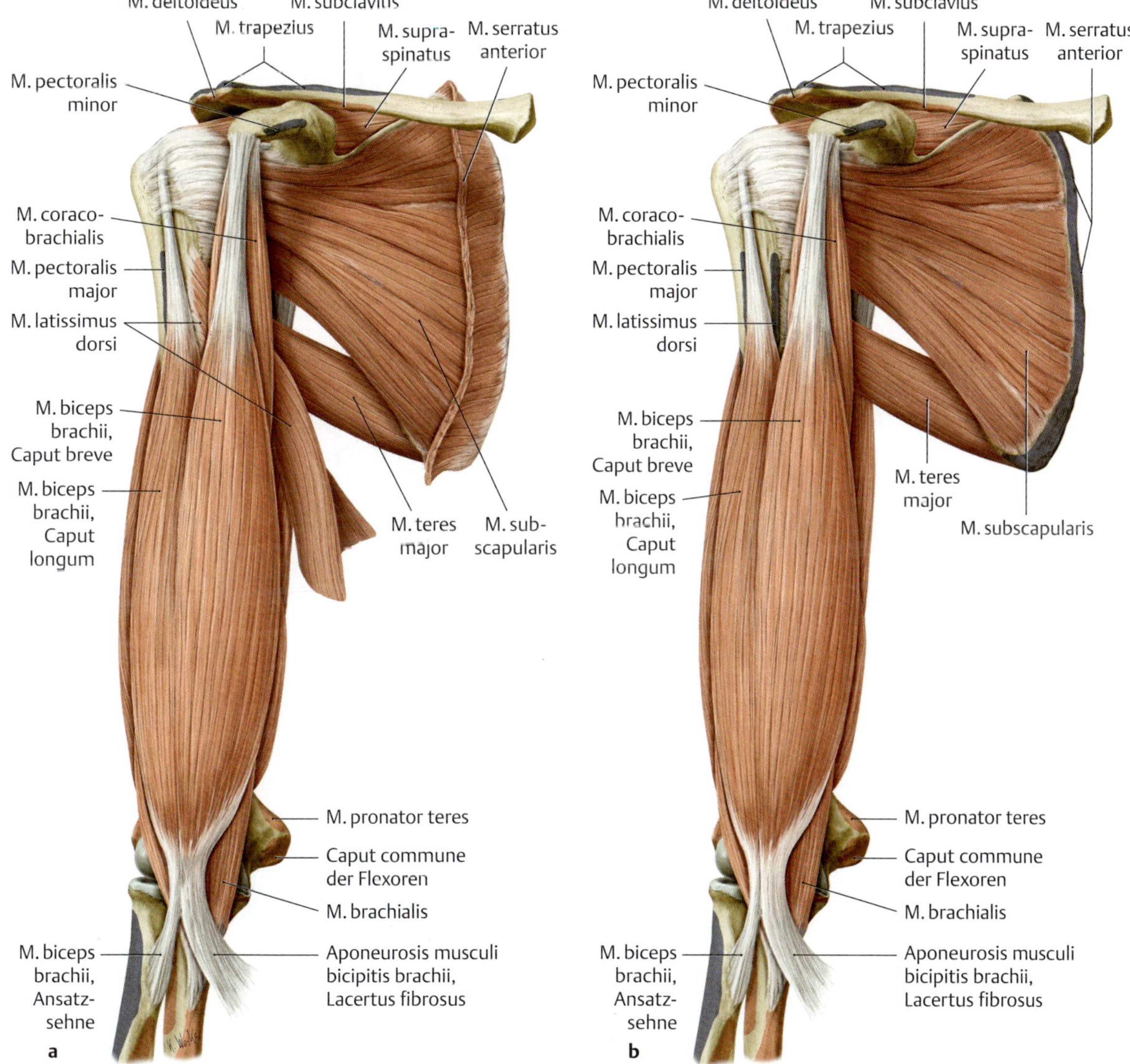

Abb. 9.35 a–d Muskeln der rechten Schulter und des Oberarms in der Ansicht von vorne. a Die gesamte Muskulatur ist dargestellt (knöcherner Brustkorb ist entfernt und die Mm. latissmus dorsi und serratus anterior sind bis auf ihre Ansätze entfernt). **b-d** Die Muskulatur wird Schritt für Schritt abgetragen und die Ursprungs- und Ansatzflächen der entfernten Muskeln sind farblich hervorgehoben (Ursprung:rot, Ansatz: blau). **b** Nach vollständiger Entfernung der Mm. latissmus dorsi und serratus anterior.

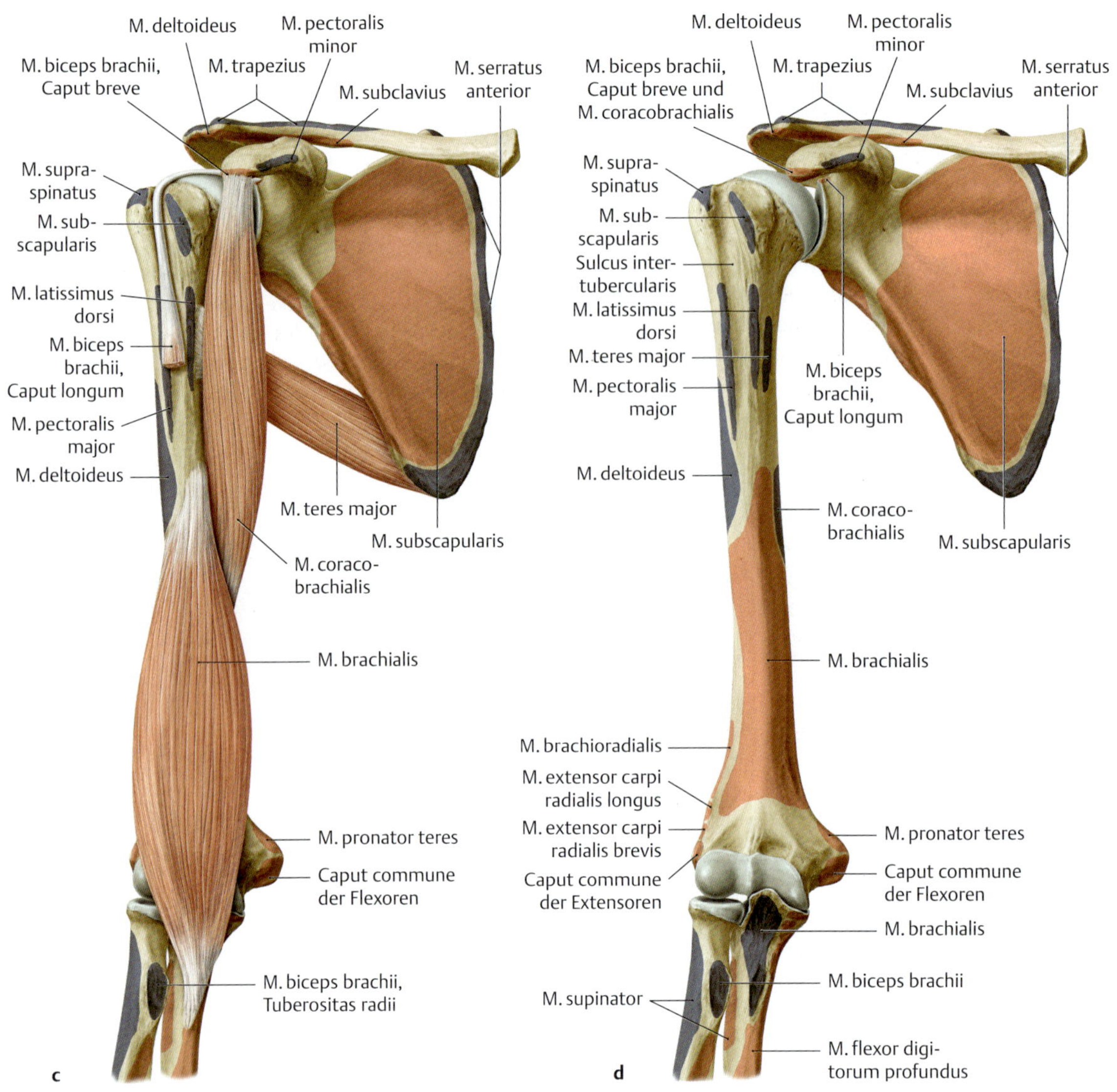

Abb. 9.35 a–d Fortsetzung. c Nach Entfernung der Mm. subscapularis, supraspinatus und biceps brachii (bis auf die Ursprungssehne des Caput longum). **d** Nach vollständiger Entfernung aller Muskeln.

▸ **Funktion und Innervation:** Aufgrund seines Verlaufs wirkt der *M. biceps brachii* sowohl auf das Schulter- als auch auf das Ellenbogengelenk. Am Schultergelenk unterstützt er v.a. eine Anteversion des Arms, kann jedoch mit dem Caput longum den Arm auch abduzieren und nach innen rotieren. Im Ellenbogengelenk wirkt er als Beuger und kräftiger Supinator. Die Supinationswirkung ist bei gebeugtem Ellenbogen besonders ausgeprägt (großer virtueller Hebelarm!), da er dann nahezu rechtwinklig zur Bewegungsachse verläuft. In Pronationsstellung ist die Sehne des M. biceps brachii um den Radius gewickelt und wird bei Kontraktion des Muskels wie ein um eine Kurbel gewickeltes Seil abgerollt. Daher sind Supinationsbewegungen bei gebeugtem Ellenbogen (s.o.) besonders effektiv. *Innerviert* wird der M. biceps brachii vom N. musculocutaneus (C5–7). Der *M. brachialis* wirkt ausschließlich auf das Ellenbogengelenk und ist der kräftigste Beuger (sog. *Brachialgewalt*), unabhängig von Pro- und Supinationsstellung des Unterarmes. Darüber hinaus spannt er die Gelenkkapsel und verhindert deren Einklemmung bei Flexion. Innerviert wird er wie der M. biceps brachii vom N. musculocutaneus (C5–7).

Klinischer Bezug: Ruptur der langen Bizepssehne

Das Sehnengewebe (enthält Faserknorpel) im Bereich des Sulcus intertubercularis ist auf Druck beansprucht. Wenn dieser Druck dauerhaft zu hoch ist, degeneriert das Gewebe. Irgendwann ist es so stark geschädigt, dass es schon bei einem unbedeutenden Trauma reißt. Durch eine solche Ruptur der langen Bizepssehne rutscht der Muskelbauch nach distal in Richtung Ellenbeuge. Dort ist er als dicker Wulst zu sehen, während proximal davon eine Delle entsteht.

▶ **Oberflächenrelief:** Auf der Vorderseite des Oberarms hebt sich v.a. der gemeinsame Muskelbauch des M. biceps brachii deutlich ab. Seine Ansatzsehne kann insbesondere bei gebeugtem Ellenbogen in der Fossa cubiti deutlich hervorspringen. Am distalen Oberarm wird der größtenteils vom M. biceps brachii bedeckte Muskelwulst des M. brachialis sichtbar.

Hintere (dorsale) Muskeln

▶ **Ursprung und Ansatz:** *Der M. triceps brachii* (dreiköpfiger Armmuskel) besteht aus dem zweigelenkigen Caput longum (langer Kopf), das dem Tuberculum infraglenoidale der Scapula entspringt, und den beiden eingelenkigen Köpfen, Caput mediale und laterale. Das *Caput mediale* entspringt der dorsalen Humerusfläche *distal* des Sulcus nervi radialis und ist vom Caput longum vollständig bedeckt (▶ Abb. 9.36**d**). Das *Caput laterale* hat seinen Ursprung *proximal* des Sulcus nervi radialis ebenfalls an der hinteren Humerusfläche. Darüber hinaus benutzen beide Köpfe die angrenzenden Septa intermuscularia als Ursprungsflächen. Alle 3 Muskelbäuche vereinigen sich in einer breiten Sehnenplatte, die am Olecranon der Ulna inseriert (▶ Abb. 9.36**d**). Zwischen Sehne und Knochen liegt ein Schleimbeutel (Bursa subtendinea muculi tricipitis brachii). Der *M. anconeus* entspringt an der dorsalen Fläche des Epicondylus lateralis des Humerus sowie teilweise der dorsalen Gelenkkapsel und zieht zur radialen Fläche des Olecranons (▶ Abb. 9.36).

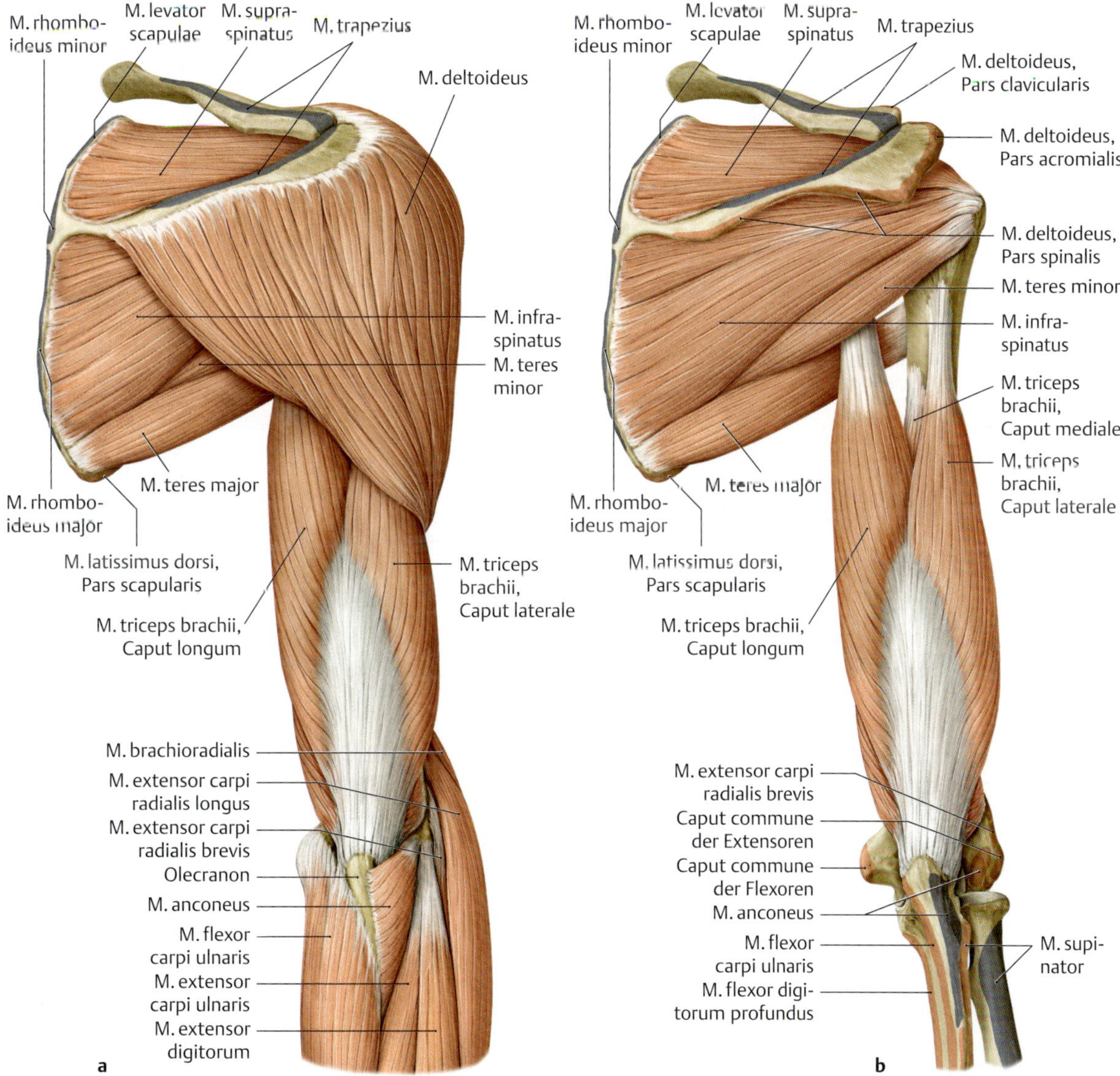

Abb. 9.36 a–d Muskeln der rechten Schulter und des Oberarms, Ansicht von hinten. Die Muskulatur wird Schritt für Schritt abgetragen und die Ursprünge (rot) und Ansätze (blau) der entfernten Muskeln sind dargestellt. **a** Nach Entfernung des M. trapezius. **b** Nach Entfernung des M. deltoideus sowie der Unterarmmuskeln.

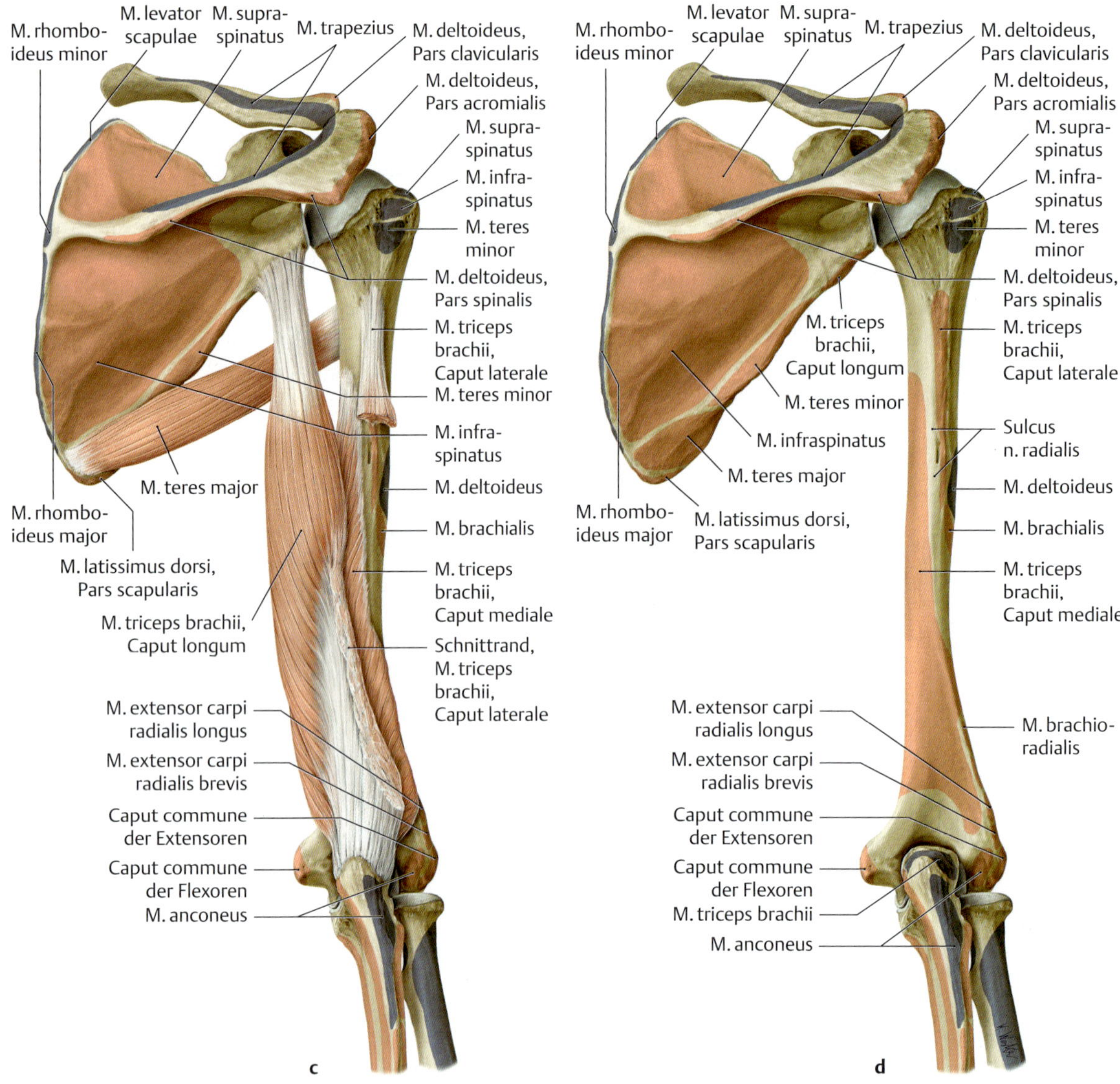

Abb. 9.36 a–d Fortsetzung. c Nach Entfernung der Mm. supraspinatus, infraspinatus, teres minor sowie des Caput laterale vom M. triceps brachii. **d** Nach Entfernung aller Muskeln (Ursprung: rot, Ansatz: blau).

▸ **Funktion und Innervation:** Der *M. triceps brachii* (▸ Tab. 9.14) streckt im Ellenbogengelenk und bewirkt mit seinem Caput longum im Schultergelenk eine Retroversion und eine Adduktion des Oberarmes. Darüber hinaus beteiligt sich das Caput longum an der muskulären Sicherung des Schultergelenks. Innerviert wird der M. triceps brachii vom N. radialis (C6–8). Wird bei Verletzungen der N. radialis im Sulcus nervi radialis geschädigt, ist der M. triceps in den meisten Fällen weiterhin funktionsfähig, da die Muskeläste für den M. triceps brachii den N. radialis bereits proximal des Sulcus nervi radialis verlassen. Der *M. anconeus* ()▸ Tab. 9.14 unterstützt die Extension im Ellenbogengelenk und spannt die Gelenkkapsel. Er wird wie der M. triceps brachii vom N. radialis (C6-8) innerviert.

▸ **Oberflächenrelief:** Bei muskelkräftigen Personen treten alle Muskelbäuche gut abgegrenzt unter der Haut hervor. Vor allem der Übergang der Muskelbäuche in die breite Sehnenplatte wird als hufeisenförmige Kontur unter der Haut deutlich sichtbar.

Tab. 9.14 Mm. triceps brachii und anconeus im Überblick

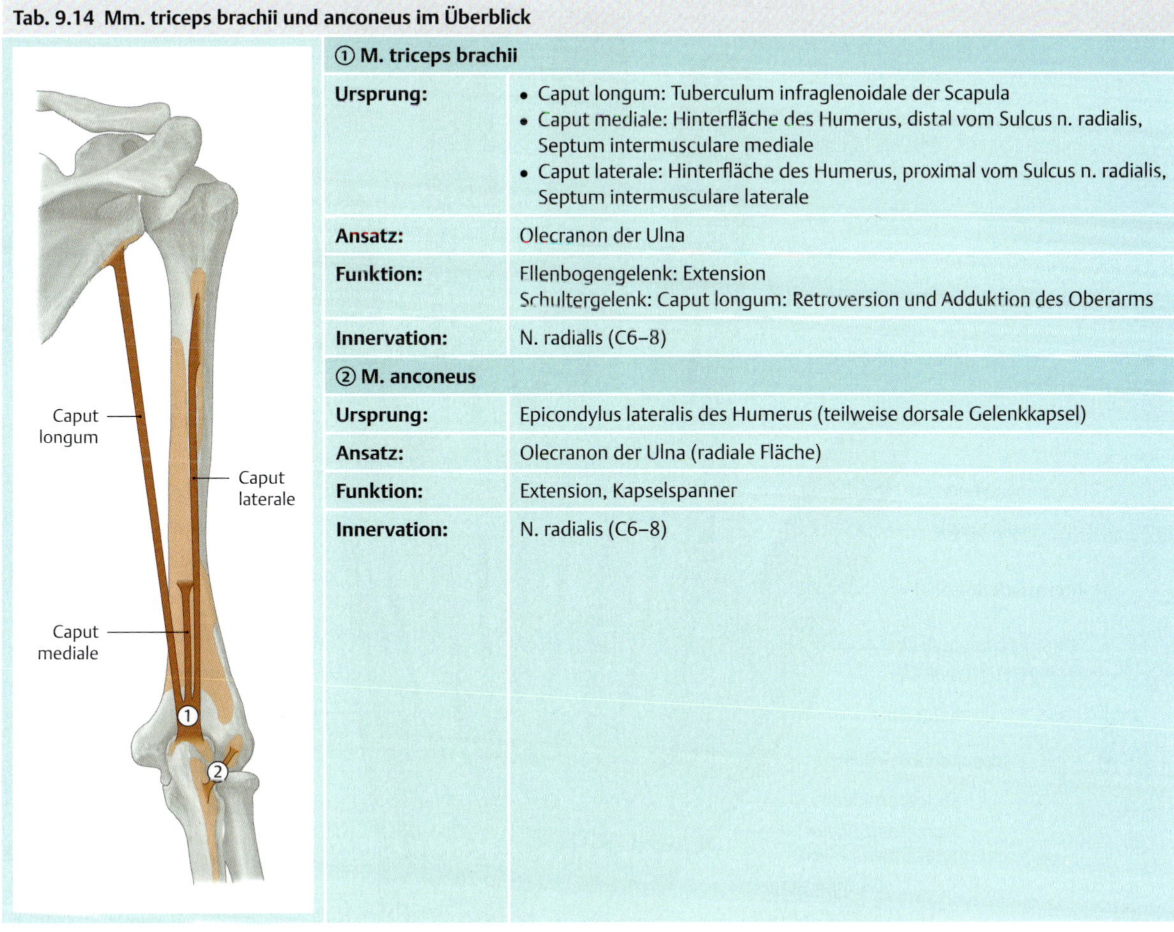

① M. triceps brachii	
Ursprung:	• Caput longum: Tuberculum infraglenoidale der Scapula • Caput mediale: Hinterfläche des Humerus, distal vom Sulcus n. radialis, Septum intermusculare mediale • Caput laterale: Hinterfläche des Humerus, proximal vom Sulcus n. radialis, Septum intermusculare laterale
Ansatz:	Olecranon der Ulna
Funktion:	Ellenbogengelenk: Extension Schultergelenk: Caput longum: Retroversion und Adduktion des Oberarms
Innervation:	N. radialis (C6–8)
② M. anconeus	
Ursprung:	Epicondylus lateralis des Humerus (teilweise dorsale Gelenkkapsel)
Ansatz:	Olecranon der Ulna (radiale Fläche)
Funktion:	Extension, Kapselspanner
Innervation:	N. radialis (C6–8)

9.7 Unterarm, Hand- und Fingergelenke

9.7.1 Unterarm

Der Unterarm (Antebrachium) beginnt in der Ellenbeuge und reicht bis zu den beiden Griffelfortsätzen (Procc. styloidei) von Ulna und Radius. Über eine Zwischenknochenmembran (Membrana interossea), eine derbe Bindegewebsplatte, sind beide Knochen nahezu über die gesamte Länge miteinander verbunden. Die Membrana interossea überträgt Kräfte (die beim Aufstützen auf die Hand auf den *Radius* wirken) auf die *Ulna* und sichert das proximale und distale Radioulnargelenk bei Umwendbewegungen der Hand (S. 208). Eine wichtige Funktion übernimmt die Membrana interossea auch als zusätzliche Ursprungsfläche für die Unterarmmuskeln. Die Form des Unterarms wird durch das Skelett, v. a. aber durch seine Muskeln bestimmt (▸ Abb. 9.45). Proximal ist der Unterarm durch die Anordnung seiner Muskelbäuche am breitesten, nach distal verjüngt er sich zusehends.

9.7.2 Handgelenke

Über das proximale und das distale Handgelenk oder Handwurzelgelenk (Art. radiocarpalis und mediocarpalis) artikuliert der Unterarm mit der Hand (▸ Abb. 9.37). Das proximale Handgelenk ist nach der Form seiner Gelenkflächen ein *Ei- bzw. Ellipsoidgelenk* mit 2 Freiheitsgraden. Hierbei bildet das distale Ende des Radius sowie ein vom Radius zum ulnaren Griffelfortsatz ziehender Discus articularis die Gelenkpfanne. Der Gelenkkopf besteht aus der konvexen und durch Bänder miteinander verbundenen proximalen Handwurzelreihe, wobei das Os scaphoideum, das Os lunatum und das Os triquetrum den gelenkigen Kontakt herstellen (▸ Abb. 9.37). Über den Discus articularis werden v. a. Druckkräfte zwischen Ulna und Handwurzel übertragen.

Das distale Handgelenk liegt zwischen der proximalen und der distalen Handwurzelreihe. Sein Gelenkspalt verläuft annähernd s-förmig gebogen, so dass beide Handwurzelreihen miteinander verzahnt erscheinen (sog. verzahntes Scharniergelenk; ▸ Abb. 9.37). Obwohl proximales und distales Handgelenk morphologisch selbstständige Gelenke darstellen, bilden sie funktionell eine

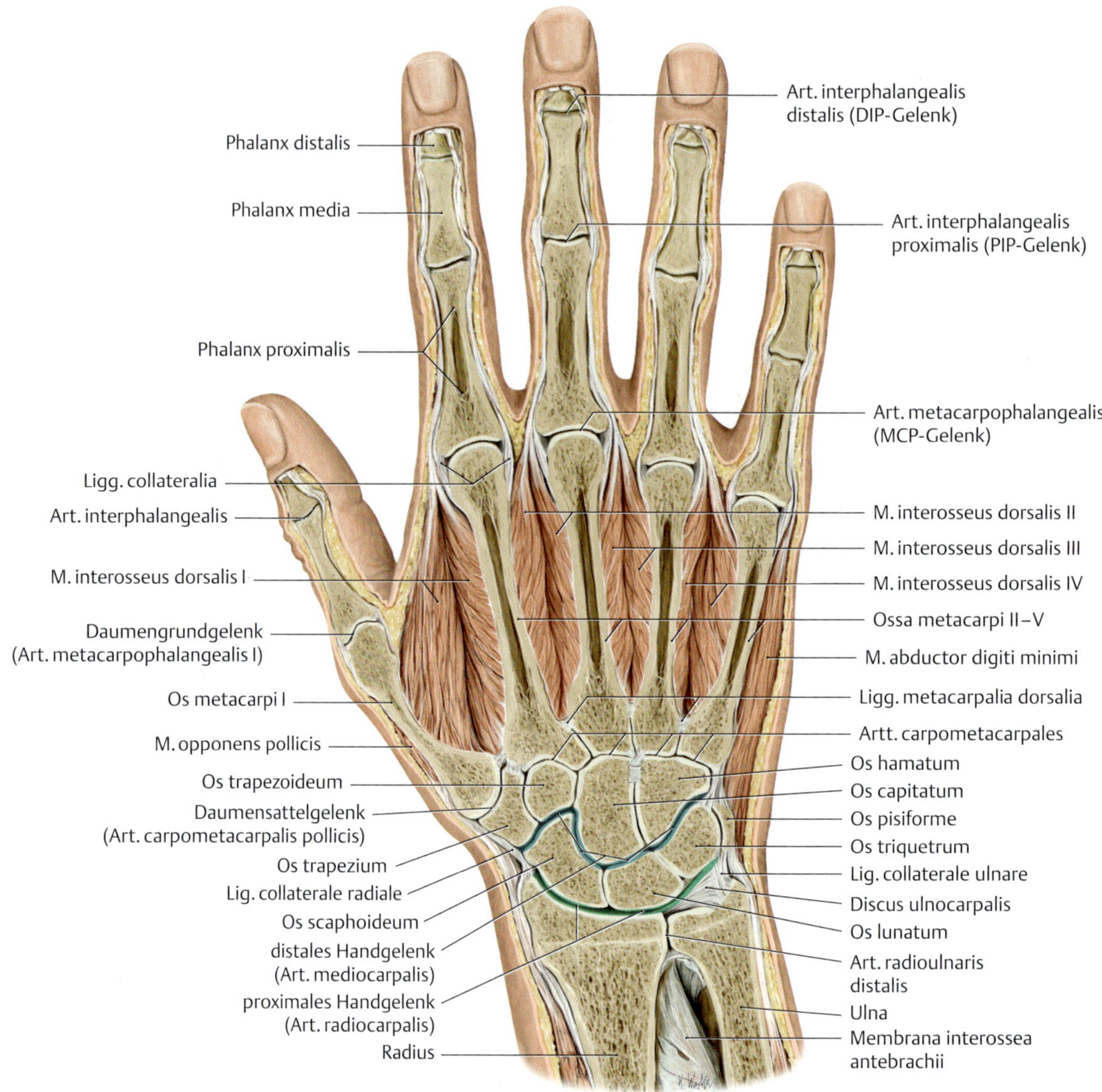

Abb. 9.37 Koronarer Schnitt durch die rechte Hand, Ansicht von dorsal. Das proximale und das distale Handgelenk sind durch grüne bzw. blaue Linien gekennzeichnet (Zeichnung nach einem Paraffinschliffpräparat des Anatomischen Instituts der Universität Kiel).

Einheit. Bei den Bewegungen der Hand wirken beide Gelenke zusammen, wobei die größten Bewegungsausschläge im proximalen Handgelenk stattfinden.

Aus der Neutral-Null-Stellung erfolgen um eine quere oder transversale Achse die Palmarflexion (Beugen der Hand) und die Dorsalextension (Strecken der Hand; ▸Abb. 9.38**b**); um eine dorsal-palmare Achse kann die Hand nach radial und ulnar abduzieren (Randbewegungen der Hand; ▸Abb. 9.38**a**). Hierbei verläuft die transversale Achse für das proximale Handgelenk durch das Os lunatum und für das distale Handgelenk durch das Os capitatum. Die dorsal-palmare Achse für Radial- und Ulnarabduktion verläuft durch das Os capitatum.

Bei Maximalbewegungen ist die Beugung im proximalen Handgelenk größer als im distalen, umgekehrt ist die Streckung im distalen Gelenk größer als im proximalen. Der Bewegungsumfang beträgt bei der Palmarflexion etwa 60 °, bei der Dorsalextension etwa 40 °. Aufgrund der Verzahnung der Handwurzelknochen im distalen Handwurzelgelenk erfolgen Ulnar- und Radialabduktion fast ausschließlich im proximalen Handgelenk. Aus der Neutral-Null-Stellung kann die Hand etwa 25–30 ° nach radial und etwa 30-40 ° nach ulnar abduziert werden. Werden die Hauptbewegungen in den Handgelenken kombiniert, kann die Hand eine kreisförmige Bewegung (Zirkumduktion) durchführen.

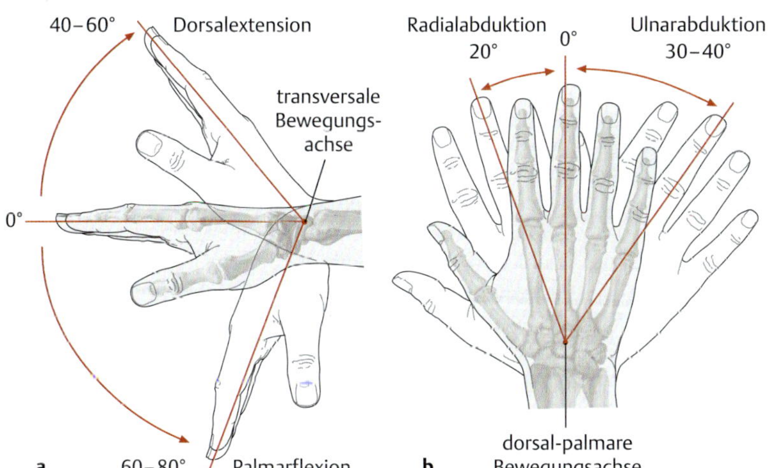

Abb. 9.38 a u. b Bewegungen im proximalen und distalen Handgelenk. a Palmarflexion und Dorsalextension um eine transversale Achse. **b** Ulnar- und Radialabduktion um eine dorsal-palmare Achse.

9.7.3 Daumensattelgelenk

Zwischen der distalen Handwurzelreihe und den Basen der Mittelhandknochen befinden sich straffe Gelenke (Articulationes carpometacarpales) in Form von Amphiarthrosen, die aufgrund kräftiger Bänder (▸Abb. 9.43) lediglich elastische Verformungen zulassen. Eine Ausnahme bildet die Verbindung zwischen dem 1. Mittelhandknochen (Os metacarpi I) und dem Os trapezium, das sog. Daumensattelgelenk (Art. carpometacarpalis pollicis; ▸Abb. 9.37).

Die sattelförmigen Gelenkflächen gestatten Bewegungen um 2 Achsen, eine Ab- und eine Adduktionsachse sowie eine Flexions-Extensions-Achse (▸Abb. 9.39**b**). Am besten vergleicht man die Bewegungen mit denen eines Reiters auf einem Pferd, der seinen Körper nach vorne und hinten (Ab- und Adduktion, ▸Abb. 9.39**c** u. **d**) sowie zu beiden Seiten (Flexion und Extension, ▸Abb. 9.39**e** u. **f**) neigen kann. Während die Ab- und Adduktionsachse dorsal-palmar verläuft, geht die Flexions- und Extensionsachse quer durch die Sattelschenkel des Os trapezium. Bei diesen Bewegungen besteht zwischen den artikulierenden Gelenkflächen ein inniger Flächenkontakt. Wird der Daumen in Richtung des kleinen Fingers bewegt (Opposition), erfolgt um eine axiale Längsachse durch den 1. Mittelhandknochen eine Rotationsbewegung (3. Freiheitsgrad; ▸Abb. 9.39**h**). Diese Oppositionsbewegung des Daumens

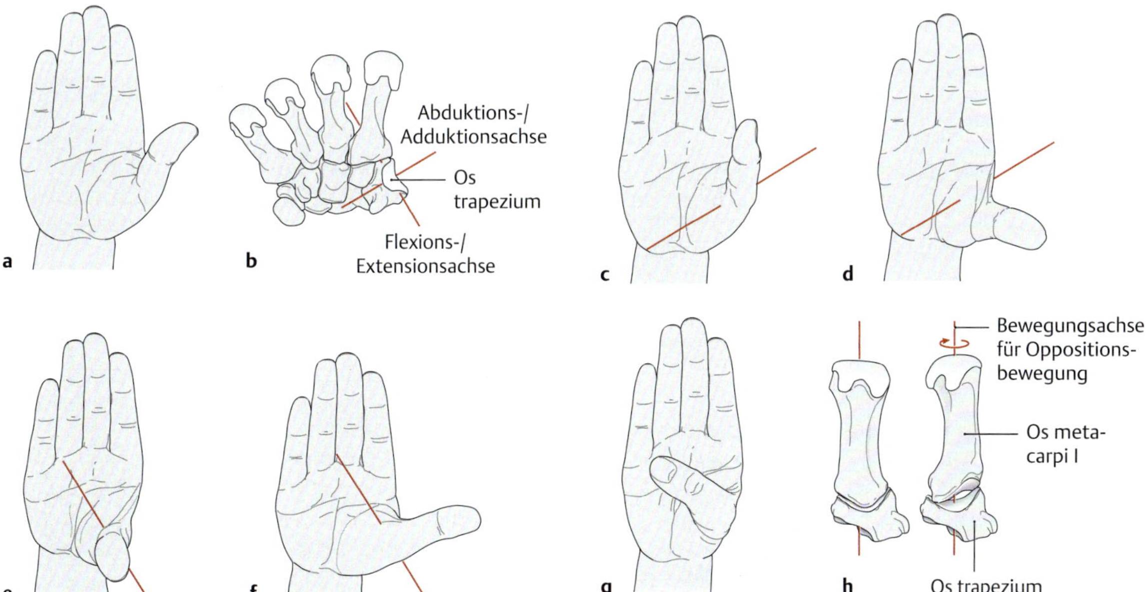

Abb. 9.39 a–h Bewegungen im Daumensattelgelenk. a Neutral-Null-Stellung. **b** Bewegungsachsen im Daumensattelgelenk. **c** Adduktion. **d** Abduktion; **e** Flexion. **f** Extension. **g** Oppositon. **h** Bewegungsachse für die Oppositionsbewegung; aus der Rotation des Os metacarpi I resultiert ein nur noch geringer Gelenkflächenkontakt mit dem Os trapezium.

ist Voraussetzung für differenzierte Greifbewegungen der Hand. Sie ist jedoch nur unter Aufhebung des kongruenten Gelenkflächenschlusses möglich (▶ Abb. 9.39**h**).

Klinischer Bezug: Arthrose des Daumensattelgelenks

Die Oppositionsbewegung des Daumens ist nur möglich, weil das Daumen*sattel*gelenk wie ein *Kugel*gelenk funktioniert, um diese Bewegung auszuführen. Die Kraft aufnehmenden Flächen werden dabei jedoch mit zunehmender Opposition des Daumens immer kleiner. Dementsprechend hoch ist die Beanspruchung im Gelenk und damit die Anfälligkeit für degenerative Veränderungen (Daumensattelgelenkarthrose/Rhizarthrose).

Fingergelenke

Innerhalb der Fingergelenke (Articulationes digitorum) werden Grund-, Mittel- und Endgelenke unterschieden:

- die Gelenke zwischen den Metakarpalknochen und den Grundphalangen (sog. *Metakarpophalangealgelenke, kurz MCP*),
- die Gelenke zwischen den Grund- und Mittelphalangen (sog. *proximale Interphalangealgelenke, kurz PIP*) und
- die Gelenke zwischen den Mittel- und Endphalangen (sog. *distale Interphalangealgelenke, kurz DIP*)

Einzige Ausnahme ist der Daumen, dem das Mittelglied fehlt. Er besitzt daher nur ein ein Metakarpo- (Daumengrundgelenk) und ein Interphalangealgelenk (▶ Abb. 9.37)

Metakarpophalangealgelenke

Die Metakarpophalangealgelenke (= Articulationes metacarpophalangeae = Fingergrundgelenke) befinden sich zwischen den Köpfen der Mittelhandknochen und den Basen der proximalen Phalangen, die pfannenartige bikonkave Gelenkflächen aufweisen (▶ Abb. 9.37). Die Gelenkfläche der Basis ist wesentlich kleiner als die des Kopfes. Sie wird auf der Palmarseite durch eine faserknorpelige Platte, das Lig. palmare (▶ Abb. 9.42), erweitert. Morphologisch sind die Fingergrundgelenke des 2.-5. Fingers Kugelgelenke. Sie besitzen jedoch nur 2 Freiheitsgrade, da der 3. Freiheitsgrad, die Rotation bzw. Kreiselbewegung, durch die Kollateralbänder (▶ Abb. 9.41) eingeschränkt wird.

Folgende *Bewegungen* sind möglich: Flexion (▶ Abb. 9.40) und Extension um eine transversale Achse sowie Ab- und Adduktion (Spreizung und Aneinanderlegen) um eine dorsal-palmare Achse durch die Köpfe der Mittelhandknochen. Die Spreizung der Finger lässt sich am besten im gestreckten bzw. leicht gebeugten Gelenk durchführen, bei maximaler Beugung hingegen sind die Kollateralbänder angespannt und verhindern eine Spreizbewegung. Die Rotations- oder Kreiselbewegungen der Finger sind wegen fehlender Muskeln aktiv nicht möglich. Passiv hingegen lassen sich die Finger, besonders in Streckstellung um ihre Schaftachse rotieren. Das Daumengrundgelenk ist abweichend von den übrigen Grundgelenken ein reines Scharniergelenk mit nur einem Freiheitsgrad (Flexion und Extension).

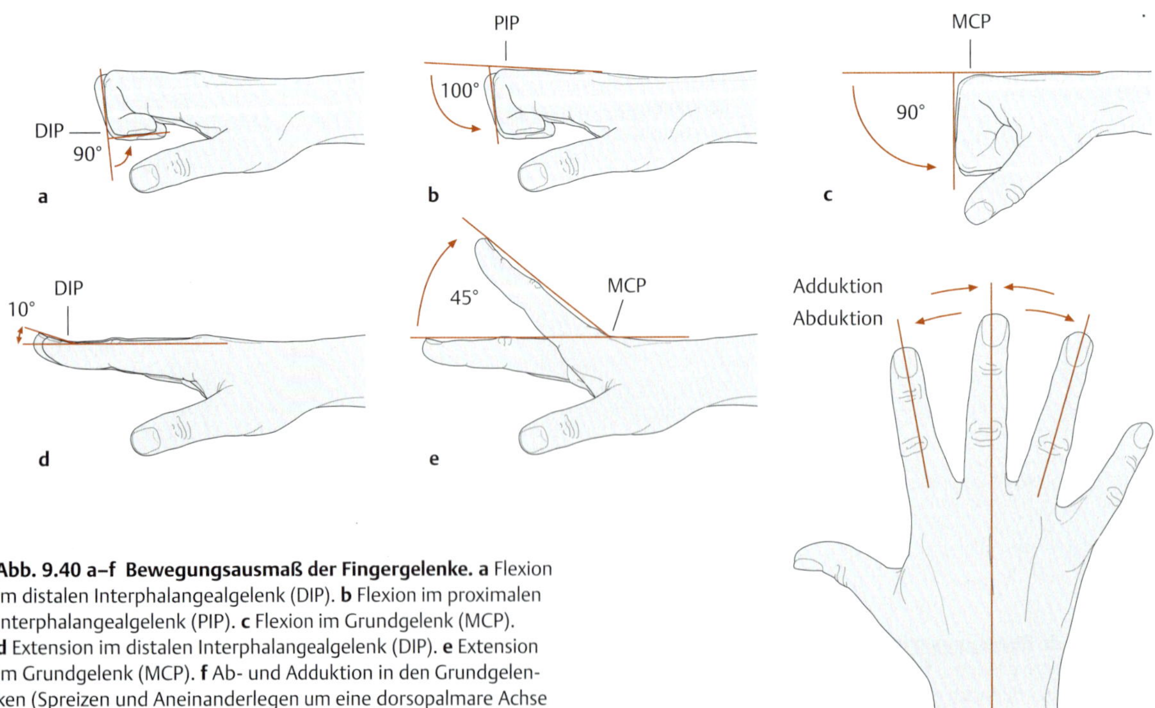

Abb. 9.40 a–f Bewegungsausmaß der Fingergelenke. a Flexion im distalen Interphalangealgelenk (DIP). **b** Flexion im proximalen Interphalangealgelenk (PIP). **c** Flexion im Grundgelenk (MCP). **d** Extension im distalen Interphalangealgelenk (DIP). **e** Extension im Grundgelenk (MCP). **f** Ab- und Adduktion in den Grundgelenken (Spreizen und Aneinanderlegen um eine dorsopalmare Achse durch die Köpfe der Mittelhandknochen).

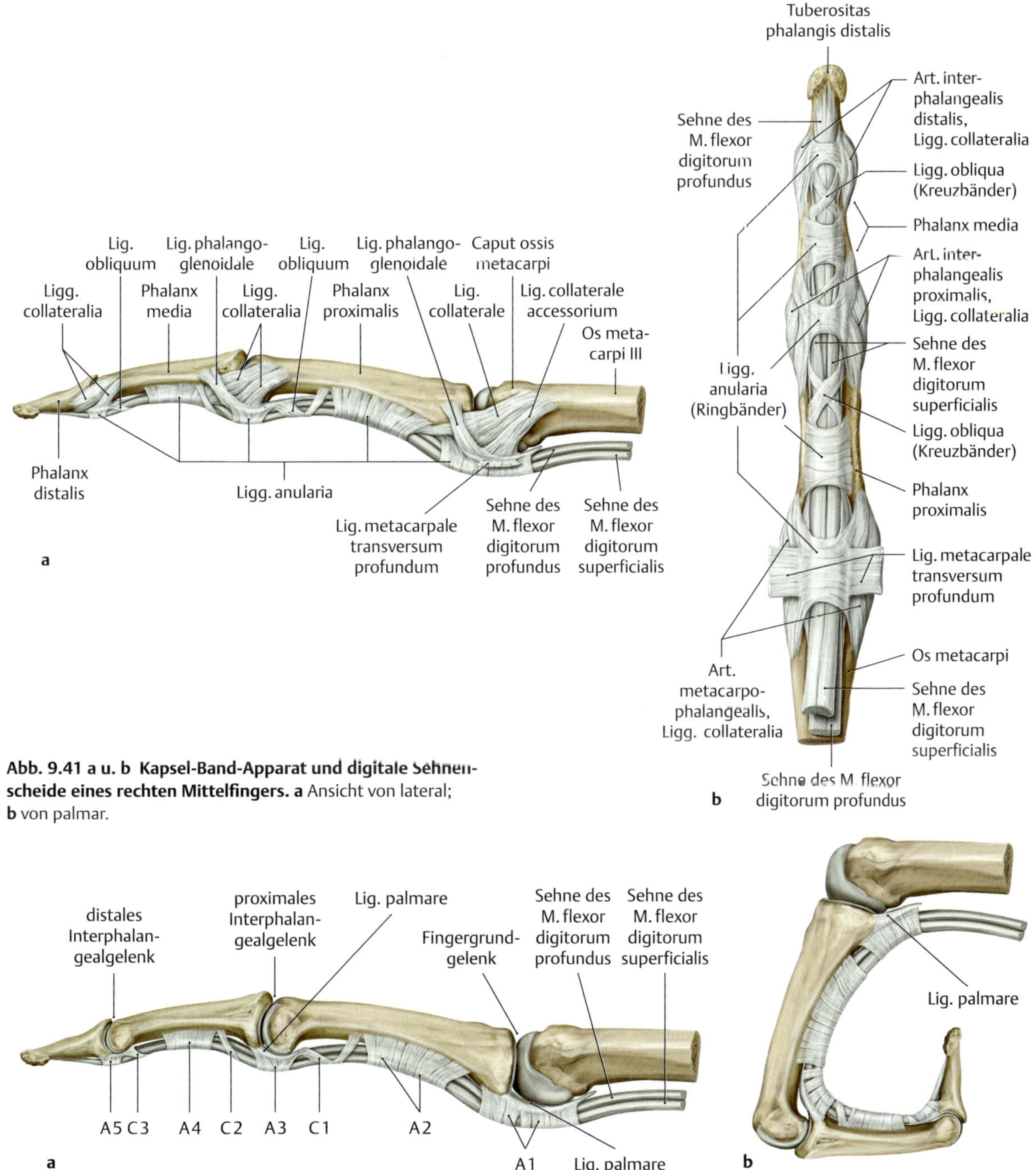

Abb. 9.41 a u. b Kapsel-Band-Apparat und digitale Sehnenscheide eines rechten Mittelfingers. a Ansicht von lateral; **b** von palmar.

Abb. 9.42 a u. b Verstärkungsbänder der digitalen Sehnenscheide. a Seitenansicht in Streckstellung. **b** Seitenansicht in Beugestellung, A1-5 = Ringbänder (Ligg. anularia); C1-3 = Kreuzbänder (Ligg. obliqua bzw. cruciata).

Interphalangealgelenke

Die proximalen und distalen Interphalangealgelenke (= Articulationes interphalangeales proximalis und distalis) oder Mittel- und Endgelenke sind reine Scharniergelenke (Flexion und Extension; ▶ Abb. 9.37). Ihre artikulierenden Gelenkflächen werden, ähnlich wie bei den Fingergrundgelenken, durch Faserknorpelplatten (Ligg. palmaria, ▶ Abb. 9.43) vergrößert. Sie bilden gleichzeitig den Boden der Fingersehnenscheiden. Im Bereich der Köpfe der Mittelhandknochen II–V sind die Faserknorpelplatten durch quer verlaufende Bänder (Ligg. metacarpalia transversa profunda) miteinander verbunden. Die Sicherung der Gelenke erfolgt durch Kollateral- oder Seitenbänder (Ligg. collateralia und Ligg. collateralia accessoria), die sowohl bei Beugung als auch bei Streckung angespannt sind (▶ Abb. 9.43, ▶ Abb. 9.41**a**).

9.7.4 Bandapparat der Hand

Alle Handwurzelknochen besitzen gegen ihre jeweiligen Nachbarn überknorpelte Gelenkflächen und sind durch zahlreiche Bänder untereinander verbunden. Darüber hinaus ziehen Bänder vom distalen Unterarm und von den Mittelhandknochen zu den Handwurzelknochen. Die Bänder bilden ein dichtes Gefüge im Bereich der Handwurzel und verstärken die Gelenkkapsel. Zusätzlich begrenzen sie Bewegungen in den beiden Handgelenken. In der Klinik unterscheidet man sog. extrinsiche und intrinsiche Bänder. Hierbei verlaufen die extrinsischen Bänder eher oberflächlich und sind eng mit der Gelenkkapsel verwoben. Sie haben eine überwiegend stabilisierende Wirkung. Die intrinsischen Bänder dagegen liegen in der Tiefe und unterteilen in Form von interosseär verlaufenden Fasern den Gelenkbinnenraum in unterschiedliche Kompartimente. Neben dieser Einteilung gibt es auch die Unterscheidung der Handwurzelbänder nach ihrer Lage und Anordnung. Dabei können 4 Gruppen von Bändern unterschieden werden (▶ Abb. 9.43):

- Bänder zwischen Unterarm- und Handwurzelknochen,
- Bänder zwischen den Handwurzelknochen (interosseäre Bänder),
- Bänder zwischen den Handwurzel- und Mittelhandknochen,
- Bänder zwischen den Basen der Mittelhandknochen.

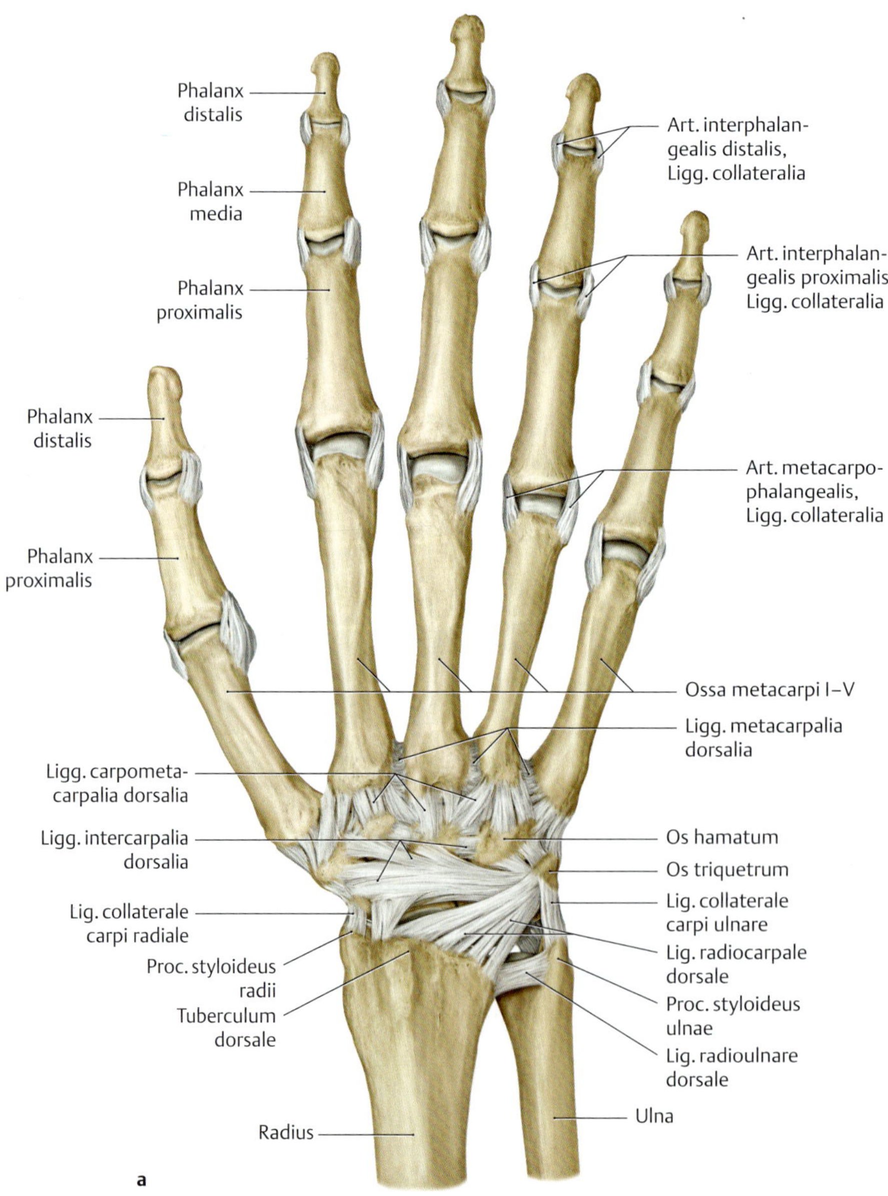

Abb. 9.43 a u. b Bandapparat der rechten Hand. a Ansicht von dorsal.

Zu den *Bändern, die den Unterarm mit den Handwurzelknochen verbinden*, zählen die beiden Kollateralbänder (Lig. collaterale carpi ulnare und Lig. collaterale carpi radiale), das Lig. radiocarpale dorsale, das Lig. radiocarpale palmare und das Lig. ulnocarpale palmare ▶ Abb. 9.43**b**).

Bei den *Bändern, die die Handwurzelknochen untereinander verbinden*, unterscheidet man sog. Binnen- und Flächenbänder. Zu den Binnenbändern, die in der Tiefe die einzelnen Knochen verbinden, zählt man die Ligg. intercarpalia interossea (▶ Abb. 9.44). Bei den Flächenbändern unterscheidet man Ligg. intercarpalia dorsalia und Ligg. intercarpalia palmaria.

Die *Bänder zwischen der distalen Handwurzelreihe und den Mittelhandknochen* werden als Ligg. carpometacarpalia bezeichnet. Auch hier gibt es sowohl palmar als auch dorsal verlaufende Anteile.

Die *Bänder zwischen den Basen der Mittelhandknochen* gliedern sich in Ligg. metacarpalia dorsalia, palmaria und interossea (▶ Abb. 9.43**b**).

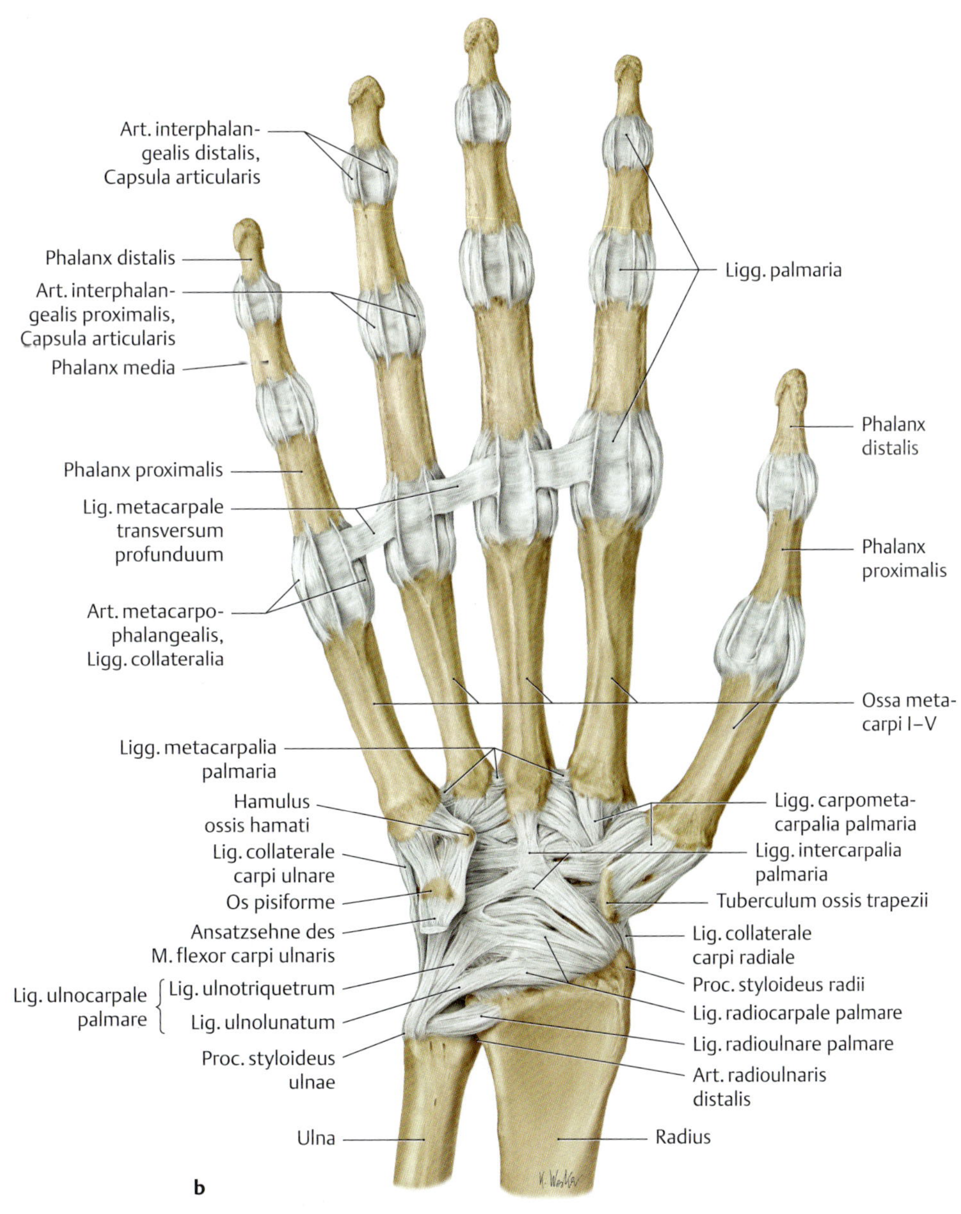

Abb. 9.43 a u. b Fortsetzung. b von palmar.

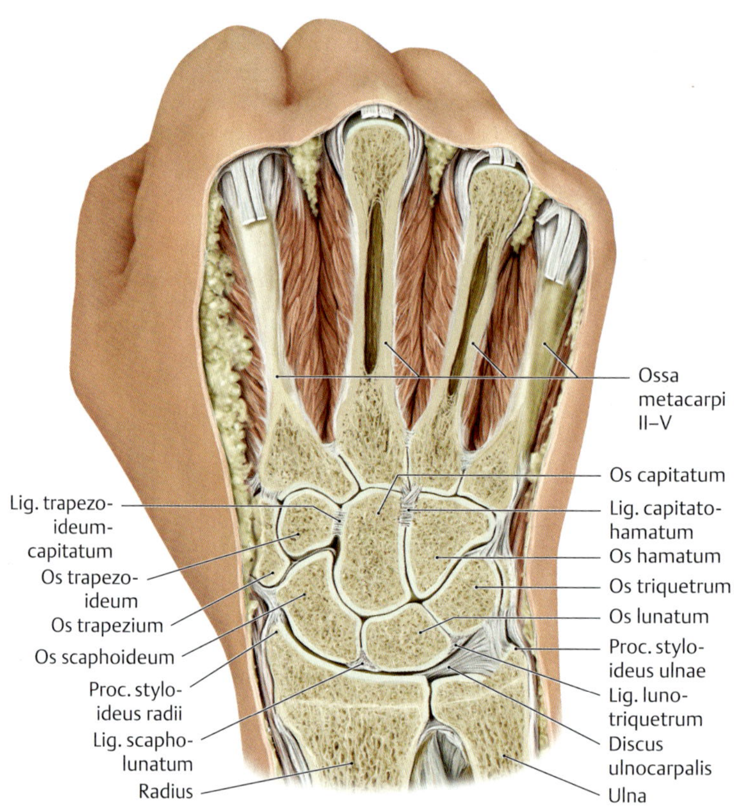

Abb. 9.44 Interosseäre Bandverbindungen der Hand. Koronarer Schnitt durch die rechte Handwurzel, Ansicht von dorsal (Zeichnung nach einem Präparat der Anatomischen Sammlung der Universität Kiel).

9.8 Muskulatur von Unterarm und Hand

Die meisten Muskeln, die Bewegungen der Hand durchführen, entspringen am Unterarm bzw. am distalen Humerus. Am Unterarm dienen zusätzlich zum Skelett die Membrana interossea und die Septa intermuscularia als Ursprungsflächen. Dadurch liegen fast alle Muskelbäuche auf Höhe des Unterarms und bestimmen seine charakteristische Form. Über meist sehr lange, schlanke Sehnen erreichen sie die Handwurzel, die Mittelhandknochen und die einzelnen Fingerglieder und wirken daher auf eine Vielzahl von Gelenken (mehrgelenkige Muskeln). Diese Anordnung ermöglicht einen schlanken Aufbau der Hand.

Tab. 9.15 Unterarmmuskeln

Ventrale Unterarmmuskeln	Radiale Unterarmmuskeln	Dorsale Unterarmmuskeln
Oberflächliche Flexoren	***Radialisgruppe***	***Oberflächliche Extensoren***
M. pronator teres	M. brachioradialis	M. extensor digitorum
M. flexor digitorum superficialis	M. extensor carpi radialis longus	M. extensor digiti minimi
M. flexor carpi radialis	M. extensor carpi radialis brevis	M. extensor carpi ulnaris
M. flexor carpi ulnaris		***Tiefe Extensoren***
M. palmaris longus		M. supinator
Tiefe Flexoren		M. abductor pollicis longus
M. flexor digitorum profundus		M. extensor pollicis brevis
M. flexor pollicis longus		M. extensor pollicis longus
M. pronator quadratus		M. extensor indicis

9.8.1 Einteilung

Die Unterarmmuskeln lassen sich nach verschiedenen Kriterien einteilen. So gibt es Muskeln, die am Radius ansetzen und ausschließlich auf den Unterarm wirken, andere ziehen zur Handwurzel bzw. zur Mittelhand und ermöglichen Bewegungen v. a. in den beiden Handgelenken. Schließlich finden sich Muskeln, die zu den Fingergliedern ziehen und für die Bewegung der Finger verantwortlich sind.

Aus funktionellen und topografischen Gründen bietet es sich an, die Unterarmmuskeln nach ihrer Lage bzw. Funktion zu unterscheiden. Hierbei trennen Ulna und Radius mit der Membrana interossea eine dorsale (Extensoren) und ventrale (Flexoren) Muskelgruppe. Die Begriffe Extension und Flexion bezeichnen hierbei die Wirkung auf die Handwurzelgelenke (Dorsalextension bzw. Palmarflexion). Zwischen ventralen und dorsalen Muskeln lässt sich auf der radialen Seite noch eine radiale Muskelgruppe (Radialisgruppe) abgrenzen. Sowohl bei den Beugern als auch bei den Streckern lassen sich oberflächliche und tiefe Muskeln unterscheiden (▶ Abb. 9.45).

9.8.2 Muskelgruppen am Unterarm

Zur Vereinfachung lassen sich innerhalb der einzelnen Muskelgruppen (s. ▶ Tab. 9.15) Gemeinsamkeiten beschreiben.

▶ **Oberflächliche Flexoren:** Sie entspringen alle zumindest z. T. vom Epicondylus medialis. Aus diesem Grund sind sie zugleich schwache Beuger im Ellenbogengelenk.

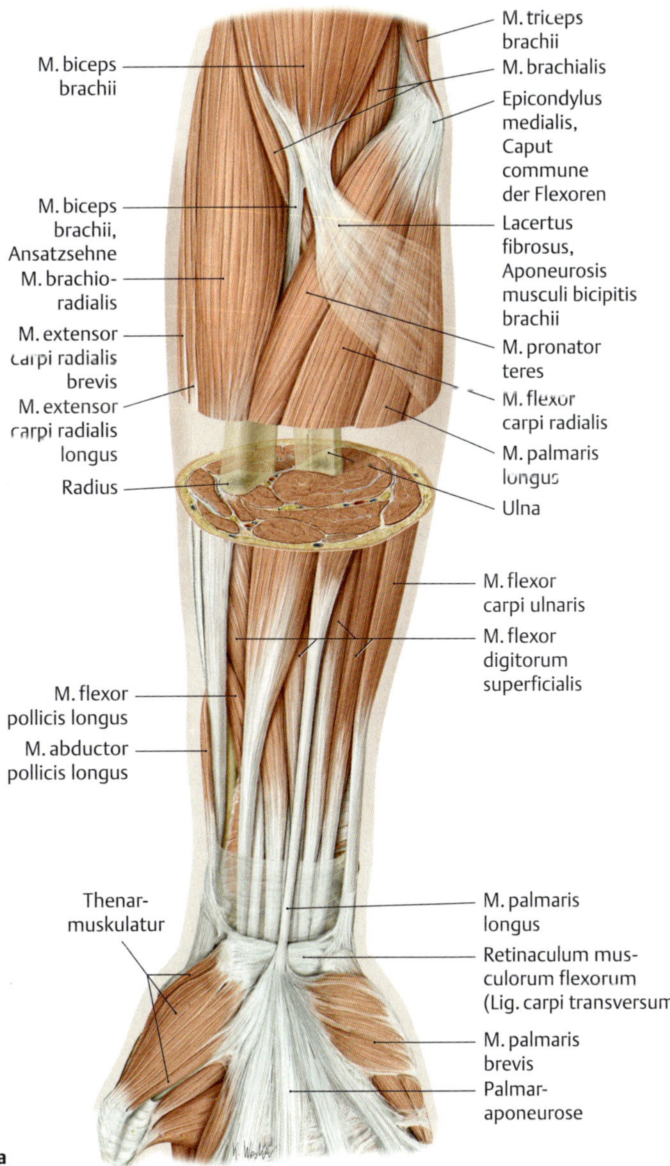

Abb. 9.45 a u. b Querschnitt durch den rechten Unterarm. a gefenstertes Präparat eines rechten Unterarms in der Ansicht von vorne.

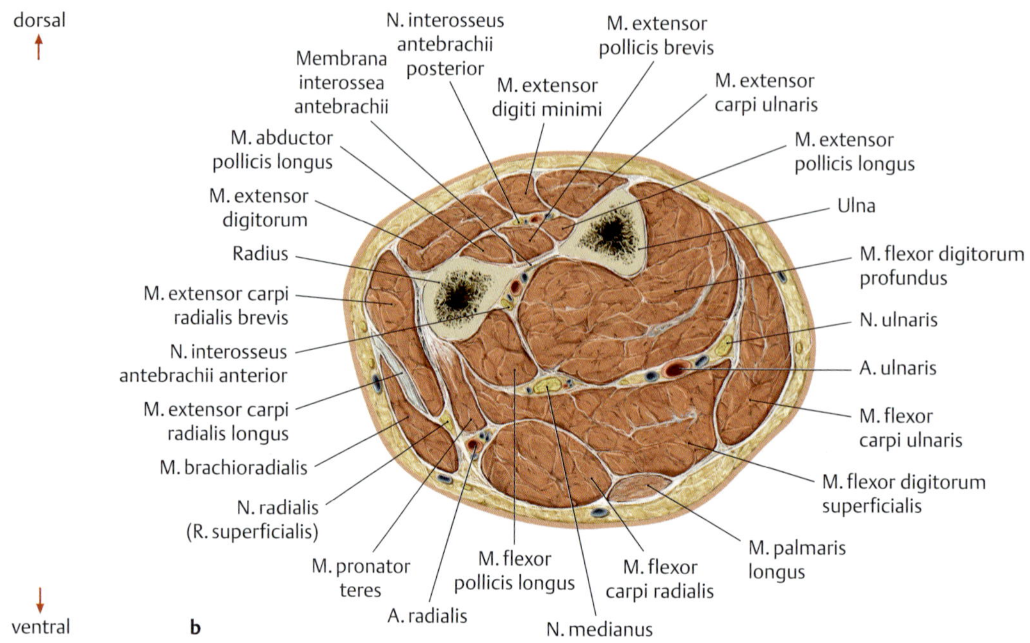

Abb. 9.45 Fortsetzung. b Aufsicht auf den Querschnitt von proximal.

Mit einer Ausnahme (M. flexor carpi ulnaris: Innervation vom N. ulnaris) werden alle vom N. medianus innerviert.

▶ **Tiefe Flexoren:** Sie entspringen von der Vorderseite des Unterarmes und werden ebenfalls bis auf eine Ausnahme (ulnarer Teil des M. flexor digitorum profundus: Innervation vom N. ulnaris) vom N. medianus innerviert.

▶ **Radialisgruppe:** Alle Muskeln haben ihren Ursprung am Epicondylus lateralis bzw. proximal davon und werden gemeinsam durch den N. radialis innerviert.

▶ **Oberflächliche Extensoren:** Sie haben ihren Ursprung ebenfalls im Bereich des Epicondylus lateralis und werden vom N. radialis innerviert.

▶ **Tiefe Extensoren:** Sie haben einen charakteristischen treppenförmigen Ursprung an der Rückseite des Unterarmes und werden gemeinsam vom N. radialis innerviert.

9.8.3 Systematik der Unterarmmuskulatur

Oberflächliche Flexoren

▶ **Ursprung und Ansatz:** Der *M. pronator teres* (runder Einwärtsdreher, ▶ Tab. 9.16) entspringt mit einem Caput humerale am Epicondylus medialis des Humerus und mit einem Caput ulnare am Proc. coronoideus der Ulna. Nach Vereinigung der beiden Köpfe zieht er schräg abwärts, um am lateralen Rand des Radius (Facies lateralis radii), unmittelbar distal vom Ansatz des M. supinator anzusetzen (▶ Abb. 9.46**a–d**).

Der *M. flexor digitorum superficialis* (oberflächlicher Fingerbeuger, ▶ Tab. 9.16) hat einen Ursprung am Epicondylus medialis des Humerus (Caput humerale), einen am Proc. coronoideus der Ulna (Caput ulnare) und einen am Radius distal der Tuberositas radii (Caput radiale). Im proximalen Teil des Unterarms verläuft der Muskel noch bedeckt von den Mm. pronator teres, palmaris longus und flexor carpi radialis. Unmittelbar vor dem Retinaculum flexorum geht er in seine 4 Ansatzsehnen über, die durch den Canalis carpi (▶ Abb. 9.50**b**) ziehen. Auf Höhe der Grundphalanx spalten sich die Ansatzsehnen auf, um mit jeweils 2 Schenkeln an den Seiten der Mittelphalangen der Finger II-V anzusetzen. Dadurch entsteht eine schlitzförmige Öffnung, durch die der M. flexor digitorum profundus zieht (▶ Abb. 9.46**a–d**).

Der *M. flexor carpi radialis* (speichenseitiger Handbeuger, ▶ Tab. 9.16) entspringt ebenfalls vom Epicondylus medialis des Humerus, zieht mit seiner Sehne in den Karpalkanal und inseriert an der Basis des Os metacarpi II, manchmal auch mit einem zusätzlichen Ansatz am benachbarten Os metacarpi III (▶ Abb. 9.46**a–d**).

Der Ursprung des *M. flexor carpi ulnaris* (ellenseitiger Handbeuger, ▶ Tab. 9.16) liegt im Bereich des Epicondylus medialis (Caput humerale) und am Olecranon der Ulna (Caput ulnare). Kurz vor seinem Ansatz am Hamulus ossis hamatum sowie an der Basis des Os metacarpi V ist das Os pisiforme als Sesambein in die Ansatzsehne eingelagert. Proximal vom Os pisiforme ist die Sehne deutlich zu tasten (▶ Abb. 9.46**a–d**).

Nach seinem Ursprung am Epicondylus medialis geht der kurze Muskelbauch des *M. palmaris longus* (▶ Tab. 9.16)in seine lange Ansatzsehne über, die medial von der Sehne des M. flexor carpi radialis und oberhalb vom M.

flexor digitorum superficialis nach distal zieht. Sie verläuft über dem Retinaculum flexorum und strahlt in die Palmaraponeurose ein (▸ Abb. 9.46**a**-**d** u. ▸ Abb. 9.52).

▸ **Funktion und Innervation:** Aufgrund ihres Ursprungs am Epicondylus medialis des Humerus (Caput commune der Flexoren) sind alle Muskeln schwache Beuger im Ellenbogengelenk. Der M. pronator teres zieht als einziger Muskel dieser Gruppe nicht zur Hand, seine Hauptfunktion ist die Pronation. Der M. flexor digitorum superficialis beugt sowohl in den Handgelenken als auch in den Grund- und Mittelgelenken des II.–V. Fingers. Die Mm. flexores carpi radialis und ulnaris flektieren beide die Hand nach palmar. Während der M. flexor carpi radialis die Hand nach radial abduziert, unterstützt der M. flexor carpi ulnaris eine Ulnarabduktion. Der M. palmaris longus spannt die Palmaraponeurose und beugt die Hand palmarwärts. Seine Sehne kann als Sehnentransplantat verwendet werden.

Alle Muskeln – mit Ausnahme des M. flexor carpi ulnaris (N. ulnaris) – werden vom N. medianus innerviert.

▸ **Oberflächenrelief der oberflächlichen Flexoren:** Bei flektierten Handgelenken und gleichzeitigem Faustschluss sind v.a. die Sehnen des M. flexor digitorum superficialis, des M. palmaris longus (Mitte des Unterarms) und des M. flexor carpi radialis (radialer Unterarm) durch die Haut sichtbar.

Tiefe Flexoren

▸ **Ursprung und Ansatz:** Der *M. flexor digitorum profundus* (tiefer Fingerbeuger, ▸ Tab. 9.17) entspringt beugeseitig von den proximalen 2 Dritteln der Ulna sowie von der angrenzenden Membrana interossea. Seine 4 Ansatzsehnen ziehen durch den Karpalkanal und verlaufen ähnlich wie die des M. flexor digitorum superficialis. Im Bereich der Grundphalanx

Tab. 9.16 Oberflächliche Flexoren im Überblick

① M. pronator teres	
Ursprung:	Caput humerale: Epicondylus medialis des Humerus Caput ulnare: Proc. coronoideus der Ulna
Ansatz:	Facies lateralis radii (distal vom Ansatz des M. supinator
Funktion:	Ellenbogengelenk: schwacher Beuger Unterarmgelenke: Pronation
Innervation:	N. medianus (C6)
② M. flexor digitorum superficialis	
Ursprung:	Caput humerale: Epicondylus medialis des Humerus (Caput commune) Caput ulnare: Proc. coronoideus der Ulna Caput radiale: distal der Tuberositas radii
Ansatz:	an den Seiten der Mittelphalangen des 2.–5. Fingers
Funktion:	Ellenbogengelenk: schwacher Beuger Handgelenke, Grund- und Mittelgelenke der Finger II–V: Flexion
Innervation:	N. medianus (C7–Th1)
③ M. flexor carpi radialis	
Ursprung:	Epicondylus medialis des Humerus (Caput commune)
Ansatz:	Basis des Os metacapri II (manchmal auch zusätzlich Os metacarpi III)
Funktion:	Handgelenke: Flexion, Radialabduktion Ellenbogengelenk: schwache Pronation
Innervation:	N. medianus (C6–8)
④ M. flexor carpi ulnaris	
Ursprung:	Caput humerale: Epicondylus medialis des Humerus (Caput commune) Caput ulnare: Olecranon der Ulna
Ansatz:	Hamulus ossis hamati, Basis des Os metacarpi V, Os pisiforma (als Sesambein)
Funktion:	Handgelenke: Flexion, Ulnarabduktion
Innervation:	N. ulnaris (C8–Th1)
⑤ M. palmaris longus	
Ursprung:	Epicondylus medialis des Humerus (Caput commune)
Ansatz:	Palmaraponeurose
Funktion:	Ellenbogengelenk: schwacher Beuger Handgelenke: Palmarflexion, Spannen der Palmaraponeurose
Innervation:	N. medianus (C8–Th1)

ziehen sie durch die gespaltenen Endsehnen des oberflächlichen Fingerbeugers (► Abb. 9.46**a**) und inserieren palmar an den Endphalangen der Finger II–V (► Abb. 9.46).

Der *M. flexor pollicis longus* (langer Daumenbeuger, ► Tab. 9.17) entspringt von der mittleren Vorderfläche des Radius und der angrenzenden Membrana interossea. Seine Sehne verläuft in einer eigenen Sehnenscheide durch den Karpalkanal und gelangt palmar zwischen oberflächlichem und tiefem Kopf des kurzen Daumenbeugers (s. *kurze Handmuskeln*, S. 238) zur Endphalanx des Daumens (► Abb. 9.46).

Der *M. pronator quadratus* (viereckiger Einwärtsdreher, ► Tab. 9.17) verbindet im distalen Viertel die Vorderfläche der Ulna (Ursprung) mit der des Radius (Ansatz; ► Abb. 9.46**a**–**d**).

► **Funktion und Innervation:** Ähnlich wie der oberflächliche Fingerbeuger flektiert der M. flexor digitorum profundus in den Handgelenken, im Grund- und Mittelgelenk. Aufgrund seines Ansatzes an der Endphalanx beugt er als einziger Muskel auch im Endgelenk. Wegen seiner relativ kurzen Muskelfasern wird er frühzeitig aktiv insuffizient (früher als der M. flexor digitorum superficialis), so dass eine kräftige Beugung nicht mehr in allen Gelenken, über die er hinwegzieht, möglich ist. Außerdem dient er den Mm. lumbricales als sog. transportabler Ursprung.

Der M. flexor pollicis longus beugt in den Handgelenken und unterstützt eine Radialabduktion. Darüber hinaus flektiert er im Daumengrund- und -endgelenk. Im Daumensattelgelenk unterstützt er die Opposition. Der M. pronator quadratus ist ein kräftiger Pronator. Außerdem sichert er das distale Radioulnargelenk.

Alle Muskeln dieser Gruppe werden vom N. medianus innerviert, nur der ulnar gelegene Muskelbauch des M. flexor digitorum profundus wird vom N. ulnaris versorgt. Dadurch kann bei einer Medianuslähmung meist der 4. und 5. Finger noch ausreichend gebeugt werden (sog. Schwurhand).

Radialisgruppe

► **Ursprung und Ansatz:** Alle 3 Muskeln der Radialisgruppe entspringen vom Humerus im Bereich des Epicondylus lateralis, der lateralen Seite des distalen Oberarmes und vom Septum intermusculare laterale. Der Ursprung des *M. brachioradialis* (Oberarm-Speichen-Muskel, ► Tab. 9.18) liegt am weitesten proximal. Er zieht auf der radialen Seite des Unterarmes nach distal und setzt mit einer langen Sehne am Proc. styloideus radii an (► Abb. 9.46**a**–**d** u. ► Abb. 9.47**a**–**d**).

Unmittelbar distal vom Ursprung des M. brachioradialis entspringt der *M. extensor carpi radialis longus* (langer speichenseitiger Handstrecker). Er zieht – bedeckt vom M. brachioradialis – nach distal zur Basis des 2. Mittelhandkno-

Tab. 9.17 Tiefe Flexoren im Überblick

① M. flexor digitorum profundus	
• Ursprung:	proximale $^2/_3$ der Beugeseite der Ulna sowie angrenzende Membrana interossea
• Ansatz:	Palmarseite der Endphalangen der 2.–5- Finger
• Funktion:	Handgelenke, Grund-, Mittel- und Endgelenke der Finger II–V: Flexion
• Innervation:	• N. medianus (radialer Teil, 2. und 3. Finger), C7–Th1 • N. ulnaris (ulnarer Teil, 4. und 5. Finger), C8–Th1
② M. flexor pollicis longus	
• Ursprung:	mittlere Vorderfläche des Radius, angrenzende Membrana interossea
• Ansatz:	Palmarseite der Endphalanx des Daumens
• Funktion:	• Handgelenke: Flexion und Radialabduktion • Daumensattelgelenk: Opposition • Daumengrund- und Endgelenk: Flexion
• Innervation:	N. medianus (C6–8)
③ M. pronator quadratus	
• Ursprung:	distales Viertel der Vorderfläche der Ulna
• Ansatz:	distales Viertel der Vorderfläche des Radius
• Funktion:	Pronation, sichert das distale Radioulnargelenk
• Innervation:	N. medianus (C8–Th1)

chens (▶ Abb. 9.47, ▶ Tab. 9.18). Der Ursprung des *M. extensor carpi radialis brevis* (kurzer speichenseitiger Handstrecker, ▶ Tab. 9.18) liegt von allen Muskeln dieser Gruppe am weitesten distal (Epicondylus lateralis). In nahezu seinem gesamten Verlauf wird er vom langen Handstrecker (M. extensor carpi radialis longus) bedeckt, mit dem er gemeinsam durch das 2. Sehnenfach zieht, bevor er an der dorsalen Basis des Os metacarpi III. ansetzt (▶ Abb. 9.47**a–d**).

▶ **Funktion und Innervation:** Der M. brachioradialis zieht nur über das Ellenbogengelenk und ist somit als einziger Muskel der Radialisgruppe eingelenkig. Er beugt im Ellenbogengelenk und dreht die Hand sowohl aus Supinations- als auch aus Pronationsstellung in eine Mittelstellung (Neutral-Null-Stellung, Semipronationsstellung).

Die Mm. extensores carpi radialis longus und brevis sind kräftige Strecker in den Handgelenken und unterstützen darüber hinaus die Radialabduktion. Die beiden Muskeln werden als *Faustschlusshelfer* bezeichnet, da bei Dorsalextension die Fingerbeuger vorgedehnt werden und dadurch ein besonders kräftiger Faustschluss möglich wird. Beide Muskeln sind schwache Beuger im Ellenbogengelenk. Alle 3 Muskeln werden vom N. radialis innerviert. Aus einer Radialislähmung resultiert eine sog. Fallhand.

▶ **Oberflächenrelief der Radialisgruppe:** Bei gebeugtem Ellenbogen und Faustschluss in Semipronationsstellung ist der am weitesten oberflächlich gelegene M. brachioradialis deutlich unter der Haut sicht- und tastbar. Bei Faustschluss und gleichzeitiger Dorsalextension können die Ansatzsehnen der Mm. extensores carpi radialis longus und brevis unmittelbar unter der Hautfalte getastet werden.

Oberflächliche Extensoren

▶ **Ursprung und Ansatz:** Alle 3 Muskeln entspringen gemeinsam mit einem sog. Caput commune am Epicondylus lateralis des Humerus. Der M. extensor carpi ulnaris hat einen zusätzlich Ursprung an der Ulna. Die 4 Ansatzsehnen des *M. extensor digitorum* (Fingerstrecker, ▶ Tab. 9.19) verlaufen gemeinsam mit der Sehne des M. extensor indicis (s. *tiefe Extensoren)* durch das 4. Sehnenfach und strahlen in die Dorsalaponeurose des 2.-5. Fingers ein. Der *M. extensor digiti minimi* (Kleinfingerstrecker, ▶ Tab. 9.19) zieht mit seiner Sehne durch das 5. Sehnenfach und im weiteren Verlauf – häufig mit einer gespaltenen Sehne – in die Dorsalaponeurose des kleinen Fingers. Der längliche Muskelbauch des *M. extensor carpi ulnaris* (ellenseitiger Handstrecker, ▶ Tab. 9.19) geht in der Mitte des Unterarms in seine Ansatzsehne

Tab. 9.18 Radialismuskulatur im Überblick

① M. brachioradialis	
Ursprung:	laterale Seite des distalen Humerus, Septum intermusculare laterale
Ansatz:	Proc. styloideus radii
Funktion:	Ellenbogengelenk: Flexion Unterarmgelenke: Semipronationsstellung
Innervation:	N. radialis (C5–7)
② M. extensor carpi radialis longus	
Ursprung:	laterale Seite des distalen Humerus (Crista supracondylaris lateralis), Septum intermusculare laterale
Ansatz:	dorsale Basis des Os metacarpi II
Funktion:	Ellenbogengelenk: schwacher Beuger Handgelenke: Dorsalextension (Faustschlusshelfer), Radialabduktion
Innervation:	N. radialis (C5–7)
③ M. extensor carpi radialis brevis	
Ursprung:	Epicondylus lateralis des Humerus
Ansatz:	dorsale Basis des Os metacarpi III
Funktion:	Ellenbogengelenk: schwacher Beuger Handgelenke: Dorsalextension (Faustschlusshelfer), Radialabduktion
Innervation:	N. radialis (C5–7)

über, die im 6. Sehnenfach durch das Retinaculum extensorum zieht und an der Basis des 5. Mittelhandknochens inseriert (▶ Abb. 9.47**a–d**, ▶ Abb. 9.42 u. ▶ Abb. 9.43).

▶ **Funktion und Innervation:** Aufgrund ihrer Lage zur Flexions-/Extensions-Achse (s. ▶ Abb. 9.38) der beiden Handgelenke unterstützen alle 3 Muskeln eine Dorsalextension. Der M. extensor carpi ulnaris ist zusätzlich ein kräftiger Ulnarabduktor. Der M. extensor digitorum streckt sowohl im Grundgelenk als auch im Mittel- und Endgelenk des 2.-5. Fingers. Eine isolierte Extension des 4. Fingers wird durch *Sehnenbrücken (Connexus intertendinei)* erschwert (▶ Abb. 9.47**a**). Ein kräftiger Faustschluss bei gleichzeitig palmarflektiertem Handgelenk ist nicht möglich, da der M. extensor digitorum dabei passiv insuffizient wird (ungenügende Dehnbarkeit). Gemeinsam mit dem M. extensor digiti minimi, der nur den Kleinfinger in allen Gelenken streckt bzw. abspreizt und die Ulnarabduktion unterstützt, bewirkt der M. extensor digitorum eine Spreizung der Finger. Alle Muskeln dieser Gruppe werden vom N. radialis innerviert.

▶ **Oberflächenrelief:** Bei Dorsalextension treten die 4 Teilsehnen des M. extensor digitorum am Handrücken stark hervor.

Tiefe Extensoren

▶ **Ursprung und Ansatz:** Sämtliche tiefe Extensoren – mit Ausnahme des M. supinator – haben ihren Ursprung an den Dorsalflächen des Radius und der Ulna sowie an der Membrana interossea. Hierbei liegen die Ursprungsflächen treppenförmig untereinander (▶ Abb. 9.47**c** u. **d**). Am weitesten proximal entspringt der *M. supinator* (Auswärtsdreher, ▶ Tab. 9.20) am Olecranon, am Epicondylus lateralis sowie mit einigen Fasern am Lig. collaterale ulnare und am Lig. anulare radii. Seine Muskelfasern ziehen schräg abwärts, umgreifen mantelartig das proximale Drittel des Radius und setzen zwischen der Tuberositas radii und dem Ansatz des M. pronator teres an (▶ Abb. 9.47**a–d**).

Die 3 „langen" Daumenmuskeln verlagern sich mit ihren Ursprüngen weiter nach distal, entsprechend steigen ihre Ansätze am Daumen auf. So setzt der *M. abductor pollicis longus* (langer Daumenabspreizer, ▶ Tab. 9.20) an der Basis des Os metacarpi I, der *M. extensor pollicis brevis* (kurzer Daumenstrecker, ▶ Tab. 9.20) an der Basis der Grundphalanx und der *M. extensor pollicis longus* (langer Daumenstrecker, ▶ Tab. 9.20) an der Basis der Endphalanx an (▶ Abb. 9.47**a–d**). Während die Sehnen des langen Daumenabspreizers und des kurzen Daumenstreckers gemeinsam im 1. Sehnenfach verlaufen, zieht der lange Daumenstrecker durch das 3. Sehnenfach. Bevor seine Sehne in Richtung Daumen zieht, wird sie von einem Höcker am

Tab. 9.19 Oberflächliche Extensoren im Überblick

① M. extensor digitorum	
Ursprung:	Caput commune (Epicondylus lateralis des Humerus)
Ansatz:	Dorsalaponeurose des 2.-5. Fingers
Funktion:	• Handgelenke: Dorsalestension • Grund-, Mittel- und Endgelenke des 2.-5. Fingers: Extension, Spreizen der Finger
Innervation:	N. radialis (C6-8)
② M. extensor digiti minimi	
Ursprung:	Caput commune (Epicondylus lateralis des Humerus)
Ansatz:	Dorsalaponeurose des 5. Fingers
Funktion:	• Handgelenke: Dorsalextension, Ulnarabduktion • Grund-, Mittel- und Endgelenk des 5. Fingers: Extension, Abspreizen des 5. Fingers
Innervation:	N. radialis (C6-8
③ M. extensor carpi ulnaris	
Ursprung:	Caput commune (Epicondylus lateralis des Humerus)
Ansatz:	Basis des Os metacarpi V
Funktion:	Handgelenke: Dorsalextension, Ulnarabduktion
Innervation:	N. radialis (C6-8

dorsalen Radius (Tuberculum dorsale) umgelenkt, der ein Widerlager (Hypomochlion) für die Sehne darstellt.

Am weitesten distal entspringt der *M. extensor indicis* (Zeigefingerstrecker, ▶ Tab. 9.20), dessen Endsehne zusammen mit den Ansatzsehnen des M. extensor digitorum durch das 4. Sehnenfach zieht. Gemeinsam mit einer Teilsehne des Fingerstreckers (M. extensor digitorum) strahlt sie in die Dorsalaponeurose des Zeigefingers ein (▶ Abb. 9.47).

▶ **Funktion und Innervation:** Als einziger Muskel dieser Gruppe verbleibt der M. supinator am Unterarm und wirkt sowohl in Beuge- als auch in Streckstellung des Unterarmes als Supinator. Die langen Daumenmuskeln unterstützen aufgrund ihrer Lage zum proximalen Handgelenk eine Radialabduktion. Zusätzlich streckt der M. extensor pollicis longus in den Handgelenken. Alle 3 langen Daumenmuskeln wirken auf das Daumensattelgelenk. Der M. abductor pollicis longus abduziert, der M. extensor pollicis brevis streckt den Daumen im Sattelgelenk. Der M. extensor pollicis longus wirkt durch seinen Verlauf um das Tuberculum dorsale adduzierend auf den Daumen. Zusätzlich strecken der kurze Daumenstrecker im Grundgelenk, der lange Daumenstrecker im Grund- und im Endgelenk. Der M. extensor indicis unterstützt die Dorsalextension in den Handgelenken und streckt den Zeigefinger im Grund-, Mittel- und Endgelenk. Alle Muskeln dieser Gruppe werden vom N. radialis innerviert.

▶ **Oberflächenrelief der tiefen Exentsoren:** Vor allem die Sehnen der langen Daumenmuskeln sind am Übergang zur Hand sichtbar und gut zu tasten. Bei abgespreiztem

Tab. 9.20 Tiefe Extensoren im Überblick

① M. supinator	
Ursprung:	Olecranon der Ulna, Epicondylus lateralis, Lig. collaterale radiale, Lig. anulare radii
Ansatz:	Radius (zwischen der Tuberositas radii und dem Ansatz des M. pronator teres)
Funktion:	Unterarmgelenke: Supination
Innervation:	N. radialis (C5, 6)
② M. abductor pollicis longus*	
Ursprung:	Dorsalflächen von Radius und Ulna, Membrana interossea
Ansatz:	Basis des Os metacarpi I
Funktion:	• proximales Handgelenk: Radialabduktion • Daumensattelgelenk: Abduktion
Innervation:	N. radialis (C6–8)
③ M. extensor pollicis brevis*	
Ursprung:	Dorsalfläche des Radius und Membrana interossea (distal vom M. abductor pollicis longus)
Ansatz:	Basis der Grundphalanx des Daumens
Funktion:	• proximales Handgelenk: Radialabduktion • Daumensattel- und Grundgelenk: Extension
Innervation:	N. radialis (C6–8)
④ M extensor pollicis longus*	
Ursprung:	Dorsalfläche der Ulna und Membrana interossea
Ansatz:	Basis der Endphalanx des Daumens
Funktion:	• Handgelenke: Dorsalextension und Radialabduktion • Daumensattelgelenk: Adduktion • Grund- und Endgelenk des Daumens: Extension
Innervation:	N. radialis (C6–8)
⑤ M. extensor indicis	
Ursprung:	Dorsalfläche der Ulna, Membrana interossea
Ansatz:	Dorsalaponeurose des 2. Fingers
Funktion:	• Handgelenke: Dorsalextension • Grund-, Mittel- und Endgelenke des 2. Fingers: Dorsalextension
Innervation:	N. radialis (C6–8)

* helfen bei der Supination

Daumen erkennt man auf Höhe der Handgelenke eine Vertiefung (Tabatière = „Schnupftabakdose"), deren radiale Begrenzung die Sehnen der Mm. abductor pollicis longus und extensor pollicis brevis darstellen. Am ulnaren Rand der Tabatière verläuft die Sehne des M. extensor pollicis longus. In der Tiefe der Tabatière ist das Os scaphoideum zu tasten.

Klinischer Bezug: Skaphoidfraktur

Von allen Handwurzelknochen ist das Kahnbein (Os scaphoideum oder Os naviculare) am häufigsten von Frakturen betroffen. Meist werden nach einem Sturz auf die Hände oder einem Schlag Schmerzen in der Tabatière angegeben. Skaphoid- oder Navikularfrakturen sind nicht leicht zu diagnostizieren und werden häufig trotz Röntgenaufnahmen übersehen.

▸

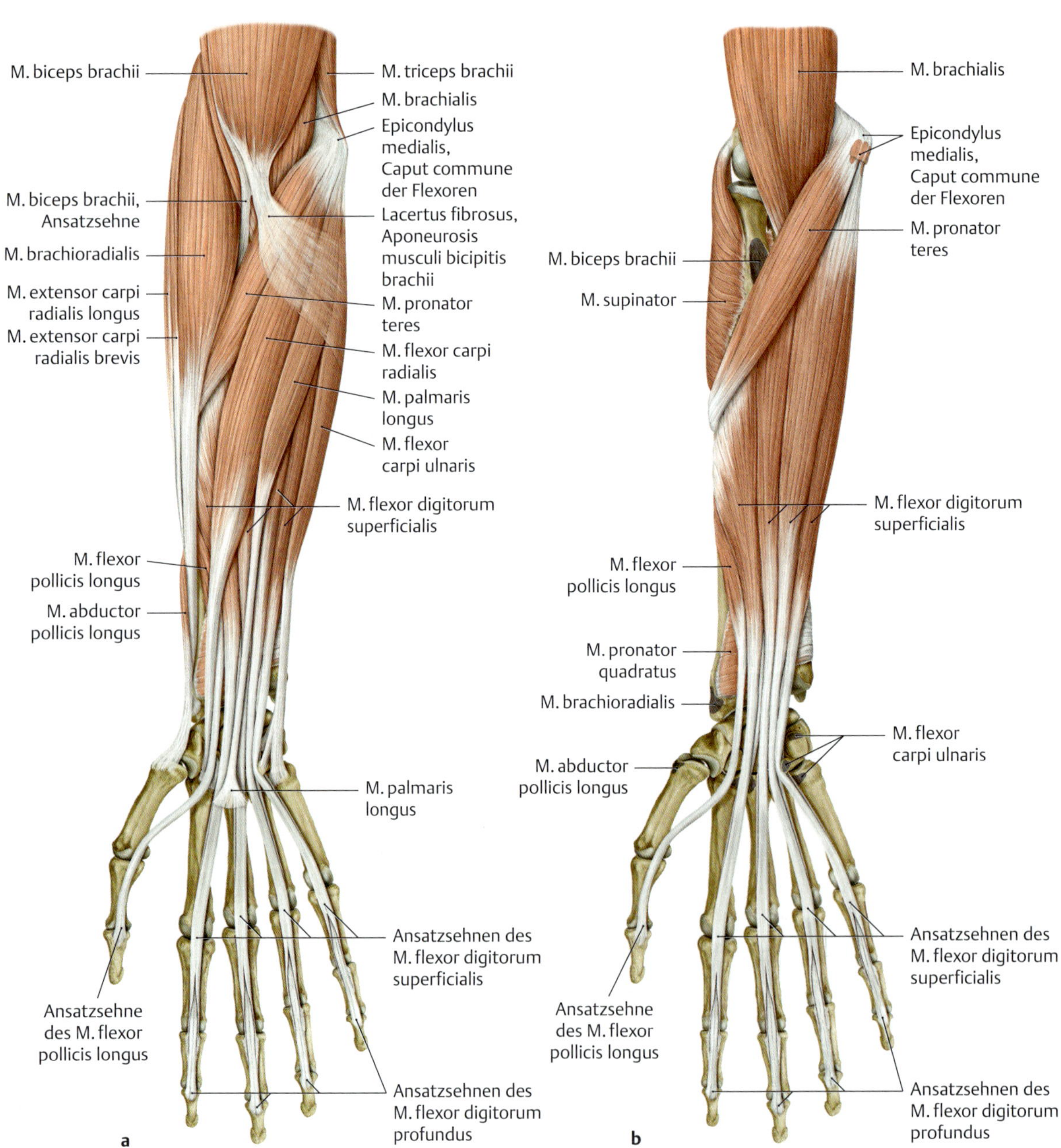

Abb. 9.46 a–d Muskeln des rechten Unterarms, Ansicht von vorne. a Oberflächliche Flexoren und Radialisgruppe. **b-d** Schrittweise Abtragung sämtlicher Muskeln und Darstellung der Ursprünge und Ansätze der entfernten Muskeln. **b** Nach Entfernung der Radialisgruppe und der Mm. flexor carpiradialis, flexor carpi ulnaris, abductor pollicis longus, palmaris longus und biceps brachii.

Daher ist bei Verdacht auf eine Fraktur nach 2 Wochen eine erneute Röntgendiagnostik erforderlich. Aufgrund der relativ schlechten Blutversorgung dauert die Frakturheilung sehr lange (etwa 12 Wochen!), nicht selten bleibt sie ganz aus (Bildung eines Falschgelenks bzw. *Pseudarthrose*).

9.8.4 Hilfseinrichtungen der Handmuskeln

Überall dort, wo die Beuger- und Streckersehnen direkt über die Knochen der Hand hinwegziehen, sind Hilfseinrichtungen unerlässlich. Sehnenscheiden im Bereich des Handrückens, der Hohlhand und der Finger dienen als Gleitschutz für die Sehnen und schützen sie vor zu großer Reibung (Aufbau s. S. 74. Um die Sehnenscheiden der Beuger- und Streckersehnen in ihrem Verlauf entlang

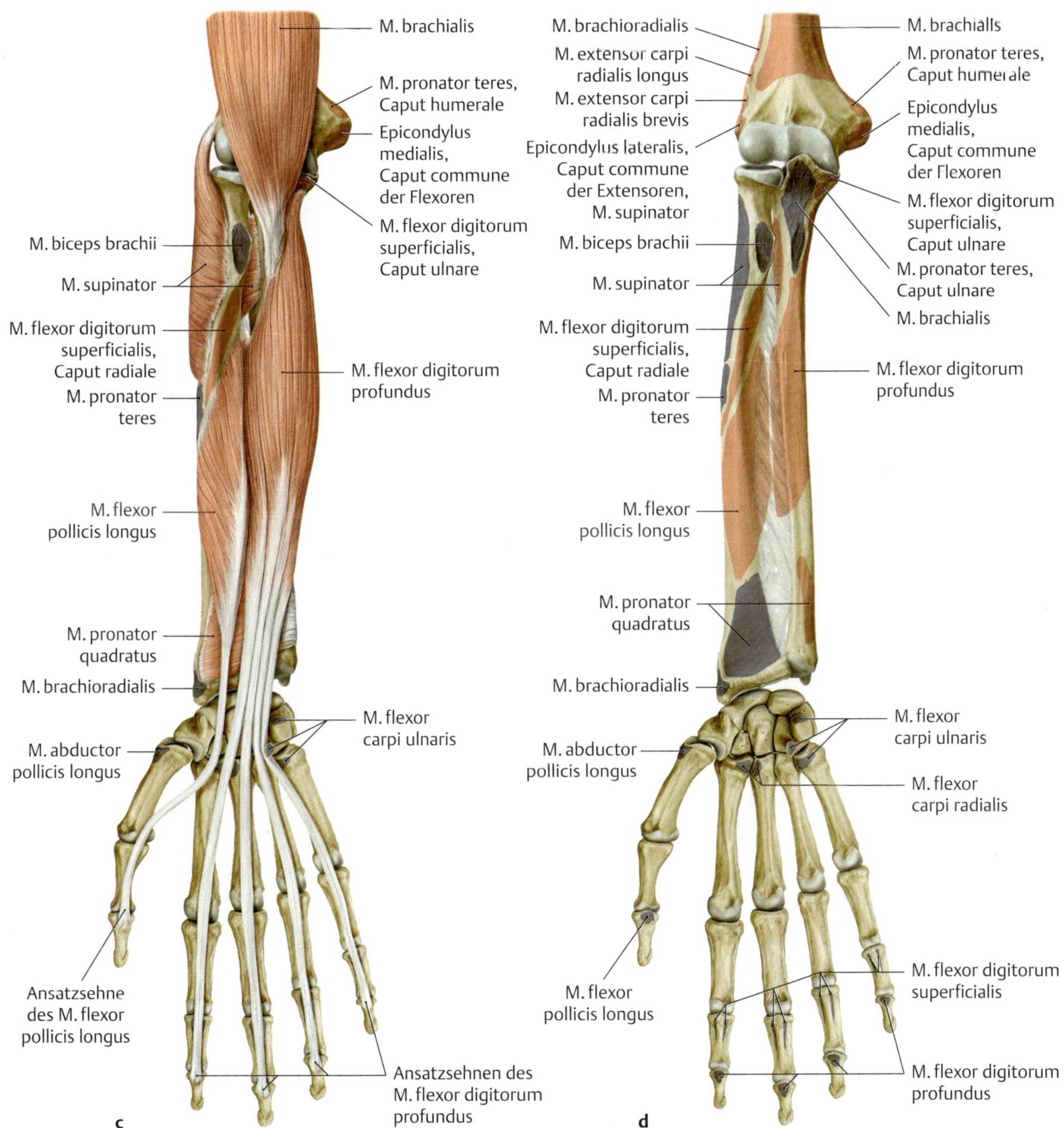

Abb. 9.46 a–d Fortsetzung. c Nach Entfernung der Mm. pronator teres und flexor digitorum superficialis. **d** Nach Entfernung aller Muskeln (Ursprung: rot, Ansatz: blau).

des Handrückens und der Hohlhand zu fixieren, sind auf der Dorsal- und Palmarseite der Hand bestimmte Haltebänder (Retinaculum extensorum und flexorum) ausgebildet. Die Haltebänder verhindern, dass sich bei maximaler Extension bzw. Flexion die Sehnen vom Knochen abheben. Im Bereich der Palmarseite der Finger sind die Sehnenscheiden der Fingerbeuger durch sog. Ringbänder (Ligg. anularia) an den Knochen befestigt und verhindern deren Abweichen bei Palmarflexion (s. ► Abb. 9.49).

Sehnenfächer der Streckersehnen

Das Retinaculum extensorum im Bereich des Handrückens ist ein Teil der Unterarmfaszie (Fascia antebrachii). Es wird durch quere Faserzüge verstärkt, verstärkt seinerseits das Stratum fibrosum der Sehnenscheiden und fixiert sie auf dem Handrücken. Die Sehnenscheiden der Streckersehnen beginnen etwa einen Zentimeter proximal des Retinaculum und reichen unterschiedlich weit nach distal. Im Bereich des Haltebandes sind sog. Sehnenscheidenfächer ausgebildet, in denen die Streckersehnen z. T. einzeln oder zu mehreren verlaufen. Man unterscheidet insgesamt

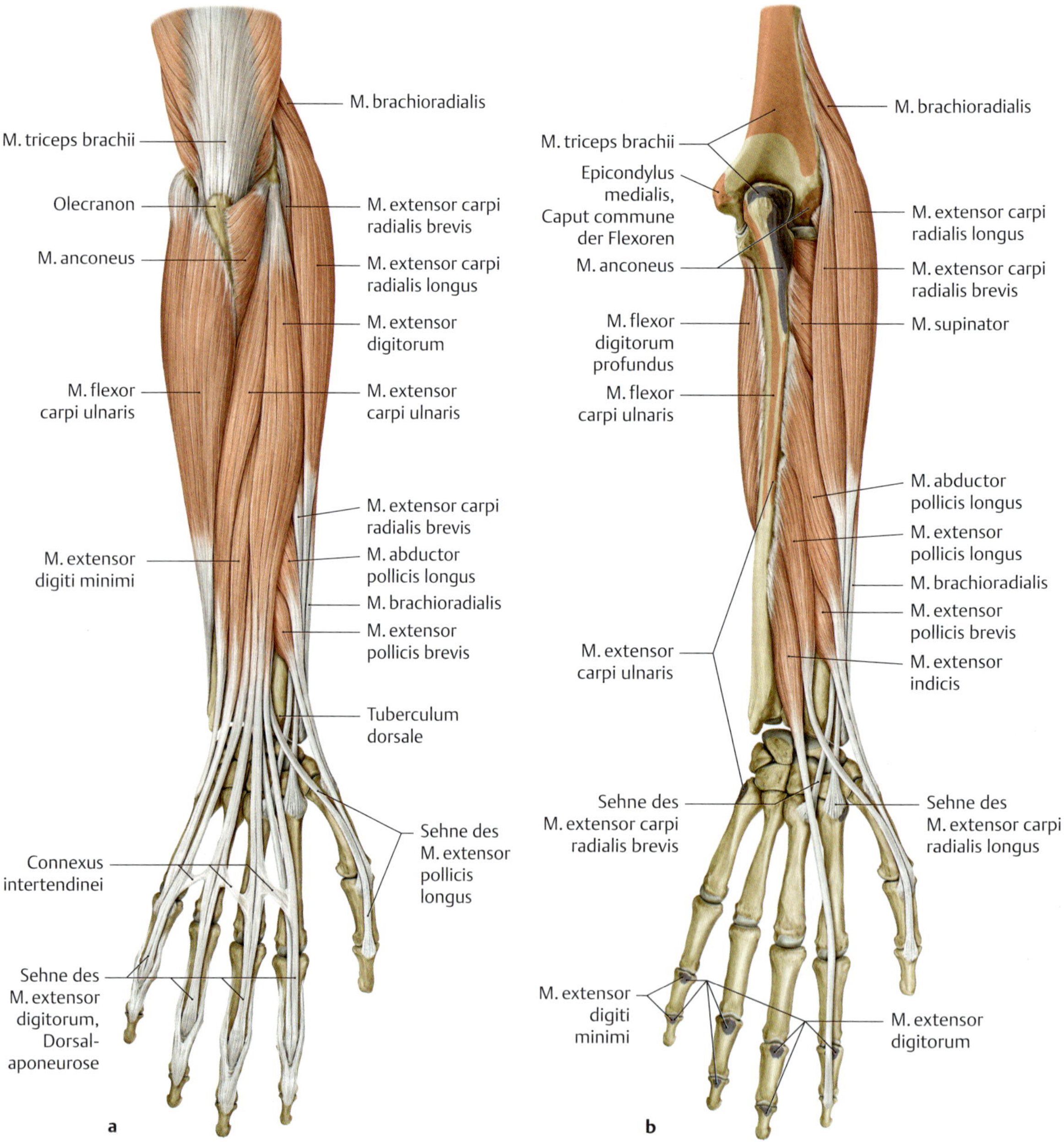

Abb. 9.47 a–d Muskeln des rechten Unterarms, Ansicht von hinten. a Oberflächliche Extensoren und Radialisgruppe. **b-d** Schrittweise Abtragung sämtlicher Muskeln und Darstellung der Ursprünge und Ansätze der entfernten Muskeln. **b** Nach Entfernung der Mm. triceps brachii, anconeus, flexor carpi ulnaris, extensor carpi ulnaris und extensor digitorum (Ursprung: rot, Ansatz: blau).

6 Sehnenfächer, die von radial nach ulnar angeordnet sind (► Abb. 9.46 u. ► Abb. 9.47, ► Abb. 9.48**a** u. **b**):

- **1. Sehnenfach:** M. abductor pollicis longus, M. extensor pollicis brevis
- **2. Sehnenfach:** M. extensor carpi radialis longus, M. extensor carpi radialis brevis
- **3. Sehnenfach:** M. extensor pollicis longus
- **4. Sehnenfach:** M. extensor digitorum, M. extensor indicis
- **5. Sehnenfach:** M. extensor digiti minimi
- **6. Sehnenfach:** M. extensor carpi ulnaris

Klinischer Bezug: Sehnenscheidenentzündung

Durch Überbeanspruchung oder ungewohnte Belastung der Strecker-, aber auch der Beugersehnen (s. u.), kann es zu sehr schmerzhaften Entzündungen der Sehnenscheiden kommen. Dabei handelt es sich in den meisten Fällen um abakterielle, trockene, fibrinöse Entzündungen (sog. Tendovaginitis crepitans). Bei Bewegungen der Sehne spürt man meist ein leises Knarren (Schneeballknirschen). Die Therapie der Wahl besteht in Ruhigstellung und Einsatz von Schmerzmitteln.

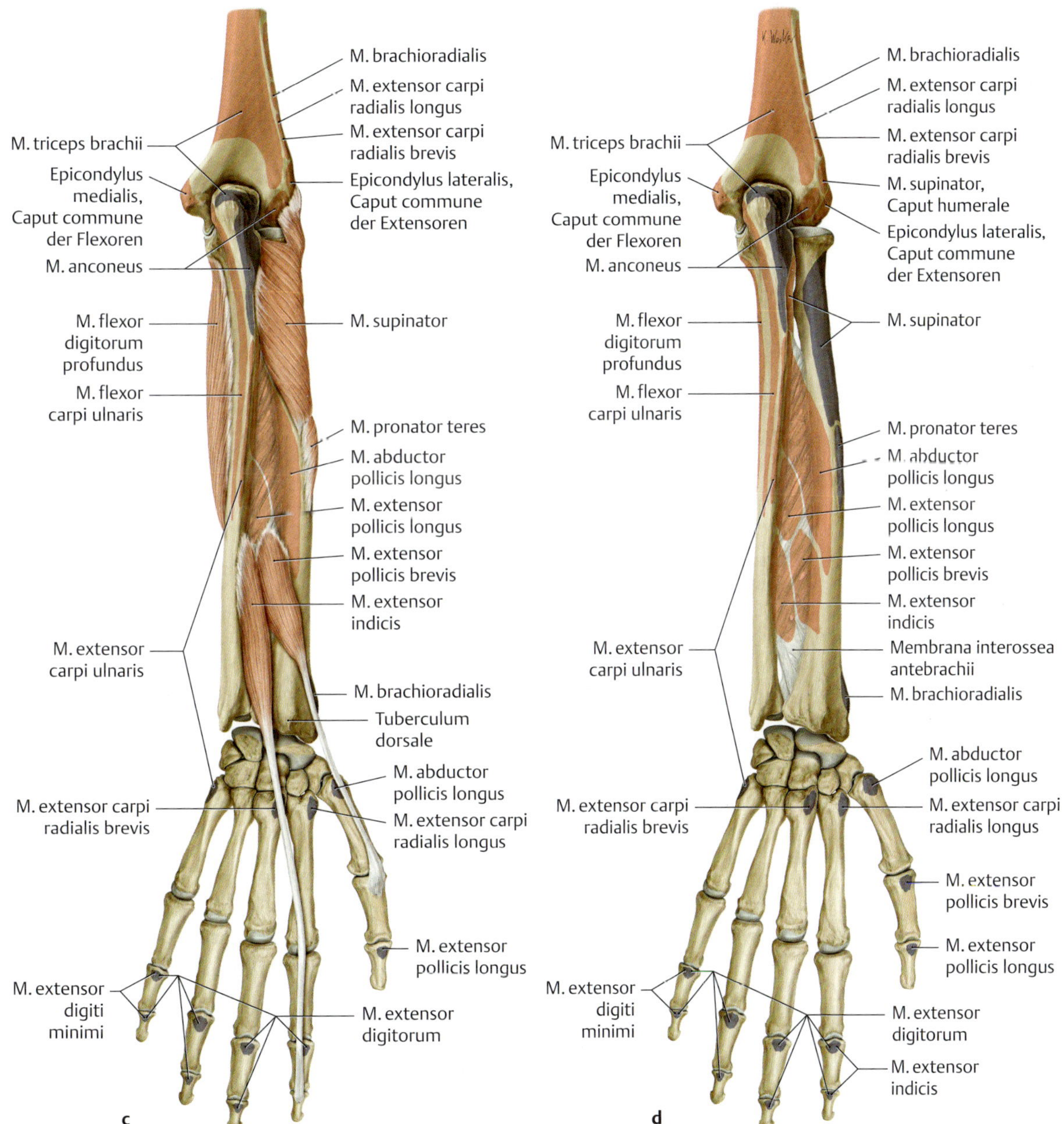

Abb. 9.47 a–d Fortsetzung. c Nach Entfernung der Mm. abductor pollicis longus und extensor pollicis longus sowie der Radialisgruppe. **d** Nach Entfernung aller Muskeln (Ursprung: rot, Ansatz: blau).

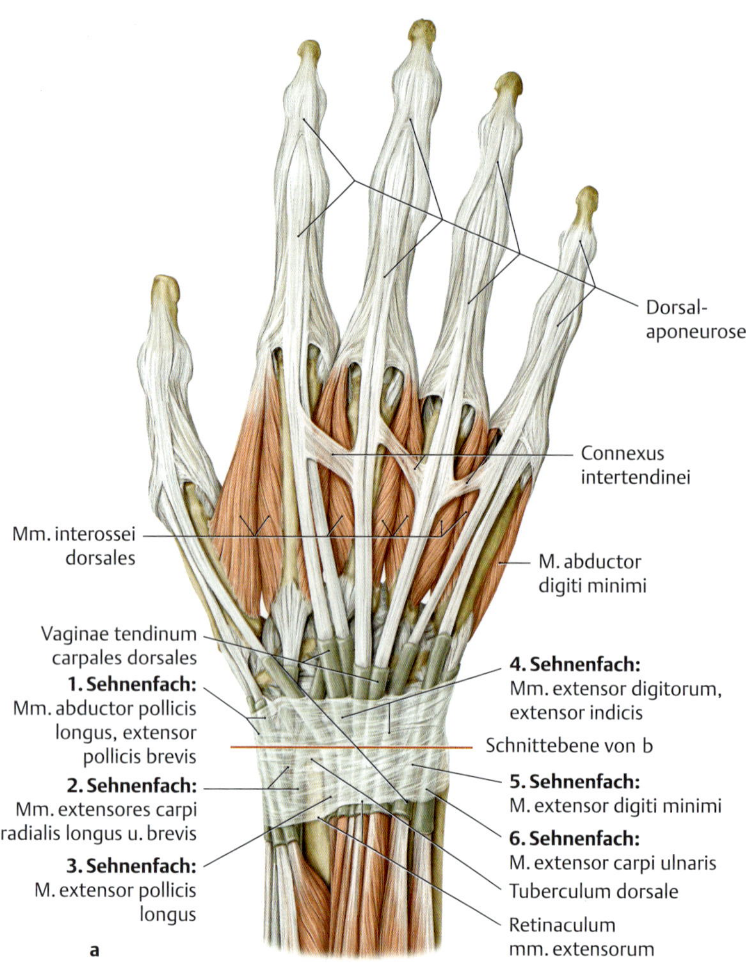

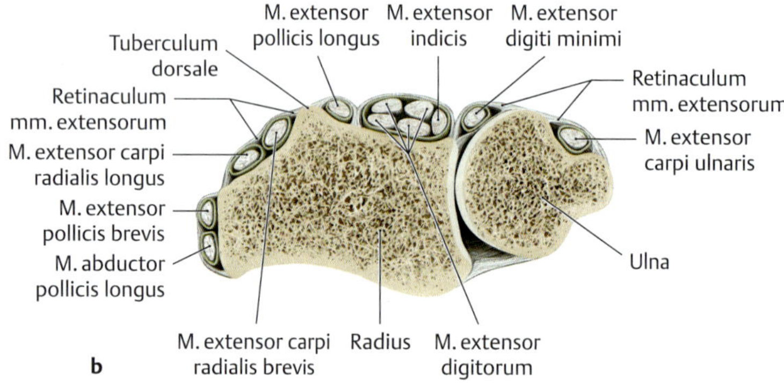

Abb. 9.48 a u. b Sehnenscheiden des rechten Handrückens. a Ansicht von dorsal. **b** Querschnitt durch den distalen Unterarm mit Darstellung der Sehnenfächer (Lage der Schnitteben, s.**a**). Sicht auf die proximale Schnittfläche.

Karpalkanal

Die knöchernen Elemente der Handwurzel bilden palmar eine konkave Rinne, die durch das Retinaculum flexorum zu einem osteofibrösen Kanal geschlossen wird (*Karpalkanal, Karpaltunnel, Canalis carpi*). Das Retinaculum flexorum ist besonders kräftig ausgebildet und wird auch als *Lig. carpi transversum* bezeichnet. Umhüllt von ihren Sehnenscheiden und eingebettet in Bindegewebe verlaufen insgesamt 10 Beugersehnen zusammen *mit dem N. medianus* durch den Karpalkanal (▶ Abb. 9.49, ▶ Abb. 9.50):

- M. flexor digitorum superficialis (4 Sehnen)
- M. flexor digitorum profundus (4 Sehnen)
- M. flexor pollicis longus (1 Sehne)
- M. flexor carpi radialis (1 Sehne)

Klinischer Bezug: Karpaltunnelsyndrom

Symptomatik und Verlauf: Das sog. Karpaltunnelsyndrom ist eines der häufigsten Kompressionssyndrome. Dabei führt die Verengung des Karpalkanals zu einer Druckschädigung (Kompression) des N. medianus. Die Patienten klagen über ziehende Schmerzen im Handgelenk und in der Hohlhand, die charakteristischerweise in die ersten 3 Finger ausstrahlen und häufig von Missempfindungen (Sensibilitätsstörungen) im Ausbreitungsgebiet des N. medianus begleitet werden. Die Schmerzen treten (z. B. nach längerer Handarbeit) in der Regel nachts auf, so dass die Patienten davon aufwachen. Im fortgeschrittenen Stadium kommt es zu irreversiblen Schäden am N. medianus mit motorischen Lähmungen der vom N. medianus innervierten Daumenballenmuskulatur (Thenarmuskeln). Im weiteren Verlauf atrophiert der Daumenballen und wird in seiner Beweglichkeit stark eingeschränkt.

Ursachen und Therapie: Sie sind nur in den wenigsten Fällen bekannt (Sehnenscheidenentzündungen, Schwellungen bei chronischer Polyarthrose, Arthrosen des Handgelenks). Häufig wird auch über eine starke Zunahme oder über eine ödemartige Schwellung des peritendinösen Bindegewebes berichtet. Da Frauen im Klimakterium überaus häufig betroffen sind, werden Hormonumstellungen als Ursache diskutiert. Durch hochdosiertes Vitamin E lässt sich die operative Spaltung des Lig. carpi transversum häufig vermeiden.

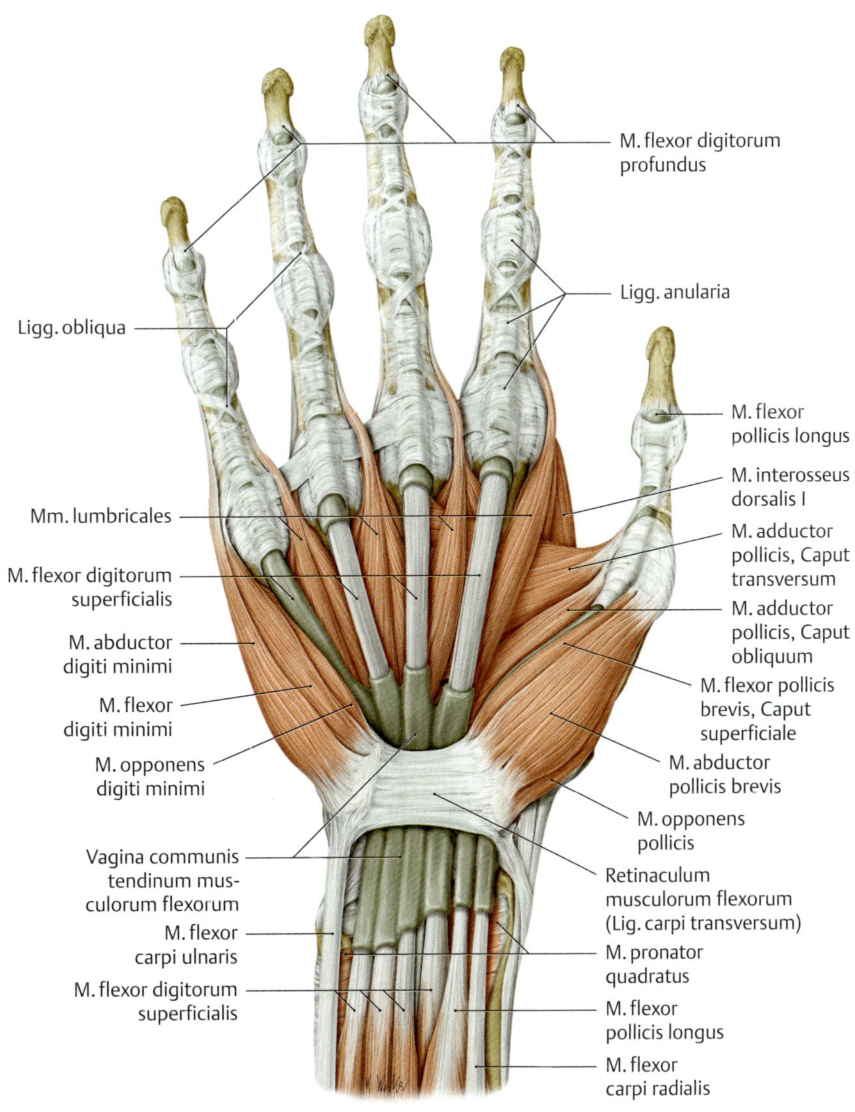

Abb. 9.49 Sehnenscheiden der Palmarseite der rechten Hand.

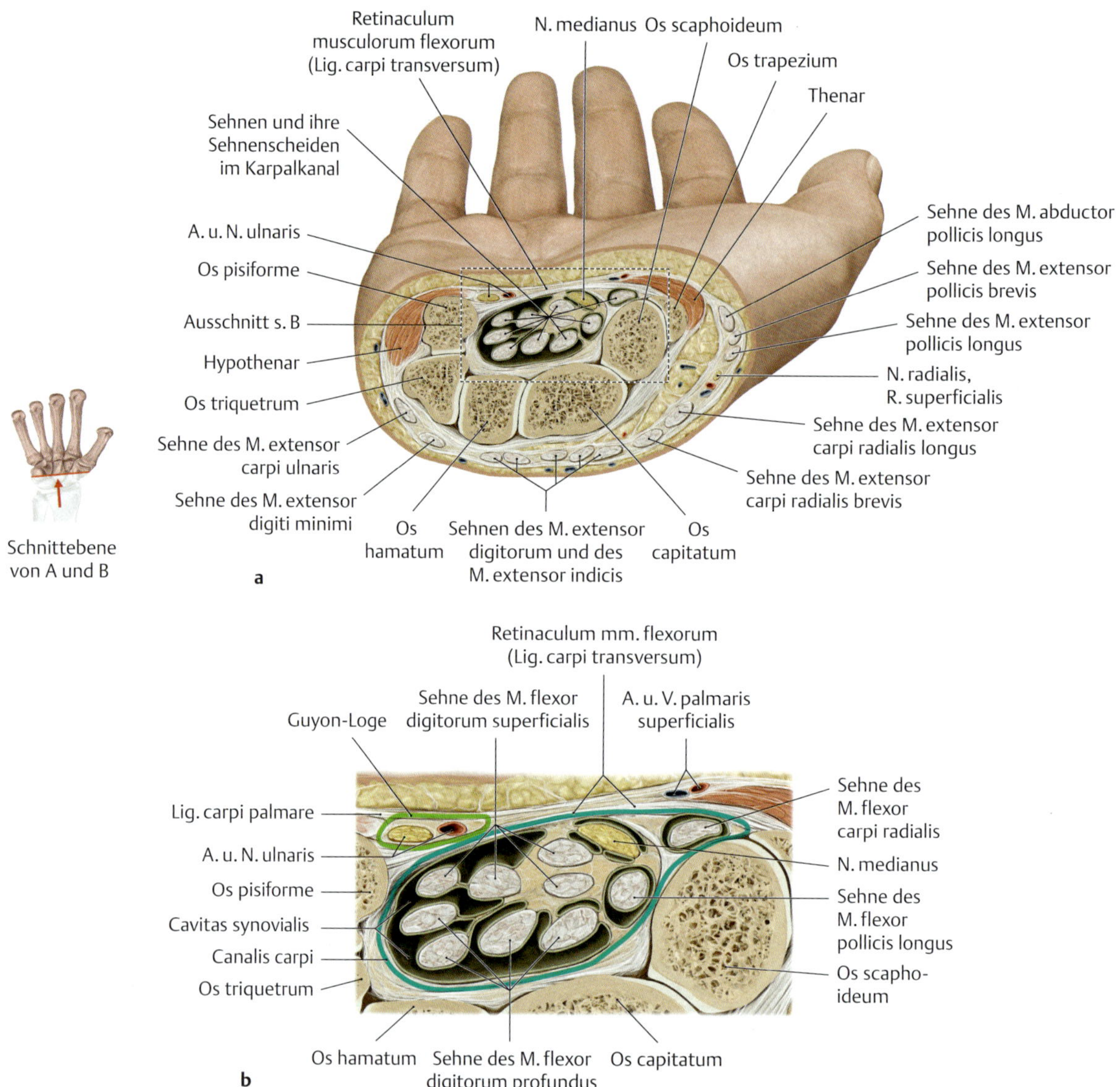

Abb. 9.50 a u. b Querschnitt durch die Handwurzel der rechten Hand im Bereich des Karpalkanals. a Ansicht von proximal. **b** Ausschnitt aus **a**, Sehnenscheiden im Karpalkanal (farbig umrandet).

Sehnenscheiden der langen Fingerbeuger

An der Palmarseite der Finger verlaufen die Sehnen der langen Fingerbeuger (Mm. flexores digitorum superficialis und profundus) in jeweils einer gemeinsamen, kräftigen Sehnenscheide (Vagina synovialis digitorum manus), die sich für den Zeige-, Mittel- und Ringfinger (2.-4. Finger) von den Mittelhandköpfen bis zu den Köpfen der Mittelphalangen erstreckt (► Abb. 9.49 u. ► Abb. 9.51**a–c**). In dem von Sehnenscheiden freien Areal entspringen die Mm. lumbricales von den Sehnen des M. flexor digitorum profundus (► Abb. 9.49 u. ► Abb. 9.51 sowie ► Abb. 9.54). Die Sehnenscheiden des Daumenbeugers (M. flexor pollicis longus) und der Kleinfingerbeuger (Teilsehnen der Mm. flexores digitorum superficialis und profundus) gehen normalerweise kontinuierlich in die karpalen Sehnenscheiden über. Innerhalb der palmaren Sehnenscheiden des 2.-5. Fingers durchbohren die Sehnen des M. flexor digitorum profundus (M. perforans) die des M. flexor digitorum superficialis (M. perforatus; ► Abb. 9.51**c**).

Die Sehnenscheiden (Vaginae synoviales digitorum manus) sind wichtige Führungseinrichtungen, die ein reibungsloses Gleiten der langen Beugersehnen ermöglichen (s. Allg. Teil). Ihre äußere Hülle, das Stratum fibrosum, wird durch Ringbänder (Ligg. anularia) verstärkt (► Abb. 9.49 u. ► Abb. 9.51**b**) und an den palmaren Fingerseiten fixiert (osteofibröse Kanäle). Die innere Hülle,

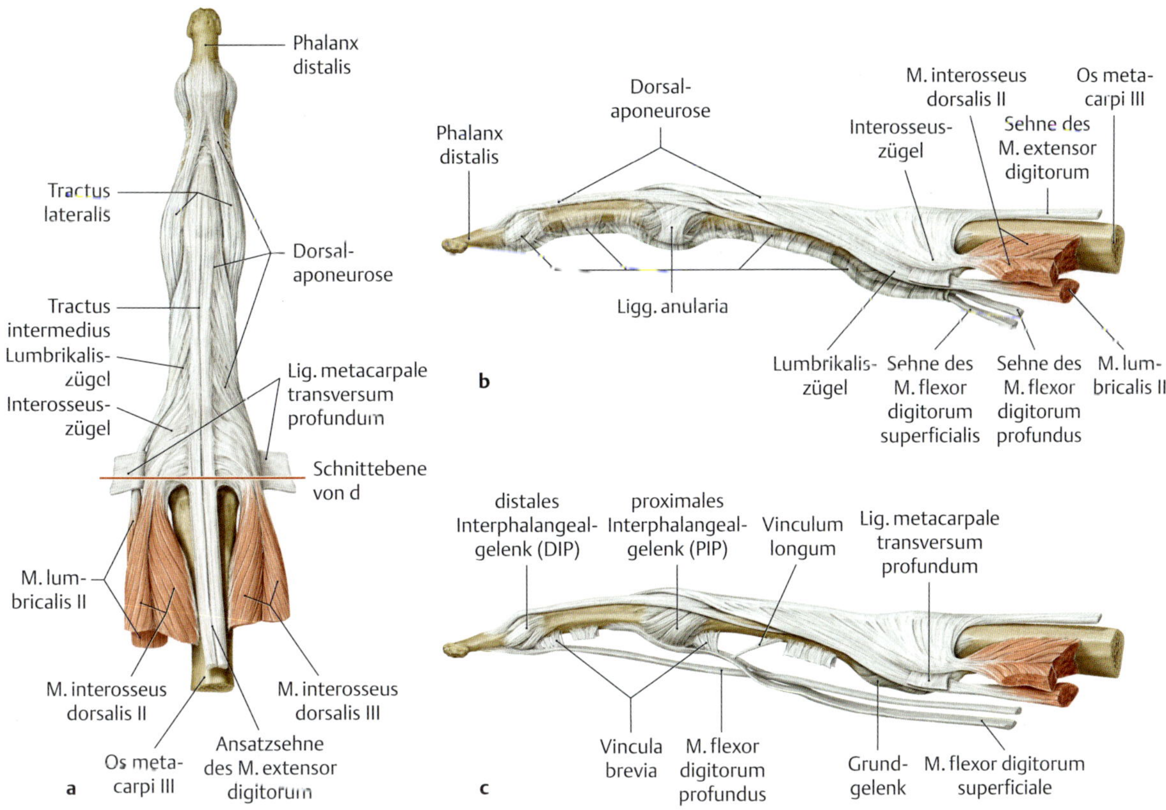

Abb. 9.51 a–c Dorsalaponeurose, Sehnenscheide, Sehnen und Muskeln des Mittelfingers der rechten Hand. **a** Ansicht von dorsal; **b** von radial; **c** von radial, nach Eröffnung der Sehnenscheide der langen Flexoren (nach Schmidt u. Lanz).

das Stratum synoviale, ermöglicht das ungestörte Gleiten der Sehne innerhalb der fibrösen Hülle. Darüber hinaus treten an bestimmten Stellen durch Vermittlung eines Mesotendineum (Vinculum tendineum) Blutgefäße an die Sehnen heran (▶ Abb. 9.51**c**). Ringbänder kommen regelmäßig über den Fingergelenken (Grund-, Mittel- und Endgelenk) sowie im Schaftbereich der Grund- und der Mittelphalanx vor. Ihre Benennung erfolgt von proximal nach distal (s. auch ▶ Abb. 9.42**a**):

- 1. Ringband (A1): auf Höhe des Fingergrundgelenks
- 2. Ringband (A2): im Schaftbereich der Grundphalanx
- 3. Ringband (A3): auf Höhe des proximalen Interphalangealgelenks
- 4. Ringband (A4): im Schaftbereich der Mittelphalanx
- 5. Ringband (A5): auf Höhe des distalen Interphalangealgelenks

Zwischen den Ringbändern kommen unregelmäßig schräg verlaufende Verstärkungen der Fingersehnenscheiden vor (Ligg. obliqua; ▶ Abb. 9.41**c** u. ▶ Abb. 9.51**a–c**). Die Lücken zwischen den Ringbändern und den schräg verlaufenden Faserzügen schaffen die Voraussetzung für die Beugung der Finger.

Dorsalaponeurose der Fingerstrecker

Die Dorsalaponeurose der Finger ist eine aponeurotische Bindegewebsplatte, an deren Aufbau sich die Sehnen der Mm. extensores digitorum, lumbricales und interossei (▶ Abb. 9.51) beteiligen. Sie ist über lockeres Bindegewebe mit dem Periost der Phalangen verbunden. Man unterscheidet einen mittleren Faserzug, über den die Sehnen des M.extensor digitorum bis zur Basis der Mittelphalangen ziehen, und 2 seitliche Züge, die an der Basis der Endphalanx inserieren. In die seitlichen Züge strahlen die Sehnen der Mm. lumbricales und interossei ein (Interosseus- und Lumbrikaliszügel; ▶ Abb. 9.51**a–c**). Von den Endsehnen der Mm. interossei strahlen zusätzlich Fasern in transversaler Richtung auf die Dorsalfläche der Grundphalanx.

9.8.5 Kurze Handmuskeln

Einteilung und Überblick

Neben den Unterarmmuskeln, die mit ihren langen Sehnen zur Hand ziehen, gibt es sog. kurze Handmuskeln, die an der Palmarfläche der Hand ihre Ursprünge haben. Die Finger sowie der Handrücken sind frei von Muskelursprüngen. Die kurzen Handmuskeln werden nach topografischen und funktionellen Gesichtspunkten in 3 palmare Gruppen gegliedert (▶ Tab. 9.21): Muskeln der Hohlhand (*Mittelhandmuskulatur*), des Daumenballens (*Thenarmuskulatur*) und des Kleinfingerballens (*Hypothenarmuskulatur*).

Durch die Thenar- und Hypothenarmuskulatur erhalten z. B. die beiden Randfinger, der Daumen und der Kleinfinger, eine vielseitige und für die Hand als Greiforgan charakteristische Beweglichkeit. Besonders der Daumen übertrifft mit seinen 8 (!) Muskeln eindeutig die Beweglichkeit der anderen Finger. Neben den 4 langen oder extrinsischen Muskeln des Daumens, die alle zur Unterarmmuskulatur gehören, besitzt er 4 kurze oder intrinsische Muskeln, die den Mittelhandknochen des Daumens wie eine Manschette umgeben und vorwiegend auf das Daumensattelgelenk wirken (▶ Abb. 9.52 u. ▶ Abb. 9.56). Sie ziehen von der palmaren Fläche der Handwurzelknochen bzw. vom Retinaculum flexorum zum 1. Mittelhandknochen oder setzen über die beiden Sesambeine des Daumens am Daumengrundgelenk an. Sie kommen bei einer Vielzahl von Griffen zum Einsatz, insbesondere bei der Oppositionsbewegung. Die kurzen Daumenmuskeln entfalten keine große Muskelkraft, sondern dienen vielmehr der Präzisierung des Greifens sowie der Koordination von Daumenbewegungen.

Einige Funktionen der Finger, z. B. das Spreizen und Aneinanderlegen der Finger oder die isolierte Beugung im Fingergrundgelenk, werden ausschließlich durch kurze, im Bereich der Mittelhand liegende Muskeln unterstützt. Die Mm. interossei entspringen in einer palmaren und einer dorsalen Gruppe von den Mittelhandknochen, deren Zwischenräume sie ausfüllen. Die Mm. lumbricales haben ihren Ursprung an den 4 Teilsehnen des M. flexor digitorum profundus.

Palmaraponeurose

Die Muskelfaszie der Hohlhand ist durch straffes Bindegewebe zu einer Sehnenplatte verstärkt (Aponeurosis palmaris = Palmaraponeurose), die die Hohlhand gegen das subkutane Fettgewebe abschließt und dadurch die Weichteile schützt. Sie hat die Gestalt eines Fächers und ihre Sehnenzüge sind v. a. in Längsrichtung angeordnet (Fasciculi longitudinales), die sich auf die Palmarseiten der Finger fortsetzen. Querverlaufende Faserzüge (Fasciculi transversi) auf Höhe der Mittelhandknochen sowie das Lig. metacarpale transversum superficiale im Bereich der Grundgelenke halten die Längszüge zusammen (▶ Abb. 9.52). Die Haut ist durch straffes Bindegewebe unverschieblich mit der Palmaraponeurose verbunden und kann nicht von ihr abgehoben werden. Damit die Palmaraponeurose besonders beim Faustschluss nicht schrumpft, wird sie durch zwei Muskeln gespannt, den M. palmaris longus (oberflächliche Flexorengruppe) und den M. palmaris brevis, der seinen Ursprung im Bereich der Haut des Kleinfingerballens hat. Er strahlt von seitlich kommend in die Palmaraponeurose ein und zieht die Haut des Hypothenars am ulnaren Rand beim Faustschluss zu einem Grübchen ein.

Klinischer Bezug: Dupuytren-Kontraktur

Eine langsam fortschreitende Schrumpfung (Atrophie) der Palmaraponeurose führt zu einer zunehmenden Verkürzung der Hohlhandfaszie, v. a. im Kleinfinger- und Ringfingerbereich (Dupuytren-Kontraktur).Nach Jahren kann die Kontraktur so massiv sein, dass die Finger stark gebeugt sind und die Fingerspitzen die Hohlhand berühren. Dadurch ist die Greiffunktion der Hand deutlich beeinträchtigt. Über die Ursachen der Dupuytren-Kontraktur ist sehr wenig bekannt. Es ist jedoch ein häufig auftretendes Leiden, das fast immer Männer über 40 Jahre befällt. Die Therapie besteht in der chirurgischen Entfernung der gesamten Palmaraponeurose.

Tab. 9.21 Kurze Handmuskeln

Mittelhandmuskulatur	Thenarmuskulatur (Daumenballenmuskulatur)	Hypothenarmuskulatur (Kleinfingerballenmuskulatur)
Mm. lumbricales I-IV	M. abductor pollicis brevis	M. abductor digiti minimi
Mm. interossei dorsales I-IV	M. adductor pollicis	M. flexor digiti minimi
Mm. interossei palmares I-III	M. flexor pollicis brevis	M. opponens digiti minimi
	M. opponens pollicis	M. palmaris brevis

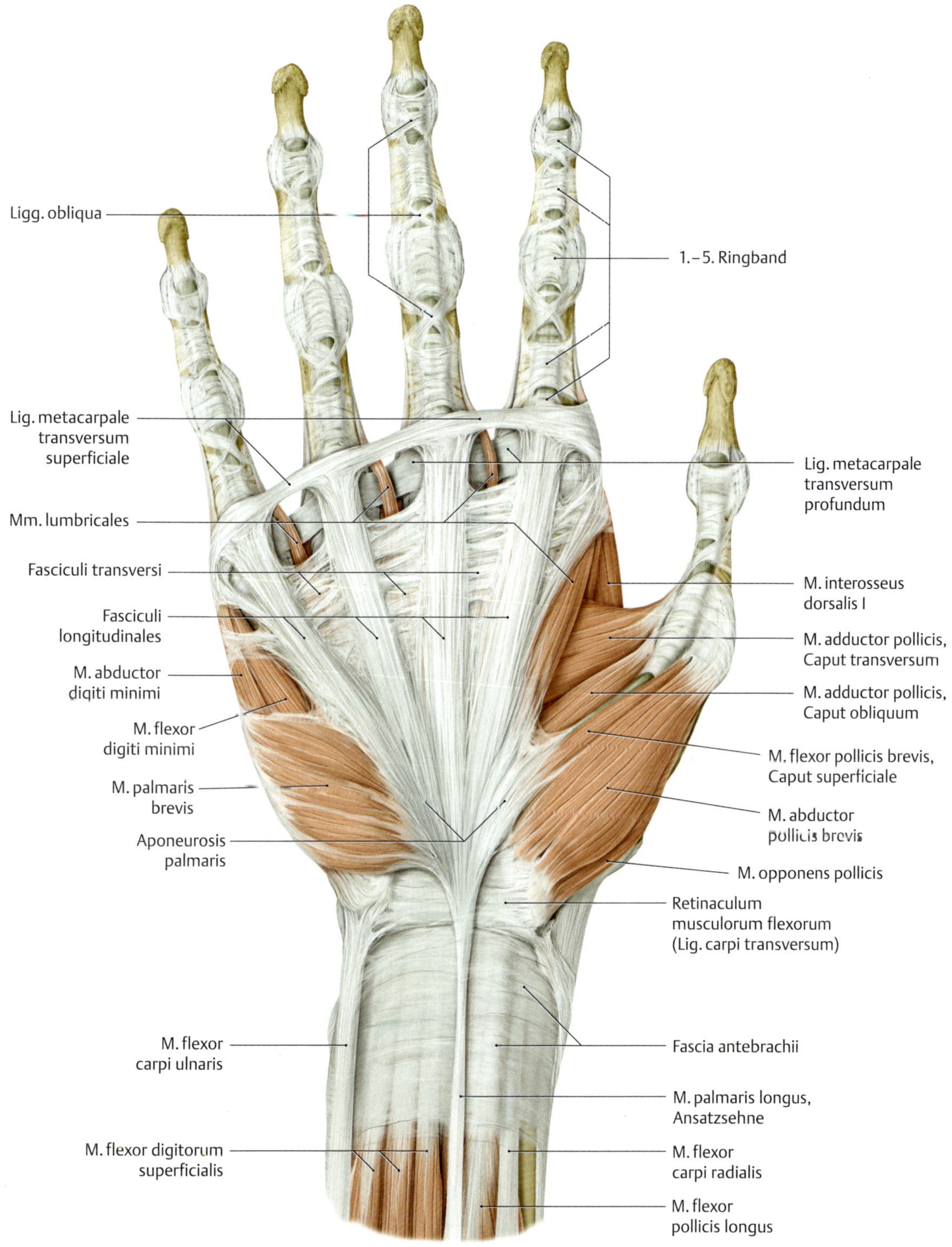

Abb. 9.52 Muskeln der rechten Hand, Ansicht von palmar.

9.8.6 Systematik der kurzen Handmuskeln

Mittelhandmuskulatur

▶ **Ursprung und Ansatz:** Die *Mm. lumbricales I–IV* (Regenwurmmuskeln, ▶ Tab. 9.22) entspringen am radialen Rand der 4 Sehnen des M. flexor digitorum profundus (▶ Abb. 9.54) in deren sehnenscheidenfreien Bereich und strahlen – von der radialen Seite kommend – in die Dorsalaponeurose des 2.-5. Fingers ein (▶ Abb. 9.51). Die Mm. interossei palmares haben ihren Ursprung in den Zwischenknochenräumen der Mittelhandknochen. Ihre Ansatzsehnen sind von den Sehnen der Mm. lumbricales durch die Ligg. metacarpalia transversa profunda getrennt (▶ Abb. 9.55).

Tab. 9.22 Mittelhandmuskulatur im Überblick

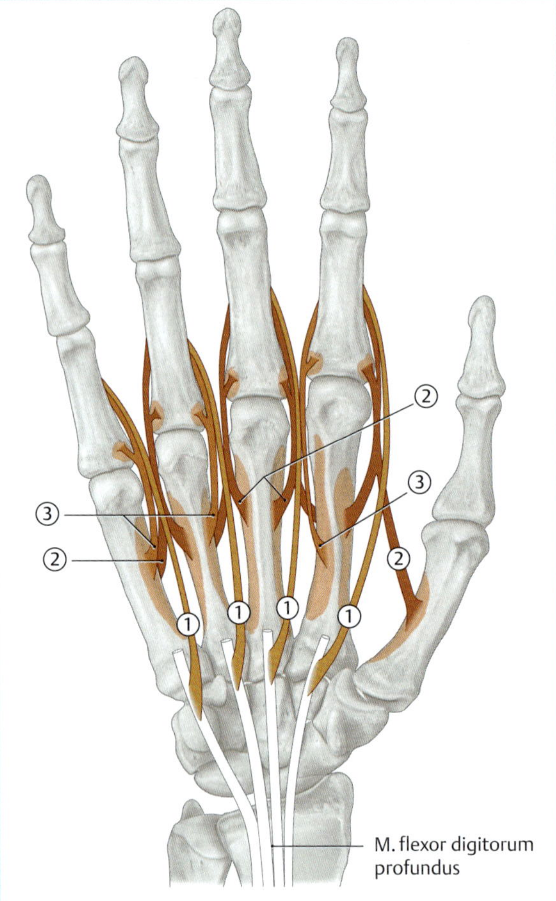

① Mm. lumbricales I–IV	
Ursprung:	radiale Seiten der Sehnen des M. flexor digitorum profundus (transportabler Ursprung)
Ansatz:	• I: Dorsalaponeurose des 2. Fingers • II: Dorsalaponeurose des 3. Fingers • III: Dorsalaponeurose des 4. Fingers • IV: Dorsalaponeurose des 5. Fingers
Funktion:	• Fingergrundgelenke des 2.–5. Fingers: Flexion • Mittel- und -endgelenke des 2.–5. Fingers: Extension
Innervation:	• N. medianus, C8–Th1 (Mm. lumbricales I+II) • N. ulnaris, C8–Th1 (Mm. lumbricales III+IV)
② Mm. interossei dorsales I–IV	
Ursprung:	zweiköpfig von einander zugekehrten Seiten der Ossa metacarpi I–V
Ansatz:	• Dorsalaponeurose des 2.–4. Fingers, Basis der proximalen Phalanx • I: radiale Seite der 2. Phalanx proximalis (Zeigefinger) • II: radiale Seite der 3. Phalanx proximalis (Mittelfinger) • III: ulnare Seite der 3. Phalanx proximalis (Mittelfinger) • IV: ulnare Seite der 4. Phalanx proximalis (Ringfinger)
Funktion:	• Fingergrundgelenke des 2–4. Fingers: Flexion • Mittel- und Endgelenke des 2.–4. Fingers: Extension, Spreizen der Finger (Abduktion des 2. und 4. Fingers vom Mittelfinger)
Innervation:	N. ulnaris (C8–Th1)
③ Mm. interossei palmares I–III	
Ursprung:	• I: ulnare Seite des 2. Mittelhandknochens (Zeigefinger) • II: radiale Seite des 4. Mittelhandknochens (Ringfinger) • III: radiale Seite des 5. Mittelhandknochens (Kleinfinger)
Ansatz:	Dosalaponeurose und Basis der proximalen Phalanx des jeweiligen Fingers
Funktion:	• Fingergrundgelenk des 2., 4. und 5. Fingers: Flexion • Mittel- und Endgelenk des 2., 4. und 5. Fingers: Extension, Schließen der gespreizten Finger (Adduktion des 2., 4. und 5. Fingers zum Mittelfinger)
Innervation:	N. ulnaris (C8–Th1)

Die 4 *zweiköpfigen Mm. interossei dorsales* (rückseitige Zwischenknochenmuskeln, ▶ Tab. 9.22) entspringen von einander benachbarten Rändern des 1.-5. Mittelhandknochens: Die Mm. interossei dorsales I und II ziehen von radial in die Dorsalaponeurose des Zeige- und Mittelfingers; die Mm. interossei dorsales III und IV ziehen von ulnar in die Dorsalaponeurose des Mittelfingers und des Ringfingers (▶ Abb. 9.51 u. ▶ Abb. 9.57). Kurz vor dem Übergang in die Dorsalaponeurose inseriert ein Teil der jeweiligen Endsehne an einem kleinen Höcker an der Basis der proximalen Phalanx. Die von ulnar und radial kommenden Ansatzsehnen der Mm. interossei verbreitern sich beim Übergang in die Dorsalaponeurose und bilden die sog. *Interosseuszügel* (▶ Abb. 9.51 u. ▶ Abb. 9.57).

Von den 3 *einköpfigen Mm. interossei palmares* (hohlhandseitige Zwischenknochenmuskeln, ▶ Tab. 9.22) entspringt der 1. an der ulnaren Seite des Zeigefingers, der 2. an der radialen Seite des Ringfingers und der 3. an der radialen Seite des Kleinfingers (▶ Abb. 9.56). Alle 3 Muskeln strahlen in die Dorsalaponeurose des jeweiligen Fingers ein. Ebenso wie bei den Mm. interossei dorsales setzt ein Teil der jeweiligen Endsehne an der proximalen Phalanxbasis an, den Übergang in die Dorsalaponeurose bilden die Interosseuszügel (▶ Abb. 9.51 u. ▶ Abb. 9.57).

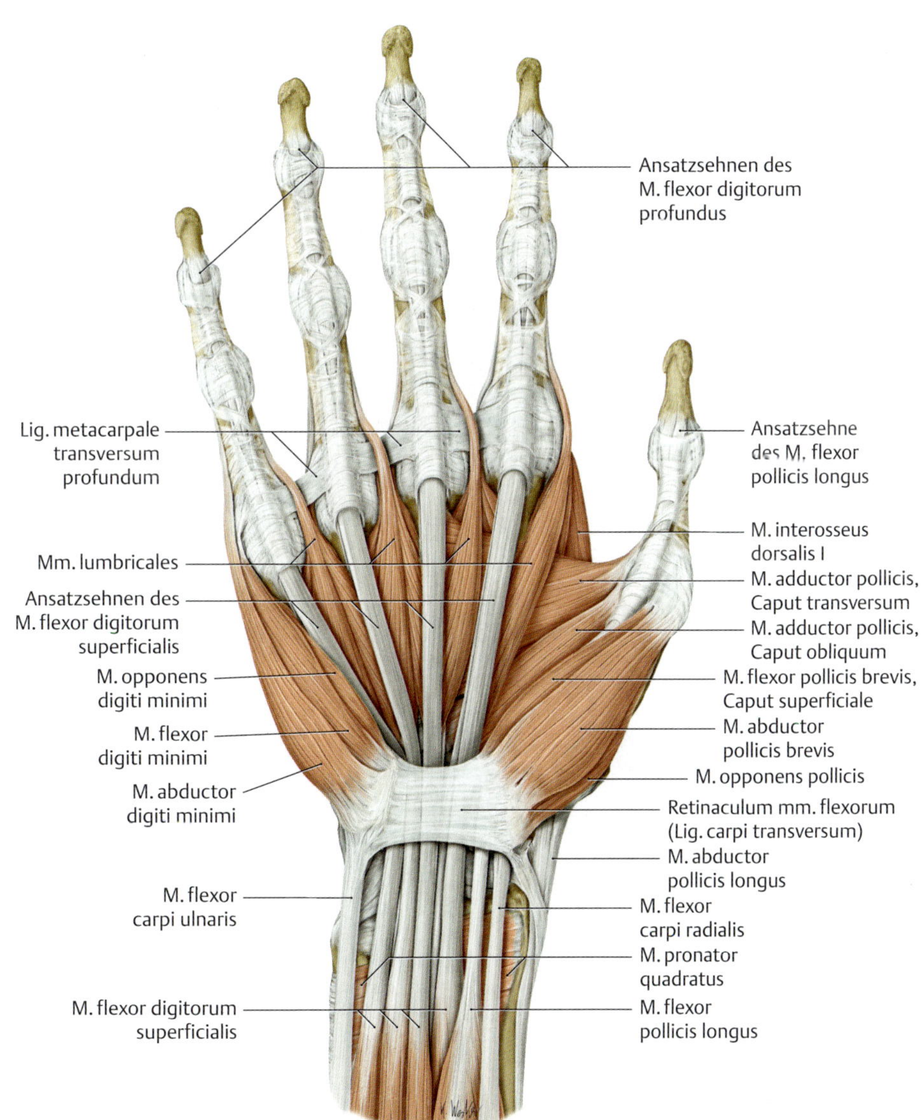

Abb. 9.53 Muskeln der rechten Hand, Ansicht von palmar. Die Palmaraponeurose und der M. palmaris brevis sind entfernt.

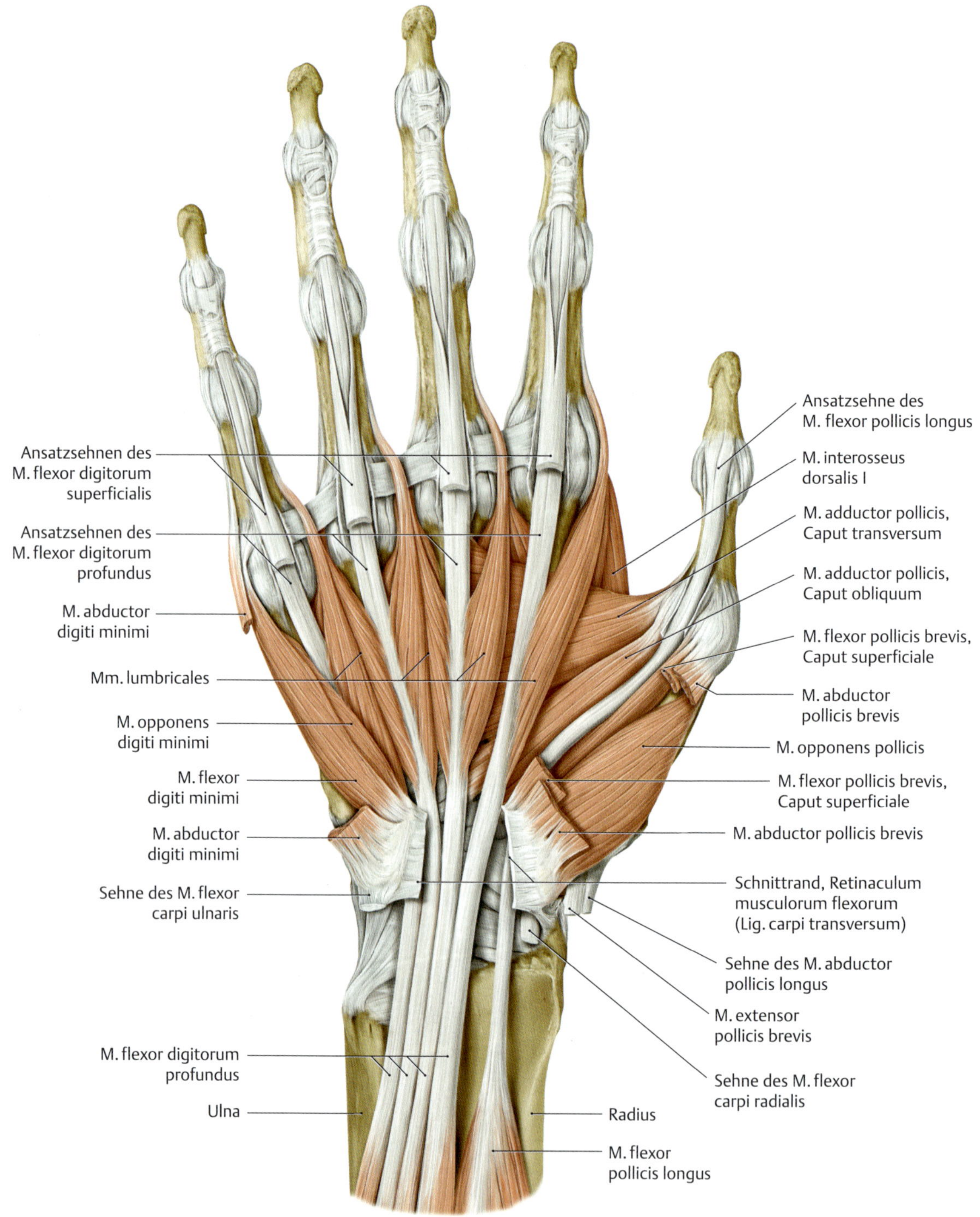

Abb. 9.54 Muskeln der rechten Hand, Ansicht von palmar. Zur Darstellung der Flexorensehnen an den Fingern sind das 1.-3. Ringband aufgeschnitten. Der M. flexor digitorum superficialis ist entfernt, seine 4 Teilsehnen auf Höhe der 4. Ringbänder sind durchtrennt, der Karpalkanal ist eröffnet, das Retinaculum flexorum (= Lig. carpi transversum) ist gefenstert. Ein Teil des M. flexor pollicis brevis (Caput superficiale) sowie der M. abductor pollicis brevis sind entfernt.

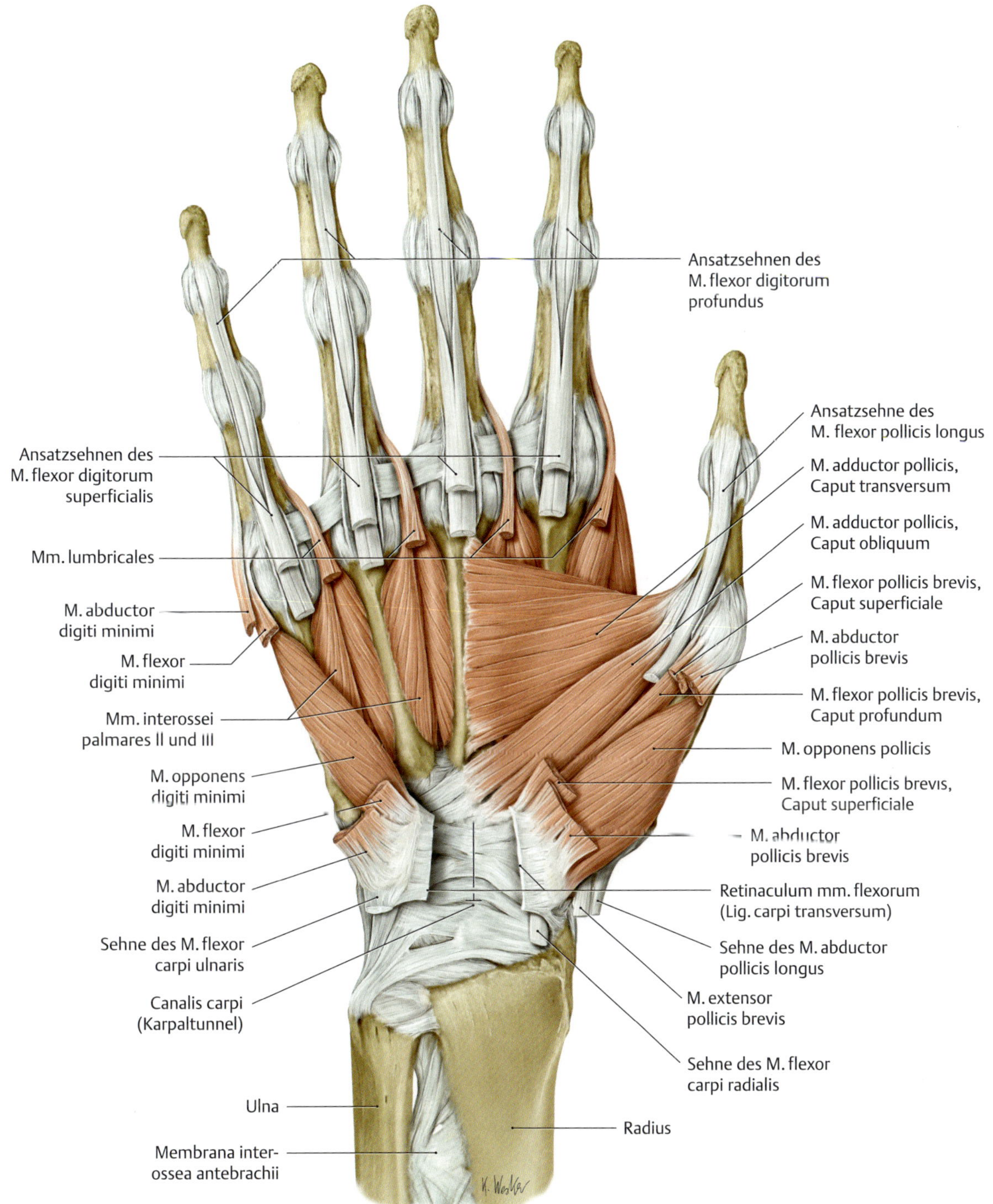

Abb. 9.55 Muskeln der rechten Hand, Ansicht von palmar. Nach Entfernung des M. flexor digitorum profundus (Teilsehnen sowie die von ihnen entspringenden Mm. lumbricales sind durchtrennt) und der Mm. flexor pollicis brevis (Caput superficiale), abductor pollicis brevis, flexor pollicis longus, abductor digiti minimi und flexor digiti minimi.

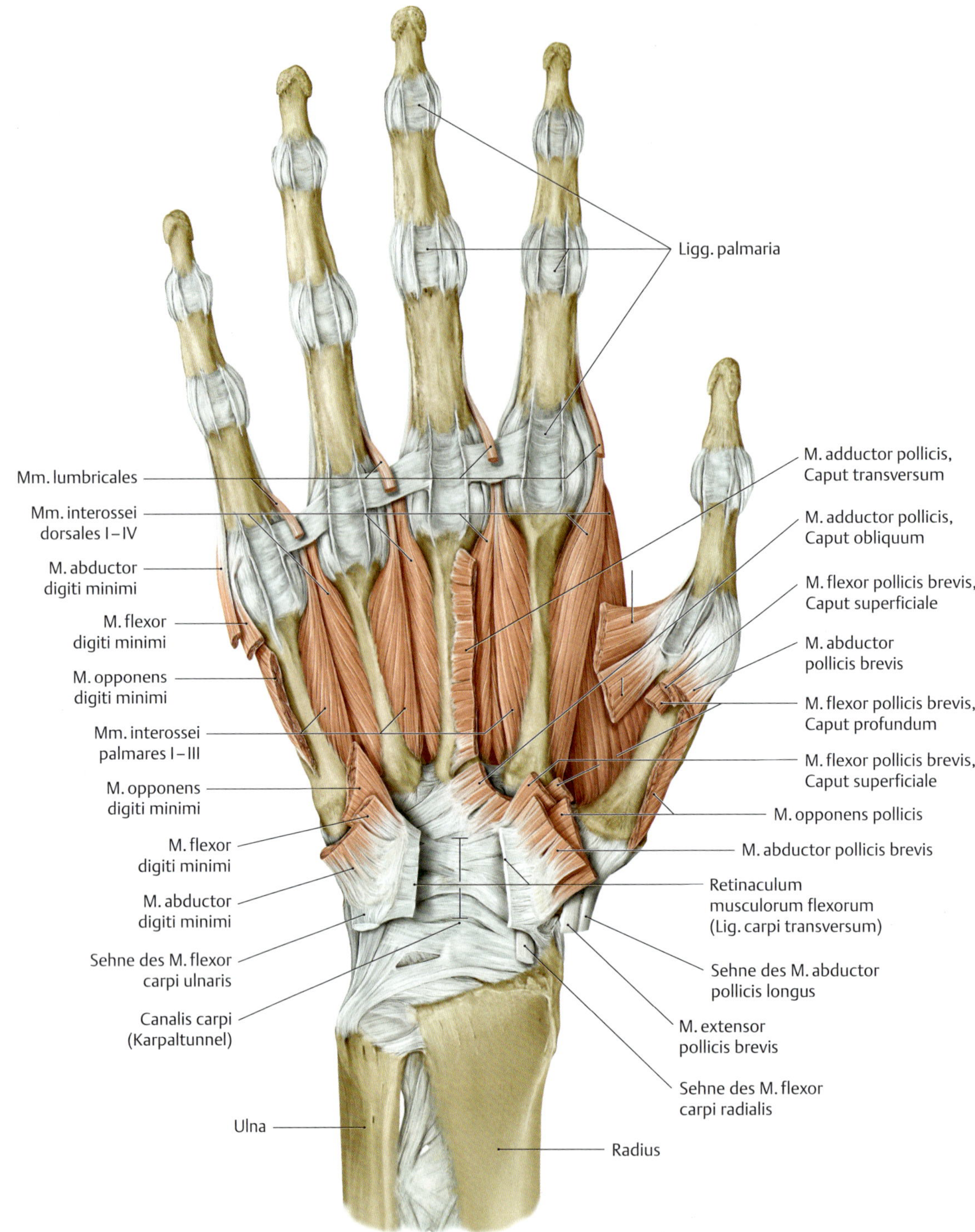

Abb. 9.56 Muskeln der rechten Hand, Ansicht von palmar. Sehnen, Sehnenscheiden und Ringbänder der langen Fingerbeuger sind vollständig entfernt, die Mm. opponens digiti minimi und adductor pollicis sind durchtrennt.

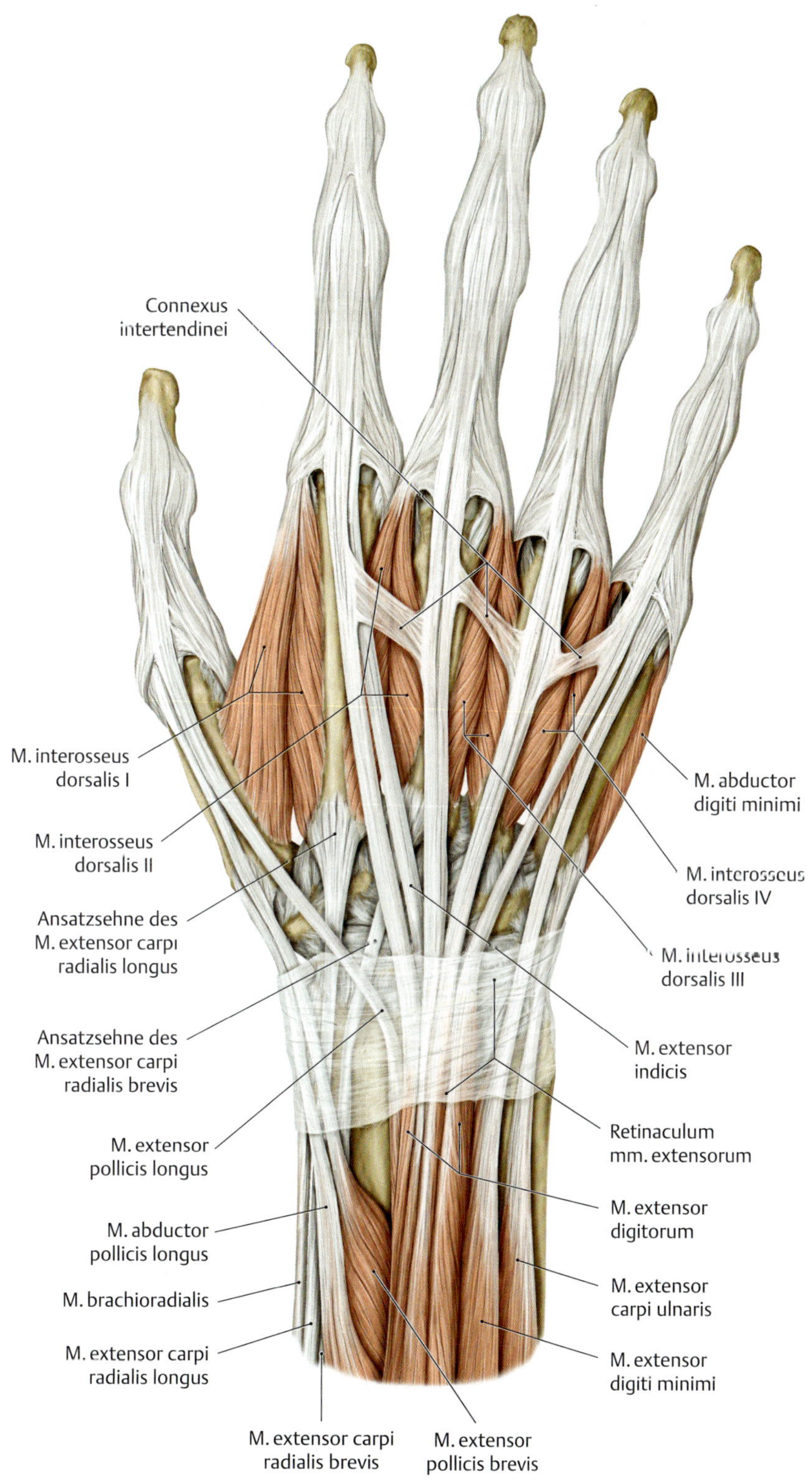

Abb. 9.57 Rechter Handrücken, Ansicht von dorsal.

▸ **Funktion und Innervation:** Aufgrund ihres Verlaufs zur Flexions-Extensions-Achse des Grund-, Mittel- und Endgelenks beugen die Mm. lumbricales in den Grundgelenken und strecken in den Mittel- und Endgelenken des 2.-5. Fingers. Im Bereich des Grundgelenks verlaufen ihre Sehnen somit palmar, auf Höhe der Interphalangealgelenke hingegen dorsal von der Flexions-Extensions-Achse (durch Vermittlung der Dorsalaponeurose) (▸ Abb. 9.58**a–c**). Durch ihren „transportablen Ursprung" an den Sehnen des M. flexor digitorum profundus werden die Mm. lumbricales vorgedehnt, da sich ihre Ursprünge bei Kontraktion des tiefen Fingerbeugers nach proximal verlagern. Auf diese Weise wird eine frühzeitige Insuffizienz der Muskeln vermieden, gleichzeitig erhöht die Vordehnung die Kontraktionskraft der Muskeln. Sie werden auch als *Startmuskeln* für die Beugung im Fingergrundgelenk bezeichnet.

Ähnlich wie die Mm. lumbricales beugen die Mm. interossei dorsales und palmares in den Fingergrundgelenken und strecken in den beiden Interphalangealgelenken (▸ Abb. 9.58**a–c**). Darüber hinaus unterstützen die Mm. interossei Seitbewegungen der Finger, deren Richtung durch den Verlauf des Muskelbauchs festgelegt ist. Funktionell gruppieren sich die Mm. interossei mit ihren Ansätzen um eine dorsal-palmare Achse, die durch den Mittelfinger verläuft. Dadurch spreizen die Mm. interossei dorsales die Finger (Abduktion des 2. und 4. Fingers vom Mittelfinger), die Mm. interossei palmares hingegen führen sie wieder zusammen (Adduktion des 2., 4. und 5. Fingers zum Mittelfinger). Das Abspreizen des Kleinfingers bewirkt der M. abductor digiti minimi, des Daumens der M. abductor pollicis brevis.

Die Mm. lumbricales I und II werden vom N. medianus, die Mm. lumbricales III und IV vom N. ulnaris innerviert. Sowohl die dorsalen als auch die palmaren Mm. interossei werden vom N. ulnaris versorgt.

Thenarmuskulatur

▸ **Ursprung und Ansatz:** Der *M. abductor pollicis brevis* (kurzer Daumenabspreizer, ▸ Tab. 9.23) entspringt vom Os scaphoideum sowie vom Retinaculum flexorum und setzt über das radiale Sesambein an der Grundphalanx des Daumens an (▸ Abb. 9.52, ▸ Abb. 9.53, ▸ Abb. 9.54, ▸ Abb. 9.55, ▸ Abb. 9.56). Sein Gegenspieler, der *M. adductor pollicis* (Daumenanzieher, ▸ Tab. 9.23), besitzt 2 Köpfe, ein Caput transversum und ein Caput obliquum (▸ Abb. 9.55). Der quer verlaufende Kopf entspringt an der palmaren Seite des 3. Mittelhandknochens, der schräge Kopf hat seinen Ursprung am Os capitatum sowie an der Basis des Os metacarpi II. Der gemeinsame Ansatz beider Köpfe ist über das ulnare Sesambein wiederum die Basis der Daumengrundphalanx.

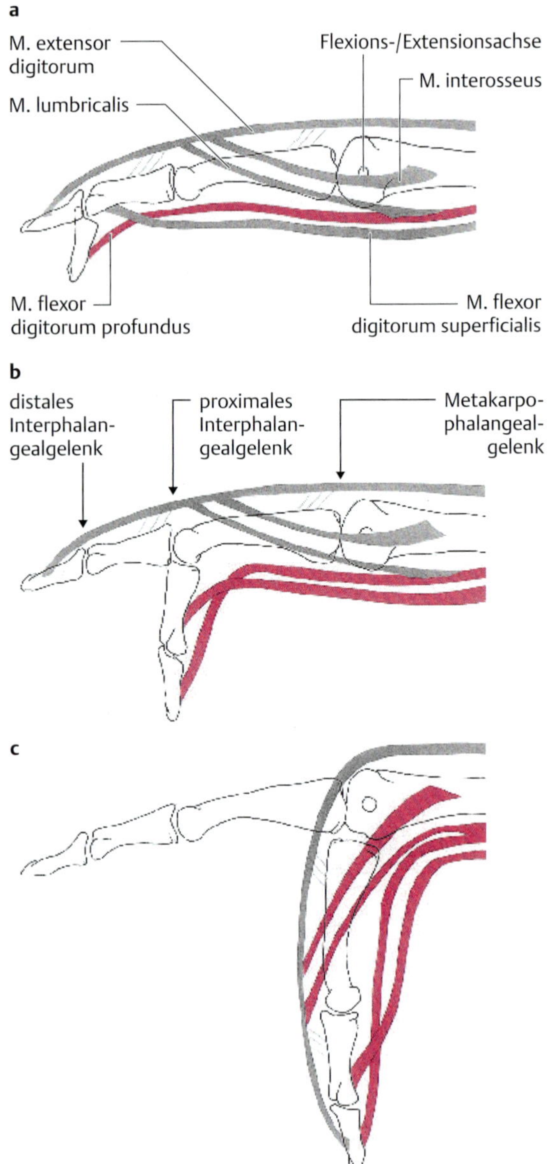

Abb. 9.58 a–c Schematische Darstellung des Verlaufs und der Wirkung der Fingerbeuger und -strecker. **a** Beugung im distalen Interphalangealgelenk (DIP) durch den M. flexor digitorum profundus. **b** Beugung im proximalen Interphalangealgelenk (PIP) durch die Mm. flexor digitorum profundus und superficialis. **c** Beugung im Metakarpophalangealgelenk (MCP) durch die Mm. flexor digitorum profundus und superficialis sowie durch die Mm. lumbricales und interossei. Die Mm. lumbricales und interossei beugen im MCP (Verlauf palmar von der Flexions-/Extensions-Achse) und strecken im PIP und DIP (Verlauf dorsal von den Flexions-/Extensions-Achsen des DIP und PIP). Der M. extensor digitorum streckt in allen Fingergelenken.

Tab. 9.23 Thenar- (①–④) und Hypothenarmuskulatur (⑤–⑦) im Überblick

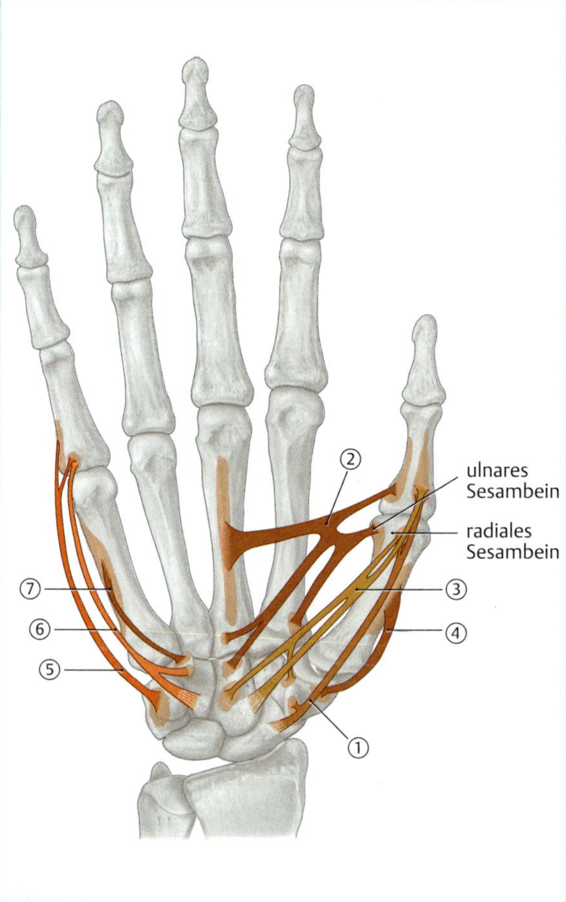

① M. abductor pollicis brevis	
Ursprung:	Os scaphoideum, Retinaculum musculorum flexorum
Ansatz:	Basis der Daumengrundphalanx (über das radiale Sesambein)
Funktion:	• Daumensattelgelenk: Abduktion • Daumengrundgelenk: Flexion
Innervation:	N. medianus (C6, 7)

② M. adductor pollicis	
Ursprung:	• Caput transversum: palmare Seite des 3. Mittelhandknochens • Caput obliquum: Os capitatum, Basis ossis metacarpi II+III
Ansatz:	Basis der Daumengrundphalanx (über das ulnare Sesambein)
Funktion:	• Daumensattelgelenk: Adduktion, Opposition • Daumengrundgelenk: Flexion
Innervation:	N. ulnaris (C8–Th1)

③ M. flexor pollicis brevis	
Ursprung:	• Caput superficiale: Retinaculum mm. flexorum • Caput profundum: Os capitatum, Os trapezium
Ansatz:	Basis der Daumengrundphalanx (über das radiale Sesambein)
Funktion:	• Daumensattelgelenk: Flexion, Opposition • Daumengrundgelenk: Flexion
Innervation:	• N. medianus, C6–Th1 (Caput superficiale) • N. ulnaris, C8–Th1 (Caput profundum)

④ M. opponens pollicis	
Ursprung:	Os trapezium
Ansatz:	radialer Rand des 1. Mittelhandknochens
Funktion:	Daumensattelgelenk: Opposition
Innervation:	N. medianus (C6, 7)

⑦ M. opponens digiti minimi	
Ursprung:	Hamulus ossis hamati
Ansatz:	ulnarer Rand des 5. Mittelhandknochens
Funktion:	zieht das Os metacarpi nach palmar (Opposion)
Innervation:	N. ulnaris (C8–Th1)

M. palmaris brevis (nicht dargestellt)	
Ursprung:	ulnarer Rand der Palmaraponeurose
Ansatz:	Haut des Hypothenars
Funktion:	spannt die Palmaraponeurose (Schutzfunktion)
Innervation:	N. ulnaris (C8–Th1)

⑤ M. abductor digiti minimi	
Ursprung:	Os pisiforme
Ansatz:	ulnare Basis der Grundphalanx und Dorsalaponeurose des 5. Fingers
Funktion:	• Kleinfingergrundgelenk: Flexion, Abspreizen des Kleinfingers (Abduktion) • Kleinfingermittel- und -endgelenk: Extension
Innervation:	N. ulnaris (C8–Th1)

⑥ M flexor digiti minimi	
Ursprung:	Hamulus ossis hamati, Retinaculum mm. flexorum
Ansatz:	Basis der Grundphalanx des 5. Fingers
Funktion:	Kleinfingergrundgelenk: Flexion
Innervation:	N. ulnaris (C8–Th1)

Auch der *M. flexor pollicis brevis* (kurzer Daumenbeuger, ▶ Tab. 9.23) besitzt 2 Köpfe, ein Caput profundum und ein Caput superficiale (▶ Abb. 9.53, ▶ Abb. 9.54, ▶ Abb. 9.55). Während der tiefe Kopf dem Os capitatum und dem Os trapezium entspringt, kommt der oberflächliche Kopf vom Retinaculum flexorum. Beide Köpfe inserieren über das radiale Sesambein an der Grundphalanx des Daumens. Der *M. opponens pollicis* (Daumengegenübersteller, ▶ Tab. 9.23) schließlich zieht als einziger Muskel aus dieser Gruppe nur über das Daumensattelgelenk. Er entspringt am Os trapezium und setzt am radialen Rand der 1. Mittelhandknochens an (▶ Abb. 9.54 u. ▶ Abb. 9.55).

▶ **Funktion und Innervation:** Mit Ausnahme des M. opponens pollicis beugen alle kurzen Daumenmuskeln im Daumengrundgelenk. Auf das Daumensattelgelenk wirkt der M. abductor pollicis brevis abduzierend, der M. adductor pollicis adduzierend und der M. flexor pollicis brevis flektierend. Der M. opponens pollicis schließlich bringt den Daumen in Oppositionsstellung, indem er das Os metacarpi I um seine Längsachse rotiert. Neben dem M. opponens pollicis unterstützen vor allem der M. flexor pollicis brevis sowie der M. adductor pollicis die Oppositionsbewegung. An der Rückstellbewegung (Reposition) sind die Mm. extensores pollicis longus und brevis sowie der M. abductor pollicis longus beteiligt.

Die kurzen Daumenmuskeln werden sowohl vom N. medianus (M. abductor pollicis brevis, M. opponens pollicis, Caput superficiale vom M. flexor pollicis brevis) als auch vom N. ulnaris (Caput profundum vom M. flexor pollicis brevis, M. adductor pollicis) innerviert.

▶ **Oberflächenrelief:** Die Wölbung im Bereich des Daumenballens wird im Wesentlichen vom M. abductor pollicis brevis hervorgerufen.

Hypothenarmuskulatur

▶ **Ursprung und Ansatz:** Der *M. abductor digiti minimi* (Kleinfingerabspreizer, ▶ Tab. 9.23) kommt vorwiegend vom Os pisiforme und setzt zum einen an der ulnaren Basis der Grundphalanx, zum anderen strahlt er von ulnar in die Dorsalaponeurose des 5. Fingers ein (▶ Abb. 9.52, ▶ Abb. 9.53, ▶ Abb. 9.54, ▶ Abb. 9.55).

Radial vom Kleinfingerabspreizer verläuft der *M. flexor digiti minimi* (kurzer Kleinfingerbeuger, ▶ Tab. 9.23). Er entspringt vom Hamulus ossis hamati (Haken des Hakenbeins) und vom Retinaculum flexorum und zieht ebenfalls zur Basis der Grundphalanx des 5. Fingers (▶ Abb. 9.52, ▶ Abb. 9.53, ▶ Abb. 9.54, ▶ Abb. 9.55). Der *M. opponensdigiti minimi* (Kleinfingergegenübersteller, ▶ Tab. 9.23) schließlich entspringt vom Hamulus des Hakenbeins und setzt am ulnaren Rand des 5. Mittelhandknochens an (▶ Abb. 9.53, ▶ Abb. 9.54, ▶ Abb. 9.55). Der häufig fehlende *M. palmaris brevis* entspringt vom ulnaren Rand der Palmaraponeurose und strahlt in die Haut des Hypothenars ein (▶ Abb. 9.52, ▶ Tab. 9.23).

▶ **Funktion und Innervation:** Alle 3 kurzen Muskeln verleihen dem Kleinfinger eine gewisse Selbständigkeit. Sowohl der M. flexor digiti minimi als auch der M. abductor digiti minimi beugen im Grundgelenk. Zusätzlich abduziert der M. abductor digiti minimi den Kleinfinger vom Ringfinger (ähnliche Funktion wie die Mm. interossei dorsales) und streckt im Mittel- und Endgelenk. Die vom M. opponens digiti minimi unterstützte Oppositionsbewegung des Kleinfingers ist aufgrund der festen Bandverbindung im 5. Karpometakarpalgelenk eher gering ausgeprägt. Der M. palmaris brevis spannt die Palmaraponeurose. Alle Muskeln werden vom N. ulnaris innerviert.

▶ **Oberflächenrelief:** Der Wulst des Kleinfingerballens wird hauptsächlich vom M. abductor digiti minimi gebildet.

10 Untere Extremität, Beckengürtel und freie Gliedmaße

Es gibt eine Reihe von Merkmalen, die den Menschen vom Menschenaffen unterscheiden, obwohl beide zur Gruppe der Primaten gehören. Alle diese Merkmale haben sich ausschließlich aus der Umkonstruktion zur komplett aufrechten Haltung, der bipeden Fortbewegung und der Steigerung des Hirnvolumens ergeben. Die aufrechte Haltung und die veränderte Lage der inneren Organe bedingen eine andere Statik des Rumpfes. Sie drückt sich zusätzlich zur Bipedie in einer Reihe spezifisch menschlicher Proportions- und Gestaltmerkmale aus. Zwar sind aufrechte Körperhaltung und aufrechtes Gehen auch bei Menschenaffen möglich, jedoch immer nur für kurze Zeit bzw. für Momente und unter sehr viel höherem Energieaufwand als beim Menschen.

Erst besondere anatomische Anpassungen des Bewegungsapparates ermöglichen den aufrechten Gang als physiologische Fortbewegungsart. Diese betreffen v. a. die Wirbelsäule und die Beckenkonstruktion. Die menschliche Wirbelsäule, die im Gegensatz zur einfachen Bogen-Sehnen-Konstruktion, z. B. beim Schimpansen, einer doppelt s-förmig gekrümmten, federnden Säule ähnelt (s. S. 95), verlagert die gesamte Rumpfmasse über die Stützfläche der Füße. Infolge der aufrechten Haltung trägt nunmehr das Becken die ganze Last der Baucheingeweide. Dadurch treten die Beckenschaufeln auseinander und übernehmen mit dem gleichfalls verbreiterten Kreuzbein eine tragende Funktion. Die Stabilsierung des Beckens (im Unterschied zur *beweglichen* unteren Extremität) ist für den aufrechten Gang von entscheidender Bedeutung. Diese Stabilisierung wird erreicht, indem die Wirbelsäule über das Kreuzbein relativ fest im Becken verankert ist.

Auch an der Umgestaltung der Körperproportionen sind v. a. die unteren Extremitäten beteiligt. Durch ihre ausschließliche Funktion als Stütz- und Fortbewegungsorgane sind sie beim Menschen besonders lang und kräftig ausgebildet. Im Vergleich zu den Menschenaffen sind die Beine nicht nur wesentlich länger als die Arme, sondern der Mensch hat im Verhältnis zur Rumpflänge auch die längsten Beine. So beträgt die Beinlänge beim Orang-Utan 111 %, beim Schimpansen 128 %, beim Menschen dagegen 171 % der Rumpflänge.

Schließlich haben die veränderten Körperproportionen auch eine völlige Änderung einiger Muskelfunktionen zur Folge. Hiervon sind in erster Linie die Muskeln betroffen, die für den zweibeinigen Gang von entscheidender Bedeutung sind, nämlich die Gesäßmuskulatur, die Extensoren des Kniegelenks und die Wadenmuskulatur.

10.1 Knochen

Am Skelett der unteren Extremität werden ebenso wie an dem der oberen Extremität ein Gürtelteil und die freien unteren Gliedmaßen unterschieden (► Abb. 10.1**a** u. **b**). Der *Beckengürtel* besteht aus den beiden *Hüftbeinen* (*Ossa coxae*). Im Gegensatz zum Schultergürtel ist er jedoch über das Iliosakralgelenk (Art. sacroiliaca) fest in das Achsenskelett eingebaut. Zusammen mit dem *Kreuzbein (Os sacrum)* und der Schambeinfuge (Symphysis pubica) bilden die beiden Hüftbeine den sog. *Beckenring* (s. u.; ► Abb. 10.2**c** u. ► Abb. 10.3).

An der freien unteren Gliedmaße unterscheidet man Oberschenkel (Femur), Unterschenkel (Crus) und Fuß (Pes). Die Verbindung zwischen Beckengürtel und freier unterer Gliedmaße erfolgt durch das Hüftgelenk (Art. coxae), die Verbindung zwischen Oberschenkelknochen (Os femoris = Femur) und Schienbein (Tibia) durch das Femorotibialgelenk (Art. femorotibialis), die Verbindung zwischen Oberschenkelknochen und Kniescheibe (Patella) durch das Femoropatellargelenk (Art. femoropatellaris). (► Abb. 10.1**a** u. **b**). Art. femorotibialis und Art. femoropatellaris bilden zusammen das Kniegelenk (Art. genus).

Schienbein und Wadenbein (Fibula) bilden das Skelett des Unterschenkels (► Abb. 10.1**a** u. **b**). Beide Knochen sind proximal durch das straffe Schienbein-Wadenbein-Gelenk (Art. tibiofibularis) verbunden. Distal sind beide Knochen durch eine Bandhaft (Syndesmosis tibiofibularis) gesichert und bilden mit dem inneren und äußeren Knöchel (Malleolus medialis und lateralis) die sog. Knöchelgabel (Malleolengabel), die mit einem Fußwurzelknochen, dem Sprungbein (Talus), im oberen Sprunggelenk (Art. talocruralis) gelenkig in Verbindung steht. Im unteren Sprunggelenk (Art. talotarsalis) artikulieren die 3 Fußwurzelknochen Fersenbein (Calcaneus), Kahnbein (Os naviculare) und Sprungbein miteinander.

Am Fuß unterscheidet man, ähnlich wie an der Hand, 3 hintereinander liegende Abschnitte: die aus 7 Knochen (Ossa tarsi) bestehende Fußwurzel (Tarsus), den aus 5 Mittelfußknochen (Ossa metatarsi) gebildeten Mittelfuß (Metatarsus) und die Zehen (Digiti), die mit Ausnahme der Großzehe ein proximales, ein mittleres und ein distales Glied (Phalanx proximalis, media und distalis) besitzen (► Abb. 10.1**a** u.**b**).

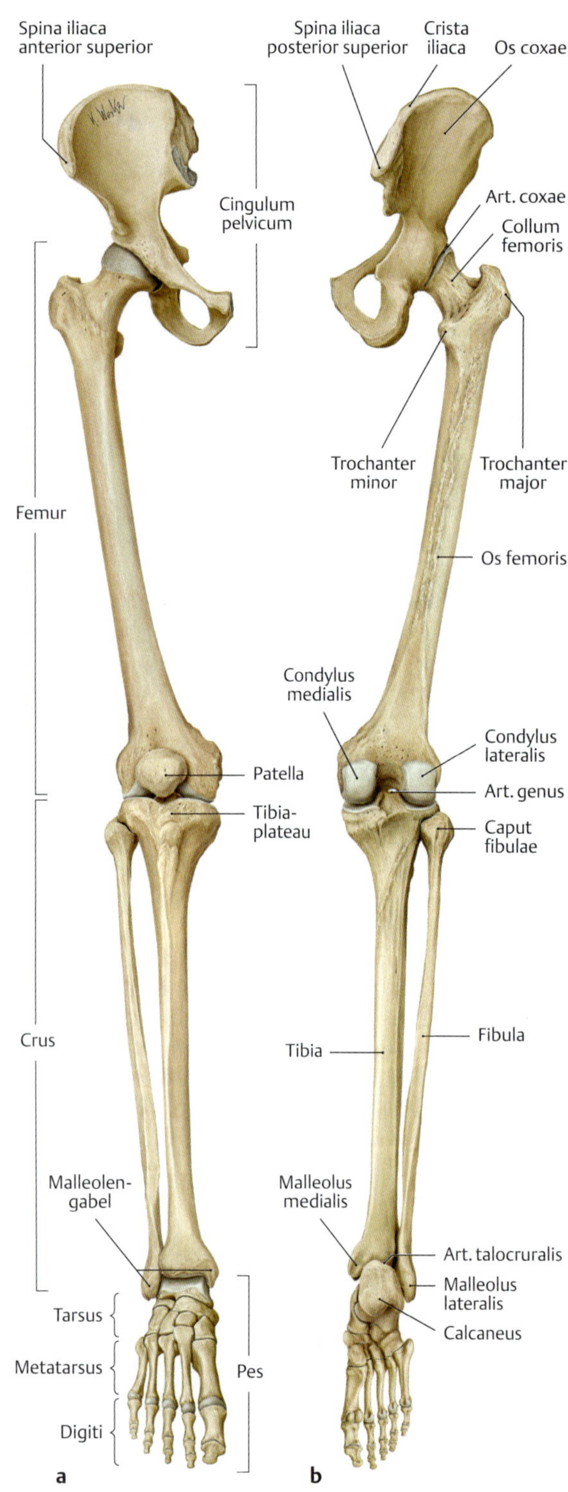

Abb. 10.1 a u. b Skelett der rechten unteren Extremität, Ansicht von vorne (**a**) und hinten (**b**).

10.1.1 Beckenknochen

Einteilung und Entwicklung

Zum knöchernen Becken zählt man die beiden Hüftbeine (Ossa coxae) und das Kreuzbein (Os sacrum). Das Os coxae besteht aus 3 Knochen, die beim Heranwachsenden durch eine y-förmige, knorpelige Wachstumsfuge getrennt sind (▶ Abb. 10.2**a–d**):

- Darmbein (Os ilium),
- Sitzbein (Os ischii),
- Schambein (Os pubis).

Zwischen dem 14. und 16. Lebensjahr verknöchern die Wachstumsfugen. Darm-, Scham- und Sitzbein verschmelzen in Form einer Synostose zu einem einheitlichen Knochen. Im Bereich der knöchernen Hüftgelenkpfanne (Acetabulum; ▶ Abb. 10.2**a**) treffen die 3 Knochen aufeinander und beteiligen sich zu jeweils zwei Fünfteln (Os ilium und Os ischii) und einem Fünftel (Os pubis) an ihrem Aufbau. Das Acetabulum bildet die halbkugelförmige Pfanne des Hüftgelenks, dessen etwas überhöhter Rand, der Limbus acetabuli, zwischen Sitz- und Schambein durch einen tiefen Einschnitt (Incisura acetabuli) unterbrochen ist. Der von Gelenkknorpel bedeckte Bereich der Pfanne (Facies lunata) umschließt in ihrem Zentrum eine grubenförmige Vertiefung, die Fossa acetabuli, die den Pfannenboden bildet (▶ Abb. 10.2**a**).

Die drei Knochen des Os coxae

Os ilium

Am Os ilium unterscheidet man Darmbeinkörper (Corpus ossis ilii) und Darmbeinschaufel (Ala ossis ilii; ▶ Abb. 10.2**d**). Der Darmbeinkörper bildet das Dach der Hüftgelenkpfanne und geht kranial in die Darmbeinschaufel über. Die Darmbeinschaufel hat auf ihrer Innenfläche eine muldenförmige Vertiefung, die Darmbeingrube (Fossa iliaca; ▶ Abb. 10.2**b**). Ihr kranialer Rand bildet einen breiten Knochenkamm (Crista iliaca). Er ist am lebenden Menschen in seiner gesamten Länge vom vorderen oberen Darmbeinstachel (Spina iliaca anterior superior) bis zum hinteren oberen Darmbeinstachel (Spina iliaca posterior superior) zu tasten. Am Knochenkamm erkennt man 3 zarte Knochenleisten: eine äußere und eine innere Lippe (Labium externum und internum) sowie eine dazwischen verlaufende Linea intermedia. An ihnen entspringen bzw. setzen Muskeln (Bauchmuskeln) an. Unterhalb der Spina iliaca anterior superior liegt der vordere untere Darmbeinstachel (Spina iliaca anterior inferior), an der Verbindungsstelle zum Schambein ein flacher Vorsprung, die Eminentia iliopubica.

Am kaudalen Übergang zum Corpus ossis ilii liegt innen eine Knochenleiste, die Linea arcuata, die sich nach dorsal bis zur ohrenförmigen Gelenkfläche (Facies auricularis, ▶ Abb. 10.2**a**) des Iliosakralgelenks (Art. sacroi-

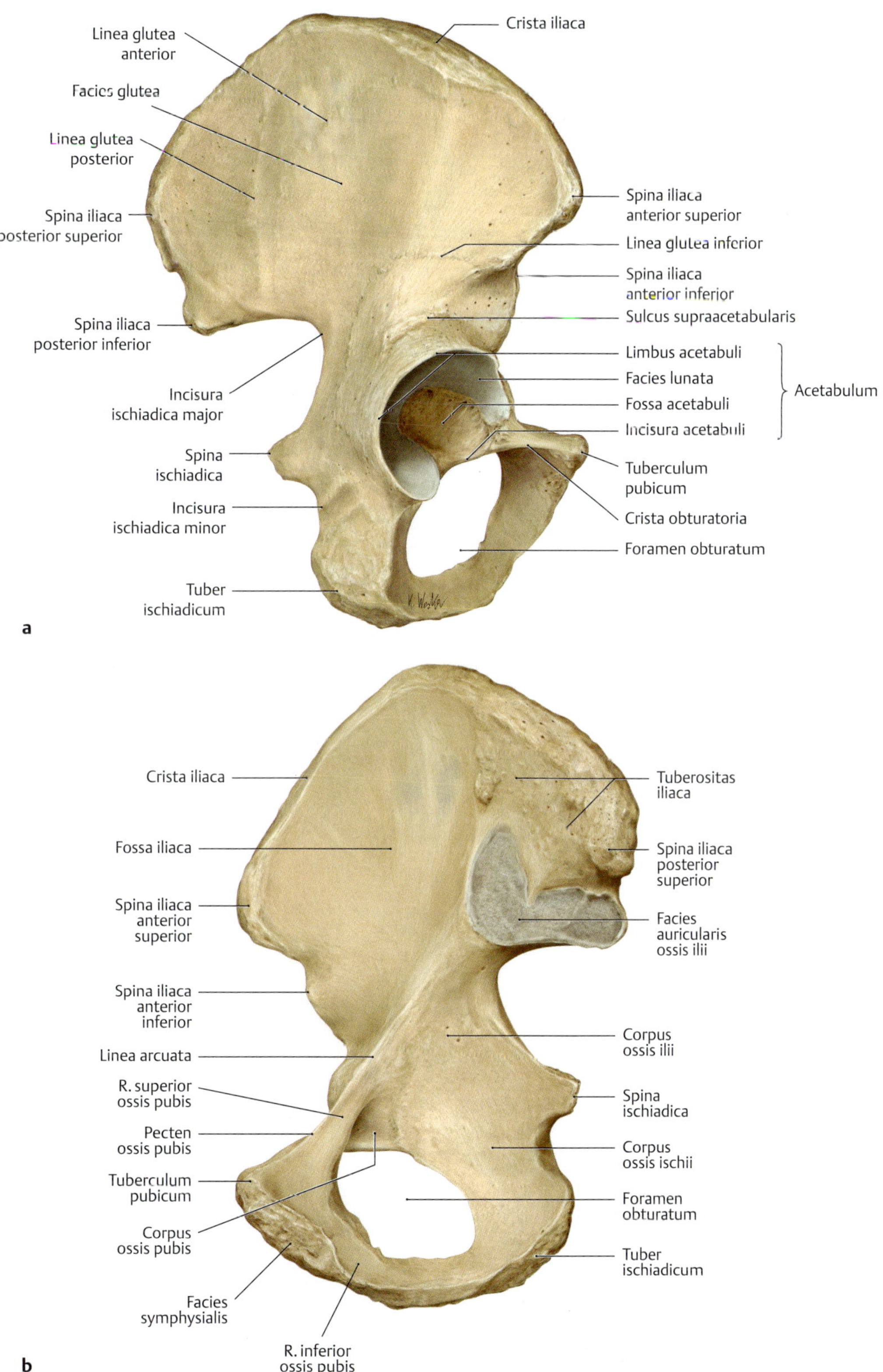

Abb. 10.2 a-d Knochen des Beckengürtels. a Rechtes Hüftbein, Ansicht von lateral. **b** Ansicht von medial.

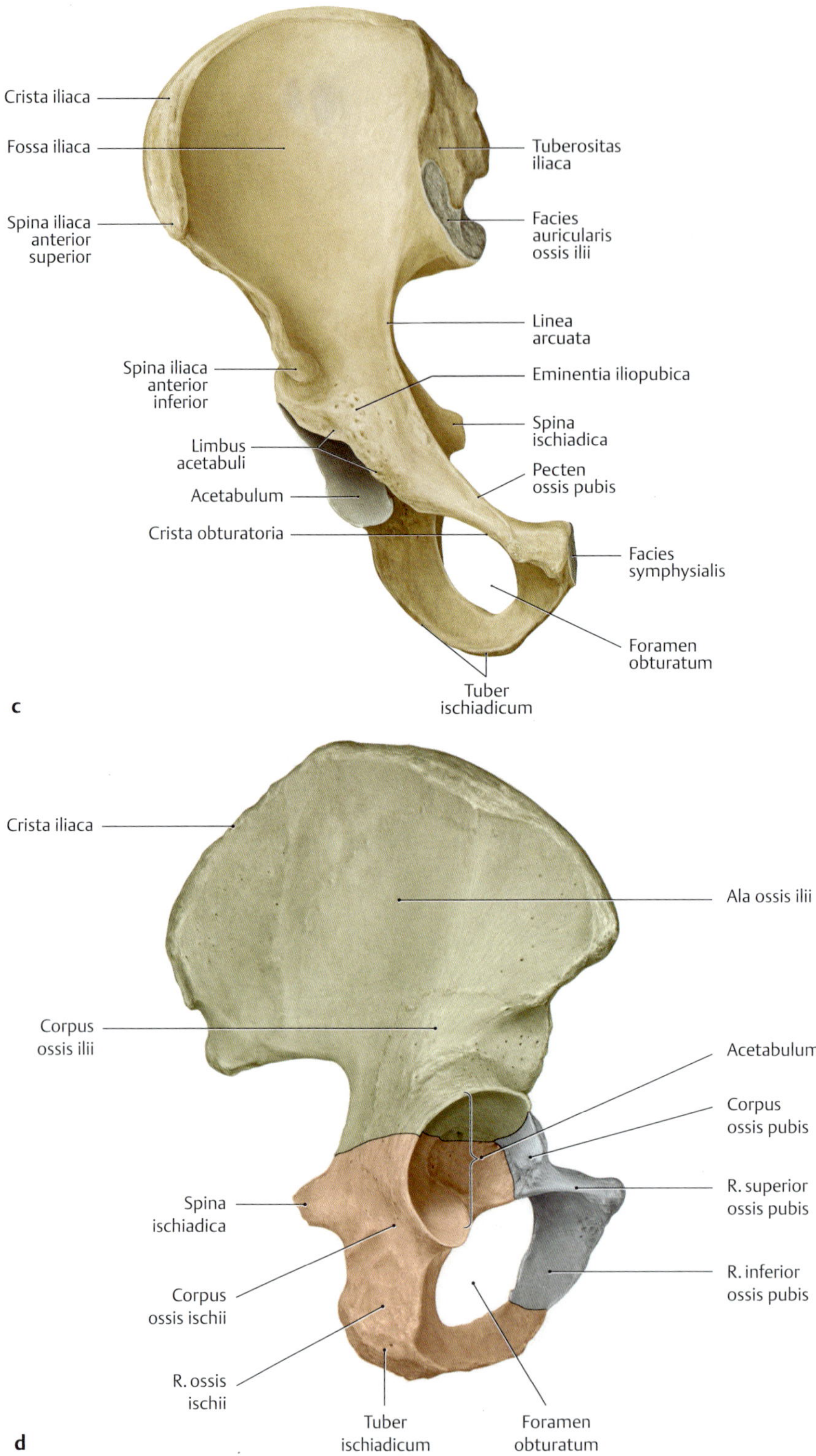

Abb. 10.2 a-d Fortsetzung. c Ansicht von vorne. **d** Lage der y-förmigen Wachstumsfuge eines rechten Hüftbeins zwischen Os ilium, Os ischii und Os pubis. Ansicht von lateral.

liaca, ▶ Abb. 10.3) erstreckt. Hinter der Facies auricularis liegt eine Rauigkeit (Tuberositas iliaca), an der sehr kräftige Bänder (Ligg. sacroiliaca, ▶ Abb. 10.2**a**) inserieren. Unmittelbar darunter verläuft die Incisura ischiadica major (▶ Abb. 10.2**a** u. **b**), ein halbkreisförmiger Einschnitt zwischen dem hinteren unteren Darmbeinstachel (Spina iliaca posterior inferior) und der bereits zum Sitzbein zählenden Spina ischiadica (Sitzbeinstachel). Die Außenfläche der Darmbeinschaufel bildet die Facies glutaea, an der sich im Bereich der Ursprünge der Glutäalmuskeln 3 Knochenleisten hervorheben: Linea glutea anterior, Linea glutea inferior und Linea glutea posterior (▶ Abb. 10.2**a**).

Os ischii

Am Sitzbein unterscheidet man einen Sitzbeinkörper (Corpus ossis ischii), der sich im Wesentlichen am Aufbau des Acetabulum beteiligt, und einen bogenförmig verlaufenden Sitzbeinast, den R. ossis ischii (▶ Abb. 10.2**d**). Vom Sitzbeinkörper ragt nach dorsal der Sitzbeinstachel (Spina ischiadica). Er trennt 2 Einschnitte voneinander: einen größeren oberen, die Incisura ischiadica major, und einen kleinen unteren, die Incisura ischiadica minor. Der R. ossis ischii begrenzt nach hinten-unten das Foramen obturatum und verbreitert sich an seinem Scheitel zum Sitzbeinhöcker (Tuber ischiadicum).

Os pubis

Das Schambein besitzt einen Schambeinkörper (Corpus ossis pubis) sowie einen oberen (R. superior ossis pubis) und einen unteren Schambeinast (R. inferior ossis pubis; ▶ Abb. 10.2**d**). Beide Äste bilden die vordere obere Begrenzung des Foramen obturatum; an ihrer Vereinigung liegt zur Mitte hin die Facies symphysialis. Die kraniale Begrenzung des obereren Schambeinastes bildet der scharfrandige Schambeinkamm (Pecten ossis pubis), der nach hinten in die Linea arcuata des Darmbeins übergeht und nach vorne an das Tuberculum pubicum grenzt (▶ Abb. 10.2**b**). Die Knochenleiste zwischen Tuberculum pubicum und Vorderrand der Incisura acetabuli wird als Crista obturatoria bezeichnet. Der untere Schambeinast vereinigt sich unterhalb des Foramen obturatum mit dem R. ossis ischii.

10.1.2 Beckengürtel und -ring

Bestandteile des Beckengürtels sind die beiden Hüftbeine, die mit dem Kreuzbein einen in sich geschlossenen Ring, den knöchernen Beckenring, bilden (▶ Abb. 10.3). Untereinander sind die knöchernen Elemente des Beckenringes durch 3 relativ straffe und wenig bewegliche Gelenke verbunden. Über die Kreuzbein-Darmbein-Gelenke oder Iliosakralgelenke (Artt. sacroiliacae) artikulieren die beide Hüftbeine mit dem Kreuzbein und stellen aufgrund ihres straffen Bandapparates typische Amphiarthrosen

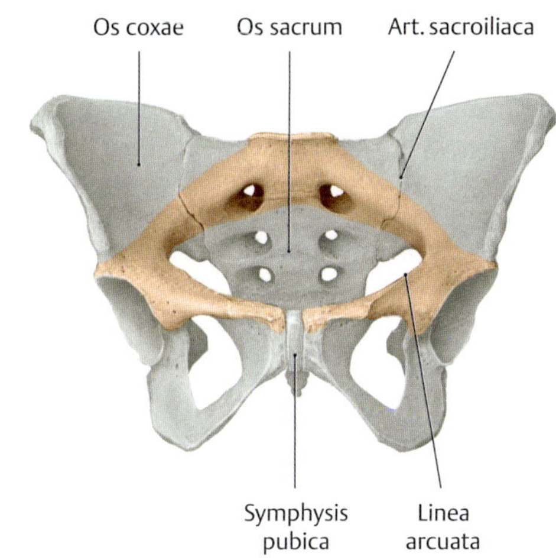

Abb. 10.3 Bestandteile des Beckenringes.

dar. Auf der Vorderseite stehen beide Hüftbeine durch die knorpelige Schambeinfuge (Symphysis pubica) synchondrotisch miteinander in Verbindung (▶ Abb. 10.3).

Auf diese Weise verbinden die Iliosakralgelenke und die Schambeinfuge die knöchernen Anteile des Beckens zu einem stabilen Ring und erlauben nur eine geringe Beweglichkeit. Stabilität im gesamten Beckenring ist eine wichtige Voraussetzung für die Übertragung der Rumpflast auf die freien, unteren Gliedmaßen. Das auf dem 5. Lendenwirbel lastende Körpergewicht verteilt sich zu gleichen Teilen über die Iliosakralgelenke auf die beiden Hüftgelenke.

10.1.3 Großes und kleines Becken

Unter klinischen und topografischen Gesichtspunkten wird der Beckenraum in ein großes und ein kleines Becken (Pelvis major und Pelvis minor) unterteilt. Die Grenze zwischen beiden, die sog. Linea terminalis, verläuft vom Promontorium (= Bandscheibe zwischen 5. LWK und 1. SWK) entlang der Lineae arcuatae über die beiden Schambeinkämme bis zum oberen Rand der Symphyse (▶ Abb. 10.4**a**). Auf der Höhe der Linea terminalis liegt der Eingang zum kleinen Becken (Apertura pelvis superior), die durch den Beckeneingang gelegte Ebene ist die Beckeneingangsebene (▶ Abb. 10.4**a**). Sie bildet bei aufrechter Haltung mit der Horizontalen einen Winkel von etwa 60°, den sog. Beckenneigungswinkel. Bei dieser Stellung liegen die Spina iliaca anterior superior und das Tuberculum pubicum gemeinsam in derselben frontalen Ebene. Die Beckenneigung (Inclinatio pelvis) hängt von verschiedenen Faktoren ab (Form der Wirbelsäule, Körperhaltung, Muskelkräfte). Das kleine Becken ist wie das große nur unvollständig durch Knochen begrenzt.

Unterhalb der Beckeneingangsebene liegt die eigentliche Beckenhöhle (Cavum pelvis), die sich bis zum Beckenausgang (Apertura pelvis inferior) erstreckt. Die entsprechende Beckenausgangsebene bildet mit der Horizontalen einen Winkel von etwa 15° und liegt auf der Höhe der Steißbeinspitze, den beiden Sitzbeinhöckern sowie dem von den beiden unteren Schambeinästen gebildeten Schambeinwinkel.

Der Beckenkanal, der zwischen Beckeneingang und -ausgang liegt, verläuft entsprechend der Kreuzbeinkyphose etwas gekrümmt und hat als Geburtskanal große praktische Bedeutung.

10.1.4 Beckenmaße

Die inneren und äußeren Maße des kleinen Beckens sind wichtig, um die Weite des Geburtskanals festzustellen. Sie spielen daher v. a. in der Geburtshilfe eine große Rolle. Während man mit den inneren Beckenmaßen die Größe des kleinen Beckens *direkt* ermittelt, lässt sich diese über die äußeren Beckenmaße naturgemäß nur *indirekt* feststellen.

Bei den **inneren Beckenmaßen** unterscheidet man (▸ Abb. 10.4**a** u. **b**):

- *Diameter conjugata* (Conjugata vera) = 11 cm (Abstand zwischen Promontorium und Hinterrand der Symphyse);
- *Diameter diagonalis* (Conjugata diagonalis) = 12,5–13 cm (Abstand zwischen Promontorium und Unterrand der Symphyse);
- *Diameter sagittalis der Beckenausgangsebene* (Conjugata recta) = 9 (+2) cm (Distanz zwischen dem Unterrand Symphyse und der Steißbeinspitze);
- *Diameter transversa der Beckeneingangsebene* = 13 cm (weitester Abstand zwischen den Lineae terminales);
- *Diameter transversa der Beckenenge* = 11 cm (Abstand zwischen den Spinae ischiadicae);
- *Diameter obliqua dextra (I)* und *sinistra (II)* = 12 cm (Abstand zwischen dem Iliosakralgelenk auf Höhe der Linea terminalis und der Eminentia iliopectinea der Gegenseite).

Bei den **äußeren Beckenmaßen** unterscheidet man (▸ Abb. 10.4**c**):

- *Distantia interspinosa* = 25–26 cm (Abstand zwischen den beiden Spinae iliacae anteriores superiores);
- *Distantia intercristalis* = 28–29 cm (größte Entfernung zwischen linker und rechter Crista iliaca in der Frontalebene);
- *Distantia trochanterica* = 31–32 cm (Abstand zwischen den beiden großen Rollhügeln, nicht dargestellt);
- *Conjugata externa* = 20–21 cm (Abstand zwischen dem oberen Symphysenrand und dem Proc. spinosus des 5. Lendenwirbels, nicht dargestellt).

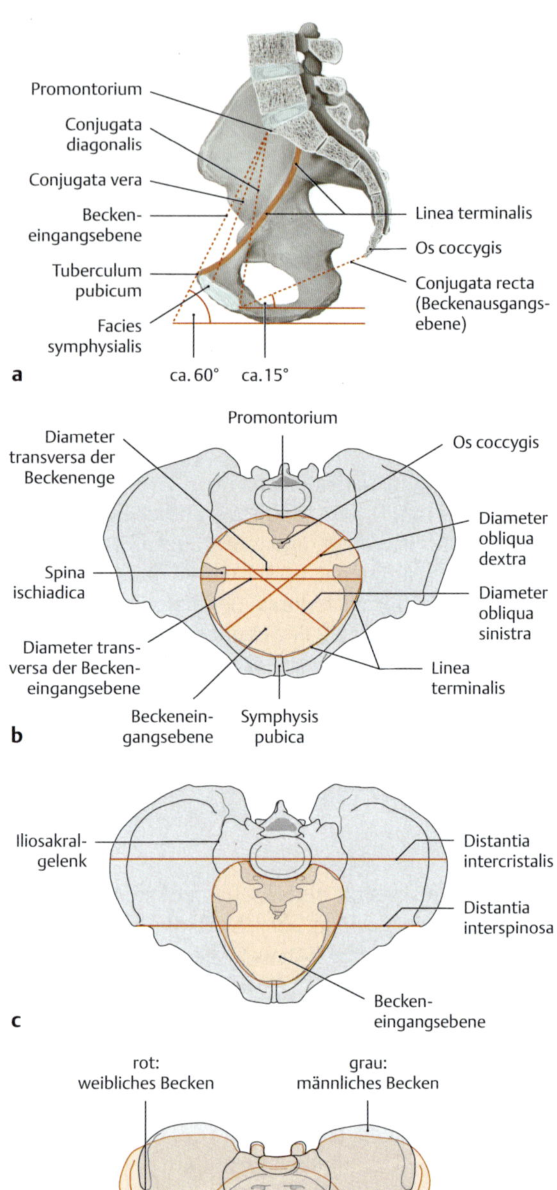

Abb. 10.4 a–g Geschlechtsspezifische Unterschiede des knöchernen Beckens. a Rechte Hälfte des weiblichen knöchernen Beckens, Ansicht von medial. Bei aufrechter Haltung bildet die Beckeneingangsebene mit der Horizontalen einen Winkel von 60° (Beckenneigungswinkel), der entsprechende Winkel zwischen Beckenausgangsebene und der Horizontalen beträgt 15°. **b** Weibliches Becken, Ansicht von kranial. **c** Männliches Becken, Ansicht von kranial. **d** Ansicht von ventral-kranial. Zur Demonstration der geschlechtsspezifischen Unterschiede sind ein männliches und ein weibliches Becken aufeinander projiziert.

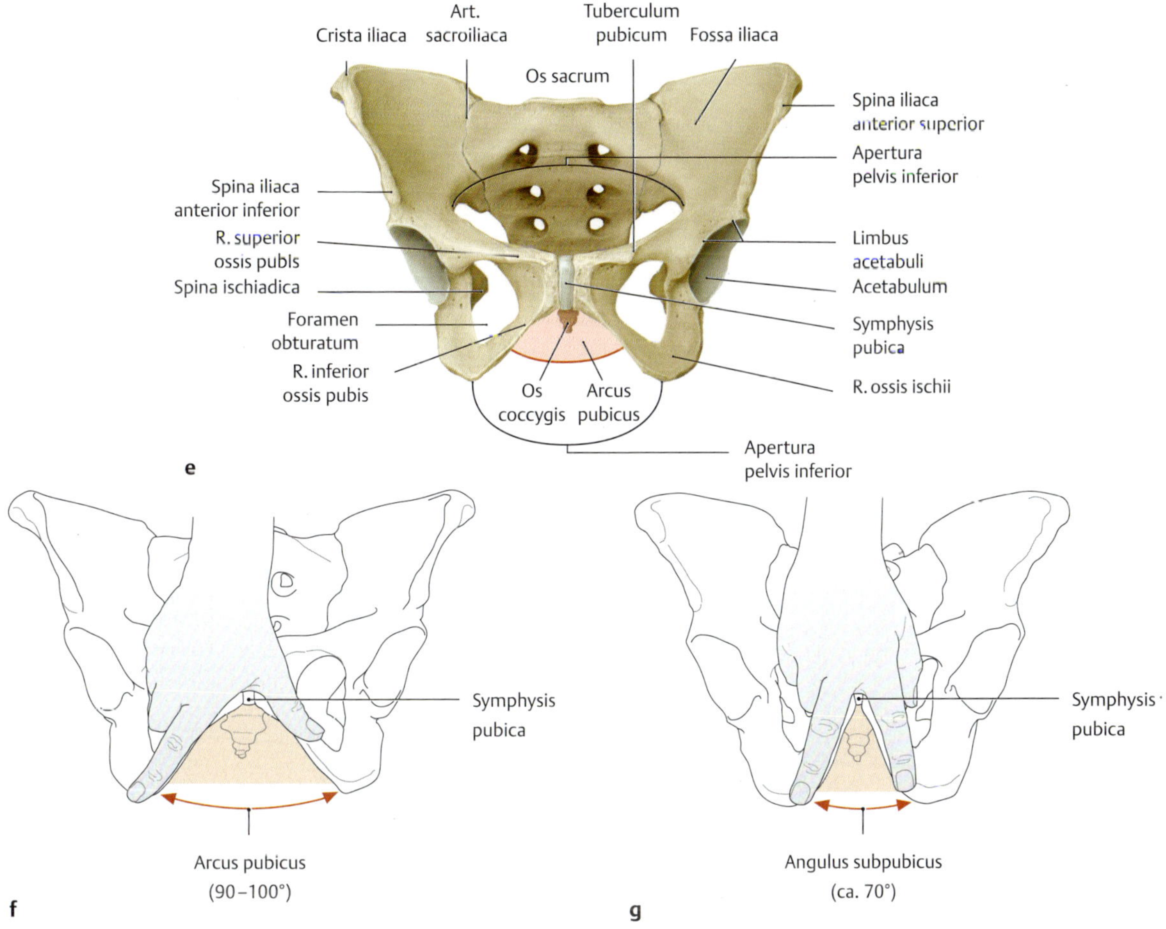

Abb. 10.4 a–g Fortsetzung. **e** Weibliches Becken von vorne. **f** Bestimmung des unteren Schambeinwinkels bei der Frau (Arcus pubis: 90-100 °) durch Anlegen der Hand zwischen Daumen und Zeigefinger. **g** Bestimmung des unteren Schambeinwinkels beim Mann (Angulus subpubicus: 70 °) durch Anlegen der Hand zwischen Zeige- und Mittelfinger.

10.1.5 Beckenmerkmale von Mann und Frau

Vergleicht man männliches und weibliches Becken miteinander, ist festzustellen, dass das weibliche Becken größer und ausladender, das männliche hingegen massiver, steiler und enger ist (▶ Abb. 10.4**d**). Während beim weiblichen Becken der Beckeneingang größer und nahezu queroval ist, springt beim männlichen Becken das Kreuzbein stärker hervor, woraus die sog. „Kartenherzform" des Beckeneingangs resultiert (▶ Abb. 10.4**c**). Auch am Os sacrum lassen sich deutliche Geschlechtsunterschiede feststellen: Bei Frauen ist das Kreuzbein auf Höhe des 3. und 4. Wirbels abgeknickt, beim Mann hingegen liegt eine eher gleichmäßige Krümmung vor. Während das Kreuzbein beim Mann eine breite Basis und schmale Partes laterales aufweist, sind diese Verhältnisse bei der Frau eher umgekehrt.

Charakteristisch sind die Geschlechtsunterschiede auch im unteren Schambeinwinkel. Während beim Mann der Winkel zwischen den unteren Schambeinästen eher spitz ist (70 °), weisen Frauen einen deutlich größeren Winkel von nahezu 90–100 ° auf. Man spricht beim Mann vom Angulus subpubicus, bei der Frau vom Arcus pubis (▶ Abb. 10.4**f** u. **g**):

- *Angulus subpubicus:* Bestimmung durch Anlegen der Hand zwischen Zeige- und Mittelfinger;
- *Arcus pubis:* Bestimmung durch Anlegen der Hand zwischen Daumen und Zeigefinger.

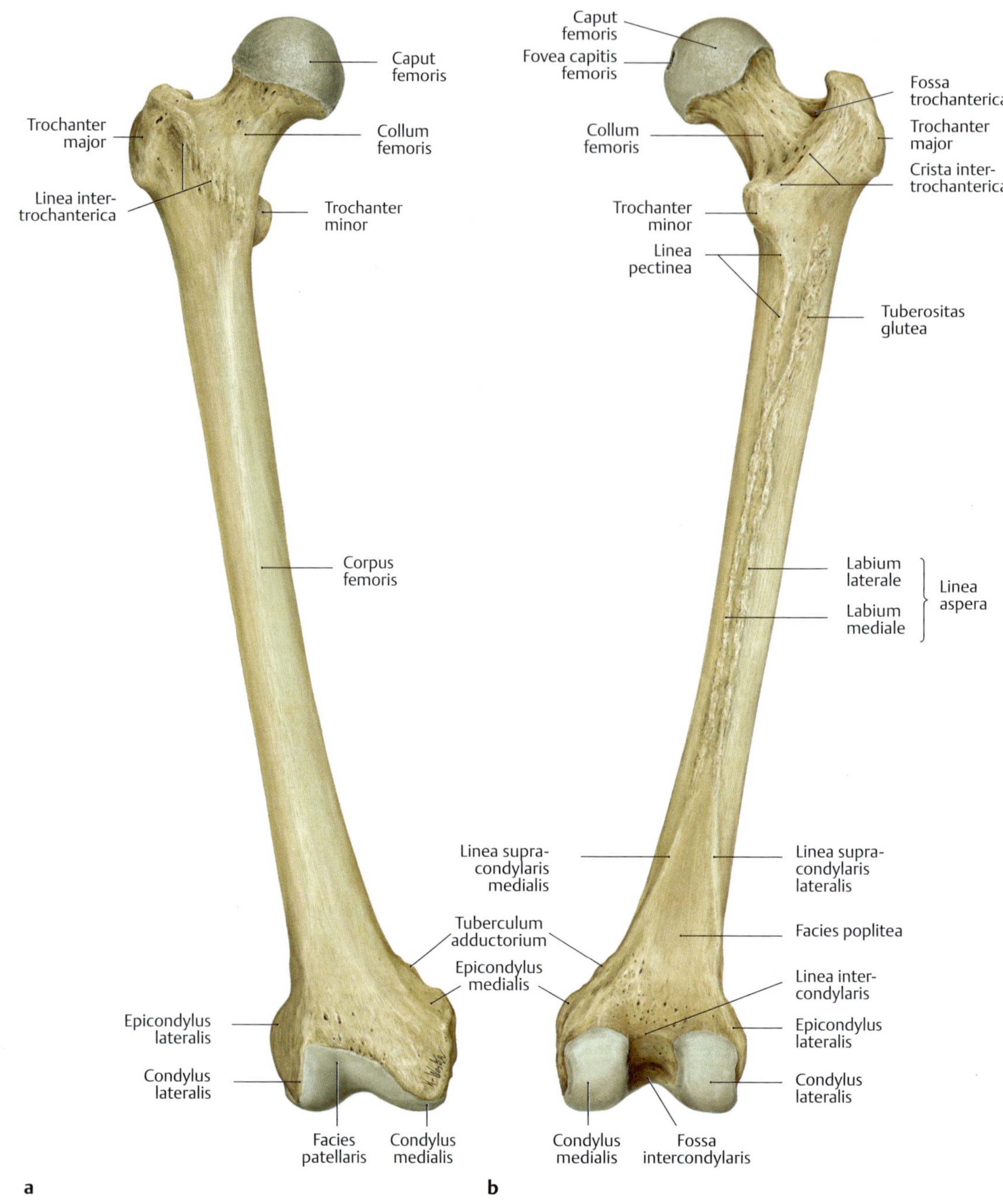

Abb. 10.5 Rechter Oberschenkelknochen (Femur). a Ansicht von vorne; **b** von hinten.

10.1.6 Oberschenkelknochen

Der Oberschenkelknochen (Femur) ist der längste und kräftigste Knochen des menschlichen Skeletts. Er beeinflusst die individuelle Körpergröße am meisten. Man unterscheidet an der Diaphyse den Femurschaft (Corpus femoris) und den schräg nach oben-innen gerichteten Femurhals (Collum femoris), dem als proximale Epiphyse der Femurkopf (Caput ossis femoris) aufsitzt (► Abb. 10.5**a** u. **b**). Der Winkel, den die Längsachse des Schenkelhalses mit der Hauptachse des Schaftes bildet (Schenkelhalswinkel), wird als *CCD-Winkel* (Centrum-Collum-Diaphysen-Winkel) bezeichnet und beträgt beim Erwachsenen etwa 126°. Der Femurkopf ist kugelförmig und bildet mit dem Acetabulum des Hüftbeins die artikulierenden Anteile des Hüftgelenks (Art. coxae). Er ist mit Ausnahme einer kleinen Grube (Fovea capitis femoris) von Gelenkknorpel überzogen (► Abb. 10.5**a** u. **b**). Die Knorpel-Knochen-Grenze am Übergang zum Femurhals entspricht der Lage der Epiphysenfuge während des Skelettwachstums.

Am Übergang zwischen Femurhals und Femurschaft trägt der Oberschenkelknochen 2 Knochenhöcker, den kräftigen nach außen gerichteten großen Rollhügel (Trochanter major) und den etwas kleineren, nach hinten-innen gerichteten kleinen Rollhügel (Trochanter minor) (▶ Abb. 10.5**a** u. **b**). Beide Rollhügel stellen Apophysen dar, d.h. sie sind Ansatzstellen für Muskeln. Trochanter major und Trochanter minor sind auf der Rückseite durch eine Knochenleiste, die Crista intertrochanterica, verbunden Die Verbindung beider Rollhügel auf der Vorderseite des Oberschenkelknochens bezeichnet man als Linea intertrochanterica. An der medialen Seite des Trochanter major liegt eine Grube, die Fossa trochanterica (▶ Abb. 10.5**b**).

Vorn und seitlich ist der Femurschaft glatt, an seiner Hinterseite verläuft eine raue Linie (Linea aspera) mit einer inneren und äußeren Lippe (Labium mediale und laterale; ▶ Abb. 10.5**b**). An ihnen entspringt bzw. setzt der größte Teil der Oberschenkelmuskulatur an. Proximal geht das Labium laterale in eine Rauigkeit über (Tuberositas glutaea), die Ansatzfläche des M. gluteus maximus (großer Gesäßmuskel). Manchmal ist die Tuberositas glutaea besonders stark entwickelt; in diesem Fall spricht man von einem Trochanter tertius. Das Labium mediale zieht in Richtung Trochanter minor und geht in seinem proximalen Abschnitt in die Linea pectinea (Ansatzstelle des M. pectineus) über.

Nach distal verbreitert sich der Oberschenkelknochen zu den Femurknorren, den Condyli und Epicondyli medialis und lateralis, die Teile der distalen Epiphyse darstellen (▶ Abb. 10.5**a** u. **b**). Die mit Gelenkknorpel bedeckten Condyli medialis und lateralis (Gelenkknorren) stehen vorn durch eine flache überknorpelte Rinne, die Kniescheibenfläche (Facies patellaris femoris), miteinander in Verbindung. Auf der Rückseite sind die beiden Gelenkknorren durch eine breite Grube (Fossa intercondylaris) voneinander getrennt. Proximal davon bilden die Kondylengrenzen die Basis der dreieckigen Fossa poplitea (Kniekehle), die seitlich von den Labiae mediale und laterale der Linea aspera begrenzt wird.

Insgesamt ist der Femurschaft in der Sagittalebene leicht nach vorn gebogen. Bei senkrechter Ausrichtung des Schaftes reicht der mediale Kondylus (1–2 cm) tiefer herab als der laterale. Da der Condylus medialis jedoch größer ist als der Condylus lateralis, befinden sich beide Kondylen auf einer horizontalen Ebene.Beim Aufrechtstehen liegen die Hüftgelenke weiter auseinander als die Kniegelenke, so dass der Femurschaft physiologisch schräg steht.

Nach Abschluss des Wachstums weist der Femurschaft eine Drehung (Torsion) auf. Daher ist zwischen der transversalen Achse durch die beiden Femurkondylen und der Schenkelhalsachse – auf eine Ebene projiziert – ein Winkel von etwa 12° (s. Antetorsionswinkel, S.259, S.270). Wählt man die transversale Kondylenachse als Bezugspunkt, steht der Schenkelhals in Antetorsionsstellung (Antetorsionswinkel bzw. Anteversionswinkel).

10.1.7 Unterschenkelknochen

Schienbein (Tibia) und Wadenbein (Fibula) bilden das Skelett des Unterschenkels (▶ Abb. 10.6). Ebenso wie andere Röhrenknochen besitzen beide eine Diaphyse und jeweils eine proximale und eine distale Epiphyse. Beide Knochen sind proximal durch das straffe Schienbein-Wadenbein-Gelenk (Art. tibiofibularis) miteinander verbunden. Distal sind Tibia und Wadenbein durch eine Synarthrose (Syndesmosis tibiofibularis) gesichert. Mit dem inneren und dem äußeren Knöchel (Malleolus medialis und lateralis) bilden sie die sog. *Malleolengabel*, die mit der Sprungbeinrolle im oberen Sprunggelenk gelenkig in Verbindung steht. Tibia und Fibula sind ähnlich wie Elle und Speiche des Unterarms durch eine Zwischenknochenmembran (Membrana interossea) verbunden, die einigen Unterschenkelmuskeln als Ursprung dient.

Tibia

Die Tibia ist von den beiden Unterschenkelknochen der kräftigere Knochen und stellt als eigentlicher Stützpfeiler die Verbindung zwischen Femur und Fußskelett her. Sie überträgt den Hauptteil der Körperlast vom Kniegelenk auf das obere Sprunggelenk. Am Schienbein unterscheidet man die proximale Epiphyse (Tibiakopf, Caput tibiae), den Schienbeinschaft (Corpus tibiae) als Diaphyse und die distale Epiphyse (Malleolus medialis; ▶ Abb. 10.6**a** u. **b**). Über die beiden Gelenkknorren (Condylus medialis und Condylus lateralis), die das sog. Tibiaplateau bilden, ist die Tibia mit dem Femur gelenkig verbunden (Femorotibialgelenk). Zwischen den beiden Gelenkflächen des medialen und lateralen Kondylus erhebt sich die Eminentia intercondylaris, ein knorpelfreies Areal als Befestigungsstelle für die kräftigen Kreuzbänder und die Menisken.

Am Übergang zum Tibiaschaft liegt auf der Vorderseite die Schienbeinrauigkeit (Tuberositas tibiae, ▶ Abb. 10.6**a**), an der über das Lig. patellae der M. quadriceps femoris ansetzt. Der Tibiaschaft hat im Querschnitt eine dreieckige Form; entsprechend unterscheidet man einen vorderen, mittleren und seitlichen Rand (Margo anterior, medialis und interosseus) sowie eine hintere, mittlere und seitliche Knochenfläche (Facies posterior, medialis und lateralis). Besonders der an der Tuberositas tibiae beginnende vordere Schienbeinrand ist deutlich zu tasten. Distal wird er allmählich flacher und läuft auf der Vorderfläche des medialen Knöchels aus. Von den 3 Schienbeinflächen liegt die Facies medialis direkt unter der Haut und kann ebenfalls sehr gut getastet werden. Die Facies lateralis und posterior hingegen sind in ihrem gesamten Verlauf von Muskeln bedeckt. Im oberen Drittel der Facies posterior verläuft von medial-distal nach lateral-proximal eine Knochenleiste (Linea m. solei), die dem M. soleus als Ursprung dient.

Das distale Ende der Tibia ist im Gegensatz zum proximalen Ende weniger stark verbreitert und nach medial zum inneren Knöchel (Malleolus medialis) ausgezogen

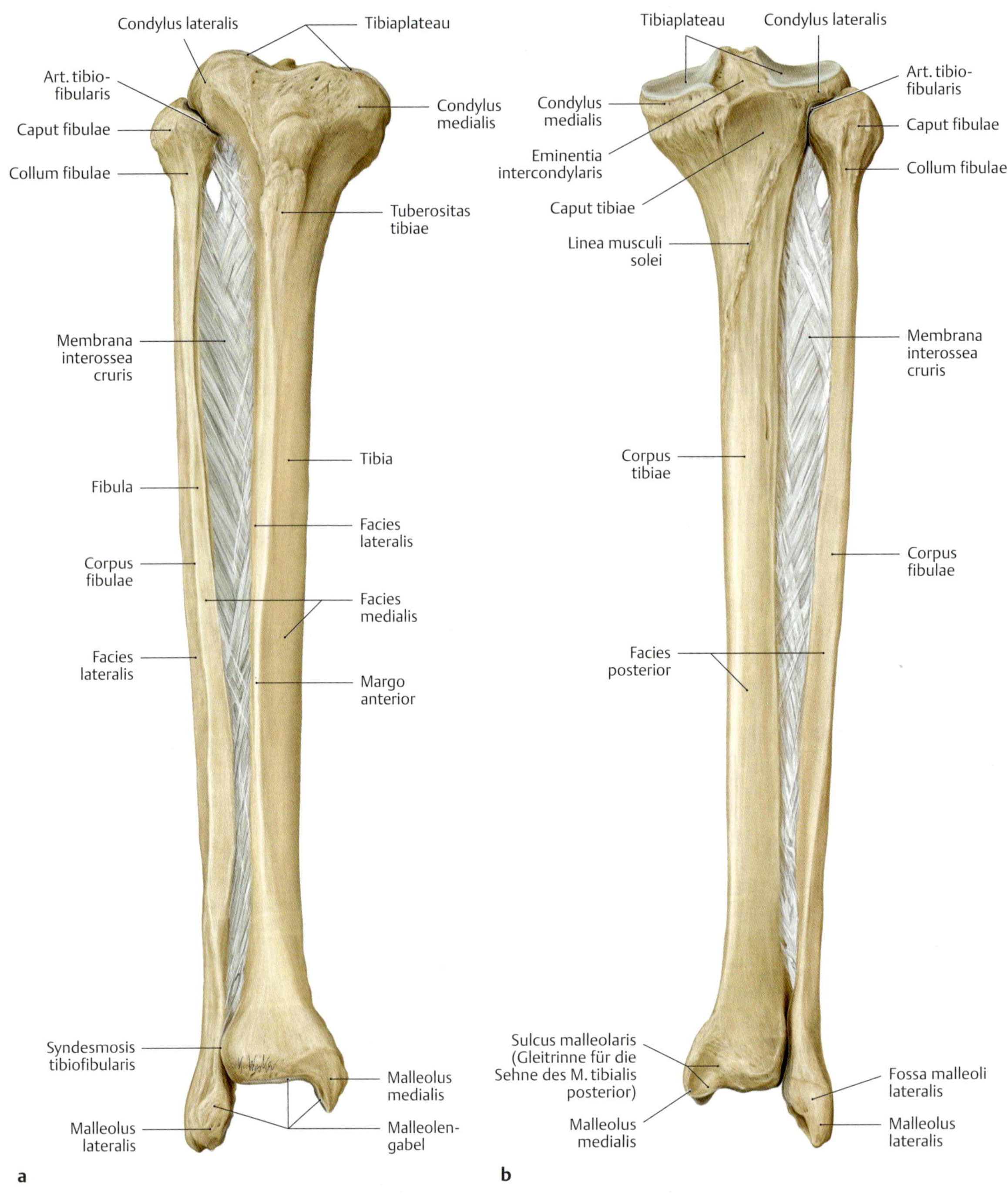

Abb. 10.6 a u. b Schienbein (Tibia), Wadenbein (Fibula) und Membrana interossea cruris des rechten Unterschenkels.
a Ansicht von vorne; **b** von hinten.

(► Abb. 10.6**a** u. **b**). Auf der Innenseite des Malleolus medialis liegt eine leicht konkav gewölbte Gelenkfläche (Facies articularis malleoli), die mit der medialen Seitenfläche des Sprungbeins (Talus) artikuliert. Sie geht proximal in die horizontal verlaufende untere Tibiagelenkfläche (Facies articularis inferior) über, die mit der Talusrolle in gelenkiger Verbindung steht. Auf der Rückseite des Malleolus medialis liegt eine tiefe Rinne (Sulcus malleolaris tibiae), in der die Sehnen der Mm. tibialis posterior und flexor digitorum longus verlaufen.

Der Tibiaschaft erfährt im Laufe der Entwicklung eine Torsion in dem Sinne, dass das distale Ende der Tibia um ca. 23° auswärts gedreht ist. Mit dieser Außenrotation der distalen Tibia wird die Innenrotation des distalen Femurs (s. Antetorsionswinkel des Femur, S. 270) ausgeglichen. Da insgesamt die Außenrotation von Ober- und Unterschenkel überwiegt, sind die Fußspitzen bei frontaler Stellung des proximalen Tibiaendes nach außen gerichtet. Dies erhöht die Standfestigkeit besonders beim aufrechten Stand deutlich (Schwerpunktlage, ▶ Abb. 4.20). Je größer die Tibiatorsion ist, desto weiter sind die Fußspitzen nach außen gerichtet.

Fibula

Die Fibula liegt im seitlichen hinteren Anteil des Unterschenkels. Sie dient im Wesentlichen als Muskelursprung und ist mit ihrem distalen Ende am Aufbau des oberen Sprunggelenks beteiligt. Man unterscheidet einen Fibulaschaft (Corpus fibulae) sowie eine proximale (Caput fibulae) und eine distale Epiphyse (Malleolus lateralis; ▶ Abb. 10.6**a** u. **b**). Am Schaft lassen sich 4 Kanten bzw. Ränder (Margo posterior, anterior, medialis und interosseus) unterscheiden, von denen die Margo interosseus der Membrana interosseus cruris als Ansatz dient.

Das Caput fibulae (Wadenbeinkopf) ist proximal zu einer Spitze (Apex capitis fibulae) ausgezogen und besitzt an seiner medialen Seite eine kleine, dreieckige Gelenkfläche (Facies articularis capitis fibulae). Sie artikuliert mit der Facies articularis fibularis der Tibia im Schienbein-Wadenbein-Gelenk (Art. tibiofibularis). Am Übergang zum Fibulaschaft liegt der Fibulahals (Collum fibulae).

Am distalen Ende der Fibula bildet eine deutliche Verdickung den äußeren Knöchel (Malleolus lateralis). Zusammen mit dem inneren Knöchel (Malleolus medialis) der Tibia erzeugt diese Verdickung die Malleolengabel. Zur Artikulation mit dem Sprungbein besitzt der Malleolus lateralis an seiner medialen Seite eine Gelenkfläche (Facies articularis malleoli). Auf der Hinterseite weist er eine Furche auf (Sulcus malleolaris), durch die die Sehnen der Mm. peronei zur Fußsohle ziehen. Oberhalb der Facies articularis malleoli liegt der Fibulaschaft der Incisura fibularis der Tibia fest an und wird durch eine Bandhaft (Syndesmosis tibiofibularis) gesichert.

Die Fibula hat etwa die gleiche Länge wie die Tibia, ist jedoch gegen sie nach distal verschoben, so dass das Caput fibulae das Tibiaplateau nicht erreicht und der laterale Knöchel den medialen um 1–2 cm überragt. Da die Fibula größtenteils von Muskeln bedeckt ist, kann man am proximalen Ende nur das Caput bzw. Collum fibulae und am distalen Ende den Malleolus lateralis tasten.

10.1.8 Fußknochen

Am Skelett des Fußes unterscheidet man Fußwurzel- (Ossa tarsi), Mittelfuß- (Ossa metatarsi) und Zehenknochen (Ossa digitorum). Nach der Lage der Skelettelemente bezeichnet man innerhalb der systematischen Anatomie 3 hintereinander liegende Abschnitte (▶ Abb. 10.7**c**):

- den aus den 7 Fußwurzelknochen gebildeten *Tarsus* (Fußwurzel);
- den aus 5 Mittelfußknochen bestehenden *Metatarsus* (Mittelfuß);
- den aus insgesamt 14 Zehenknochen gebildeten *Antetarsus* (Vorfuß).

Unter funktionellen und klinischen Gesichtspunkten unterscheidet man häufig einen *Rückfuß* (Tarsus und Metatarsus) und einen *Vorfuß* (Antetarsus). Abweichend hiervon werden Calcaneus und Talus auch als Rückfuß, die übrigen Fußwurzelknochen als Mittelfuß und die Metatarsal- und Zehenknochen als Vorfuß bezeichnet ▶ Abb. 10.7**c**. Topografisch lassen sich am Fußskelett folgende Regionen unterscheiden: Fußrücken (Dorsum pedis), Fußsohle (Planta pedis), Fersenregion (Regio calcanea) sowie medialer und lateraler Fußrand (Margo medialis pedis und Margo lateralis pedis).

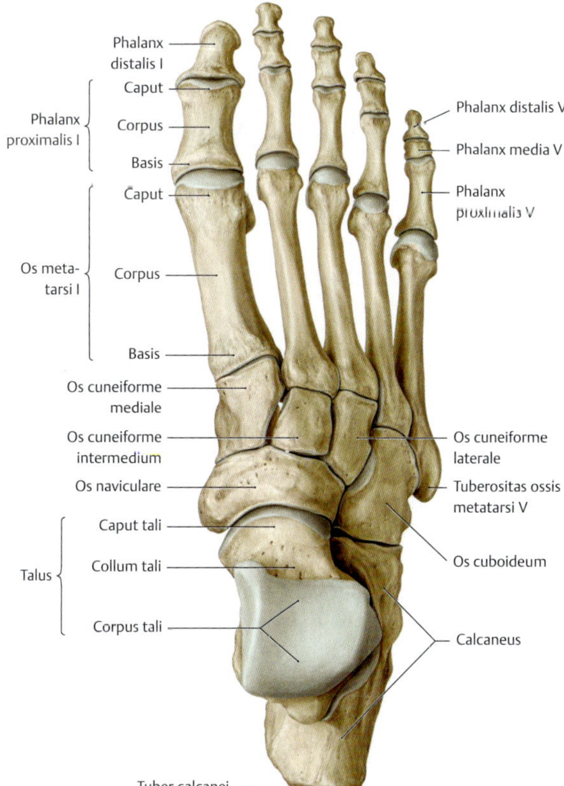

Abb. 10.7 a–c Skelett eines rechten Fußes. a Ansicht von oben.

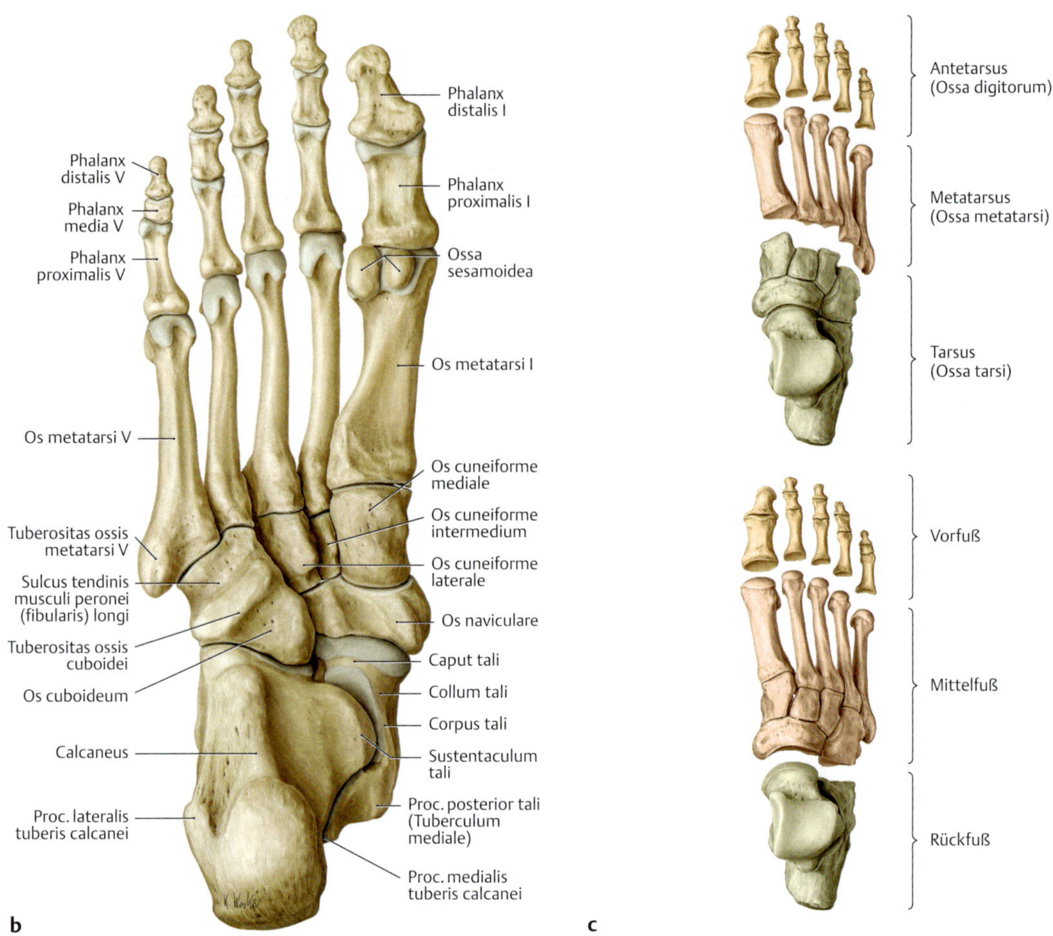

Abb. 10.7 a–c Fortsetzung. b Ansicht von plantar. **c** Anatomische und funktionelle Unterteilung des Fußskeletts (rechter Fuß, Ansicht von oben).

Fußwurzelknochen

Die Fußwurzelknochen (Ossa tarsi) sind aufgrund ihrer hohen Beanspruchung kräftig gebaut und im distalen Teil des Tarsus nebeneinander, im proximalen Teil eher übereinander angeordnet. Von den 7 Ossa tarsi liegen Sprungbein (Talus), Kahnbein (Os naviculare) und die 3 Keilbeine (Ossa cuneiformia) auf der Innenseite, Fersenbein (Calcaneus) und Würfelbein (Os cuboideum) auf der Außenseite (▶ Abb. 10.7**a** u. **b**). Man unterscheidet daher auch einen medialen (tibialen) Strahl auf der Innenseite und einen lateralen (fibularen) Strahl auf der Außenseite des Fußes (▶ Abb. 10.8**a** u. **b**). Während sich der mediale Strahl über die Mittelfußknochen I–III und die entsprechenden Zehen I–III nach vorne fortsetzt, zählt man zum lateralen Strahl neben den beiden Fußwurzelknochen (Os cuboideum und Calcaneus) die Mittelfußknochen IV und V sowie die Zehen IV und V (▶ Abb. 10.7**a** u. **b**). Durch die Anordnung der beiden Fußstrahlen – distal nebeneinander und proximal übereinander – entstehen an der Fußsohle ein Längs- und ein Quergewölbe (▶ Abb. 10.8**b**).

Über das Sprungbein (Talus) wird im oberen Sprunggelenk (Art. talocruralis) die gesamte Körperlast auf den Fuß übertragen. Man unterscheidet einen Sprungbeinkörper (Corpus tali) mit einer Gelenkrolle (Trochlea tali), einen Hals (Collum tali) und einen Sprungbeinkopf (Caput tali; ▶ Abb. 10.7**a**). An der Trochlea tali, die sich von vorn nach hinten etwas verschmälert, liegen 3 Gelenkflächen zur Artikulation mit der Malleolengabel aus Tibia und Fibula:

- eine nach oben gerichtete Facies superior,
- eine nach medial gerichtete Facies malleolaris medialis sowie
- eine nach lateral gerichtete Facies malleolaris lateralis.

Über das untere Sprunggelenk (Art. talotarsalis) artikuliert der Talus mit dem Os naviculare und dem Calcaneus, dem größten Knochen des Fußes. Dementsprechend unterscheidet man eine nach vorn gerichtete (Facies articularis navicularis) sowie 3 nach unten gerichtete Gelenkflächen (Facies articularis calcanea anterior, media und posterior).

Der Calcaneus bildet mit seinem nach hinten gerichteten Fersenhöcker (Tuber calcanei) die knöcherne Grundlage der Ferse. Auf seiner Unterseite besitzt er im hinteren Abschnitt zwei Knochenvorsprünge (Proc. medialis tuberis calcanei und Proc. lateralis tuberis calcanei). Sie dienen im

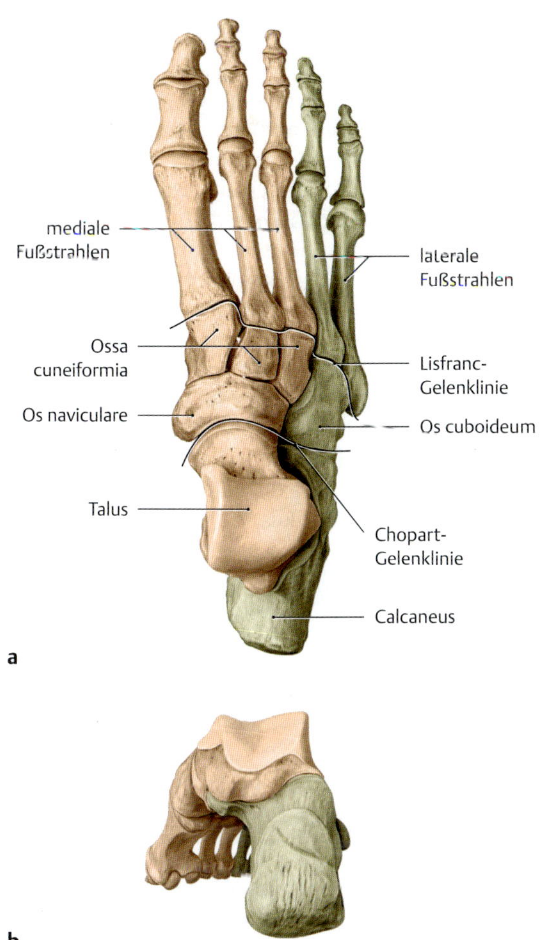

Abb. 10.8 a u. b Anordnung des medialen (tibialen) und lateralen (fibularen) Fußstrahles. a Ansicht von oben; b Ansicht von hinten-medial. Durch die Anordnung der beiden Fußstrahlen (distal nebeneinander und proximal übereinander) entstehen an der Fußsohle ein Längs- und ein Quergewölbe.

Wesentlichen einigen kurzen Fußmuskeln und einem Teil des plantaren Bandapparates als Ursprung. Die konkave Innenfläche des Fersenbeins ist im vorderen Abschnitt von einem balkonartigen Vorsprung, dem sog. Sustentaculum tali (▶ Abb. 10.7**b**) überdacht. Unter dem Sustentaculum tali zieht im Sulcus tendinis musculi flexoris hallucis longi die entsprechende Sehne zur Großzehe. Zur Artikulation mit dem Talus und dem Os cuboideum lassen sich folgende Gelenkflächen unterscheiden: eine Facies articularis talaris anterior, media und posterior für den Talus sowie eine Facies articularis cuboidea für das Würfelbein.

Gelenklinien

Zwischen Calcaneus und Os cuboideum einerseits und Talus und Os naviculare andererseits befindet sich das quere Fußwurzel- oder Chopart-Gelenk (Art. tarsi transversa), in dem die Vorfußverwringung stattfindet (▶ Abb. 10.8**a** und S. 315). Als **Chopart-Gelenklinie** werden die entsprechenden Gelenkspalten der Art. talonavicularis und der Art. calcaneocuboidea bezeichnet. Die Chopart-Gelenklinie verläuft transversal und ist leicht s-förmig gekrümmt. In den Fußwurzel-Mittelfuß-Gelenken (Artt. tarsometatarseae) artikulieren die 3 Keilbeine und das Würfelbein mit den Basen der Mittelfußknochen. Aufgrund ihrer straffen Bandverbindungen bilden die Gelenke Amphiarthrosen und lassen nur geringe Bewegungen zu. Die Spalten der einzelnen Gelenke bilden die sog. **Lisfranc-Gelenklinie** (▶ Abb. 10.8**a**). Chopart- und Lisfranc-Gelenklinie werden auch als Amputationslinien bezeichnet, da früher auf ihrer Höhe ein Absetzen des Vor- bzw. des Mittelfußes durchgeführt wurde.

Akzessorische Fußwurzelknochen

Überzählige (akzessorische) Fußwurzelknochen spielen bei der Röntgendiagnostik von Frakturen eine Rolle, da sie von frakturbedingten Absprengungen von Fußwurzelknochen abzugrenzen sind.

Häufig werden diese akzessorischen Knochen als eigenständige Apophysen angelegt, eine synostotische Verschmelzung mit anderen Fußwurzelknochen kommt jedoch nicht zustande (z. B. Os trigonum, Os tibiale externum). Auch die Sesambeine (Ossa sesamoidea) im Bereich der Metatarsalköpfe zeigen eine große Variabilität.

Mittelfußknochen

Die 5 Mittelfußknochen (Ossa metatarsi) sind Röhrenknochen mit einer leicht nach dorsal gerichteten Wölbung. Sie besitzen wie die Mittelhandknochen eine proximal gelegene Basis (Basis), einen mittleren Schaft (Corpus) sowie einen distal gelegenen Kopf (Caput; ▶ Abb. 10.7**a** u. **b**). Sie werden von medial nach lateral mit römischen Ziffern durchnummeriert (Ossa metatarsi I–V). Das Os metatarsi I ist der kürzeste und stärkste der Mittelfußknochen. An der Basis des 5. Mittelfußknochens (Os metatarsi V) befindet sich ein markanter Knochenvorsprung (Tuberositas ossis metatarsi V), an dem der M. fibularis brevis seinen Ansatz hat.

Über die proximalen Gelenkflächen artikulieren die Basen der Ossa metatarsi mit den 3 Keilbeinen und dem Würfelbein (Artt. tarsometatarsales), mit ihren seitlichen Gelenkflächen stehen sie untereinander in Verbindung (Artt. intermetatarsales). Zwischen dem 1. und 2. Mittelfußknochen kommt es in der Regel zu keinem gelenkigen Kontakt. Die Köpfe der Mittelfußknochen bilden mit den Gelenkflächen der Grundphalanxbasen die Zehengrundgelenke (Artt. metatarsophalangeales). Den Köpfen der Mittelfußknochen liegen plantar häufig Sesambeine an, im Bereich des Großzehengrundgelenks kommen ein mediales und ein laterales Sesambein regelmäßig vor.

Zehenknochen

Von den Zehenknochen (Ossa digitorum pedis) besitzen die 2.-5. Zehe jeweils ein Grund-, Mittel- und Endglied (Phalanx proximalis, medialis und distalis), während die Großzehe (Hallux) wie der Daumen nur ein Grund- und ein Endglied besitzt (s. ▶ Abb. 10.7**a** u. **b**). Bei der Kleinzehe (Digitus minimus) kann auch die Mittelphalanx fehlen, da Mittel- und Endglied häufig miteinander verschmelzen. Die Phalangen sind Röhrenknochen mit jeweils einer Basis, einem Corpus und einem Caput.

Nach der Länge der einzelnen Zehen unterscheidet man verschiedene Fußformen. Ist die 2. Zehe (Digitus secundus) länger als die Großzehe, spricht man von einer sog. *griechischen* Fußform. Eine *ägyptischen* Fußform liegt vor, wenn der 2. Zehenstrahl kürzer als die Großzehe ist.

Entsprechend den 3 Zehengliedern unterscheidet man folgende Gelenke: Zehengrund-, Zehenmittel- und Zehenendgelenke (Articulationes metatarsophalangaeles sowie Articulationes interphalangaeles pedis proximales und distales).

10.2 Gelenke, Bänder und Membranen des Beckenrings

Bei der Übertragung des auf dem 5. Lendenwirbel lastenden Teilkörpergewichts auf die unteren Extremitäten spielt der knöcherne Beckenring mit seinen Gelenken und seinem teilweise sehr kräftigen Bandapparat eine wichtige Rolle. Besonders die beiden Iliosakralgelenke mit ihren straffen Bändern sorgen für ausreichende Stabilität und geringe Beweglichkeit.

10.2.1 Schambeinfuge

Die Schambeinfuge (Symphysis pubica, s. ▶ Abb. 10.3) verbindet die beiden Schambeine synchondrotisch und erlaubt nur ein Minimum an Bewegung. Der Aufbau ähnelt dem der Zwischenwirbelscheibe. Die verbindende Gelenkscheibe (Discus interpubicus) besteht aus Faserknorpel und ist fest zwischen den Gelenkflächen der Ossa pubica eingebaut, die mit hyalinem Knorpel bedeckt sind. Bereits im Kindesalter kommt es im zentralen Teil der Symphyse zu einer Spaltbildung, und es entwickelt sich ein mit Synovia gefülltes Cavum articulare. Im oberen und unteren Bereich der Symphyse sind die beiden Schambeine zusätzlich durch Bänder verbunden (Lig. pubicum superius und Lig. arcuatum pubis). Während der Schwangerschaft kommt es innerhalb der Schambeinfuge zu einer hormonell (Relaxin) bedingten Lockerung des Bandapparates und des Diskus.

Klinischer Bezug: Symphysenlockerung und -zerreißung

Bildet sich die Symphysenlockerung nach der Schwangerschaft nicht zurück, führt die Instabilität im Bereich des Beckenrings zu großen Problemen beim Gehen. Bei Verletzungen der Symphyse (z. B. Zerreißung) ist das Sitzen oder der Stand häufig überhaupt nicht bzw. nur unter großen Schmerzen möglich.

Die Beanspruchung der Symphyse beim Stand auf beiden Beinen erfolgt hauptsächlich durch Zug- und Druckkräfte. Beim Stand auf einem Bein treten dagegen hohe Scherkräfte im Discus interpubicus auf.

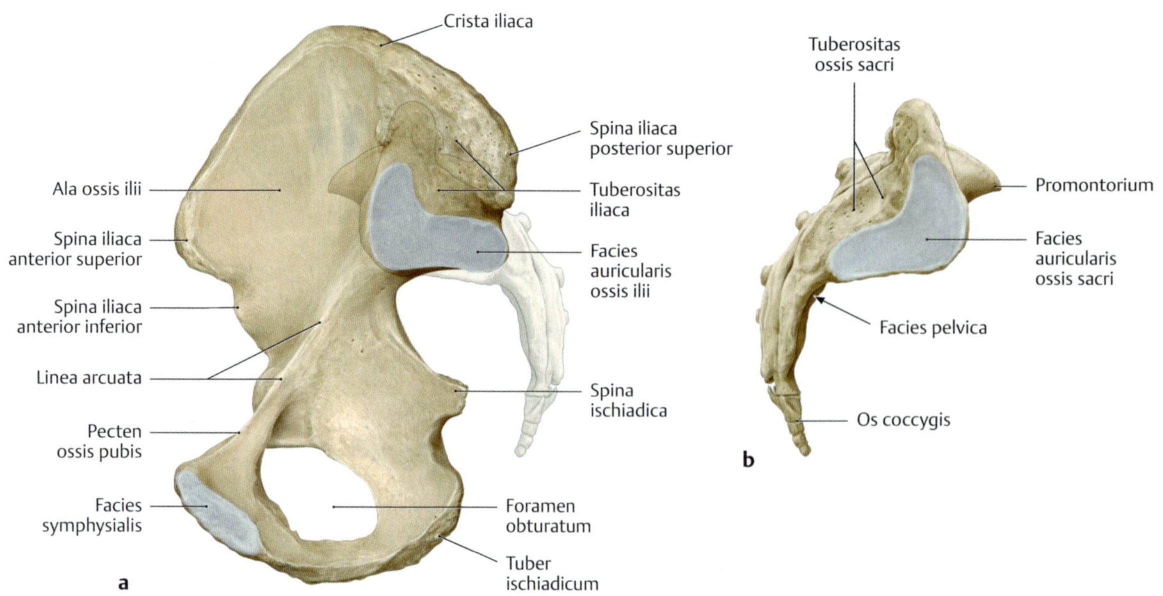

Abb. 10.9 a u. b Gelenkflächen des Iliosakralgelenks. a Facies auricularis ossis ilii des rechten Hüftbeins, Ansicht von medial. **b** Facies auricularis ossis sacri des rechten Kreuzbeins, Ansicht von lateral.

10.2.2 Iliosakralgelenke

In den Kreuzbein-Darmbein-Gelenken (Artt. sacroiliacae oder Iliosakralgelenken) artikulieren die beiden ohrförmigen Gelenkflächen des Os ilium (Facies auricularis ossis ilii) und des Os sacrum (Facies auricularis ossis sacri; ▶ Abb. 10.9**a** u. **b**). Beide Gelenkflächen zeigen in Bezug auf ihre Form und ihre Größe individuelle Unterschiede. Sie sind insgesamt recht uneben mit Knorpel bedeckt, wobei der Gelenkknorpel auf der Kreuzbeinseite etwa doppelt so dick wie auf der Darmbeinseite ist. Die Oberfläche der Facies auricularis des Os sacrum ist im mittleren Bereich leicht eingekerbt. In diese Vertiefung senkt sich ein entsprechender First auf die Gelenkfläche des Darmbeins.

10.2.3 Bandapparat

Ligg. sacroiliaca

Obwohl das Iliosakralgelenk ein echtes Gelenk ist, schränken die straffe Gelenkkapsel und der kräftige Bandapparat die Bewegungsmöglichkeiten stark ein (Amphiarthrose). Auf der Beckeninnenseite sorgen die Ligg. sacroiliaca anteriora für eine ausreichende Bandsicherung der Kreuzbein-Darmbein-Gelenke, auf der Dorsalseite sind es v. a. die Ligg. sacroiliaca interossea und posteriora (▶ Abb. 10.10**a** u. **b**) sowie das Lig. iliolumbale. Die mächtigen Ligg. sacroiliaca interossea verlaufen in der Tiefe unmittelbar hinter dem Gelenk von der Tuberositas iliaca nach medial zur Tuberositas ossis sacri. Sie sind vollständig von den Ligg. sacroiliaca posteriora bedeckt. Der Bandapparat hilft, das Kreuzbein im Beckenring bei aufrechtem Stand zu verankern und verhindert somit das Abgleiten des Os sacrum in die Beckenhöhle. Beim Sitzen hingegen wird die Körperlast eher nach dorsal in Richtung Sitzbeinhöcker geleitet; in dieser Stellung wird das Kreuzbein wie der Schlussstein eines romanischen Bogens zwischen den beiden Darmbeinen fest eingekeilt. Ein Auseinanderweichen der Hüftbeine in dieser Stellung wird v. a. durch die transversal verlaufenden Anteile der vorderen (ventralen) und der interossären Bänder verhindert.

Ligg. sacrotuberale und sacrospinale

Zwei weitere Bänder zwischen Kreuzbein und Sitzbein sichern die beiden Iliosakralgelenke und verhindern eine dorsale Kippbewegung des Beckens um eine transversale Achse: Das Lig. sacrotuberale (Kreuzbein-Sitzbeinhöcker-Band) und das Lig. sacrospinale (Kreuzbein-Sitzbeinstachel-Band;). Das kräftige, an beiden Enden aufgefächerte Lig. sacrotuberale entspringt breitflächig am seitlichen Rand des Os sacrum und zieht leicht torquiert nach kaudal-lateral bis zu seinem Ansatz am Tuber ischiadicum. Das Band dient dem kaudalen Teil des M. gluteus maximus als Ursprung (▶ Tab. 10.4) und ist an seinem unteren Rand gut tastbar. Ventral des Lig. sacrotuberale verläuft das schwächere und kürzere Lig. sacrospinale von der lateralen Innenfläche des Kreuzbeins quer zur Spina ischiadica. Beide Bänder vervollständigen kranial die Incisura ischiadica major zum Foramen ischiadicum majus und kaudal die Incisura ischiadica minor zum Foramen ischiadicum minus. Durch das Foramen ischiadicum majus ziehen u. a. der M. piriformis (▶ Tab. 10.4) und der N. ischiadicus, durch das Foramen ischiadicum minus der M. obturatorius internus (▶ Tab. 10.5) und der N. pudendus.

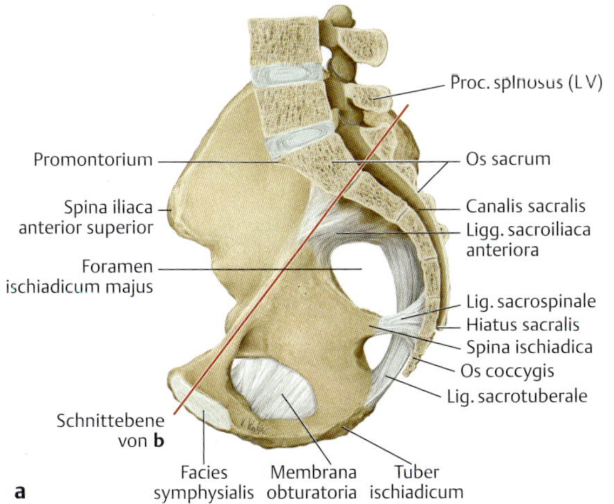

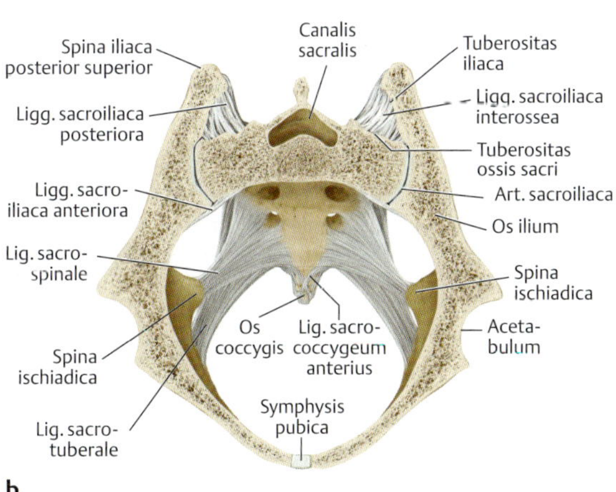

Abb. 10.10 a u. b Bandapparat des rechten Iliosakralgelenks. a Rechte Beckenhälfte, Ansicht von medial. **b** Nach ventral geneigter Horizontalschnitt durch das Becken auf Höhe der Beckeneingangsebene, Ansicht von kranial. Zur Lage der Schnittebene s. **a**.

10.2.4 Bewegungen im Iliosakralgelenk

Die Bewegungen in den Iliosakralgelenken beeinflussen u.a. die Weite des Beckenrings und haben somit praktische Bedeutung, z.B. beim Geburtsvorgang. Das Ausmaß der Bewegungen wird unterschiedlich beurteilt. Es ist aufgrund des straffen Bandapparates stark eingeschränkt und individuell sehr unterschiedlich. Grundsätzlich lassen sich minimale Rotations- und Translationsbewegungen unterscheiden. Bei einer Rotationsbewegung (sog. Nutations- oder Kippbewegung) dreht sich das Sacrum um eine Achse (▶ Abb. 10.11), die im Bereich der Anheftungsstellen der Ligg. sacroiliaca interossea liegt. Auf diese Weise verlagert sich bei der Drehung nach vorne das Promontorium nach kaudal-ventral, und das Steißbein wandert nach kranial-dorsal. Bei der Drehung des Os sacrum nach hinten vergrößert sich der sagittale Durchmesser der Beckeneingangsebene, die Conjugata recta des Beckenausgangs hingegen wird kleiner. Verschiedene Untersuchungen haben ergeben, dass sich der sagittale Beckeneingang durch die Bewegungen im Iiosakralgelenk insgesamt um 3-15 mm erweitern kann.

Bei den Translationsbewegungen verlagert sich das Kreuzbein in der Sagittalebene nach ventral, die Stellungsänderung von Promontorium und Steißbeinspitze ist daher gleich groß (▶ Abb. 10.11).

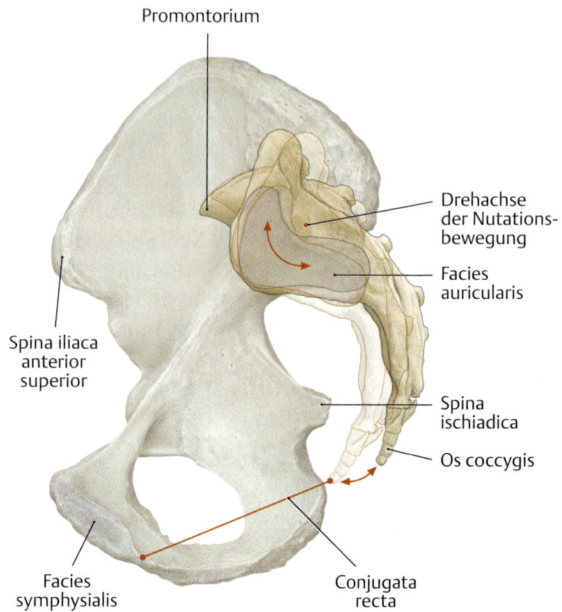

Abb. 10.11 Nutationsbewegung im Iliosakralgelenk, rechte Beckenhälfte, Ansicht von medial. Bei der Nutation (Kippung) dreht sich das Os sacrum um eine quere Bewegungsachse, die im Bereich der Anheftungsstellen der Ligg. sacroiliaca interossea liegt. Hierbei wandert das Promontorium nach kaudal-ventral. Gleichzeitig verlagert sich das Steißbein nach kranial-dorsal.

Klinischer Bezug: Schmerzen im Iliosakralgelenk

Chronische entzündliche oder degenerative Erkrankungen (z.B. Morbus Bechterew, Arthrose), aber auch Verletzungen (Sportverletzungen) können Schmerzen im Iliosakralgelenk hervorrufen. Darüber hinaus kann das Gelenk eine Hypermobilität als Ausdruck einer allgemeinen Bandschwäche oder einer schwangerschafts- und hormonbedingten Bandlockerung aufweisen. Vor allem Blockierungen des Gelenks führen zur starken Dehnung der Gelenkkapsel und werden praktisch bei allen Körperbewegungen als äußerst schmerzhaft empfunden. Da die Spinalnerven des oberen Plexus lumbosacralis direkt über den vorderen Gelenkspalt hinwegziehen, können Instabilitäten im Iliosakralgelenk ebenfalls zu Nervenreizungen führen, die unter Umständen über den N. ischiadicus bis in das Bein ausstrahlen können.

10.2.5 Membrana obturatoria

Die Membrana obturatoria (Hüftlochmembran) verschließt mit straffem Bindegewebe das Hüftloch (Foramen obturatum, lat. verstopftes Loch) und dient auf ihrer Innenseite dem M. obturatorius internus und auf ihrer Außenseite dem M. obturatorius externus als Ursprung (▶ Abb. 10.10**a**). Am Oberrand des Foramen obturatorium bleibt innerhalb der Membran eine Lücke (Canalis obturatorius) frei, durch die Blutgefäße und Nerven (Vasa obturatoria und N. obturatorius) aus dem Beckeninneren nach außen treten.

10.3 Hüftgelenk

10.3.1 Artikulierende Knochen

Im Hüftgelenk (Art. coxae) artikulieren Hüftpfanne (Acetabulum) und Femurkopf (Caput ossis femoris; ▶Abb. 10.12**a** u. **b**). Aufgrund der Gestalt der beiden Gelenkpartner ist es eine besondere Form des Kugelgelenks, ein sog. Nußgelenk, d.h. der Gelenkkopf ist von der Pfanne weitgehend umschlossen.

10.3.2 Gelenkkapsel und Bandapparat

Die Membrana fibrosa der Gelenkkapsel wird durch insgesamt 3 Bänder verstärkt (▶Abb. 10.13):

- Lig. iliofemorale (Darmbein-Schenkel-Band),
- Lig. ischiofemorale (Sitzbein-Schenkel-Band),
- Lig. pubofemorale (Schambein-Schenkel-Band).

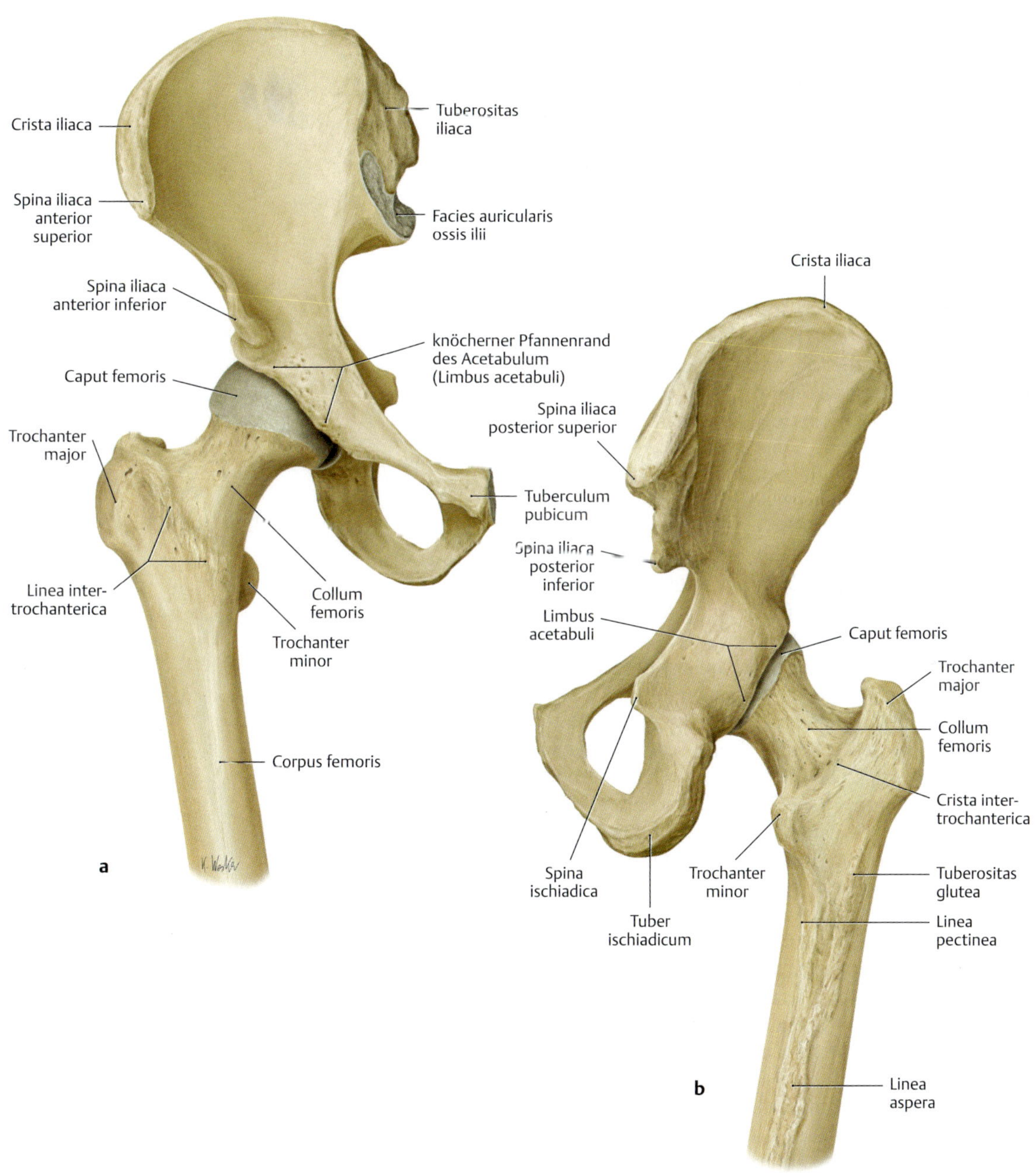

Abb. 10.12 Rechtes Hüftgelenk. a Ansicht von ventral; **b** Ansicht von dorsal.

Das stärkste der 3 Bänder, das **Lig. iliofemorale** (**Bertin-Band**) entspringt von der Spina iliaca anterior inferior und strahlt fächerförmig auf der Vorderseite des Hüftgelenks zur Linea intertrochanterica (▶ Abb. 10.13**c**). Mit einer Zugfestigkeit von über 350 kg ist es das kräftigste Band am menschlichen Körper und erfüllt am Hüftgelenk eine wichtige statische Funktion: Das Band verhindert bei aufrechtem Stand ein Abkippen des Beckens nach dorsal ohne Einsatz von Muskelkraft. Zusätzlich hemmt es, insbesondere mit seinen lateralen Bandzügen, die Adduktion des gestreckten Beins und stabilisiert das Becken auf der Standbeinseite, d. h. es verhindert gemeinsam mit den kleinen Glutäalmuskeln ein Abkippen des Beckens zur Spielbeinseite.

Das **Lig. pubofemorale** entspringt als schwächstes Band am oberen Schambeinast und strahlt in die medialen Bandzüge des Lig. iliofemorale ein (▶ Abb. 10.13**a**). Es hemmt vor allem die Abduktion und die Außenrotation im Hüftgelenk.

Das **Lig. ischiofemorale** (▶ Abb. 10.13**a**) entspringt am Sitzbein im Bereich des hinteren Pfannenrandes und verläuft auf der Hinterseite des Hüftgelenks nahezu horizontal zum oberen Ursprung des Lig. iliofemorale sowie zur Fossa trochanterica. Aufgrund seines Verlaufs hemmt es die Abduktion und die Innenrotation. In der Tiefe der Kapsel verlaufen die Faserzüge der Ligg. pubofemorale und ischiofemorale zirkulär und bilden ein von außen nicht sichtbares Ringband (Zona orbicularis), das den Schenkelhals wie ein Knopfloch umgibt.

Alle 3 Bänder verlaufen mehr oder weniger *schraubenförmig* um den Schenkelhals herum; bei Extension (Retroversion) schnürt sich die Bänderschraube zu, bei Flexion (Anteversion) entspannt sie sich. Auf diese Weise ist die Beweglichkeit des Hüftgelenks in Beugestellung mit Ausnahme der Innenrotation deutlich besser (▶ Abb. 10.17). Zwischen den Verstärkungsbändern der Gelenkkapsel liegen Schwachstellen des Gelenks.

Die relativ weite Gelenkkapsel des Hüftgelenks umhüllt den Kopf und den größten Teil des Schenkelhalses. Sie entspringt außerhalb der Gelenklippe am knöchernen Rand des Acetabulum und am Lig. transversum acetabuli und inseriert auf der Vorderseite des Femur auf Höhe der Linea intertrochanterica. Hinten verläuft der Kapselansatz etwa 1,5 cm proximal der Crista intertrochanterica, so dass auf der Rückseite ein Teil des Schenkelhalses extrakapsulär liegt. An der Stelle, an der der fibröse Teil der Gelenkkapsel (Membrana fibrosa) am Schenkelhals fixiert ist, schlägt die Membrana synovialis im Inneren der Gelenkhöhle auf den Schenkelhals um und zieht auf seiner Oberfläche bis zur Knorpel-Knochen-Grenze des Femurkopfes (▶ Abb. 10.14).

Die überknorpelte Gelenkfläche des Acetabulum ist halbmondförmig (Facies lunata) und im Bereich des Pfannendachs am breitesten und dicksten. Außen grenzt die Facies lunata an den etwas überhöhten knöchernen Rand der Pfanne, den sog. Limbus acetabuli (s. ▶ Abb. 10.12**a**)

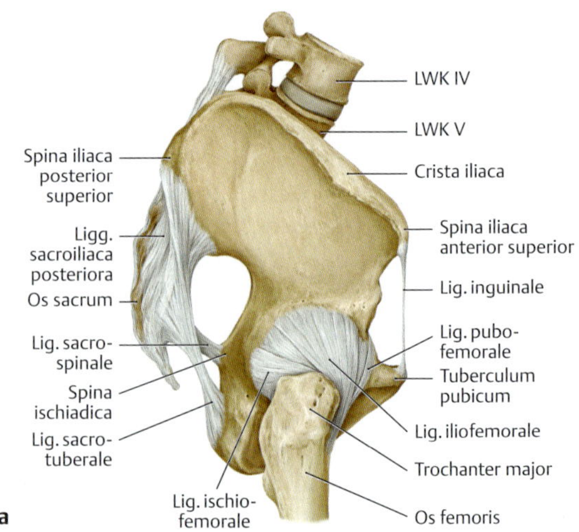

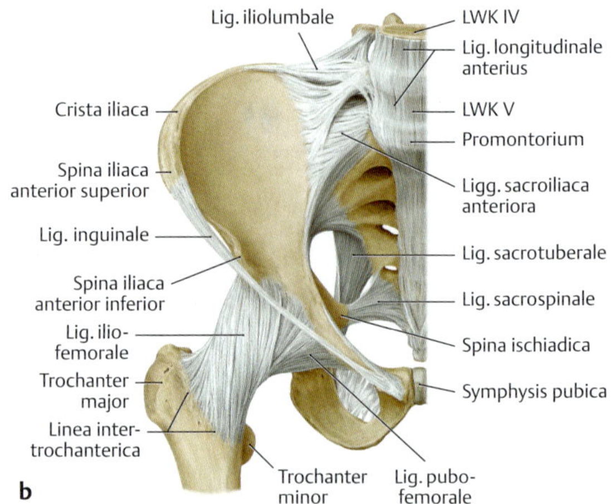

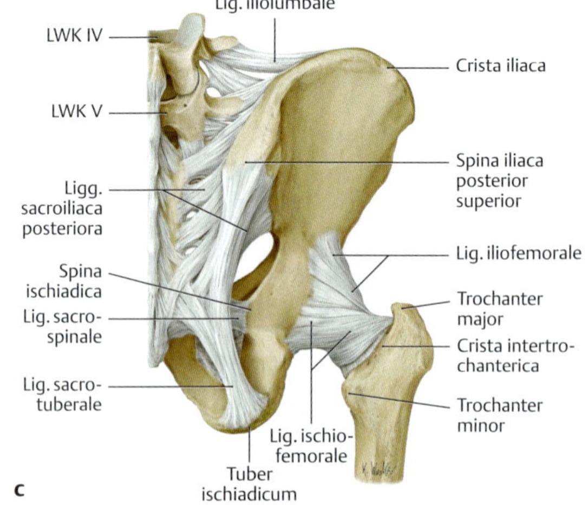

Abb. 10.13 a–c Bandapparat eines rechten Hüftgelenks.
a Ansicht von lateral; **b** Ansicht von vorne; **c** Ansicht von hinten.

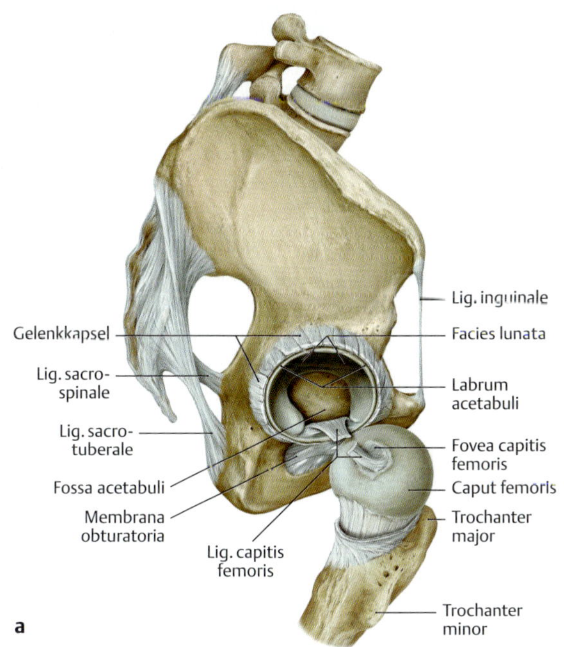

Abb. 10.14 a–c Bandapparat eines rechten Hüftgelenks.
a Ansicht von lateral. Die Gelenkkapsel ist auf Höhe des Labrum acetabuli durchtrennt, der Femurkopf luxiert. Auf diese Weise wird das ebenfalls durchtrennte Lig. capitis femoris sichtbar, in dem wichtige Blutgefäße für die Versorgung des Femurkopfes verlaufen. **b** Ansicht von vorne. Membrana fibrosa der Gelenkkapsel auf Höhe des Schenkelhalses entfernt, um den Verlauf der Membrana synovialis sichtbar zu machen. **c** Ansicht von hinten.

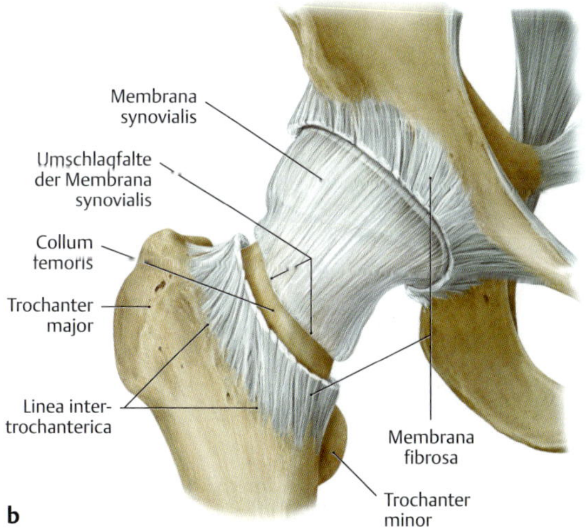

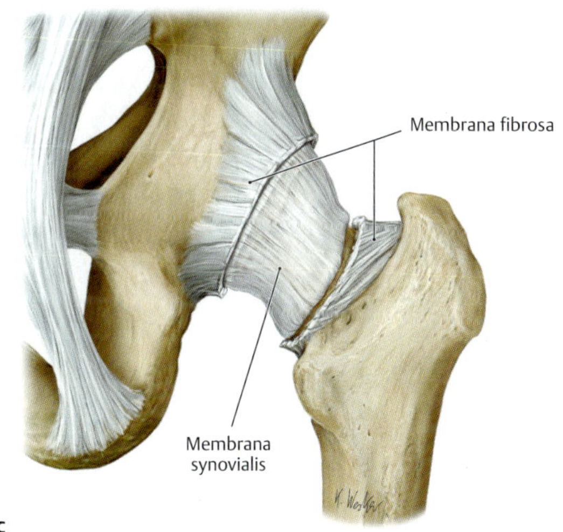

an, der am kaudalen Rand durch einen tiefen Einschnitt (Incisura acetabuli) unterbrochen ist. Innen umschließt die Facies lunata die mit lockerem, fettreichem Bindegewebe ausgefüllte Fossa acetabuli, die nach unten durch ein Band (Lig. transversum acetabuli) im Bereich des Einschnitts begrenzt ist. Dem Limbus acetabuli ist eine Gelenklippe (Labrum acetabuli, ▶ Abb. 10.15**a**) aus straffem Bindegewebe und Faserknorpel aufgelagert. Die im Querschnitt dreieckige Gelenklippe setzt mit ihrer etwa 0,5 cm breiten Basis am Knochen an (im Bereich der Incisura acetabuli ist sie am Lig. transversum acetabuli befestigt) und ragt mit ihrer Spitze frei in die Gelenkhöhle. Das faserknorpelige Labrum acetabuli, das in der Klinik auch als Limbus bezeichnet wird, ist ein Teil der artikulierenden Gelenkfläche am Acetabulum und greift über den Äquator des Femurkopfes hinweg. Der Femurkopf ist annähernd kugelförmig und hat einen durchschnittlichen Krümmungsradius von etwa 2,5 cm. Er ist bis auf die Fovea capitis femoris mit Gelenkknorpel bedeckt, wobei die überknorpelte Fläche etwa 2 Dritteln einer Kugel entspricht.

Das auch als Hüftkopfband bezeichnete *intraartikulär* verlaufende **Lig. capitis femoris** (▶ Abb. 10.15**a**) zieht von der Fovea capitis zum Boden der Fossa acetabuli. Es ist leicht abgeplattet und etwa 3 cm lang. In seinem gesamten Verlauf wird es von Synovialmembran bedeckt und liegt geschützt dem lockeren Bindegewebe der Fossa acetabuli an. Das Lig. capitis femoris hat keine mechanische Funktion, sondern dient als Gefäße führendes Band der Ernährung des Femurkopfes.

10.3.3 Blutgefäßversorgung des Femurkopfes

Der Femurkopf wird über die Aa. circumflexae femoris lateralis und medialis und über die A. lig. capitis femoris (aus der A. obturatoria) versorgt. Wenn die Gefäßanastomosen zwischen den Gefäßen aus dem Lig. capitis femoris und den Kollumgefäßen (▶ Abb. 10.15c) fehlen oder nicht ausreichen, kann der Abriss von Blutgefäßen infolge einer Luxation oder eines Schenkelhalsbruches zu einer Minderversorgung des Femurkopfes führen (sog. Femurkopfnekrose).

Klinischer Bezug: Femurkopfnekrose

An den Schwachstellen der Gelenkkapsel kann der Femurkopf durch starke Gewalteinwirkung von außen aus der Gelenkpfanne heraustreten. Am häufigsten tritt der Kopf nach hinten-oben aus der Pfanne (zwischen dem Lig. iliofemorale und dem Lig. ischiofemorale) und liegt dem Darmbein an (Luxatio iliaca). Hierbei steht das Bein etwas einwärts rotiert und adduziert. Bei traumatischen Hüftgelenkluxationen kommt es nahezu immer zu einem Abriss des Lig. capitis femoris. Obwohl die über das Lig. capitis femoris eintretenden Gefäße nur einen kleinen Teil des Femurkopfes mit Blut versorgen, kann es zu einer Nekrose des Knochengewebes im Femurkopf (Femurkopfnekrose) kommen, wenn die Gefäßanastomosen mit den über den Schenkelhals eintretenden Gefäßen fehlen oder nicht ausreichen.

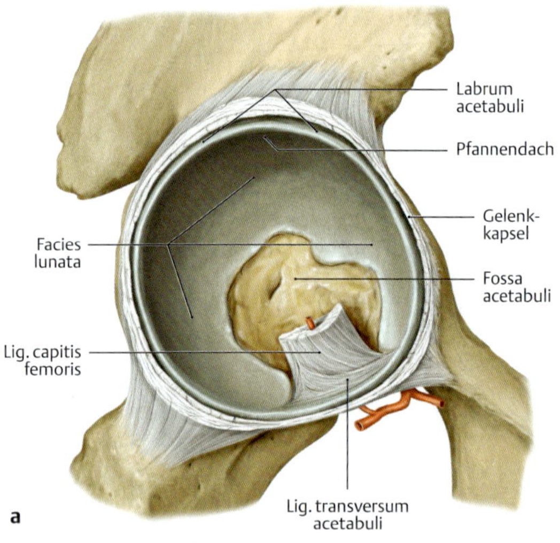

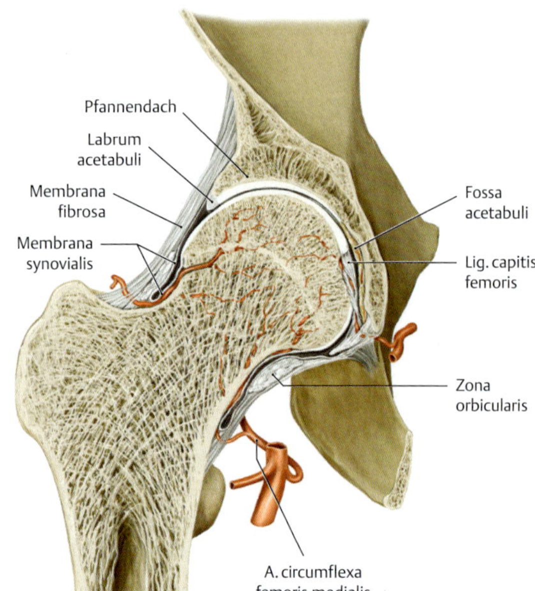

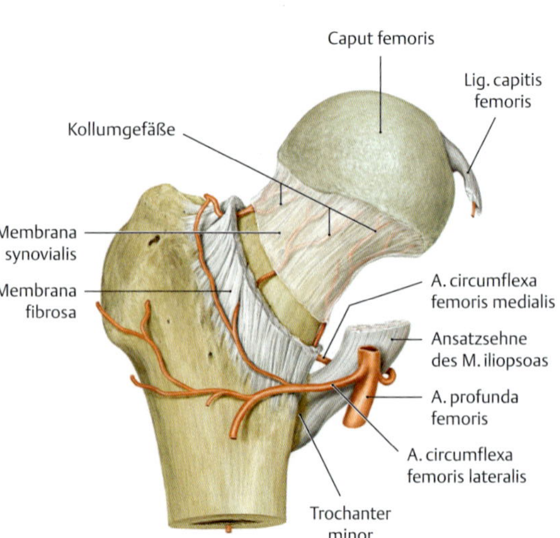

Abb. 10.15 a–c Blutgefäßversorgung des Femurkopfes. **a** Gelenkpfanne (Acetabulum) eines rechten Hüftgelenks nach Entfernung des Femurkopfes, Ansicht von lateral. **b** Frontaler Sägeschnitt eines rechten Hüftgelenks, Ansicht von vorne. **c** Rechter Femurkopf, Ansicht von vorne. Verlauf der Kollumgefäße auf dem Schenkelhals in Beziehung zur Gelenkkapsel.

10.3.4 Schenkelhalswinkel

Der Winkel, den die Längsachse des Schenkelhalses mit der Hauptachse des Schaftes bildet, wird als Schenkelhalswinkel oder CCD-Winkel (Centrum-Collum-Diaphysen-Winkel) bezeichnet (▶ Abb. 10.16**a**). Er beträgt normalerweise beim Erwachsenen etwa 126 ° (Coxa norma), bei Neugeborenen etwa 150 °. Während des Wachstums nimmt er beständig ab. Ursache hierfür ist ein kontinuierlicher Knochenumbau durch die veränderte Beanspruchung im Laufe des Wachstums. Ist beim Erwachsenen der Winkel deutlich kleiner als 125 °, spricht man von einer Coxa vara (kleiner Schenkelhalswinkel); ist er deutlich größer, von Coxa valga vor (großer Schenkelhalswinkel). Fehlstellungen des Schenkelhalses haben eine große klinische Bedeutung, da sich hierdurch die Hebel- und Belastungsverhältnisse im Hüftgelenk und im Kniegelenk grundlegend ändern. Starke Abweichungen des Schenkelhalswinkels sollte man daher zur Vermeidung von Spätschäden operativ korrigieren (z. B. durch subtrochantere Varisations- oder Varisierungsosteotomie).

Klinischer Bezug: Coxa vara und Coxa valga

Coxa vara: Neben der angeborenen *Coxa vara congenita* (Anlagestörung des Femur mit Femurhypoplasie) kann ein zu kleiner Schenkelhalswinkel im Kindesalter unterschiedliche Ursachen haben (z. B. Rachitis, juvenile Epiphysenlösung, lokale Wachstumsstörungen). Nach Wachstumsabschluss liegen die Ursachen für eine Coxa vara häufig in einer mechanischen Insuffizienz des Schenkelhalses (z. B. Schenkelhalsfraktur mit nachfolgender Fehlstellung, Osteomalazie, Osteoporose). Bei jeder Coxa vara ist die Biegebeanspruchung und damit die Beanspruchung des Schenkelhalses besonders groß.

Coxa valga: Ein zu steiler Schenkelhalswinkel nach Wachstumsabschluss kann verschiedene Ursachen haben. Durch Muskellähmungen, längere Bettlägerigkeit oder das Tragen von Prothesen bleibt die physiologische Coxa valga des Kleinkindes bis ins Erwachsenenalter bestehen. Im Gegensatz zur Coxa vara ist bei einer Coxa valga in der Regel nicht der Schenkelhals, sondern das Gelenk höher beansprucht. Zu degenerativen Veränderungen am Gelenkknorpel (Koxarthrose) kommt es jedoch nur dann, wenn aufgrund des steil stehenden Schenkelhalses der Femurkopf nicht hinreichend von der Hüftpfanne überdacht wird (z. B. Tendenz zur Subluxation und Pfannendysplasie beim Heranwachsenden).

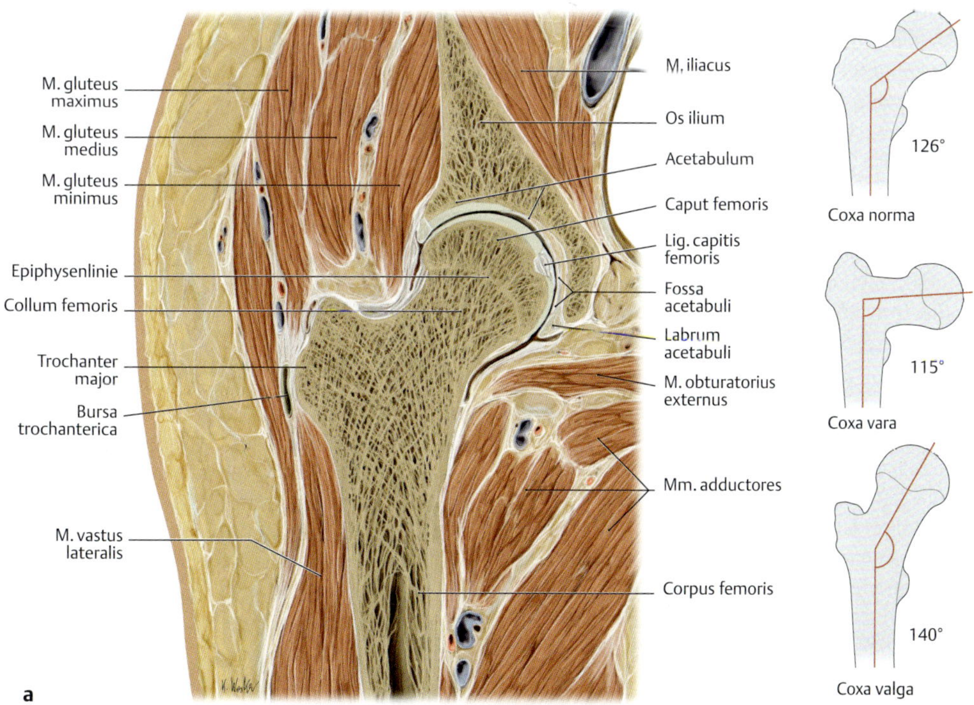

Abb. 10.16 a u. b Schenkelhals- und Antetorsionswinkel desHüftgelenks. a Frontalschnitt durch ein rechtes Hüftgelenk, Ansicht von ventral; kleine Abbildungen: verschiedene CCD-Winkel (Centrum-Collum-Diaphysen-Winkel). Als Schenkelhals- oder CCD-Winkel wird der Winkel bezeichnet, den die Längsachse des Schenkelhalses mit der Hauptachse des Schaftes bildet.

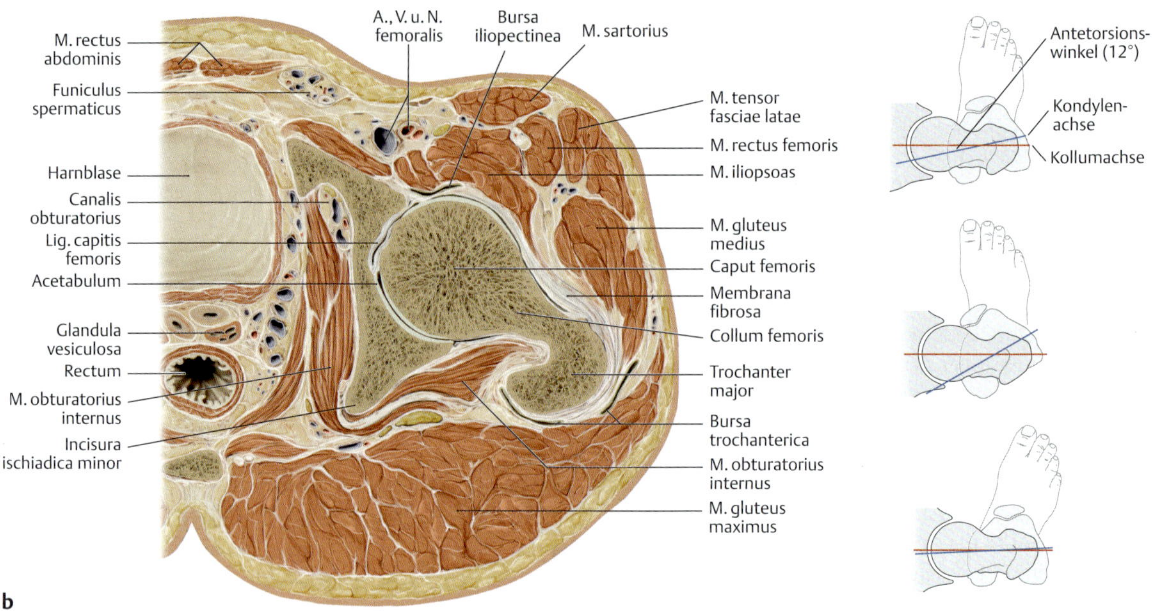

Abb. 10.16 a u. b Fortsetzung. b Horizontalschnitt durch ein rechtes Hüftgelenk in der Ansicht von kranial; kleine Abbildungen: Als Antetorsions- oder Anteversionswinkel bezeichnet man den Winkel, in dem sich die transversale Achse durch die beiden Femurkondylen und die Schenkelhalsachse schneiden, wenn man beide Geraden auf eine Ebene projiziert. Wählt man die Kondylenachse als Bezugspunkt, steht der Schenkelhals beim Erwachsenen normalerweise in Antetorsionsstellung (Antetorsionswinkel: 12°). Beim Neugeborenen ist der Winkel wesentlich größer. Ist der Schenkelhals nach hinten gerichtet, spricht man von einer Retrotorsion (Zeichnung der Hüftgelenkschnitte nach Präparaten aus der Sammlung des Anatomischen Instituts Kiel).

10.3.5 Roser-Nélaton-Linie

Bei der klinischen Untersuchung des Hüftgelenks sind *tastbare Knochenpunkte* hilfreich, da das Gelenk selbst komplett von Muskeln umgeben und einer direkten Palpation nicht zugänglich ist. Die Roser-Nélaton-Linie verbindet die Spina iliaca anterior superior mit dem Tuber ischiadicum. Unter normalen Umständen liegt bei leichter Beugestellung im Hüftgelenk die Trochanterspitze auf der Verbindungslinie, bei Schenkelhalsfrakturen und Hüftgelenkluxation, aber auch zu großem bzw. zu kleinem CCD-Winkel fällt die Trochanterspitze aus der Roser-Nélaton-Linie heraus und liegt entweder darüber oder darunter.

10.3.6 Antetorsionswinkel

Beim Erwachsenen ist der Schenkelhals aufgrund einer Torsion des Femurschaftes etwas nach vorne gerichtet. Projiziert man die transversale Achse durch beide Femurkondylen und die Schenkelhalsachse auf eine Ebene, schneiden sich die beiden Geraden in einem Winkel von 12° (▶ Abb. 10.16). Wählt man die Kondylenachse als Bezugspunkt, steht der Schenkelhals in Antetorsionsstellung (Antetorsions- bzw. Anteversionswinkel). Bei der Geburt ist der Winkel mit 30–40° deutlich größer, nimmt jedoch am Ende des 2. Dezeniums den für Erwachsene typischen Wert von 12° an. Steht der Schenkelhals nach hinten, d. h. wird der Winkel negativ, spricht man von einer Retrotorsion.

Die Antetorsion des Femur ermöglicht die Hüftbeugung, z. B. beim Sitzen, ohne dass der Schenkelhals an der Hüftpfanne anstößt. Auch die Stellung der Beine ist vom Ausmaß des Antetorsionswinkels abhängig. Je größer der Winkel ist, desto mehr steht der Femurkopf im Hüftgelenk in Innenrotationsstellung. Der sog. Einwärtsgang von Kleinkindern, bei dem die Knie und die Füße beim Gehen nach innen gedreht sind, beruht auf diesem Mechanismus. Langzeitbeobachtungen haben jedoch gezeigt, dass sich vergrößerte Antetorsionswinkel in den meisten Fällen bis zum Wachstumsabschluss völlig normalisiert haben.

10.3.7 Bewegungen im Hüftgelenk

Das Hüftgelenk hat als Kugelgelenk 3 Hauptbewegungsachsen, eine transversale, eine sagittale und eine longitudinale (▶ Abb. 10.17**a–e**). Alle 3 Achsen laufen durch das Zentrum des Femurkopfes, den Drehpunkt des Hüftgelenks. Liegt das Punctum fixum am Becken, lassen sich bei 3 Freiheitsgraden folgende 6 Hauptbewegungen der freien unteren Gliedmaßen unterscheiden:

- um eine transversale Achse Flexion (Anteversion) – Extension (Retroversion),
- um eine sagittale Achse Abduktion – Adduktion und
- um eine longitudinale Achse Innenrotation – Außenrotation.

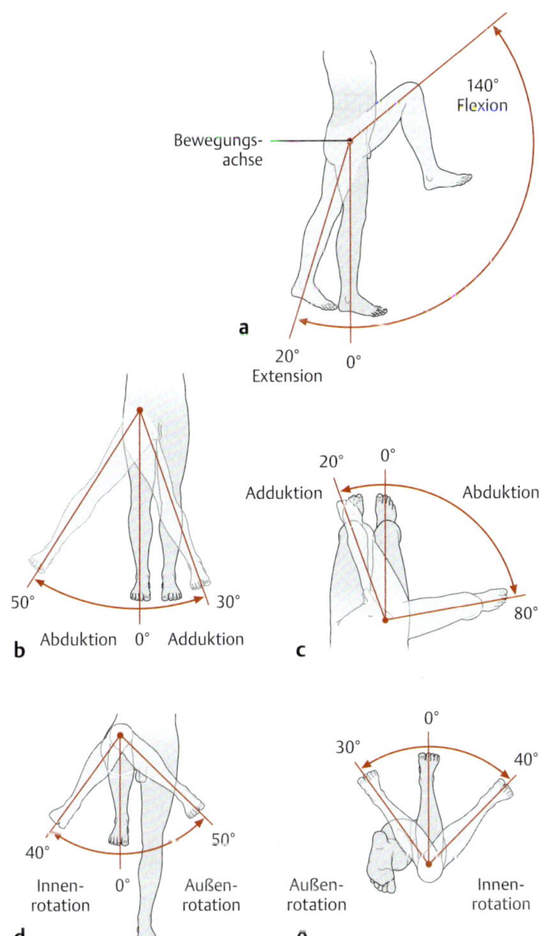

Abb. 10.17 a–e Bewegungsausmaß im Hüftgelenk aus der Neutral-Null-Stellung (0°). **a** Flexion/Extension. **b** Abduktion/Adduktion. **c** Abduktion/Adduktion bei 90°-Beugung im Hüftgelenk. **d** Innenrotation/Außenrotation bei 90°-Beugung im Hüftgelenk. **e** Innenrotation/Außenrotation in Bauchlage mit gestrecktem Hüftgelenk. Bei der Rotationsmessung benutzt man den rechtwinkelig gebeugten Unterschenkel als Zeiger, um das Bewegungsausmaß zu bestimmen (nach Debrunner).

Ein Herumführen des Beines unter Ausnutzung des gesamten Bewegungsspielraumes wird als Zirkumduktion bezeichnet.

Flexion – Extension

Das Ausmaß der Flexion aus der Neutral-Null-Stellung ist abhängig von der Stellung des Kniegelenks. Bei gebeugtem Knie ist eine Flexion im Hüftgelenk von etwa 130–140° möglich (▶Abb. 10.17**a**), bei gestrecktem hingegen wird die Beugung aufgrund der Insuffizienz der ischiokruralen Muskulatur (s. S. 294) erheblich eingeschränkt (ca. 100–120°). Passiv und unter Mitbewegung des Beckens sowie unter Abschwächung der Lendenlordose lässt sich der Oberschenkel sogar bis an den Bauch heranführen. Die Extension im Hüftgelenk kann bei gestrecktem Knie bis etwa 15° erfolgen. Scheinbar größere Extensionsbewegungen werden durch eine verstärkte Lordosierung der Lendenwirbelsäule vorgetäuscht. Um Mitbewegungen des Beckens auszuschalten ist es notwendig, das nicht zu untersuchende Bein in der Gegenbewegung zu fixieren. Die Beckenkippung kann aufgehoben werden, indem in Rückenlage das gesunde Hüftgelenk maximal flekiert wird (sog. Thomas-Handgriff). Liegt beispielsweise eine Flexionskontraktur vor, hebt sich dann der Oberschenkel von der Unterlage ab.

Abduktion – Adduktion

Das Ausmaß des Abspreizens (Abduktion) und des Heranführens des Beines (Adduktion) aus der Neutral-Null-Stellung hängt ebenfalls von der Beugestellung des Hüftgelenks ab. Mit gestreckter Hüfte ist eine Abduktion bis etwa 50°, eine Adduktion bis etwa 30° möglich (▶Abb. 10.17**b**). Bei einer 90°-Beugung im Hüftgelenk hingegen kann das Bein bis zu 80° abduziert werden (▶Abb. 10.17**c**).

Innenrotation – Außenrotation

Die longitudinale Achse für die Innen- und Außenrotation (Innen- und Außenkreiselung) entspricht bei aufrechtem Stand der Traglinie des Oberschenkels (mechanische Längsachse) und verläuft vertikal vom Mittelpunkt des Femurkopfes durch die Fossa intercondylaris des distalen Femurs (▶Abb. 10.19). Das Ausmaß der Innen- und Außenrotation aus der Neutral-Null-Stellung wird gewöhnlich bei gebeugtem oder gestrecktem Hüftgelenk (▶Abb. 10.17**d** u. **e**) untersucht. Man beugt das Kniegelenk und benutzt den Unterschenkel als Zeiger, um das Bewegungsausmaß abzuschätzen. Bei gebeugtem Hüftgelenk beträgt die Innenrotation etwa 40°, die Außenrotation etwa 40°–50°. Die Innenrotation ist bei gebeugtem Hüftgelenk kleiner als die Außenrotation, da das dorsale Band (Lig. ischiofemorale) durch die Flexion bereits gedehnt und somit das innenrotatorische Bewegungsausmaß eingeschränkt ist. Bei gestrecktem Hüftgelenk lässt sich eine Innenrotation von 40–50° und eine Außenrotation von 30–40° durchführen.

10.3.8 Hüftgelenk des Kindes

Störungen bei der Entwicklung des Hüftgelenks sind von großer klinischer Bedeutung. Die angeborene (kongenitale) Hüftluxation (Luxatio coxae congenita) beispielsweise gehört zu den häufigsten kongenitalen Skeletterkrankungen. Die Früherkennung der angeborenen Hüftluxation im Säuglingsalter ist sehr wichtig, da sie als ein Entwicklungsprozess angesehen werden muss, der unbehandelt progredient fortschreitet. Um Folgeschäden für das Gelenk zu vermeiden, sollte mit der Therapie möglichst in den ersten Lebensmonaten begonnen werden (s. *Klinischer Bezug*).

Entwicklung

Die Anlagen der beiden unteren Extremitäten erscheinen am Ende der 4. Embryonalwoche als paddelförmige Ausstülpungen. Bereits in der 6. Woche ist die Anlage des Hüftgelenks als mesenchymale Verdichtung innerhalb des Blastems deutlich zu erkennen. Am Ende der 7. Woche sind Femurkopf und Hüftpfanne knorpelig präformiert, der Gelenkspalt erscheint wenige Tage später. In der 12. Entwicklungswoche (Scheitel-Steiß-Länge des Fetus zu diesem Zeitpunkt etwa 80 mm) ist die Differenzierung aller am Aufbau des Hüftgelenks beteiligten Strukturen weitestgehend abgeschlossen. Obwohl die Gelenkform genetisch festgelegt ist, entsteht die endgültige Gestalt, v.a. der artikulierenden Gelenkpartner, erst durch funktionelle Beanspruchung (z. B. Muskelkräfte). Während die Verknöcherung der am Aufbau des Acetabulum beteiligten Strukturen (Os pubis, Os ischii und Os ilium, ▶ Abb. 10.12**d**) bereits in der Fetalperiode (zwischen dem 3. und 6. Fetalmonat) beginnt, erscheint der Knochenkern in der proximalen Femurepiphyse (Femurkopf) erst etwa 6 Monate nach der Geburt. Der Knochenkern in der Apophyse des Trochanter major tritt sogar erst im 4. Lebensjahr auf (▶ Abb. 10.18**a–d**).

Frühdiagnose der Hüftluxation

Zum Zeitpunkt der Geburt ist die Hüftpfanne noch relativ flach. Findet der Femurkopf bei mangelhafter Ausbildung des Pfannendaches kein richtiges Widerlager, gleitet er unter Belastung kranial aus der Hüftpfanne (angeborene Hüftluxation, s. *Klinischer Bezug*). Aus diesem Grund ist beim Kind die Beurteilung der Lage des Femurkopfes zur

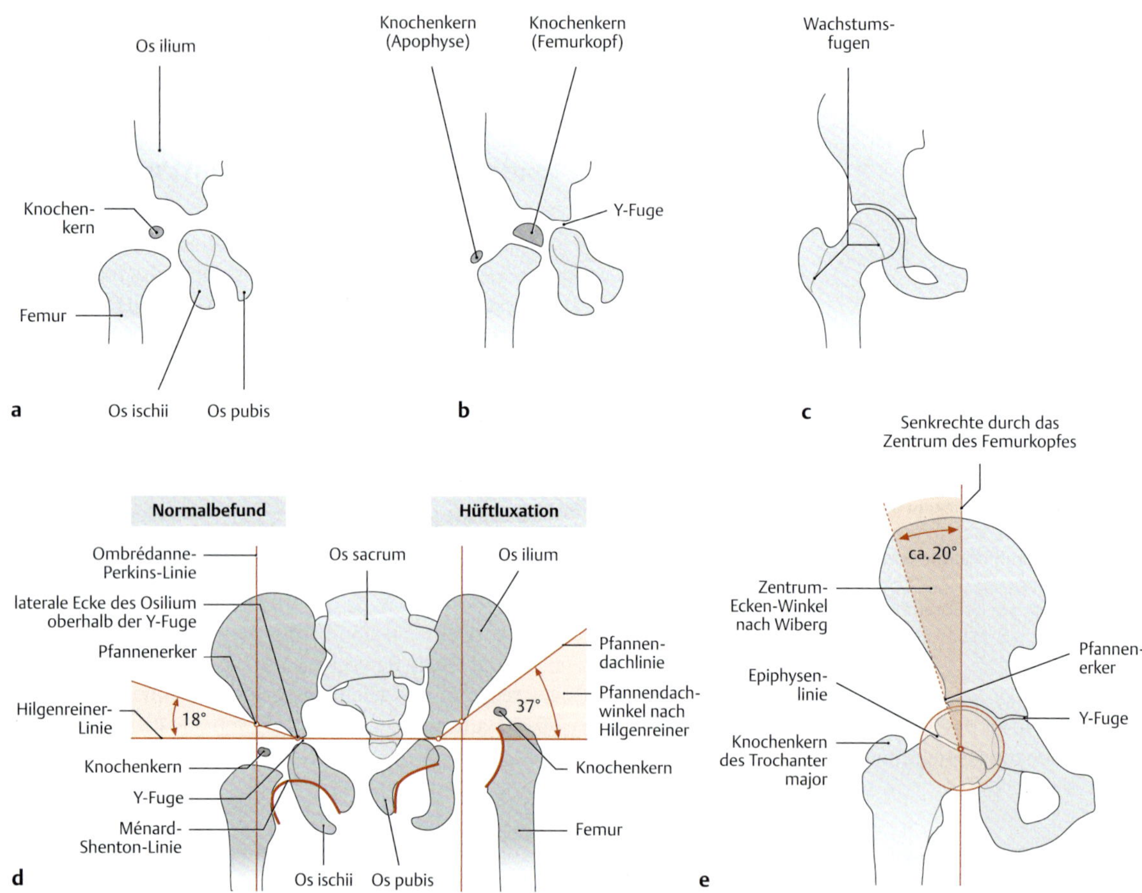

Abb. 10.18 a–e Schematisierte Röntgenaufnahmen eines rechten Hüftgelenks unterschiedlicher Altersstadien im anterior-posterioren Strahlengang. a 6 Monate altes Kind mit Knochenkern im Femurkopf. **b** 4 Jahre altes Kind mit Knochenkern im Femurkopf und im Trochanter major. **c** 15 Jahre alter Jugendlicher mit noch nicht geschlossenen Wachstumsfugen. **d** Schematisierte Beckenübersichtsaufnahme eines 2 Jahre alten Kindes mit angeborener Hüftluxation im anterior-posterioren Strahlengang. Normalbefund (linke Bildhälfte) und Befund bei angeborener Hüftluxation infolge einer Pfannendysplasie (rechte Bildhälfte).
e Bestimmung der seitlichen Femurüberdachung mittels des Zentrum-Ecken-Winkels nach Wiberg (schematisierte Röntgenaufnahme eines rechten Hüftgelenks eines 5-jährigen Kindes im anterior-posterioren Strahlengang). Der Winkel wird zwischen einer Senkrechten durch den Mittelpunkt des Femurkopfes und einer vom Mittelpunkt des Femurkopfes zum Pfannenerker gezogenen Linie bestimmt. Der Mittelpunkt des Femurkopfes liegt innerhalb der späteren Epiphysenlinie. Seine Lage wird mit Hilfe der Röntgenischiometrie bestimmt.

angrenzenden Metaphyse der Wachstumsfuge von großer praktischer Bedeutung. Neben der klinischen Untersuchung (z. B. Asymmetrie der Hautfalten am Oberschenkel, Beinlängenunterschiede, Ortolani-Zeichen, s. *Klinischer Bezug)* hat sich v. a. die Ultraschalluntersuchung und die Computertomographie zur Diagnostik bewährt. Röntgenologische Beckenübersichtsaufnahmen im anterior-posterioren Strahlengang erlauben eine sichere Frühdiagnose der kongenitalen Hüftluxation unter Zuhilfenahme der folgenden wichtigen Winkel und Hilfslinien (▶ Abb. 10.18**e**):

- *Linie nach Hilgenreiner:* Die Hilgenreiner-Linie verbindet die unterste laterale Ecke des Os ilium oberhalb der Y-Fuge beider Seiten (▶ Abb. 10.18**d**).
- *Linie nach Ombrédanne und Perkins:* Die Linie nach Ombrédanne und Perkins verläuft vom lateralsten Punkt des Pfannendaches senkrecht zur Hilgenreiner-Linie (▶ Abb. 10.18**d**).
- *Linie nach Ménard-Shenton:* Die Ménard-Shenton-Linie verläuft bogenförmig vom oberen Rand des Foramen obturatorium über den unteren Rand des Femurhalses zum inneren Rand des Femurschaftes (▶ Abb. 10.18**d**).
- *Pfannendachwinkel nach Hilgenreiner:* Der Pfannendachwinkel nach Hilgenreiner (sog. Acetabulumwinkel oder AC-Winkel) ist ein Maß für die Überdachung und damit für die Größe der Tragfläche des Femurkopfes durch das Acetabulum. Seine Bestimmung erfolgt am Schnittpunkt der Linie nach Hilgenreiner und einer Verbindungslinie, die vom Pfannenerker zu dem am weitesten nach kaudal reichenden Anteil des Os ilium an der Y-Fuge verläuft (▶ Abb. 10.18**d**). Als Pfannenerker wird der am weitesten nach lateral vorspringende Teil des Pfannendachs bezeichnet. Zum Zeitpunkt der Geburt misst der eingeschlossene Winkel etwa 35 °, beim einjährigen Kind etwa 25 °, und im Alter von 15 Jahren sollte der Winkel kleiner als 10 ° sein. Bei einer angeborenen Pfannendysplasie liegen die Werte jeweils höher.
- *Zentrum-Ecken-Winkel nach Wiberg:* Der Zentrum-Ecken-Winkel nach Wiberg (CE-oder center/end-of-the-roof-Winkel) beurteilt ebenfalls das Ausmaß der seitlichen Überdachung des Femurkopfes (sog. seitliche Femurüberdachung). Er wird von einer durch den Mittelpunkt des Femurkopfes ziehenden Senkrechten und einer vom Mittelpunkt des Femurkopfes zum Pfannenerker gezogenen Linie gebildet (▶ Abb. 10.18**e**). Seine röntgenologische Bestimmung kann jedoch erst erfolgen, wenn der Knochenkern im Femurkopf sichtbar wird. Hier liegt das spätere Kopfzentrum meist in der Epiphysenlinie (Bestimmung mithilfe der sog. Röntgenischiometrie). Die Mittelwerte bei gesunden Kindern zwischen 5 und 8 Jahren liegen bei 25 °, zwischen 9 und 12 Jahren bei 30 ° und ab 13 Jahren bei etwa 35 °. Im Alter zwischen einem und 4 Jahren sollte ein Winkel von 10 ° nicht unterschritten werden.

Klinischer Bezug: angeborene Hüftluxation

Ursache, Häufigkeit und Symptomatik: Die angeborene Hüftluxation ist ein unregelmäßig dominant vererbtes Hüftleiden, von dem etwa 2 % aller Neugeborenen betroffen sind, Mädchen etwa 6- bis 8 mal häufiger als Jungen (mehr als die Hälfte beidseitig). Charakteristisch ist eine abgeflachte und steilgestellte Hüftpfanne, bei der das Pfannendach mangelhaft ausgebildet und die Femurkopfüberdachung unzureichend ist (vergrößerter Pfannendachwinkel und verkleinerter Zentrum-Ecken-Winkel). Typischerweise ist bei Hüftluxation die Ménard-Shenton-Linie unterbrochen und die Femurschaftachse nach lateral verlagert (Linie nach Ombrédanne und Perkins verläuft medial vom Femurschaft, s. ▶ Abb. 10.18**d**).

Diagnostik: Mit dem klinischen Nachweis der Instabilität durch manuelle Untersuchung der Hüftgelenke in den ersten Tagen nach der Geburt können praktisch alle kongenitalen Hüftgelenkluxationen und -dysplasien erfasst werden. Neben der Abspreizbehinderung, der Bewegungsarmut, der Insuffizienz der Abduktoren, der Beinlängendifferenz und der Faltenasymmetrie ist das sog. *Schnapp-Phänomen* der Hüfte beim Neugeborenen (Ortolani-Zeichen) das wichtigste und genaueste Zeichen. Hierzu werden bei dem auf dem Rücken liegenden Neugeborenen zunächst die gebeugten Hüften adduziert und vorsichtig in Richtung der Femurachse gedrückt. Ein instabiler Femurkopf springt dabei nach hinten aus der Pfanne. Werden jetzt die Hüften langsam abgespreizt, springt der Femurkopf wieder zurück in die Pfanne, wobei ein deutliches Schnappen zu spüren ist.

Therapie: Grundlage der therapeutischen Behandlung ist die Erkenntnis, dass die Adduktionsstellung eine Luxation fördert und die Abduktion sie verhindert. Bei Abduktion wird der Femurkopf gegen den Pfannengrund gedrückt, die Hüfte ist konzentrisch und stabil. Durch die so genannte Abspreizbehandlung im ersten Lebensjahr (Spreizhose, Spreizkissen bzw. breites Windelpaket zwischen den abgespreizten Beinen) vertieft sich die anfangs zu flache Hüftpfanne. Auf diese Weise stabilisiert das Hüftgelenk und der größte Teil der Kinder mit Hüftluxation kann im ersten Lebensjahr geheilt werden.

10.4 Achsen des Beines

Durch die Bauweise des Oberschenkelknochens mit dem nach medial abgewinkelten Schenkelhals liegt die mechanische Längsachse oder Traglinie medial des Femurschafts, so dass beim Erwachsenen normalerweise die großen Gelenke der unteren Extremität (Hüft-, Knie- und oberes Sprunggelenk) auf einer Geraden (*Mikulicz-Linie*) liegen (▶ Abb. 10.19**b**). Hierbei verbindet die Traglinie das Drehzentrum des Femurkopfes, die Eminentia intercondylaris des Tibiaplateaus und die Mitte der Malleolengabel. Dadurch berühren sich beim aufrechten Zweibeinstand und nach vorne gerichteten Füßen die medialen Femurkondylen und die Innenknöchel. Im Einbeinstand, z. B. in der Standbeinphase beim Gehen, verläuft die Traglinie des Beines etwas mehr medial.

Während beim Tibiaschaft mechanische und anatomische Achse übereinstimmen, weicht die anatomische Achse des Femurschaftes deutlich von der Traglinie ab. Auf diese Weise bilden die anatomischen Längsachsen von Ober- und Unterschenkel keine gerade Linie, sondern auf Höhe des Kniegelenks in der Frontalebene einen nach außen offenen Winkel von etwa 174° (frontaler Knieaußenwinkel oder Femorotibialwinkel; ▶ Abb. 10.19**a**). Liegt das Knie lateral von der Traglinie, bilden Ober- und Unterschenkel einen nach außen konvexen Bogen (O-Bein oder Genu varum; ▶ Abb. 10.19**b**). Liegt der Winkel zwischen Femur- und Tibiaschaft deutlich unter 174° (das Kniegelenk liegt medial der Traglinie), bezeichnet man diese Stellung als X-Bein (Genu valgum; ▶ Abb. 10.19**c**). Genu varum und Genu valgum gehören zu den sog. Achsenfehlern des Stützapparates und können infolge einer Fehlbelastung zu degenerativen Veränderungen führen (s. S. 275, *Klinischer Bezug*).

Die Beinachsen von Kindern und Jugendlichen weichen physiologisch von denen des Erwachsenen ab. Während Neugeborene und Säuglinge ein Genu varum haben, wird im Laufe des 2.-3. Lebensjahres nach Aufrichtung des Kindes das Bein immer gerader und erreicht den Femorotibialwinkel des Erwachsenen (sog. Geradbeinphase). Im Kleinkindalter zwischen dem 3. und 6. Lebensjahr kann sich physiologisch eine leichte X-Bein-Stellung entwickeln, die sich aber normalerweise im Schulalter wieder zurückbildet.

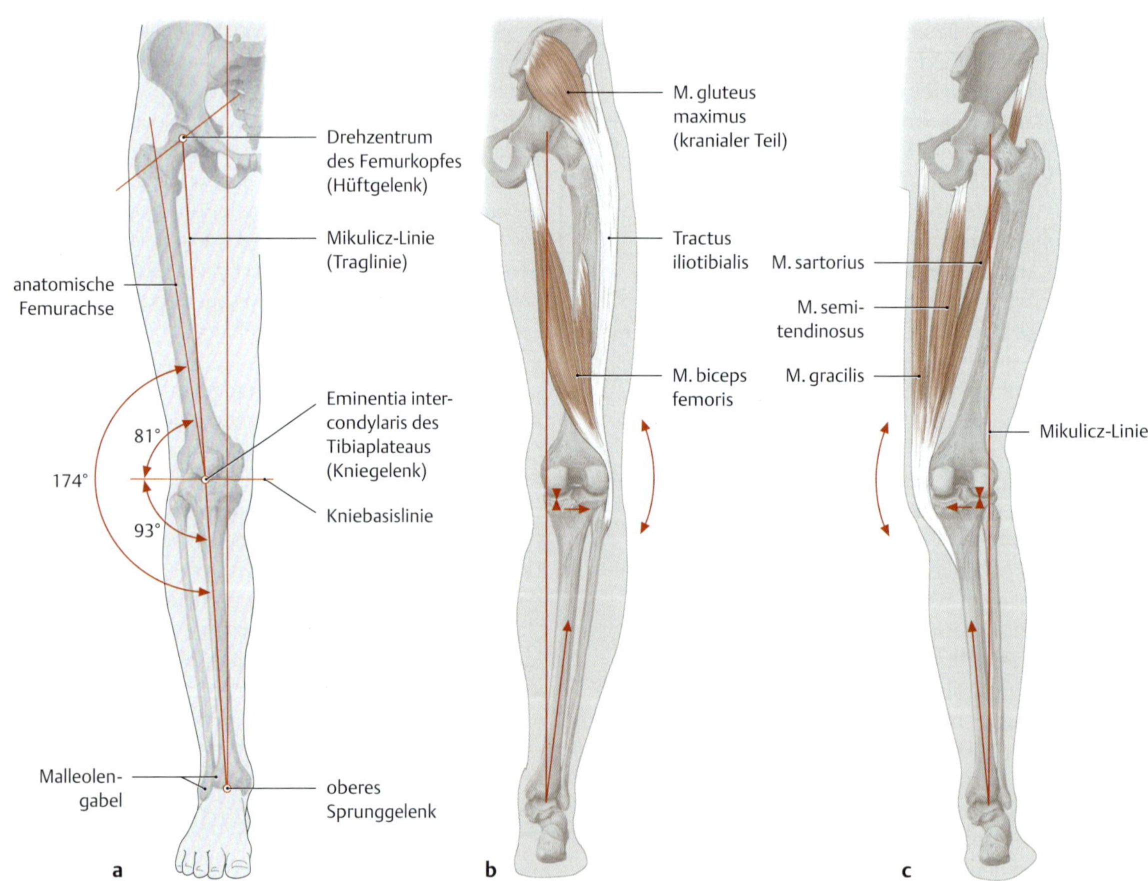

Abb. 10.19 a–c Anatomische und mechanische Achsen eines rechten Beines. Ansicht von vorne. **a** Normaler Verlauf der Traglinie, Ansicht von vorne; **b** Verlauf der Traglinie beim Genu varum (O-Bein), Ansicht von hinten. **c** Verlauf der Traglinie beim Genu valgum (X-Bein), Ansicht von hinten. Bei normalen Achsenverhältnissen liegen Hüft-, Knie- und oberes Sprunggelenk der unteren Extremität auf einer Geraden (mechanische Längsachse oder Traglinie: Mikulicz-Linie). Am Unterschenkel stimmen mechanische und anatomische Achsen überein, am Oberschenkel hingegen bilden sie einen Winkel von 6°. Aus diesem Grund bilden die anatomischen Längsachsen von Ober- und Unterschenkel einen nach außen offenen Winkel von 174° (frontaler Knieaußenwinkel oder Femorotibialwinkel). Beim Genu valgum liegt die Mitte des Kniegelenks medial (c), beim Genu varum lateral der Traglinie (b).

Klinischer Bezug: X- und O-Beine

Bei X- und O-Beinen kommt es infolge der Fehlbelastung im Verlauf von Jahren oder manchmal Jahrzehnten zu degenerativen Veränderungen des Knorpel- und Knochengewebes (sog. Gonarthrosen), wobei beim O-Bein der mediale, beim X-Bein der laterale Kniegelenkanteil betroffen ist. Zusätzlich wird beim X-Bein das mediale, beim O-Bein das laterale Kollateralband überbeansprucht.

Bei ausgeprägten X- und O-Beinen wird nicht nur das Kniegelenk vermehrt belastet, sondern die Fehlstellungen können auch auf benachbarte Gelenke wirken. So können sich bei X-Beinen die Schenkelhälse aufrichten (Coxa valga) und die Füße kommen in Knickfußstellung. Bei O-Beinen kann sich der CCD-Winkel verkleinern (Coxa vara) und die Füße zeigen eine Varusstellung (Klumpfußstellung).

10.5 Muskulatur von Hüfte, Gesäß und Oberschenkel

10.5.1 Muskelgruppen und -funktionen

Durch den aufrechten Gang des Menschen wurden die Schultergelenke von Lokomotionsaufgaben befreit, und die beiden Hüftgelenke mussten Aufgaben übernehmen, die beim Vierfüßler auf 4 Gelenke verteilt sind. Darüber hinaus brachte die bipede Fortbewegung erhebliche Gleichgewichtsprobleme mit sich, die die Hüftgelenke zusätzlich belasten. Die kräftige Muskulatur des Hüftgelenks ist daher Ausdruck der zentralen Bedeutung dieses Gelenks für das Gehen und Stehen.

Das in der Tiefe liegende Hüftgelenk wird ringsum von meist kurzen Muskeln mit großem physiologischem Querschnitt umhüllt. Sie entwickeln daher eine erhebliche Kraft bei relativ geringer Hubhöhe. Man unterscheidet die *Hüft- und Gesäßmuskulatur,* die ihren Ursprung am Becken hat und in der Nachbarschaft des Hüftgelenks ansetzt, von der *Oberschenkelmuskulatur,* die ebenfalls am Becken entspringt, aber neben dem Hüftgelenk auch noch das Kniegelenk überspringen kann (zweigelenkige Muskeln). Aus funktionellen Gründen werden die Muskeln der Adduktorengruppe, die alle auf der Oberschenkelinnenseite liegen, zu den Hüftmuskeln gezählt, da ihre Hauptwirkung im Hüftgelenk liegt.

Hüft- und Gesäßmuskulatur

Innerhalb der Hüft- und Gesäßmuskulatur unterscheidet man neben der Adduktorengruppe, die ihren Ursprung am Scham- und am Sitzbein hat, dorsale und ventrale Hüftmuskeln. Innerhalb der dorsalen Gruppe, die ihren Ursprung überwiegend am Darmbein hat, differenziert man entsprechend ihrem Ursprung auf der Innen- oder Außenseite der Darmbeinschaufel innere von äußeren Hüftmuskeln (▶ Tab. 10.1). Während die inneren Hüftmuskeln zum Trochanter minor ziehen, haben die äußeren ihren Ansatz im Bereich des Trochanter major.

Prinzipiell haben die Hüft- und Gesäßmuskeln 3 wesentliche Funktionen:

1. Liegt das Punctum fixum am Becken, bewegen die Hüft- und Gesäßmuskeln die freie untere Extremität und dienen somit der Fortbewegung.
2. Befindet sich das Punctum fixum am Skelett der freien unteren Extremität, bewegen die die Hüft- und Gesäßmuskeln das Becken und verändern somit die Beckenneigung (z. B. Aufrichten des Körpers aus der Hocke).
3. Darüber hinaus stabilisieren die die Hüft- und Gesäßmuskeln das Becken im bipeden und einbeinigen Stand, eine wichtige Voraussetzung für den normalen Bewegungsablauf beim Gehen. Hier stabilisieren Flexoren und Extensoren (Oberschenkelmuskulatur) das Hüftgelenk in der Sagittalebene, Ab- und Adduktoren in der Frontalebene.

Die Muskeln, die über das Hüftgelenk ziehen, können hinsichtlich ihres Verlaufs zu den Bewegungsachsen in Flexoren (Beuger), Extensoren (Strecker), Abduktoren (Abspreizer), Adduktoren (Heranführer) sowie Außen- und Innenrotatoren unterteilt werden. Die meisten Muskeln haben jedoch mehr als eine Funktion, und zusätzlich kommt es bei zahlreichen Hüftmuskeln während des Bewegungsablaufes zu einer Umkehrung der Muskelfunktion. Durch die bewegungsbedingte Änderung der

Tab. 10.1 Hüft- und Gesäßmuskulatur (s. ▶ Abb. 10.20, ▶ Abb. 10.21, ▶ Abb. 10.22, ▶ Abb. 10.23)

Vordere Gruppe der dorsalen Hüftmuskeln – innere Hüftmuskeln	Hintere Gruppe der dorsalen Hüftmuskeln – äußere Hüftmuskeln	Ventrale Hüftmuskeln	Muskeln der Adduktorengruppe
M. iliopsoas	M. gluteus maximus	M. obturatorius internus	M. obturatorius externus
M. psoas major	M. gluteus medius	Mm. gemelli	M. pectineus
M. iliacus	M. gluteus minimus	M. quadratus femoris	M. adductor longus
	M. tensor fasciae latae		M. adductor brevis
	M. piriformis		M. adductor magnus
			M. adductor minimus
			M. gracilis

Gelenkstellung verändert der betreffende Muskel daher seine Lage zur Bewegungsachse, und seine Funktion ändert sich. Ein typisches Beispiel ist die Umkehrung der Beugekomponente der Adduktoren. Z. B. unterstützt der M. adductor longus bei 50 ° Beugung im Hüftgelenk die Flexion, ab 70 ° Beugung wird er jedoch zum Strecker.

Oberschenkelmuskulatur

Ähnlich wie bei der Oberarmmuskulatur lässt sich auch bei der Oberschenkelmuskulatur eine Extensoren- und eine Flexorengruppe unterscheiden (▸Tab. 10.2). Infolge der Stellungsänderung der unteren Extremität (die ehemaligen dorsalen Anteile gelangen auf die Vorderseite) liegen die Extensoren auf der Vorderseite und die Flexoren auf der Rückseite des Oberschenkels. Insgesamt sind die Extensoren kräftiger als die Flexoren und haben eine zentrale Bedeutung bei der Stabilisierung des Kniegelenks im Stehen.

Fascia lata und Tractus iliotibialis

Die Muskulatur des Oberschenkels wird von der Fascia lata (Oberschenkelfaszie), einer stabilen, röhrenförmigen Manschette aus straffem, geflechtartigem Bindegewebe bedeckt (▸Abb. 10.21). Proximal entspringt die Faszie am Leistenband (Vorderseite des Oberschenkels) und an der Crista iliaca (über der Gesäßregion heißt sie Fascia glutaea), distal geht sie in die Fascia cruris des Unterschenkels über. Von der Oberschenkelfaszie senken sich auf der medialen und lateralen Seite Bindegewebsblätter in die Tiefe (Septa intermuscularia femoris mediale und laterale), wo sie im Bereich der Linea aspera angeheftet sind. Das Septum intermusculare femoris laterale verläuft zwischen dem M. vastus lateralis und dem kurzen Kopf des M. biceps femoris, das Septum intermusculare femoris mediale zwischen dem M. vastus medialis und dem M. adductor magnus (▸Abb. 10.21). Zwischen den ischiokruralen Muskeln und den Adduktoren liegt eine Schicht lockeren Bindegewebes (Septum intermusculare femoris posterior), in deren Nachbarschaft der N. ischiadicus verläuft (▸Abb. 10.21).

An der Außenseite des Oberschenkels ist die Fascia lata besonders dick und bildet mit den in sie einstrahlenden Sehnen der Mm. gluteus maximus und tensor fasciae latae den vertikal verlaufenden, etwa 8–10 cm breiten *Tractus iliotibialis* (Darmbein-Schienbein-Sehne; ▸Abb. 10.20**a, b, d** u. ▸Abb. 10.22**a**). Vor der Insertion am lateralen Tibiakondylus ziehen horizontal verlaufende Bandzüge vom Tractus iliotibialis zum Kniegelenk, wo sie sich an der horizontalen Zugverspannung der Kniescheibe beteiligen. Proximal verlaufen horizontale Verstärkungszüge als sog. Sitzhalfter auf der Rückseite des Oberschenkels am Übergang zur Gesäßregion (▸Abb. 10.20**b**). Durch die Verflechtung mit dem kaudalen Ansatz des M. gluteus maximus an der Tubersositas glutaea erhält der Tractus iliotibialis eine knöcherne Anhaftung am Femur. Auf diese Weise reduziert der Tractus iliotibialis die Biegebeanspruchung des Oberschenkelknochens (Zuggurtungsprinzip nach Pauwels, ▸Abb. 6.3) und schafft ein Gegengewicht zu den Biegekräften auf der Medialseite des Femur.

Die Insertionsstelle des Tractus iliotibialis (= Tuberculum tractus iliotibialis bzw. Tuberculum Gerdyi) liegt lateralproximal der Tuberositas tibiae und kann als palpierbarer Höcker im Bereich des Condylus lateralis tibiae getastet werden. Bei starker Beanspruchung des Tractus iliotibialis (z. B. infolge eines Genu varum) kann die Ansatzstelle schmerzhaft sein und wird dabei fälschlicherweise auch als Insertionstendopathie bezeichnet - falsch deswegen, weil das Tuberculum keine Apophyse darstellt!

Klinischer Bezug: Coxa saltans

Beim Laufen gleitet der Tractus iliotibialis über den Trochanter major. Ist der große Rollhügel besonders ausgeprägt, kann dabei ein schnappendes Geräusch (sog. schnappende/springende Hüfte, Coxa saltans) entstehen, Schmerzen gehen mit der Coxa saltans in der Regel nicht einher. Manchmal kann das Geräusch auch durch die Iliopsoassehne entstehen, die über den vorderen Schambeinast „springt".

Tab. 10.2 Oberschenkelmuskulatur (s.▸Abb. 10.20, ▸Abb. 10.21, ▸Abb. 10.22, ▸Abb. 10.23)

Vordere Muskeln des Oberschenkels – Extensorengruppe	Hintere Muskeln des Oberschenkels – Flexorengruppe (ischiokrurale Muskulatur)
M. sartorius	Ischiokrurale Muskeln
M. quadriceps femoris	• M. biceps femoris
• M. rectus femoris	• M. semimembranosus
• M. vastus medialis	• M. semitendinosus
• M. vastus lateralis	M. popliteus
• M. vastus intermedius	
• (M. articularis genus)*	

* Der M. articularis genus steht hier in Klammern, weil er sehr klein und eine Abspaltung des M. vastus intermedius ist. Da er in die Kapsel des Kniegelenkes einstrahlt und somit den Recessus suprapatellaris offen hält, wird er häufig auch als 5. Kopf des M. quadriceps bezeichnet!

Funktion einzelner Muskeln

Der kräftigste **Beuger** im Hüftgelenk ist der M. iliopsoas, der gemeinsam mit dem M. rectus femoris die Anteversion des Spielbeins beim Gehen bewirkt. Der M. sartorius und der M. tensor fasciae latae sowie die vorderen Anteile der Mm. glutei medius und minimus unterstützen die Flexion, wie sie beispielsweise beim schnellen Laufen erforderlich ist. Aus der Neutral-Null-Stellung sind die Adduktoren (Mm. gracilis, pectineus, adductores longus und brevis und tiefer Teil des M. adductor magnus) bis zu einer Hüftflexion von 50 ° als Beuger wirksam (s. o.).

Hauptstrecker im Hüftgelenk sind der M. gluteus maximus sowie die ischiokrurale Muskulatur (Mm. semitendinosus, semimembranosus und biceps femoris), wobei die Streckwirkung der ischiokruralen Muskeln durch Kniestreckung gesteigert wird. Unterstützt wird die Extension im Hüftgelenk von folgenden Muskeln: Mm. obturatorii externus und internus, piriformis, gemelli, quadratus femoris sowie die hinteren Anteile der Mm. glutei medius und minimus.

Bei der **Stabilisierung des Beckens** in der sagittalen Ebene sind Flexoren und Extensoren des Hüftgelenks (Oberschenkelmuskulatur) gleichermaßen beteiligt. Wird der Körperschwerpunkt nach vorne vor das Hüftgelenk verlagert, verhindern die Extensoren des Hüftgelenks zusammen mit den Rückenmuskeln ein Vornüberkippen des Rumpfes im Hüftgelenk. Einer Rückneigung des Rumpfes wirken die Flexoren der Hüfte entgegen, wobei die Hauptaufgabe das Lig. iliofemorale übernimmt.

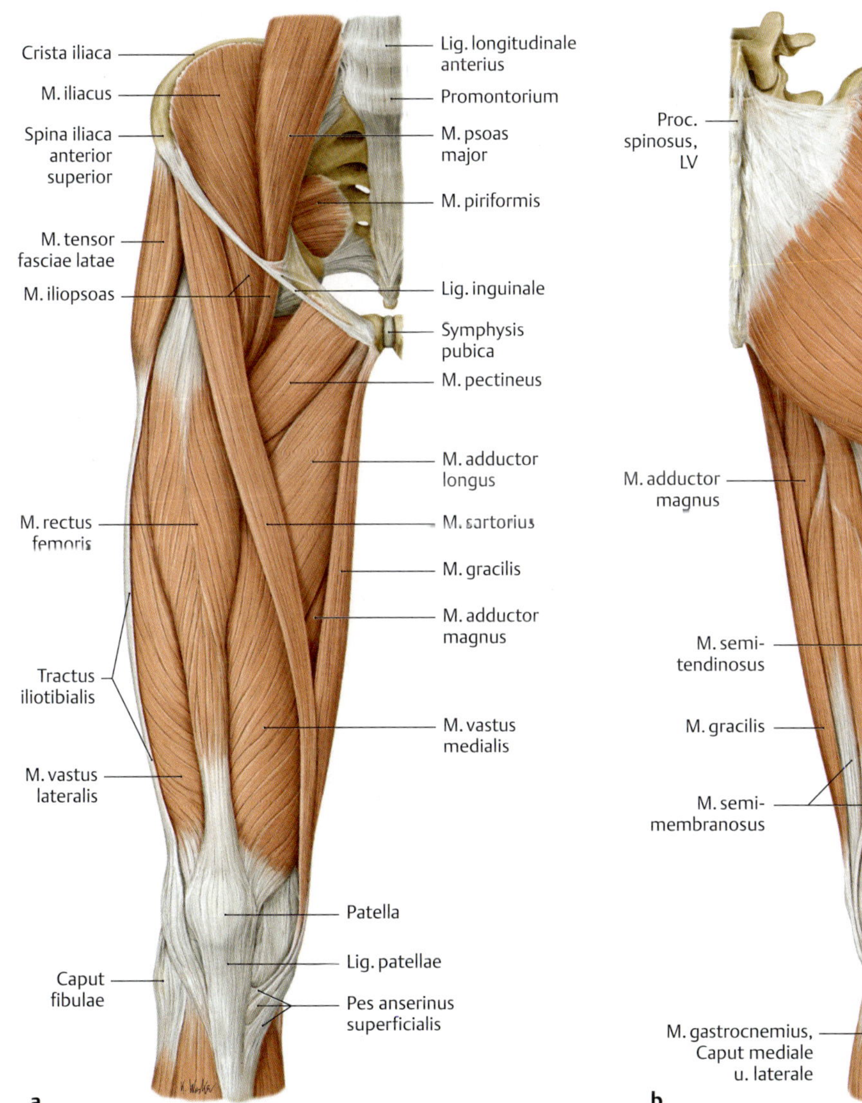

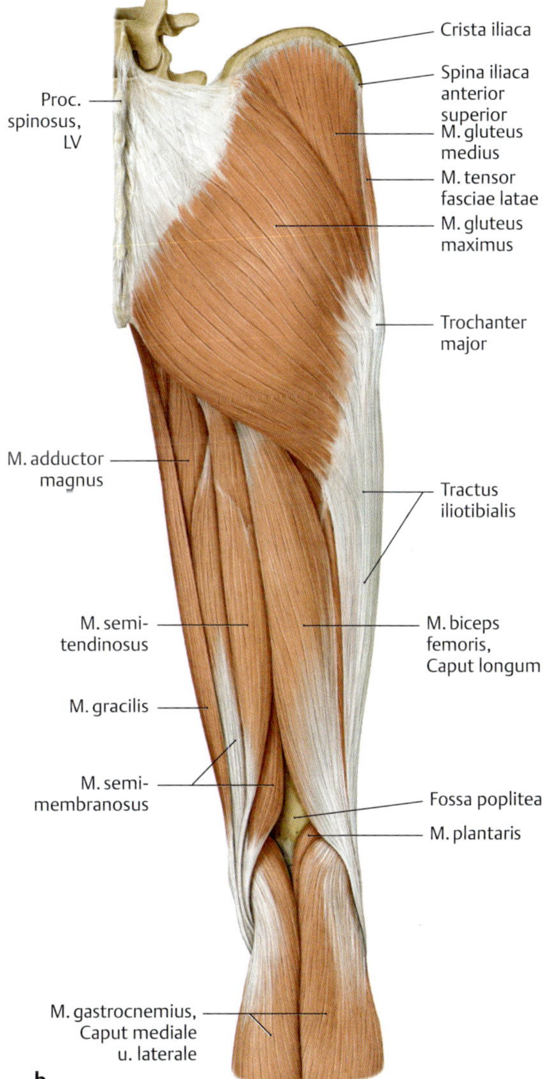

Abb. 10.20 a–d Oberflächliche Muskeln des Oberschenkels, der Hüfte und der Gesäßregion der rechten Seite. a Ansicht von vorne; **b** von hinten.

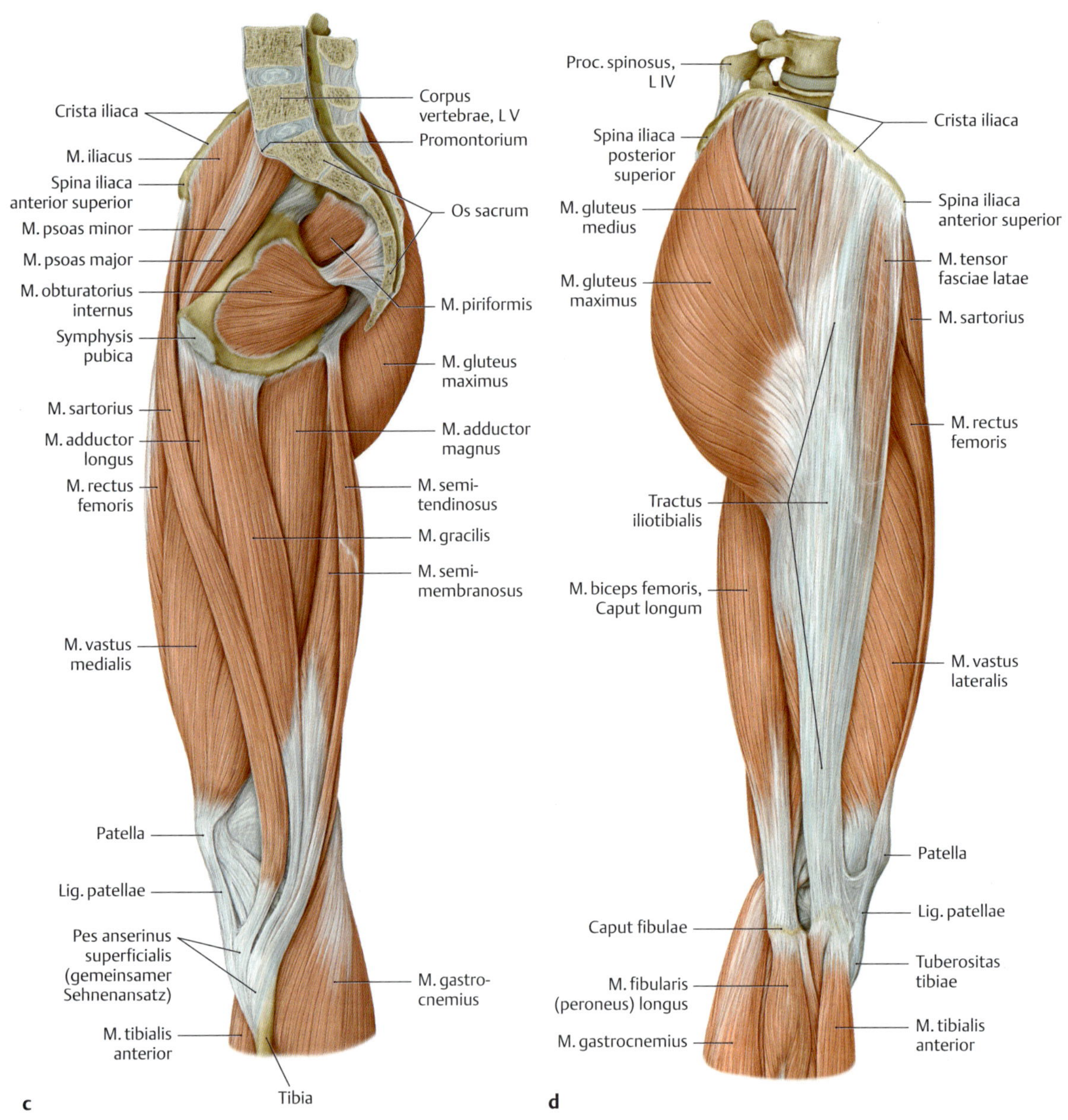

Abb. 10.20 a–d Fortsetzung. **c** von medial; **d** von lateral.

Die wichtigsten **Abduktoren** im Hüftgelenk sind die kleinen Glutäen (Mm. glutei medius und minimus) und der M. piriformis. Erfolgt die Abduktion durch den M. tensor fasciae latae und die vorderen Anteile der Mm. gluteus medius und minimus, wird gleichzeitig im Hüftgelenk flektiert und nach innen rotiert. Wird die Abduktionsbewegung durch die kranialen Fasern des M. gluteus maximus und den hinteren Anteil der kleinen Glutäen eingeleitet, wird zusätzlich extendiert und nach außen rotiert.

Innerhalb der **Adduktoren** ist der M. adductor magnus der leistungsfähigste und kräftigste Muskel. Zusammen mit den restlichen Adduktoren (Mm. adductores brevis und longus, pectineus, gracilis) bildet er einen über die ganze Länge des Femur ausgespannten Fächer. Zusammen mit den Abduktoren stabilisieren die Adduktoren das Becken im ein- und beidbeinigen Stand in der Frontalebene. Unterstützt wird die Adduktion zusätzlich durch folgende Muskeln: Mm. quadratus femoris, obturatorius internus und externus, gemelli, den unteren Teil des M. gluteus maximus sowie die ischiokruralen Muskeln.

Die **Außenrotatoren** des Hüftgelenks sind zahlreich und kräftig, sie übertreffen die Kraft der Innenrotatoren um mehr als das Dreifache. Die funktionell wichtigsten Außenrotatoren sind die Mm. piriformis, obturatorius in-

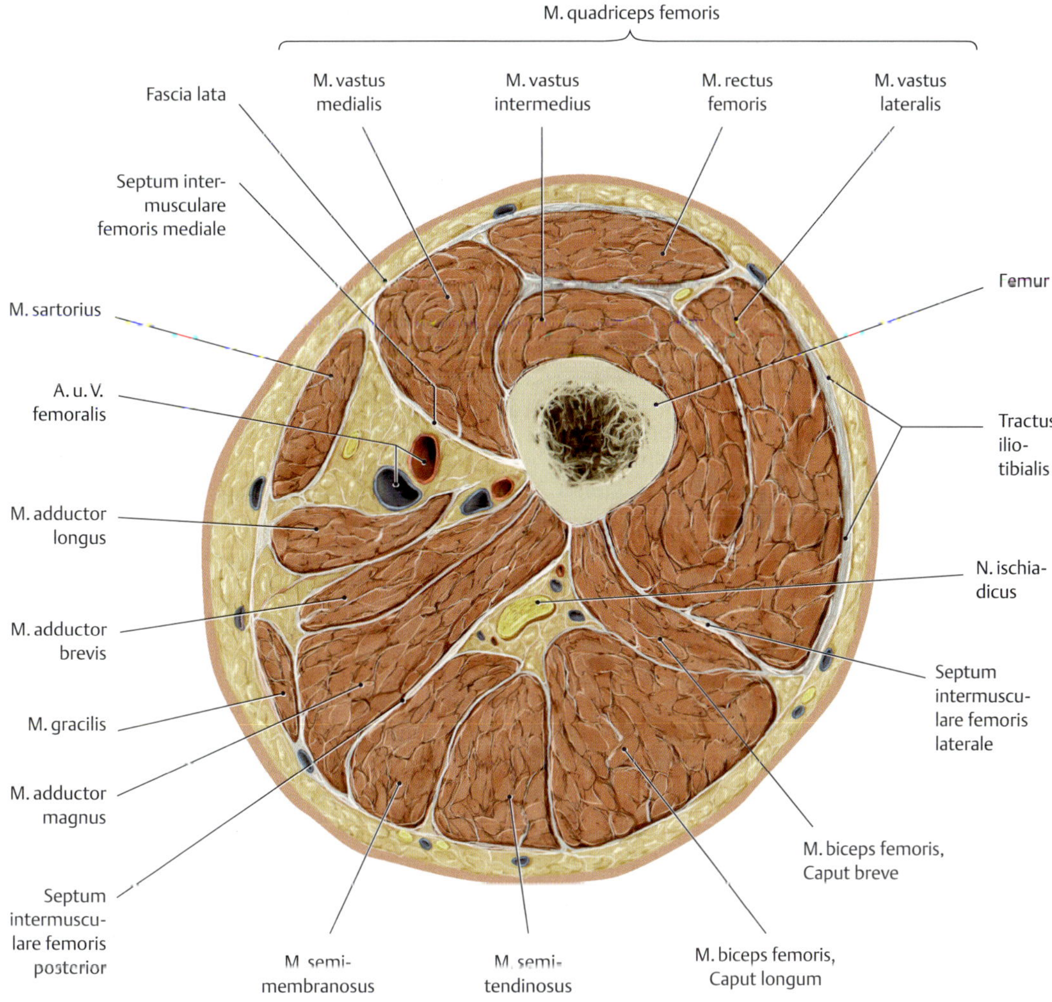

Abb. 10.21 Querschnitt durch den rechten Oberschenkel, Ansicht von distal.

ternus und externus. Einige Adduktoren sind gleichzeitig Außenrotatoren: Mm. quadratus femoris, pectineus sowie die tiefen Fasern des M. adductor magnus. Darüber hinaus besitzen der M. gluteus maximus, die hinteren Anteile der Mm. glutei medius und minimus, der M. sartorius, das Caput longum des M. biceps femoris sowie der M. iliopsoas eine außenrotatorische Komponente.

Die **nach innen rotierenden Muskeln** des Hüftgelenks sind weniger zahlreich als die Außenrotatoren. Funktionell wichtig sind der M. tensor fasciae latae sowie die vorderen Anteile der Mm. glutei medius und minimus. Auch der am Epicondylus medialis inserierende sehnige Ansatz des M. adductor magnus rotiert nach innen.

10.5.2 Systematik von Hüft- und Gesäßmuskulatur

Dorsale innere Hüftmuskeln

▶ **Ursprung und Ansatz:** Der *M. iliopsoas* besteht aus 2 Teilen, dem *M. psoas major* (großer Lendenmuskel) und dem *M. iliacus* (Darmbeinmuskel; ▶Abb. 10.22**a–e**). Er ist der einzige Hüftmuskel, der einen Teil seines Ursprungs (M. psoas major) nicht am Beckenring, sondern am Achsenskelett hat. Der M. psoas major entspringt mit einer oberflächlichen Schicht an den Seitenflächen des 12. Brustwirbelkörpers, des 1.-4. Lendenwirbelkörpers sowie den zugehörigen Bandscheiben. Eine tiefe Schicht entspringt an den Rippenfortsätzen des 1.-5. Lendenwirbels. Zwischen den beiden Muskelschichten liegt das Nervengeflecht des Plexus lumbalis. Gelegentlich entspringt ein selbständiger kleiner Lendenmuskel (M. psoas minor) von der Vorderfläche des 12. Brust- und 1. Lendenwirbels. Der 2. Anteil des M. iliopsoas, der M. iliacus, hat seinen Ursprung an der Innenfläche der Darmbeinschaufel, der Fossa iliaca. Die beiden Muskeln vereinigen sich und setzen am Trochanter minor des Femur an (▶Abb. 10.22**c–e** und ▶Abb. 10.23**d** u. **e**). An der Stelle, an der der Muskel über die Eminentia iliopubica und die Hüftgelenkkapsel hinwegzieht, liegt ein großer Schleimbeutel (Bursa iliopectinea; ▶Abb. 10.22**b**), der in etwa 15% der Fälle mit der Gelenkhöhle des Hüftgelenks kommuniziert.

▶ **Funktion und Innervation:** Der M. iliopsoas wirkt sowohl auf das Hüftgelenk (M. psoas major und M. iliacus) als auch auf die Lendenwirbelsäule (M. psoas major). Im Hüftgelenk ist er dank seines großen physiologischen Querschnitts ein wirkungsvoller Beuger, gleichzeitig führt er eine Außenrotation durch. Er ist ein wichtiger Muskel für das Gehen und Laufen, da er aufgrund seiner großen Hubhöhe den Oberschenkel ausgiebig und kraftvoll beugen kann. Liegt das Punctum fixum am Femur, kann die Lendenwirbelsäule bei einseitiger Kontraktion zur ipsilateralen Seite lateral flektiert werden. Bei beidseitiger Kontraktion dient der M. iliopsoas der Aufrichtung des Rumpfes aus der Rückenlage. Die Innervation erhält der M. iliopsoas durch direkte Äste aus dem Plexus lumbalis sowie aus dem N. femoralis (L1–L4).

Klinischer Bezug: Funktionseinschränkung des M. iliopsoas

Bei doppelseitiger **Lähmung des M. iliopsoas** ist es nicht mehr möglich, den Rumpf aus der Rückenlage aufzurichten, das Gehen ist stark beeinträchtigt.

Eine Schleimbeutelreizung der Bursa iliopectinea durch **Überlastung des M. iliopsoas** führt zu Schmerzen in der Leiste, insbesondere beim Laufen, aber auch in Ruhe.

Durch „lebenslanges Sitzen" oder durch falsches Bauchmuskeltraining kann sich der Muskel verkürzen. Dies führt im Bereich der Lendenwirbelsäule im Extremfall zu einer Hyperlordosierung. Häufig entsteht am Trochanter minor eine Insertionstendopathie.

Tab. 10.3 Innere Hüftmuskeln im Überblick

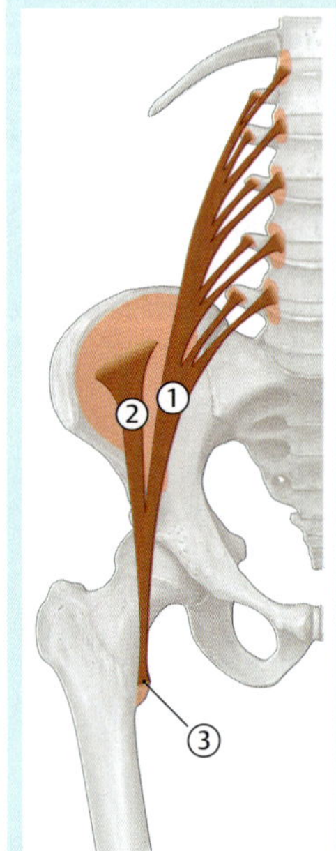	**Ursprung:**	• ① M. psoas major (oberflächliche Schicht): Seitenflächen des 12. Brustwirbelkörpers sowie die zugehörigen Disci intervertebrales • ① M. psoas major (tiefe Schicht): Procc. costales der 1.–5. Lendenwirbel • ② M. iliacus: Fossa iliaca
	Ansatz:	gemeinsam als M. iliopsoas ③ am Trochanter minor des Femurs
	Funktion:	• Hüftgelenk: Flexion und Außenrotation • Lendenwirbelsäule: bei einseitiger Kontraktion (Punctum fixum am Femur) Lateralflexion zur ipsilateralen Seite, bei beidseitiger Kontraktion Aufrichtung des Rumpfes aus der Rückenlage
	Innervation:	N. femoralis (L1–4) sowie direkte Äste aus dem Plexus lumbalis

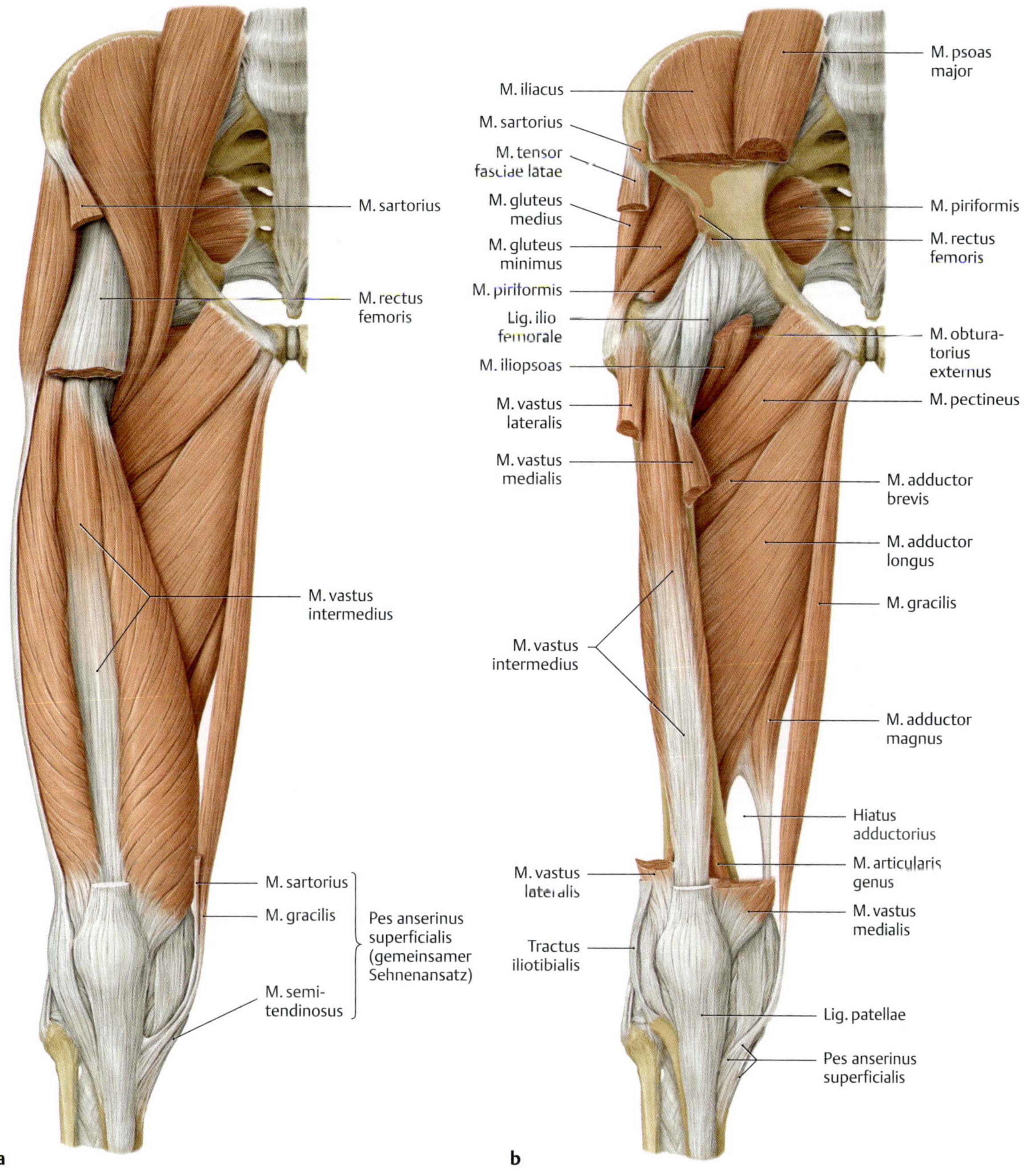

Abb. 10.22 a–e Mittlere und tiefe Muskulatur von Oberschenkel und Hüfte, rechte Seite, Ansicht von vorne. Die Muskeln sind schrittweise bis auf ihren Ursprung und Ansatz entfernt: **a** Mm. sartorius und rectus femoris entfernt. **b** Mm. vastus lateralis, vastus medialis, iliopsoas und tensor fasciae latae entfernt.

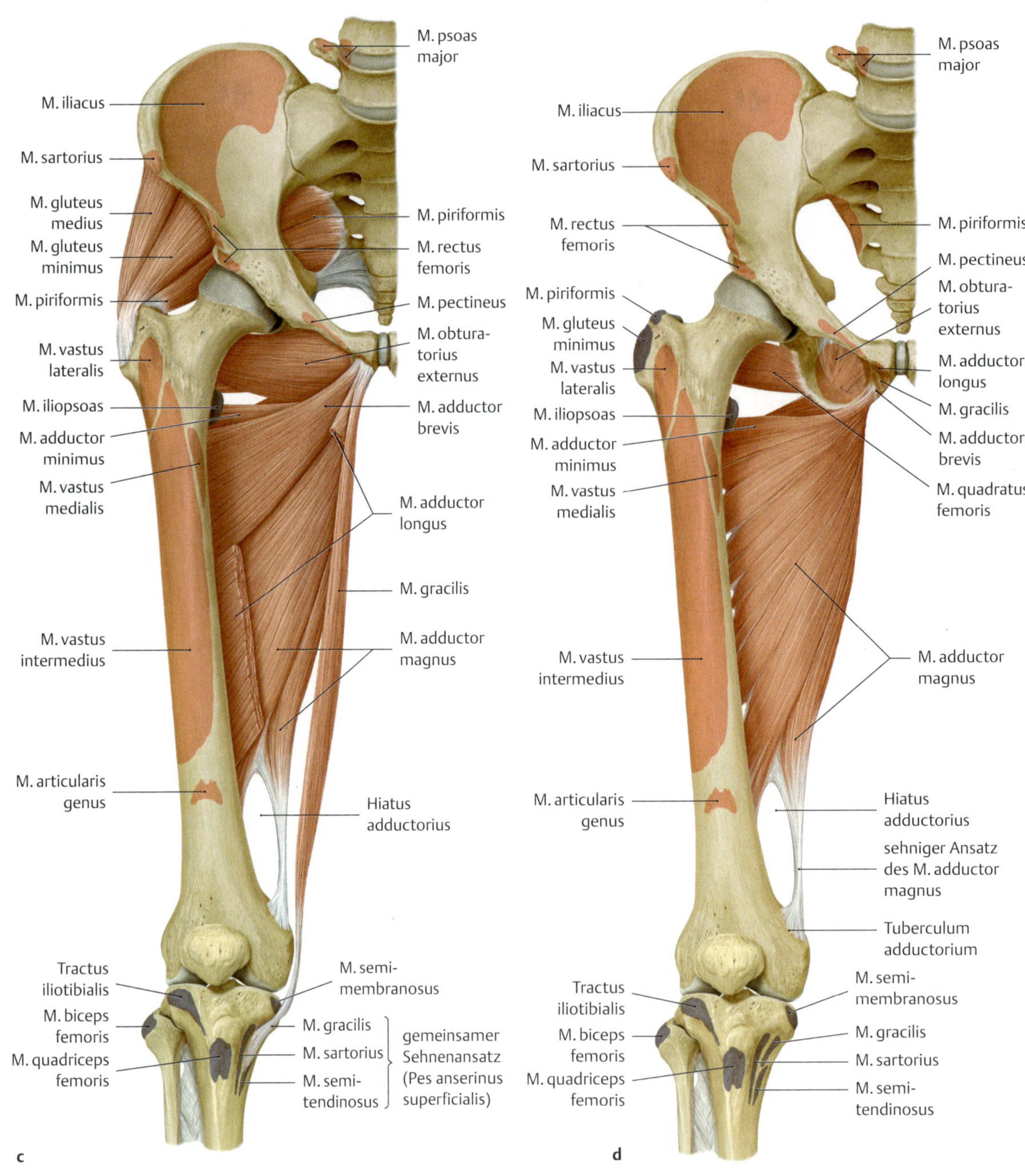

Abb. 10.22 a–e Fortsetzung. c Mm. vastus intermedius, gluteus minimus, pectineus und adductor longus entfernt. **d** Mm. gluteus medius, piriformis, adductur brevis, obturatorius externus und gracilis entfernt; Ursprung: rot, Ansatz: blau.

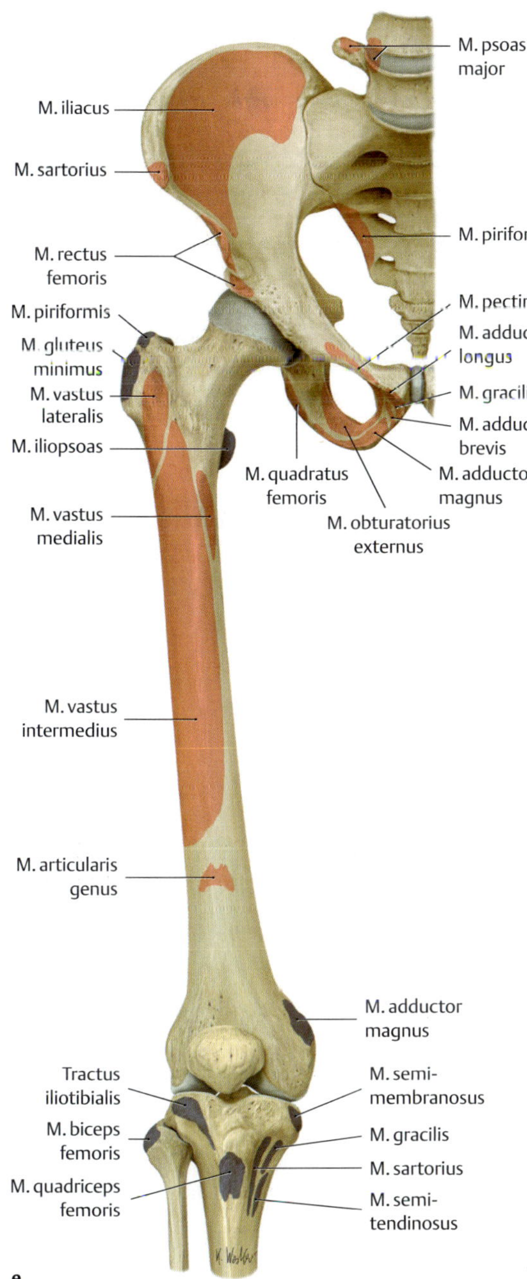

Abb. 10.22 a–e Fortsetzung. e alle Muskeln entfernt; Ursprung: rot, Ansatz: blau.

Dorsale äußere Hüftmuskeln

▸ **Ursprung und Ansatz:** Innerhalb der hinteren Gruppe der dorsalen Hüftmuskeln ist der *M. gluteus maximus* (großer Gesäßmuskel) der wichtigste und aufgrund seines großen physiologischen Querschnitts auch der kräftigste Muskel (▸ Abb. 10.23**a–e**). Er entspringt mit einem oberflächlichen Teil an der seitlichen Facies dorsalis des Kreuzbeins, am hinteren Teil der Facies glutaea des Darmbeins hinter der Linea glutaea posterior sowie an der Fascia thoracolumbalis und mit einem tiefen Teil am Lig. sacrotuberale. Seine Muskelfaserbündel ziehen von kranial-medial nach lateral-kaudal, wo er mit seinen kranialen Fasern in den Tractus iliotibialis einstrahlt und mit seinen kaudalen Anteilen über eine breite Endsehne an der Tuberositas gluteae ansetzt (▸ Abb. 10.23**a**–**e**). Zwischen Trochanter major und der Ansatzsehne des M. gluteus maximus liegt ein großer Schleimbeutel, die Bursa trochanterica musculi glutei maximi.

Der *M. gluteus medius* (mittlerer Gesäßmuskel) hat die Form eines Fächers (▸ Abb. 10.23**a–e**). Er entspringt sichelförmig von der Facies glutea des Os ilium unter dem Beckenkamm zwischen der Linea glutea anterior und der Linea glutea posterior. Kurz vor seinem Ansatz an der seitlichen Fläche des Trochanter major überkreuzen sich vordere und hintere Fasern. Zwischen der Ansatzsehne und der Spitze des Trochanter major liegt ein Schleimbeutel (Bursa trochanterica musculi glutei medii).

Der Ursprung des *M. gluteus minimus* (kleiner Gesäßmuskel) liegt unterhalb des M. gluteus medius zwischen der Linea glutea anterior und der Linea glutea inferior. Er wird in seinem gesamten Verlauf vollständig vom M. gluteus medius bedeckt (▸ Abb. 10.23**a–e**). Unmittelbar vor seinem Ansatz an der medialen Fläche des Trochanter major liegt ebenfalls zwischen Knochen und Sehne ein Schleimbeutel (Bursa trochanterica musculi glutei minimi).

Der *M. tensor fasciae latae* (Faszienspanner) hat sich im Verlauf der Phylogenese vom M. gluteus medius abgespalten und entspringt am vorderen oberen Darmbeinstachel. Er verläuft vor dem Trochanter major in einer Tasche der Fascia lata nach distal, um am übergang zwischen oberem und mittlerem Drittel des Oberschenkelsin den Tractus iliotibialis einzustrahlen (▸ Abb. 10.23**a**).

Der *M. piriformis* (birnenförmiger Muskel) hat im Verlauf der Ontogenese seinen Ursprung in das kleine Becken an die Facies pelvina des Kreuzbeins verlagert. Er zieht nahezu horizontal durchdas Foramen ischiadicum majus zur Spitze des Trochanter major (▸ Abb. 10.23**a–e**).

▸ **Funktion und Innervation:** Der M. gluteus maximus ist der kräftigste Strecker im Hüftgelenk, dennoch beteiligt er sich kaum beim normalen Gehen auf ebenem Boden, wohl aber bei erhöhter Abdruckaktivität des jeweiligen Standbeines (z.B. Klettern, schnelles Laufen, Springen) und bei vorgeneigtem Oberkörper (z.B. Aufwärtsgehen, Treppensteigen). Die Streckwirkung auf das Hüftgelenk wird besonders deutlich, wenn das Punctum fixum des Muskels am Femur liegt. Dann ist er v.a. an der Aufrichtung des Rumpfes beteiligt, z.B. beim Aufstehen aus dem Sitzen, beim Aufrichten aus der Hocke sowie beim Aufrichten des nach vorne geneigten Rumpfes. Außer an der Extension beteiligt sich der gesamte Muskel an der Außenrotation des Hüftgelenks. Darüber hinaus stabilisiert er das Hüftgelenk in der Sagittalebene, v.a. wenn sich der Körperschwerpunkt nach ventral verlagert (z.B. bei der sog. strammen Haltung). Schließlich beteiligen sich die oberhalb der Sagittalachse liegenden kranialen Fasern an der Abduktion und die unterhalb der Achse verlaufenden kaudalen Fasern an der Adduktion im Hüftgelenk. Auf diese Weise unterstützt der M. gluteus maximus während der Standbeinphase die Stabilisierung des Beckens in der Frontalebene.

Die Mm. glutei medius und minimus (die sog. kleinen Glutäen) haben aufgrund ihres Verlaufs und ihrer Lage zum Hüftgelenk gleiche Funktionen. Ihre Hauptfunktion ist die Abduktion und die Stabilisierung des Beckens in der Frontalebene. Beide Muskeln können das Becken beim einbeinigen Stand zur Standbeinseite kippen und verhindern auf diese Weise das Absinken des Beckens zur Spielbeinseite, eine wichtige Voraussetzung für das normale Gehen und Laufen. Zusätzlich beteiligen sich die vorderen Teile des Muskels an der Flexion und Innenrotation, die hinteren Teile an der Extension und der Außenrotation.

Tab. 10.4 Vertikal verlaufende äußere Hüftmuskeln im Überblick

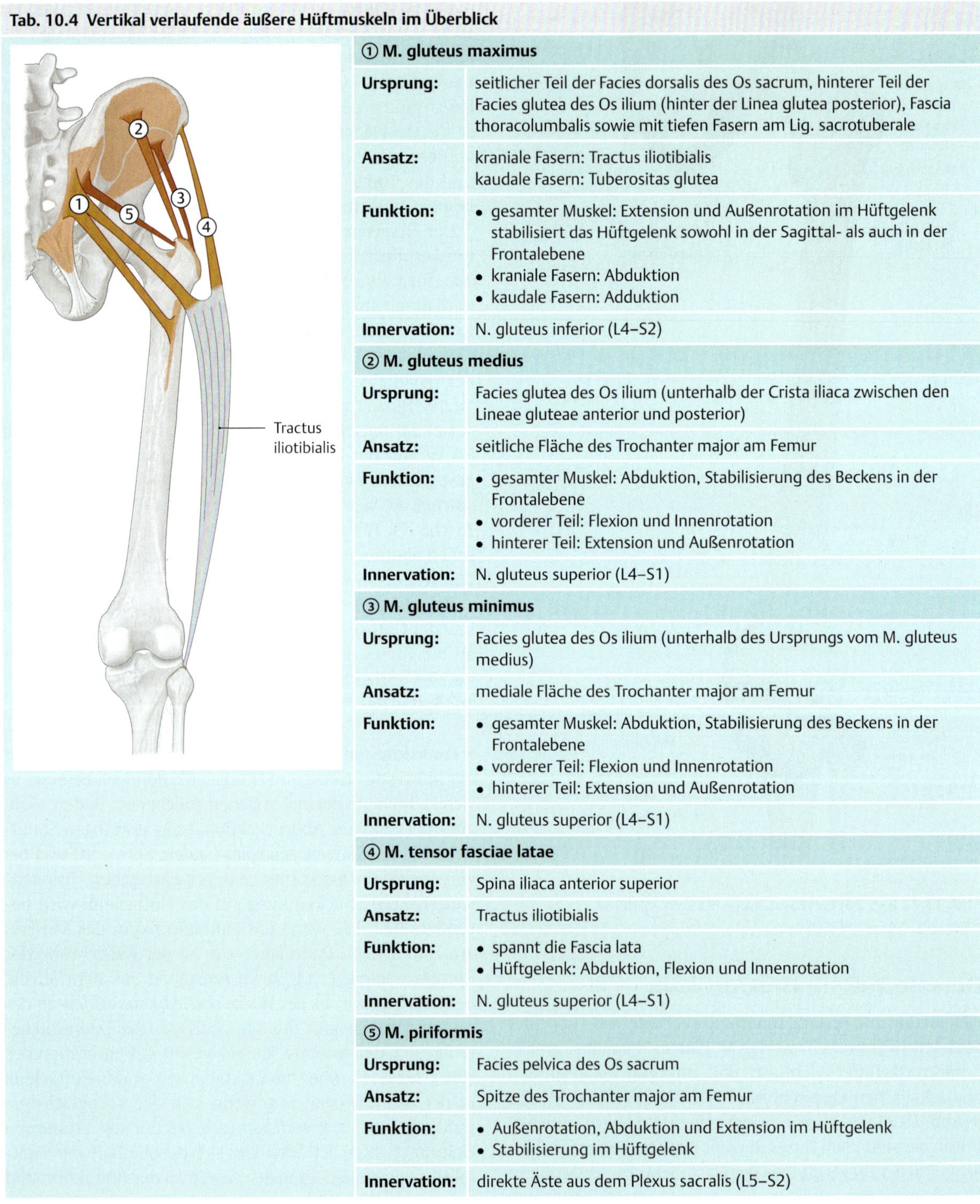

① M. gluteus maximus	
Ursprung:	seitlicher Teil der Facies dorsalis des Os sacrum, hinterer Teil der Facies glutea des Os ilium (hinter der Linea glutea posterior), Fascia thoracolumbalis sowie mit tiefen Fasern am Lig. sacrotuberale
Ansatz:	kraniale Fasern: Tractus iliotibialis kaudale Fasern: Tuberositas glutea
Funktion:	• gesamter Muskel: Extension und Außenrotation im Hüftgelenk stabilisiert das Hüftgelenk sowohl in der Sagittal- als auch in der Frontalebene • kraniale Fasern: Abduktion • kaudale Fasern: Adduktion
Innervation:	N. gluteus inferior (L4–S2)
② M. gluteus medius	
Ursprung:	Facies glutea des Os ilium (unterhalb der Crista iliaca zwischen den Lineae gluteae anterior und posterior)
Ansatz:	seitliche Fläche des Trochanter major am Femur
Funktion:	• gesamter Muskel: Abduktion, Stabilisierung des Beckens in der Frontalebene • vorderer Teil: Flexion und Innenrotation • hinterer Teil: Extension und Außenrotation
Innervation:	N. gluteus superior (L4–S1)
③ M. gluteus minimus	
Ursprung:	Facies glutea des Os ilium (unterhalb des Ursprungs vom M. gluteus medius)
Ansatz:	mediale Fläche des Trochanter major am Femur
Funktion:	• gesamter Muskel: Abduktion, Stabilisierung des Beckens in der Frontalebene • vorderer Teil: Flexion und Innenrotation • hinterer Teil: Extension und Außenrotation
Innervation:	N. gluteus superior (L4–S1)
④ M. tensor fasciae latae	
Ursprung:	Spina iliaca anterior superior
Ansatz:	Tractus iliotibialis
Funktion:	• spannt die Fascia lata • Hüftgelenk: Abduktion, Flexion und Innenrotation
Innervation:	N. gluteus superior (L4–S1)
⑤ M. piriformis	
Ursprung:	Facies pelvica des Os sacrum
Ansatz:	Spitze des Trochanter major am Femur
Funktion:	• Außenrotation, Abduktion und Extension im Hüftgelenk • Stabilisierung im Hüftgelenk
Innervation:	direkte Äste aus dem Plexus sacralis (L5–S2)

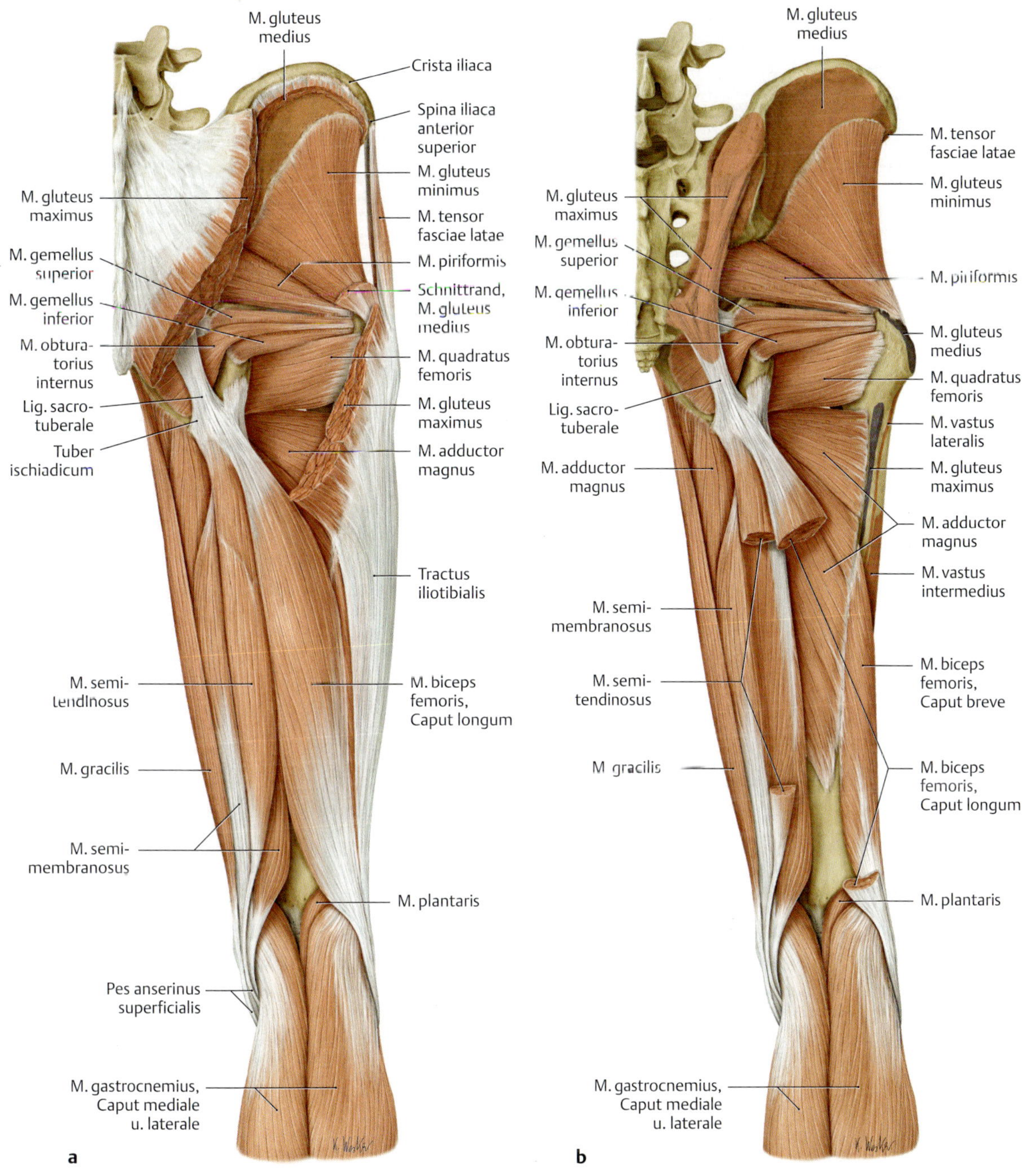

Abb. 10.23 a–e Mittlere und tiefe Muskulatur von Oberschenkel und Gesäß, rechte Seite, Ansicht von hinten. Die Muskeln werden schrittweise bis auf ihren Ursprung (rot) und Ansatz (blau) entfernt: **a** Mm. gluteus maximus und medius teilweise entfernt. **b** Mm. semitendinosus und biceps femoris (Caput longum) teilweise entfernt.

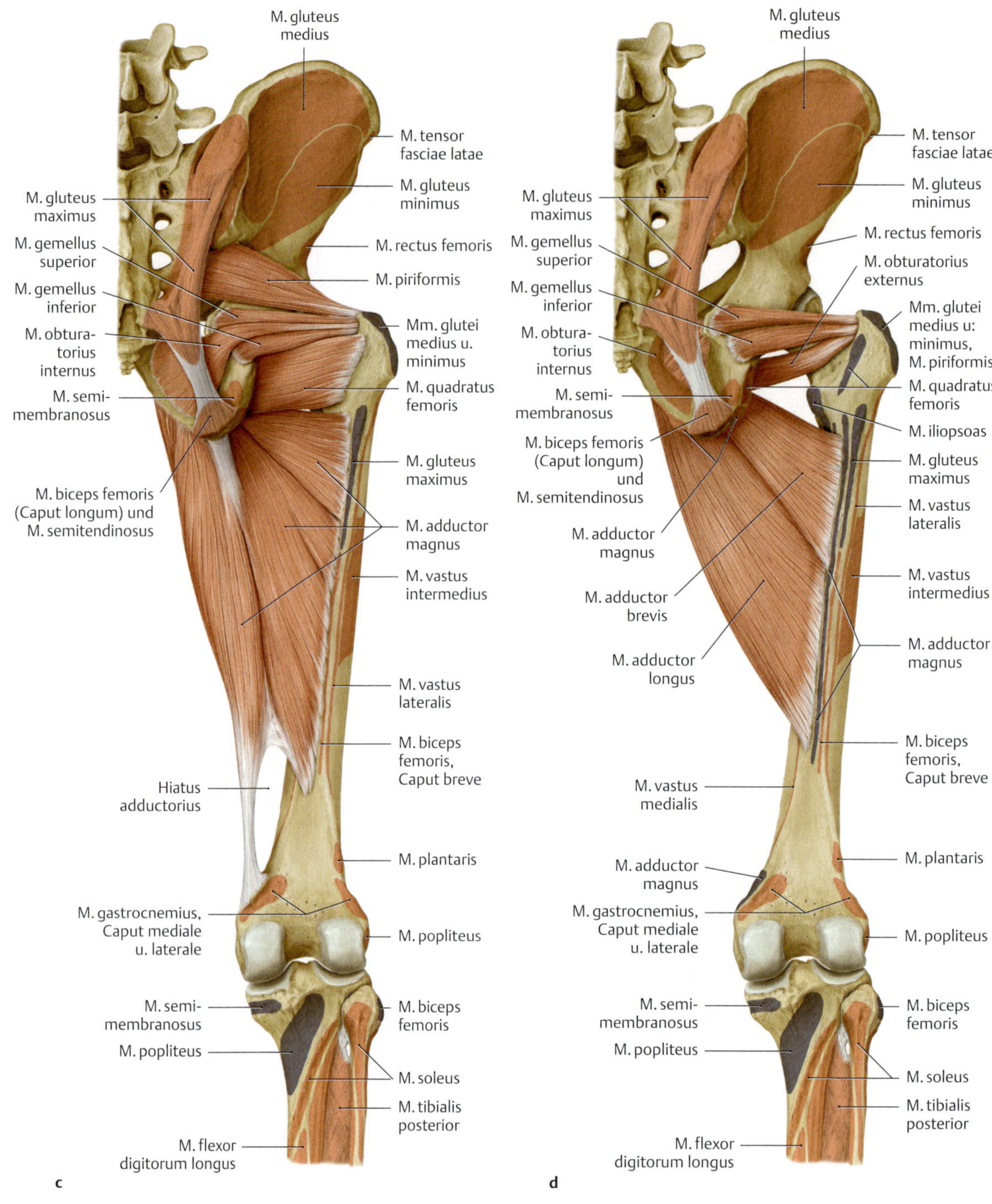

Abb. 10.23 a–e Fortsetzung. c Mm. semimembranosus, biceps femoris (Caput breve), gluteus minimus und gracilis entfernt. **d** Mm. adductor magnus, obturatorius internus, piriformis und quadratus femoris entfernt.

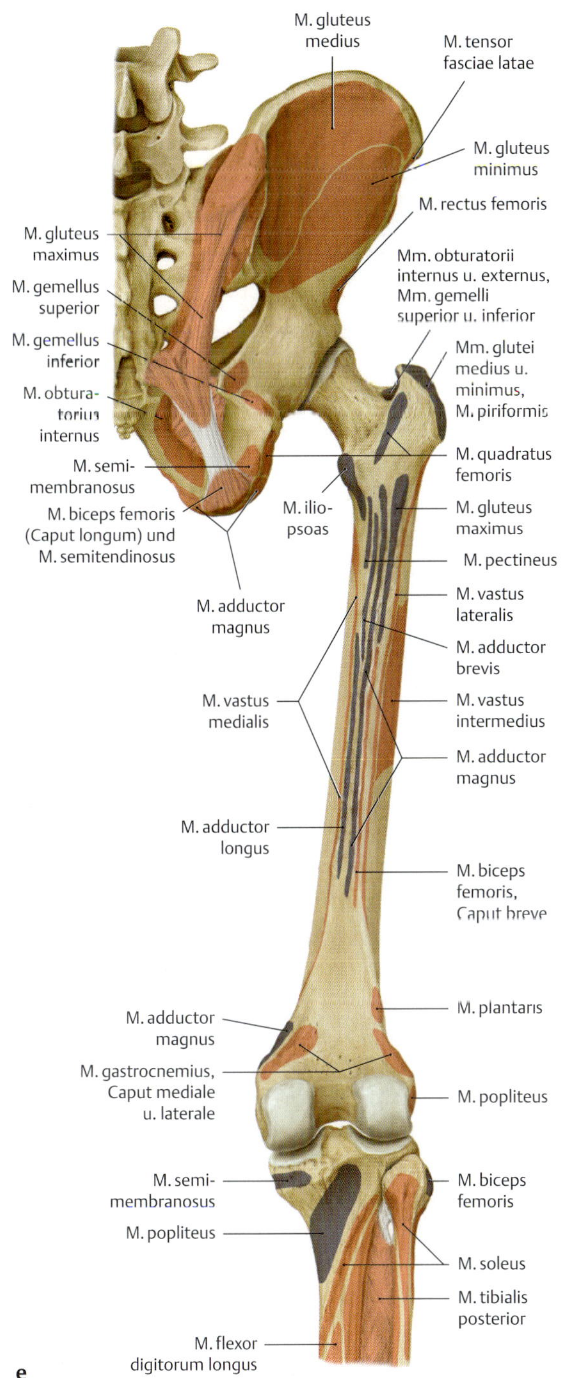

Abb. 10.23 a–e Fortsetzung. e alle Muskeln entfernt; Ursprung: rot, Ansatz: blau.

Der M. tensor fasciae latae spannt – wie sein Name schon sagt – die Fascia lata, v.a. den Tractus iliotibialis. Außerdem beteiligt sich der Muskel an der Innenrotation, der Abduktion und der Flexion des Hüftgelenks. Man findet ihn häufig sehr gut entwickelt bei Sportlern, insbesondere bei Kurzstreckenläufern.

Der M. piriformis hat durch seinen nahezu horizontalen Verlauf eine wichtige stabilisierende Funktion im Hüftgelenk, da er den Femurkopf in die Hüftpfanne presst. Zusätzlich kann der Muskel im Hüftgelenk nach außen rotieren, abduzieren und extendieren.

Während der M. gluteus maximus als einziger Muskel aus dieser Gruppe vom N. gluteus inferior (L4–S2) innerviert wird, versorgt der N. gluteus superior (L4–S1) die kleinen Glutäen und den M. tensor fasciae latae. Der M. piriformis wird durch direkte Äste aus dem Plexus sacralis (L5–S2) innerviert.

Klinischer Bezug: Funktionseinschränkung der Glutäalmuskeln

Eine **Lähmung des M. gluteus maximus** beeinträchtigt den normalen Gang auf ebenem Boden *nicht*, da der Ausfall gut kompensiert werden kann (Extension durch die ischiokrurale Muskulatur); Laufen, Springen und Treppensteigen sind hingegen nicht mehr möglich.
Eine **Lähmung der kleinen Glutäalmuskeln**, aber auch deren Insuffizienz infolge Coxa vara, Schenkelhalsbruch oder angeborener Hüftgelenkluxation äußert sich in erster Linie durch Abspreizen des betroffenen Beines. Außerdem kann das Becken beim Stehen auf der betroffenen Seite (Muskeln der Standbeinseite gelähmt) nicht im Gleichgewicht gehalten werden, es sinkt auf die gesunde Seite (Spielbeinseite) ab (positives Trendelenburg-Zeichen; ▶ Abb. 10.24**b**). Sind die kleinen Glutäalmuskeln beider Seite betroffen, kommt es zu einem typischen Watschelgang. In diesem Fall wird die Seitneigung der Wirbelsäule eingesetzt, um den Ausfall der Muskeln zu kompensieren. Neigt man die Wirbelsäule nach links, wird das Becken rechts hochgezogen und umgekehrt (sog. *Duchenne-Hinken*; ▶ Abb. 10.24**c**).
Eine **Überbelastung**, wie sie z.B. bei Langstreckenläufern vorkommt, kann zur Entzündung der Bursa trochanterica und infolge dessen zu Schmerzen und Schwellung über dem Trochanter major führen. Bei der sog. hohen Teilung des N. ischiadicus, die bei ca. 15% der Bevölkerung vorliegt, tritt der N. fibularis communis (häufig auch der N. cutaneus femoris posterior und der N. gluteus inferior) durch den M. piriformis hindurch und kann aufgrunddessen komprimiert werden (Schmerzausstrahlung).

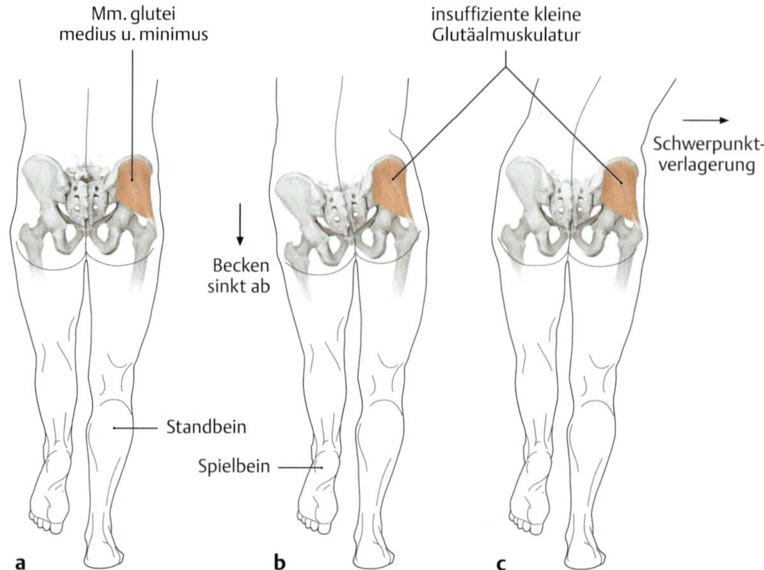

Abb. 10.24 a–c Trendelenburg-Zeichen und Duchenne-Hinken. Prüfung der Hüftstabilität in der Frontalebene. **a** Beim Gesunden kann im Einbeinstand das Becken mit Hilfe der Mm. glutei medius und minimus der Standbeinseite in der Frontalebene stabilisiert werden. **b** Bei Insuffizienz oder Lähmung der kleinen Glutäalmuskeln sinkt das Becken auf der gesunden Seite (Spielbeinseite) ab („Trendelenburg positiv"). **c** Durch Neigung des Oberkörpers auf die erkrankte Seite und damit Verlagerung des Schwerpunktes auf die Standbeinseite kann das Becken der Spielbeinseite angehoben werden („Duchenne positiv").

Tab. 10.5 Horizontal verlaufende äußere Hüftmuskeln im Überblick

① M. obturatorius internus	
Ursprung:	Innenfläche der Membrana obturatoria und an ihrem knöchernen Rahmen
Ansatz:	Fossa trochanterica am Femur
Funktion:	Außenrotation, Adduktion und Extension im Hüftgelenk (in Abhängigkeit von der Stellung des Hüftgelenks Abduktion möglich)
Innervation:	direkte Äste aus dem Plexus sacralis (L5–S2)
② Mm. gemelli	
Ursprung:	• M. gemellus superior: Spina ischiadica des Os ischii • M. gemellus inferior: Tuber ischiadicum des Os ischii
Ansatz:	zusammen mit der Ansatzsehne des M. obturatorius internus in der Fossa trochanterica
Funktion:	Außenrotation, Adduktion und Extension im Hüftgelenk (in Abhängigkeit von der Stellung des Hüftgelenks Abduktion möglich)
Innervation:	direkte Äste aus dem Plexus sacralis (L5–S2)
③ M. quadratus femoris	
Ursprung:	lateraler Rand des Tuber ischiadicum des Os ischii
Ansatz:	Crista intertrochanterica des Femur
Funktion:	Außenrotation und Adduktion im Hüftgelenk
Innervation:	tibiale Äste des N. ischiadicus (L5–S2)

▸ **Oberflächenrelief:** Der M. gluteus maximus prägt zusammen mit der typischen Verteilung des subkutanen Fettgewebes die für den Menschen charakteristische Ausbildung und Form des Gesäßes. Am Übergang zur Oberschenkelrückseite liegen die Glutäalfalten (Gesäßfurche), die nicht dem unteren Rand des M. gluteus maximus entsprechen, sondern durch das sog. Sitzhalfter, einen Verstärkungszug der Fascia glutaea, gebildet werden. Unterhalb der Crista iliaca und zwischen Oberrand des M. gluteus maximus und M. tensor fasciae latae liegt in einem annähernd dreieckigen Feld der M. gluteus medius (häufigster Ort für intramuskuläre Injektionen).

Ventrale Hüftmuskeln

▸ **Ursprung und Ansatz:** Der *M. obturatorius internus* (innerer Hüftlochmuskel; ▸ Abb. 10.23**a–e**) ist wie der M. piriformis in die Beckenhöhle eingewandert. Sein Ursprung liegt an der Innenfläche der Membrana obturatoria sowie an ihrem knöchernen Rahmen. Die Ansatzsehne des Muskels verlässt das Becken durch das Foramen ischiadicum minor, biegt spitzwinklig um den mit Faserknorpel überzogenen und mit einem Schleimbeutel versehenen Rand der Incisura ischiadica minor und zieht zur Fossa trochanterica am Femur. Beim Austritt aus dem Becken wird der M. obturatorius internus an der Ober- und Unterseite von den *Mm. gemelli superior und inferior* (oberer und unterer Zwillingsmuskel) begleitet (▸ Abb. 10.23**a–e**), die ihren Ursprung an der Spina ischiadica (M. gemellus superior) und am Tuber ischiadicum (M. gemellus inferior) haben. Beide Muskeln verbinden sich mit der Ansatzsehne des M. obturatorius internus und inserieren ebenfalls in der Fossa trochanterica. Der *M. quadratus femoris* (viereckiger Oberschenkelmuskel) entspringt am lateralen Rand des Tuber ischiadicum und setzt im Bereich der Crista intertrochanterica an (▸ Abb. 10.23**a–e**).

▸ **Funktion und Innervation:** Aus der Neutral-Null-Stellung beteiligen sich der M. obturatorius internus und die Mm. gemelli an der Außenrotation, der Adduktion und der Extension im Hüftgelenk. Bei flektiertem Hüftgelenk (etwa ab 60 °) können die Muskeln auch abduktorisch wirken (Umkehr der Muskelfunktion). Der M. quadratus femoris ist der zweitstärkste Außenrotator.

Während der M. obturatorius internus und die Mm. gemelli von direkten Ästen aus dem Plexus sacralis (L5–S2) innerviert werden, erhält der M. quadratus femoris seine Innervation aus den tibialen Ästen des N. ischiadicus (L5–S2).

Adduktoren

▸ **Ursprung und Ansatz:** Der Ursprung des *M. obturatorius externus* (äußerer Hüftlochmuskel) liegt auf der Außenseite der Membrana obturatoria und dem angrenzenden Knochen (R. ossis ischii). Er zieht auf der Rückseite des Schenkelhalses zur Innenseite des Trochanter major, wo er in der Fossa trochanterica ansetzt (▸ Abb. 10.22**c–d** u. ▸ Abb. 10.23**d–e**).

Der *M. pectineus* (Kammmuskel) entspringt am Pecten ossis pubis. Seine Muskelfasern ziehen dorsal vom Trochanter minor zur Linea pectinea und zum proximalen Ende der Linea aspera des Femur (▸ Abb. 10.22**a–e**).

Zusammen mit dem *M. pectineus* liegt der M. adductor longus (langer Anzieher) am oberflächlichsten; beide bedecken sowohl den M. adductor brevis als auch größtenteils den M. adductor magnus (▸ Abb. 10.22**a–c**).

Der *M. adductor longus* (langer Anzieher) entspringt am R. superior des Schambeins sowie an der Vorderseite der Symphyse und zieht schräg nach distal-lateral in Richtung Linea aspera, an dessen Labium mediale er im mittleren Drittel des Femur ansetzt (▸ Abb. 10.22**a–e**).

Der *M. adductor brevis* (kurzer Anzieher) liegt zusammen mit dem M. adductor magnus in der tieferen Schicht. Er entspringt am unteren Schambeinast und setzt proximal vom M. adductor longus im oberen Drittel des Femur am Labium mediale der Linea aspera an (▸ Abb. 10.22**c–e** u. 9.23**d–e**).

Der *M. adductor magnus* (großer Anzieher), einer der kräftigsten Muskeln des Menschen (▸ Abb. 10.22**a–e** u. 9.23**a–e**), hat einen ausgedehnten Ursprung entlang des R. inferior des Os pubis, des R. ossis ischii bis hin zum Tuber ischiadicum. Er besitzt einen oberflächlichen und einen tiefen Teil. Der tiefe Anteil zieht zum Labium mediale der Linea aspera, sein Ansatz wird aufgrund einer fehlenden sichtbaren Ansatzsehne auch als *fleischiger Ansatz* bezeichnet. Der oberflächliche und kräftigere Teil kommt vom Tuber ischiadicum und setzt steil abwärts laufend mit einer kräftigen Sehne am medialen Epicondylus femoris, dem sog. Tuberculum adductorium an (*sehniger Ansatz*). Zwischen dem sehnigen und dem fleischigen Ansatz liegt eine Lücke, der Adduktorenschlitz (Hiatus tendineus adductorius, ▸ Abb. 10.23**c**). Durch ihn gelangen A. und V. femoralis in die Kniekehle des Beines. Als *M. adductor minimus* (kleiner Anzieher) werden die kranialen Fasern des M. adductor magnus bezeichnet, die gelegentlich vom übrigen Teil des Muskels abgespalten sein können.

Der *M. gracilis* (schlanker Muskel) ist der einzige zweigelenkige Muskel aus der Adduktorengruppe und liegt am weitesten medial (▸ Abb. 10.22**a–e**). Er entspringt am R. inferior des Schambeines unterhalb der Symphyse und zieht über das Hüft- und Kniegelenk (hinter dem medialen Femurkondylus) zum medialen Anteil der Tuberositas tibiae, wo er zusammen mit den Endsehnen der Mm. sartorius und semitendinosus in einem gänsefußartigen, dreizipfeligen Sehnenansatz inseriert (*Pes anserinus superficialis*).

▸ **Funktion und Innervation:** Die Adduktoren verfügen insgesamt über einen großen physiologischen Querschnitt und besitzen dadurch ein größeres Drehmoment als die Abduktoren im Hüftgelenk. Entsprechend ihrer Lage zur transversalen und sagittalen Achse des Hüftgelenks unterstützen sie die Stabilisierung des Beckens sowohl in der Frontal- (im funktionellen Zusammenspiel mit den Abduktoren) als auch in der Sagittalebene (M. obturatorius externus nur in der Sagittalebene) beim ein- und beidbeinigen Stand und bei Laufbewegungen. Beim einbeinigen Stand wirken die Adduktoren einem Abkippen des Beckens nach lateral entgegen. Liegt bei aufrechter Haltung der Körperschwerpunkt vor dem Hüftgelenk, verhindern die Muskeln ein Nach-vorne-Kippen des Beckens. In Hockstellung (Hüft- und Kniegelenk flektiert) stabilisiert ausschließlich der M. adductor magnus das Hüftgelenk in der Sagittalebene.

Tab. 10.6 Adduktoren im Überblick

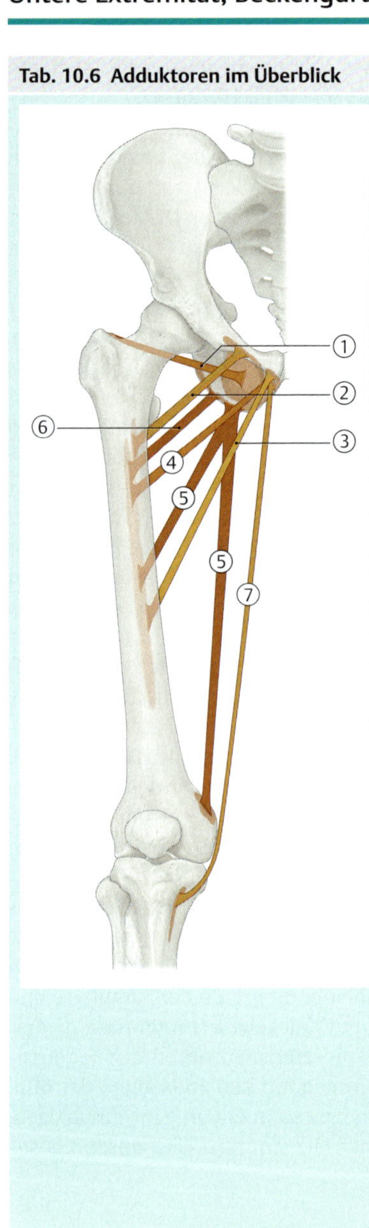

① M. obturatorius externus	
Ursprung:	Außenseite der Membrana obturatoria und angrenzender Knochen
Ansatz:	Fossa trochanterica des Femur
Funktion:	• Adduktion und Außenrotation im Hüftgelenk • Stabilisierung des Beckens in der Sagittalebene
Innervation:	N. obturatorius (L2–4)
② M. pectineus	
Ursprung:	Pecten ossis pubis
Ansatz:	Linea pectinea und an der proximalen Linea aspera des Femur
Funktion:	• Adduktion, Außenrotation und leichte Flexion im Hüftgelenk • Stabilisierung des Beckens in der Frontal- und Sagittalebene
Innervation:	N. femoralis, N. obturatorius (L2–4)
③ M. adductor longus	
Ursprung:	R. superior des Os pubis und Vorderseite der Symphyse
Ansatz:	Linea aspera: Labium mediale im mittleren Femurdrittel
Funktion:	• Adduktion und Flexion (bis 70°) im Hüftgelenk (Extension ab 80° Beugung) • Stabilisierung des Beckens in der Frontal- und Sagittalebene
Innervation:	N. obturatorius (L2–4)
④ M. adductor brevis	
Ursprung:	R. inferior des Os pubis
Ansatz:	Linea aspera: Labium mediale im oberen Femurdrittel
Funktion:	• Adduktion und Flexion (bis 70°) im Hüftgelenk (Extension ab 80° Beugung) • Stabilisierung des Beckens in der Frontal- und Sagittalebene
Innervation:	N. obturatorius (L2–4)
⑤ M. adductor magnus	
Ursprung:	R. inferior des Os pubis, R. ossis ischii und Tuber ischiadicum
Ansatz:	tiefer Teil („fleischiger Ansatz"): Labium mediale der Linea aspera oberflächlicher Teil („sehniger Ansatz"), Epicondylus medialis des Femur
Funktion:	• Adduktion, Außenrotation und Extension im Hüftgelenk (über den sehnigen Ansatz Innenrotation im Hüftgelenk) • Stabilisierung des Beckens in der Frontal- und Sagittalebene
Innervation:	tiefer Teil: N. obturatorius (L2–4) oberflächlicher Teil: N. tibialis (L4–5)
⑥ M. adductor minimus (kraniale Abspaltung des M. adductor magnus)	
Ursprung:	R. inferior des Os pubis
Ansatz:	Labium mediale der Linea aspera
Funktion:	Adduktion, Außenrotation und leichte Flexion im Hüftgelenk
Innervation:	N. obturatorius (L2–4)
⑦ M. gracilis	
Ursprung:	R. inferior des Os pubis unterhalb der Symphyse
Ansatz:	Medial der Tuberositas tibiae im „Pes anserinus superficialis" (zusammen mit den Endsehnen der Mm. sartorius und semitendinosus)
Funktion:	• Hüftgelenk: Adduktion und Flexion • Kniegelenk: Flexion und Innenrotation
Innervation:	N. obturatorius (L2–4)

Zusätzlich unterstützen sie ausgehend von der Neutral-Null-Stellung folgende Funktionen: Zusammen mit den Mm. obturatorius externus und pectineus unterstützt der M. adductor magnus die Außenrotation, die Mm. pectineus, adductor brevis, adductor longus und gracilis beteiligen sich an der Flexion im Hüftgelenk, der M. adductor magnus wirkt als Extensor, sein oberflächlicher, sehniger Anteil kann im Hüftgelenk nach innen rotieren.

Die Funktion der Adduktoren kann sich in Abhängigkeit von der Gelenkstellung verändern (Umkehrung der Muskelfunktion). Beispielsweise wirken der M. adductor longus und der M. adductor brevis bis 50°-Beugung flektierend, ab etwa 70°-Flexion werden sie zu Streckern im Hüftgelenk.

Der M. gracilis beteiligt sich neben Adduktion und Flexion des Hüftgelenks an der Flexion und Innenrotation im Kniegelenk.

Sämtliche Adduktoren werden vom N. obturatorius (L2–4) innerviert, der M. pectineus erhält eine zusätzliche Innervation vom N. femoralis, der oberflächliche Teil des M. adductor magnus zusätzlich vom tibialen Teil des N. ischiadicus (L4–5).

▸ **Oberflächenrelief:** Der M. gracilis liegt am weitesten medial und ist als bandförmiger Muskel an der Innenseite des Oberschenkels sichtbar.

Klinischer Bezug: Insertionstendopathie

Eine chronische Reizung der *Ursprungssehnen*, v. a. von Mm. gracilis, adductor magnus und adductor longus, durch Überlastung (Insertionstendopathie) führt zu Schmerzen in der Leiste.

10.5.3 Systematik der Oberschenkelmuskulatur

Extensoren

▸ **Ursprung und Ansatz:** Der *M. sartorius* (Schneidermuskel) ist ein zweigelenkiger, parallelfaseriger Muskel, der an der Spina iliaca anterior superior entspringt. Er zieht auf der Vorderseite des Oberschenkels schräg nach distal-medial, verläuft hinter dem medialen Femurkondylus und inseriert zusammen mit dem M. gracilis und dem M. semitendinosus im Pes anserinus superficialis (oberflächlicher Gänsefuß) an der medialen Seite der Tuberositas tibiae (▸ Abb. 10.22**a**–**e**). Zwischen dem Ansatz des Gänsefußes und dem Lig. collaterale tibiale liegt ein Schleimbeutel (Bursa anserina).

Der *M. quadriceps femoris* (vierköpfiger Oberschenkelmuskel) nimmt mit seinen 4 Köpfen (*Mm. rectus femoris, vastus medialis, vastus lateralis und intermedius*) nahezu den gesamten vorderen Oberschenkelbereich ein (▸ Abb. 10.22**a**–**e**). Während der zweigelenkige M. rectus femoris sowohl auf das Hüft- als auch auf das Kniegelenk wirkt, wirken die eingelenkigen Mm. vastus lateralis, medialis und intermedius nur auf das Kniegelenk.

Der Ursprung des M. rectus femoris liegt im Bereich der Spina iliaca anterior inferior und des Pfannendaches (Oberrand des Acetabulum). Der Muskel zieht in einer Rinne eingebettet zwischen den Mm. vastus lateralis und medialis nach distal und geht etwa 10 cm oberhalb der Patella in die gemeinsame Ansatzsehne der 4 Muskelanteile, die Quadrizepssehne über, in die die Kniescheibe als Sesambein eingelagert ist (▸ Abb. 10.22**a** u. **b**). Unterhalb der Patella heißt die Quadrizepssehne Lig. patellae. Der Ansatz liegt an der Tuberositas tibiae. Zwischen Lig. patellae und Tibia liegt ein Schleimbeutel, die Bursa infrapatellaris profunda. Vor der Kniescheibe gewährleistet ein oberflächlich gelegener Schleimbeutel (Bursa subcutanea prepatellaris) ein reibungsloses Gleiten der Haut über der Kniescheibe (siehe ▸ Abb. 10.29).

Der M. vastus medialis entspringt am distalen Teil der Linea intertrochanterica sowie am Labium mediale der Linea aspera, der M. vastus lateralis an der lateralen Fläche des Trochanter major und am Labium laterale der Linea aspera. Die Fasern beider Muskeln verlaufen schräg zur Längsachse, umhüllen den M. vastus intermedius, der an der Vorderseite des Femurschaftes entspringt, und strahlen zusammen mit dem M. vastus intermedius 5–10 cm oberhalb der Kniescheibe in das Lig. patellae ein. Sowohl der M. vastus medialis als auch der M. vastus lateralis ziehen mit seitlichen Teilen der Ansatzsehne an der Patella vorbei, um über das *Retinaculum patellae mediale* und das *Retinaculum patellae laterale* am Condylus medialis und am Condylus lateralis anzusetzen. Der Muskelbauch des M. vastus medialis reicht weiter nach distal als der des M. vastus lateralis (sog. Suprapatellarwulst). Die nahezu horizontal verlaufenden Fasern des M. vastus medialis wirken über ihre am Seitenrand der Patella inserierenden Anteile auf die horizontale Zugverspannung der Patella. Ein Teil der distal entspringenden Fasern des M. vastus intermedius setzen am Recessus (Bursa) suprapatellaris der Kniegelenkkapsel an. Diese Fasern werden als M. articularis genus bezeichnet.

▸ **Funktion und Innervation:** Als zweigelenkiger Muskel wirkt der M. sartorius sowohl auf das Hüftgelenk als auch auf das Kniegelenk. Im Hüftgelenk beteiligt er sich an der Flexion, der Außenrotation und der Abduktion. Aufgrund seines Verlaufs hinter der Flexions-/Extensions-Achse des Kniegelenks beugt der M. sartorius im Kniegelenk ebenfalls und rotiert in Flexionsstellung den Unterschenkel nach innen. Im sog. Schneidersitz ist der Muskel maximal angespannt und verkürzt.

Als einziger Streckmuskel im Kniegelenk ist der M. quadriceps femoris an allen Bewegungsabläufen beteiligt, bei denen eine Extension im Kniegelenk notwendig ist, z. B. beim normalen Gehen, beim Treppensteigen, beim Erheben aus sitzender oder hockender Stellung oder bei kraftvoller Extension des Unterschenkels beim Fußtritt.

Tab. 10.7 Extensoren im Überblick

① M. sartorius	
Ursprung:	Spina iliaca anterior superior
Ansatz:	medial der Tuberositas tibiae am Pes anserinus superficialis (zusammen mit den Mm. gracilis und semitendinosus)
Funktion:	• Hüftgelenk: Flexion, Abduktion und Außenrotation • Kniegelenk: Flexion und Innenrotation
Innervation:	N. femoralis (L1–4)
② M. quadriceps femoris	
Ursprung:	• M. rectus femoris: Spina iliaca anterior inferior (Caput rectum), Pfannendach des Hüftgelenks (Caput reflexum) • M. vastus medialis: Labium mediale der Linea aspera, distaler Teil der Linea intertrochanterica • M. vastut lateralis: Labium laterale der Linea aspera, laterale Fläche des Trochanter major • M vastut intermedius: Vorderseite des Femurschaftes • M. articularis genus (distale Fasern des M. vastus intermedius): Vorderseite des Femurschaftes auf Höhe des Recessus suprapatellaris
Ansatz:	• über das Lig. patellae an der Tuberositas tibiae (gesamter Muskel) • über das Retinaculum patellae mediale und laterale beidseits der Tuberositas am Condylus medialis und lateralis (M. vastus medialis und lateralis) • am Recessus suprapatellaris der Kniegelenkskapsel (M. articularis genus)
Funktion:	• Hüftgelenk: Flexion (M. rectus femoris) • Kniegelenk: Extension (alle Anteile), verhindert Einklemmung der Kapsel (M. articularis genus)
Innervation:	N. femoralis (L1–4)

Er hat einen großen physiologischen Querschnitt (etwa 150 cm^2) und übertrifft an Leistung die der Beuger im Kniegelenk um ein Dreifaches, da er gegen die Schwerkraft arbeiten muss. Der M. quadriceps femoris stabilisiert das Kniegelenk v. a. in der Sagittalebene; er verhindert beispielsweise das Umfallen des Körpers nach hinten, wenn der Körperschwerpunkt hinter die transversale Kniegelenkachse verlegt wird. Zusätzlich stabilisiert er durch seine horizontalen Zugverspannungen die Patella im Femoropatellargelenk. Schließlich wird durch die in die Quadrizepssehne als Sesambein eingelagerte Patella das Drehmoment des M. quadriceps femoris durch Verlängerung des virtuellen Hebelarms seiner Endsehne beträchtlich gesteigert. (Die Kniescheibe vergrößert den Abstand zwischen Muskelhauptlinie und Drehzentrum des Gelenks).

Der zweigelenkige M. rectus femoris beugt im Hüftgelenk, und zwar besonders kraftvoll, wenn im Kniegelenk gleichzeitig gebeugt wird (Vordehnung des Muskels). Umgekehrt hilft er am meisten bei der Kniestreckung, wenn das Hüftgelenk ebenfalls gestreckt ist. Der M. articularis genus verhindert, dass die Gelenkkapsel im Bereich des Recessus suprapatellaris bei Streckung des Kniegelenks eingeklemmt wird.

Sowohl der M. sartorius als auch der M. quadriceps femoris werden vom N. femoralis (L1–4) innerviert.

▸ **Oberflächenrelief:** Im Schneidersitz tritt der M. sartorius unterhalb der Spina iliaca anterior superior unter der Haut hervor. Beim Heben des Beines ist die Ursprungssehne des M. rectus femoris sehr deutlich medial vom vorderen oberen Darmbeinstachel zu sehen. Beim Strecken des Kniegelenks gegen Widerstand zeichnen sich oberhalb der Patella v. a. der Suprapatellawulst (Muskelbauch des M. vastus medialis) und unterhalb zwischen Patella und Tuberositas tibiae die Ansatzsehne des M. quadriceps ab.

Klinischer Bezug: Funktionseinschränkung der vorderen Oberschenkelmuskulatur

Bei **Lähmung des M. quadriceps** geht die aktive Streckfähigkeit im Kniegelenk verloren. Treppensteigen und Aufrichten aus sitzender Haltung ist nur sehr schwer möglich; die Patienten drücken daher mit der Hand auf die Knie, um das Kniegelenk in Streckstellung zu bringen. Der Stand kann über den Tractus iliotibialis bzw. durch Vorbeugen des Oberkörpers gesichert werden (Schwerkraft wird zur Streckkraft!).

Schmerzhafte **Insertionstendopathien** durch Überlastung treten v. a. am unteren Patellapol (Patellaspitzen-Syndrom), am oberen Patellapol (Ansatz des M. vastus lateralis) sowie im Bereich des Quadrizepsansatzes an der Tuberositas tibiae auf. Die Spina iliaca anterior superior als Ursprung des M. sartorius (aber auch des M. tensor fasciae latae) kann ebenfalls betroffen sein (Kraftsportler).

Durch **Muskelatrophie**, v. a. des M. vastus medialis, kann es zu einer habituellen Luxation der Patella nach außen kommen. Durch gezieltes Trainieren des M. vastus medialis ist es möglich, der nach lateral gerichteten Luxationstendenz der Patella entgegenzuwirken. Muskelatrophien des M. quadriceps femoris sind häufig die Folge von Kniegelenkerkrankungen. Für die Therapie gilt daher: Nur ein kräftiger M. quadriceps ist imstande, eine mechanische Störung, insbesondere eine Instabilität, wirksam zu kompensieren.

Flexoren

▶ **Ursprung und Ansatz:** Mit Ausnahme des M. popliteus und des kurzen Kopfes des M. biceps femoris ziehen alle Muskeln der Flexorengruppe als zweigelenkige Muskeln über Hüft- und Kniegelenk. Aufgrund ihres Ursprungs am Os ischii (Sitzbein) und ihres Ansatzes am Crus (Unterschenkel) werden sie auch als ischiokrurale Muskeln bezeichnet.

Der *M. biceps femoris* (zweiköpfiger Oberschenkelmuskel) entspringt mit seinem Caput longum gemeinsam mit dem M. semitendinosus (sog. Caput commune) am Tuber ischiadicum und am Lig. sacrotuberale und mit seinem Caput breve am Labium laterale der Linea aspera im mittleren Drittel des Oberschenkels. Die beiden Bizepsköpfe vereinigen sich im distalen Oberschenkelbereich und inserieren am Caput fibulae (▶ Abb. 10.23**a–e**). Zwischen der Ansatzsehne und dem lateralen Kollateralband liegt die Bursa subtendinea musculi bicipitis femoris inferior.

Der *M. semimembranosus* (halbmembranöser Muskel) entspringt mit einer langen, platten Ursprungssehne am Tuber ischiadicum. Die aponeurotisch verbreiterte Sehnenplatte reicht bis in das untere Drittel des Oberschenkels und bildet eine Art Rinne zur Aufnahme des M. semitendinosus (▶ Abb. 10.23**a–e**). Seine Ansatzsehne teilt sich in Höhe des Kniegelenks in 3 Zipfel, die als Pes anserinus profundus (s. *Kniegelenk*, S. 295) bezeichnet werden. Ein Zipfel zieht zur Hinterwand der Kniegelenkkapsel und bildet das Lig. popliteum obliquum. Über die beiden anderen Zipfel setzt der Muskel am Condylus medialis tibiae sowie an der Faszie des M. popliteus an. Zwischen dem oberen Rand des medialen Tibiakondylus und der Ansatzsehne liegt ein Schleimbeutel (Bursa musculi semimembranosi), der gelegentlich mit dem Schleimbeutel des medialen Gastroknemiuskopfes kommuniziert (Bursa gastrocnemiosemimembranosa) und zusätzlich mit der Kniegelenkhöhle in Verbindung steht (s. *Klinischer Hinweis*, S. 300).

Der *M. semitendinosus* (halbsehniger Muskel) hat einen gemeinsamen Ursprung (Caput commune) mit dem langen Kopf des M. biceps femoris am Tuber ischiadicum sowie am Lig. sacrotuberale und geht oberhalb des Kniegelenks in seine lange Ansatzsehne über, die zusammen mit den Mm. sartorius und gracilis im Pes anserinus superficialis an der medialen Tuberositas tibiae inseriert (▶ Abb. 10.22**b–e** u. ▶ Abb. 10.23). Im Ansatzbereich liegt ein Schleimbeutel, die Bursa anserina.

Der *M. popliteus* (Kniekehlenmuskel) liegt in der Tiefe der Kniekehle (Fossa poplitea) und entspringt mit einem lateralen Zipfel am lateralen Femurkondylus und mit einem medialen Zipfel am Hinterhorn des Außenmeniskus. Die Muskelfasern ziehen nach distal-medial und inserieren an der Facies posterior tibiae oberhalb des Ursprungs des M. soleus. An der Stelle, an der die gemeinsame Ursprungssehne über den lateralen Tibiakondylus hinwegzieht, liegt ein Schleimbeutel, der normalerweise mit der Kniegelenkhöhle kommuniziert, der Recessus subpopliteus (= Bursa musculi poplitei).

▶ **Funktion und Innervation:** Als zweigelenkige Muskeln beugen die ischiokruralen Muskeln im Knie- und strecken im Hüftgelenk, wobei der M. semimembranosus mit seinem großen physiologischen Querschnitt der kräftigste ist. Ihre Länge ist darauf abgestimmt, dass die Hüftgelenkflexion mit der Flexion im Kniegelenk kombiniert ist. Die Vordehnung der ischiokruralen Muskeln durch eine leichte Hüftgelenkbeugung erhöht deren Flexionskraft im Kniegelenk. Umgekehrt wird bei gestrecktem Knie die Extensionswirkung der ischiokruralen Muskeln im Hüftgelenk erhöht.

Versucht man hingegen bei gestrecktem Kniegelenk im Hüftgelenk stärker zu beugen (Rumpfbeuge), reicht die Muskellänge nicht aus (passive Muskelinsuffizienz = ungenügende Dehnbarkeit).

Auf der anderen Seite können bei gestrecktem Hüftgelenk die ischiokruralen Muskeln wegen ihrer geringen Hubhöhe den Unterschenkel im Kniegelenk nicht maximal beugen (aktive Muskelinsuffizienz = ungenügende Verkürzung). Während des normalen Gehens auf ebenem Boden erfolgt die Extension des Schwungbeines vorwiegend durch die ischiokrurale Muskulatur. Gemeinsam beteiligen sie sich an der Stabilisierung des Beckens in der Sagittalebene.

Tab. 10.8 Flexoren im Überblick

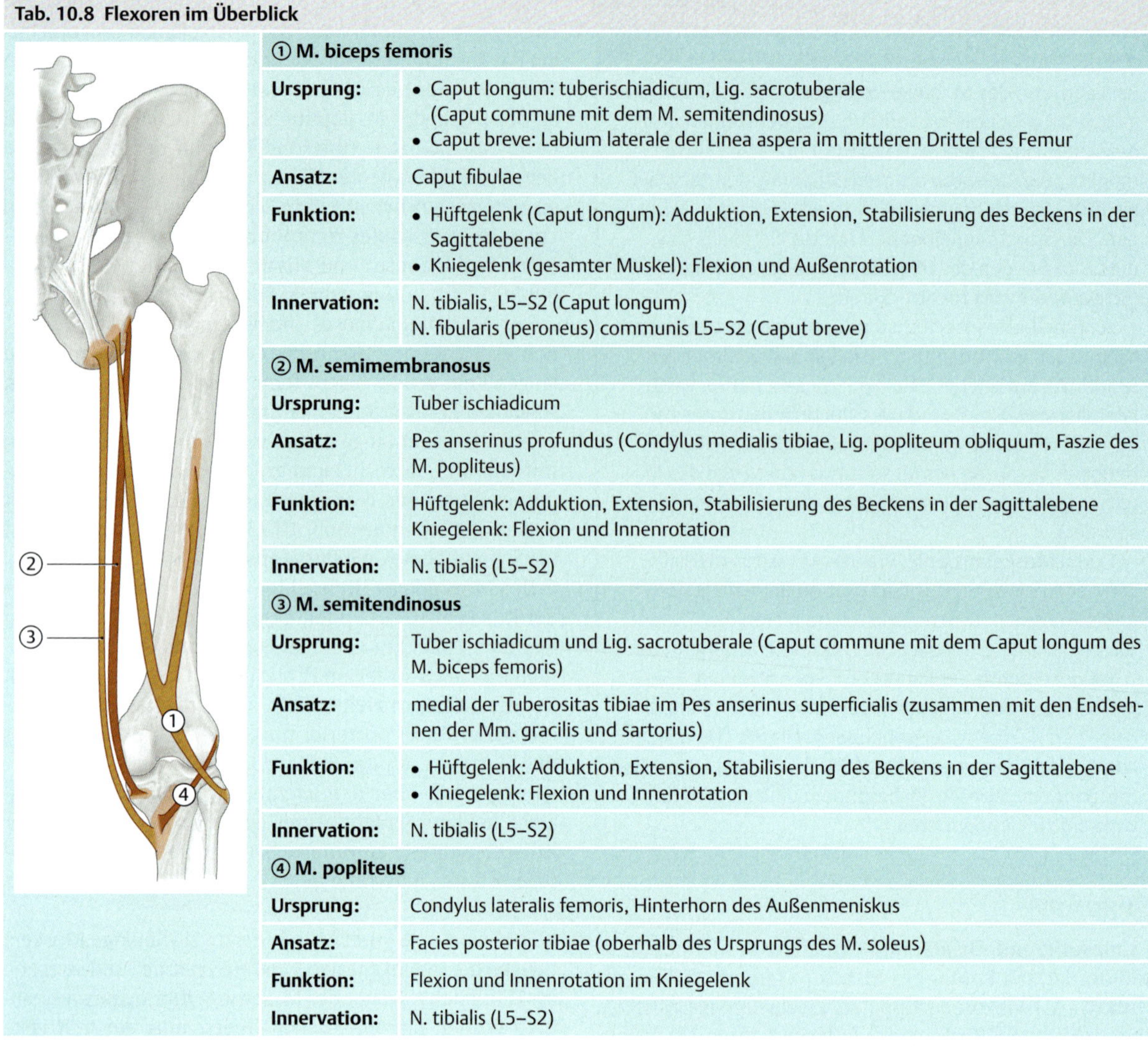

① M. biceps femoris	
Ursprung:	• Caput longum: tuberischiadicum, Lig. sacrotuberale (Caput commune mit dem M. semitendinosus) • Caput breve: Labium laterale der Linea aspera im mittleren Drittel des Femur
Ansatz:	Caput fibulae
Funktion:	• Hüftgelenk (Caput longum): Adduktion, Extension, Stabilisierung des Beckens in der Sagittalebene • Kniegelenk (gesamter Muskel): Flexion und Außenrotation
Innervation:	N. tibialis, L5–S2 (Caput longum) N. fibularis (peroneus) communis L5–S2 (Caput breve)
② M. semimembranosus	
Ursprung:	Tuber ischiadicum
Ansatz:	Pes anserinus profundus (Condylus medialis tibiae, Lig. popliteum obliquum, Faszie des M. popliteus)
Funktion:	Hüftgelenk: Adduktion, Extension, Stabilisierung des Beckens in der Sagittalebene Kniegelenk: Flexion und Innenrotation
Innervation:	N. tibialis (L5–S2)
③ M. semitendinosus	
Ursprung:	Tuber ischiadicum und Lig. sacrotuberale (Caput commune mit dem Caput longum des M. biceps femoris)
Ansatz:	medial der Tuberositas tibiae im Pes anserinus superficialis (zusammen mit den Endsehnen der Mm. gracilis und sartorius)
Funktion:	• Hüftgelenk: Adduktion, Extension, Stabilisierung des Beckens in der Sagittalebene • Kniegelenk: Flexion und Innenrotation
Innervation:	N. tibialis (L5–S2)
④ M. popliteus	
Ursprung:	Condylus lateralis femoris, Hinterhorn des Außenmeniskus
Ansatz:	Facies posterior tibiae (oberhalb des Ursprungs des M. soleus)
Funktion:	Flexion und Innenrotation im Kniegelenk
Innervation:	N. tibialis (L5–S2)

Bei gebeugtem Kniegelenk rotieren die beiden Köpfe des M. biceps femoris als einzige (!) den Unterschenkel nach außen, die Mm. semimembranosus und semitendinosus hingegen unterstützen zusammen mit dem M. popliteus eine Innenrotation. Darüber hinaus beteiligt sich der M. popliteus an der Flexion im Kniegelenk und stabilisiert den hinteren Anteil der Gelenkkapsel.

Mit Ausnahme des kurzen Kopfes des M. biceps femoris (N. fibularis communis, L5–S2), werden alle Muskeln dieser Gruppe vom N. tibialis (L5–S2) innerviert.

▸ **Oberflächenrelief:** Die Endsehnen der ischiokruralen Muskulatur begrenzen die Kniekehle (Fossa poplitea), der M. biceps femoris von lateral und die Mm. semimembranosus und semitendinosus von medial. Insbesondere bei gebeugtem Kniegelenk sind die Sehnen sicht- und tastbar.

Klinischer Bezug: Funktionseinschränkung der ischiokruralen Muskulatur

Bei Lähmung der ischiokruralen Muskulatur bleiben z. B. Stehen, Gehen, Aufstehen und Treppensteigen fast ungestört, solange der M. gluteus maximus funktioniert. Am Kniegelenk hingegen kann es zu einer Überstreckung kommen (Genu recurvatum). Sportverletzungen im Bereich der hinteren Oberschenkelmuskulatur treten sehr häufig auf. Ein begünstigender Faktor für die Verletzungen der ischiokruralen Muskeln ist ihre ausgeprägte Neigung zur Verkürzung.

10.6 Kniegelenk

Das Kniegelenk (Art. genus) ist das größte Gelenk des menschlichen Körpers. Es ist ein zusammengesetztes Gelenk, in dem 3 Knochen (Femur, Tibia und Patella) miteinander artikulieren (▶ Abb. 10.25 u. ▶ Abb. 10.26). Femur und Tibia bilden das *Femorotibialgelenk* (Art. femorotibialis), Femur und Patella das *Femoropatellargelenk* (Art. femoropatellaris). Beide Gelenke sind von einer gemeinsamen Gelenkkapsel umschlossen und liegen in einer zusammenhängenden Gelenkhöhle (s. u.). Im Gegensatz zum Ellenbogengelenk, bei dem beide Unterarmknochen gelenkig mit dem Humerus in Verbindung stehen, ist beim Kniegelenk die Fibula nicht mit einbezogen.

10.6.1 Femorotibialgelenk

Im Femorotibialgelenk artikulieren die beiden bikonvexen Femurkondylen (Condylus medialis und Condylus lateralis femoris) mit den beiden ovalen und leicht konkaven Gelenkflächen der Tibiakondylen (Condylus medialis und Condylus lateralis tibiae; ▶ Abb. 10.25**a**, **b** u. ▶ Abb. 10.27). Von der Seite betrachtet besitzen die Femurkondylen keine Kreisform, sondern ähneln in ihrem Verlauf einer Spirale mit unterschiedlichen Krümmungsradien. Hierbei liegt die stärkere Krümmung mit kleineren Krümmungsradien am hinteren Teil der Femurkondylen. Auf diese Weise liegt in Streckstellung der flach gekrümmte Teil der Kondylen dem Tibiaplateau (Anteile des Tibiaplateau: ▶ Abb. 10.26**d**) an, während mit zunehmender Beugung die stärker gekrümmten Anteile der Fe-

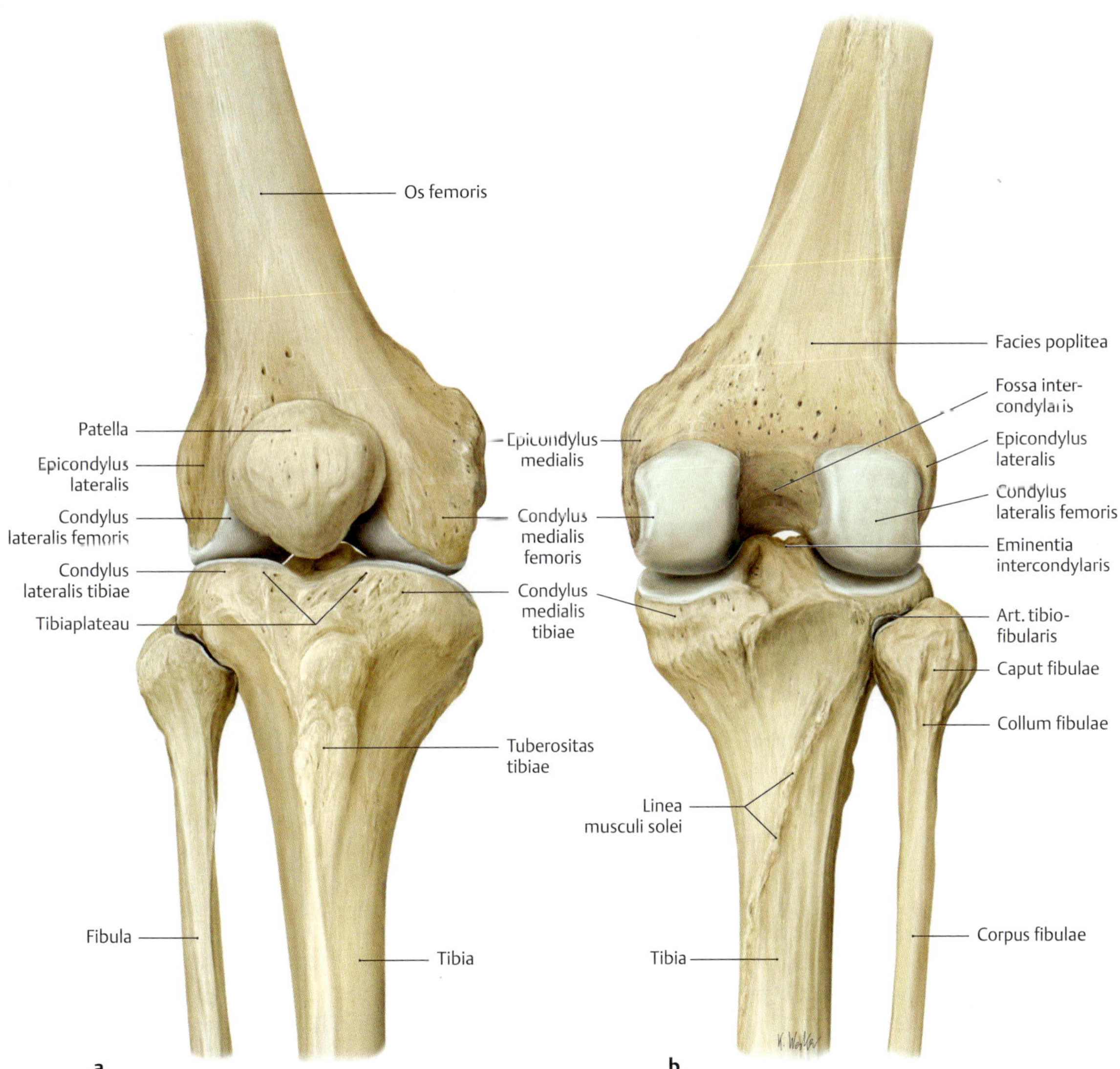

Abb. 10.25 a u. b Rechtes Kniegelenk. a Ansicht von vorne; **b** von hinten.

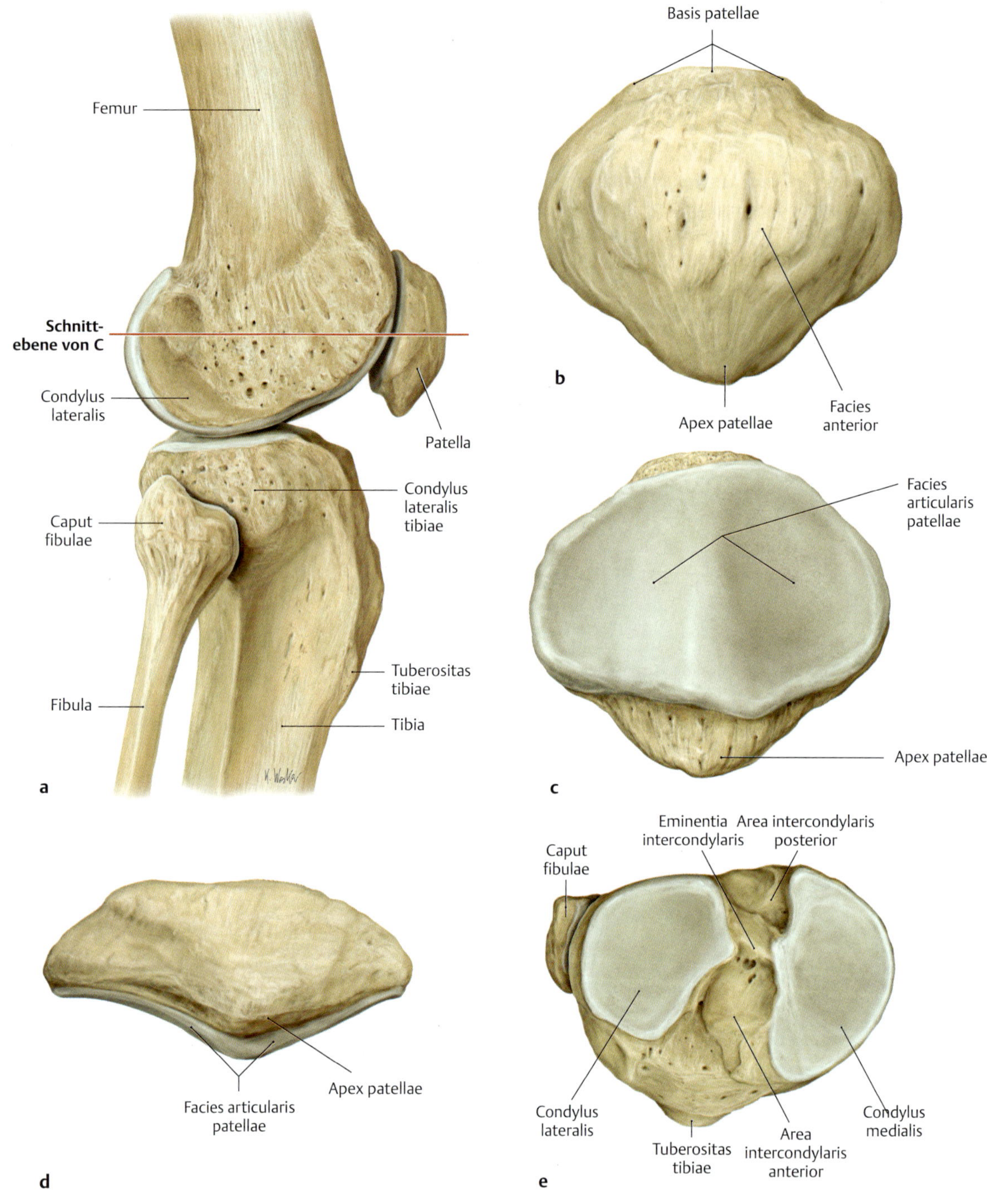

Abb. 10.26 a–d Rechtes Kniegelenk. a Ansicht von lateral. **b** Vorderfläche der Patella. **c** Knorpelbedeckte Rückfläche der Patella. **d** Ansicht von distal. **e** Tibiaplateau in der Ansicht von proximal nach Entfernung des Femur.

murkondylen dem Tibiaplateau anliegen (▶ Abb. 10.26**a**). Dadurch nähern sich die Ansatzstellen der beiden Kollateralbänder und werden gelockert (S. 301).

Die Inkongruenz zwischen den tibialen Gelenkflächen und den beiden Femurkondylen wird durch die beiden Menisken (Meniscus lateralis und Meniscus medialis) ausgeglichen, die sich keilförmig in den peripheren Spalt zwischen Femur und Tibia schieben (▶ Abb. 10.27). Man unterscheidet daher 2 zusätzliche Teilgelenke, das rechte und linke *Meniskotibial-* sowie das linke und rechte *Meniskofemoralgelenk*. Durch ihre Keilform vergrößern die beiden Menisken die Kraft aufnehmende Fläche und

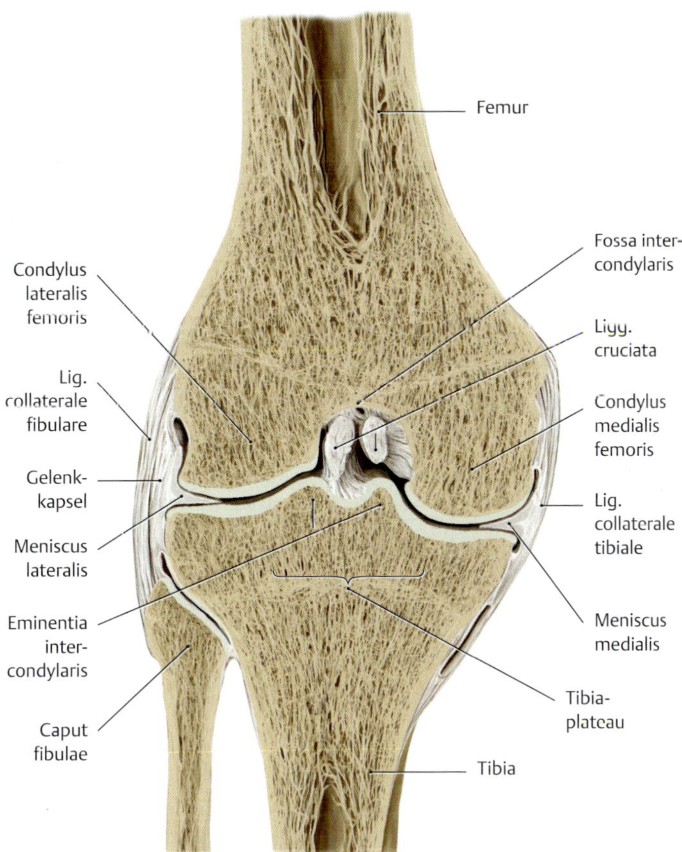

Abb. 10.27 Frontaler Sägeschnitt durch das rechte Kniegelenk (Femorotibialgelenk) auf Höhe der Kreuzbänder.

nehmen ihrerseits etwa ein Drittel der im Kniegelenk übertragenen Kraft auf. Die Belastung im Femorotibialgelenk erfolgt durch eine Gelenkresultierende und beträgt beim Stand auf einem Bein etwa das Doppelte des Körpergewichts. Beim zweibeinigen Stand lasten auf jedem Femorotibialgelenk etwa 43 % des Körpergewichts.

Zwischen den beiden Gelenkflächen des Tibiaplateaus liegt eine knorpelfreie knöcherne Erhebung (Eminentia intercondylaris), die vorn und hinten an die Area intercondylaris anterior und posterior grenzt (▸ Abb. 10.26**d**). Neben den Anheftungsstellen der Menisken befinden sich in diesem Bereich die Ansätze der beiden Kreuzbänder (Ligg. cruciata), die von dort zu einer Vertiefung, der Fossa intercondylaris zwischen den dorsalen Anteilen der beiden Femurkondylen ziehen (▸ Abb. 10.27).

10.6.2 Femoropatellargelenk

Im Femoropatellargelenk artikuliert die Facies articularis femoris (Facies patellaris femoris) mit der Kniescheibe, die als Sesambein in die Quadrizepssehne eingelagert ist (▸ Abb. 10.25, ▸ Abb. 10.28, ▸ Abb. 10.29). Die proximale Basis der Patella ist rund, distal liegt der spitz auslaufende Apex patellae. Die rückwärtige, überknorpelte Gelenkfläche der Patella (Facies articularis patellae) besitzt einen nahezu in der Mitte verlaufenden, vertikal ausgerichteten First. Er trennt eine leicht konvexe mediale Facette von einer leicht konkaven lateralen (▸ Abb. 10.28). Die Gelenkflächen beider Facetten bilden in der Horizontalebene einen Winkel miteinander (Patellaöffnungswinkel), der normalerweise 120°–140° beträgt. Der Gelenkknorpel der Facies articularis patellae ist mit etwa 6 mm Dicke der dickste Gelenkknorpel des menschlichen Körpers. Mit ihrem First gleitet die Patella in einer Art Führungsrinne der Facies patellaris femoris und wandert im Verlauf der Beugung etwa 5–7 cm nach distal. In Streckstellung liegt die Patella (▸ Abb. 10.29) größtenteils auf dem Recessus suprapatellaris und berührt nur mit ihrem unteren Rand die Facies patellaris femoris. Mit zunehmender Beugung wird die Kontaktfläche (= Kraft aufnehmende Fläche) zwischen der Patella und ihrem Gleitlager immer größer und erreicht bei 60°-Beugung ihren größten Wert. Gleichzeitig steigt die Anpresskraft der Patella während der Beugung von wenigen Newton (N) in der Neutral-Null-Stellung auf über 1000 N während maximaler Beugung.

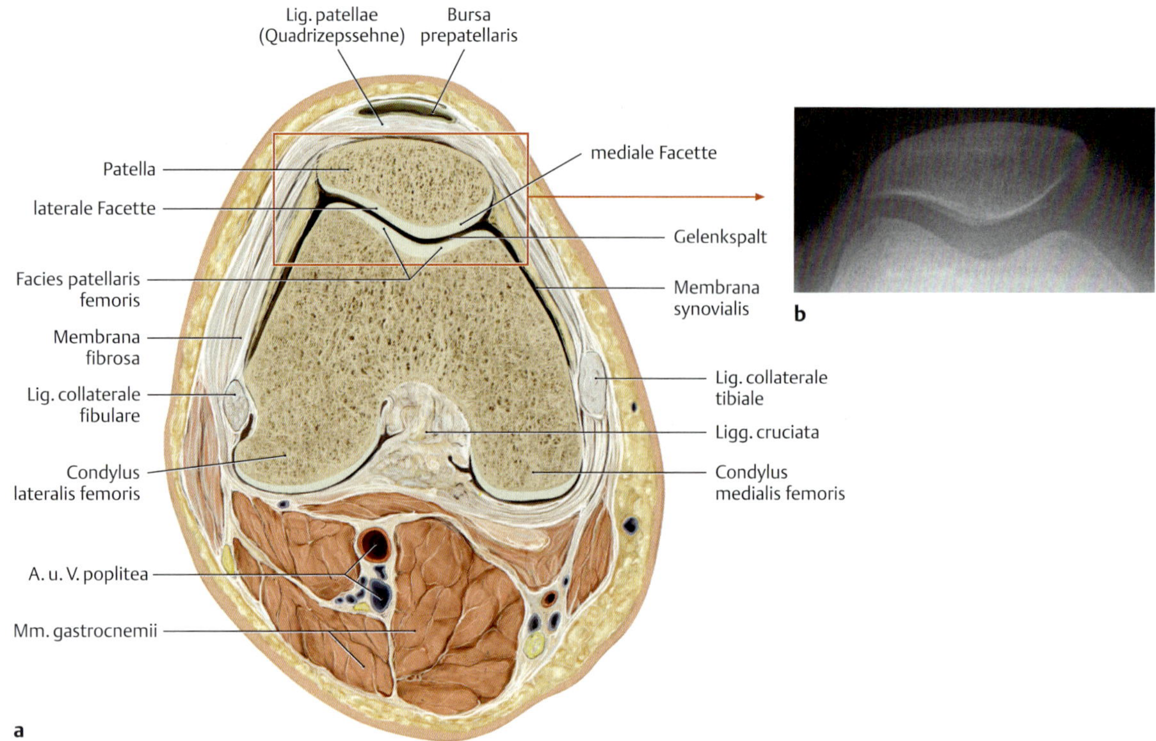

Abb. 10.28 a u. b Femoropatellargelenk. a Transversalschnitt auf Höhe des Femoropatellargelenks, rechtes Kiegelenk in leichter Beugestellung, Ansicht von distal (Zeichnung nach einem Präparat aus der Sammlung des Anatomischen Instituts Kiel). **b** Tangenziale Röntgenaufnahme der Patella und ihres femoralen Gleitlagers (sog. Défilé- Aufnahme eines rechten Kniegelenks bei 60 ° Beugung, der Röntgenstrahl verläuft parallel zur Patellarückfläche). Diese Aufnahmetechnik ermöglicht v. a. die Beruteilung der Facies articularis patellae sowie des femoralen Gleitlagers. Der röntgenologische „Gelenkspalt" im Femoropatellargelenk sieht auf diesem Bild besonders breit aus. Grund ist, dass der Gelenkknorpel in diesem Bereich besonders dick ist, Gelenkknorpel jedoch auf einem Röntgenbild nicht dargestellt wird (Originalbild der Klinik für Diagnostische Radiologie, Universitätsklinikum Schleswig-Holstein, Campus Kiel, Prof. Dr. med. S. Müller-Hülsbeck).

Klinischer Bezug: Degenerative Erkrankungen des Kniegelenks

Gonarthrose: Innerhalb der degenerativen Kniegelenkerkrankungen ist die Gonarthrose die häufigste. Sie entsteht vorwiegend aufdem Boden vorbestehender Schäden des Kniegelenks, wie z. B. Knorpelschäden nach Frakturen, Gelenkinkongruenzen mit mechanischer Überbeanspruchung, Fehlstellungen durch Achsenfehler, Meniskusschäden und entzündliche Gelenkerkrankungen.

Chondropathia patellae: Hierbei stehen *chronische Knieschmerzen*, besonders bei jüngeren Patienten im Vordergrund. Die Schmerzen werden häufig „unter" oder „hinter" der Patella lokalisiert und treten meist nach größeren Anstrengungen auf, typischerweise beim Treppabgehen oder bei längerem Stehen. Bei der Untersuchung kann man gelegentlich ein mehr oder weniger starkes Reiben der Patella auf der Facies patellaris femoris spüren. Dies lässt auf eine Unregelmäßigkeit des Knorpelbelags im femoropatellaren Gleitlager schließen. *Ursache* sind meist herdförmige Veränderungen des Patellarknorpels in Form von Auffaserungen, Aufrauungen oder Erweichungen (Chondromalacia patellae). In der Mehrzahl der Fälle verschwinden die Schmerzen spontan nach Monaten oder Jahren, in schweren Fällen kann die Erkrankung aber auch in eine femoropatellare Arthrose übergehen.

10.6.3 Gelenkkapsel und -höhle

Die Gelenkkapsel des Kniegelenks spannt sich zwischen den Femur- und den Tibiakondylen aus (▸Abb. 10.30). Zwischen der Membrana synovialis, die die Gelenkhöhle begrenzt, und der die Kapsel verstärkenden Membrana fibrosa liegt subsynoviales Bindegewebe (▸Abb. 4.7), das in den einzelnen Regionen des Kniegelenks unterschiedlich zusammengesetzt ist. In der Vorderwand der Gelenkkapsel ist die Quadrizepssehne mit der Kniescheibe eingelassen (▸Abb. 10.29), vorn, seitlich und hinten sind die Menisken in die Kapsel eingelagert (▸Abb. 10.27, ▸Abb. 10.30, ▸Abb. 10.33). Man unterscheidet daher einen menisko*tibialen* und einen menisko*femoralen* Teil der Gelenkkapsel (= unterhalb bzw. oberhalb der

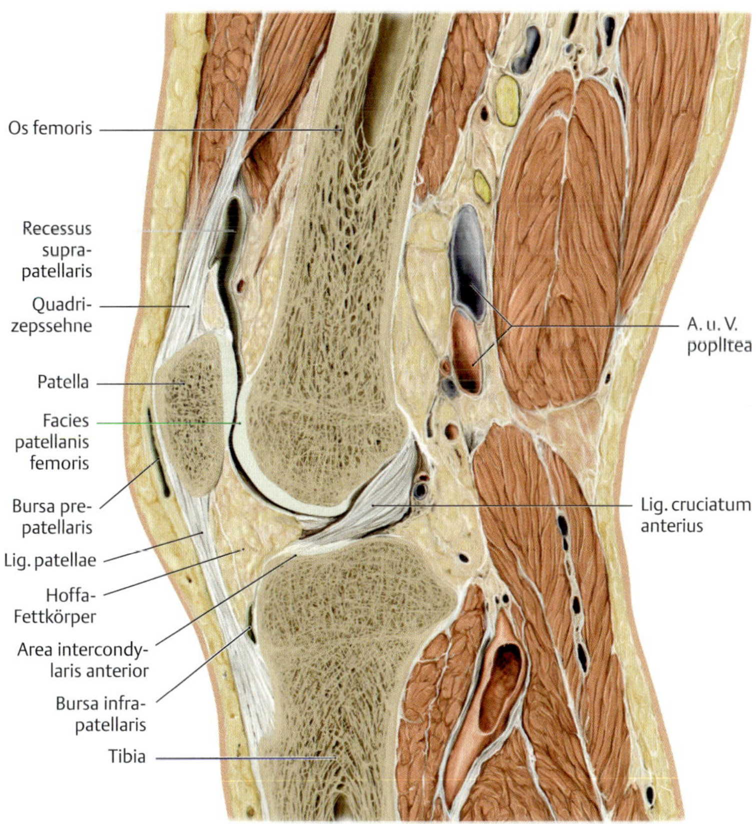

Abb. 10.29 Mediansagittalschnitt durch das rechte Kniegelenk. Ansicht der Schnittfläche von lateral (Zeichnung nach einem Präparat aus der Sammlung des Anatomischen Instituts der Universität Kiel).

Menisken). Im hinteren und seitlichen Abschnitt der Femurkondylen liegt die Anheftung der Gelenkkapsel nahe der Knorpel-Knochen-Grenze, proximal geht die Membrana synovialis kontinuierlich in den Recessus (Bursa) suprapatellaris über. Von dessen Kuppel zieht sie an der Rückseite der Quadrizepssehne nach distal zum oberen Patellarand (▶ Abb. 10.29,▶ Abb. 10.30). Von den Seiten der Kniescheibe verläuft die Kapsel zur Knorpel-Knochen-Grenze der Facies patellaris femoris, unterhalb der Patella zieht sie von innen über das infrapatellare Fettgewebe (Corpus adiposum infrapatellare = Hoffa-Fettkörper, ▶ Abb. 10.30) zur Area intercondylaris anterior sowie zum Oberrand des medialen und des lateralen Meniskus. Von den Unterrändern der beiden Menisken zieht sie zum proximalen Tibiaende, wo sie etwa 1 cm unterhalb der Gelenkflächen im Knochen verankert ist. Die Kniegelenkkapsel wird allseits durch Bänder und Sehnen verstärkt.

An unterschiedlichen Stellen ragen variabel gestaltete Falten der Gelenkkapsel in die Gelenkhöhle, so z. B. zwei große Falten (Plicae alares) an den Seiten des Hoffa-Fettkörpers im subsynovialen Bindegewebe (▶ Abb. 10.29). An vielen Stellen kommuniziert die Gelenkhöhle mit gelenknahen Schleimbeuteln. Eine regelmäßige Ausbuchtung der Gelenkhöhle liegt oberhalb der Patella (Recessus suprapatellaris; ▶ Abb. 10.29 u. ▶ Abb. 10.30). Sie übernimmt die Aufgabe eines Schleimbeutels (bei zunehmender Beugung nähert sich der oberhalb der Patella gelegene Teil der Quadrizepssehne dem Femur) und wird daher auch als Bursa suprapatellaris bezeichnet. Der Schleimbeutel unter der Ursprungssehne des M. popliteus hat auch eine Verbindung mit der Gelenkhöhle (Recessus subpopliteus; ▶ Abb. 10.30). Eine ebenfalls regelmäßige Kommunikation mit der Gelenkhöhle haben folgende Schleimbeutel: Bursa musculi semimembranosi und Bursa subtendinea musculi gastrocnemii medialis (bei Kommunikation untereinander: Bursa gastrocnemiosemimembranosa).

Von den vielen Schleimbeuteln, die nicht mit der Gelenkhöhle in Verbindung stehen, sind v. a. die zu nennen, die sich gelegentlich entzünden können (s. *Klinischer Bezug*): Bursa infrapatellaris profunda (▶ Abb. 10.29 u. ▶ Abb. 10.30) oberhalb der Tubersositas tibiae sowie die vor der Kniescheibe liegenden Bursae prepatellares (z. B. Bursa subcutanea prepatellaris; ▶ Abb. 10.29).

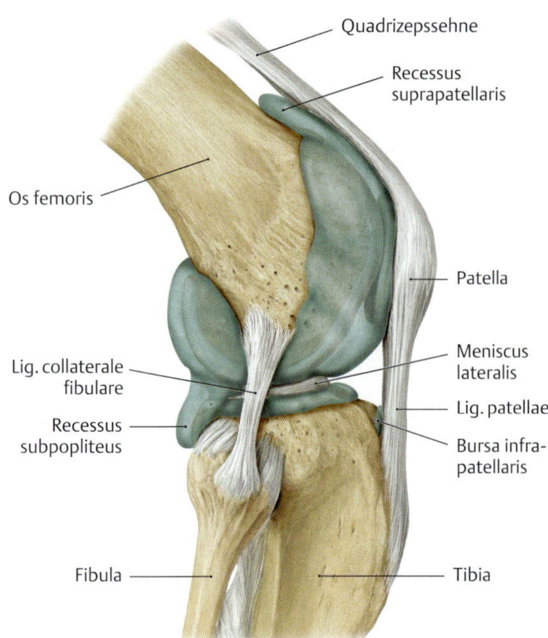

Abb. 10.30 Ausdehnung der Gelenkhöhle des rechten Kniegelenks, Ansicht von lateral (Ausgusspräparat). Darstellung der Gelenkhöhle durch Injektion eines flüssigen Kunststoffes in das Kniegelenk. Nach Aushärtung ist die Gelenkkapsel entfernt.

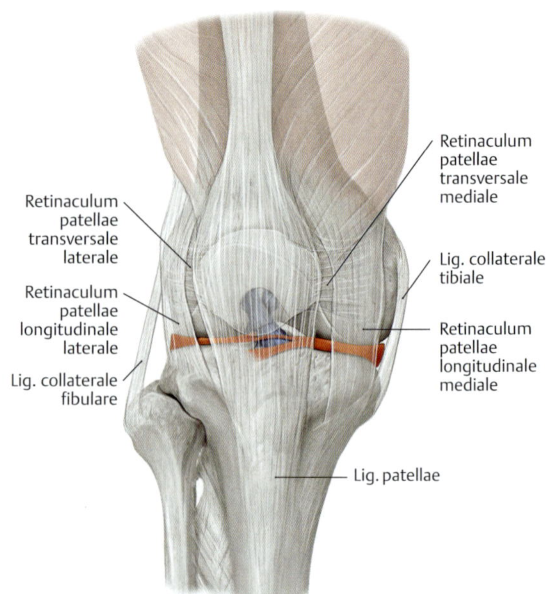

Abb. 10.31 Übersicht über den Bandapparat des rechten Kniegelenks, Ansicht von vorn. Die Gelenkkapsel ist nicht dargestellt (Kreuzbänder: blau, Menisken: rot).

Klinischer Bezug: Schmerzen und Schwellungen am Knie

Nach einem Sturz auf das Knie oder infolge chronischer mechanischer Irritation durch knieende Tätigkeiten können sich die Schleimbeutel in der Nähe der Patella entzünden und dann Schmerzen oder Schwellungen im Bereich der Patella hervorrufen: Bursitis infrapatellaris (*Nonnenknie*) und Bursitis prepatellaris. Eine schmerzhafte Schwellung in der Kniekehle kann auf eine zystische Erweiterung der Bursa musculi semimembranosi oder der Bursa gastrocnemiosemimembranosa hinweisen (*Popliteazyste, Baker-Zyste*). Diese Schwellungen können eine unterschiedlich ausgeprägte Instabilität des Kniegelenks zur Folge haben.

10.6.4 Bandapparat

Da die Kontaktflächen der miteinander artikulierenden Gelenkflächen klein sind, fehlt dem Kniegelenk v. a. im Femorotibialgelenk eine ausgeprägte Knochenführung. Aus diesem Grund müssen die Bewegungen und die Stabilität im Kniegelenk durch einen starken Bandapparat gesichert werden. Man unterscheidet ganz allgemein *Außen-* und *Binnenbänder* des Kniegelenks.

Zu den Außenbändern zählt man die beiden Kollateralbänder (Lig. collaterale tibiale und Lig. collaterale fibulare) auf der medialen und lateralen Seite des Gelenks, das Lig. patellae und die Retinaculae patellae an der Vorderseite (▶ Abb. 10.31 u. ▶ Abb. 10.32) sowie zwei auf der Hinterseite der Gelenkkapsel verlaufende Verstärkungsbänder (Lig. popliteum obliquum und Lig. popliteum arcuatum). Die Kollateralbänder werden auch als Seitenbänder bezeichnet.

Während die Bänder und Sehnen auf der Vorderseite des Kniegelenks v. a. zur horizontalen und vertikalen Zugverspannung der Patella im Femoropatellargelenk beitragen, hat der seitliche Bandapparat großen Einfluss auf die Führung und Stabilität des Femorotibialgelenks (Stabilisierung in der Frontalebene). Die Binnenbänder werden durch die beiden Kreuzbänder (Lig. cruciatum anterius und Lig. cruciatum posterius) repräsentiert, obwohl sie außerhalb der Gelenkhöhle liegen (s. u.; ▶ Abb. 10.31, ▶ Abb. 10.32 u. ▶ Abb. 10.33**b**). Ihre Hauptfunktion ist die Stabilisierung des Kniegelenks in der Sagittalebene.

Neben dem Bandapparat wird das beim Gehen und Laufen belastete Kniegelenk zusätzlich von Muskeln und Sehnen gesichert. Außer dem M. quadriceps femoris, der sich ganz wesentlich an der Gelenkstabilisierung beteiligt, sind folgende Muskeln von Bedeutung: Mm. sartorius, semitendinosus und gracilis (Pes anserinus superficialis), M. semimembranosus (Pes anserinus profundus), medialer und lateraler Gastroknemiuskopf, M. popliteus, M. biceps femoris und M. tensor fasciae latae als Spanner des Tractus iliotibialis.

Kollateralbänder

Während man innerhalb der *anatomischen Nomenklatur* die beiden Kollateralbänder (Ligg. collateralia) als Außenbänder des Kniegelenks bezeichnet, spricht man in der *Klinik* beim Lig. collaterale fibulare vom Außenband und beim Lig. collaterale tibiale auch vom Innenband. Das auf der Innenseite des Kniegelenks verlaufende Lig. collaterale tibiale ist das breitere der beiden Kollateral- oder Seitenbänder und sowohl mit der Gelenkkapsel als auch mit dem medialen Meniskus fest verwachsen (▶ Abb. 10.31 u. ▶ Abb. 10.32). Es zieht vom Epicondylus medialis des Femur schräg nach distal-vorne und inseriert etwa 7–8 cm unterhalb des Tibiaplateaus an der Facies medialis tibiae. Das Lig. collaterale fibulare zieht auf der Außenseite des Kniegelenks, ohne direkten Kontakt zur Gelenkkapsel, vom Epicondylus lateralis des Femur als runder Strang schräg nach distal-hinten zum Caput fibulae. Bei räumlicher Betrachtung von der Seite ergibt sich eine spitzwinklige Überkreuzung der beiden Kollateralbänder.

Die beiden Kollateralbänder sind in Streckstellung des Kniegelenks gespannt und verhindern dadurch Lateralbewegungen (Ab- und Adduktion). Absolut stabil ist das Kniegelenk somit nur in voller Streckstellung. Die Stabilität bei voller Streckung wird v. a. durch die sog. Schlussrotation (Außenrotation der Tibia um etwa 5°–10°) gewährleistet, einen Mechanismus, der ähnlich wie ein Bajonettverschluss funktioniert. In Beugestellung erschlaffen aufgrund des unterschiedlichen Kondylenpro-

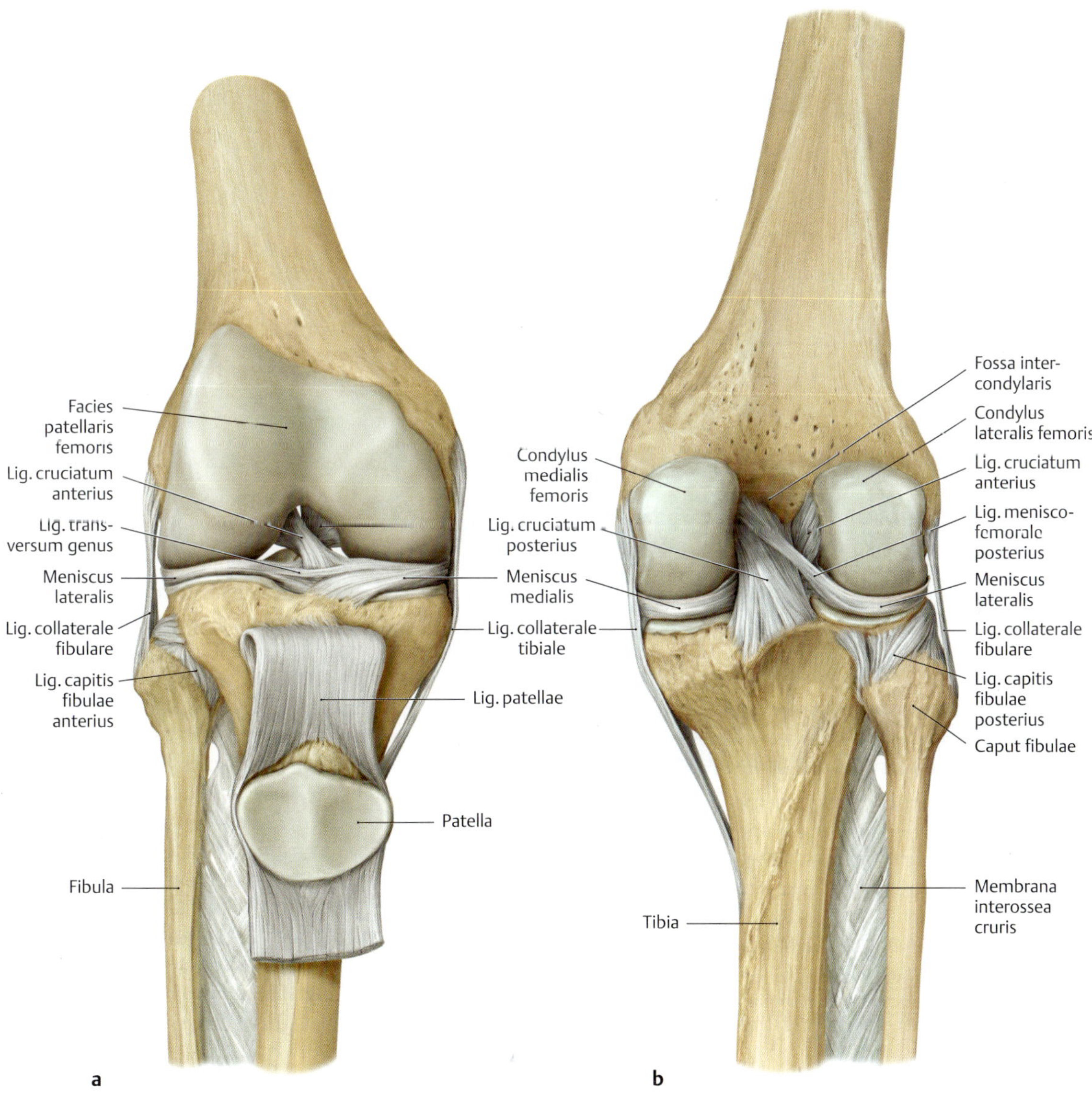

Abb. 10.32 a–d Bandapparat des rechten Kniegelenks; a u. b Kreuzbänder, c u. d Kollateralbänder. **a** Ansicht von vorne, Lig. patellae mit Patella nach unten geklappt; **b** Ansicht von hinten.

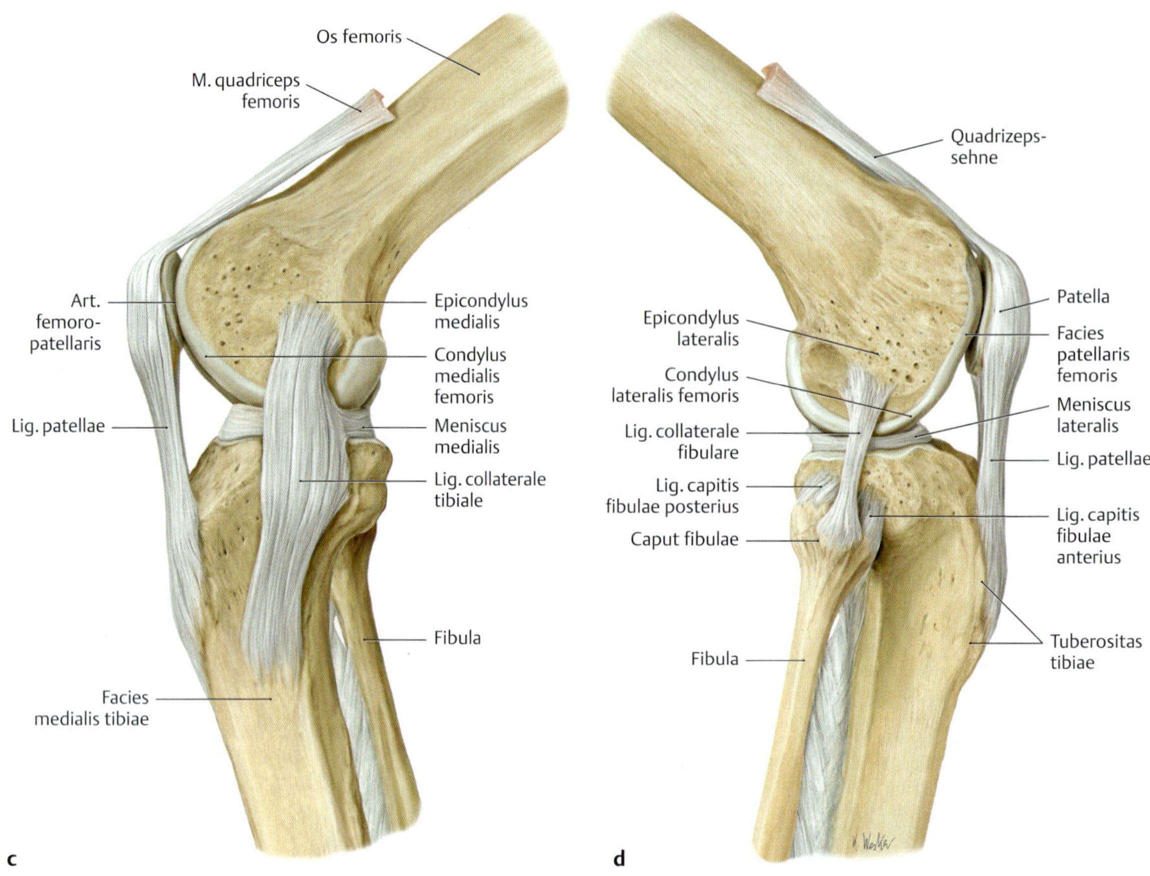

Abb. 10.32 a–d Fortsetzung. c Ansicht von medial; **d** Ansicht von lateral.

fils und der damit einhergehenden Distanzminderung zwischen Ursprung und Ansatz der Ligg. collateralia beide Bänder bis auf eine kleine hintere Portion des tibialen Kollateralbandes. Dadurch lassen sich mit zunehmender Beugung Rotationsbewegungen und zumindest passiv auch Lateralbewegungen durchführen.

Klinischer Bezug: Kollateralbänder und Instabilität des Kniegelenks

Schmerzen bei seitlichen Bewegungen in Streckstellung des Beins (Ab- bzw. Adduktion) sowie Schwellungen über dem medialen und lateralen Kniegelenkspalt weisen auf eine Instabilität des Gelenks hin. Um festzustellen, ob eine Insuffizienz, Zerrung, Dehnung oder Ruptur der Seitenbänder vorliegt, testet man die seitliche Aufklappbarkeit des Gelenks.

Kreuzbänder

Die beiden Kreuzbänder (Ligg. cruciata) des Kniegelenks sind zwischen den Areae intercondylares anterior und posterior der Tibia und der Fossa intercondylaris des Femur ausgespannt (► Abb. 10.27, ► Abb. 10.31, ► Abb. 10.32, ► Abb. 10.33). Im Gegensatz zur Membrana synovialis verläuft die Membrana fibrosa der hinteren Gelenkkapsel nicht nach vorn-medial in die Fossa intercondylaris, sondern überbrückt diese. Die Kreuzbänder sind daher vorn und seitlich von der Membrana synovialis bedeckt. Sie befinden sich also im subsynovialen Bindegewebe und somit streng genommen außerhalb der Gelenkhöhle. Sie werden daher auch nicht von Gelenkflüssigkeit umspült. Nach hinten sind sie vom fibrösen Teil der Gelenkkapsel bedeckt. Aus diesem Grund liegen die Kreuzbänder auch *nicht* extrakapsulär. Bei operativen Eingriffen sind die Kreuzbänder nur dann zu erreichen, wenn die kräftige Membrana fibrosa durchtrennt wird.

Das *vordere* Kreuzband (Lig. cruciatum anterius) steigt von der Area intercondylaris anterior zur medialen Fläche des lateralen Femurkondylus auf. Das *kräfti-*

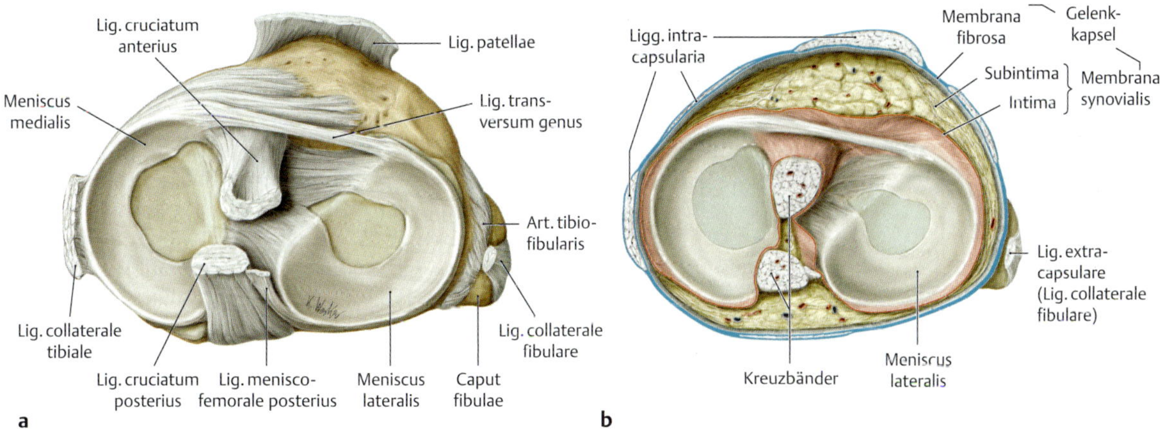

Abb. 10.33 a u. b Tibiaplateau eines rechten Kniegelenks. a Proximale Gelenkflächen des rechten Schienbeins mit medialem und lateralem Meniskus, Kreuzbänder und Kollateralbänder sind durchtrennt, die Gelenkkapsel ist entfernt. **b** Aufbau der Gelenkkapsel. Rechtes Knie nach Entfernung des Oberschenkelknochens, Ansicht von kranial, Gelenkkapsel und Bandapparat sind durchtrennt.

gere, hintere Kreuzband (Lig. cruciatum posterius) verläuft etwa rechtwinklig zum vorderen Kreuzband von der Area intercondylaris posterior zur lateralen Fläche des medialen Femurkondylus. (Die Verlaufsrichtung des vorderen Kreuzbandes ähnelt somit der des äußeren schrägen Bauchmuskels, die des hinteren Kreuzbandes der des inneren schrägen Bauchmuskels). Die beiden Kreuzbänder haben einen unterschiedlich geneigten Verlauf: Bei gestrecktem Knie ist das Lig. cruciatum anterius mehr vertikal, das Lig. cruciatum posterius mehr horizontal orientiert (▶ Abb. 10.35**b–d**). Wird das Knie gebeugt, stellt sich das in Streckstellung horizontal liegende hintere Kreuzband vertikal auf, während das vordere Kreuzband eher horizontal verläuft (▶ Abb. 10.35**b–d**). Der Schnittpunkt der beiden Kreuzbänder verlagert sich in Abhängigkeit von der Gelenkstellung und entspricht der jeweiligen momentanen transversal verlaufenden Bewegungsachse für die Flexion – Extension (s. u.).

Die beiden Kreuzbänder sichern den gelenkigen Kontakt von Femur und Tibia und verhindern das Abgleiten der Femurkondylen vom Tibiaplateau (Stabilisierung v. a. in der Sagittalebene). In jeder Stellung des Gelenks sind zumindest Teile der Kreuzbänder angespannt: bei Extension die medialen Anteile beider Kreuzbänder, bei Flexion der laterale Teil des vorderen und nahezu das gesamte hintere Kreuzband. Aus diesem Grund trägt das Lig. cruciatum posterius maßgeblich zur Stabilisierung des Kniegelenks in Flexionsstellung bei. Aufgrund ihres Verlaufs wickeln sich die Kreuzbänder bei der Innenrotation auf, bei der Außenrotation hingegen wickeln sie sich wieder ab. Somit hemmen die Kreuzbänder die Innenrotation (Innenrotation: 10°, Außenrotation: 30°–40°).

Klinischer Bezug: Kreuzbänder und Schubladenphänomen

Bei Verletzungen der Kreuzbänder lässt sich die Tibia in der Sagittalebene gegenüber dem Femur verschieben. Wenn z. B. das vordere Kreuzband gerissen ist, kann der Unterschenkel schubladenartig nach vorne gezogen werden (sog. *vorderes Schubladenphänomen*).

10.6.5 Menisken

Die im Querschnitt keilförmigen Menisken haben in der Aufsicht die Gestalt eines Halbmondes (lat. meniscus = Halbmond; ▶ Abb. 10.33). Sie sind an ihren Enden (Vorder- bzw. Hinterhorn) über kurze Bänder im Knochen der *Area intercondylaris anterior* und der *Area intercondylaris posterior* verankert. Der Rücken des Keils ist nach außen orientiert und mit der Gelenkkapsel verwachsen. Die dem Tibiaplateau aufliegende Seite ist plan, die obere, den Femurkondylen anliegende Seite konkav. Auf diese Weise kompensieren die Menisken die physiologische Inkongruenz der artikulierenden Gelenkpartner. Sie tragen damit wesentlich zur Verteilung des Gelenkdruckes und damit zur gleichmäßigen Beanspruchung des Femorotibialgelenks bei: Sie übernehmen etwa ein Drittel der im Kniegelenk übertragenen Last.

Die Menisken bestehen im zentralen inneren Bereich aus Faserknorpel, der nach außen in straffes Bindegewebe übergeht. Im kapselnahen Bereich sind die Menisken gut durchblutet. Die zentralen inneren Anteile hingegen sind gefäßfrei und werden durch die Synovia ernährt.

Die Form des Außenmeniskus (Meniscus lateralis) entspricht einem nahezu geschlossenen Ring, seine Anheftungsstellen liegen daher dicht zusammen (▶ Abb. 10.33**a** u. **b**). Der Innenmeniskus (Meniscus medialis) ist dagegen mehr sichelförmig, seine Anheftungsstellen für

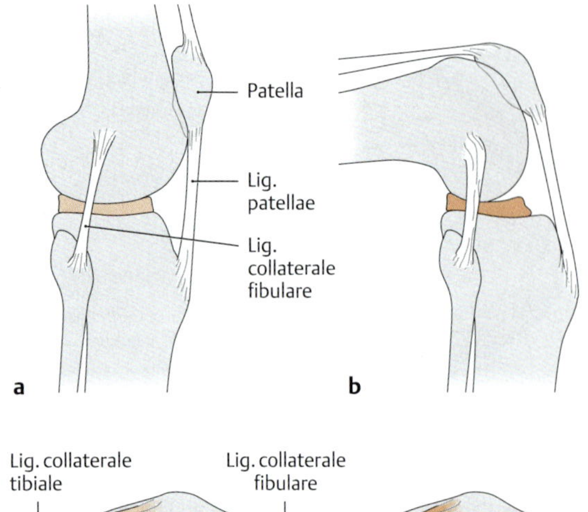

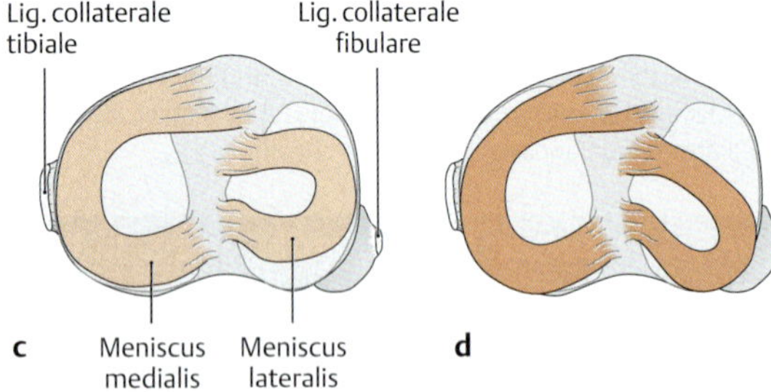

Abb. 10.34 a–d Lageveränderungen der Menisken im rechten Kniegelenk bei Flexion (a u. b Ansicht von lateral; c u. d von oben). **a** u. **c** Lage der Menisken in Streckstellung. **b** u. **d** Lageveränderungen der Menisken bei 90°-Beugung. Man beachte, dass der mediale Meniskus aufgrund seiner Befestigung am tibialen Kollateralband weniger beweglich ist als der laterale!

das Vorderhorn (Area intercondylaris anterior) und das Hinterhorn (Area intercondylaris posterior) liegen weiter auseinander. Im Bereich der Vorderhörner können beide Menisken über ein dünnes Querband (Lig. transversum genus) verbunden sein. Vom hinteren Kreuzband zieht regelmäßig eine Abspaltung zum Hinterhorn des lateralen Meniskus (Lig. meniscofemorale posterius; s. ▶ Abb. 10.33**a**).

Die Menisken können funktionell als „transportable Gelenkflächen" angesehen werden. Sie verschieben sich bei allen Bewegungen des Kniegelenks auf dem Tibiaplateau, bei Beugung nach hinten und bei Streckung nach vorne (▶ Abb. 10.34**a–d**). Bei Innenrotation des Unterschenkels schiebt sich der mediale Meniskus nach vorne, der laterale nach hinten. Bei Außenrotation hingegen gleitet der mediale Meniskus nach hinten, der laterale nach vorne (▶ Abb. 10.35**e–g**). Insgesamt ist der mediale Meniskus weniger beweglich als der laterale, da seine Verankerungen im Knochen weiter voneinander entfernt liegen, und er zusätzlich v.a. mit dem hinteren Teil des medialen Kollateralbandes fest verbunden ist. Der laterale Meniskus hingegen hat keine Verbindung mit dem lateralen Kollateralband.

Klinischer Bezug: Meniskusriss

Der weniger bewegliche, *mediale* Meniskus ist deutlich häufiger von Verletzungen betroffen als der laterale. *Ursache* ist eine plötzliche Streckbewegung, der der Meniskus nicht schnell genug folgen kann. Dies passiert z. B. beim sog. Drehsturz: Der Unterschenkel wird bei gebeugtem Knie plötzlich nach außen oder innen rotiert und anschließend gestreckt. Dadurch reißen Vorder- bzw. Hinterhorn des medialen Meniskus ab. Der Riss kann unterschiedlich verlaufen. Beim Korbhenkelriss reißt der Meniskus z. B. in Längsrichtung. *Symptome* einer solchen Verletzung können Beuge- und Streckhemmung des Knies sein, wenn Teile des rupturierten Meniskus zwischen Femur und Tibia eingeklemmt werden. Findet man nach einem frischen Knietrauma Anzeichen für eine Meniskusläsion in Verbindung mit einem blutigen Kniegelenkerguss, liegt sehr wahrscheinlich ein Abriss des Meniskus im gut durchbluteten kapselnahen Bereich vor.

Eine *operative Entfernung* der Menisken aufgrund von Verletzungen führt infolge erhöhter Beanspruchung der knorpeligen Gelenkflächen zur Arthrose.

10.6.6 Bewegungen im Kniegelenk

Im Kniegelenk sind Flexion und Extension sowie – aus der Beugestellung heraus – Innen- und Außenrotation möglich (▶ Abb. 10.35). Bei gestrecktem Hüftgelenk lässt sich das Kniegelenk aus der Neutral-Null-Stellung wegen der aktiven Insuffizienz der ischiokruralen Muskeln (▶ Abb. 5.21) nur bis etwa 120° beugen (bei gebeugtem Hüftgelenk bis etwa 140°; ▶ Abb. 10.35**a**). Beim knienden Sitzen beispielsweise können die Unterschenkel passiv bis etwa 160° an den Oberschenkel herangeführt werden (Weichteilhemmung). Die Extension erfolgt in der Regel bis zur Neutral-Null-Stellung, passiv kann eine Überstreckung um 5°–10° erfolgen (▶ Abb. 10.35**a**). Bei einem Genu recurvatum (zurückgebogenes Knie) ist das Knie überstreckbar und wird unter Belastung hinten herausgedrückt (Ursachen: z.B. allgemeine Bandschwäche, Knielähmungen, Fehlstellung nach hoher Tibiafraktur mit verletzten Wachstumsfugen).

Die Flexionsbewegung im Femorotibialgelenk ist eine kombinierte Abroll-Dreh-Gleit-Bewegung (▶ Abb. 10.35**b–d**). Bei einer Beugung bis etwa 25° rollen die Femurkondylen nach hinten ab, vergleichbar mit einem rollenden Autoreifen. In dieser Stellung erreicht die Kontaktfläche der Femurkondylen bereits das dorsale Viertel des Tibiaplateaus. Bei weiterer Beugung drehen die Femurkondylen mehr oder weniger auf der Stelle (vergleichbar dem Durchdrehen eines Reifens auf eisiger Fahrbahn), gegen Ende der Beugung gleiten die Kondylen nur noch. Die 2. Phase der Beugung wird v. a. durch den Zug der Kreuzbänder bewirkt.

Die jeweilige Flexions-/Extensions-Achse (transversale Bewegungsachse) verlagert sich mit der Änderung der Gelenkstellung bei der Bewegung. Somit verläuft die transversale Bewegungsachse in jeder Gelenkstellung durch

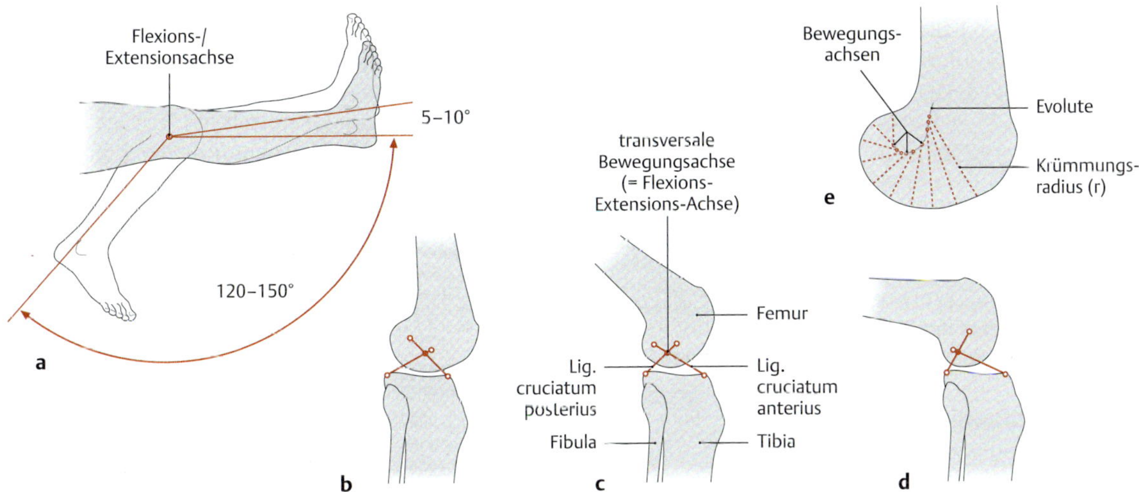

Abb. 10.35 a–e Flexion und Extension im Kniegelenk, rechtes Kniegelenk, Ansicht von lateral. a Flexion und Extension im Kniegelenk erfolgen um eine transversale Achse (**a**), die in jeder Gelenkstellung durch den momentanen Drehpunkt verläuft. Er entspricht dem jeweiligen Schnittpunkt sowohl der Kollateral- als auch der Kreuzbänder (**b**). Mit zunehmender Flexion (**c** u. **d**) wandert die momentane Bewegungsachse auf einer Kurve (= Evolute) bogenförmig nach hinten oben (**e**). Der jeweilige Abstand zwischen dieser Kurve und der Gelenkoberfläche des Femur entspricht den unterschiedlichen Krümmungsradien (r) eines Femurkondylus. Das Bewegungsausmaß hängt v. a. bei Flexion von verschiedenen Parametern ab (z. B. Weichteilhemmung oder aktive Insuffizienz, also ungenügende Verkürzbarkeit der ischiokruralen Muskulatur).

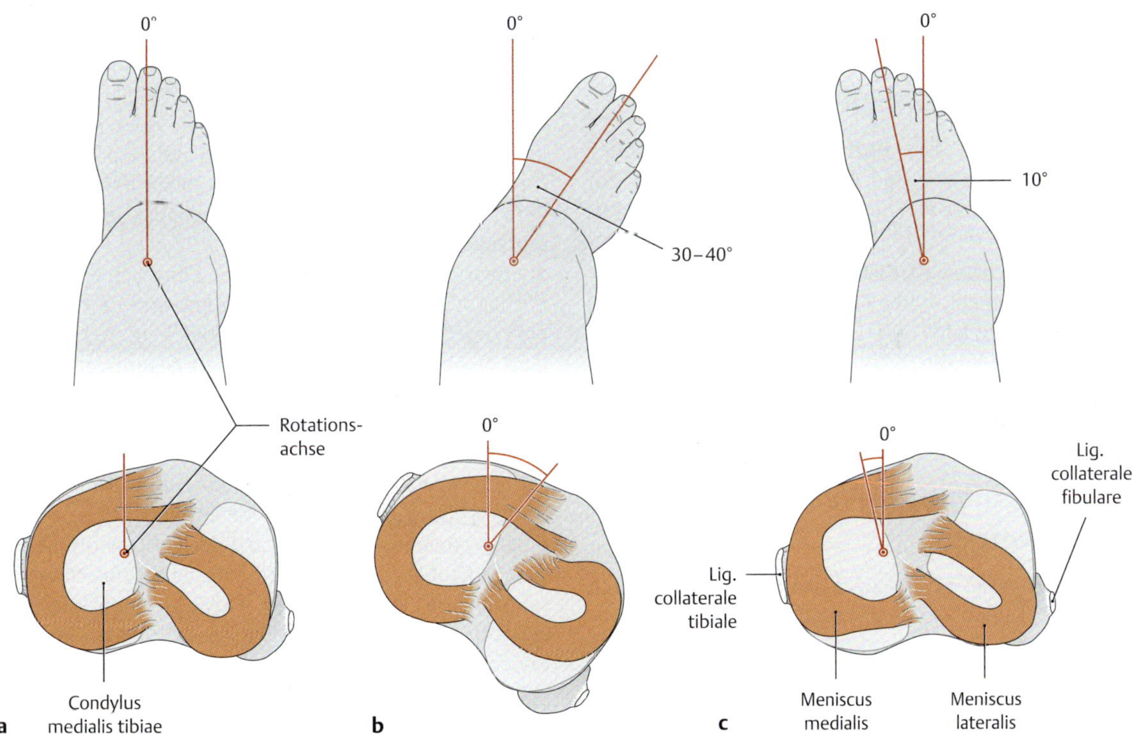

Abb. 10.36 a–c Rotationsbewegungen des Unterschenkels gegenüber dem Oberschenkel in einem um 90° gebeugten Kniegelenk. Rechtes Kniegelenk, Sicht von proximal auf das gebeugte Knie und das entsprechende Tibiaplateau. **a** Nullstellung; **b** Außenrotation; **c** Innenrotation. Der Bewegungsspielraum der beiden Menisken ist dabei unterschiedlich groß!

den momentanen Drehpunkt, der dem jeweiligen Schnittpunkt sowohl der Kollateral- als auch der Kreuzbänder entspricht (► Abb. 10.35**b–d**). Man spricht in diesem Zusammenhang auch von einer geschlossenen kinematischen Kette, in der die Bewegungen zwangsläufig erfolgen.

Rotationsbewegungen des Unterschenkels gegenüber dem Femur sind nur in Beugestellung möglich (maximale Entspannung der Kollateralbänder; ► Abb. 10.35**e–g**). In dieser Stellung erreichen die Rotatoren des Kniegelenks ihr größtes Drehmoment, da sie senkrecht zur Tibia verlaufen. Die Rotationsachse verläuft hierbei vertikal durch den inneren Bereich des medialen Tibiakondylus. Da sich die Kreuzbänder (in 10.36 nicht zu sehen) bei der Innenrotation umeinander wickeln, ist das Bewegungsausmaß hier wesentlich geringer (etwa 10°) als bei der Außenrotation (30°–40°). Die meisten Kreuzbandrupturen ereignen sich daher bei der Innenrotation, wobei dann das vordere Kreuzband betroffen ist.

Bei der sog. *Schlussrotation* findet am Ende der Streckphase eine zwangsläufige Außenrotation der Tibia um etwa 5°–10° statt. Beim Strecken werden die Kreuzbänder bereits vor Erreichen der Neutral-Null-Stellung angespannt. Durch die Schlussrotation werden die Kreuzbänder wieder etwas entspannt und ermöglichen dadurch das völlige Durchstrecken im Kniegelenk mit maximaler Spannung der Kollateralbänder.

10.7 Unterschenkel und Fuß

Während am Unterarm Radius und Ulna funktionell gleichwertige Knochen sind, hat am Unterschenkel nur das Schienbein (die Tibia) eine wichtige tragende Funktion. Sie überträgt den Hauptteil der Körperlast vom Kniegelenk auf das obere Sprunggelenk. Das Wadenbein (die Fibula) hat dagegen keine tragende Funktion, sondern dient im Wesentlichen als Muskelursprung. Eine einwandfreie Funktion des oberen Sprunggelenks insgesamt ist trotzdem nur bei intakten anatomischen Verhältnissen zwischen distaler Tibia *und Fibula* gewährleistet.

10.7.1 Schienbein-Wadenbein-Verbindungen

Beide Knochen des Unterschenkels sind proximal durch das straffe Schienbein-Wadenbein-Gelenk (Art. tibiofibularis proximalis), im diaphysären Abschnitt durch die Zwischenknochenmembran (Membrana interossea cruris) und distal durch eine Syndesmose (Syndesmosis tibiofibularis) miteinander verbunden.

Da die Art. tibiofibularis proximalis eine typische Amphiarthrose ist, sind kaum nennenswerte Bewegungen möglich, denn die Gelenkkapsel ist durch kräftige Bänder (Ligg. capitis fibulae anterius und posterius) verstärkt. In 20% der Fälle ist die Gelenkhöhle durch den Recessus subpopliteus mit dem Kniegelenk verbunden. Die Membrana interossea cruris besteht aus einer Platte straffen Bindegewebes und dient einem Teil der Unterschenkelmuskeln als Ursprung. Außerdem stabilisiert sie zusammen mit der Syndesmose die sog. Knöchelgabel (Malleolengabel), die durch die beiden distalen Enden der Tibia und der Fibula gebildet wird und im oberen Sprunggelenk mit der Trochlea tali artikuliert. Verstärkt wird die Syndesmose durch ein vorderes und ein hinteres Schienbein-Wadenbein-Band (Ligg. tibiofibulares anterius und posterius oder Syndesmosenbänder), die keine große Beweglichkeit der Bandhaft zulassen.

10.7.2 Oberes Sprunggelenk

Aufbau und Funktion

Das obere Sprunggelenk (*Art. talocruralis*) wird von den distalen Enden des Schien- und Wadenbeins (Knöchel- oder Malleolengabel) sowie von der Sprungbeinrolle (Trochlea tali) gebildet (► Abb. 10.37 u. ► Abb. 10.38). Hierbei artikulieren die sagittal *konvexe* Facies superior der Talusrolle mit der sagittal *konkaven* Facies articularis inferior der Tibia (s. ► Abb. 10.40). Die malleolaren Gelenkflächen der Talusrolle sind mit den annähernd sagittal ausgerichteten Gelenkflächen der beiden Knöchel (Facies articularis malleoli medialis und Facies articularis malleoli lateralis; ► Abb. 10.38) verbunden.

Die Art. talocruralis ist der Ort der Kraftübertragung vom Unterschenkel auf den Vor- und Rückfuß. Sie verfügt über eine gute Knochen- und Bandführung und trägt zur Sicherung der aufrechten Körperhaltung bei. Entsprechend ist an der Bildung des oberen Sprunggelenks auch nur *ein* Fußwurzelknochen, das Sprungbein (Talus) beteiligt. Die Konstruktion ist somit eine ganz andere als die des proximalen Handgelenks, an der 3 Handwurzelknochen beteiligt sind. Darüber hinaus ist durch die Ausrichtung des Talus, dessen Längsachse durch den Körper (Corpus), den Hals (Collum) und den Kopf (Caput) des Sprungbeins nahezu parallel zur Fußsohle verläuft (► Abb. 10.37), das Fußskelett gegenüber dem Unterschenkelskelett in Neutral-Null-Stellung um nahezu 90° abgewinkelt (sog. *plantigrade Fußstellung*; ► Abb. 10.37**c**).

Diese plantigrade Stellung des Fußes (Neutral-Null-Stellung) ist wichtig für das Stehen und Gehen. Aus der plantigraden Stellung lässt sich der Fuß sowohl in Richtung Fußsohle (Plantarflexion) als auch Fußrücken (Dorsalextension) bewegen. Die Flexions-Extensions-Achse verläuft dabei annähernd transversal durch die beiden Knöchel (► Abb. 10.37).

Die knöcherne Sicherung und damit die Stabilität des oberen Sprunggelenks ist unterschiedlich groß, je nachdem, ob es sich in Streck- oder Beugestellung befindet. Ursache hierfür ist die Form der Trochlea tali, deren Facies superior im vorderen Abschnitt etwa etwa 5–6 mm breiter ist als im hinteren. Bei Streckung (Dorsalextension, z. B. in Hockstellung: Unterschenkel und Fuß nähern sich einander an) artikuliert dieser breitere Abschnitt mit der Malleolengabel und erweitert diese um 1-2 mm.

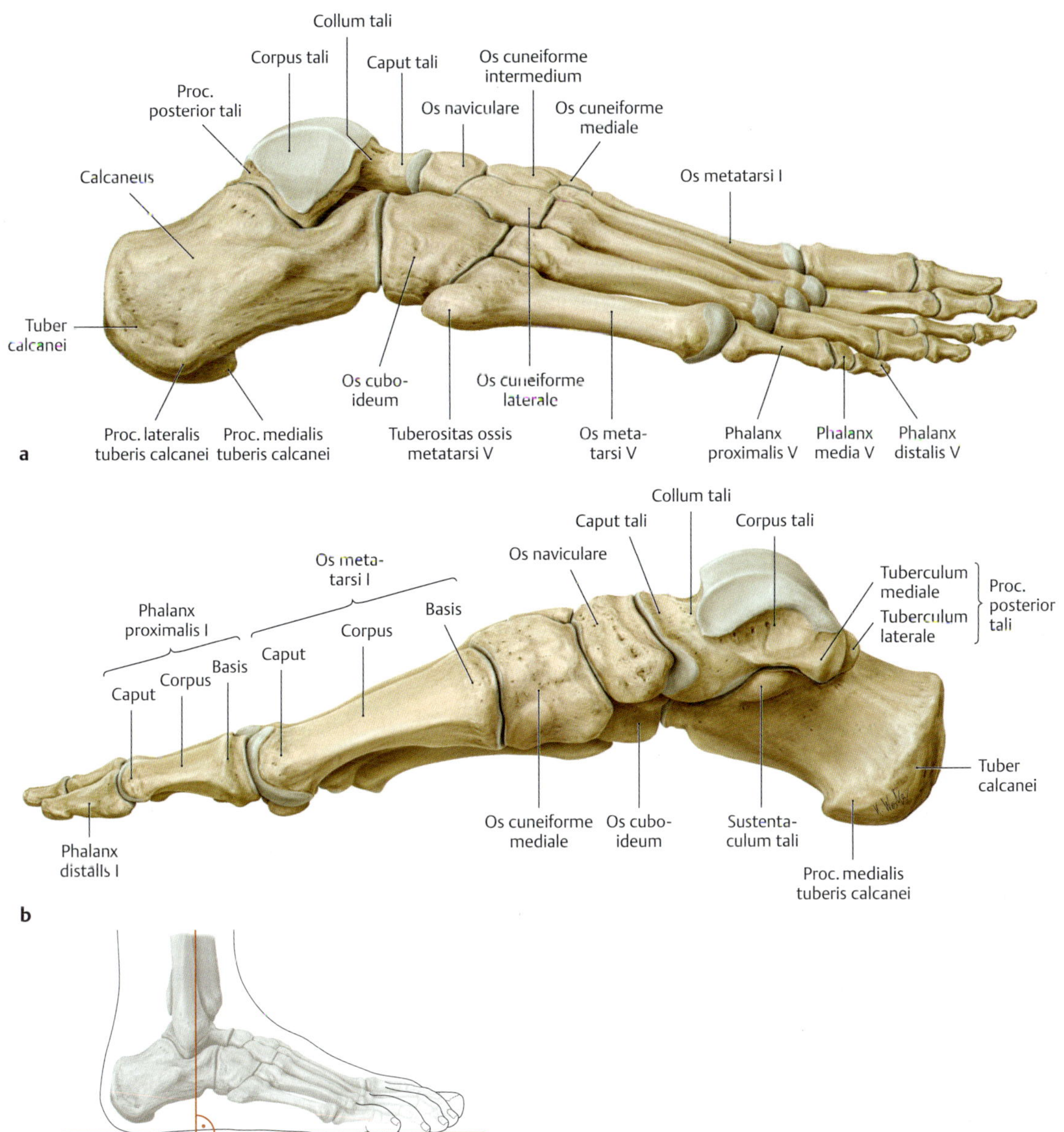

Abb. 10.37 Skelett eines rechten Fußes. **a** Ansicht von lateral. **b** Ansicht von medial. **c** Funktionsstellung des Fußes, Ansicht von lateral, sog. plantigrade Fußstellung.

Dadurch ist die Sicherung des Gelenks durch die Malleolengabel in dieser Stellung besonders groß. Dazu kommt, dass die Syndesmosenbänder in dieser Gelenkstellung straff gespannt sind. Seitbewegungen des Fußes sind daher in Hockstellung nicht möglich. Bei Beugung des Fußes (Plantarflexion, z.B. beim Zehenstand) artikuliert dagegen der *schmalere, hintere* Abschnitt der Trochlea tali mit der Malleolengabel, die damit als knöcherne Stabilisierung entfällt (s. Klinischer Bezug, S. 308). Die Syndesmosenbänder sind in dieser Stellung entspannt, Dreh- und Verschiebebewegungen des Talus sind daher bei plantar flektiertem Fuß in geringem Umfang möglich.

Gelenkkapsel und Bandapparat

Die Gelenkkapsel des oberen Sprunggelenks entspringt im Bereich der Knorpel-Knochen-Grenzen und ist v. a. im vorderen Bereich dünn und nachgiebig. Eine Fixierung durch die Sehnen und Sehnenscheiden der Extensoren sowie durch das Retinaculum musculorum extensorum inferius verhindert, dass die Kapsel bei Dorsalextension des Fußes eingeklemmt wird. Seitlich und hinten wird die Gelenkkapsel durch Bänder verstärkt (▶ Abb. 10.39).

Bei der Stabilisierung und Führung des oberen Sprunggelenks haben neben den Syndesmosenbändern (Ligg. tibiofibulares anterius und posterius) v. a. die Seitenbänder ein wichtige Funktion. Sie ziehen fächerförmig von beiden Knöcheln nach distal sowohl zum Talus als auch zum Calcaneus. Man unterscheidet innerhalb der Seitenbänder sog. Außen- und Innenbänder (▶ Abb. 10.39**a–c**):

Von den 3 Bändern des lateralen Bandapparates verlaufen die beiden talofibularen Bänder (Ligg. talofibulares anterius und posterius) annähernd horizontal, das Lig. calcaneofibulare hingegen vertikal (▶ Abb. 10.39**b** u. **d**). Das Lig. calcaneofibulare überbrückt sowohl das obere als auch das untere Sprunggelenk und hat im Gegensatz zu den talofibularen Bändern keine Verbindung zur Gelenkkapsel. Aufgrund seiner oberflächlichen Lage ist es am supinierten Fuß als rundlicher Strang zu tasten.

An der Fußinnenseite spannt sich das Lig. deltoideum (Deltaband) aus, das annähernd ein Dreieck bildet. Es besteht aus oberflächlichen und tiefen Anteilen (▶ Abb. 10.39**a**). Während die oberflächlichen Fasern (Pars tibiocalcanea und Pars tibionavicularis) über das obere und untere Sprunggelenk ziehen, stabilisieren die tiefen Anteile (Pars tibiotalaris anterior und Pars tibiotalaris posterior) ausschließlich das obere Sprunggelenk und verstärken die Gelenkkapsel.

Die medialen und lateralen Seitenbänder haben eine entscheidende Bedeutung bei der Stabilisierung und Führung des oberen Sprunggelenks, da in jeder Gelenkstellung und somit bei allen Bewegungen Bandanteile gespannt sind.

Klinischer Bezug: Verletzungen des oberen Sprunggelenks

Verletzungen des Bandapparates: Vor allem Verletzungen des lateralen Bandapparates infolge von Distorsionen (*Supinationstrauma* = Umknicken des Fußes in supinierter Stellung) sind häufig. Sie entstehen oft aus einer Plantarflexion des Fußes, die mit einer geringeren knöchernen Führung des Sprunggelenks einhergeht. Hierbei kommt es v. a. zur Überdehnung oder Ruptur des Lig. talofibulare anterius und/oder des Lig. calcaneofibulare.

Verletzungen der Knochen: Wird der Unterschenkel bei festgestelltem Fuß gewaltsam gedreht, kann es zusätzlich zur Sprengung der Malleolengabel (*Ruptur der Syndesmosis tibiofibularis*) kommen. Bei den sog. *Weber-Frakturen* liegt eine Knöchelfraktur (Ausriss) des Malleolus lateralis vor. Aufgrund der Lokalisation der Fibulafraktur unterscheidet man Weber-A-, -B- und -C-Frakturen (Fraktur unterhalb, auf Höhe und oberhalb der Syndesmose). Hierbei kommt es häufig zu Instabilitäten des oberen Sprunggelenks und als Folge davon zu Fehlbelastungen der Gelenkflächen (Arthrose!).

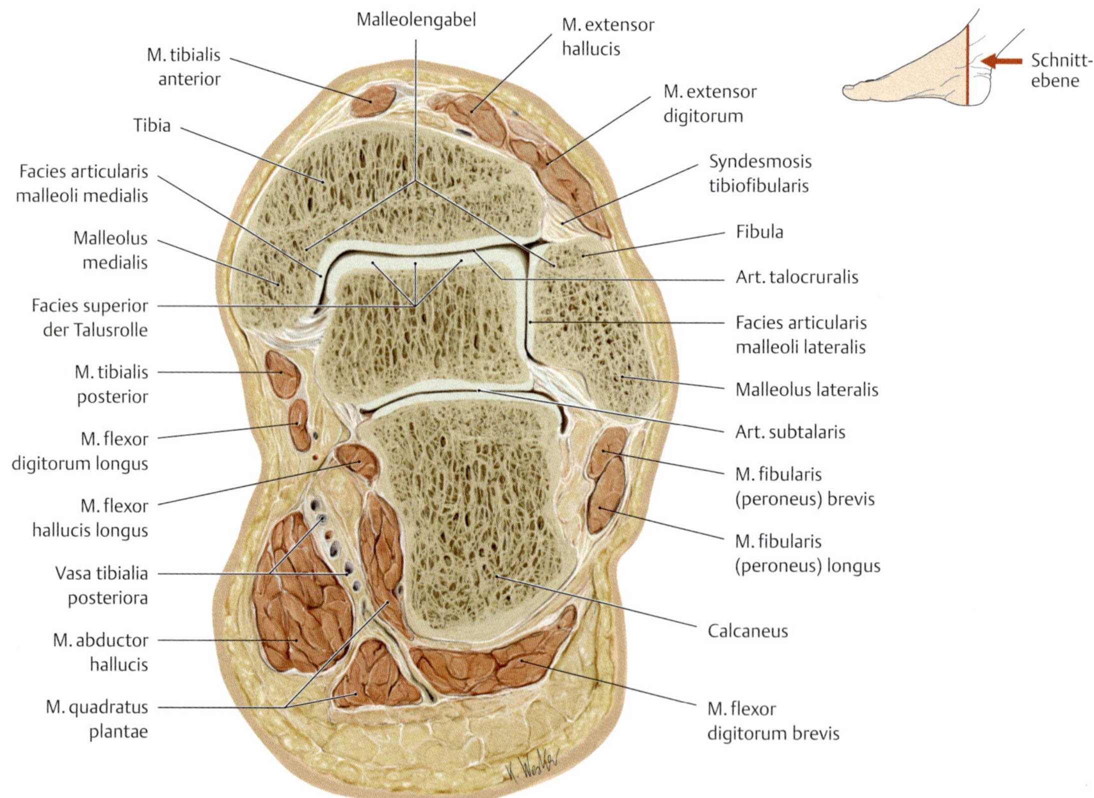

Abb. 10.38 Frontalschnitt auf Höhe des oberen Sprunggelenks, rechter Fuß, Ansicht von proximal (Fuß nach plantar flektiert). Im Bereich des unteren Sprunggelenks ist die hintere Kammer (Art. subtalaris) angeschnitten (Zeichnung nach einem Präparat aus der Sammlung des Anatomischen Instituts der Universität Kiel).

Tab. 10.9 Bandapparat des oberen Sprunggelenks

Lateraler Bandapparat – Außenbänder	Medialer Bandapparat – Innenbänder	Syndesmosenbänder der Malleolengabel
Lig. talofibulare anterius	Lig. deltoideum • Pars tibiotalaris anterior • Pars tibiotalaris posterior • Pars tibionavicularis • Pars tibiocalcanea	Lig. tibiofibulare anterius
Lig. talofibulare posterius		Lig. tibiofibulare posterius
Lig. calcaneofibulare		

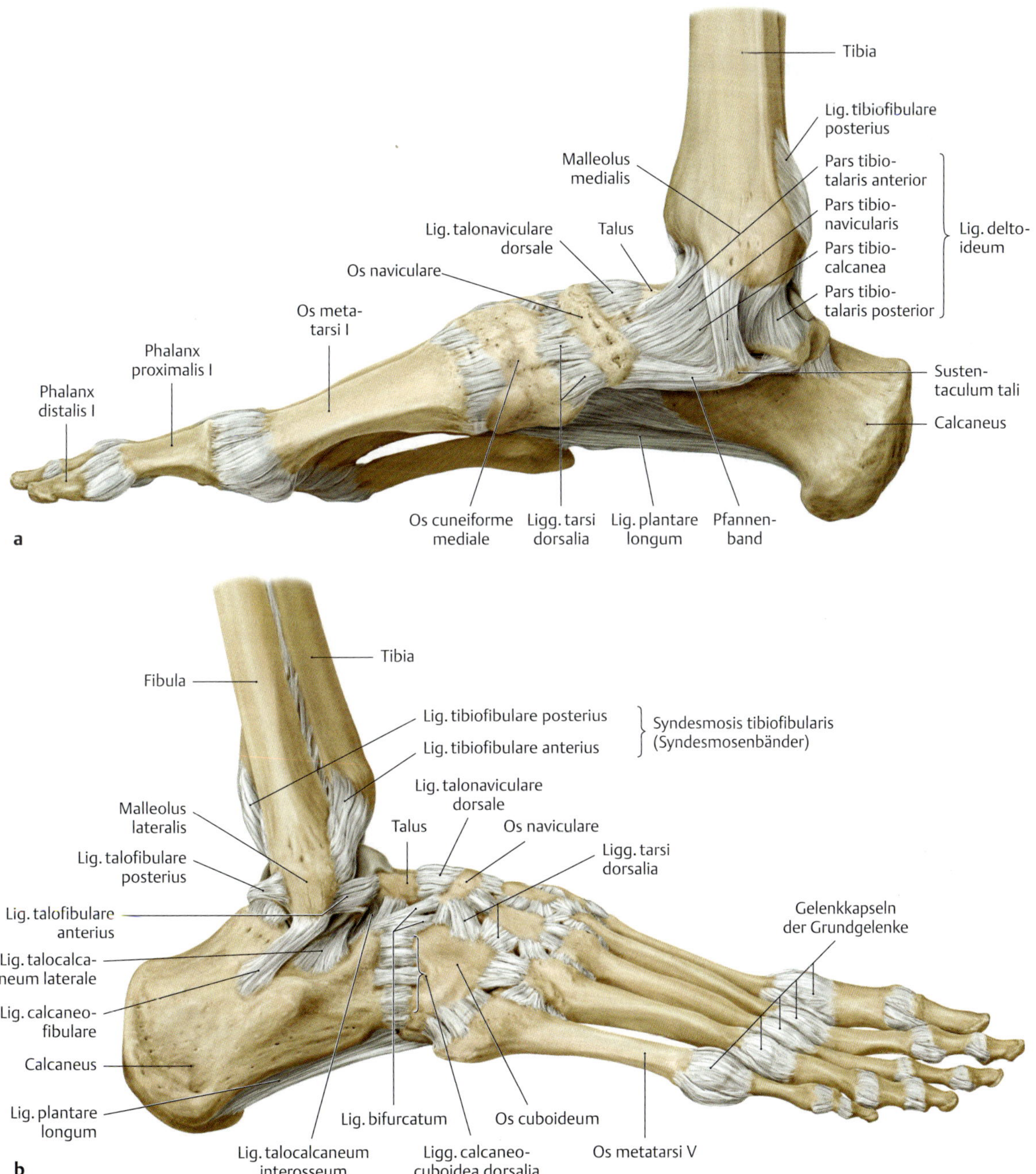

Abb. 10.39 a–d Bandapparat eines rechten Fußes. a Ansicht von medial; **b** von lateral.

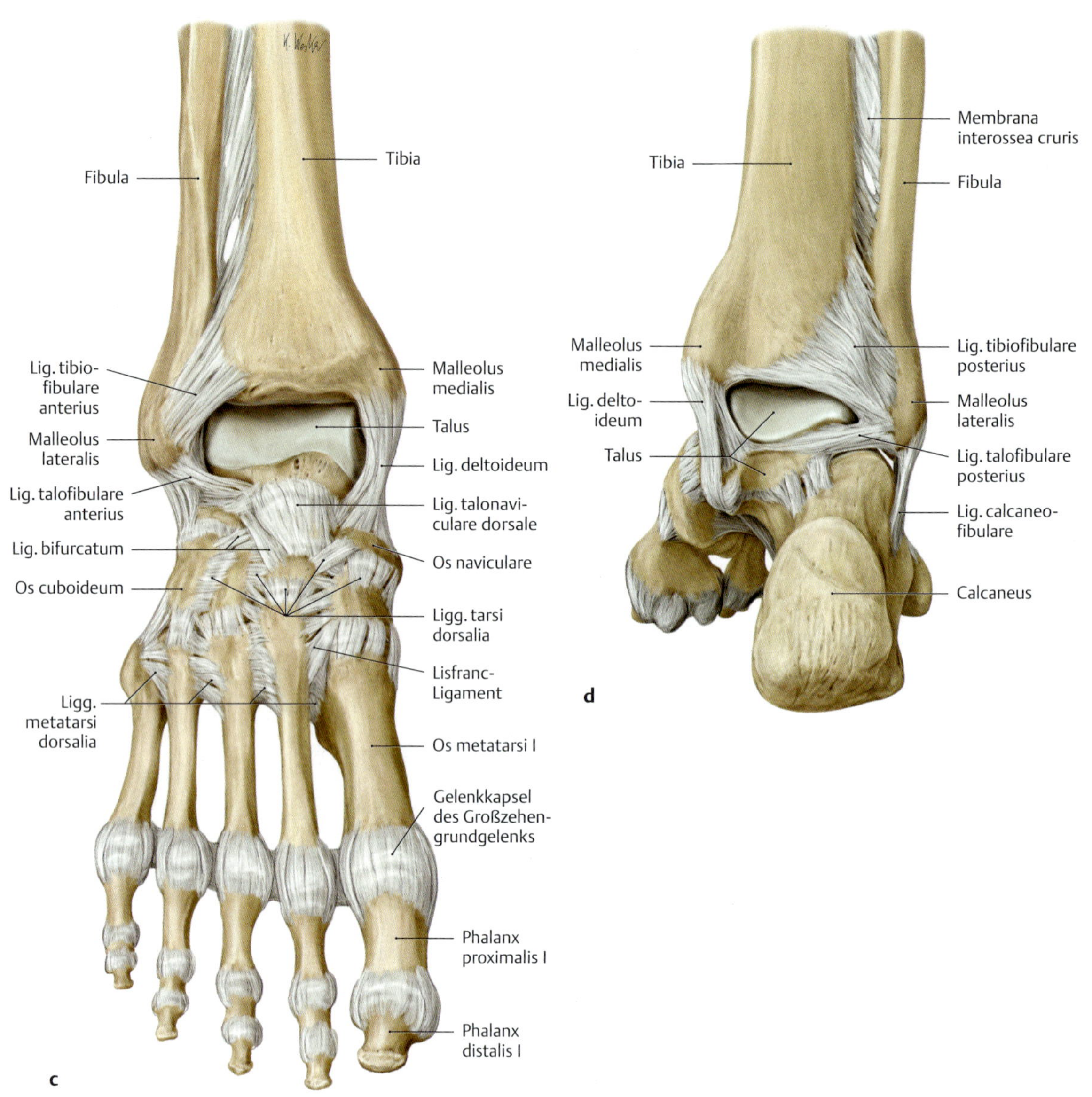

Abb. 10.39 a–d Fortsetzung. **c** von vorne; **d** von hinten.

10.7.3 Unteres Sprunggelenk

Aufbau und Funktion

Im unteren Sprunggelenk (*Art. talotarsalis*) artikuliert der Talus mit dem Calcaneus und dem Os naviculare. Anatomisch unterscheidet man im unteren Sprunggelenk zwei vollständig voneinander getrennte Teilgelenke:

- eine sog. hintere (*Art. subtalaris*) und
- eine vordere Gelenkkammer (*Art. talocalcaneonavicularis*; ▶ Abb. 10.40u. ▶ Abb. 10.41).

In der hinteren Kammer artikulieren Talus und Calcaneus über die schwach konvexe Facies articularis talaris posterior und die schwach konkave Facies articularis calcanea posterior (▶ Abb. 10.41**a–d**). In der vorderen Kammer hat die kugelförmige Gelenkfläche des Taluskopfes (Facies articularis navicularis) gelenkigen Kontakt mit einer aus mehreren Gelenkflächen gebildeten Gelenkpfanne: ovale Gelenkfläche des Os naviculare, Facies articularis talaris anterior und die bis auf das Sustentaculum reichende Facies articularis talaris media (▶ Abb. 10.41**a–d**). Das zwischen Sustentaculum tali und Os naviculare verlaufende Pfannenband (Lig. calcaneonaviculare plantare) vervollständigt die knöcherne Gelenkpfanne auf der Plantarseite (▶ Abb. 10.41**d**). Das kräftige Band, an dessen Innenseite Knorpelzellen eingelagert sind, schlingt sich wie eine Gleitsehne um den plantaren Taluskopf, der ihm als Widerlager dient. Es sichert die Lage des Talus auf dem Calcaneus und verspannt die Längswölbung des Fußes in ihrem Krümmungsscheitel (s. u.). Eine Überdehnung des Bandes infolge einer Abflachung des Längsgewölbes begünstigt die Entstehung eines Plattfußes.

Gelenkkapsel und Bandapparat

Durch die Gelenkkapsel sind vordere und hintere Kammer des unteren Sprunggelenks vollkommen voneinander getrennt. Die dünne und relativ weite Gelenkkapsel wird größtenteils durch Bänder verstärkt. Neben dem Pfannenband hat das kräftige ***Lig. talocalcaneum interosseum*** (Zwischenknochenband, ▶ Abb. 10.40 u. ▶ Abb. 10.41**d**) große Bedeutung für die Stabilität des statisch und dynamisch belasteten unteren Sprunggelenks (▶ Abb. 10.41). Das im Canalis tarsi (gebildet von Sulcus tali und Sulcus calcanei) verlaufende Zwischenknochenband verbindet den Talus und den Calcaneus und trennt vordere und hintere Kammer des unteren Sprunggelenks voneinander. Im mittleren Teil des Bandes verlaufen Gefäße, die den Talus mit Blut versorgen. Von Interesse ist, dass dieser Bereich dem Schnittpunkt der Bewegungsachsen des unteren und oberen Sprunggelenks entspricht und somit einen Ort „relativer Ruhe“ darstellt.

Medial und lateral wird die Gelenkkapsel der hinteren Kammer (Art. subtalaris) durch die Ligg. talocalcaneum mediale und laterale, auf der Rückseite durch das Lig. talocalcaneum posterius verstärkt (▶ Abb. 10.39**a–c**). Die Gelenkkapsel der vorderen Kammer wird auf der Dorsalseite v. a. durch das breite Lig. talonaviculare dorsale (▶ Abb. 10.39**a**) verstärkt. Lateral verläuft vom Calcaneus ein v-förmiges Band zum Os naviculare und zum Os cuboideum (Lig. bifurcatum) (▶ Abb. 10.39**a** u. ▶ Abb. 10.41**c**). Dieses Band vereinigt die Art. talonavicularis und die Art. calcaneocuboida funktionell zum queren Fußwurzelgelenk (Art. tarsi transversa bzw. Chopart-Gelenk).

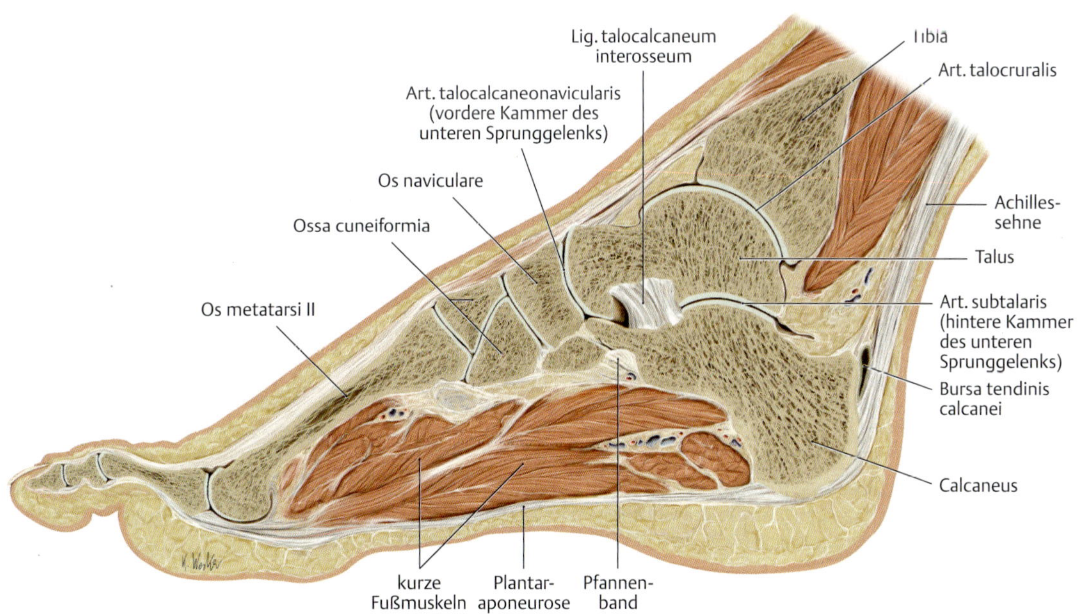

Abb. 10.40 Sagittalschnitt auf Höhe des 2. Strahls eines rechten Fußes, Ansicht von lateral (Zeichnung nach einem Präparat aus der Sammlung des Anatomischen Instituts der Universität Kiel).

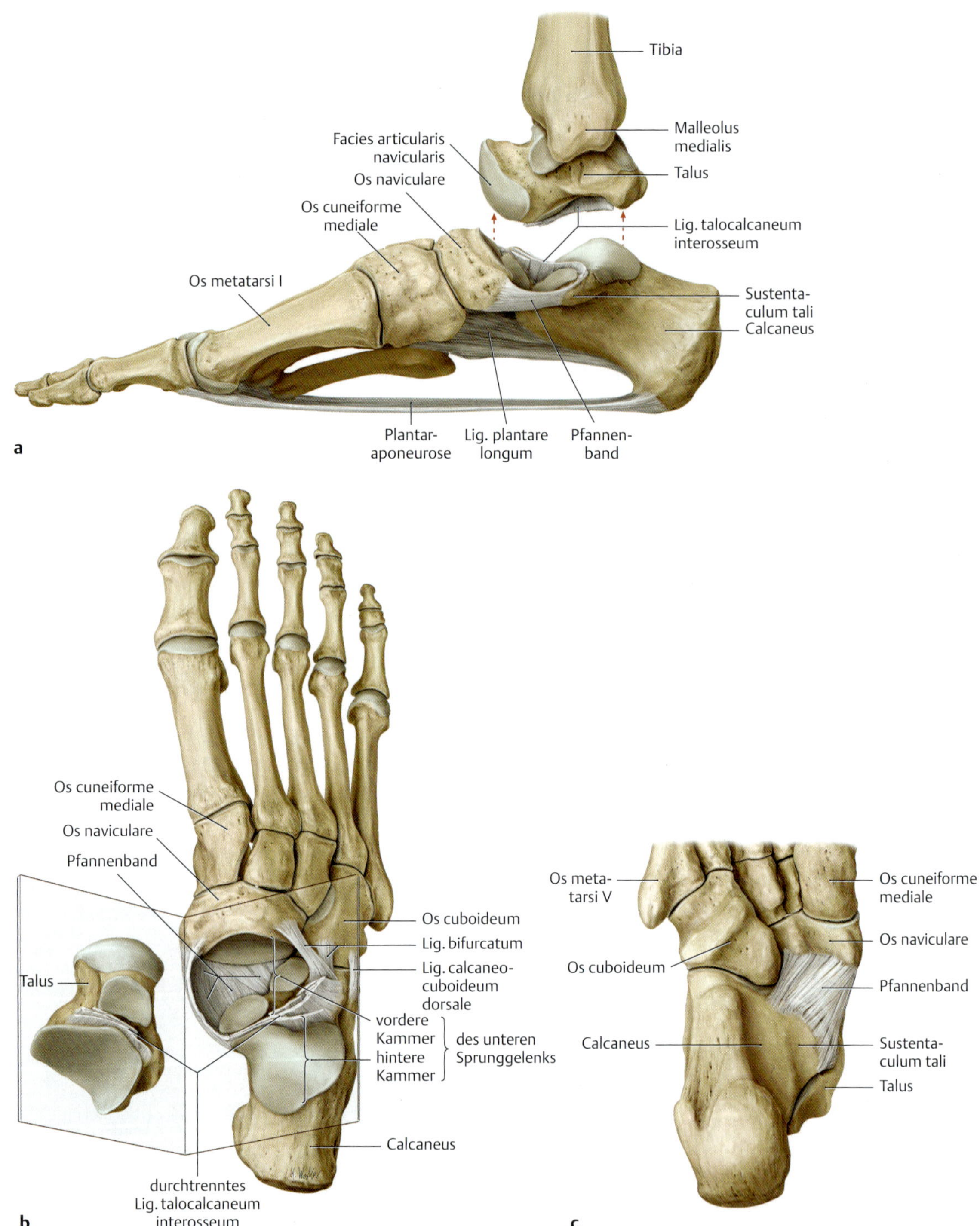

Abb. 10.41 a–c Eröffnetes unteres Sprunggelenk eines rechten Fußes. **a** Ansicht von medial; Lig. talocalcaneum interosseum durchtrennt, Talus nach oben verschoben, so dass die Gelenkflächen sichtbar werden. **b** Ansicht von dorsal. Um auf die Gelenkflächen sehen zu können, ist das Sprungbein „herausgeklappt". **c** Verlauf des Pfannenbandes, Ansicht von plantar.

10.7.4 Weitere Fußgelenke

Zusätzlich zum oberen und unteren Sprunggelenk unterscheidet man an der Fußwurzel bzw. am Mittelfuß folgende Gelenke (▶ Abb. 10.42):

- Fersenbein-Würfelbein-Gelenk (Art. calcaneocuboidea),
- queres Fußwurzel- oder Chopart-Gelenk (Art. tarsi transversa),
- Keilbein-Kahnbein-Gelenk (Art. cuneonavicularis),
- Gelenke zwischen den Keilbeinen (Articulationes intercuneiformes),
- Gelenk zwischen lateralem Keilbein und Würfelbein (Art. cuneocuboidea),
- Fußwurzel-Mittelfuß-Gelenke oder Lisfranc-Gelenk (Articulationes tarsometatarsales).

Zusammen mit der Art. talonavicularis der vorderen Kammer des unteren Sprunggelenks bildet das Fersenbein-Würfelbein-Gelenk das quere Fußwurzel- oder Chopart-Gelenk (▶ Abb. 10.42). Als Chopart-Gelenklinie werden die Gelenkspalten der Art. talonavicularis und der Art. calcaneocuboidea bezeichnet. Die Chopart-Gelenklinie verläuft annähernd transversal und ist leicht s-förmig gekrümmt. Obwohl das quere Fußwurzelgelenk dorsal und plantar von kräftigen Bändern überbrückt wird, ist es keine typische Amphiarthrose. Es lassen sich Bewegungen des Vorfußes gegenüber dem Rückfuß durchführen: Plantarflexion

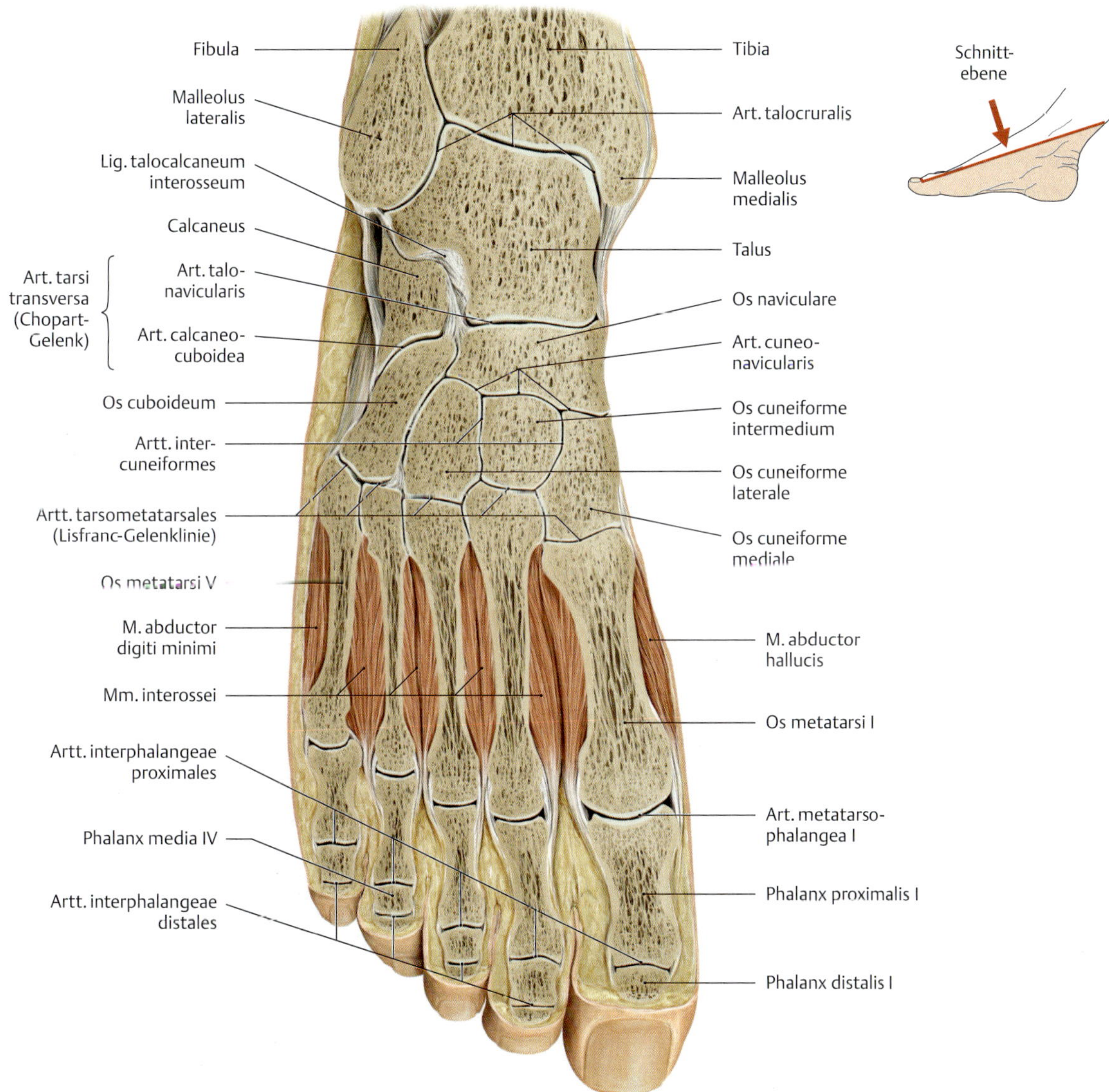

Abb. 10.42 Schräg verlaufender Transversalschnitt durch einen rechten Fuß, Ansicht von oben. Der Fuß ist im oberen Sprunggelenk nach plantar flektiert. Darstellung der Tarsal- und Metatarsalgelenke (Zeichnung nach einem paraffinierten Schliffpräparat aus der Sammlung des Anatomischen Instituts der Universität Kiel).

und Dorsalextension des Vorfußes sowie in Kombination mit den Fußwurzel-Mittelfuß-Gelenken Drehbewegungen (die sog. Vorfußverwringung, ▶Abb. 10.44). Ihre Bedeutung als *hintere Amputationslinie* hat die Art. tarsi transversi weitestgehend verloren.

Alle übrigen Gelenke der Fußwurzel sind aufgrund ihrer straffen Bandverbindungen Amphiarthrosen. Innerhalb der Fußwurzel-Mittelfuß-Gelenke, v.a. am 1. und 5. Strahl (Groß- und Kleinzehenstrahl), sind geringe Bewegungen (Flexion, Extension und Abduktion) möglich. Insgesamt werden die Gelenkspalten der Fußwurzel-Mittelfuß-Gelenke als Lisfranc-Gelenklinie (*vordere Amputationslinie*) bezeichnet (▶Abb. 10.42). Sie beginnt am lateralen Fußrand unmittelbar hinter der hervorspringenden und gut tastbaren Tuberositas ossis metatarsi V, um im weiteren nach medial distal zu verlaufen.

10.7.5 Zehengelenke und Bandapparat der Fußsohle

Innerhalb der Zehengelenke unterscheidet man *Zehengrundgelenke (Artt. metatarsophalangeae)* sowie *Mittel-* und *Endgelenke (Articulationes interphalangeae proximales und distales*; ▶Abb. 10.42). Die Zehengrundgelenke sind von einer weiten Kapsel umschlossenen. Hier artikulieren die walzenförmigen Köpfe der Mittelfußknochen mit den Gelenkpfannen an den Basen der proximalen Phalangen. In die plantaren Gelenkkapseln sind faserknorpelige Platten (Ligg. plantaria) eingelassen (▶Abb. 10.43), die die knöchernen ovalen Gelenkpfannen der proximalen Phalangen erheblich vergrößern und gleichzeitig den Beugersehnen als Gleitrinnen dienen. In die Faserknorpelplatte des Großzehengrundgelenks sind ein mediales und ein laterales Sesambein eingelagert.

Zwischen den Metatarsalköpfen verläuft das Lig. metatarsale transversum profundum (▶Abb. 10.43), das bei der Verspannung des Quergewölbes eine wichtige Funktion übernimmt (s.S.318). Durch die kräftigen Seitenbänder (Ligg. collateralia) sind die Zehengrundgelenke funktionell Scharniergelenke (morphologisch: Kugelgelenke).

Die Mittel- und Endgelenke sind sowohl von der Gestalt als auch von der Funktion her reine Scharniergelenke. Ebenso wie bei den Zehengrundgelenken werden die Gelenkkapseln seitlich durch Ligg. collateralia und plantar durch Ligg. plantaria verstärkt.

Das kräftigste Band auf der Plantarseite des Fußes ist das *Lig. plantare longum* (langes Sohlenband), das eine mechanisch wichtige Funktion bei der Verspannung des Längsgewölbes des Fußes hat (s.S.318). Es überbrückt sowohl die Fußwurzel- als auch die Mittelfußgelenke. Das Lig. plantare longum entspringt am Calcaneus zwischen den Procc. lateralis und medialis des Tuber calcanei und inseriert mit tiefen Faserzügen (Lig. calcaneocuboideum plantare oder Lig. plantare breve) am Os cuboideum (▶Abb. 10.43). Die oberflächlichen Fasern des Lig. plantare longum überbrücken die Ansatzsehne des M. fibularis longus und fächern sich im weiteren Verlauf in 4 Stränge auf, die an den Basen der Ossa metatarsi II–V ansetzen.

Klinischer Bezug: Zehendeformitäten

Schmerzhafte Zehendeformitäten, z.B. Hallux valgus oder Hammerzehen, sind oft die Folge von zu engen und zu spitzen Schuhen. Durch den Druck der Schuhspitze wird die Großzehe in eine Valgusstellung gedrängt. Dadurch ist sie beim Hallux valgus im Grundgelenk stark adduziert und schiebt sich distal über oder unter die 2. Zehe. Dies führt v.a. über der Haut des medialen Metatarsalköpfchens zu schmerzhaften Druckstellen (sog. Überbein). Durch den zu engen und kurzen Schuh werden die Zehen zusammengepresst und eingeklemmt. Die äußeren Zehen verdrängen die inneren, die keine Bewegungsmöglichkeit mehr haben und so eine typisch verkrampfte Krallenstellung (Hammerzehen) einnehmen. Hierbei sind die Zehen im Grundgelenk dorsalextendiert und im proximalen Interphalangealgelenk plantarflektiert. Dadurch werden die Zehen kürzer, beanspruchen jedoch mehr Platz in der Höhe.

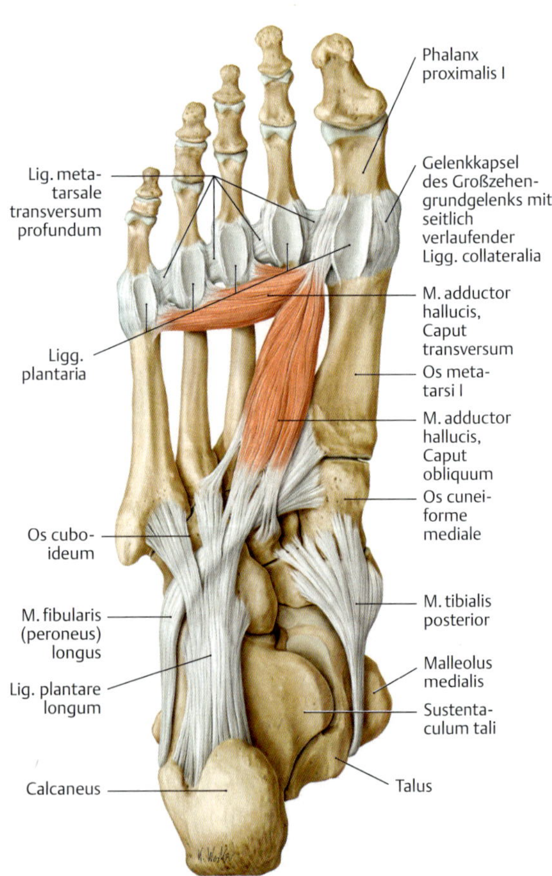

Abb. 10.43 Bandapparat des rechten Fußes, Ansicht von plantar. Die Ligg. plantaria der Mittel- und Endgelenke sind nicht dargestellt.

10.7.6 Bewegungen in den Fuß- und Zehengelenken

Bewegungen im oberen Sprunggelenk

Das obere Sprunggelenk ist seiner Form nach ein Scharniergelenk, das über eine gute Knochen- und Bandführung verfügt. Die Bewegungen erfolgen um eine annähernd transversale Achse durch die beiden Knöchelspitzen. Aus der Neutral-Null-Stellung (Fußsohle steht rechtwinklig zur Unterschenkelachse) kann der nicht belastete Fuß um etwa 40°–50° nach plantar flektiert und um etwa 20°–30° nach dorsal extendiert werden (▶ Abb. 10.44**a**). Beim aufgesetzten Fuß (Gehen) lässt sich der Unterschenkel um etwa 50° nach hinten (*Plantarflexion*) und um etwa 30° nach vorne neigen (*Dorsalextension*). Daher muss sich beim Gehen auf einer Ebene, deren Steigungsgrad größer als 30° ist, der hintere Teil der Fußsohle vom Boden abheben, da der Fuß eine größere Dorsalextension nicht gestattet (Knochenhemmung: Talushals berührt die Vorderkante des distalen Tibiaendes). Bei maximaler Plantarflexion fehlt die knöcherne Führung des Talus in der Malleolengabel, da die Sprunggelenkrolle hinten schmaler ist als vorne (s. S. 307).

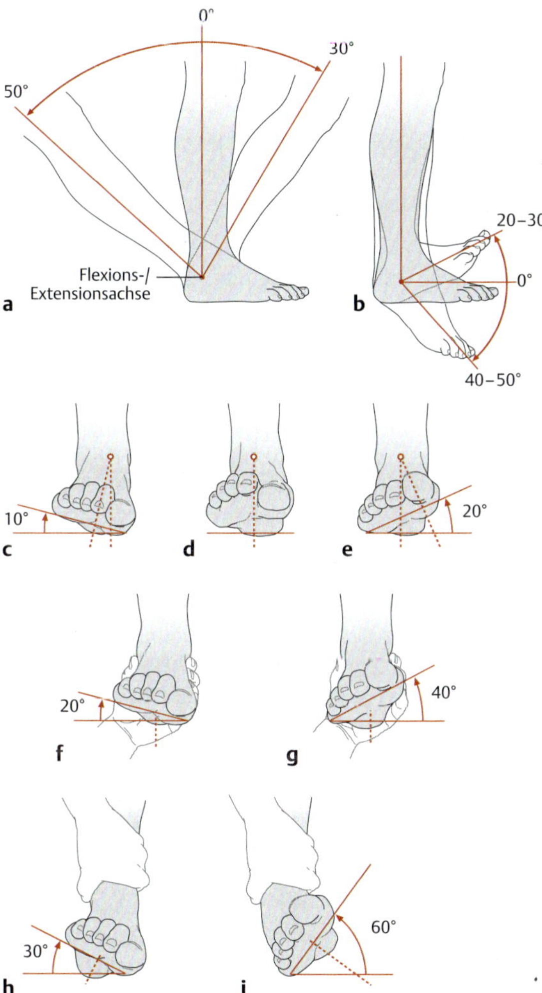

Abb. 10.44 a–i Bewegungen in den Fuß- und Zehengelenken eines rechten Fußes. a u. **b** Normaler Bewegungsumfang im oberen Sprunggelenk: Plantarflexion/Dorsalextension aus der Neutral-Null-Stellung. **a** aufgesetzter Fuß (Standbein); **b** hängender rechter Fuß (Spielbein);
c-g isolierte Bewegungsprüfung; **c-e** im rechten unteren Sprunggelenk. c Eversion 10°; d Neutral-Null-Stellung; e Inversion 20°
f u. **g** im Chopart- und Lisfranc-Gelenk. **f** Vorfußverwringung nach außen um 20° (Pronation); g Vorfußverwringung nach innen um 40° (Supination). **h** u. **i** Gesamtbewegung im Vor- und Rückfuß. h Eversion und Vorfußverwringung nach außen um 30° (Pronation); **i** Inversion und Vorfußverwringung nach innen um 60° (Supination).

Bewegungen in unterem Sprunggelenk, Chopart- und Lisfranc-Gelenk

Die Bewegungen im unteren Sprunggelenk sowie im queren Fußwurzel- (Chopart-Gelenk) und im Lisfranc-Gelenk sind komplex und mechanisch fast immer miteinander gekoppelt. Es empfiehlt sich trotzdem, die Bewegungen in den einzelnen Gelenken isoliert zu betrachten und die Bewegungen des Mittelfußes von denen des Vorfußes und des Rückfußes abzugrenzen.

Die Lagebeziehungen der Bewegungsachsen sind komplex, und die Beschreibung der Bewegungsabläufe in den Gelenken des Fußes ist uneinheitlich und verwirrend mannigfaltig. Unter anatomisch-physiologischen Gesichtspunkten sind die Bezeichnungen *Pronation* (Heben des äußeren Fußrandes) und *Supination* (Heben des inneren Fußrandes) üblich. Sie charakterisieren Kombinationsbewegungen, an der eine Vielzahl von Bewegungen innerhalb der einzelnen Fußgelenke beteiligt sind: Am Spielbein beispielsweise ist die Pronation mit einer Dorsalextension und einer Abduktion, die Supination mit einer Plantarflexion und einer Adduktion mechanisch gekoppelt.

Im klinischen und im angloamerikanischen Sprachgebrauch werden die Bezeichnungen *Eversion* (Heben des äußeren Fußrandes) und *Inversion* (Heben des inneren Fußrandes) nur für Bewegungen im *unteren Sprunggelenk* verwendet. Bewegungen im Chopart- und Lisfranc-Gelenk werden als *Vorfußverwringung* bezeichnet. Die Begriffe *Pronation* und *Supination* wiederum beschreiben Gesamtbewegungen im Vor- und Rückfuß.

Prüfung des Bewegungsumfangs

Bei der Bewegungsprüfung innerhalb der klinischen Untersuchung werden unteres Sprunggelenk sowie Tarsal- und Metatarsalgelenke getrennt beurteilt (▶ Abb. 10.44c–g):

Die Bewegung **im unteren Sprunggelenk** erfolgt um eine gemeinsame schräg verlaufende Achse durch beiden Kammern des unteren Sprunggelenks (Inversions-/Eversions-Achse), die von außen-hinten-unten nach innen-vorne-oben zieht (▶ Abb. 10.44**c–e**). Man misst die Drehbewegung des Calcaneus, indem man mit der einen Hand den Unterschenkel festhält und mit der anderen das Fersenbein hin- und herbewegt (▶ Abb. 10.44**c–e**). Eine Drehung um die Bewegungsachse des unteren Sprunggelenks nach innen stellt eine Inversion (20 °), eine Drehung nach außen eine Eversion (10 °) dar (Inversion/Eversion: 20 ° - 0 ° - 10 °).

Um den Bewegungsumfang in den **Tarsal- und Metatarsalgelenken** (im Wesentlichen Chopart- und Lisfranc-Gelenk) zu prüfen, hält man mit einer Hand das Fersenbein fest. Mit der anderen Hand fasst man breitflächig den Vorfuß und dreht ihn nach innen (Heben des inneren Fußrandes: 40 °) und nach außen (Heben des äußeren Fußrandes: 20 °; ▶ Abb. 10.44**f** u. **g**). Diese *Vorfußverwringung* erfolgt um eine Längsachse, die durch den Calcaneus und den 2. Strahl verläuft.

Die Bewegungsprüfung zeigt, dass der Bewegungsumfang in den Nebengelenken des Mittel- und Vorfußes (Tarsal- und Metatarsalgelenke) doppelt so groß ist wie im unteren Sprunggelenk.

Insgesamt ergibt sich ein Gesamtbewegungsumfang für die Pro- und Supinationsbewegung am Spielbein von etwa 90 ° (Pronation/Supination: 30 ° - 0 ° - 60 °). Bei der Bewegungsprüfung werden innerer (Inversion und Vorfußverwringung in Supination) und äußerer Fußrand (Eversion und Vorfußverwringung in Pronation) angehoben (▶ Abb. 10.44**h** u. **i**). Hierbei wird der Fuß des Spielbeins zwangsläufig bei Supination plantarflektiert und adduziert, bei Pronation dorsalextendiert und abduziert. Die Achse für die Pronations-/Supinations-Bewegung ist eine Kompromissachse, die von der Inversions-/Eversions-Achse des unteren Sprunggelenks nach lateral und unten abweicht und somit mehr in Richtung Fußlängsachse orientiert ist.

Bewegungen in den Zehengelenken

Die Bewegungen der Zehen werden hauptsächlich durch die langen Beuger und Strecker ausgeführt. In den Zehengrundgelenken können die Zehen nach plantar flektiert und nach dorsal extendiert werden (▶ Abb. 10.45**a** u. **b**). Seitwärtsbewegungen sind jedoch – außer bei Kindern – in der Regel nicht mehr möglich. Im Gegensatz zu den Fingergrundgelenken lässt sich an den Grundgelenken der Zehen die Dorsalextension weiter ausführen als die Plantarflexion, hierbei ist das Bewegungsausmaß im Großzehengrundgelenk am größten: Flexion 45 ° und Extension 70 ° (▶ Abb. 10.45**a**). Die proximalen Interphalangealgelenke können oft nur flektiert werden (bis zu 80 °), während die distalen Interphalangealgelenke flektiert und extendiert werden können.

Passiv können die Zehen über 90 ° gestreckt werden, was für den normalen Ablauf des Ganges, v. a. in der Abdruckphase des Vorfußes, eine wichtige Voraussetzung ist (▶ Abb. 10.58).

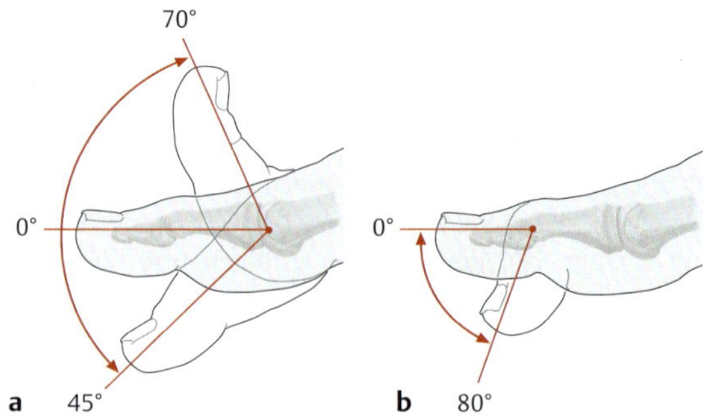

Abb. 10.45 Bewegungsumfang in den Großzehengelenken.
a Flexion und Extension im Großzehengrundgelenk. **b** Flexion im Interphalangealgelenk.

10.7.7 Fußwölbungen

Bau und Funktion

Architektonisch kann die Fußsohle (Planta pedis) mit einem Gewölbe verglichen werden, das von drei Bögen getragen wird. Man unterscheidet ein Längs- und ein Quergewölbe. Die knöchernen Stützpunkte der Gewölbe bilden das Tuber calcanei, das Caput des Os metatarsi I sowie das Caput des Os metatarsi V (▶ Abb. 10.46**a**). Damit ergibt sich als Unterstützungsfläche die Form eines Dreiecks. Betrachtet man einen Fußabdruck (*Podogramm*), zeigt sich durch die Weichteile eine erheblich größere Unterstützungsfläche (▶ Abb. 10.46**b**). Hierbei lassen sich die Hauptbelastungspunkte im Bereich der Ferse und des Großzehen- und Kleinzehenballens durch ihre Hornhautbildung erkennen. Pathologische Veränderungen der Fußwölbungen, wie z. B. verstärkte Fußwölbungen (Hohlfuß bzw. „Fuß mit hohem Spann“; ▶ Abb. 10.46**c**), Spreizfuß (abgeflachtes Quergewölbe; ▶ Abb. 10.46**d**) oder Plattfuß (abgeflachtes Quer- und Längsgewölbe; ▶ Abb. 10.46**e**) können schon an der Form des Fußabdruckes erkannt werden (s. *Klinischer Bezug*) und stören in hohem Maße die Funktion des Fußes, die Last des Körpergewichts zu tragen und fortzubewegen.

Die Fußwölbungen gestatten dem Fuß, sich an Unebenheiten des Untergrundes optimal anzupassen, so dass die Übertragung von Druckkräften in jeder Situation unter mechanisch optimalen Bedingungen geschieht. Damit haben die Fußwölbungen eine Art Stoßdämpferfunktion und ermöglichen ein federndes Nachgeben des Fußes bei vertikalen Belastungen.

Im Stehen wird das Teilkörpergewicht im oberen Sprunggelenk über den Talus auf den Vorfuß und den Rückfuß übertragen (▶ Abb. 10.46**g**). Dieser Belastung entspricht die im Röntgenbild erkennbare parallele Ausrichtung der Spongiosatrabekel in Richtung der Hauptdruckspannungen (▶ Abb. 10.46**f**). Durch die Kraftübertragung im Bereich des Fersenpolsters sowie des Großzehen- und Kleinzehenballens entstehen an diesen Orten

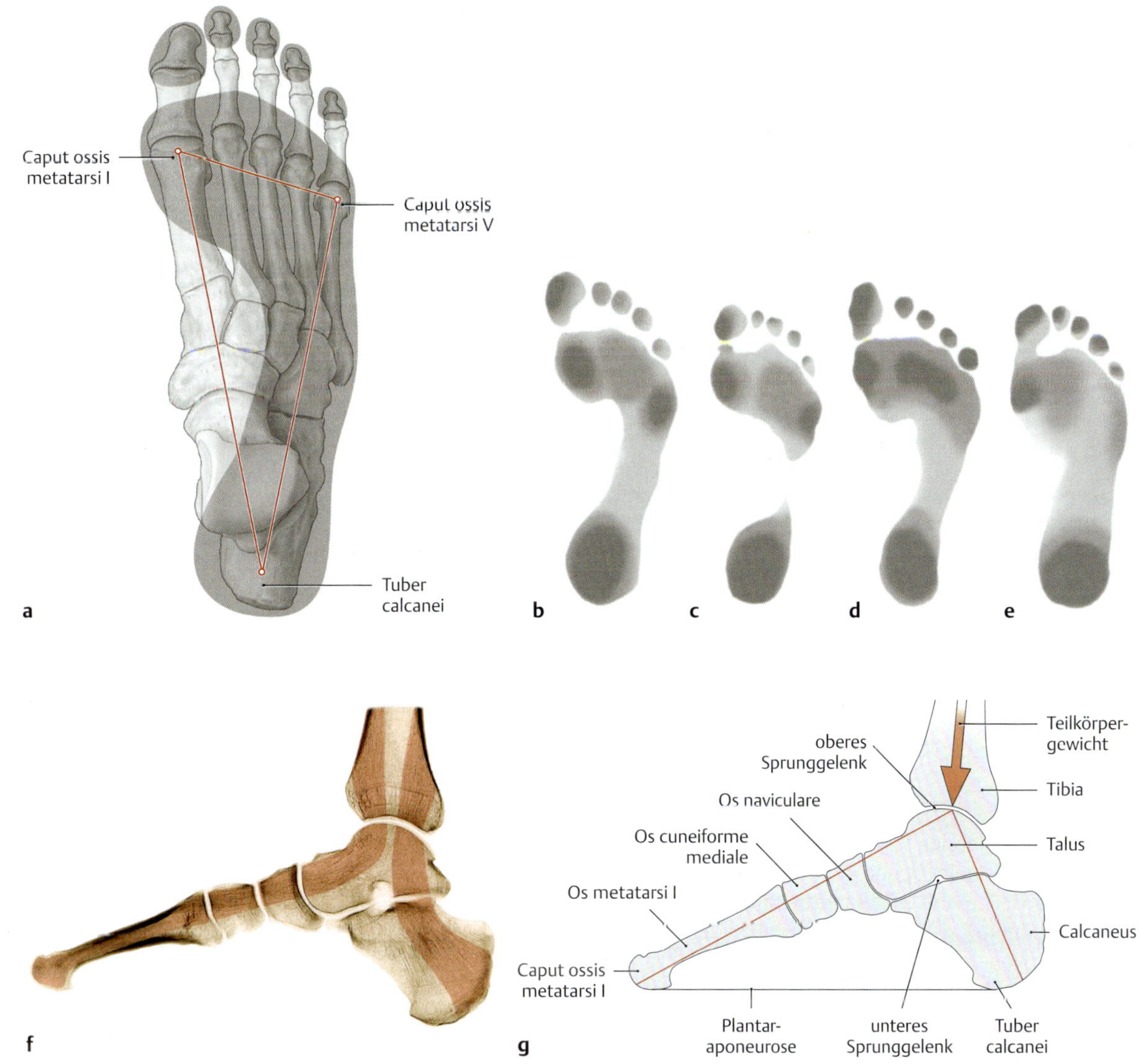

Abb. 10.46 a–g Architektur einer rechten Fußsohle. a rechtes Fußskelett, Ansicht von oben. Dargestellt sind die Auflagepunkte für die knöcherne Abstützung der Fußgewölbe. **b-e** Fußabdrücke (Podogramme) rechter Füße von Erwachsenen. b Normale Fußwölbung; **c** verstärkte Fußwölbung. **d** Spreizfuß (Aufhebung des Quergewölbes). **e** Plattfuß (Abflachung sowohl des Quer- als auch des Längsgewölbes). **f** Röntgenbild eines 3 mm dicken planparallelen Sagittalschnittes auf Höhe des 2. Strahls (die Spongiosatrabekel der Knochen verlaufen in Richtung der Hauptdruckspannungen der Belastung). **g** Übertragung des Teilkörpergewichts im oberen Sprunggelenk über den Talus auf den Vor- und Rückfuß.

lokal hohe Druckkräfte, an die das subkutane Bindegewebe durch seinen Aufbau in Form eines *Druckkammersystems* funktionell angepasst ist. Die Druckkammern enthalten im Inneren fettreiches Bindegewebe, das außen von derbem kollagenfaserigem Bindegewebe umhüllt wird. In den bindegewebigen Kammersepten verlaufen zahlreiche Blutgefäße (die Fußsohle ist die am stärksten durchblutete oberflächliche Körperregion), durch die die Druckkammern zusätzlich stabilisiert werden. Ohne die Druck verteilende Wirkung des Fußsohlenpolsters würden beim Stehen sehr hohe Druckkräfte entstehen. Die Folge wären Drucknekrosen. Darüber hinaus stellt die Haut der Fußsohle als Sinnesorgan den Kontakt zum Boden her und nimmt über Rezeptoren in der Fußsohle die Beschaffenheit des Bodens im Stehen und bei der Fortbewegung wahr.

Das auf dem Vor- und Rückfuß lastende Teilkörpergewicht hat die Tendenz die Auflageflächen der Fußwölbungen auseinander zu drücken. Die Abflachung der Fußwölbungen wird durch die als Gegenkraft wirkende Zugverspannung der plantaren Bänder und Muskeln verhindert. Sie wirken den Spreizkräften an den Auflagestellen der Wölbungen entgegen. Die Wirkungen der einzelnen Verspannungsstrukturen auf die Erhaltung der Fußwölbungen hängt von ihrer Lage und von ihrem Verlauf ab (▸ Abb. 10.47**a–d** u. ▸ Abb. 10.48**a** u. **b**). Hierbei sorgt der Bandapparat für eine passive, die Muskeln sorgen hingegen für eine aktive Verspannung. Die ligamentären Strukturen sind nicht ermüdbar und besitzen daher eine größere Widerstandskraft als die Muskeln, die im Verlauf der unterschiedlichen Belastungen leicht ermüden können und auf diese Weise ihre Funktion bei der Verspannung der Fußgewölbe abschwächen. Am gesunden Fuß reichen normalerweise die Bandstrukturen aus, um die Fußwölbungen aufrechtzuerhalten. Erst bei gesteigerter Belastung, z.B. beim Gehen und Laufen auf unebenem Boden, werden unterstützend zusätzlich aktive Muskelkräfte eingesetzt.

Quergewölbe

Die Querwölbung resultiert aus der Lage von Calcaneus, Talus und Os naviculare sowie der keilförmigen Anordnung der Keilbeine (Ossa cuneiformia) und des Würfelbeins (Os cuboideum; ▸ Abb. 10.47**a–d**). Sie setzt sich bis in den Bereich der Mittelfußknochen fort, wo als passive Verspannungsstruktur das *Lig. metatarsale transversum profundum* auf Höhe der Metatarsalköpfchen quer verläuft (s.▸ Abb. 10.43). Der einzige Muskel, der das Quergewölbe im Bereich der Ossa metatarsi aktiv verspannt, ist der M. adductor hallucis mit seinem kräftigen Caput transversum (s.▸ Abb. 10.43). Im Bereich der Fußwurzel wird er durch die Sehne des M. fibularis longus unterstützt, der vom lateralen Fußrand quer durch die Fußsohle zum medialen Keilbein und der Basis des 1. Mittelfußknochens zieht (s.▸ Abb. 10.43). Schließlich beteiligt sich an der Verspannung des Quergewölbes auch der M. tibialis posterior, von dessen Ansatzsehne fächerförmige Anteile zu den Keilbeinen ziehen (▸ Abb. 10.43). Aufgrund seines schrägen Verlaufs besitzt er, ebenso wie der M. fibularis longus, neben einer Querkomponente auch eine Wirkung auf die Verspannung des Längsgewölbes.

Längsgewölbe

Innerhalb des Längsgewölbes bildet der 2. Strahl (2. Zehe, Os metatarsi II, Os cuneiforme intermedium, Os naviculare und Calcaneus) den höchsten Bogen, nach lateral wird es zunehmend flacher (s.▸ Abb. 10.40). An der aktiven Verspannung des Längsgewölbes sind v.a. die kurzen Fußmuskeln (s.▸ Abb. 10.40) beteiligt (Mm. abductor hallucis, flexor hallucis brevis, flexor digitorum brevis, quadratus plantae und abductor digiti minimi). Indirekt wirkt auch die Ansatzsehne des M. flexor hallucis longus einer Abflachung des Längsgewölbes entgegen, indem sie unter dem Sustentaculum tali verläuft und das Längsgewölbe wie die Sehne eines Bogens verspannt. Aufgrund ihres schrägen Verlaufs in der Fußsohle haben die Sehnen der langen Fußmuskeln (s. Unterschenkelmuskulatur, S.321) zusätzlich zu ihrer Querkomponente ebenfalls eine Wirkung auf das Längsgewölbe (Mm. fibularis longus, tibialis posterior und flexor digitorum longus). Die Inversion des Rückfußes bei gleichzeitiger Pronation des Vorfußes dient der Stabilisation des Längsgewölbes. Da es sich um gegenläufige Bewegungstendenzen handelt, spricht man von einer muskulären Verschraubung des Längsgewölbes.

Innerhalb des ligamentären plantaren Längsverspannungssystems sind die Plantaraponeurose (Fußsohlensehnenplatte), das Lig. plantare longum (langes Fußsohlenband) und das Lig. calcaneonaviculare plantare (Pfannenband) die wichtigsten Bestandteile (▸ Abb. 10.48). Dabei kommt der Plantaraponeurose aufgrund ihres großen Hebelarms eine besondere Bedeutung zu, während das Pfannenband das schwächste Glied (kürzester Abstand vom Krümmungsscheitel des Längsgewölbes) darstellt.

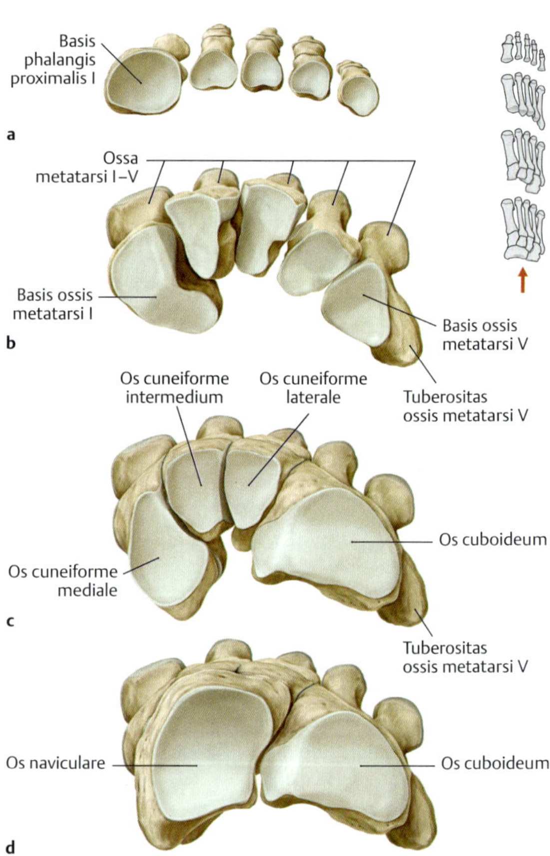

Abb. 10.47 a–d Proximale Gelenkflächen eines rechten Fußes, Ansicht von proximal. a Artt. metatarsophalangeae: Basen der Grundphalangen I-V+; **b** Artt. tarsometatarsales (Lisfranc-Gelenk): Basen der Ossa metatarsi I-V; **c** Art. cuneonavicularis und Art. calcaneocuboidea: proximale Gelenkflächen der Ossa cuneiformia mediale, intermedium und laterale sowie des Os cuobideum; **d** Art. talonavicularis und Art. calcaneocuboidea (Chopart-Gelenk): proximale Gelenkflächen des Os naviculare und des Os cuboideum.

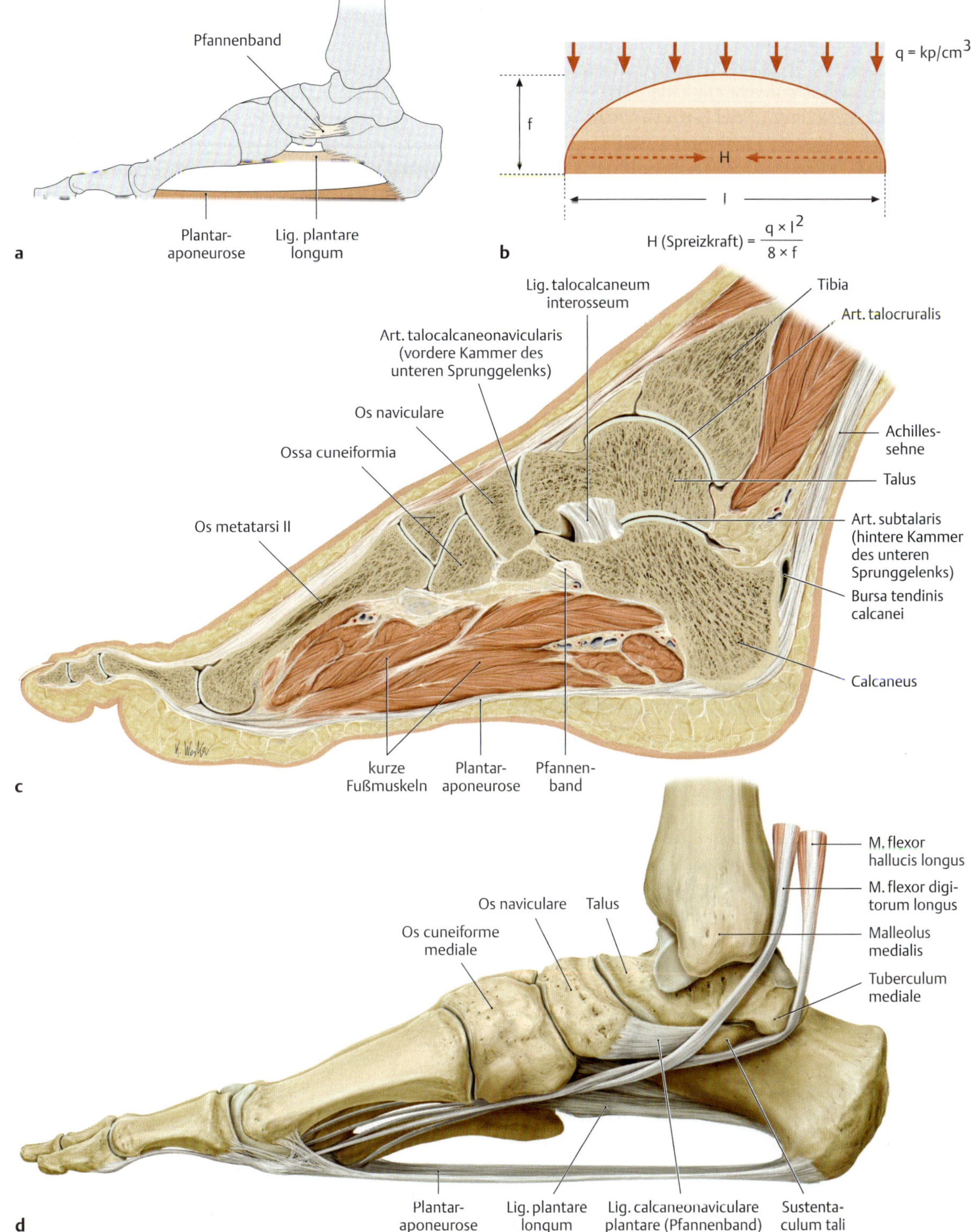

Abb. 10.48 a–d Verspannungsstrukturen des Längsgewölbes am Beispiel eines rechten Fußes. Ligamentäre Verspannung des Längsgewölbes (**a**) und daraus entstehende Belastung der Fußgewölbe (**b**). Vergleicht man die Längswölbung mit einem parabolischen Bogen, muss eine sog. Spreizkraft (H) aufgebracht werden, um die Bogenkonstruktion aufrechtzuerhalten. Hierbei hängt die Spreizkraft von der Belastung (q), der Länge der Bogensehne (l) und der Höhe des Bogens (f) ab (nach Rauber-Kopsch). **c** Sagittalschnitt auf Höhe des 2. Strahls. An der Verspannung des Längsgewölbes sind vor allem die kurzen Fußmuskeln beteiligt. **d** Passive Verspannungsstrukturen. Innerhalb des ligamentären Längsverspannungssystems sind die Plantaraponeurose, das Lig. plantare longum und das Pfannenband die wichtigsten Bestandteile. Auch die Ansatzsehnen der langen Fußbeuger (Mm. flexores hallucis longus und digitorum longus) wirken einer Abflachung des Längsgewölbes entgegen, jedoch nicht als passive sondern als aktive Verspannungsstrukturen.

Belastung der Fußgewölbe

Vergleicht man die Längswölbung mit einem parabolischen Bogen, muss eine sog. Spreizkraft aufgebracht werden, um die Bogenkonstruktion aufrechtzuerhalten. Die Spreizkraft H hängt von der Belastung (q), der Länge der Bogensehne (l) und der Höhe des Bogens (f) ab (▶ Abb. 10.48**b**):

$$\text{Spreizkraft (H)} = \frac{q \times l^2}{8 \times f}$$

Überträgt man die Verhältnisse auf die Gewölbekonstruktion des Fußes, entspricht das Teilkörpergewicht der Belastung q (kp/cm^2), die Distanz zwischen den Auflagepunkten der Länge der Bogensehne (l) und die Höhe des Gewölbes der Höhe des Bogens (f). Dies bedeutet, dass diejenigen Strukturen am besten zur Verspannung beitragen, die am weitesten plantar liegen. Aufgrund ihres längeren Hebelarms benötigen sie den geringsten Kraftaufwand. Aus der Formel geht weiter hervor, dass die Spreizkraft zunimmt, wenn das Gewölbe flacher (Nenner wird kleiner) und die Distanz zwischen den Auflagepunkten größer wird (Zähler wird größer). Es muss daher eine größere Kraft aufgewendet werden, um die Gewölbekonstruktion aufrechtzuerhalten. Daraus resultiert gleichzeitig eine höhere Beanspruchung der zur Verspannung eingesetzten Strukturen. Eine Abflachung der Fußwölbungen führt daher zur Überbeanspruchung des Bandapparates und der Muskulatur.

Klinischer Bezug: Fußdeformitäten

Abweichungen von der normalen gesunden Fußform (Pes rectus ▶ Abb. 10.49**a**), sog. Fußdeformitäten, können angeboren oder auf verschiedene Weise erworben sein, z. B. durch Lähmungen oder als Verletzungsfolge. Wiederum andere entstehen unter der Last des Körpergewichts (statische Deformitäten). Unabhängig von Ätiologie und Pathogenese unterscheidet man aufgrund der daraus resultierenden anatomischen Fußform (▶ Abb. 10.49**a–c**):

Knickfuß (Pes valgus): Der Rückfuß weist eine Valgusstellung auf, d. h. der Fuß befindet sich in Pronationsstellung (▶ Abb. 10.49**b**). Im Extremfall berührt der mediale Fußrand den Fußboden und der Vorfuß steht in Abduktionsstellung. Bei dieser Fehlstellung liegt häufig eine Lähmung bzw. Schwäche der supinatorisch wirkenden Muskeln vor (Mm. triceps surae, tibialis posterior, tibialis anterior, flexor digitorum longus, flexor hallucis longus).

Klumpfuß (Pes varus): Es liegt eine Varusstellung des Rückfußes vor (▶ Abb. 10.49**c**), der Fuß ist supiniert, und nur die Außenkante ist belastet (Hauptlast liegt auf dem 5. Strahl). Häufige Ursache ist eine Schwäche (Parese) bzw. Lähmung (Plegie) der Pronatoren (Mm. peronaei, extensor digitorum longus und extensor hallucis longus).

Spitzfuß (Pes equinus): Es besteht eine fixierte Plantarflexion im oberen Sprunggelenk, weshalb im Stehen die Ferse nicht auf den Boden gestellt werden kann. Der Spitzfuß beruht meist auf einer Schwäche bzw. Lähmung der Extensoren (Mm. extensor digitorum longus, extensor hallucis longus, tibialis anterior).

Hackenfuß (Pes calcaneus): Beim Gegenstück des Spitzfußes steht der Fuß in Dorsalextension und wird nur mit der Ferse aufgesetzt. Ein Zehenstand ist nicht möglich. Eine mögliche Ursache ist eine Schwäche bzw. Lähmung der oberflächlichen oder der tiefen Flexoren (Mm. triceps surae, tibialis posterior, flexor digitorum longus, flexor hallucis longus).

Plattfuß (Pes planus): Beim Plattfuß ist die Längswölbung des Fußes vollkommen aufgehoben. Ist die Längswölbung nur etwas abgeflacht, spricht man vom *Senkfuß*. Eingeleitet wird diese Fehlstellung häufig durch eine Insuffizienz der kurzen plantaren Muskeln mit nachfolgender Überdehnung des Pfannenbandes und Abrutschen des Taluskopfes nach medial und plantar. Durch Überdehnung der langen Fußmuskeln kann es während der Entstehung eines Plattfußes auch zu Schmerzen im Unterschenkel kommen.

Spreizfuß (Pes transversus): Bei dieser Fehlstellung ist das Quergewölbe abgeflacht und der Vorfuß durch die fächerförmig auseinander gespreizten Mittelfußknochen verbreitert. Dadurch werden die Metatarsalköpfchen des 2. und 3. Strahles stärker belastet (schmerzhafte Schwielenbildung zwischen Groß- und Kleinzehenballen; s. ▶ Abb. 10.46**d**).

Hohlfuß (Pes cavus): Beim Hohlfuß ist v. a. die mediale, aber auch die laterale Längswölbung stark überhöht, wodurch nur die Ferse und die Fußballen den Boden berühren. Beim Hohlfuß ist das federnde Abrollen über den lateralen Fußrand gestört.

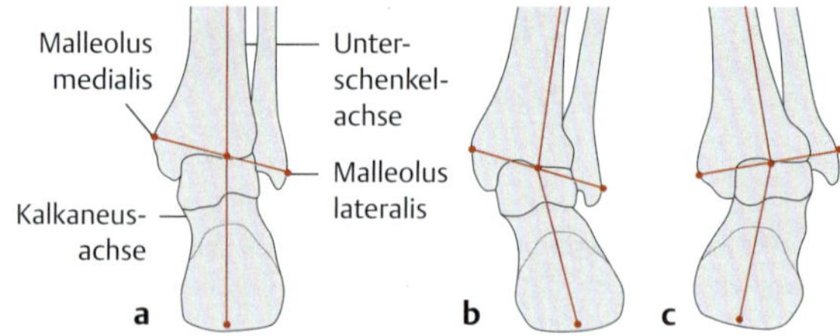

Abb. 10.49 a–c Fußdeformitäten rechter Füße, Ansicht von hinten. a Normaler Fuß (Pes rectus). **b** Knickfuß (Pes valgus). **c** Klumpfuß (Pes varus).

10.8 Muskulatur von Unterschenkel und Fuß

10.8.1 Unterschenkelmuskulatur

Infolge der Stellungsänderung der unteren Extremität im Laufe der Evolution und der damit verbundenen Drehung gelangen beim Unterschenkel (wie beim Oberschenkel) die ehemaligen dorsalen Anteile der Muskulatur auf die Vorderseite. Somit liegen die Extensoren auf der Vorderseite (Extensorengruppe) und die Flexoren auf der Rückseite des Unterschenkels (oberflächliche und tiefe Flexorengruppe). Die Extensorengruppe auf der Vorderseite wird durch eine zusätzliche seitliche Muskelgruppe (Fibularisgruppe) ergänzt (▶ Tab. 10.10 u. ▶ Abb. 10.51).

Die Muskelbäuche der Unterschenkelmuskulatur liegen, ähnlich wie am Unterarm, proximal, die Sehnen distal. Dadurch verjüngt sich der Unterschenkel nach distal. Bis auf den M. plantaris und die beiden Gastroknemiusköpfe des M. triceps surae (Ursprung am Femur), entspringen alle Unterschenkelmuskeln am Schienbein, am Wadenbein sowie an der Membrana interossea cruris. Ihre Ansätze am Fuß liegen im Bereich der Fußwurzelknochen, der Mittelfußknochen oder der Phalangen. Da die Muskeln mindestens das obere und untere Sprunggelenk überqueren, sind sie alle zweigelenkig, z. T. mehrgelenkig und werden daher auch als *„lange Fußmuskeln"* bezeichnet.

Nach ihren Hauptfunktionen in den beiden Sprunggelenken unterscheidet man Extensoren und Flexoren (oberes Sprunggelenk) sowie Supinatoren und Pronatoren (unteres Sprunggelenk). Welche Funktion die Unterschenkelmuskeln an den beiden Sprunggelenken ausüben, ergibt sich grundsätzlich aus dem Verlauf ihrer Ansatzsehnen zu den Bewegungsachsen (▶ Abb. 10.50):

- Muskeln, deren Ansatzsehnen *vor* der Achse des oberen Sprunggelenks (Plantarflexions-/Dorsalextensions-Achse) verlaufen, *heben* den Fuß (Dorsalextension): Dies sind die Mm. tibialis anterior, extensor hallucis longus und extensor digitorum longus.
- Muskeln, deren Ansatzsehnen *hinter* der Achse des oberen Sprunggelenks verlaufen, *senken* den Fuß (Plantarflexion). Dies sind die Mm. triceps surae, tibialis posterior, flexor hallucis longus, flexor digitorum longus, fibularis brevis und fibularis longus.
- Alle Muskeln, deren Ansatzsehnen lateral der Achse des unteren Sprunggelenks (Inversions-/Eversions-Achse) vorbeiziehen, heben den lateralen Fußrand (Eversion und Vorfußverwringung nach außen) und sind somit Pronatoren: Mm. extensor hallucis longus, extensor digitorum longus, fibularis brevis und fibularis longus.

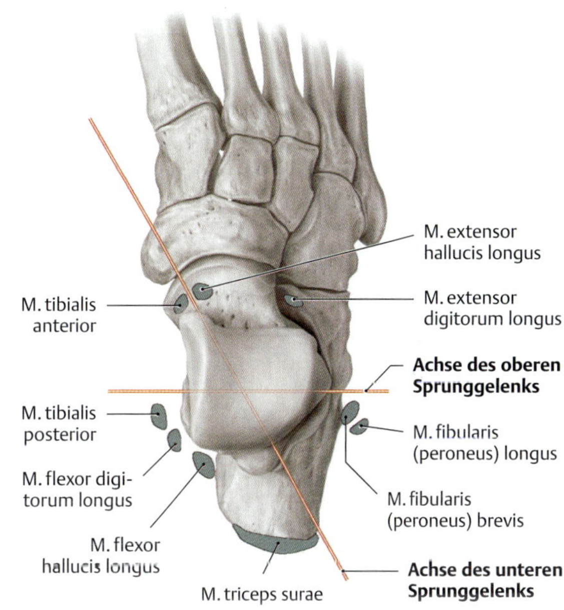

Abb. 10.50 Lage der Sehnen der langen Fußmuskeln zu den Achsen des oberen und unteren Sprunggelenks. Ansicht von kranial. Je nach Verlauf der Sehnen zu den Achsen können die Muskeln plantarflektieren und dosrsalextendieren und gleichzeitig entweder pronieren (Eversion) oder supinieren (Inversion).

Tab. 10.10 Unterschenkelmuskulatur

Vordere Muskeln des Unterschenkels – Extensorengruppe	Seitliche Muskeln des Unterschenkels – Fibularisgruppe	Hintere Muskeln des Unterschenkels – Flexorengruppe
M. tibialis anterior	M. fibularis longus	**Oberflächliche Flexoren**
M. extensor digitorum longus	M. fibularis brevis	M. triceps surae
M. extensor hallucis longus	M. fibularis tertius	• M. soleus
		• M. gastrocnemius (Caput mediale und laterale)
		M. plantaris
		Tiefe Flexoren
		M. tibialis posterior
		M. flexor digitorum longus
		M. flexor hallucis longus

- Die medial der Achse verlaufenden Ansatzsehnen heben den medialen Fußrand (Inversion und Vorfußverwringung nach innen) und sind Supinatoren: Mm. triceps surae, flexor hallucis longus, flexor digitorum longus, tibialis posterior und tibialis anterior.

Da sich die Achsen des oberen und unteren Sprunggelenks im Sinus tarsi schneiden, wirken die Unterschenkelmuskeln sowohl auf das obere als auch auf das untere Sprunggelenk; so kann beispielsweise der M. tibialis anterior gleichzeitig den Fuß heben und supinieren. Welche Funktion hierbei überwiegt, hängt vom besseren Hebelarm ab, d. h. von der Entfernung der Ansatzsehne zur Drehachse.

Insgesamt sind die Dorsalextensoren viel schwächer als die Plantarflexoren. Sie haben eine etwa 4-mal geringere Arbeitsleistung. Die Fußheber müssen normalerweise nur den Vorfuß anheben, während die Fußsenker das Gewicht des Körpers beim Abrollen des Fußes über den Vorfuß hinwegheben müssen, wobei der M. triceps surae den weitaus größten Anteil hat (größter physiologischer Muskelquerschnitt und längster Hebelarm). Bei ungewohnten Fußmärschen ermüden daher zuerst die Dorsalextensoren (Muskelkater auf der Vorderseite des Unterschenkels).

Die Arbeitsleistung der Supinatoren ist mehr als doppelt so groß wie die der Pronatoren (v. a. durch den M. triceps surae). Da die Muskulatur der Wade alle anderen Muskeln überwiegt, befindet sich der nicht belastete Fuß (Spiel- oder Schwungbein) in leichter Plantarflexion und Supination. Im Stand hingegen kommt den Supinatoren eine wesentliche Funktion für das Ausbalancieren des Körpergewichts auf dem Fuß zu. Neben ihrer Funktion, Fuß und Unterschenkel in den verschiedenen Gangphasen gegeneinander zu bewegen, stabilisieren sie den Fuß in der Standphase und beteiligen sich an der aktiven Verspannung des Längs- und Quergewölbes des Fußes.

Klinischer Bezug: Steppergang

Bei Lähmung der Extensoren hängt die Fußspitze herab, und der Betroffene muss durch vermehrte Hüft- und Kniebeugung dafür sorgen, dass die Fußspitze nicht am Boden schleift (sog. *Steppergang*).

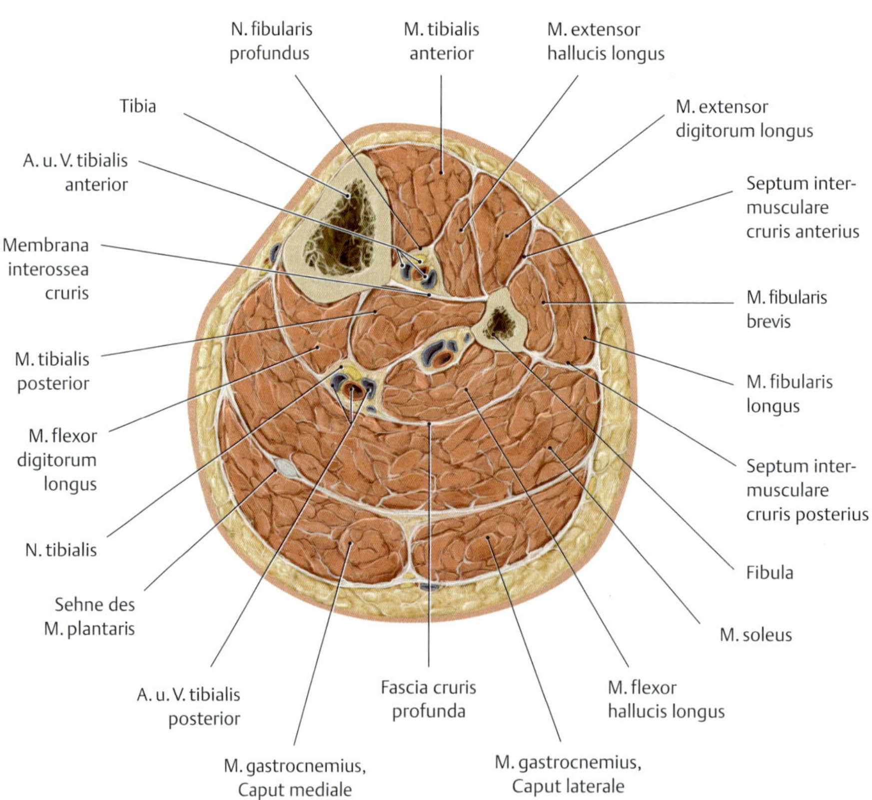

Abb. 10.51 Querschnitt durch die Mitte des rechten Unterschenkels, Ansicht von proximal.

10.8.2 Faszien, Bänder und Sehnenscheiden des Fußes

Alle 3 Muskelgruppen sind von der Unterschenkelfaszie (Fascia cruris superficialis) umhüllt. Zusätzlich werden die einzelnen Gruppen von sog. Gruppenfaszien (▶ Abb. 5.4) umgeben: Die Fibularisgruppe wird durch die Septa intermuscularia cruris anterior und posterior umhüllt und so einerseits von den Extensoren und anderseits von den Flexoren abgegrenzt. Außerdem werden die oberflächlichen und tiefen Flexoren durch das tiefe Blatt der Unterschenkelfaszie (Fascia cruris profunda) voneinander getrennt. Zwischen Tibia und Fibula trennt die Membrana interossea cruris die Extensoren und die Flexoren (▶ Abb. 10.51).

Ähnlich wie an der Hand müssen auch am Fuß die Sehnen der langen Fußbeuger und -strecker durch spezielle Haltebänder (Retinacula) geführt und durch Sehnenscheiden (Vaginae tendinum) vor zu großer Reibung geschützt werden. Auf der Vorderseite am Übergang zum Fußrücken (Dorsum pedis) werden v. a. die Extensorensehnen fast rechtwinklig umgelenkt. Ihren Verlauf sichern quer angeordnete Verstärkungen der Fascia cruris superficialis: proximal durch das Retinaculum musculorum extensorum superius, distal durch das Retinaculum musculorum extensorum inferius (▶ Abb. 10.52, ▶ Abb. 10.53, ▶ Abb. 10.54). Auf der Rückseite des Unterschenkels verläuft hinter dem medialen Malleolus das Retinaculum musculorum flexorum für die langen Beugersehnen (▶ Abb. 10.53). Hinter dem lateralen Malleolus werden die Ansatzsehnen der Mm. peronei durch die Retinacula musculorum peronaeorum superius und inferius geführt (▶ Abb. 10.52 u. ▶ Abb. 10.54). Auf diese Weise verhindern die Retinacula, dass sich bei Kontraktion der Muskeln die Sehnen vor die Knöchel verlagern. Mit Ausnahme der Achillessehne (Ansatzsehne des M. triceps surae) verlaufen die Sehnen der langen Fußbeuger und -strecker (Flexoren-Extensoren-Gruppe) im Bereich der Retinacula in Sehnenscheiden, die sie schützen und zusätzlich führen.

Klinischer Bezug: Kompartmentsyndrom

Die einzelnen Faszien grenzen am Unterschenkel Muskellogen (sog. Kompartimente) ab. Innerhalb dieser (z. T. wenig dehnbaren) osteofibrösen Kanäle kann es durch Frakturen und Muskelverletzungen mit Beteiligung der in ihnen verlaufenden Gefäße zu starken Schwellungen kommen (Kompartmentsyndrom, z. B. Tibialis-anterior-Syndrom). Das austretende Blut oder das Ödem führen innerhalb der Muskelloge zu einem erhöhten Innendruck mit heftigen Schmerzen und Spannungsgefühl. Werden die versorgenden Blutgefäße oder Nerven der Muskeln durch den erhöhten Gewebedruck komprimiert, kann es zum Absterben der Muskulatur (Nekrosen) kommen. Symptome der drohenden Gefahr sind starke Schmerzen, eine Lähmung der Zehen- und Fußheber sowie Sensibilitätsstörungen im ersten Zehenzwischenraum. Um eine irreversible Schädigung der Muskeln zu verhindern, muss zur Entlastung die Gruppenfaszie operativ gespalten werden (Notfalloperation!).

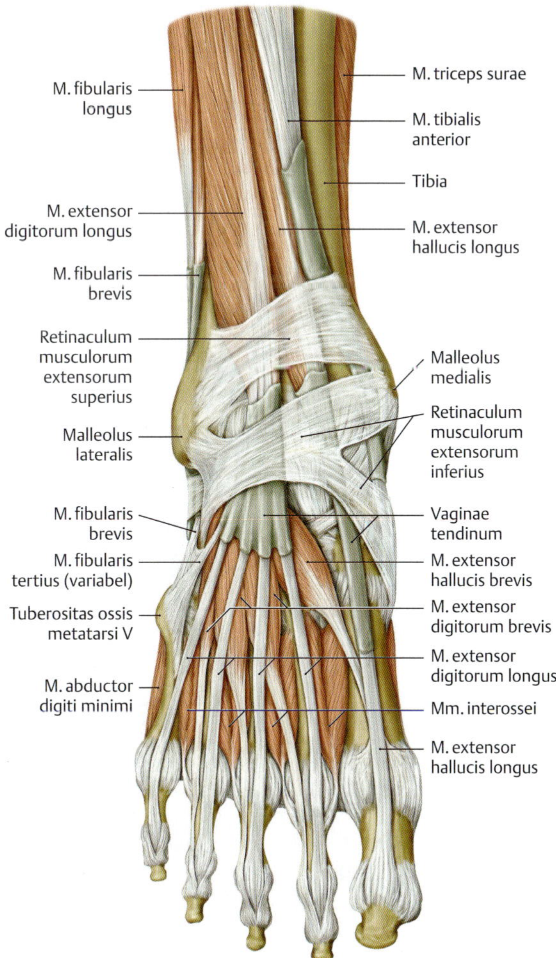

Abb. 10.52 Sehnenscheiden und Haltebänder eines rechten Fußes, Ansicht von vorne.

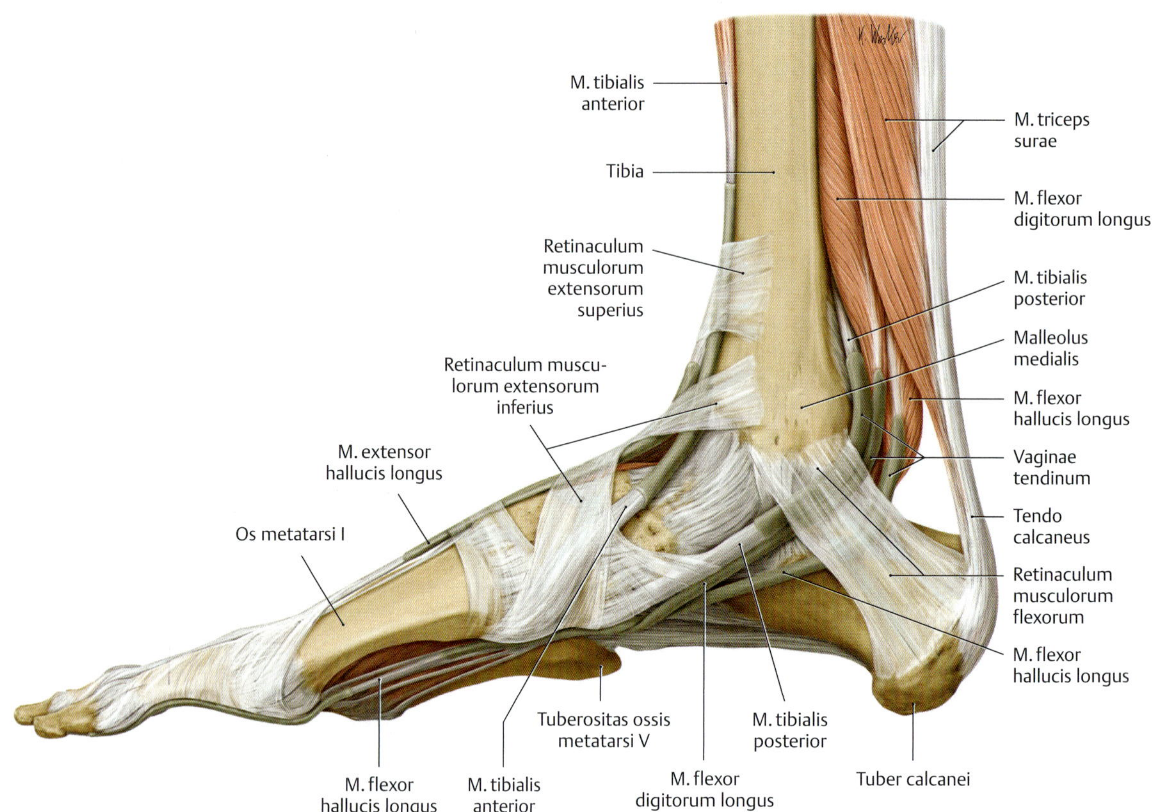

Abb. 10.53 Sehnenscheiden und Haltebänder eines rechten Fußes, Ansicht von medial.

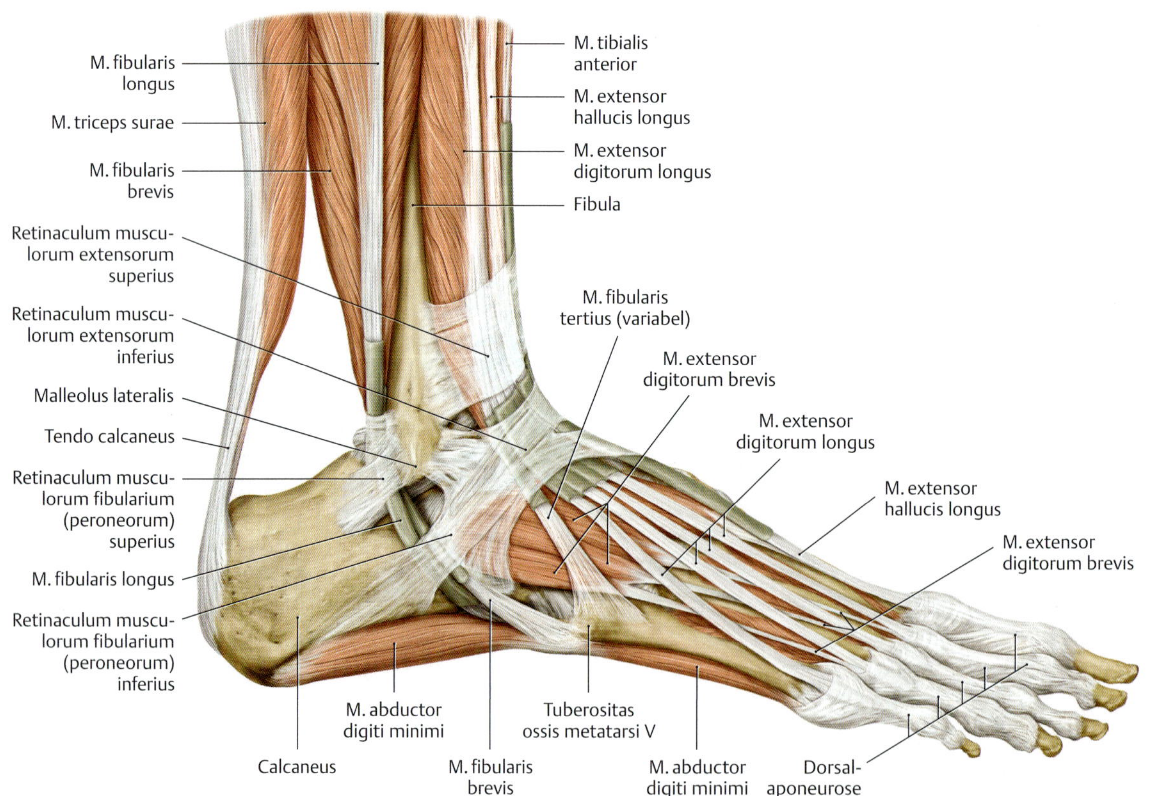

Abb. 10.54 Sehnenscheiden und Haltebänder eines rechten Fußes, Ansicht von lateral.

10.8.3 Systematik der Unterschenkelmuskulatur

Extensorengruppe

► **Ursprung und Ansatz:** Der *M. tibialis anterior* (vorderer Schienbeinmuskel) liegt neben der vorderen Schienbeinkante. Er entspringt an den oberen 2 Dritteln der Facies lateralis tibiae, an der Membrana interossea sowie am verstärkten obersten Teil der Fascia cruris superficialis (► Abb. 10.55**a–d**). Im unteren Drittel des Unterschenkels geht er in die kräftige, flache Ansatzsehne über. Anschließend verläuft er unter dem oberen und unteren Retinaculum (Retinacula musculorum extensorum superius und inferius) zum Innenrand des Fußes, um an der medialen und plantaren Fläche des Os cuneiforme mediale sowie an der Basis des Os metatarsi I anzusetzen (► Abb. 10.52 u. ► Abb. 10.53).

Der Ursprung des *M. extensor digitorum longus* (langer Zehenstrecker) reicht vom Condylus lateralis tibiae über das Caput fibulae und das obere Drittel des Margo anterior fibulae bis zur Membrana interossea cruris (► Abb. 10.55**a–d**). In der Mitte des Unterschenkels geht der Muskel in seine Ansatzsehne über, die sich weiter distal in 4 Teilsehnen spaltet. Die Sehnen verlaufen unter den Retinacula musculorum extensorum superius und inferius in einer gemeinsamen Sehnenscheide und verbreitern sich schließlich distalwärts zu den Dorsalaponeurosen der 2.-5. Zehe (► Abb. 10.52). Zusätzlich inserieren die Teilsehnen an den Basen der Phalanges distales der 2.-5. Zehe. Eine Abspaltung des M. extensor digitorum longus verläuft mit einem 5. Sehnenzipfel zur Basis des Os metatarsi V und wird als M. fibularis tertius bezeichnet (s. u.).

Der Ursprung des *M. extensor hallucis longus* (langer Großzehenstrecker) liegt in der Tiefe der Unterschenkelvorderseite und wird von seinen Nachbarn (M. tibialis anterior und M. extensor digitorum longus) vollständig bedeckt (► Abb. 10.55**a–d**). Er entspringt dem mittleren Drittel der Facies medialis fibulae und der benachbarten Membrana interossea. Seine Ansatzsehne tritt auf Höhe der Malleolengabel an die Oberfläche und verläuft – wie auch die Sehnen des M. extensor digitorum longus – auf dem Fußrücken in einer Sehnenscheide (► Abb. 10.52, ► Abb. 10.53, ► Abb. 10.54). Auf Höhe der Großzehe verbreitert sich die Ansatzsehne zur Dorsalaponeurose und inseriert zusätzlich an der Großzehenendphalanx.

► **Funktion und Innervation:** Die Muskelfunktionen ergeben sich z. T. aus der Lage der Ansatzsehnen zu den Achsen des oberen und unteren Sprunggelenks (s. auch ► Abb. 10.50). Alle Muskeln der Extensorengruppe ver-

Tab. 10.11 Extensorengruppe im Überblick

①
②
③

① M. tibialis anterior	
Ursprung:	obere zwei Drittel der Facies lateralis tibiae, Membrana interossea cruris und oberster Teil der Fascia cruris superficialis
Ansatz:	mediale und plantare Fläche des Os cuneiforme mediale, mediale Basis des Os metatarsi I
Funktion:	• oberes Sprunggelenk: Dorsalextension • unteres Sprunggelenk: Inversion (Supination)
Innervation:	N. fibularis profundus (L4–5)
② M. extensor digitorum longus	
Ursprung:	Condylus lateralis tibiae, Caput fibulae, Margo anterior fibulae und Membrana interossea cruris
Ansatz:	über vier Teilsehnen an den Dorsalaponeurosen der 2.–5. Zehe, Basen der Phalanges distales der 2.–5. Zehe
Funktion:	• oberes Sprunggelenk: Dorsalextension • unteres Sprunggelenk: Eversion (Pronation) • Grund-, Mittel- und Endgelenke der 2.–5. Zehe: Extension
Innervation:	N. fibularis profundus (L4–S1)
③ M. extensor hallucis longus	
Ursprung:	mittleres Drittel der Facies medialis fibulae, Membrana interossea cruris
Ansatz:	Dorsalaponeurose der Großzehe sowie an der Basis ihrer Endphalanx
Funktion:	• oberes Sprunggelenk: Dorsalextension • unteres Sprunggelenk: unterstützt sowohl die Eversion als auch die Inversion (Pro-/Supination) in Abhängigkeit von der Ausgangsstellung des Fußes • Grund- und Endgelenk der Großzehe: Extension
Innervation:	N. fibularis profundus (L5–S1)

laufen *vor* der Achse des oberen Sprunggelenks und unterstützen demzufolge die Dorsalextension des Fußes am Spielbein. Liegt das Punctum fixum der Muskeln in der Standbeinphase am Fuß, ziehen die Muskeln den Unterschenkel nach vorn und nähern ihn dem Fußrücken.

Da der Ansatz des M. tibialis anterior medial der Achse des unteren Sprunggelenks liegt, unterstützt er aus der Neutral-Null-Stellung heraus eine Inversion (Supination). Beim M. extensor hallucis longus hängt die Wirkung auf das untere Sprunggelenk von der Ausgangsstellung des Fußes ab. Da seine Ansatzsehne nur wenig von der Achse des unteren Sprunggelenks abweicht, unterstützt der M. extensor hallucis die Inversion aus leichter Supinationsstellung und die Eversion aus leichter Pronationsstellung heraus. Der M. extensor digitorum longus unterstützt die Pronation im unteren Sprunggelenk.

Während der lange Großzehenstrecker im Grund- und Endgelenk der Großzehe eine Extension bewirkt, streckt der M. extensor digitorum longus die Grund-, Mittel- und Endgelenke der 2.-5. Zehe.

Alle Muskeln der Extensorengruppe werden vom N. fibularis profundus (L4–S1) innerviert.

► **Oberflächenrelief:** Der Muskelbauch des M. tibialis anterior hebt sich bei Kontraktion des Muskels deutlich über das Niveau der vorderen Schienbeinkante hinaus. Seine kräftige Ansatzsehne ist dann am Fußrücken als dicker Strang sichtbar. Lateral davon erscheinen die Ansatzsehnen der Mm. hallucis longus und digitorum longus unter der Haut des Fußrückens.

Klinischer Bezug: Spitzfußstellung (Pes-equinus-Stellung)

Bei einer Schädigung des N. fibularis profundus sind die Muskeln der Extensorengruppe gelähmt. Da Plantarflexoren und Supinatoren dann überwiegen, steht der Fuß in Spitzfußstellung (Pes-equinus-Stellung). Da der Betroffene dann zuerst die Fußspitze und erst anschließend die Ferse aufsetzt, ist der Gang erheblich beeinträchtigt. Damit die Fußspitze in der Schwungbeinphase nicht am Boden schleift, ist eine verstärkte Beugung im Hüft- und Kniegelenk notwendig (sog. Steppergang). Durch Überwiegen der viel kräftigeren Wadenmuskulatur kommt der Fuß auch bei längerem Nichtgebrauch (z. B. Frakturen, Erkrankungen des Fußes) in eine Spitzfußstellung (Spitzfußkontraktur), die durch eine entsprechende Prophylaxe (z. B. Ruhigstellung durch Funktionsstellung) verhindert werden kann.

Fibularisgruppe

► **Ursprung und Ansatz:** Der *M. fibularis longus* (langer Wadenbeinmuskel) hat seinen Ursprung am Caput fibulae, an den proximalen 2 Dritteln der Facies lateralis fibulae sowie teilweise an den Septa intermuscularia cruris (► Abb. 10.55**a–d**). Die lange Ansatzsehne des Muskels beginnt bereits in der Mitte des Unterschenkels. Zusammen mit der Sehne des M. fibularis brevis verläuft sie zum lateralen Knöchel. Bei ihrem Verlauf um den Malleolus lateralis ziehen beide Sehnen durch eine gemeinsame Sehnenscheide, die auf Höhe des Knöchels vom Retinaculum musculorum peronaeorum superius und darunter – im Bereich der Trochlea peronealis (Knochenfortsatz am lateralen Calcaneus) – vom Retinaculum musculorum peronaeorum inferius fixiert ist (► Abb. 10.54). Im weiteren Verlauf schlingt sich die Ansatzsehne des M. fibularis longus am lateralen Fußrand um die Tuberositas cuboidea, die ihr als Hypomochlion dient, und verläuft und verläuft von hier aus plantar in einer durch das Lig. plantare longum verstärkten eigenen Sfibularisehnenscheide schräg nach vorne zum medialen Fußrand. Sie inseriert schließlich an der Basis des Os metatarsale I und am Os cuneiforme mediale (s. ► Abb. 10.55**a** u. **b**). An der Stelle, an der die Sehne um das Os cuboideum zieht, enthält sie eine faserknorpelige Auflage oder in 10 % der Fälle ein Sesambein (Os peroneum).

Der Ursprung des *M. fibularis brevis* liegt an der distalen Hälfte der Facies lateralis fibulae sowie teilweise im Bereich der Septa intermuscularia cruris (► Abb. 10.55**a–d**). Der Muskel bildet am Unterschenkel eine Rinne für die Ansatzsehne des M. fibularis longus, der ihn im distalen Bereich der Fibula größtenteils überlagert. Die Ansatzsehne läuft zusammen mit der Sehne des M. fibularis longus in einer gemeinsamen Sehnenscheide um den Malleolus lateralis, um am lateralen Fußrand an einem vorspringenden Höcker des Os metatarsi V (Tuberositas ossis metatarsi V) zu inserieren. In 60 % der Fälle läuft eine dünne Fortsetzung der Sehne zur Dorsalaponeurose der 5. Zehe (M. fibularis digiti minimi).

Als *M. fibularis tertius* wird eine Abspaltung des M. extensor digitorum longus bezeichnet, die am Margo anterior der distalen Fibula entspringt und an der Basis des Os metatarsi V ansetzt (► Abb. 10.55**a–d**).

► **Funktion und Innervation:** Da die Ansatzsehnen von M. fibularis longus und M. fibularis brevis hinter der Achse des oberen Sprunggelenks und lateral der Achse des unteren Sprunggelenks verlaufen, wirken beide Muskeln als Plantarflexoren und Pronatoren (Eversion im unteren Sprunggelenk). Da die Ansatzsehne des M. fibularis longus unter der Fußsohle schräg nach medial läuft, beteiligt sich der Muskel zusätzlich an der aktiven Verspannung des Quergewölbes des Fußes. Die Funktion des M. fibularis tertius auf das obere und untere Sprunggelenk entspricht der des M. extensor digitorum longus.

Tab. 10.12 Fibularisgruppe im Überblick

① M. fibularis longus	
Ursprung:	Caput fibulae, proximale zwei Drittel der Facies lateralis fibulae (teilweise an den Septa intermuscularia)
Ansatz:	Plantarseite des Os cuneiforme mediale, Basis des Os metatarsi I
Funktion:	• oberes Sprunggelenk: Plantarflexion • unteres Sprunggelenk: Eversion (Pronation) • Verspannung des Quergewölbes des Fußes
Innervation:	N. fibularis superficialis (L5–S1)
② M. fibularis brevis	
Ursprung:	distale Hälfte der Facies lateralis fibulae, teilweise an den Septa intermuscularia
Ansatz:	Tuberositas ossis metatarsi V (gelegentlich Abspaltung zur Dorsalaponeurose der 5. Zehe)
Funktion:	• oberes Sprunggelenk: Plantarflexion • unteres Sprunggelenk: Eversion (Pronation)
Innervation:	N. fibularis superficialis (L5–S1)
③ M. fibularis tertius (Abspaltung des M. extensor digitorum longus)	
Ursprung:	Margo anterior der distalen Fibula
Ansatz:	Basis des Os metatarsi V
Funktion:	• oberes Sprunggelenk: Dorsalextension • unteres Sprunggelenk: Eversion (Pronation)
Innervation:	N. fibularis profundus (L4–S1)

Während die Mm. fibulares longus und brevis vom N. fibularis superficialis (L5–S1) innerviert werden, erhält der M. fibularis tertius seine Innervation vom N. fibularis profundus (L4–S1).

▸ **Oberflächenrelief:** Bei Pronation gegen Widerstand treten die Ansatzsehnen der Wadenbeinmuskeln deutlich hervor. Während die Sehne des M. fibularis brevis als kräftiger Strang zwischen Außenknöchel und 5. Mittelfußknochen sicht- und tastbar ist, wölbt sich die Ansatzsehne des M. fibularis longus proximal vom Außenknöchel hervor. Bei Plantarflexion tritt der Muskelbauch des M. fibularis longus als länglicher Wulst am lateralen Rand des Unterschenkels hervor.

Klinischer Bezug: Spitzfuß- und Klumpfußstellung

Der N. fibularis communis spaltet sich nach seinem Eintritt in die Peronäusloge in seine beiden Endäste Nn. fibulares profundus und superficialis auf. An dieser Stelle, also kurz vor der Aufspaltung, verläuft der Nerv sehr exponiert um das Collum fibulae herum, so dass er leicht verletzt werden kann. Die Folge einer solchen Läsion des N. fibularis communis ist der Ausfall von Extensoren *und* Pronatoren. Er äußert sich in einer kombinierten Spitzfuß-Klumpfuß-Stellung (sog. Pes equinovarus).

Wenn der N. fibularis nach seiner Trennung in die Endäste geschädigt wird, resultiert daraus entweder eine isolierte Lähmung der Extensoren (N. fibularis profundus) *oder* der Pronatoren (N. fibularis superificialis) und damit entweder eine Schwächung des Fußhebers (äußert sich als sog. Spitzfuß) oder eine Schwächung des Fußsenkers (äußert sich als sog. Klumpfuß).

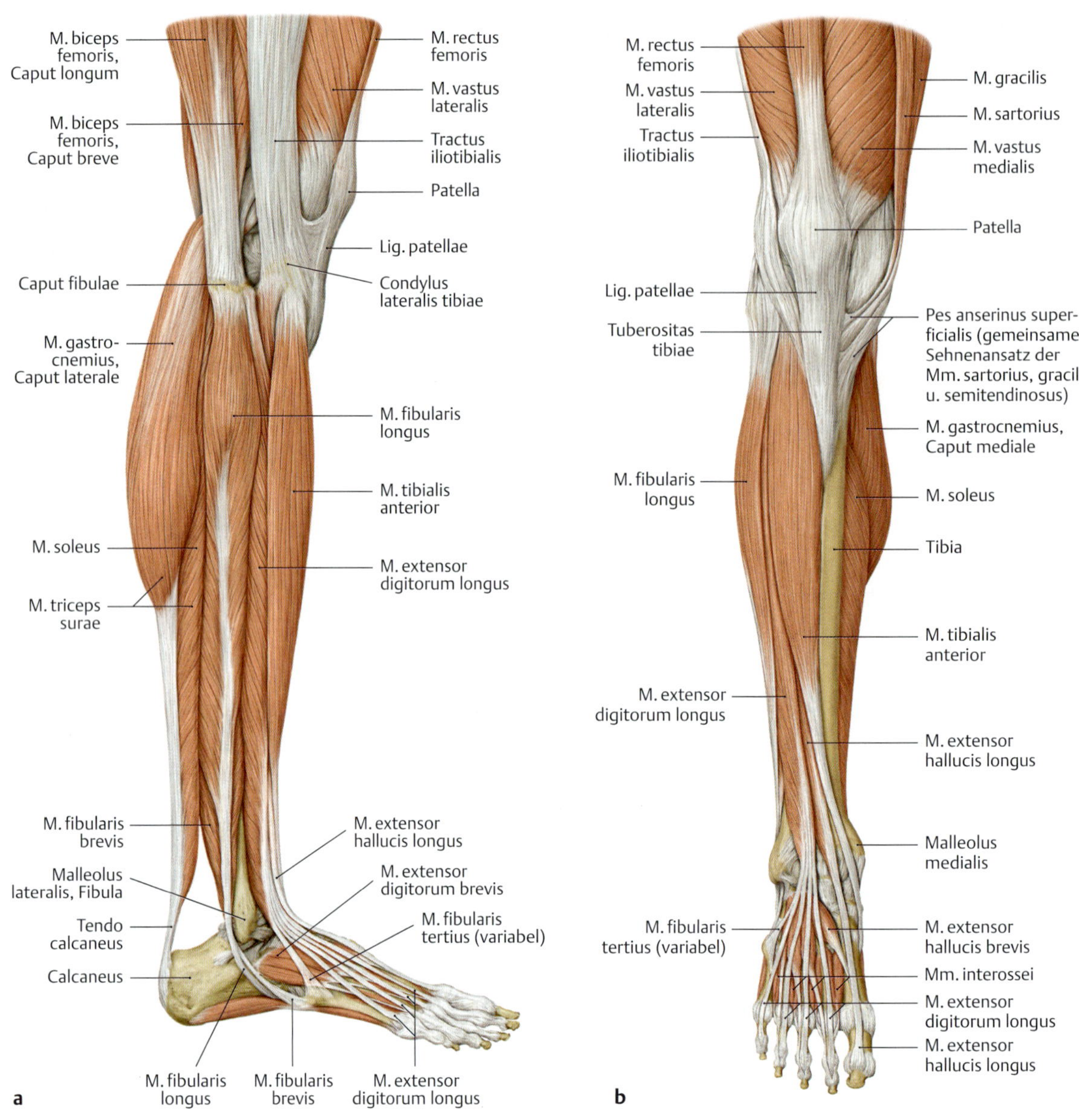

Abb. 10.55 a–d Muskeln eines rechten Unterschenkels. **a** Ansicht von lateral; **b** von vorn.

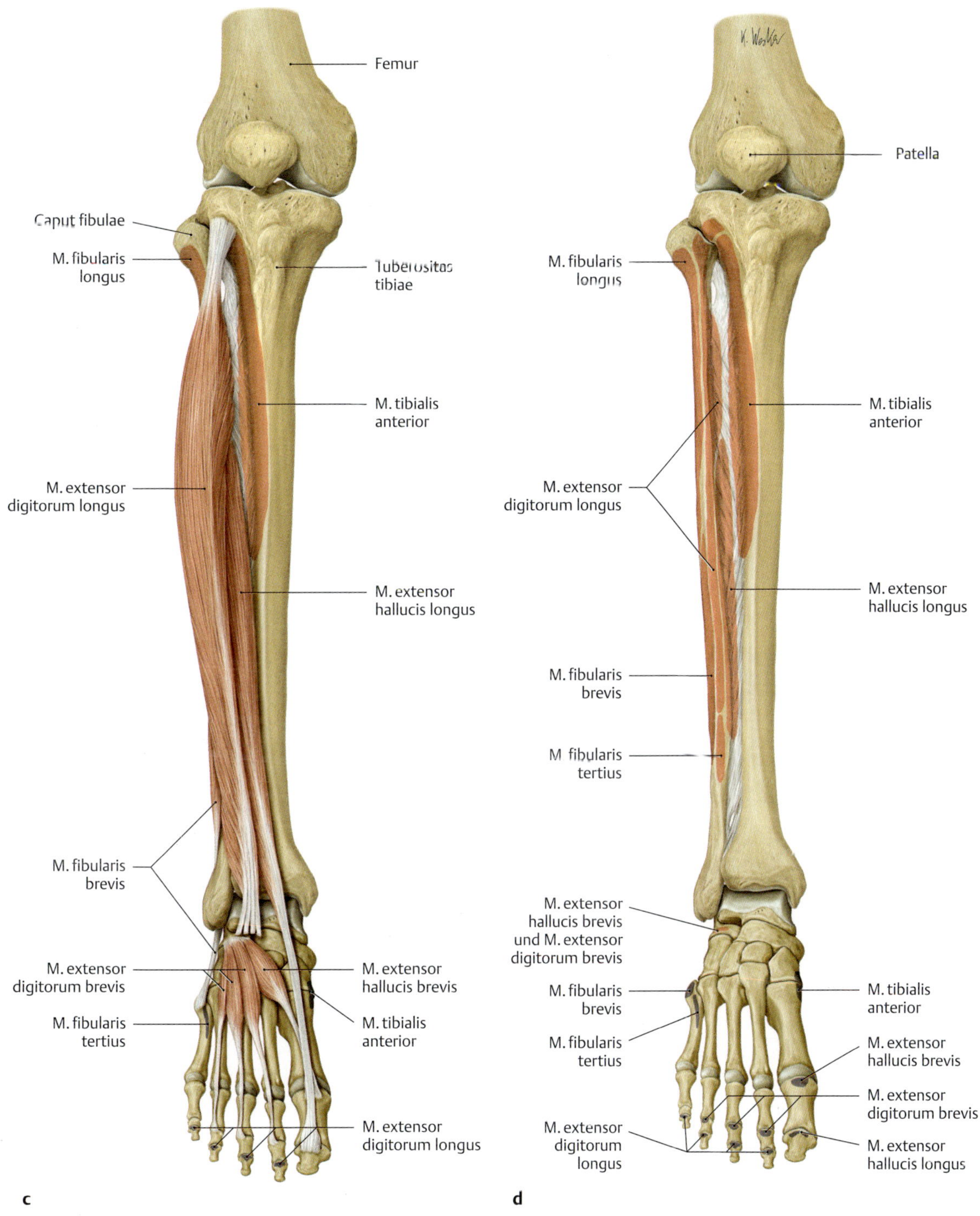

Abb. 10.55 a–d Fortsetzung. d von vorn. **c** Nach Entfernung des M. tibialis anterior, der Oberschenkelmuskulatur, der Flexoren sowie der Ansatzsehnen des M. extensor digitorum longus. **d** Nach Entfernung aller Muskeln. Ursprungsflächen (rot), Ansatzflächen (blau).

Oberflächliche Flexoren

► **Ursprung und Ansatz:** Die 3 Köpfe des *M. triceps surae* (dreiköpfiger Wadenmuskel) sind das *Caput laterale* und das *Caput mediale* des *M. gastrocnemius* (Wadenzwillingsmuskel) sowie der *M. soleus* (Schollenmuskel; ► Abb. 10.56**a–d**). Der M. gastrocnemius zieht über das Kniegelenk und das obere und untere Sprunggelenk. Er entspringt mit seinem medialen und lateralen Kopf jeweils oberhalb der Condyli ossis femoris, wobei die beiden Gastroknemiusköpfe nach distal die Kniekehle begrenzen. Zwischen der Ursprungssehne des Caput mediale und der den medialen Femurkondylus bedeckenden Kniegelenkkapsel liegt in der Regel ein Schleimbeutel (Bursa subtendinea musculi gastrocnemii medialis), der oft mit der Gelenkhöhle kommuniziert. Der Schleimbeutel steht außerdem häufig mit der Bursa musculi semimembranosi in Verbindung und bildet so die Bursa gastrocnemiosemimembranosi, einen ausgedehnten Recessus der Kniegelenkhöhle (sog.e *Baker-Zyste*). Zwischen lateralem Gastroknemiuskopf und Kniegelenkkapsel liegt in etwa 15 % der Fälle ein Schleimbeutel (Bursa subtendinea musculi gastrocnemii lateralis). In 30 % der Fälle enthält der laterale Gastroknemiuskopf ein Sesambein (Fabella). Nach Verschmelzung der Muskelbäuche

Tab. 10.13 Oberflächliche Flexoren im Überblick

① M. triceps surae	
Ursprung:	• M. soleus: Dorsalseite des Caput und Collum fibulae, über den Arcus tendineus (=Arcus tendineus musculi solei) an der Linea musculi solei der Tibia befestigt • M. gastrocnemius: ◦ Caput mediale – Epicondylus medialis femoris ◦ Caput laterale – Epicondylus lateralis femoris
Ansatz:	über die Achillessehne (Tendo calcaneus) am Tuber calcanei
Funktion:	• oberes Sprunggelenk: Plantarflexion • unteres Sprunggelenk: Inversion (Supination) • Kniegelenk: Flexion (M. gastrocnemius)
Innervation:	N. tibialis (S1, 2)
② M. plantaris	
Ursprung:	proximal des Caput laterale des M. gastrocnemius
Ansatz:	über die Achillessehne am Tuber calcanei
Funktion:	aufgrund seines kleinen physiologischen Querschnitts zu vernachlässigen (verhindert bei Knieflexion Kompression der Vasa tibialia posteriora)
Innervation:	N. tibialis (S1, 2)

entsteht dorsal im unteren Drittel des Unterschenkels eine breite Endsehne, die mit der des M. soleus verschmilzt und die *Achillessehne* (Tendo calcaneus) bildet. Die durchschnittlich 20–25 cm lange Sehne hat eine mittlere Sehnenquerschnittsfläche von etwa 70–80 mm^2 (entspricht einer Reißfestigkeit von nahezu 500–900 kp). Kurz vor ihrem Ansatz am Tuber calcanei verbreitert sie sich kappenförmig. Zwischen dem proximalen Abschnitt des Fersenhöckers und der Innenfläche der Sehne liegt ein Schleimbeutel (Bursa tendinis calcanei), der die Verlagerung der Sehne in Beuge- und Streckstellung des Fußes gewährleistet (▶ Abb. 10.40).

Der M. soleus entspringt an der Dorsalseite des Caput und Collum fibulae sowie über einen Sehnenbogen (Arcus tendineus) an der Linea musculi solei der Tibia. Der kräftige, breite Muskelbauch wird bis auf seinen Rand nahezu vollständig vom M. gastrocnemius bedeckt (▶ Abb. 10.56**b**). Seine Ansatzsehne vereinigt sich im unteren Drittel des Unterschenkels mit den Endsehnen der Mm. gastrocnemii zur gemeinsamen Endsehne des M. triceps surae (Achillessehne).

Der Ursprung des ***M. plantaris*** (Sohlenmuskel), der häufig als 4. Kopf des Wadenmuskels angesehen wird, liegt proximal des Ursprungs vom lateralen Gastroknemiuskopf (▶ Abb. 10.56**b–d**). Sein kurzer, schlanker Mus-

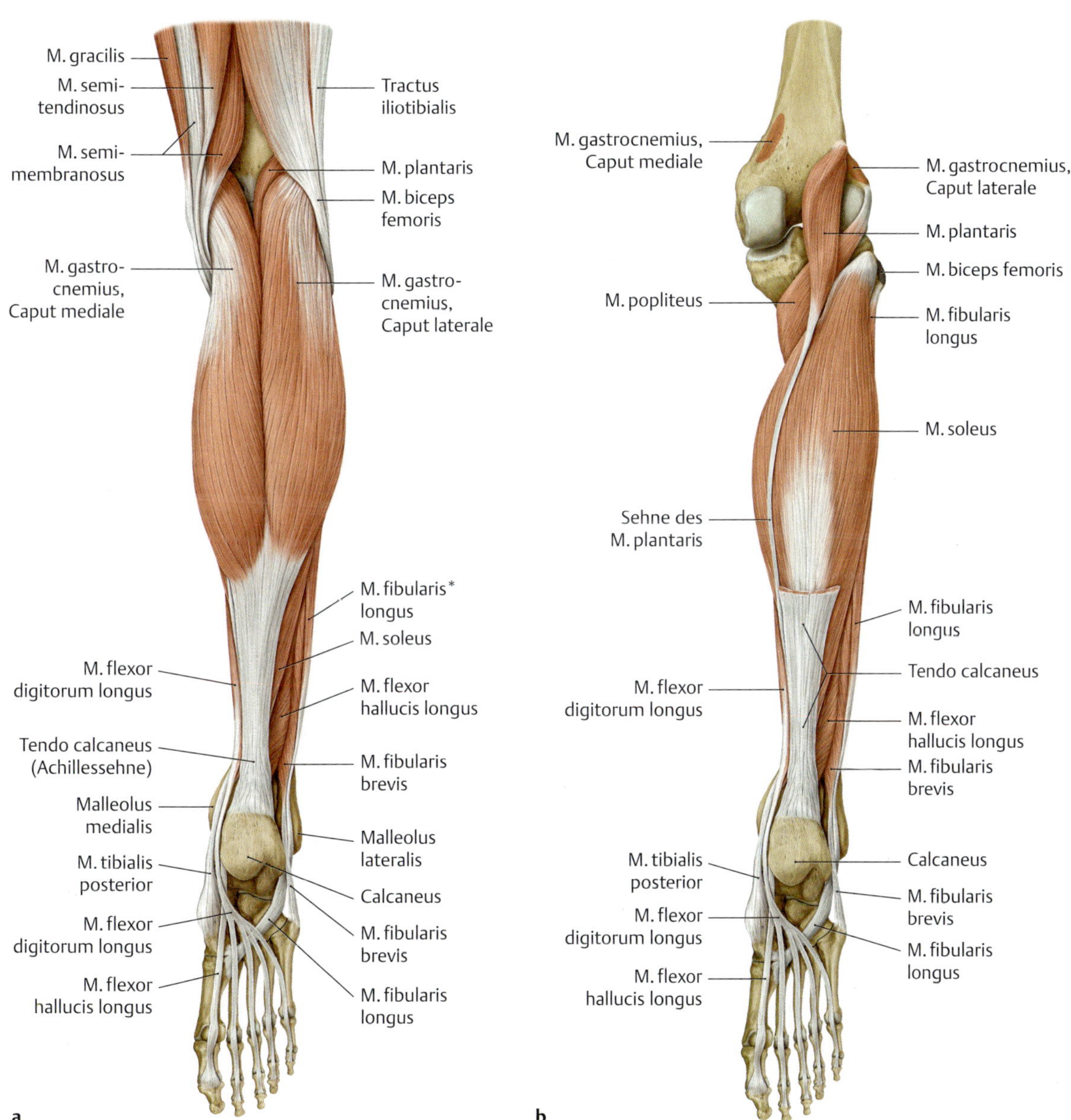

Abb. 10.56 a–d Muskeln eines rechten Unterschenkels, Ansicht von hinten (der Fuß ist plantarflektiert). Die Muskeln werden schrittweise bis auf ihren Ursprung (rot) und Ansatz (blau) entfernt: **b** die Mm. gastrocnemii sind entfernt.

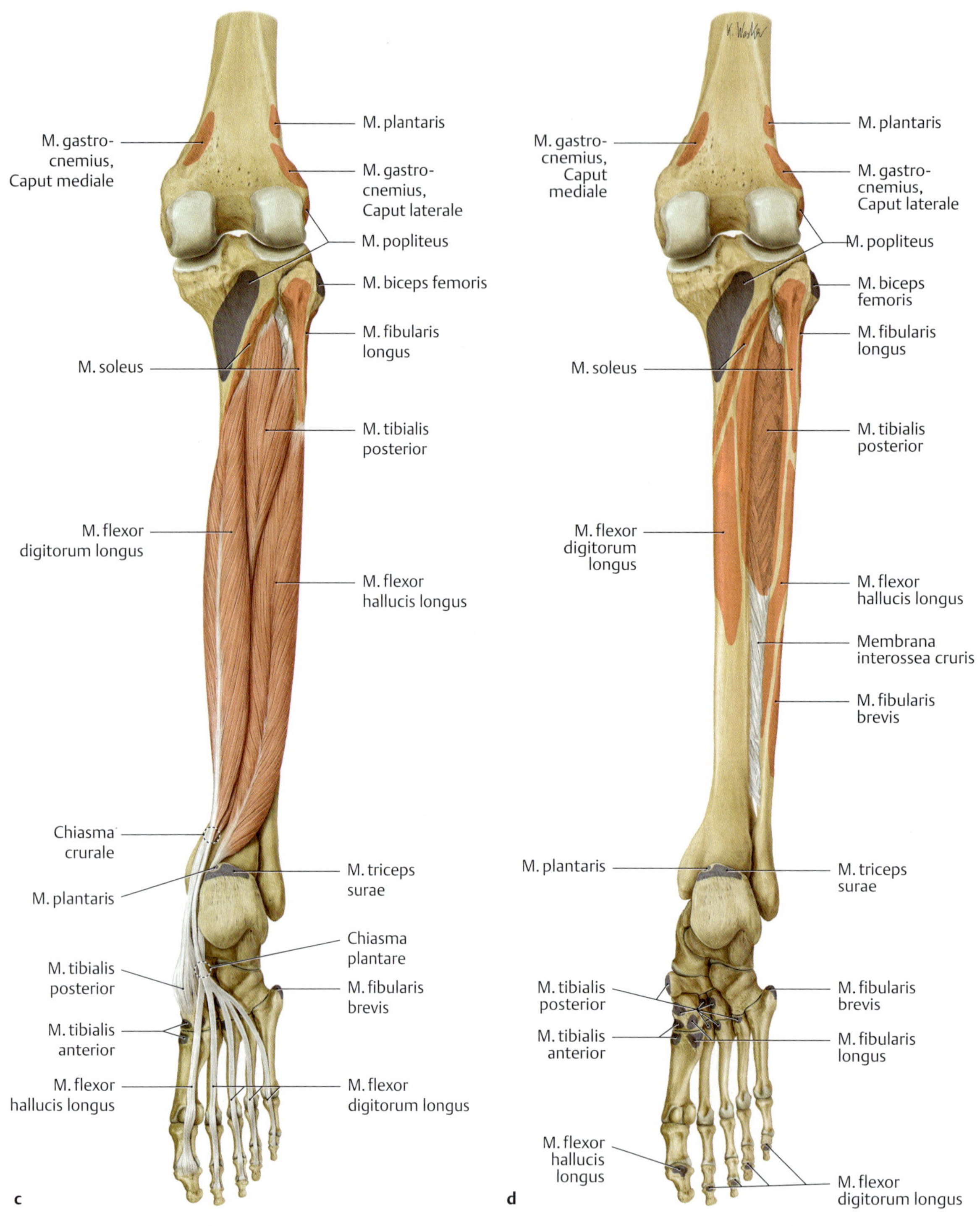

Abb. 10.56 a–d Fortstezung. c die Mm. fibulares, soleus, plantaris und popliteus sind entfernt; **d** alle Muskeln sind entfernt.

kelbauch geht unterhalb der Kniekehle in eine lange, dünne Sehne über, die zwischen dem M. gastrocnemius und dem M. soleus nach medial kreuzt und weiter nach distal zieht. Im unteren Drittel lagert sie sich dem medialen Rand der Achillessehne an, um mit ihr in den Knochen des Tuber calcanei einzustrahlen.

▸ **Funktion und Innervation:** Der M. triceps surae gehört zu den kräftigsten Muskeln des Menschen. Seine Hauptfunktion ist die Plantarflexion im oberen Sprunggelenk. Damit ist der Muskel in der Lage, die Kraft des Körpergewichts zu überwinden und die Ferse anzuheben, z. B. beim Gehen, Laufen und Springen. Besonders deutlich wird seine Kraft im Ballett, beim sog. Spitzentanz bei dem eine maximale Plantarflexion notwendig ist. Da er auch medial von der Achse des unteren Sprunggelenks verläuft, bewirkt er eine Inversion und zählt aufgrund seines großen physiologischen Querschnitts zu den kräftigsten Supinatoren. Durch seine beiden Gastroknemiusköpfe wirkt der M. triceps surae auch auf das Kniegelenk und unterstützt dort die Flexion. Die Wirkung des M. gastrocnemius ist abhängig von der Stellung des Kniegelenks. Wird es beispielsweise durch den M. quadriceps in Streckstellung fixiert, wird die Arbeitsleistung des M. gastrocnemius bei der Plantarflexion deutlich gesteigert (Vordehnung des Muskels!). Daher wird beim Abstoßen vom Boden in dem Augenblick die größte Kraft entwickelt, in dem das Kniegelenk vollkommen gestreckt ist. Bei flektiertem Kniegelenk hingegen wird die Plantarflexion im oberen Sprunggelenk überwiegend durch den M. soleus bewirkt.

Der M. plantaris ist aufgrund seines kleinen physiologischen Querschnitts für die Funktion des Kniegelenks und der Sprunggelenke praktisch zu vernachlässigen. Aufgrund seiner Lage kann er bei Knieflexion die Kompression der Vasa tibialia posteriora verhindern, schützt also diese Gefäße.

Sowohl der M. triceps surae als auch der M. plantaris werden vom N. tibialis (S1–2) innerviert.

▸ **Oberflächenrelief:** Die Vorwölbung der Wade (Sura) wird vor v. a. durch den M. triceps surae hervorgerufen. Im Bereich der Fersenregion wird das Oberflächenrelief durch die Achillessehne und das Tuber calcanei bestimmt.

Klinischer Bezug: Erkrankungen der Fersenregion

Fersenschmerz ist ein häufiges klinisches Symtpom in einer fußchirurgisch orientierten Praxis. Neben der klinischen Untersuchung genügen häufig wenige bildgebende Verfahren, um eine Diagnose zu stellen und eine Behandlung zu planen. Differenzialdiagnostisch muss man neben typischen Knochenerkrankungen (Osteoporose, Tumoren) z. B. an folgende Schmerzursachen denken:

Plantarer Fersensporn = knöcherne Ausziehung (Exostose) am Ansatz der Plantaraponeurose am Calcaneus (häufig als Folge einer chronischen plantaren Faszitis);

Apophysis calcanei = Umbaustörung der knöchernen Apophyse des Tuber calcanei während des Wachstums mit Schmerzen als Ausdruck einer Überbeanspruchung der knorpeligen Wachstumszone;

Posteriorer Fersensporn = prominente Exostose an der kalkanearen Insertion der Achillessehne (Insertionstendopathie des chondral-apophysären Sehnenansatzes;

Haglund-Exostose = proximal gelegener dorsaler Fersenhöcker (harmlose Sklelettvariante), Schmerzen entstehen durch Reizung dees benachbarten Schleimbeutels (Bursa tendinis calcanei);

Os trigonum = akzessorischer (nicht verschmolzener Knochenkern) Fußknochen am posterioren Talus;

Achillodynie = schmerzhafte Peritendinitis der Achillessehne mit Überwärmung, Schwellung und Funktionseinschränkung;

Achillessehnenruptur: Sie findet fast immer an vorgeschädigten Sehnen statt. Chronische Fehl- oder Überbelastung führt zu wiederholten Mikrotraumen und verschlechtert so die Blutzirkulation in dem ohnehin am schlechtesten durchbluteten Teil der Achillessehne – etwa 2–6 cm proximal des kalkanearen Ansatzes. Dies vermindert die Festigkeit der Sehne und führt zu ihrer Degneration. Irgendwann genügt dann ein Bagatelltrauma, um eine Sehnenruptur herbeizuführen.

Tiefe Flexoren

▸ **Ursprung und Ansatz:** Der *M. tibialis posterior* (hinterer Schienbeinmuskel) entspringt hauptsächlich an der Membrana interossea cruris und den angrenzenden Rändern von Tibia und Fibula (▸ Abb. 10.56**a–d**). Seine Ansatzsehne unterkreuzt im unteren Drittel des Unterschenkels den M. flexor digitorum longus (Chiasma crurale). Im Sulcus malleolaris medialis biegt er – eingehüllt in eine Sehnenscheide – um den Innenknöchel. Im weiteren Verlauf erreicht die Ansatzsehne zwischen dem Sustentaculum tali des Calcaneus und der Tuberositas ossis navicularis den medialen Fußrand, wo sie sich in 2 Stränge teilt. Während der mediale, stärkere Strang an der Tuberositas ossis navicularis ansetzt, zieht der laterale Teil fächerförmig zu den Ossa cuneiformia sowie den Basen der Ossa metatarsi II–IV.

Tab. 10.14 Tiefe Flexoren im Überblick

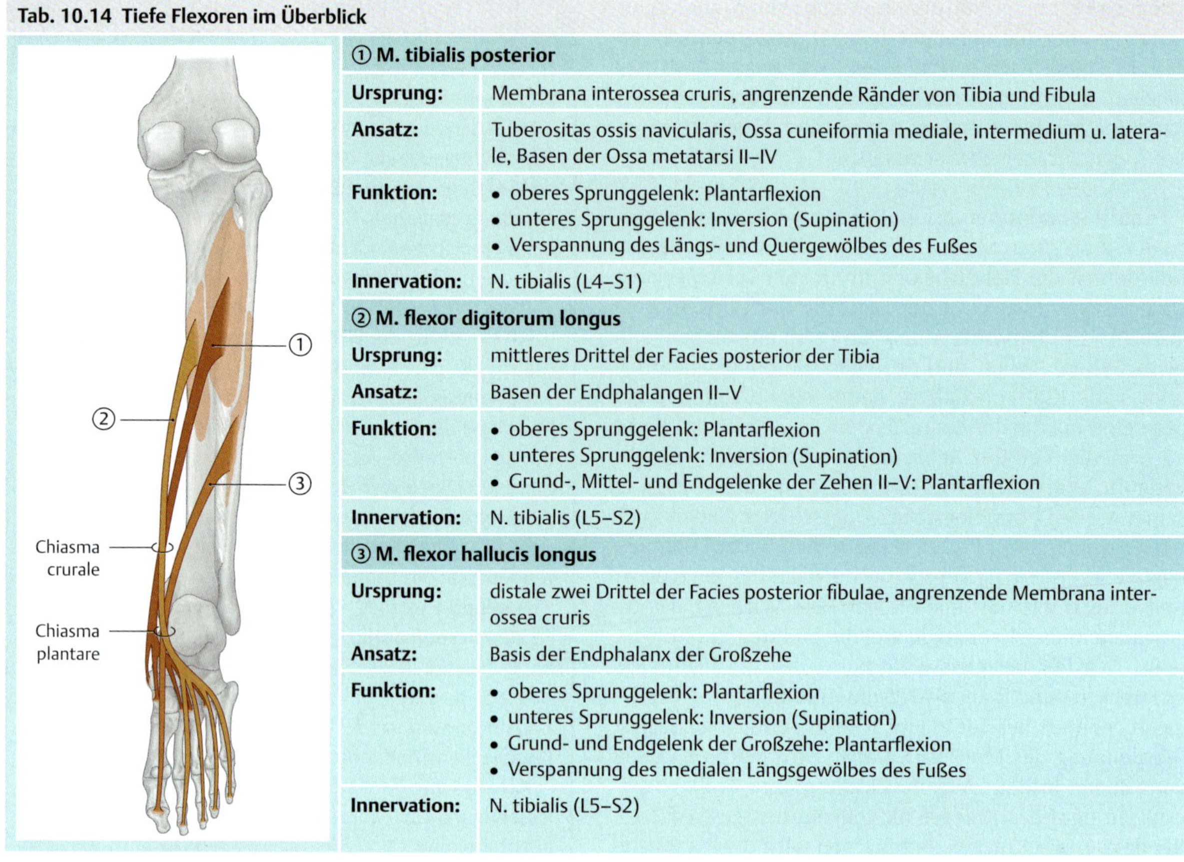

① M. tibialis posterior	
Ursprung:	Membrana interossea cruris, angrenzende Ränder von Tibia und Fibula
Ansatz:	Tuberositas ossis navicularis, Ossa cuneiformia mediale, intermedium u. laterale, Basen der Ossa metatarsi II–IV
Funktion:	• oberes Sprunggelenk: Plantarflexion • unteres Sprunggelenk: Inversion (Supination) • Verspannung des Längs- und Quergewölbes des Fußes
Innervation:	N. tibialis (L4–S1)
② M. flexor digitorum longus	
Ursprung:	mittleres Drittel der Facies posterior der Tibia
Ansatz:	Basen der Endphalangen II–V
Funktion:	• oberes Sprunggelenk: Plantarflexion • unteres Sprunggelenk: Inversion (Supination) • Grund-, Mittel- und Endgelenke der Zehen II–V: Plantarflexion
Innervation:	N. tibialis (L5–S2)
③ M. flexor hallucis longus	
Ursprung:	distale zwei Drittel der Facies posterior fibulae, angrenzende Membrana interossea cruris
Ansatz:	Basis der Endphalanx der Großzehe
Funktion:	• oberes Sprunggelenk: Plantarflexion • unteres Sprunggelenk: Inversion (Supination) • Grund- und Endgelenk der Großzehe: Plantarflexion • Verspannung des medialen Längsgewölbes des Fußes
Innervation:	N. tibialis (L5–S2)

Der Ursprung des *M. flexor digitorum longus* (langer Zehenbeuger) liegt im mittleren Drittel der Facies posterior der Tibia (► Abb. 10.56**a–d**). Von allen tiefen Flexoren entspringt er am weitesten medial und setzt am weitesten lateral an. Aus diesem Grund muss seine Ansatzsehne auf seinem Weg die Sehnen der beiden anderen Flexoren überkreuzen. Oberhalb des Malleolus medialis überkreuzt er die Ansatzsehne des M. tibialis posterior (*Chiasma crurale*) und verläuft in einer Sehnenscheide hinter dem Innenknöchel und oberhalb des Sustentaculum tali in Richtung Fußsohle. Auf Höhe des Os naviculare überkreuzt er die Ansatzsehne des M. flexor hallucis longus (*Chiasma plantare*). Distal vom Chiasma plantare strahlt der M. quadratus plantae (Muskeln der Fußsohle, S. 335) in die Sehne des M. flexor digitorum longus ein, die sich im weiteren Verlauf in 4 Endsehnen aufteilt. Bevor die 4 Ansatzsehnen des langen Zehenbeugers an den Basen der Endphalangen II–V inserieren, durchbohren sie (M. perforans) die jeweilige Ansatzsehne des M. flexor digitorum brevis (M. perforatus; s. *Muskeln der Fußsohle*).

Der *M. flexor hallucis longus* (langer Großzehenbeuger) entspringt als kräftigster Muskel unter den tiefen Flexoren am weitesten distal (distale 2 Drittel der Facies posterior fibulae und angrenzende Membrana interossea cruris; ► Abb. 10.56**a–d**). Seine Ansatzsehne zieht in einer Sehnenscheide zunächst durch den Sulcus tendinis des Talus und im weiteren Verlauf unter dem Sustentaculum tali des Calcaneus zur Fußsohle. Auf Höhe des Os naviculare unterkreuzt die Ansatzsehne die Sehne des M. flexor digitorum longus (Chiasma plantare), bevor sie an der Basis der Endphalanx der Großzehe inseriert.

Die Ansatzsehnen der 3 tiefen Flexoren verlaufen in ihren Sehnenscheiden um den Malleolus medialis herum, wo sie vom Retinaculum musculorum flexorum (► Abb. 10.53) fixiert werden. Dadurch werden sie bei Kontraktion der Muskeln nicht über den Innenknöchel gezogen (wodurch sie keinen Hebelarm mehr hätten). Auf ihrem Weg zur Fußsohle verlaufen sie zusammen mit den Vasa tibialia posteriora im sog. Tarsaltunnel (s. *Klinischer Bezug*).

► **Funktion und Innervation:** Alle 3 hinter dem Innenknöchel verlaufenden Muskeln liegen hinter der Achse des oberen Sprunggelenks und medial der Achse des unteren Sprunggelenks. Damit unterstützen sie am Spielbein die Plantarflexion im oberen und die Inversion (Supination) im unteren Sprunggelenk. Am Standbein nähern die tiefen Flexoren den Unterschenkel der Ferse an. Aufgrund ihrer Insertion an den Endphalangen der Zehen wirken die Mm. flexores digitorum longus und hallucis longus als kräftige Beuger in den Grund-, Mittel- und Endgelenken der Zehen II–V bzw. in den Grund- und Endgelenken der Großzehe. Die Wirkungsrichtung des M. flexor digitorum longus wird zusätzlich durch den M. quadratus plantae beeinflusst. Die flektorische Wirkung auf die Großzehe kommt v. a. beim Abstoßen des Vorfußes vom Boden am Ende der Standphase zum Tragen. Schließlich verhindert der M. flexor hallucis longus das Abweichen des Calcaneus nach medial, indem er das Sustentaculum tali nach oben zieht. Auf diese Weise wirkt er der Entstehung eines Knick-Platt-Fußes entgegen. Darüber hinaus verspannt der M. flexor hallucis longus die mediale Längswölbung und unterstützt somit den M. tibialis posterior, der sowohl auf das Längs- als auch auf das Quergewölbe verspannend wirkt.

Alle tiefen Flexoren werden vom N. tibialis (L4–S2) innerviert.

► **Oberflächenrelief:** Die Ansatzsehne des M. tibialis posterior wölbt sich distal des Malleolus medialis bei Supination gegen Widerstand deutlich vor.

Klinischer Bezug: Lähmung tiefer Flexoren

Eine Lähmung der tiefen Flexoren geht mit einer Einschränkung der Supination des Fußes einher und führt zum Hackenfuß (Pes calcaneus), vgl. S. 320. Bei einer isolierten Lähmung des langen Großzehenbeugers und des langen Zehenbeugers ist der Abrollmechanismus beim Gehen gestört, und die Zehen sind dorsalextendiert.

Das sog. hintere Tarsaltunnelsyndrom ist häufig Folge einer traumatischen Läsion im Bereich des Malleolus medialis unter dem Retinaculum musculorum flexorum. Durch Kompression des N. tibialis kommt es zu schmerzhaften Missempfindungen im Bereich der Fußsohle. Zusätzlich können Sensibilitätsstörungen, verminderte oder fehlende Schweißsekretion sowie Paresen der kurzen Fußsohlenmuskeln (Krallenzehenstellung) vorliegen.

10.8.4 Kurze Fußmuskeln

Muskeln des Fußrückens

Die kurzen Fußmuskeln des Fußes haben ihren Ursprung und Ansatz am Fußskelett (► Abb. 10.57). Im Gegensatz zum muskelfreien Handrücken befinden sich am Fußrücken 2 Muskeln:

- der M. extensor digitorum brevis und
- der M. extensor hallucis brevis (s. ► Abb. 10.52 u. ► Abb. 10.55**c**).

Ihre schräg verlaufenden Ansatzsehnen verbinden sich mit den Sehnen der langen Extensoren, um gemeinsam die *Dorsalaponeurose* zu bilden. Die Hauptfunktion der kurzen plantaren Fußmuskeln besteht in der aktiven Verspannung des Längs- und Quergewölbes. Ihre Wirkung auf die Beweglichkeit der Zehen ist eher von untergeordneter Bedeutung, da die Bewegung der Zehen hauptsächlich durch die langen Beuger und Strecker des Unterschenkels durchgeführt wird. Eine wichtige Funktion der kurzen Beuger besteht darin, den beim Gang abrollenden Fuß (s. ► Abb. 10.58 u. S. 347: *Der menschliche Gang*) vom Boden abzustemmen bzw. den Körper im Vorfuß abzustützen und ihn bei Verlagerung des Körperschwerpunkts nach vorn vor dem Vornüberfallen zu bewahren.

Muskeln der Fußsohle

An der Fußsohle werden die kurzen Fußmuskeln – ähnlich wie an der Hand – durch eine derbe aponeurotische Sehnenplatte (*Aponeurosis plantaris = Plantaraponeurose*) bedeckt (► Abb. 10.57). Sie besteht aus einer kräftigen mittleren Aponeurose sowie medial und lateral aus 2 schwächeren Anteilen, die an den Fußrändern in die Fascia dorsalis pedis übergehen. Der mittlere Anteil der Plantaraponeurose entspringt am Calcaneus, zieht nach vorne und verbreitert sich im Bereich der Mittelfußknochen zu einer v-förmigen Sehnenplatte. Diese fächert sich in 5 längs verlaufende Bindegewebszüge (Fasciculi longitudinales) auf, mit denen sie zu den einzeln Zehen zieht. Auf Höhe der Grundgelenke strahlen die Fasciculi longitudinales mit einigen Faserzügen in das Lig. metatarsale transversum profundum ein (► Abb. 10.57), weiter distal gehen sie Verbindungen mit dem Lig. metatarsale transversum superficiale ein (► Abb. 10.57). Proximal sind die Fasciculi longitudinales durch quer verlaufende Fasciculi transversi untereinander verbunden (► Abb. 10.57**a**).

Im proximalen und mittleren Bereich der Fußsohle senken sich vom medialen und lateralen Rand der Plantaraponeurose 2 sagittale Septen in die Tiefe und ziehen fußrückenwärts zum Fußskelett: das *Septum plantare mediale* und das *Septum plantare laterale*; ► Abb. 10.57**a** Dadurch entstehen 3 Muskellogen an der Planta pedis: eine mediale Großzehenloge, eine mittlere Mittelloge und eine laterale Kleinzehenloge (► Tab. 10.15): Die Groß-

Tab. 10.15 Kurze Muskeln an der Fußsohle

Großzehenloge	Kleinzehenloge	Mittelloge
M. abductor hallucis	M. abductor digiti minimi	M. flexor digitorum brevis
M. flexor hallucis brevis (Caput mediale und Caput laterale)	M. flexor digiti minimi brevis	M. adductor hallucis (Caput transversum und Caput obliquum)
	M. opponens digiti minimi	M. quadratus plantae
		Mm. lumbricales I-IV
		Mm. interossei plantares I-III
		Mm. interossei dorsales I-IV

zehenloge beinhaltet den M. abductor hallucis und den M. flexor hallucis brevis, zwischen dessen beiden Köpfen (Caput mediale und laterale) die Sehne des langen Großzehenbeugers hindurchzieht (▶ Abb. 10.57**c**). In der Kleinzehenloge liegen die Mm. abductor digiti minimi, flexor digiti minimi brevis (▶ Abb. 10.57**c**) und opponens digiti minimi (nicht dargestellt). Innerhalb der Mittelloge sind die kurzen Fußmuskeln in 3 Etagen (Schichten) angeordnet. In der oberflächlichen Schicht unmittelbar unter der Plantaraponeurose verläuft der M. flexor digitorum brevis (▶ Abb. 10.57**b**). In der mittleren Schicht verlaufen die Ansatzsehnen des langen Zehenbeugers (M. flexor digitorum longus), der M. quadratus plantae sowie die Mm. lumbricales (▶ Abb. 10.57**c**). In der 3. und tiefsten Schicht schließlich liegen die beiden mächtigen Köpfe (Caput transversum und obliquum) des M. adductor hallucis, die Mm. interossei plantares und dorsales sowie der osteofibröse Kanal für die Sehne des M. fibularis longus (▶ Abb. 10.57**d** u. **e**). Diese Schicht zieht schräg durch die ganze Fußsohle hindurch.

Funktion der Plantaraponeurose

Die Plantaraponeurose erfüllt wichtige mechanische Aufgaben. Zum einen dient sie einigen kurzen Fußmuskeln (M. abductor hallucis, M. flexor digitorum brevis und M. abductor digiti minimi) teilweise als Ursprung, zum anderen verspannt sie das Längsgewölbe des Fußes. Da die Plantaraponeurose von allen Verspannungsstrukturen am weitesten plantar verläuft, erreicht sie im Hinblick auf die Gewölbekonstruktion ein günstiges Kraftmoment (langer Hebelarm, ▶ Abb. 4.18). Schließlich übernimmt sie eine wichtige Schutzfunktion für die dorsal von ihr liegenden Muskeln, Gefäße und Nerven. Darüber hinaus ist sie durch kräftige Kollagenfaserbündel mit dem subkutanen Bindegewebe und der Lederhaut der Fußsohle fest verankert. Auf diese Weise entsteht eine enge funktionelle Verbindung zwischen dem Druckkammersystem der Fußsohle und dem Verspannungssystem der Fußwölbungen.

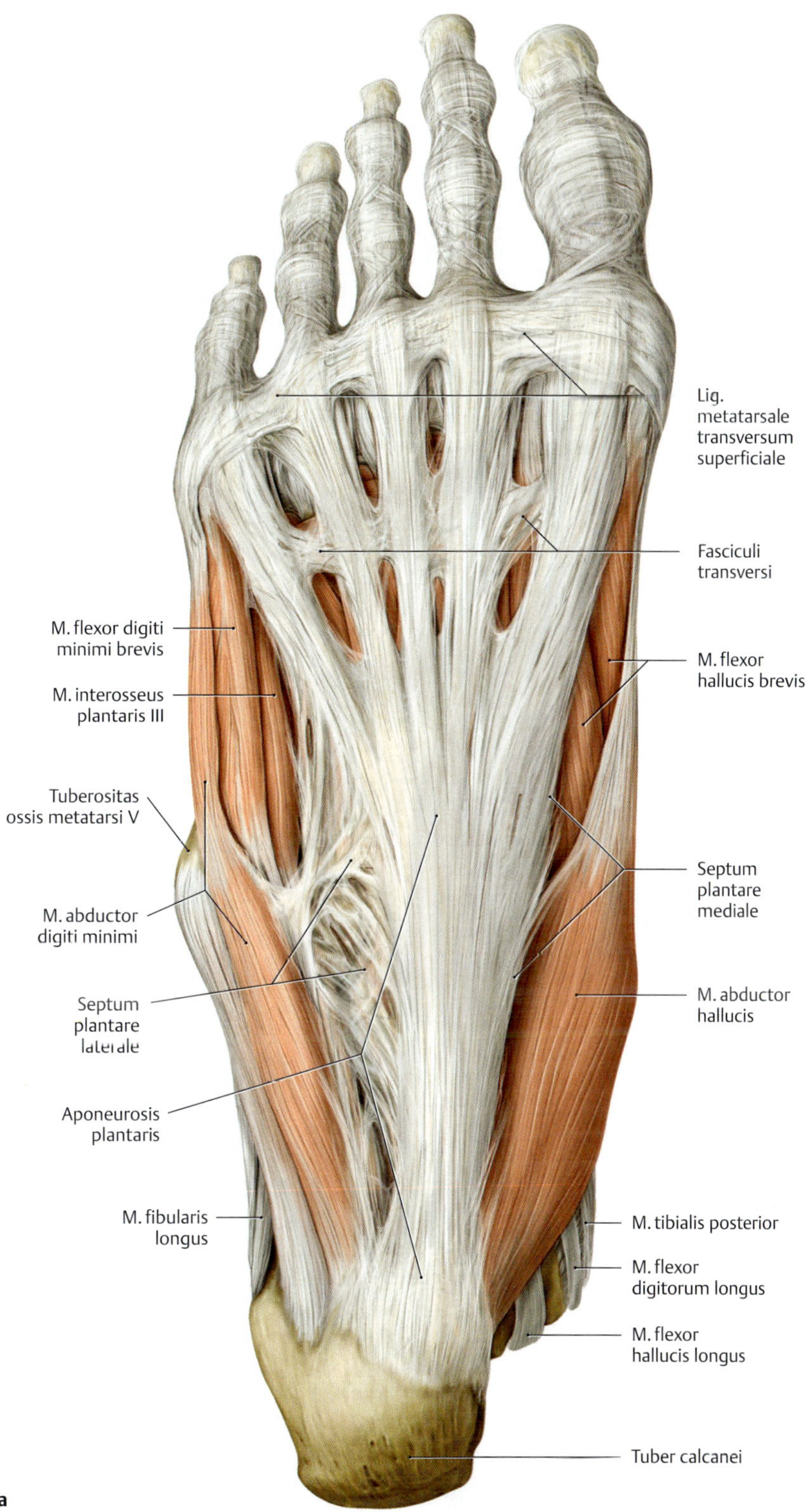

Abb. 10.57 a–f Kurze Fußmuskeln eines rechten Fußes, Ansicht von plantar. Die Fußmuskeln werden schrittweise bis auf ihren Ansatz entfernt. **a** Fußmuskeln z. T. durch die Plantaraponeurose bedeckt.

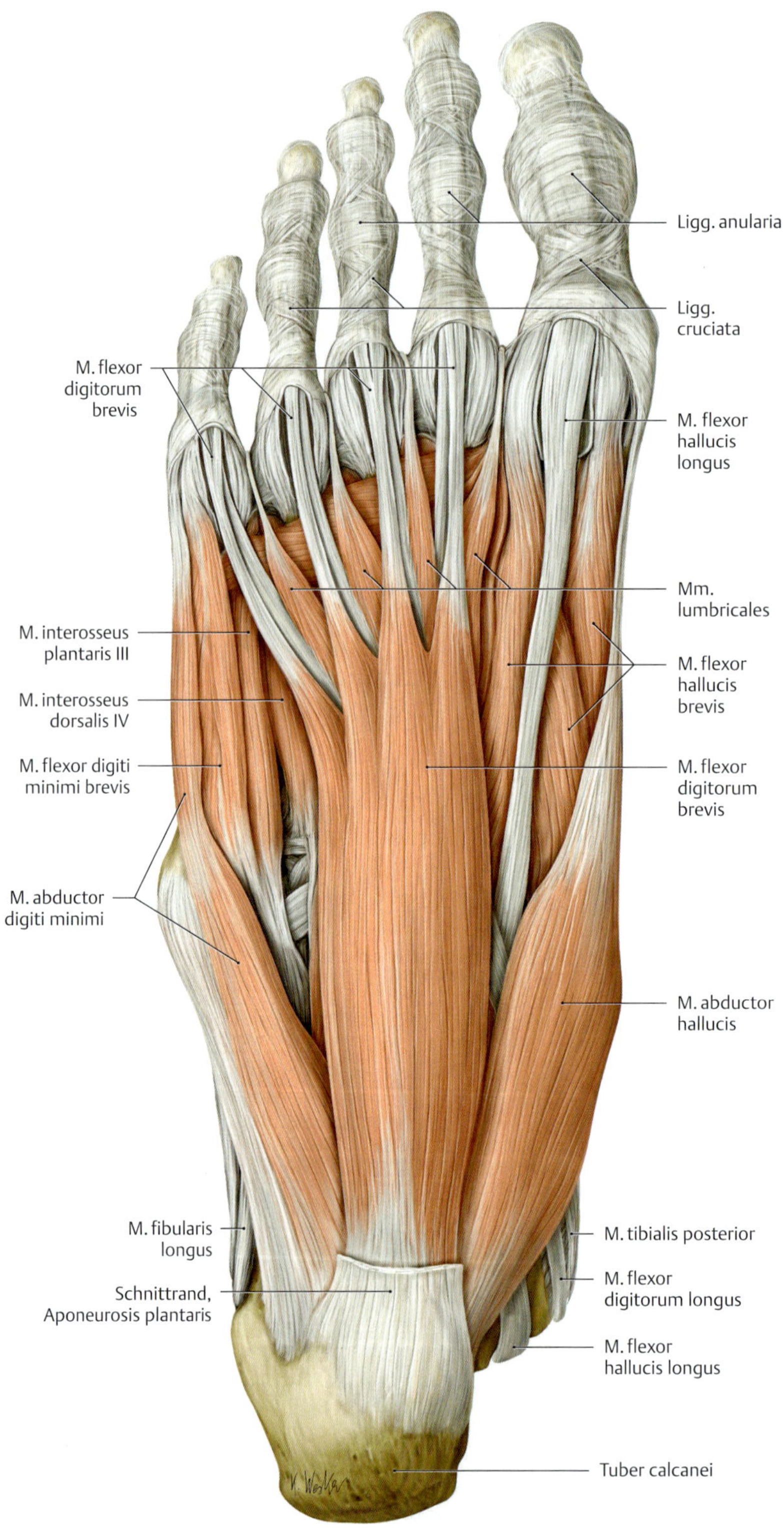

Abb. 10.57 a–f Fortsetzung. b Plantaraponeurose einschließlich Lig. metatarsale transversum superficiale entfernt.

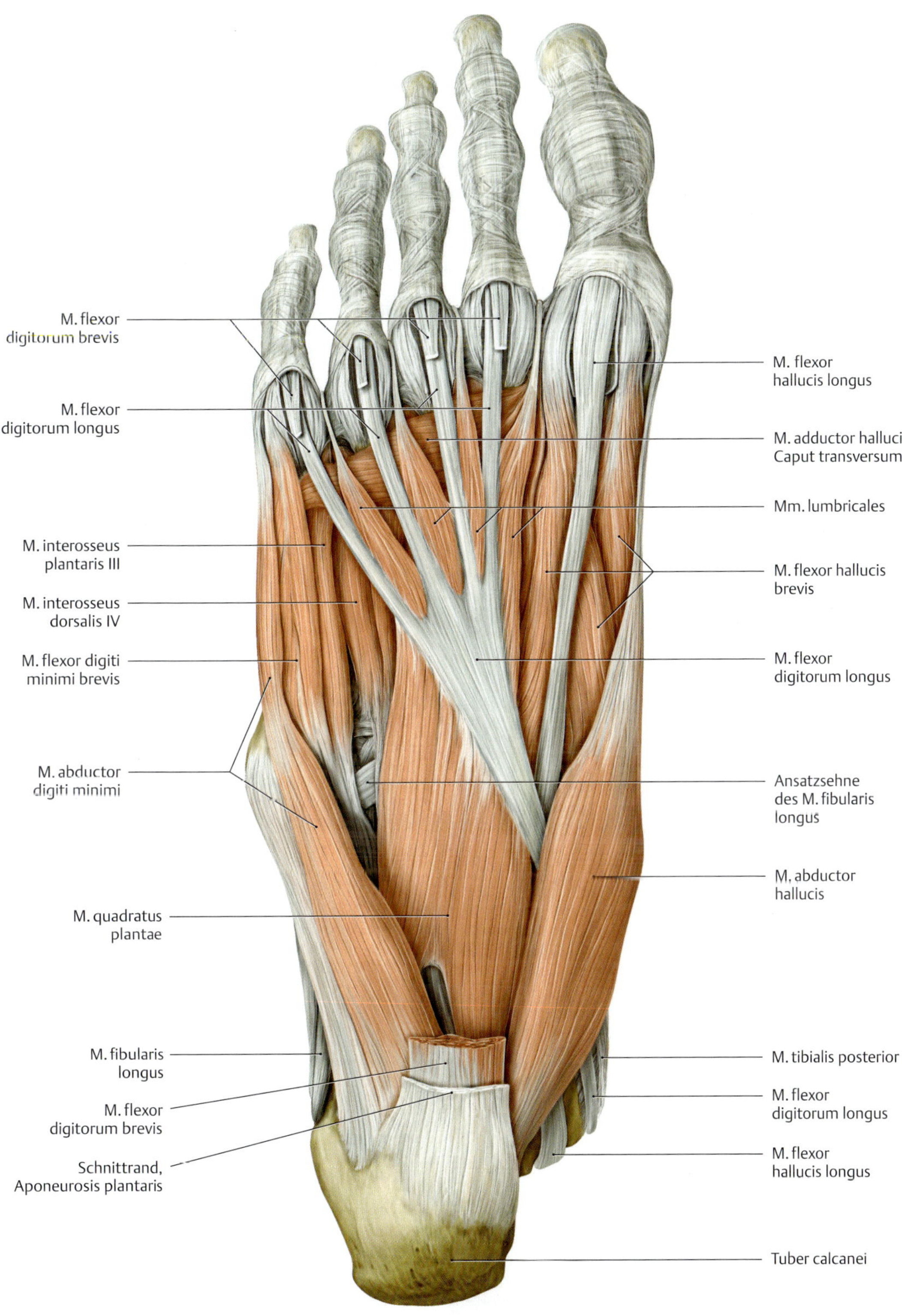

Abb. 10.57 a–f Fortsetzung. **c** M. flexor digitorum brevis zusätzlich zur Plantaraponeurose entfernt.

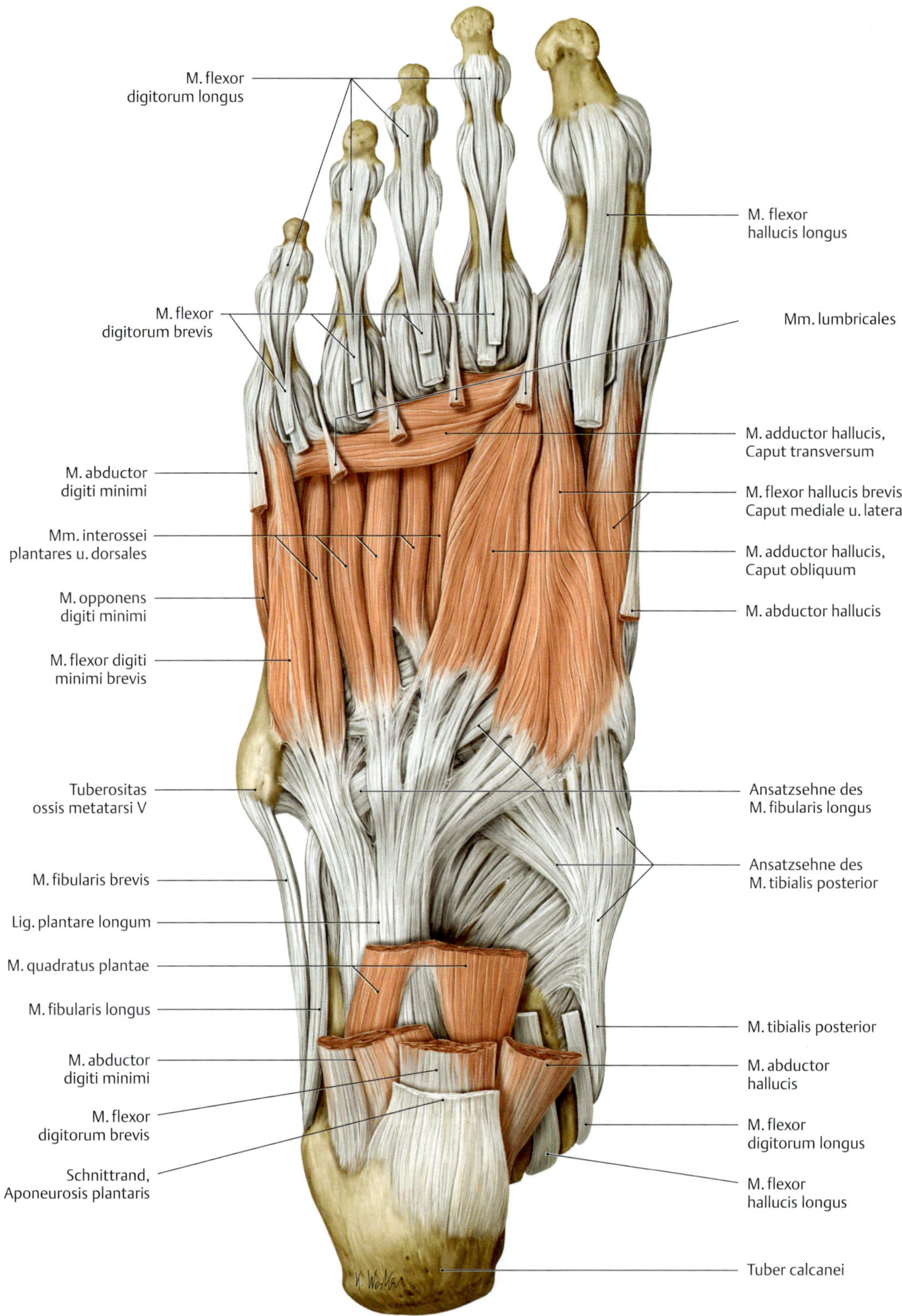

Abb. 10.57 a–f Fortsetzung. d außer der Plantaraponeurose sind folgende Muskeln entfernt: Mm. flexor digitorum brevis, abductor digiti minimi, abductor hallucis, quadratus plantae und lumbricales sowie Ansatzsehnen der Mm. flexor digitorum longus und flexor hallucis longus.

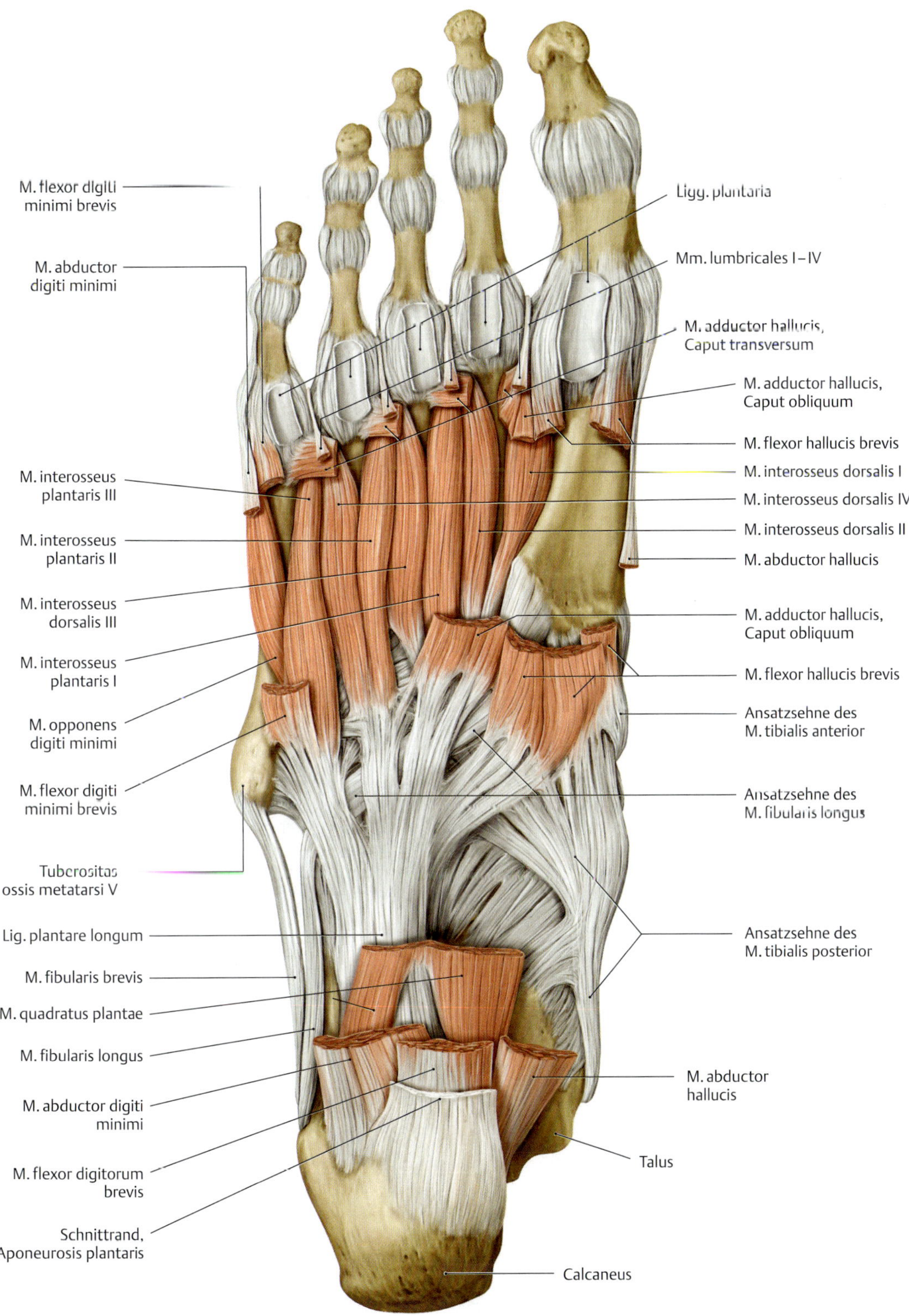

Abb. 10.57 a–f Fortsetzung. e alle kurzen Fußmuskeln sind entfernt bis auf die Mm. interossei dorsales und plantares.

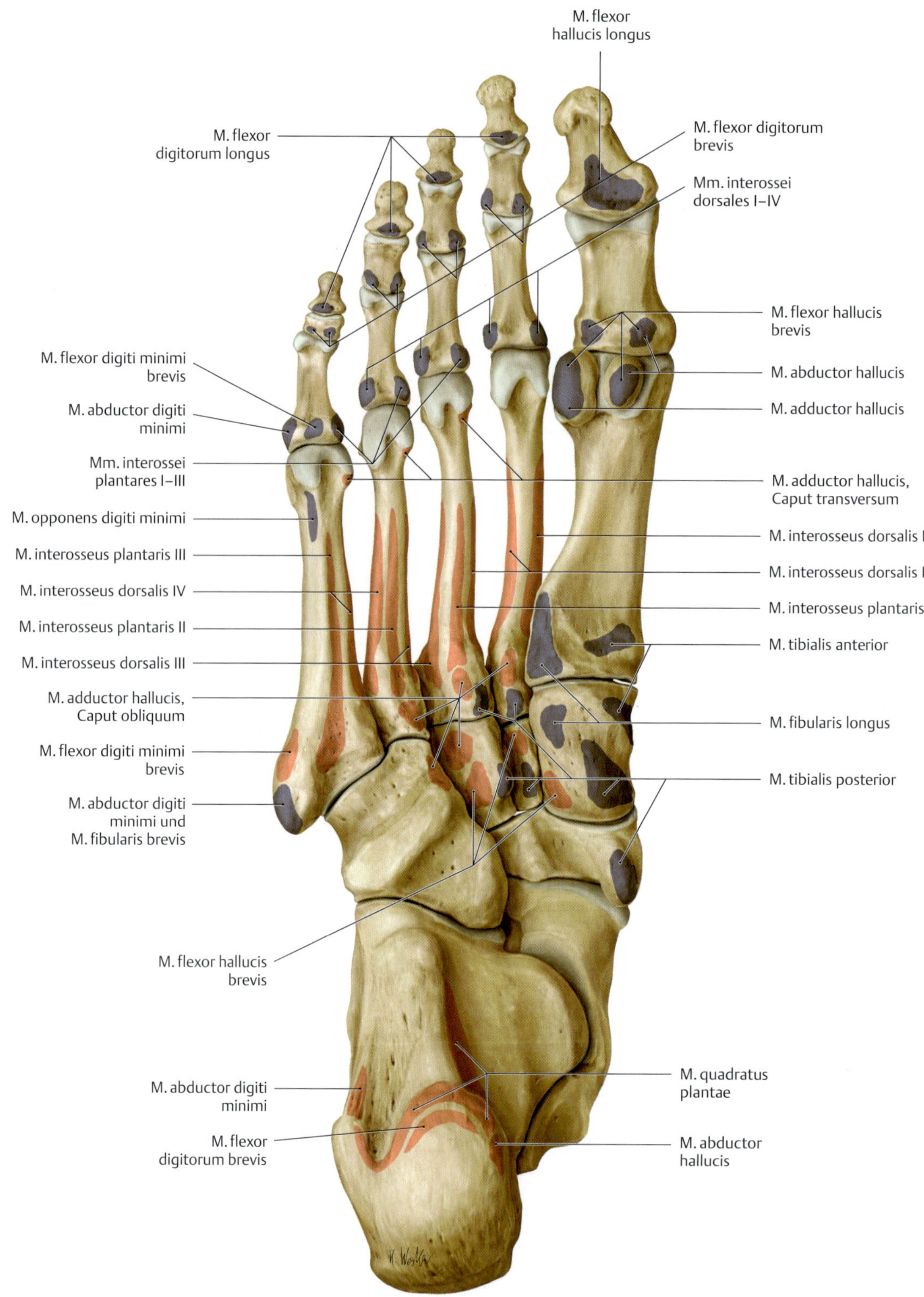

Abb. 10.57 a–f Fortsetzung. f alle Muskeln entfernt, Ursprungs- und Ansatzflächen sind farblich hervorgehoben (Ursprung: rot; Ansatz: blau).

Tab. 10.16 Fußrücken im Überblick

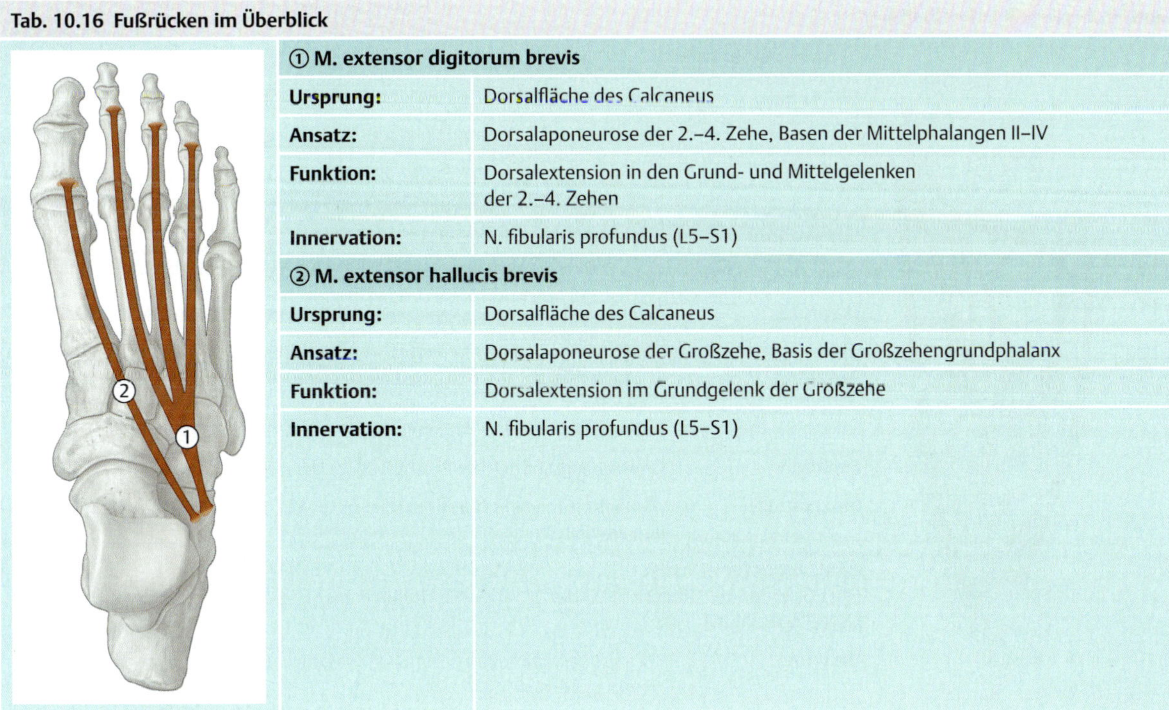

① M. extensor digitorum brevis	
Ursprung:	Dorsalfläche des Calcaneus
Ansatz:	Dorsalaponeurose der 2.–4. Zehe, Basen der Mittelphalangen II–IV
Funktion:	Dorsalextension in den Grund- und Mittelgelenken der 2.–4. Zehen
Innervation:	N. fibularis profundus (L5–S1)
② M. extensor hallucis brevis	
Ursprung:	Dorsalfläche des Calcaneus
Ansatz:	Dorsalaponeurose der Großzehe, Basis der Großzehengrundphalanx
Funktion:	Dorsalextension im Grundgelenk der Großzehe
Innervation:	N. fibularis profundus (L5–S1)

10.8.5 Systematik der kurzen Fußmuskeln

Muskeln des Fußrückens

► **Ursprung und Ansatz:** Sowohl der *M. extensor digitorum* brevis (kurzer Zehenstrecker) als auch der *M. extensor hallucis brevis* (kurzer Großzehenstrecker) entspringen gemeinsam von der Dorsalfläche des Calcaneus nahe des Eingangs zum Sinus tarsi. Auf Höhe der Mittelfußknochen spaltet sich der kurze Zehenstrecker in 3 Endsehnen auf, die von lateral in die Ansatzsehnen des langen Zehenstreckers für die 2. bis 4. Zehe einstrahlen und zusammen mit ihnen die Dorsalaponeurose bilden (► Abb. 10.52 u. ► Abb. 10.55). Zusätzlich inserieren die Sehnen an den Basen der Mittelphalangen II–IV. Eine Sehne für die 5. Zehe fehlt normalerweise. Die kräftige Ansatzsehne des kurzen Großzehenstreckers strahlt ebenfalls von lateral in die Sehne des langen Großzehenstreckers ein und setzt über die Dorsalaponeurose an der Basis der Großzehengrundphalanx an.

► **Funktion und Innervation:** Während sich der M. extensor digitorum brevis an der Dorsalextension in den Grund- und Mittelgelenken der 2.-4. Zehe beteiligt, wirkt der M. extensor hallucis brevis als Strecker auf das Grundgelenk der Großzehe. Beide Muskeln werden vom N. fibularis profundus (L5–S1) innerviert.

Muskeln der Fußsohle: Großzehenloge

► **Ursprung und Ansatz:** Der Ursprung des *M. abductor hallucis* (Großzehenabspreizer) (► Abb. 10.57**f**) liegt am Proc. medialis des Tuber calcanei und z. T. an der Plantaraponeurose. Er zieht am medialen Fußrand nach vorn und setzt über das mediale Sesambein der Großzehe an der Basis der Großzehengrundphalanx an (► Abb. 10.57**b**).

Der *M. flexor hallucis brevis* (kurzer Großzehenbeuger; ► Abb. 10.57**c**) entspringt an den Ossa cuneiformia mediale und intermedium sowie am Lig. calcaneocuboideum plantare. Sein Muskelbauch teilt sich in zwei Köpfe: Caput mediale und Caput laterale. Die Ansatzsehne des Caput mediale verbindet sich mit der Sehne des M. abductor hallucis und inseriert über das mediale Sesambein an der plantaren Basis der Großzehengrundphalanx, das Caput laterale setzt über das laterale Sesambein der Großzehe an der plantaren Basis der Großzehengrundphalanx an. Zwischen den beiden Köpfen des kurzen Großzehenbeugers verläuft die Ansatzsehne des M. flexor hallucis longus (► Abb. 10.57**b** u. **c**).

► **Funktion und Innervation:** Beide Muskeln beugen die Großzehe im Großzehengrundgelenk und beteiligen sich an der plantaren Verspannung der Längswölbung. Zusätzlich abduziert der M. abductor hallucis die Großzehe nach medial.

Die Innervation des M. abductor hallucis und des Caput mediale des M. flexor hallucis brevis erfolgt durch den N. plantaris medialis (L5–S1). Der laterale Kopf des kurzen Großzehenbeugers wird vom N. plantaris lateralis (S1–2) innerviert.

Tab. 10.17 Fußsohle im Überblick

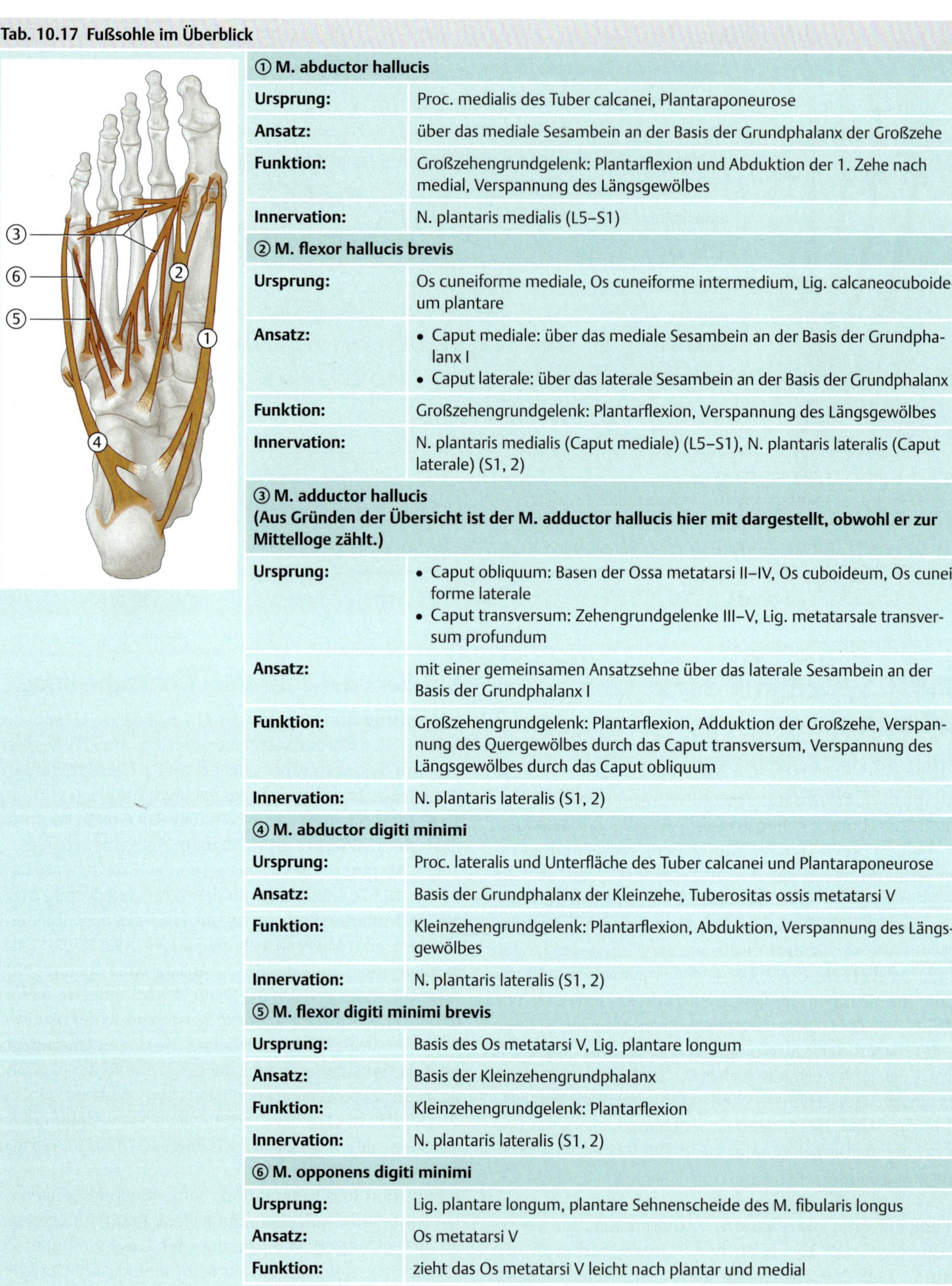

① M. abductor hallucis	
Ursprung:	Proc. medialis des Tuber calcanei, Plantaraponeurose
Ansatz:	über das mediale Sesambein an der Basis der Grundphalanx der Großzehe
Funktion:	Großzehengrundgelenk: Plantarflexion und Abduktion der 1. Zehe nach medial, Verspannung des Längsgewölbes
Innervation:	N. plantaris medialis (L5–S1)
② M. flexor hallucis brevis	
Ursprung:	Os cuneiforme mediale, Os cuneiforme intermedium, Lig. calcaneocuboideum plantare
Ansatz:	• Caput mediale: über das mediale Sesambein an der Basis der Grundphalanx I • Caput laterale: über das laterale Sesambein an der Basis der Grundphalanx I
Funktion:	Großzehengrundgelenk: Plantarflexion, Verspannung des Längsgewölbes
Innervation:	N. plantaris medialis (Caput mediale) (L5–S1), N. plantaris lateralis (Caput laterale) (S1, 2)
③ M. adductor hallucis (Aus Gründen der Übersicht ist der M. adductor hallucis hier mit dargestellt, obwohl er zur Mittelloge zählt.)	
Ursprung:	• Caput obliquum: Basen der Ossa metatarsi II–IV, Os cuboideum, Os cuneiforme laterale • Caput transversum: Zehengrundgelenke III–V, Lig. metatarsale transversum profundum
Ansatz:	mit einer gemeinsamen Ansatzsehne über das laterale Sesambein an der Basis der Grundphalanx I
Funktion:	Großzehengrundgelenk: Plantarflexion, Adduktion der Großzehe, Verspannung des Quergewölbes durch das Caput transversum, Verspannung des Längsgewölbes durch das Caput obliquum
Innervation:	N. plantaris lateralis (S1, 2)
④ M. abductor digiti minimi	
Ursprung:	Proc. lateralis und Unterfläche des Tuber calcanei und Plantaraponeurose
Ansatz:	Basis der Grundphalanx der Kleinzehe, Tuberositas ossis metatarsi V
Funktion:	Kleinzehengrundgelenk: Plantarflexion, Abduktion, Verspannung des Längsgewölbes
Innervation:	N. plantaris lateralis (S1, 2)
⑤ M. flexor digiti minimi brevis	
Ursprung:	Basis des Os metatarsi V, Lig. plantare longum
Ansatz:	Basis der Kleinzehengrundphalanx
Funktion:	Kleinzehengrundgelenk: Plantarflexion
Innervation:	N. plantaris lateralis (S1, 2)
⑥ M. opponens digiti minimi	
Ursprung:	Lig. plantare longum, plantare Sehnenscheide des M. fibularis longus
Ansatz:	Os metatarsi V
Funktion:	zieht das Os metatarsi V leicht nach plantar und medial
Innervation:	N. plantaris lateralis (S1, 2)

▸ **Oberflächenrelief:** Am hinteren medialen Fußrand ist der Muskelbauch des M. abductor hallucis deutlich zu tasten.

Muskeln der Fußsohle: Kleinzehenloge

▸ **Ursprung und Ansatz:** Der *M. abductor digiti minimi* (Kleinzehenabspreizer) ist der größte und längste Muskel der Kleinzehe (▸ Abb. 10.57**b** u. **c**). Er begrenzt den lateralen Fußrand und entspringt am Proc. lateralis und an der Unterfläche des Tuber calcanei sowie an der Plantaraponeurose. Sein Ansatz liegt an der Tuberositas des Os metatarsi V und an der Basis der Grundphalanx der 5. Zehe (▸ Abb. 10.57**f**).

Der Ursprung des *M. flexor digiti minimi brevis* (kurzer Kleinzehenbeuger) liegt an der Basis des Os metatarsi V sowie am Lig. plantare longum (▸ Abb. 10.57**e** u. **f**). Er hat denselben Ansatz wie der M. abductor digiti minimi, mit dem er häufig verschmolzen ist.

Der *M. opponens digiti minimi* (Kleinzehengegenübersteller) entspringt am Lig. plantare longum und von der Sehnenscheide des M. fibularis longus. Er inseriert am 5. Mittelfußknochen und ist fast immer mit dem kurzen Kleinzehenbeuger verwachsen (▸ Abb. 10.57**e** u. **f**).

▸ **Funktion und Innervation:** Sowohl der M. abductor digiti minimi als auch der M. flexor digiti minimi brevis beteiligen sich an der Plantarflexion im Kleinzehengrundgelenk. Zusätzlich bewirkt der M. abductor digiti minimi eine geringfügige Abduktionsbewegung nach lateral und ist an der Verspannung des Längsgewölbes beteiligt. Der M. opponens digiti minimi dient dazu, das Os metatarsi V geringfügig nach medial plantarwärts zu bewegen. Alle 3 Muskeln der Kleinzehenloge werden vom N. plantaris lateralis (S1–2) innerviert.

▸ **Oberflächenrelief:** Die Form des lateralen Fußrandes wird im Wesentlichen vom M. abductor digiti minimi bestimmt.

Muskeln der Fußsohle: Mittelloge

▸ **Ursprung und Ansatz:** Unmittelbar unter der Plantaraponeurose verläuft der *M. flexor digitorum brevis* (kurzer Zehenbeuger; ▸ Abb. 10.57**a**), der dem medialen Höcker des Tuber calcanei und der Plantaraponeurose entspringt (▸ Abb. 10.57**f**). Seine 4 Ansatzsehnen sind distal gespalten („M. perforatus“) und setzen mit jeweils 2 Zipfeln an den Seiten der Mittelphalangen der 2.-5. Zehe an. Durch die Sehnenschlitze gelangen die Ansatzsehnen des langen Zehenbeugers („M. perforans“) zu ihrem Ansatz an den Endphalangen (▸ Abb. 10.57**d**).

Als zweiköpfiger Muskel besitzt der *M. adductor hallucis* (Großzehenanzieher) zwei Ursprünge. Mit seinem Caput obliquum entspringt er vom Os cuboideum, vom Os cuneiforme laterale sowie von den Basen der Ossa metatarsi II–IV. Das Caput transversum verläuft quer über die Metatarsalköpfe der 2.-5. Zehe und entspringt am Lig.

Tab. 10.18 M. flexor digitorum brevis, M. quadratus plantae und Mm. lumbricales I–IV im Überblick

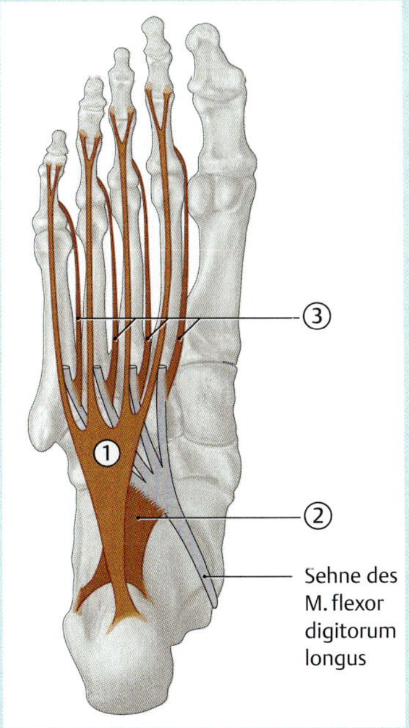

① M. flexor digitorum brevis	
Ursprung:	medialer Höcker des Tuber calcanei, Plantaraponeurose
Ansatz:	an den Seiten der Mittelphalangen der 2.–5. Zehe
Funktion:	Grund- und Mittelgelenk der 2.–5. Zehe: Plantarflexion Verspannung des Längsgewölbes des Fußes
Innervation:	N. plantaris medialis (L5–S1)
② M. quadratus plantae	
Ursprung:	medialer und plantarer Rand der Plantarseite des Tuber calcanei
Ansatz:	lateral am Rand der Sehne des M. flexor digitorum longus
Funktion:	Umlenkung und Verstärkung der Zugrichtung des M. flexor digitorum longus
Innervation:	N. plantaris lateralis (S1, 2)
③ Mm. lumbricales I–IV	
Ursprung:	mediale Ränder der Sehnen des M. flexor digitorum longus
Ansatz:	Dorsalaponeurosen der 2.–5. Zehe
Funktion:	• Grundgelenke der 2.–5. Zehe: Plantarflexion • Mittel- und Endgelenke der 2.–5. Zehe: Dorsalextension • Schließen der gespreizten Zehen (Adduktion der 2.–5. Zehe zur Großzehe)
Innervation:	• N. plantaris medialis (S1, 2) (Mm. lumbricales I+II) • N. plantaris lateralis (S1, 2) (Mm. lumbricales III+IV)

metacarpeum transversum profundum sowie von den Kapselbändern der Zehengrundgelenke III–V. Beide Köpfe setzen mit einer gemeinsamen Ansatzsehne über das laterale Sesambein der Großzehe an der Basis der Großzehengrundphalanx an (▶ Abb. 10.57**d–f**).

Der *M. quadratus plantae* (viereckiger Sohlenmuskel) entspringt zweizipfelig dem medialen und plantaren Rand der Sohlenfläche des Calcaneus und inseriert an der lateralen dorsalen Seite der Ansatzsehne des M. flexor digitorum longus(▶ Abb. 10.57**c–f**). Er wird daher auch als plantarer Kopf des langen Zehenbeugers bezeichnet (M. flexor accessorius).

Die *Mm. lumbricales I–IV* (Regenwurmmuskeln) entspringen von den medialen Rändern der 4 Ansatzsehnen des M. flexor digitorum longus (▶ Tab. 10.4, tiefe Flexoren; gelegentlich entspringen die Mm. lumbricales II–IV zweiköpfig von den einander zugekehrten Seiten der langen Zehenbeugersehnen III–V). Sie ziehen plantar vom Lig. metatarseum transversum profundum zur Dorsalaponeurose der 2.-5. Zehe, in die sie einstrahlen (▶ Abb. 10.57**d** u. **e**).

Bei den *Mm. interossei* (Zwischenknochenmuskeln) unterscheidet man 3 plantare (*Mm.interossei plantares I–III*) und 4 dorsale (*Mm. interossei dorsales I–IV*) Zwischenknochenmuskeln (▶ Abb. 10.57**b–f**). Die Mm. interossei plantares I–III haben ihren Ursprung am medialen Rand des 3., 4. und 5. Mittelfußknochens und inserieren am gleichen Zehenstrahl an der jeweiligen Basis der 3.-5. Grundphalanx. Teile der Ansatzsehnen strahlen in die Dorsalaponeurose ein. Der Ursprung der zweiköpfigen Mm. interossei dorsales liegt an den einander zugekehrten Rändern der Ossa metatarsi I–V. Während der M. interosseus dorsalis I zur medialen Basis der 2. Grundphalanx sowie zur Dorsalaponeurose der 2. Zehe zieht, inserieren die Ansatzsehnen der Mm. interossei dorsales II–IV an der lateralen Basis der 2.-4. Grundphalanx und den jeweiligen Dorsalaponeurosen der 2.-4. Zehe.

▶ **Funktion und Innervation:** Von allen Muskeln der Mittelloge ist der *M. flexor digitorum brevis* der kräftigste Verspanner des Längsgewölbes. (Der entsprechende Muskel liegt bei der oberen Extremität übrigens am Unterarm, so dass die Hohlhand vom Muskelbauch befreit ist.) Außerdem beugt er die 2.-5. Zehe im Grund- und Mittelgelenk.

Der *M. quadratus plantae*, der nur beim Menschen vorkommt, wirkt wie ein Hypomochlion für den M. flexor digitorum longus. Wirkmechanismus: Der M. quadratus plantae setzt an der schräg verlaufenden Sehne des M. flexor digitorum longus, des langen Zehenbeugers an. Dadurch verändert er die Zugrichtung dieser Sehne: Sie kann nun den M. flexor digitorum longus in Längsrichtung ziehen und so seine Wirkung an den Zehengelenken verstärken.

Neben seiner Wirkung auf die Großzehe (Adduktion und Plantarflexion im Großzehengrundgelenk) besitzt der *M. adductor hallucis* eine verspannende Funktion: Mit seinem Caput transversum verspannt er das Quergewölbe, mit seinem Caput obliquum das Längsgewölbe.

Tab. 10.19 Mm. interossei plantares I–III und Mm. interossei dorsales I–IV im Überblick

④ Mm. interossei plantares I-III	
Ursprung:	medialer Rand der Ossa metatarsi III–V
Ansatz:	mediale Basis der Grundphalangen III–V, Dorsalaponeurosen der 3.–5. Zehe
Funktion:	• Grundgelenke der 3.–5. Zehe: Plantarflexion • Mittel- und Endgelenke der 3.–5. Zehe: Dorsalextension • Schließen der gespreizten Zehen (Adduktion der 3., 4. und 5. Zehe zur 2. Zehe)
Innervation:	N. plantaris lateralis (S1, 2)
⑤ Mm. interossei dorsales I–IV	
Ursprung:	zweiköpfig voneinander zugekehrten Seiten der Ossa metatarsi I–V
Ansatz:	• I: mediale Basis der 2. Grundphalanx, Dorsalaponeurosen der 2. Zehe • II–IV: laterale Basis der 2.–4. Grundphalanx, Dorsalaponeurose der 2.–4. Zehe
Funktion:	• Grundgelenke der 2.–4. Zehe: Dorsalextension • Mittel- und Endgelenke der 2.–4. Zehe: Dorsalextension • Spreizen der Zehen (Abduktion der 3. und 4. Zehe von der 2. Zehe)
Innervation:	N. plantaris lateralis (S1, 2)

Der M. adductor hallucis ist hier nicht dargestellt (▶ Tab. 10.17). Er zählt ebenfalls zur Mittelloge.

Die *Mm. lumbricales* verlaufen mit ihren Ansatzsehnen plantar der Flexions-/Extensions-Achse der Grundgelenke der 2.-5. Zehe und unterstützen daher die Beugung in den Grundgelenken. Da sie im weiteren Verlauf in die Dorsalaponeurosen der 2.-5. Zehe einstrahlen und somit dorsal der Bewegungsachsen für die Mittel- und Endgelenke liegen, bewirken sie in diesen Gelenken eine Dorsalextension. Ihre Möglichkeiten, die Endgelenke zu strecken, sind jedoch eingeschränkt – ähnlich wie auch die der Mm interossei (s.u.) –, da sie nicht wirkungsvoll in die Dorsalaponeurose einstrahlen. Schließlich adduzieren die Mm. lumbricales die 2.-5. Zehe zur Großzehe und unterstützen daher das Schließen der gespreizten Zehen. Durch ihren transportablen Ursprung (bei Verkürzung des M. flexor digitorum longus verlagern sich die Muskelursprünge nach proximal) werden die Mm. lumbricales beim Beugen der Zehen II–V vorgedehnt.

Die kräftigen *Zwischenknochenmuskeln (Mm. interossei)* des Fußes haben aufgrund des Verlaufs ihrer Ansatzsehnen eine ähnliche Funktion wie die Mm. lumbricales: Sie beugen in den Grundgelenken und strecken v.a. in den Mittelgelenken. Hierbei wirken die Mm. interossei plantares I–III auf die 3., 4. und 5. Zehe, die Mm. interossei dorsales I–IV auf die 2., 3. und 4. Zehe. Als Bezugspunkt für das Spreizen und Schließen der Zehen gilt am Fuß der 2. Zehenstrahl und nicht wie an der Hand der Mittelfinger. (Die Achse für die Ab- und Adduktionsbewegungen verläuft dorsoplantar durch den 2. Zehenstrahl.) Die Mm. interossei plantares schließen die gespreizten Zehen, d.h. sie adduzieren die 3.-5. Zehe zur 2. Zehe. Die Mm. interossei dorsales spreizen die geschlossenen Zehen, d.h. sie abduzieren die 3. und 4. Zehe von der 2. Zehe. Das Schließen und Spreizen der Zehen wird durch das Abspreizen und Heranziehen der Groß- bzw. Kleinzehe vervollständigt (Mm. abductor hallucis, adductor hallucis und ab ductor digiti minimi).

Die *Innervation* der Mittelloge teilen sich die beiden Endäste des N. tibialis, der N. plantaris lateralis und der N. plantaris medialis. Der M. flexor digitorum brevis wird vom N. plantaris medialis (L5–S1) innerviert. Die Mm. adductor hallucis, quadratus plantae, interossei plantares und interossei dorsales erhalten ihre Innervation vom N. plantaris lateralis (S1-2). Bei den Mm. lumbricales werden der 1. und 2. vom N. plantaris medialis (S1-2), der 3. und 4. vom N. plantaris lateralis (S1-2) innerviert.

Klinischer Bezug: Fußschäden durch Überanstrengung und Überlastung

Marschfrakturen: Hierbei kommt es in der Regel zu Frakturen des 2. und 3. Mittelfußknochens. Ursache sind häufig ungewohnt lange Fußmärsche bei untrainierten Personen. Durch Insuffizienz der plantaren muskulären Verspannungsstrukturen kommt es infolge der Überanstrengung zu einer erhöhten Biegebeanspruchung der Mittelfußknochen.

Kompressionssyndrome:

- Morton-Neuralgie oder -Metatarsalgie: Hiermit werden Schmerzen zwischen der 3. und 4. Zehe bezeichnet, die durch Einklemmung der *Nn. digitales plantares pedis* (Engpass zwischen den Metatarsalköpfchen) hervorgerufen werden. Ursachen sind Spreizfuß sowie eine erhöhte Belastung des Vorfußes, z.B. durch häufiges Tragen von zu engen Schuhen oder Schuhen mit hohen Absätzen.
- Einklemmung der *Nn. digitales plantares* medialis und lateralis: Dies löst einen brennenden Schmerz an der Fußsohle aus. Ursache ist die physiologische Engstelle medial des Calcaneus, an der die beiden Nerven durch den M. abductor hallucis durchtreten. Anders als beim Tarsaltunnelsyndrom schmerzt die Ferse hierbei nicht.

10.9 Der menschliche Gang

10.9.1 Stand- und Schwungphase

Beim normalen Gehen dient jedes Bein abwechselnd als Standbein (Stemmbein) oder Spielbein (Schwungbein). Während die Standphase eines Schrittes mit dem Fersenkontakt beginnt und mit der Zehenablösung vom Boden endet, setzt die Schwungbeinphase mit der Zehenablösung ein und schließt mit dem Fersenkontakt ab (▶ Abb. 10.58). Ein sog. Gangzyklus entspricht dem Zeitraum zwischen zwei Fersenkontakten desselben Fußes, wobei der Abstoß der Zehen die Standphase von der Schwungphase trennt. Beim normalen Gehen ist das Verhältnis zwischen Stand- und Schwungphase etwa 60 : 40.

Wenn sich das Standbein vom Boden löst, wird es zum Spielbein, das mit leicht gebeugtem Knie und flektierter Hüfte nach vorne geführt wird, um keinen Bodenkontakt zu bekommen. In dem Augenblick, in dem sich das Standbein vom Boden löst, berührt das Spielbein der Gegenseite den Boden und wird damit zum Standbein, so dass in dieser Phase der doppelten Unterstützung (sog. *bipodale Abstützphase*) beide Beine den Boden berühren. Hierbei hängt die Zeitspanne der doppelseitigen Beinbelastung von der Gehgeschwindigkeit ab. Je langsamer die Gehgeschwindigkeit ist, umso länger werden die Phasen der bipodalen Abstützung. Mit zunehmender Gehgeschwin-

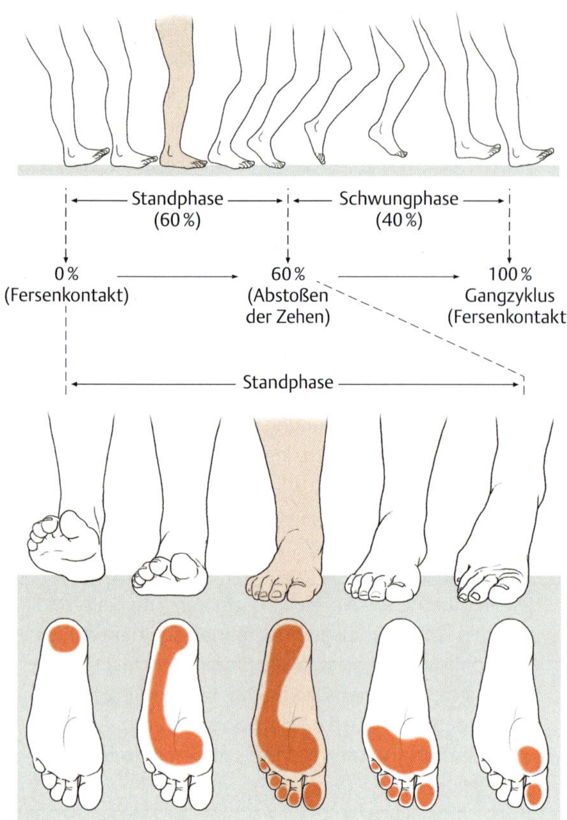

Abb. 10.58 Der menschliche Gang. Bewegungen der freien unteren Extremität während eines Gangzyklus (100 %). Auf die Standphase entfallen 60 %, auf die Schwungphase 40 % des Gangzyklus. Die Standphase (Abrollphase beim Gehen) beginnt mit dem Fersenkontakt und endet mit dem Abstoßen am Großzehenballen.

digkeit verkürzt sich hingegen die Zeitspanne der doppelseitigen Beinbelastung. Beim Laufen fehlt sie völlig. Bei hohen Laufgeschwindigkeiten tritt zwischen den Standphasen eine kurze Schwebephase auf, in der jeglicher Bodenkontakt der Füße fehlt.

In der Standphase wird der Fuß mit der Ferse aufgesetzt. Dabei befindet er sich in Dorsalextension und leichter Supinationsstellung. Die Druckaufnahme erfolgt v. a. über die Außenseite des Rückfußes (Abnutzung der Absatzaußenkanten am Schuh). Im weiteren Verlauf wird von der Ferse ausgehend über den lateralen Fußrand zum Großzehenballen hin abgerollt und dann von den Fußballen über die Zehen vom Boden abgestoßen (► Abb. 10.58).

Hat die gesamte Fußsohle Bodenkontakt, gelangt der Fuß zunehmend in Plantarflexions- und Pronationsstellung. Dabei erfolgt die Abrollbewegung vor allem im oberen Sprunggelenk. Unebenheiten des Untergrundes hingegen werden im unteren Sprung- sowie im queren Fußgelenk durch Eversions- und Inversions- bzw. Pro- und Supinationsbewegungen ausgeglichen.

10.9.2 Bewegungsablauf beim Gehen

Ohne die automatisch ablaufenden Muskelaktionen und die Kraft der Muskeln wird der Gang lahm und langsam. Kräftiges Abstoßen, Laufen oder Springen sind nicht mehr möglich: In der Schwungphase heben die Extensoren den Vorfuß an, beim Aufsetzen des Fußes auf den Boden bremsen sie ihn. Ein zu starkes Einknicken nach medial und das Abflachen des Fußgewölbes werden durch die einsetzende Kontraktion der tiefen Flexoren verhindert. In der Standphase und v. a. beim Abstoßen (Abrollphase) sind ebenfalls die Flexoren wichtig (insbesondere der M. triceps surae), die den Rückfuß nach oben hebeln. In der Phase des Abhebens spielen auch die Zehenbeuger eine wichtige Rolle, v. a. der M. flexor hallucis, der durch den Verlauf seiner Ansatzsehne in der gesamten Abrollphase die Stellung des Calcaneus und des Talus sichert.

Das Gehen geht mit charakteristischen Bewegungen des übrigen Körpers einher (z. B. Pendelbewegungen der Arme, Bewegungen des Beckens, des Brustkorbs und der Wirbelsäule). Diese Bewegungen sind u. a. erforderlich, um das Gleichgewicht zu halten. Beispielsweise muss in der Standbeinphase, in der das Standbein die gesamte Körperlast trägt, das Absinken des Beckens auf die Spielbeinseite verhindert werden. Dies geschieht durch die Hüftabduktoren (Mm. glutei medius und minimus). Auch die Bewegungen im Hüftgelenk dienen teilweise der Erhaltung des Gleichgewichts, z. B. Innenrotation und Adduktion im Hüftgelenk des Standbeines sowie Außenrotation und Abduktion im Hüftgelenk des Spielbeines.

Auch die Pendelbewegungen der Arme helfen das Gleichgewicht zu halten, indem jeder Arm nach rückwärts pendelt, wenn das ipsilaterale Bein nach vorne gesetzt wird und umgekehrt. Dadurch bewegen sich die Längsachsen des Standbeines und des kontralateralen Armes annähernd parallel. Beim Laufen wird das Armpendel durch Beugung im Ellenbogen verkürzt und schwingt entsprechend schneller.

11 Kopf

11.1 Knöcherner Schädel

Die knöcherne Grundlage des Kopfes ist der Schädel (Cranium). Er dient einerseits Gehirn und Sinnesorganen als knöcherne Kapsel, andererseits ist er die Grundlage für das Gesicht und bildet den Anfang des Verdauungs- und Atmungstraktes.

11.1.1 Schädelentwicklung

Die Schädelknochen des Menschen entwickeln sich aus einer Art Urform, dem röhrenförmigen knorpeligen Hirnschädel der Knorpelfische. Ihre Entwicklung wird v.a. durch die zunehmende Entfaltung des Gehirns geprägt. Im Verlauf der Phylogenese des Schädels bekommt das ehemalige Knorpelskelett durch die Größenzunahme zahlreiche Lücken und wird am Ende der Entwicklung auf eine zusammenhängende basale Knorpelplatte *(Chondrocranium)* reduziert. Die Lücken werden zunehmend mit Knochenplatten verschlossen, die sich direkt aus dem Bindegewebe der Kopfhaut entwickeln *(Desmocranium)*. Der weitaus größte Teil der Schädelknochen entsteht desmal (▸ Tab. 11.1).

Das Os hyoideum (Zungenbein) wandert im Verlauf der Keimentwicklung in den Halsbreich und wird deshalb im Kapitel „Hals", S. 375, besprochen. Im Halsbereich dient es u.a. supra- und infrahyalen Muskeln als Ursprung bzw. Ansatz.

Tab. 11.1 Chondral und desmal entstandene Schädelknochen

Chondrocranium	Desmocranium
• Os ethmoidale (Siebbein)	• Os nasale (Nasenbein)
• Os sphenoidale (Keilbein; bis auf mediale Lamelle des Proc. pterygoideus	• Os lacrimale (Tränenbein)
• Os temporale (Schläfenbein; Pars petrosa, Proc. styloideus)	• Maxilla (Oberkiefer)
• Os occipitale (Hinterhauptbein; bis auf oberen Anteil der Squama)	• Mandibula (Unterkiefer)
• Concha nasalis inferior	• Os zygomaticum (Jochbein)
• Os hyoideum (Zungenbein)	• Os frontale (Stirnbein)
• Gehörknöchelchen	• Os parietale (Scheitelbein)
	• Os occipitale (oberer Teil der Squama)
	• Os temporale (Pars squamosa, Pars tympanica)
	• Os palatinum (Gaumenbein)
	• Vomer (Pflugscharbein)

11.1.2 Aufbau der Schädelknochen

Die Schädelknochen bestehen wie die anderen Knochen des Skeletts nicht nur aus kompakter Knochensubstanz, sondern enthalten neben der *inneren und äußeren kompakten Knochenschicht* (Lamina externa u. interna) eine *mittlere spongiöse Knochenschicht*. Sie wird als *Diploe* bezeichnet (▸ Abb. 11.6 u. ▸ Abb. 11.10) und enthält Blut bildendes rotes Knochenmark. Eine Besonderheit der Diploe sind weit verzweigte Venennetze (*Diploevenen* = Vv. diploicae), die über Löcher in den Laminae externa und interna mit den Venen der Kopfhaut und den Blutleitern des Gehirns in Verbindung stehen. Die Abflüsse in die Kopfhaut werden *Emissarienvenen* (Vv. emissariae) genannt.

Einigen Schädelknochen fehlt an bestimmten Stellen die mittlere Schicht, z.B. im Bereich der Ansatz- bzw. Ursprungsflächen der Nacken- und Kaumuskeln. Andere Schädelknochen enthalten zum Teil luftgefüllte Räume *(Sinus)*, die mit der Nasenhöhle in Verbindung stehen (Nasennebenhöhlen). Die wichtigsten liegen im Stirnbein (Sinus frontalis), Keilbein (Sinus sphenoidalis), Siebbein (Sinus ethmoidalis) (▸ Abb. 11.8) und Oberkiefer (Sinus maxillaris). Schließlich enthalten Schädelknochen wichtige Sinnesorgane, wie z.B. das Gehör- und Gleichgewichtsorgan in der Pars petrosa des Os temporale (▸ Abb. 11.6).

Außen ist der Schädel wie jeder andere Knochen von einem Periost *(Pericranium)* bedeckt, auf der Innenseite liegt das innere Periost *(Endocranium)*, das zugleich eine derbe Hülle des Gehirns darstellt und als *harte Hirnhaut* (Dura mater encephali) bezeichnet wird.

11.1.3 Fontanellen

Beim Neugeborenen liegen zwischen den Knochen des Schädeldachs noch breite bindegewebige Lücken, die *Fontanellen* (▸ Abb. 11.1**a** u. **b**). Die vordere, größte Fontanelle *(Fonticulus anterior)* ist annähernd viereckig und wird von den jeweils 2 Stirnbein- und Scheitelbeinanlagen (Ossa frontalia und parietalia) begrenzt. Sie schließt sich erst im 36. Lebensmonat vollständig. Die hintere, dreieckige Fontanelle *(Fonticulus posterior)* liegt zwischen den beiden Scheitelbeinanlagen und der Anlage der Hinterhauptschuppe. Sie verschließt sich als Erste im 3. Lebensmonat.

Außer den beiden unpaaren Fontanellen im Bereich des Schädeldachs liegen am seitlichen Schädel noch *2 paarige* Fontanellen:

- *Fonticulus sphenoidalis* (Keilbeinfontanelle) zwischen Stirnbein, Scheitelbein und Keilbein (Verschluss im 6. Lebensmonat) und
- *Fonticulus mastoideus* (Warzenfontanelle) zwischen Scheitelbein, Schläfenbein und Hinterhauptbein (Verschluss im 18. Lebensmonat).

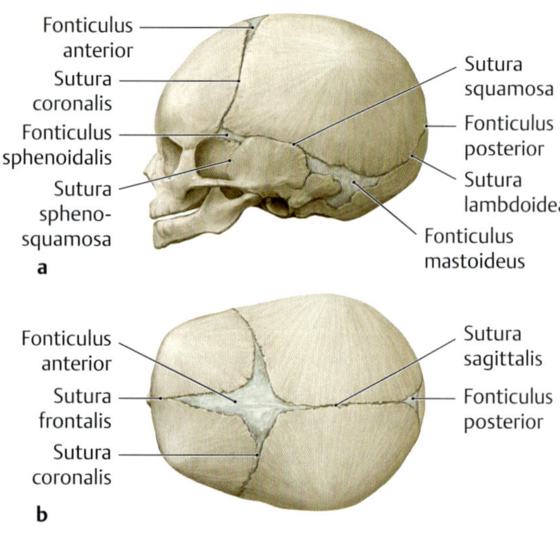

Abb. 11.1 a u. b Schädel eines Neugeborenen. **a** Ansicht von lateral; **b** Ansicht von oben.

Die zwischen den Schädelknochen verbleibenden Reste von Bindegewebe bilden im weiteren Verlauf die Schädelnähte. Sie gestatten das weitere Wachstum der Knochen.

Die häutigen Fontanellen zeigen bei genauer Betrachtung eine rhythmische Pulsation wie bei einer Quelle (lat. fonticulus = kleine Quelle), da unmittelbar darunter venöse Blutleiter verlaufen, die ähnlich wie Arterien blutdruckabhängige Druckänderungen aufweisen.

Klinischer Bezug: Diagnostische Bedeutung der Fontanellen

Lage und Form der Fontanellen können diagnostische Hinweise liefern:

- Während der Geburt lässt sich aus der Lage einzelner Fontanellen auf die Position des kindlichen Kopfes im Geburtskanal schließen.
- Bis zum Schluss der Fontanellen (also bis ca. 36. Lebensmonat) ist es möglich, aus dem darunter verlaufenden Sinus sagittalis superior Blut zu entnehmen.
- Eine pralle Fontanelle kann auf eine Hirndrucksteigerung beim Kind hinweisen.

11.1.4 Schädel als Ganzes

Am Schädel lassen sich

- *Hirnschädel* (Neurocranium) und
- *Gesichtsschädel* (Viscerocranium, S. 359)

unterscheiden (▶ Abb. 11.2). Beiden gemeisam ist die schräg nach hinten abfallende Schädelbasis (S. 360). Die Grenze zwischen beiden Anteilen liegt im Bereich der Nasenwurzel und verläuft am oberen Rand der Augenhöhlen bis zu den äußeren Gehörgängen. Die Schädelbasis (▶ Abb. 11.5 u. ▶ Abb. 11.6) dient dem Hirnschädel als Boden und in ihrer vorderen Hälfte dem Gesichtsschädel als Dach. Die hintere Hälfte ist gelenkig über das obere Kopfgelenk mit der Wirbelsäule verbunden und dient den Halsmuskeln als Ansatz.

Hirn- und Gesichtsschädel bestehen aus einzelnen Knochen, die mit Ausnahme des Unterkiefers, der Gehörknöchelchen und des Zungenbeins durch Knochennähte *(Suturen)* und Knorpelhaften *(Synchondrosen)* oder durch Knochen *(Synostosen)* miteinander verbunden sind. Folgende knöcherne Bestandteile des Schädels lassen sich unterscheiden und dem Neuro- bzw. Viscerocranium zuordnen (▶ Tab. 11.2 sowie ▶ Abb. 11.3–▶ Abb. 11.11):

Das Verhältnis von Gesichts- zu Hirnschädel bestimmt die Schädelproportionen. Beim Neugeborenen dominiert das Neurocranium, die Augenhöhlen sind relativ weit und die beiden Kiefer noch wenig entwickelt. Eine starke Wachstumszunahme im 1. Lebensjahr mit Ausbildung der Zähne und Verdoppelung des Hirngewichts verlängert die Schädelbasis. Die Vergrößerung des Gesichtsschädels im weiteren Verlauf beruht im Wesentlichen auf der Zahnentwicklung und der Pneumatisation der Nasennebenhöhlen.

Tab. 11.2 Knochen von Hirn- und Gesichtsschädel

Hirnschädel (Neurocranium)	Gesichtsschädel (Viscerocranium)
Os frontale (Stirnbein) – unpaar	Os nasale (Nasenbein) - paarig
Os sphenoidale (Keilbein; bis auf Proc. pterygoideus) – unpaar	Os lacrimale (Tränenbein) – paarig
Os occipitale (Hinterhauptbein) – unpaar	Os ethmoidale (bis auf Lamina cribrosa) - unpaar
Os temporale (Schläfenbein; Pars petrosa, Proc. styloideus) - paarig	Os sphenoidale (Proc. pterygoideus) - unpaar
Os parietale (Scheitelbein) – paarig	Maxilla (Oberkiefer) -paarig
	Os zygomaticum (Jochbein) - paarig
Gehörknöchelchen	
	Mandibula (Unterkiefer) – unpaar
	Vomer (Pflugscharbein) – unpaar
	Concha nasalis inferior (untere Nasenmuschel) – paarig
	Os palatinum (Gaumenbein) – paarig
	Os hyoideum (Zungenbein) – unpaar

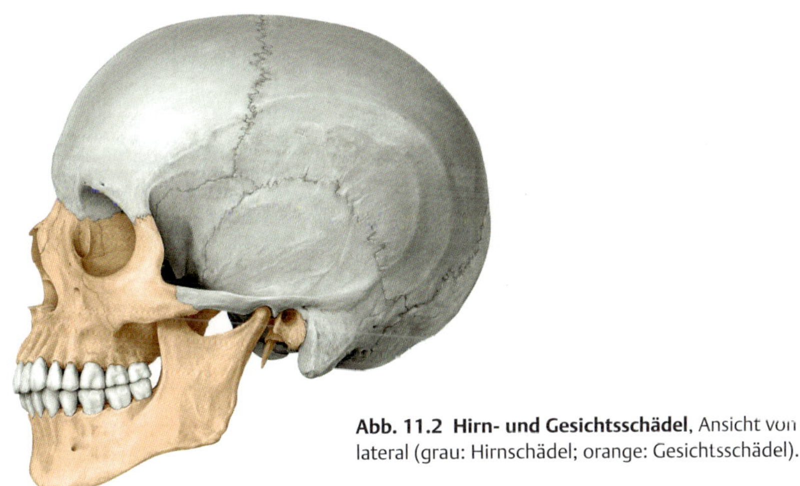

Abb. 11.2 Hirn- und Gesichtsschädel, Ansicht von lateral (grau: Hirnschädel; orange: Gesichtsschädel).

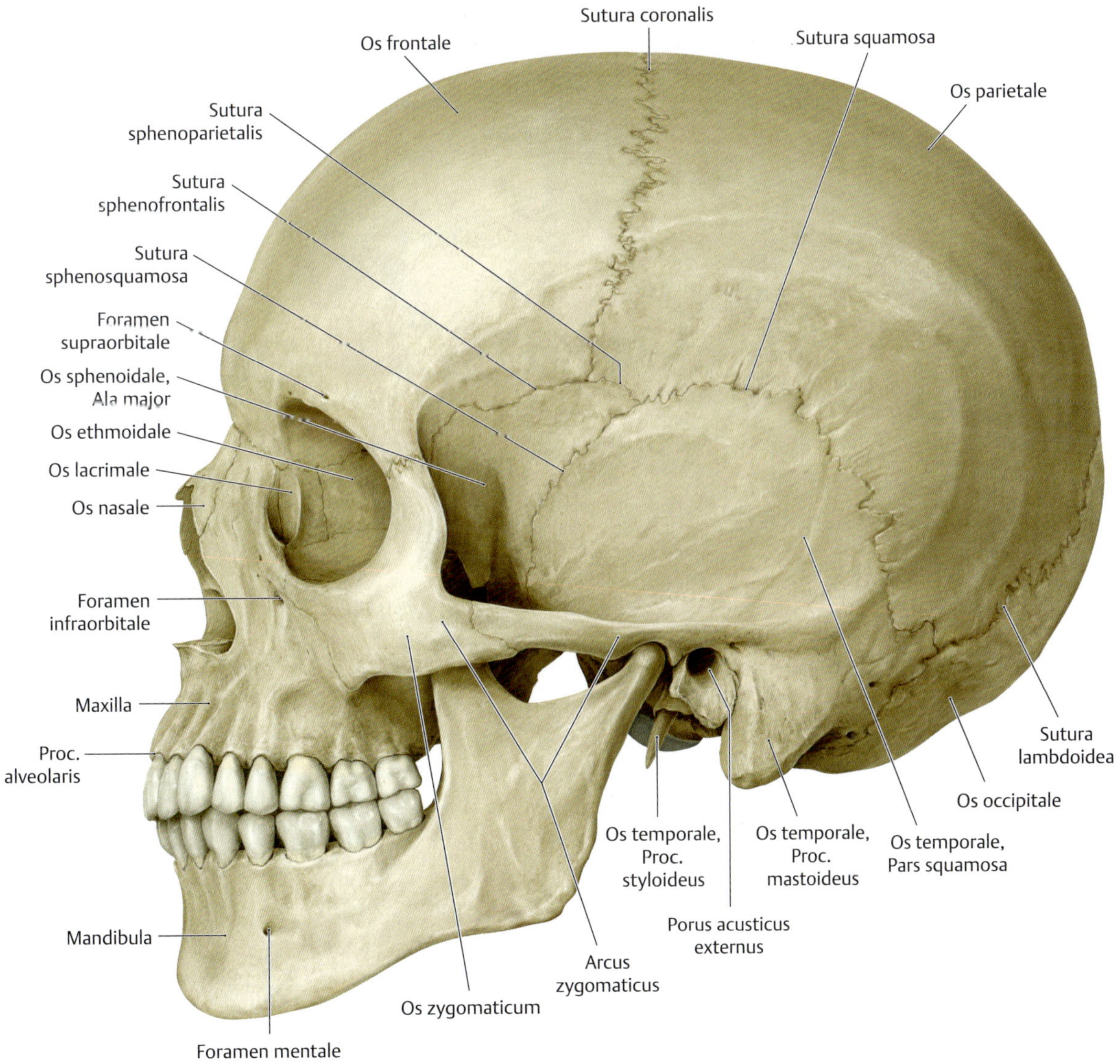

Abb. 11.3 Schädel, Ansicht von lateral (vgl. ► Abb. 11.11**a**).

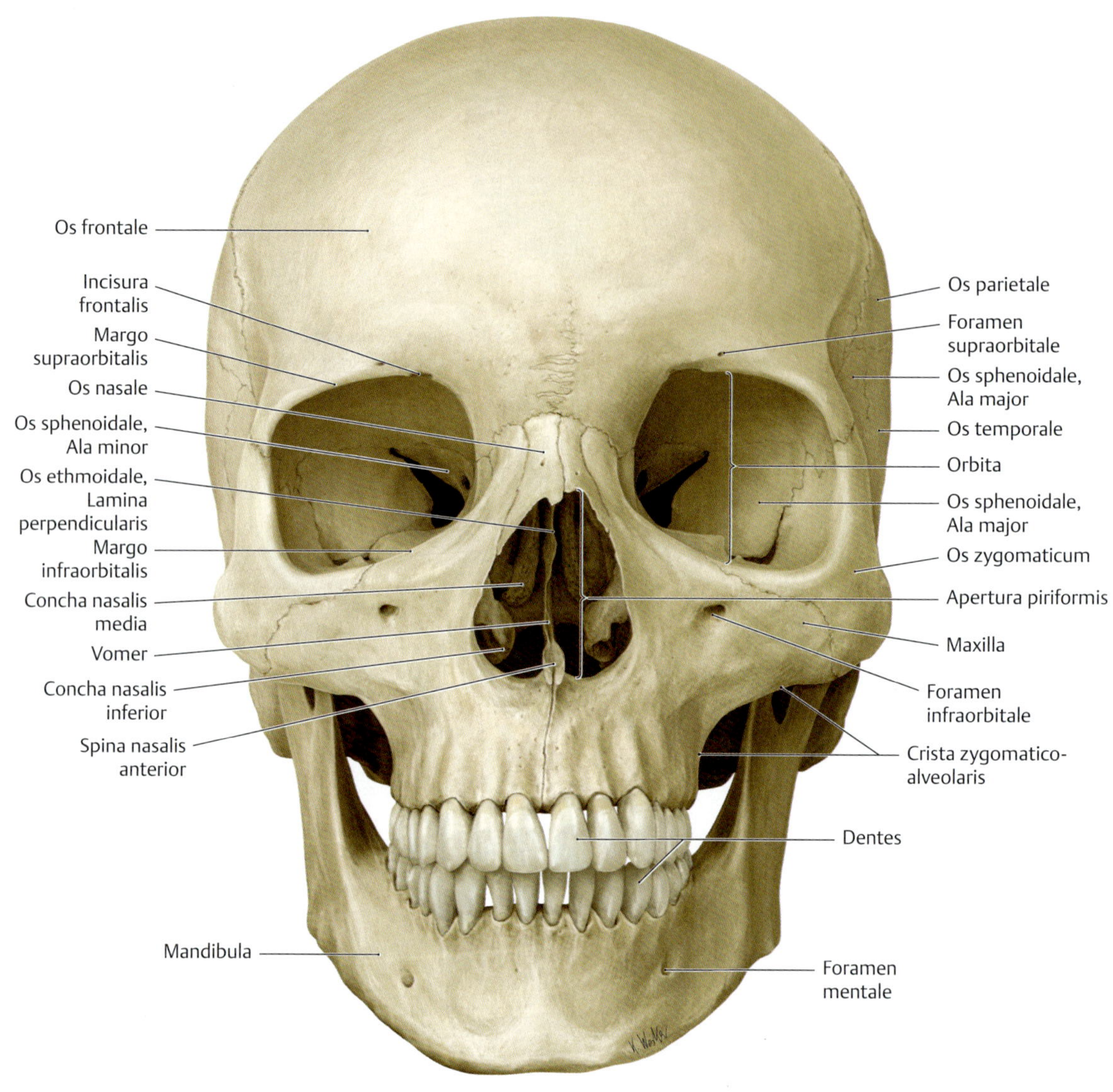

Abb. 11.4 Schädel, Ansicht von vorne (vgl. ► Abb. 11.11**b**).

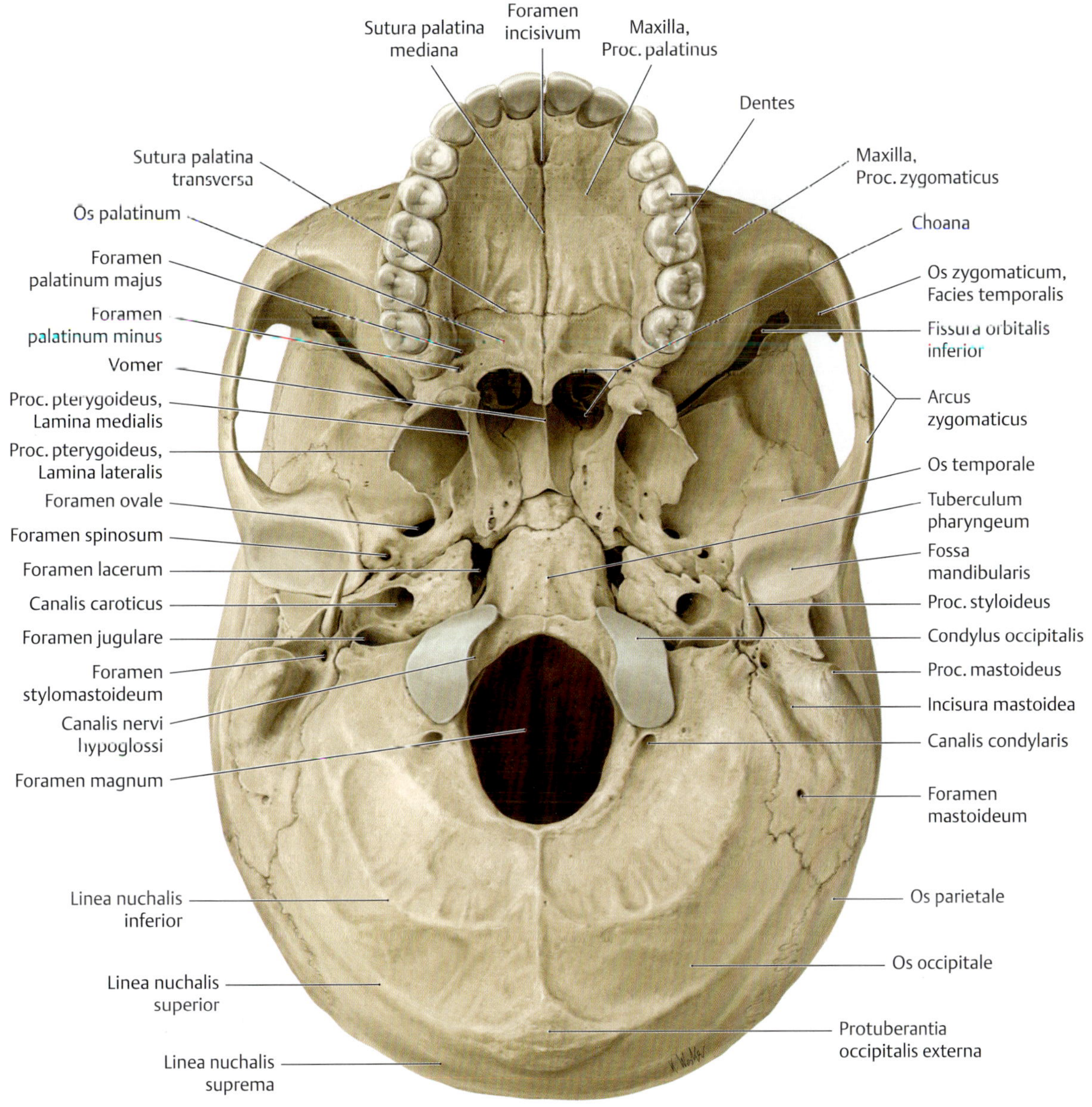

Abb. 11.5 Äußere Schädelbasis (Schädel von unten, der Unterkiefer ist entfernt) (vgl. ▶ Abb. 11.11**c**).

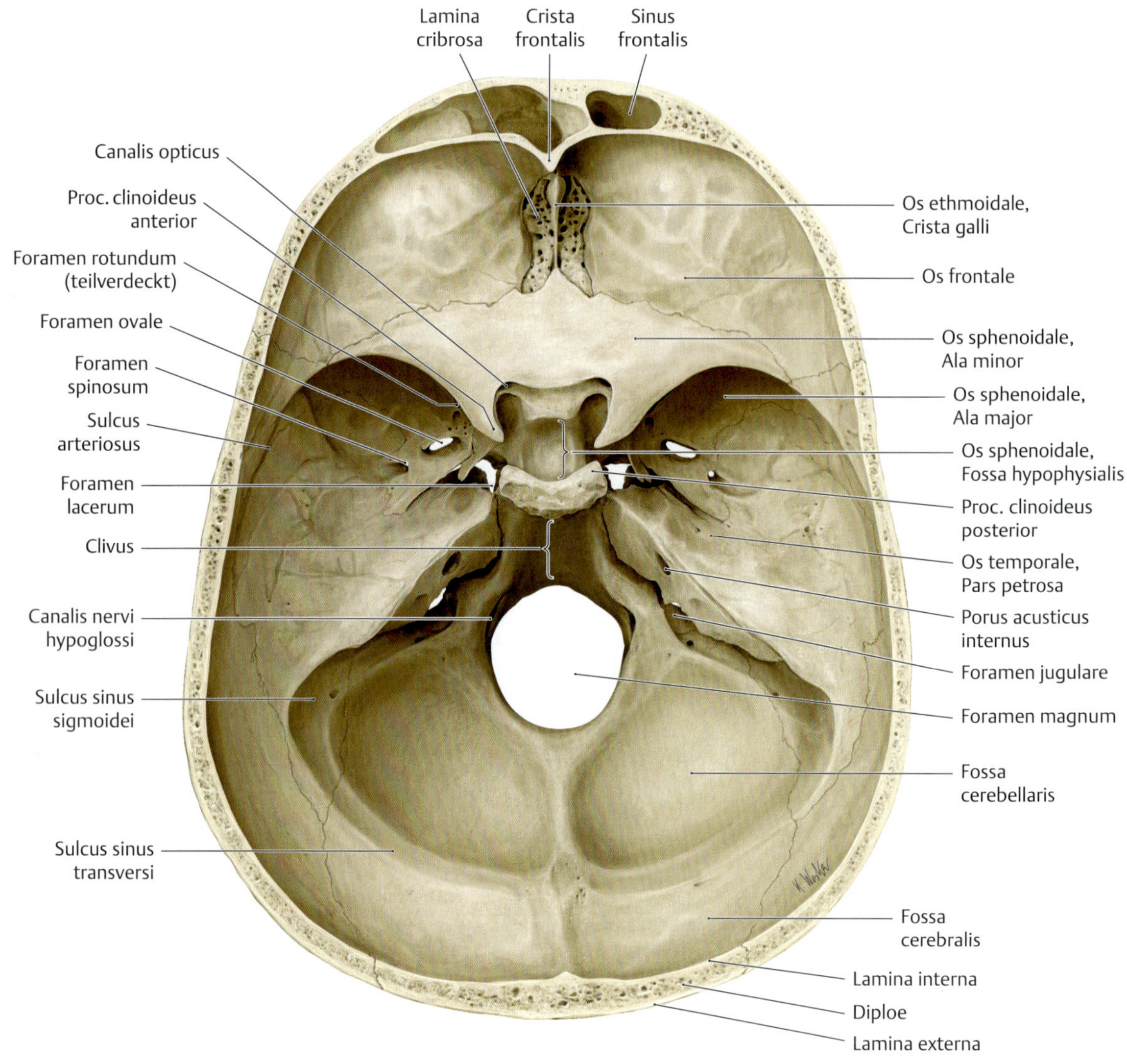

Abb. 11.6 Innere Schädelbasis (das Schädeldach ist entfernt) (vgl. ► Abb. 11.11**f**).

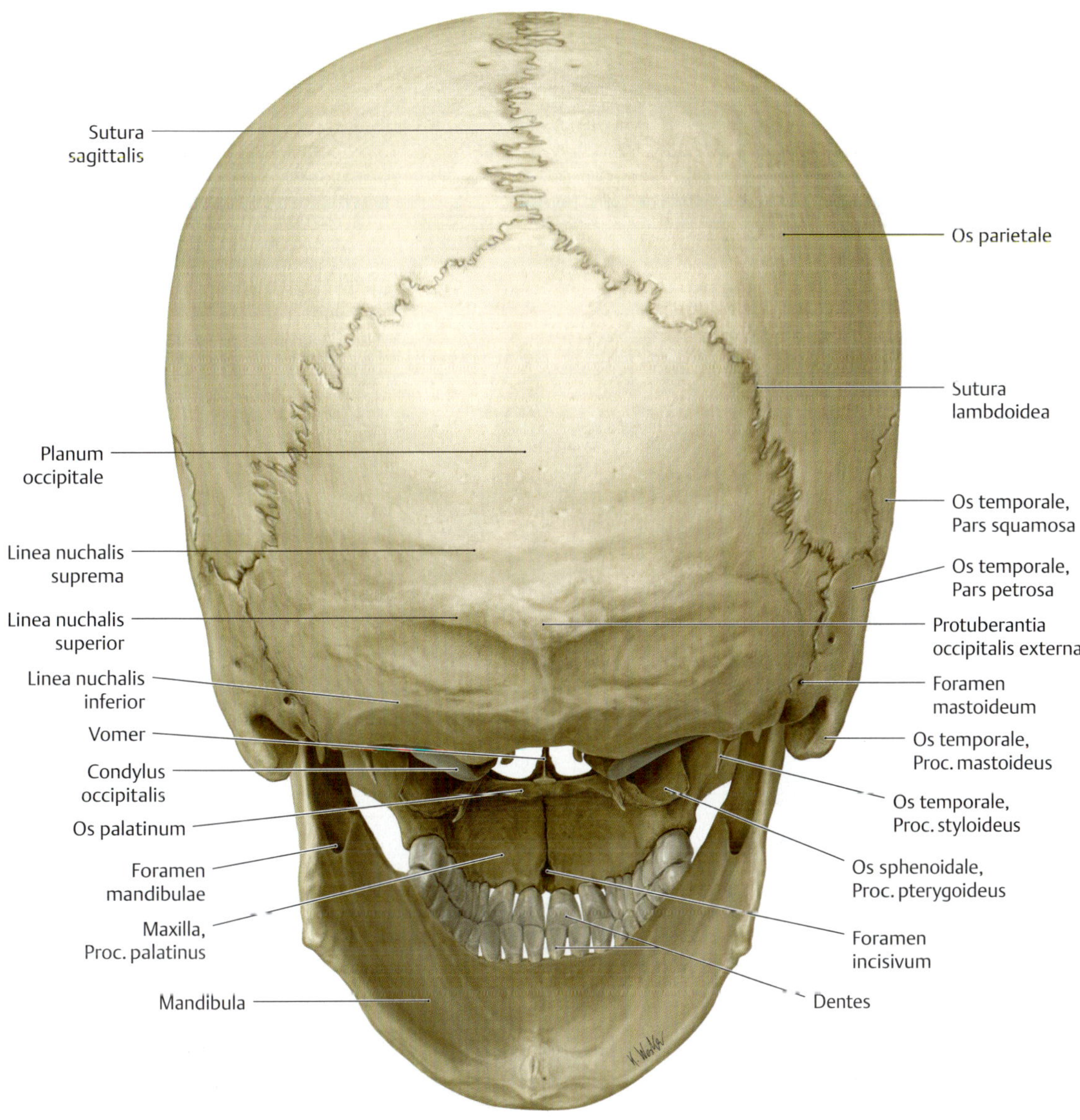

Abb. 11.7 Schädel, Ansicht von hinten (vgl. ▶ Abb. 11.11**d**).

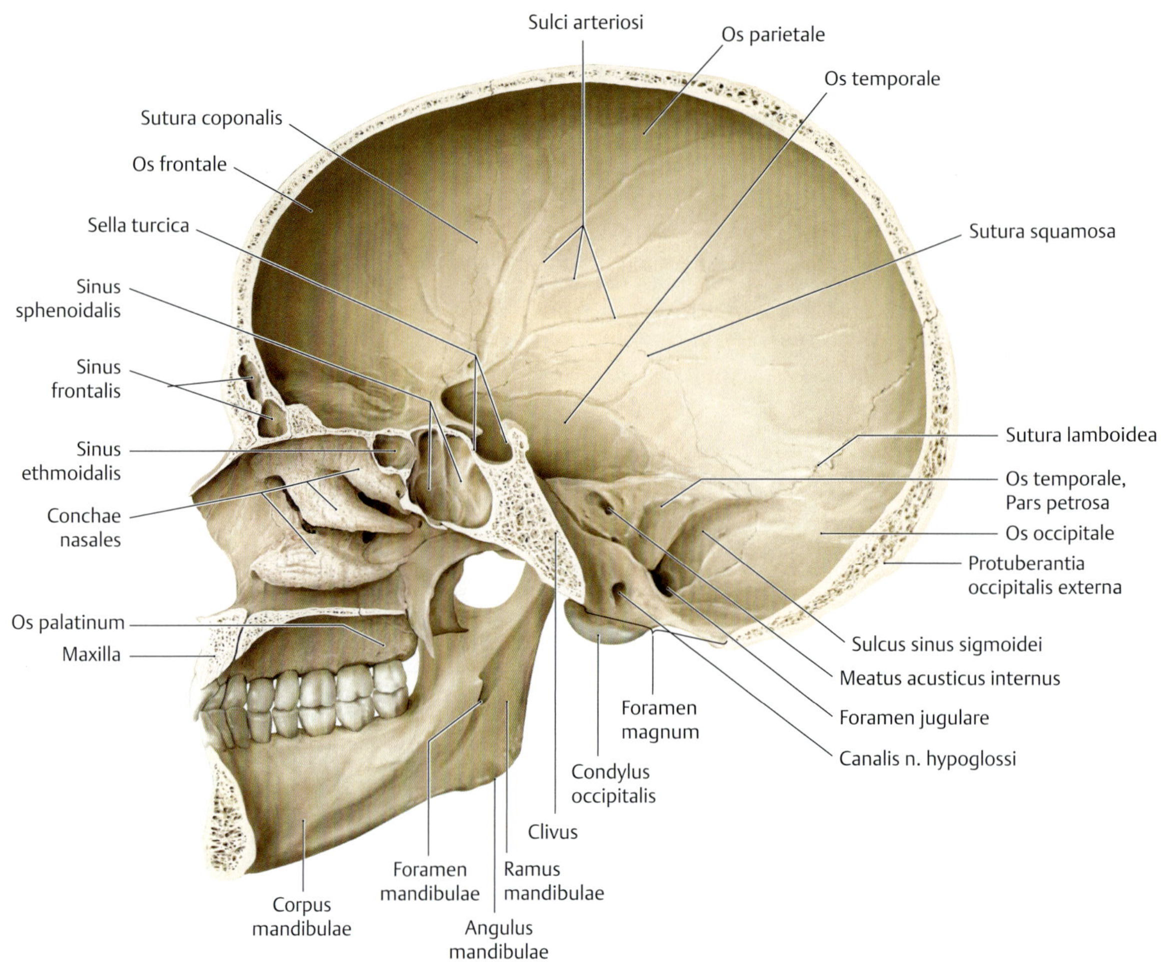

Abb. 11.8 Mediansagittalschnitt durch einen Schädel, Ansicht der rechten Hälfte von medial, Nasenseptum entfernt.

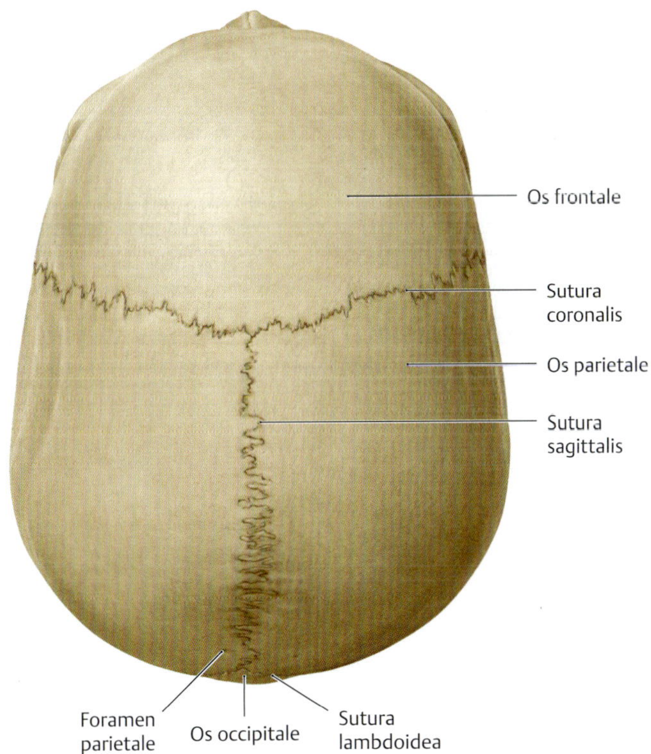

Abb. 11.9 Schädel, Ansicht von oben (vgl. ▸ Abb. 11.11**e**).

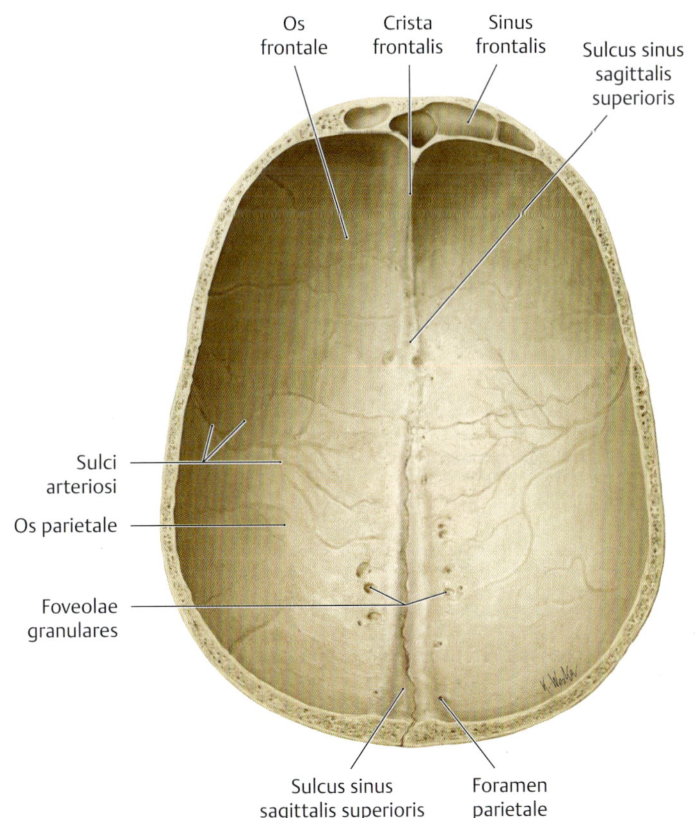

Abb. 11.10 Schädeldach, Ansicht von innen.

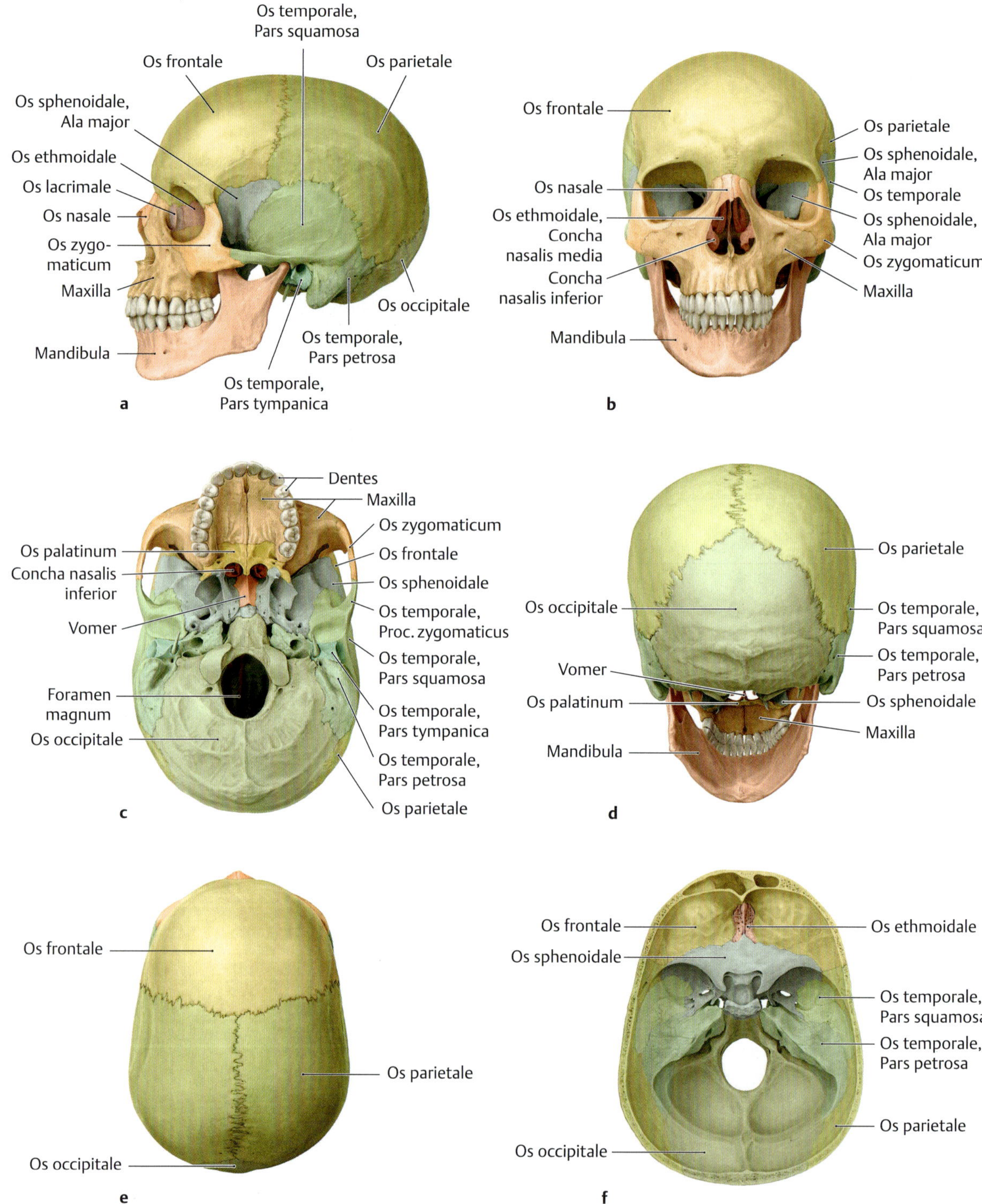

Abb. 11.11 a–f Schädel in verschiedenen Ansichten mit farbiger Hervorhebung der einzelnen Knochen (s. auch ▶ Abb. 11.3 – ▶ Abb. 11.9).

11.1.5 Schädeldach

Das Schädeldach (Calvaria) erstreckt sich von den oberen Rändern der Augenhöhlen bis zur oberen Nackenlinie (Linea nuchalis superior; ▶ Abb. 11.3 u. ▶ Abb. 11.7). Es besteht aus dem Stirnbein (Os frontale), den beiden Scheitelbeinen (Ossa parietalia), Teilen der beiden Schläfenbeine (Ossa temporalia) sowie dem obersten Anteil des Hinterhauptbeins (Os occipitale).

Die einzelnen Knochen des Schädeldachs werden durch bindegewebige Schädelnähte (Suturae cranii) verbunden (Syndesmosen), die in Form von stark gewundenen und miteinander verzahnten Zacken verlaufen. Im höheren Alter verschwindet das Nahtbindegewebe meist vollständig und es kommt zur Ausbildung von Synostosen. Im Bereich des Chondrocraniums sind die Knochen durch Synchondrosen miteinander verknüpft.

Über die *Kranznaht* (Sutura coronalis) sind die beiden Scheitelbeine vorne mit dem Stirnbein verbunden (▶ Abb. 11.3 u. ▶ Abb. 11.9). Hinten liegt zwischen den Scheitelbeinen und dem Hinterhauptbein die *Lambdanaht* (Sutura lambdoidea) (▶ Abb. 11.7 u. ▶ Abb. 11.9). Die *Pfeilnaht* (Sutura sagittalis) verläuft zwischen den beiden Scheitelbeinen von der Mitte der Kranznaht bis zur Lambdanaht (▶ Abb. 11.7 u. ▶ Abb. 11.9). Seitlich verbindet sich das Schläfenbein (Os temporale) über die *Schuppennaht* (Sutura squamosa) einerseits mit dem Scheitelbein und andererseits mit dem großen Keilbeinflügel (Ala major ossis sphenoidalis). Bis zum 1. Lebensjahr verläuft zwischen den paarig angelegten Stirnbeinen eine *Stirnnaht* (Sutura frontalis; ▶ Abb. 11.1), die jedoch frühzeitig verknöchert und das Os frontale als unpaaren Schädelknochen erscheinen lässt.

An der Innenfläche der Calvaria finden sich beim Schädel des Erwachsenen im Wesentlichen Abdrücke der an den Knochen grenzenden Blutgefäße. Im Bereich der Sutura sagittalis hinterlässt der obere gerade venöse Blutleiter (Sinus sagittalis superior) eine seichte Furche (*Sulcus sinus sagittalis superioris*), die sich im Bereich des Stirnbeins zu einem Kamm (Crista frontalis; ▶ Abb. 11.10) erhebt. Die Verzweigungen der A. meningea media und ihrer Begleitvenen sind als *Sulci arteriosi* deutlich abgezeichnet. Beiderseits des Sulcus sinus sagittalis superioris finden sich unregelmäßige grübchenartige Vertiefungen im Knochen, die *Foveolae granulares*, in die sich Zotten der Hirnhäute (Granulationes arachnoideales) vorwölben.

11.1.6 Gesichtsschädel

Der Gesichtsschädel bildet die knöcherne Grundlage des Gesichts und umschließt die Augen-, Nasen- und Mundhöhle. Zum Gesichtsschädel gehören *Oberkiefer (Maxilla), Unterkiefer (Mandibula), Jochbein (Os zygomaticum), Nasenbein (Os nasale), Tränenbein (Os lacrimale), Siebbein (Os ethmoidale), Gaumenbein (Os palatinum), Pflugscharbein (Vomer)* sowie die *untere Nasenmuschel (Concha nasi inferior)* (▶ Abb. 11.4). Sein Oberflächenrelief (▶ Abb. 11.3 u. ▶ Abb. 11.4) wird von den Augenhöhlen (Orbitae), dem Eingang der Nasenhöhle (Apertura piriformis), dem Jochbogen (Arcus zygomaticus) sowie den Vorderflächen des Ober- und Unterkiefers mit dem oberen und unteren Zahnbogen (Arcus dentalis superior und Arcus dentalis inferior = Alveolarbögen) geprägt.

Der Oberkiefer beteiligt sich am Aufbau der Augenhöhle, der Nasenhöhle sowie des Daches der Mundhöhle (harter Gaumen) und trägt mit seinem zahntragenden Fortsatz (Proc. alveolaris) die Wurzeln der oberen Zahnreihe (▶ Abb. 11.3). Mit seinem Körper (Corpus) umschließt er die größte der 4 Nasennebenhöhlen, die Kieferhöhle (Sinus maxillaris). Unterhalb des unteren Orbitarandes befindet sich eine Öffnung (Foramen infraorbitale, ▶ Abb. 11.3 u. ▶ Abb. 11.4), durch die ein Ast des N. maxillaris (N. infraorbitalis) sowie jeweils eine Arterie und eine Vene hindurchtreten.

Der Unterkiefer ist über die beiden *Kiefergelenke* beweglich mit dem übrigen Schädel verbunden und besteht aus einem Körper (Corpus mandibulae), 2 Gelenkfortsätzen (Procc. condylares), 2 Unterkieferästen (Rr. mandibulae) sowie den von ihnen abzweigenden Muskelfortsätzen (Procc. coronoidei), an die sich die Schläfenmuskeln anheften (▶ Abb. 11.14**a–c**). Der *Alveolarbogen* mit den Wurzelfächern (Alveoli dentales) trägt die Zahnreihe des Unterkiefers. Auf der Innenseite des R. mandibulae beginnt am Foramen mandibulae ein Kanal (Canalis mandibulae), in dem der Nerv und die Gefäße für die Zähne verlaufen. Er hat seitlich vorne jeweils eine Öffnung (Foramen mentale), durch die Nerven und Gefäße zur Versorgung der Kinnhaut heraustreten (▶ Abb. 11.14**c**).

Das Jochbein bildet die seitliche Begrenzung der Orbita. Mit seinem Proc. temporalis grenzt das Os zygomaticum an den Proc. zygomaticus des Os temporale und bildet auf diese Weise den *Jochbogen (Arcus zygomaticus)*, der die seitliche Kontur des Gesichts prägt. Das Nasenbein stellt die Grundlage des Nasenrückens dar, das Tränenbein liegt in der medialen Orbitawand zwischen Oberkiefer und Siebbein (Os ethmoidale). Anders als die mittlere und obere ist die untere Nasenmuschel ein selbständiger Knochen (▶ Abb. 11.8). Das Pflugscharbein (Vomer) bildet den hinteren Teil der Nasenscheidewand (▶ Abb. 11.4).

11.1.7 Schädelbasis

Die Schädelbasis (Basis cranii) bezeichnet den Boden der Schädelhöhle, dem das Gehirn aufliegt. Die *äußere Schädelbasis* ist der beim Blick von außen auf den Schädelboden äußerlich sichtbare Teil nach Entfernung des Unterkiefers (▶ Abb. 11.5), während die *innere Schädelbasis* normalerweise von außen gar nicht bzw. nur dann sichtbar ist, wenn die Schädelkalotte aufgesägt und abgetrennt wurde (▶ Abb. 11.6).

Äußere Schädelbasis

Die äußere Schädelbasis (Basis cranii externa) reicht vom äußeren Hinterhauptvorsprung (Protuberantia occipitalis externa) bis zu den Schneidezähnen des Oberkiefers. Sie lässt sich in 3 Abschnitte gliedern (▶ Abb. 11.5):

- vorderes Drittel: Oberkiefer (Maxilla) und harter Gaumen (Os palatinum),
- mittleres Drittel: Hinterrand des harten Gaumens bis Vorderrand des großen Hinterhauptlochs (Foramen magnum) und
- hinteres Drittel: Hinterhauptschuppe (Squama occipitalis) mit Foramen magnum.

Die *seitlichen Grenzen* werden von den gedachten Verbindungslinien zwischen dem oberen Zahnbogen und den Warzenfortsätzen (Procc. mastoidei) gebildet.

Das **vordere Drittel** bildet das Dach der Mundhöhle sowie den Boden der Nasenhöhle.

Im **mittleren Drittel** liegen die Pars basilaris des Hinterhauptbeins (Os occipitale), die mit dem Keilbeinkörper (Corpus sphenoidalis, ▶ Abb. 11.6) zum Clivus verschmolzen ist, und der Eingang in die Nasenhöhle (Choanen). Lateral von den Choanen liegt zwischen Lamina medialis und lateralis die Fossa pterygoidea des Proc. pterygoideus (▶ Abb. 11.5).

Im **hinteren Drittel** der Schädelbasis, das hauptsächlich von der Hinterhauptschuppe (Squama occipitalis) gebildet wird, öffnet sich das große Hinterhauptloch (Foramen magnum) Ihm liegen seitlich die beiden Gelenkhöcker (Condyli occipitales) an, die mit dem Atlas in gelenkiger Verbindung stehen. Unmittelbar vor den beiden Warzenfortsätzen (Procc. mastoidei) befinden sich die Gelenkpfannen für das Kiefergelenk, medial davon die beiden Griffelfortsätze (Procc. styloidei).

Innere Schädelbasis

Die innere Schädelbasis (Basis cranii interna) bildet den Boden der Schädelhöhle mit 3 terrassenförmig angeordneten paarigen Schädelgruben:

- vordere Schädelgrube*(Fossa cranii anterior)*
- mittlere Schädelgrube (Fossa cranii media) und
- hintere Schädelgrube (Fossa cranii *posterior).*

Die vordere Schädelgrube liegt am höchsten, die hintere am tiefsten (▶ Abb. 11.6). In der vorderen Schädelgrube liegen der Stirn- und die Riechlappen des Gehirns, die mittlere nimmt den Schläfenlappen auf, die hintere beherbergt das Kleinhirn sowie Teile des Hirnstamms.

Die beiden **vorderen Schädelgruben** werden hauptsächlich vom Stirnbein gebildet, das gleichzeitig das Dach beider Augenhöhlen darstellt (▶ Abb. 11.3 u. ▶ Abb. 11.4). Dazwischen befinden sich Teile des von außen nicht sichtbaren Siebbeins (Os ethmoidale) mit der Siebbeinplatte (Lamina cribrosa, ▶ Abb. 11.6), durch die die Riechnerven zur Nasenschleimhaut ziehen. Das Siebbein beteiligt sich an der Bildung der Nasenhöhlen und der inneren Begrenzung der Augenhöhlen. In der Mitte ragt ein Knochenkamm (Crista galli) nach oben, an dem die Hirnsichel (Falx cerebri) befestigt ist. Die hintere Begrenzung der beiden vorderen Schädelgruben bilden der Keilbeinkörper (Corpora sphenoidales) und die beiden kleinen Keilbeinflügel (Alae minores ossis sphenoidalis; ▶ Abb. 11.6).

Nach hinten folgen die beiden **mittleren Schädelgruben** mit dem Os sphenoidale als Mittelpunkt der Schädelbasis. Es besteht aus dem Keilbeinkörper, der die Keilbeinhöhle (Sinus sphenoidalis) umgibt und dem Türkensattel (Sella turcica) bildet. Am Boden des Türkensattels liegt die Hirnanhangdrüse (Hypophyse). Die beiden großen Keilbeinflügel (Alae majores ossis sphenoidalis) beteiligen sich an der Bildung des Bodens der mittleren Schädelgruben. Seitlich liegen die beiden Schläfenbeinschuppen (Squamae temporales) des Os temporale. Den hinteren Teil der mittleren Schädelgrube bildet die vordere, obere Wand des *Felsenbeins – die Felsenbeinpyramide (Os temporale, Pars petrosa*; ▶ Abb. 11.6). In ihr liegen Mittel- und Innenohr sowie der Gleichgewichtsapparat.

Der Boden der **hinteren Schädelgrube** wird fast ganz vom Hinterhauptbein (Os occipitale) gebildet. In der Mitte ist das Hinterhauptbein vom großen Hinterhauptloch (Foramen magnum) durchbrochen, durch welches das Gehirn mit dem Rückenmark verbunden ist. Vorne liegt zwischen Hinterwand des Türkensattels und Foramen magnum der *Clivus*, seitlich beteiligen sich die Felsenbeinpyramiden am Aufbau der hinteren Schädelgrube. Lateral der Protuberantia occipitalis interna verläuft jeweils eine seichte horizontale sowie s-förmig gebogene Rinne im Knochen (Sulcus sinus transversi bzw. Sulcus sinus sigmoidei) für die Aufnahme der gleichnamigen venösen Blutleiter (▶ Abb. 11.6 u. ▶ Abb. 11.8).

Öffnungen der Schädelbasis

In allen Schädelgruben öffnen sich nach unten Löcher und Kanäle (▶ Abb. 11.6), durch die Hirnnerven und Gefäße treten. Zwischen dem kleinen und großen Keilbeinflügel liegt die obere Augenhöhlenspalte (Fissura orbitalis superior), die den ersten Hauptast des N. trigeminus (N. ophthalmicus) und die Hirnnerven III, IV und VI (N. oculomotorius, trochlearis und abducens) zu den äußeren Augenmuskeln in die Augenhöhlen durchtreten lässt. Sehnerv (N. opticus) und Augenarterie (A. ophthalmica) benutzen einen eigenen Kanal, den Sehnervkanal (Canalis opticus), dessen Öffnung verdeckt unter der vorderen Schädelgrube liegt (▶ Abb. 11.6).

Der 2. Ast des N. trigeminus (N. maxillaris) verlässt den Schädel durch das runde Loch (Foramen rotundum) im großen Keilbeinflügel, während der 3. Ast des N. trigeminus (N. mandibularis) durch das ovale Loch (Foramen ovale) des großen Keilbeinflügels tritt. Dahinter liegt ein kleines Loch (Foramen spinosum) für den Durchgang der

Arterie, die die harte Hirnhaut versorgt (A. meningea media).

Im Bereich der Felsenbeinpyramide (Pars petrosa des Os temporale) verläuft der innere Gehörgang (Meatus acusticus internus; ▶ Abb. 11.6), durch den der VII. und VIII. Hirnnerv (N. facialis und N. vestibulocochlearis) in das Felsenbein eintreten. Beiderseits des Türkensattels liegt die Öffnung (Canalis caroticus), durch die die innere Halsschlagarterie (A. carotis interna) ins Schädelinnere eintritt. Zwischen Schläfenbein und Hinterhauptbein öffnet sich beiderseits ein Loch (Foramen jugulare), durch das der IX. (N. glossopharyngeus), der X. (N. vagus) und der XI. Hirnnerv (N. accessorius) durch die Schädelbasis ziehen. Außerdem fließt durch das Foramen jugulare das venöse Blut des Gehirns in die innere Drosselvene (V. jugularis interna) ab. Durch einen Kanal (Canalis hypoglossalis; ▶ Abb. 11.8) unmittelbar neben dem Hinterhauptloch verlässt der XII. Hirnnerv (N. hypoglossus) das Schädelinnere.

11.2 Kiefergelenk (Art. temporomandibularis)

Die beiden Kiefergelenke sind Teile des *Kauapparats*, zu dem Ober- und Unterkiefer, Kaumuskeln, Gefäße und Nerven sowie Zähne und Zahnhalteapparat gehören. Die Bestandteile des Kauapparats bilden eine funktionelle Einheit. Störungen einzelner Teile können daher zur Funktionseinschränkung des gesamten Systems führen. Die Bewegungen in den Kiefergelenken dienen beim Menschen nicht nur der Nahrungsaufnahme, sondern auch der Artikulation beim Sprechen.

11.2.1 Entwicklung

Phylogenetisch betrachtet ist das Kiefergelenk der Säugetiere und damit auch des Menschen eine Neubildung. Es wird daher als *sekundäres Kiefergelenk* bezeichnet – im Unterschied zum *primären Kiefergelenk*, das bereits die Nichtsäuger haben. Dieses primäre Kiefergelenk existiert beim Säuger nicht mehr bzw. nicht mehr in Form eines Kiefergelenks. Vielmehr hat es sich weiterentwickelt zum *Hammer-Amboss-Gelenk* im Mittelohr. Das (sekundäre) Kiefergelenk der Säuger ist in Form eines Anlagerungsgelenks (s. S. 47) zwischen dem Unterkiefer (Mandibula) und dem Schläfenbein (Os temporale) neu entstanden. Die Nichtsäuger haben dieses Kiefergelenk nicht.

11.2.2 Aufbau

Die Gelenkkörper der Art. temporomandibularis werden von der *Gelenkpfanne (Fossa mandibularis)* und dem *Gelenkkopf (Caput mandibulae)* gebildet (▶ Abb. 11.12**a** u. **c**). Die Fossa mandibularis liegt an der Unterseite des Schläfenbeins unmittelbar vor dem äußeren Gehörgang (Meatus acusticus externus) und wird nach vorne vom Tuberculum articulare begrenzt. Die Gelenkflächen der Fossa mandibularis, des Tuberculum articulare und des Caput mandibulae sind von Faserknorpel überzogen.

Zwischen dem walzenförmigen Caput mandibulae des Gelenkfortsatzes (Proc. condylaris) des Unterkiefers und der Gelenkpfanne liegt eine *Gelenkscheibe (Discus articularis)*. Sie trennt das Kiefergelenk in zwei vollständig separate Kammern (▶ Abb. 11.12**c** u. ▶ Abb. 11.15**a**, **c**, **e**). Der Discus articularis stellt für das Caput mandibulae eine Art *„transportable Pfanne"* dar und gleicht die Inkongruenz der Gelenkflächen aus. Er ist im vorderen Abschnitt dünn, dorsal jedoch deutlich dicker und überall mit der Gelenkkapsel verwachsen. Er besteht im Wesentlichen aus Faserknorpel. Man unterscheidet eine mittlere *intermediäre Zone* aus straffem Bindegewebe sowie ein *vorderes* und *hinteres Band* aus Faserknorpel. Nach hinten folgt eine *bilaminäre Zone* (▶ Abb. 11.15**c**), die im oberen Anteil an der hinteren Wand der Fossa mandibularis befestigt ist und aus lockerem fibroelastischem Gewebe besteht. Der untere Anteil setzt sich aus straffem fibrösem Gewebe zusammen und ist am Hinterrand des Caput mandibulae befestigt. Zwischen beiden Anteilen ist ein dichtes venöses Geflecht eingelagert - eine Art Polster zwischen äußerem Gehörgang und Caput mandibulae. Vorne ist der Discus articularis mit dem Caput superius des M. pterygoideus lateralis verwachsen (▶ Abb. 11.15**a**).

Die Gelenkkapsel (Capsula articularis) ist relativ schlaff und wird insbesondere an der lateralen Seite vom *Lig. laterale* verstärkt. Es verläuft vom Arcus zygomaticus zum Proc. condylaris unmittelbar unter dem Caput mandibulae (▶ Abb. 11.12**b**). Zwei weitere Bänder des Kiefergelenks wirken wie Führungsbänder und haben keine direkte topografische Beziehung zum Kiefergelenk: das *Lig. stylomandibulare* und das *Lig. sphenomandibulare*. Das Lig. stylomandibulare verläuft vom Proc. styloideus des Schläfenbeins zur Hinterseite des Angulus mandibulae (▶ Abb. 11.12**b**); das Lig. sphenomandibulare zieht von der Spina ossis sphenoidalis zur Innenseite der Mandibula (in ▶ Abb. 11.12**b** nicht sichtbar) in Höhe des Foramen mandibulae (Lingula mandibulae). Beide Bänder hemmen die Öffnungs- und Protrusionsbewegungen des Unterkiefers.

Die äußere Form des Unterkiefers (v. a. das Corpus mandibulae und die Anguli mandibulae) ist abhängig vom Lebensalter sowie vom Vorhandensein der Zähne (▶ Abb. 11.13**a–d**). Bleibt im Alter beispielsweise der Kaudruck aus (Unterkiefer ohne Zähne bzw. Zahnprothese), fehlt dem Knochen der Erhaltungsreiz und er atrophiert.

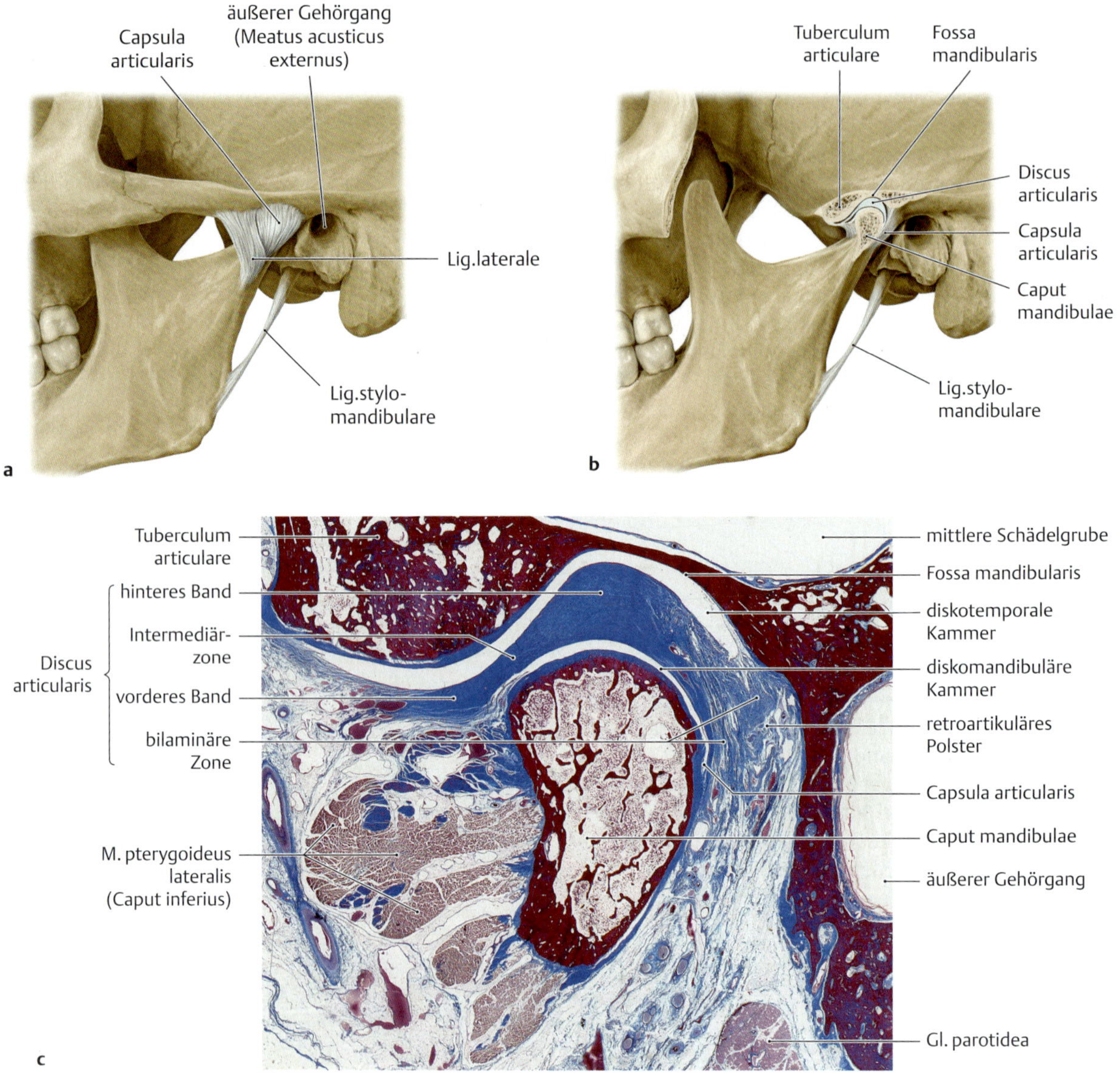

äußerer Gehörgang (Meatus acusticus externus)
Capsula articularis
Lig.laterale
Lig.stylo-mandibulare
a

Tuberculum articulare
Fossa mandibularis
Discus articularis
Capsula articularis
Caput mandibulae
Lig.stylo-mandibulare
b

Tuberculum articulare
Discus articularis: hinteres Band, Intermediärzone, vorderes Band, bilaminäre Zone
M. pterygoideus lateralis (Caput inferius)
mittlere Schädelgrube
Fossa mandibularis
diskotemporale Kammer
diskomandibuläre Kammer
retroartikuläres Polster
Capsula articularis
Caput mandibulae
äußerer Gehörgang
Gl. parotidea
c

Abb. 11.12 a–c Kiefergelenk der linken Seite, Ansicht von lateral. **a** Gelenkkapsel und Bandapparat. **b** Eröffnetes Kiefergelenk (Sagittalschnitt) mit Darstellung des Discus articularis. **c** Histologie des Kiefergelenks: Sagittalschnitt durch den lateralen Bereich eines menschlichen Kiefergelenks (Färbung: Azan, Schnittdicke 10 μm).

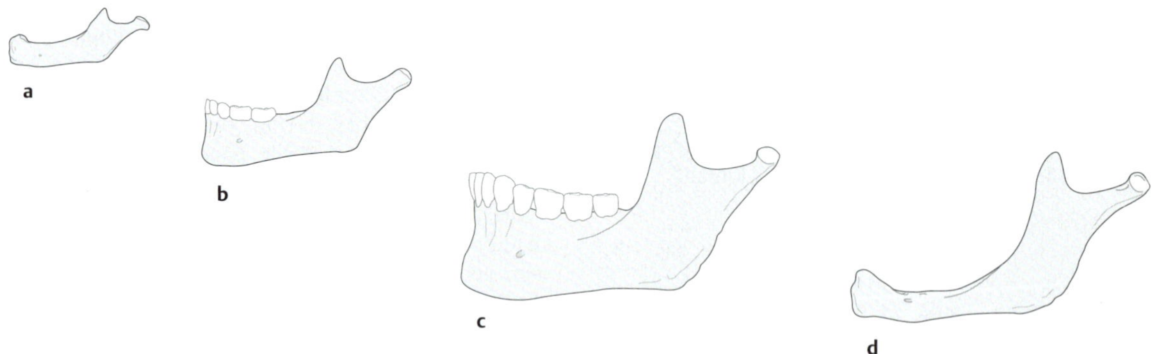

Abb. 11.13 a–d Unterkieferformen verschiedener Altersstufen, Ansicht der linken Seite von lateral. **a** Neugeborenes. **b** Mandibula eines 7-jährigen Kindes (Milchgebiss). **c** Erwachsener mit vollständig erhaltenem Dauergebiss. **d** Zahnloser Unterkiefer eines Greises.

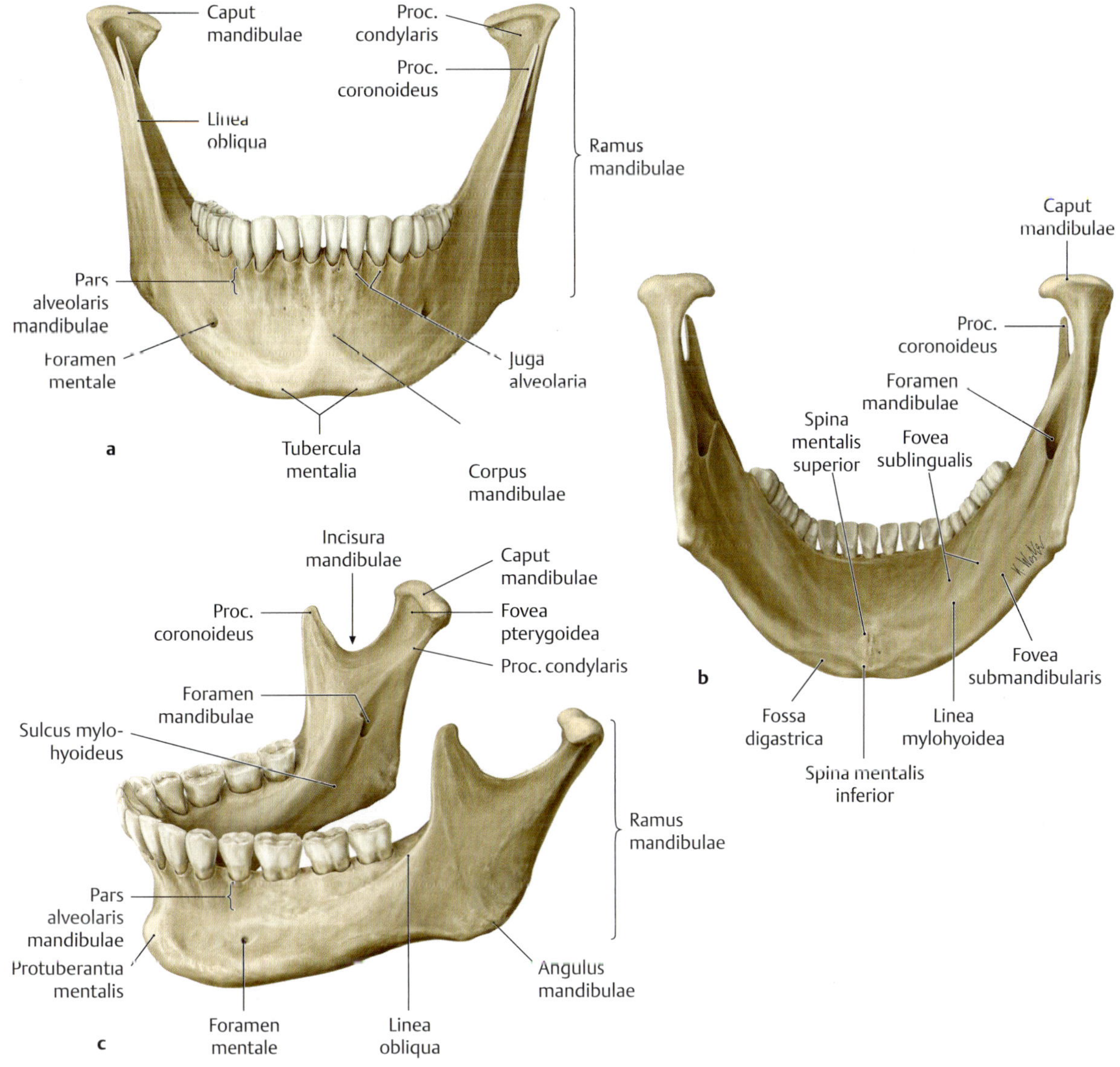

Abb. 11.14 a–c Unterkiefer eines Erwachsenen in verschiedenen Ansichten: a von frontal; **b** von dorsal; **c** von schräg-links.

11.2.3 Bewegungen im Kiefergelenk

Die Bewegungen in den beiden anatomisch getrennten Kiefergelenken sind mechanisch immer miteinander gekoppelt. Aus diesem Grund sind eigenständige Bewegungen sowohl des rechten als auch des linken Kiefergelenks nicht möglich. Die Bewegungen können auf beiden Seiten gleich sein (symmetrische Bewegungen), z. B. beim Öffnen und Schließen des Mundes, oder asymmetrisch erfolgen, wie z. B. bei Mahlbewegungen. Grundsätzlich werden Rotations- und Translationsbewegungen unterschieden, die zum Teil miteinander kombiniert ablaufen. Dabei treten die folgenden 3 Bewegungsformen auf:

- *Öffnen und Schließen des Mundes:* Senken (Abduktion) und Heben (Adduktion) des Unterkiefers (Rotation und Translation)
- *Vor- und Zurückschieben des Unterkiefers* (Protrusion und Retrusion): Schlitten- oder Gleitbewegung (Translation)
- *Lateral- bzw. Mahlbewegungen des Unterkiefers* (Rotation und Translation)

Beim Öffnen und Schließen des Mundes erfolgt eine Kombinationsbewegung aus Rotation und Translation (Roll-Gleit-Bewegung). Diese Bewegung findet hauptsächlich in der unteren Kammer (unterhalb des Discus) des Kiefergelenks statt. Gleichzeitig verschiebt sich der Discus articularis beim Öffnen des Mundes durch den Zug des Caput superius des M. pterygoideus lateralis gegen das Os temporale nach vorne. Beim Schließen verlagert sich der Discus nach hinten (▶Abb. 11.15**a–f**). Bei der Rotation drehen sich die beiden Kieferköpfchen (Caput mandibulae) um jeweils eine annähernd transversale Achse durch das Caput mandibulae. Beide Achsen bilden miteinander einen nach vorne offenen Winkel von etwa 150° (▶Abb. 11.16**a**). Die Rotationsachse liegt jedoch nicht fest, sondern verlagert sich beim Öffnen des Mundes nach vorne, wenn der Öffnungswinkel größer als 15° ist (▶Abb. 11.15**d** u. **f**). Durch die Translationsbewegung gleitet das Kieferköpfchen aus der Fossa mandibularis nach vorne an den Abhang des Tuberculum articulare. Bei maxima-

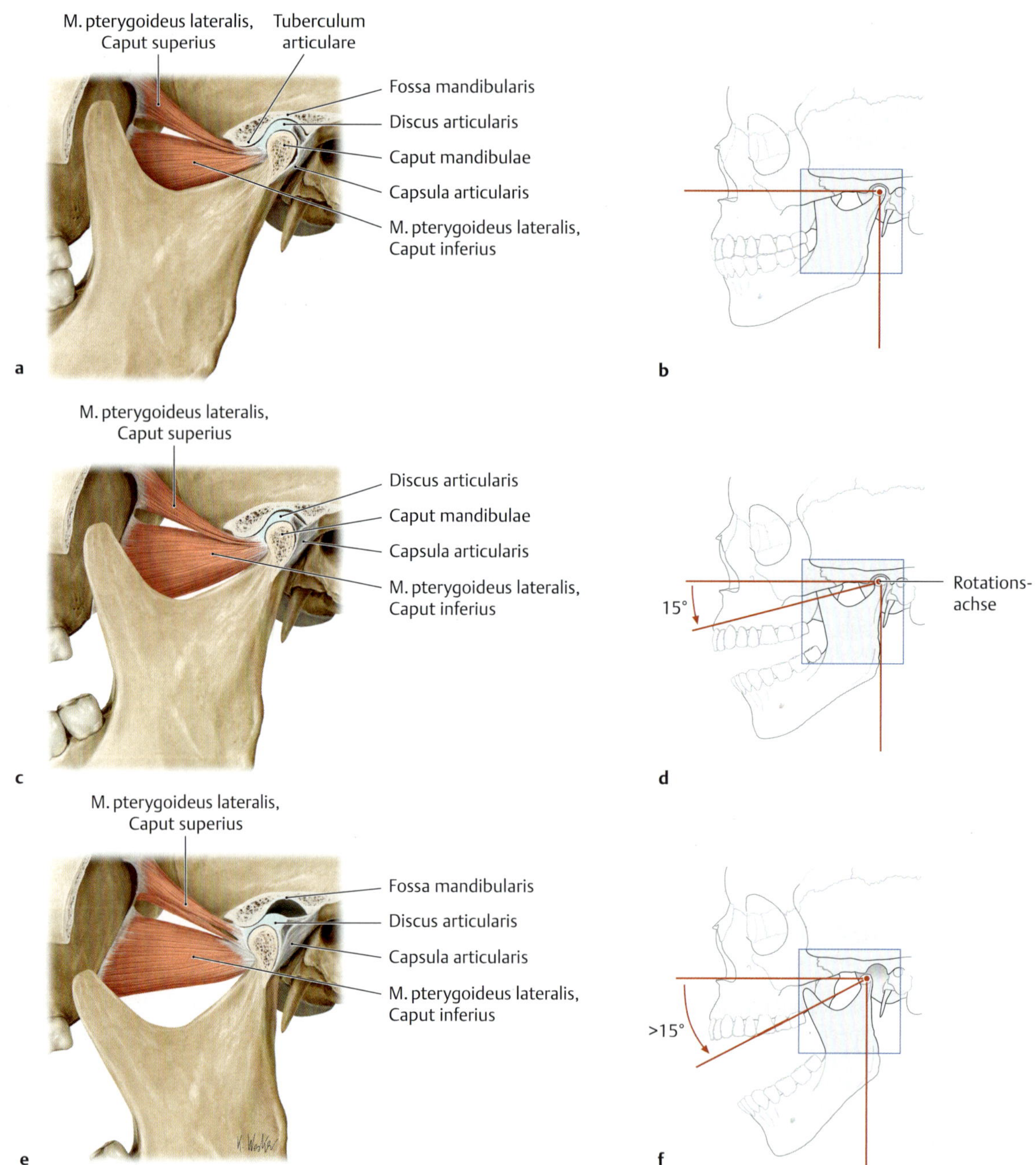

Abb. 11.15 a–f Bewegungen im Kiefergelenk. a, c, e Schematisierte Sagittalschnitte durch das linke Kiefergelenk, Ansicht von lateral. **b, d, f** Verlauf der Rotationsachse bei Abduktion und Protrusion. **a, b** Mund geschlossen. **c, d** Ab 15° Mundöffnung (Abduktion) verlagern sich Unterkiefer und Rotationsachse nach vorne (Protrusion). **e, f** Bei vollständiger Öffnung verlagert sich das Caput mandibulae auf das Tuberculum articulare, gleichzeitig wird der Discus articularis durch das Caput superius des M. pterygoideus lateralis nach vorne gezogen.

ler Mundöffnung hat sich das Caput mandibulae aus der Fossa mandibularis herausgedreht und befindet sich auf Höhe des Tuberculum articulare (▶ Abb. 11.15**e** u. **f**).

Eine reine Translationsbewegung durch Vor- und Zurückschieben des Unterkiefers (*Protrusion* und *Retrusion*; ▶ Abb. 11.16**b**) kann bei bestehendem Zahnkontakt ohne Mundöffnung stattfinden. Hierbei ist die Protrusion in größerem Ausmaß möglich als die Retrusion (Gesamtverschiebung ca. 1,5 cm). Der Condylus bewegt sich dabei etwa 7 mm gemeinsam mit dem Discus und etwa 8 mm ohne ihn. Die Bewegung findet v. a. in der oberen Kammer des Kiefergelenks (oberhalb des Discus) statt.

Die Mahl- oder Lateralbewegung des Unterkiefers ist, wie das Öffnen und Schließen des Mundes, ebenfalls eine Kombinationsbewegung aus Rotation und Translation. Hierbei vollführt der Gelenkkopf der einen Seite eine Rotation um eine vertikale Achse (Arbeitsseite), während das Caput mandibulae der Gegenseite (Balanceseite) eine Translationsbewegung nach vorne und unten macht. Der Gelenkkopf der Arbeitsseite wird als *„ruhender Condylus"*, der Gelenkkopf der Balanceseite als *„schwingender Condylus"* bezeichnet (▶ Abb. 11.16**c** u. **d**).

Bei der Rotationsbewegung kommt es zu einer geringfügigen Lateralbewegung des „ruhenden Condylus". Als *Bennet-Winkel* wird die Verlagerung des Unterkiefers aus der Ruhestellung heraus nach maximaler Rotation auf der Arbeitsseite sowie Translation auf der Balanceseite bezeichnet. Der Kaudruck wird v. a. auf der Arbeitsseite erzeugt, da diese Seite durch die Kaumuskulatur und den Bandapparat stabilisiert wird.

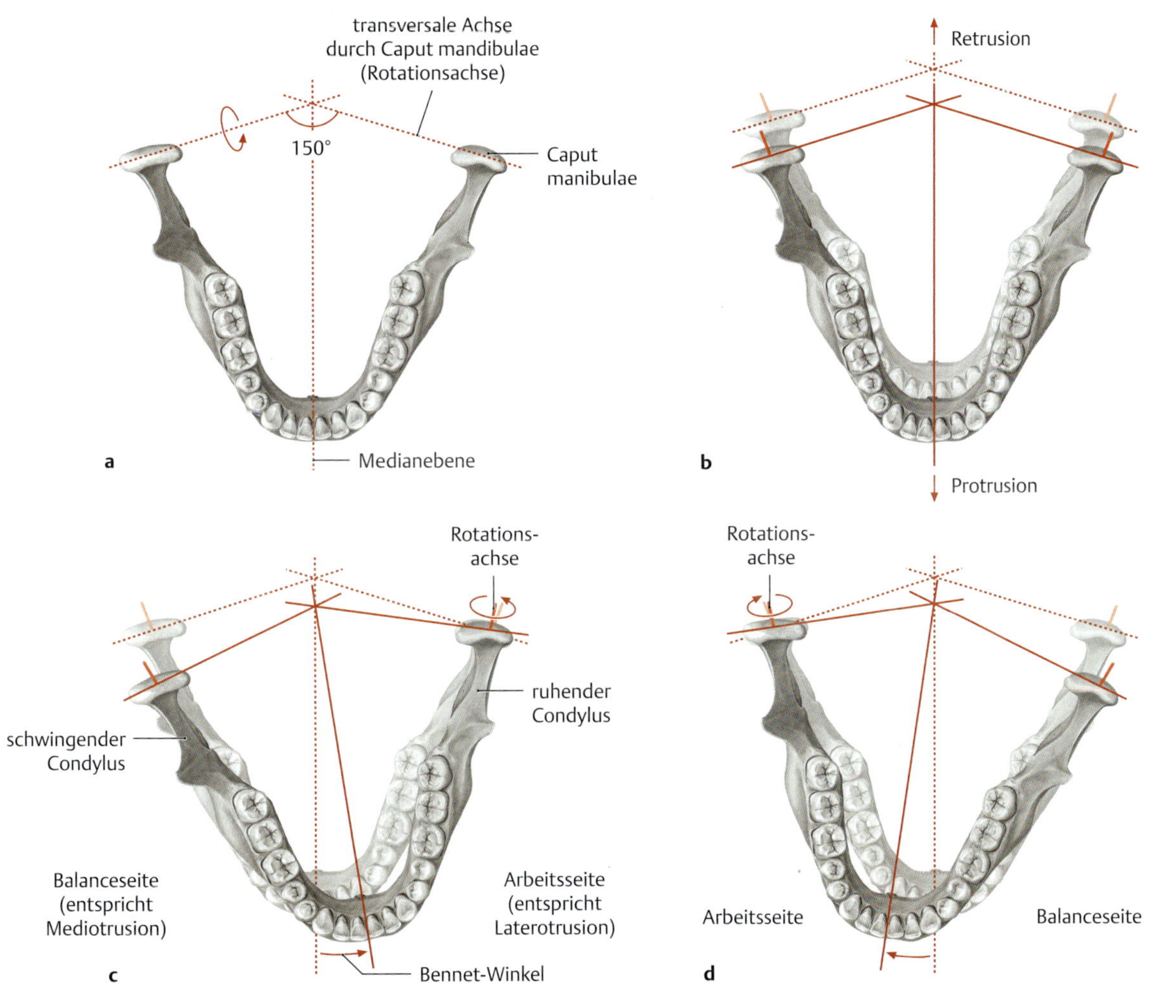

Abb. 11.16 a–d Bewegungen im Kiefergelenk, Unterkiefer in der Ansicht von oben. a Rotationsbewegung: Die beiden queren Achsen (Rotationsachsen) durch die jeweiligen Kieferköpfchen (Caput mandibulae) schneiden sich in einem Winkel von 150°. **b** Translationsbewegung: Verschiebung durch Protrusion und Retrusion bei geschlossenem Mund. **c** Mahlbewegung im linken Kiefergelenk: Der ruhende Condylus auf der Arbeitsseite (linkes Kiefergelenk) rotiert um eine nahezu senkrechte Achse, der schwingende Condylus der Balanceseite (rechtes Kiefergelenk) schwenkt nach vorne-innen im Sinne einer Translation. Der *Bennet-Winkel* gibt das Ausmaß der Unterkieferschwenkung an. **d** Mahlbewegung im rechten Kiefergelenk: rechtes Kiefergelenk ist die Arbeitsseite, linkes Kiefergelenk die Balanceseite.

11.3 Kaumuskeln

11.3.1 Einteilung

Am Gesichtsschädel werden zwei Muskelgruppen unterschieden: *Kaumuskulatur* (Mm. masticatorii) und *mimische Muskulatur* (s. S. 372). Die Kaumuskeln entspringen an der Schädelbasis sowie an der Seitenwand des Schädels und inserieren am Unterkiefer. Zu ihnen zählen Muskeln unterschiedlicher Herkunft und Funktion, im Einzelnen:

- M. masseter
- M. temporalis
- M pterygoideus medialis
- M. pterygoideus lateralis

Die Mm. masticatorii sind Abkömmlinge der Muskulatur des 1. Kiemenbogens und werden daher alle vom N. trigeminus (V. Hirnnerv) innerviert. Sie bringen gemeinsam eine beachtliche Kaukraft von annähernd 200 N in Höhe der Schneidezähne auf. Im Mahlzahnbereich hingegen können Kräfte von etwa 700 N auftreten.

Neben den Kaumuskeln im engeren Sinn beteiligen sich die *oberen Zungenbeinmuskeln* (suprahyoidale Muskeln, S. 380) an den Kieferbewegungen. Während die Kaumuskeln im Wesentlichen den Kieferschluss (Mm. temporalis, masseter und pterygoideus medialis) und die Mahlbewegungen (Wechselspiel des M. temporalis und des M. pterygoideus lateralis beim Hin- und Herbewegen des Unterkiefers) bewirken, sind die suprahyoidalen Muskeln v. a. für die Öffnung des Mundes verantwortlich.

11.3.2 Systematik der Kaumuskulatur

M. masseter

▶ **Ursprung und Ansatz:** Am *M. masseter* (Kaumuskel) werden zwei Anteile unterschieden:

- ein oberflächlicher, schräg nach hinten-unten ziehender (Pars superficialis) und
- ein tiefer, senkrecht verlaufender Teil (Pars profunda; ▶ Abb. 11.17**a** u. ▶ Abb. 11.19).

Während die Pars superficialis mit einer breiten Sehne an den vorderen 2/3 des Arcus zygomaticus entspringt, kommt die Pars profunda vom hinteren Drittel des Jochbogens. Beide Anteile bilden eine nach hinten offene Tasche und setzen an der Außenfläche des R. mandibulae (Tuberositas masseterica) im Bereich des Angulus mandibulae an. Zusammen mit dem M. pterygoideus medialis bildet der M. masseter eine kräftige Schlinge am Unterkieferwinkel (▶ Abb. 11.18**b**).

▶ **Funktion und Innervation:** Der M. masseter ist ein komplex gefiederter Muskel mit großem physiologischem Querschnitt. Er ist als kräftiger Heber des Unterkiefers am Kieferschluss (Adduktion) beteiligt. Mit der schräg nach vorne verlaufenden Pars superficialis kann er den Unterkiefer aber auch nach vorne ziehen (Protrusion). Die Innervation erfolgt über den N. massetericus aus dem N. mandibularis, einem Ast des V. Hirnnervs (N. trigeminus).

M. temporalis

▶ **Ursprung und Ansatz:** Der *M. temporalis* (Schläfenmuskel) ist ein flacher Muskel, der bogenförmig unterhalb der Linea temporalis des Planum temporale im Bereich der Fossa temporalis entspringt. Seine fächerförmig verlaufenden Muskelfasern bündeln sich und gehen in eine Ansatzsehne über, die an der spitzen und medialen Fläche des Proc. coronoideus mandibulae inseriert. Dabei wird sie größtenteils vom Jochbogen und dem M. masseter verdeckt (▶ Abb. 11.17**a**, ▶ Abb. 11.18**a** u. ▶ Abb. 11.19).

▶ **Funktion und Innervation:** Von allen Muskeln ist der M. temporalis der größte und kräftigste Kaumuskel, der fast 50 % der Kaukraft aufbringt. Durch seinen fächerförmigen Verlauf besitzt er sowohl eine adduktorische als auch eine retrahierende Wirkung:

- adduktorische Wirkung: Schließen des Kiefers mithilfe aller, jedoch vorwiegend der vertikalen Muskelfasern;
- retrahierende Wirkung: Zurückziehen des vorgeschobenen Unterkiefers mittels der horizontal nach hinten ziehenden Fasern.

Tab. 11.3 M. masseter im Überblick

	Ursprung:	• Pars superficialis: Arcus zygomaticus (vordere zwei Drittel) • Pars profunda: Arcus zygomaticus (hinteres Drittel)
	Ansatz:	Tuberositas masseterica am Angulus mandibulae
	Funktion:	• Heben des Unterkiefers (Kieferschluss = Adduktion) • Vorschieben des unterkiefers (Protrusion)
	Innervation:	N. massetericus, Ast des N. mandibularis (3. Ast des N. trigeminus)

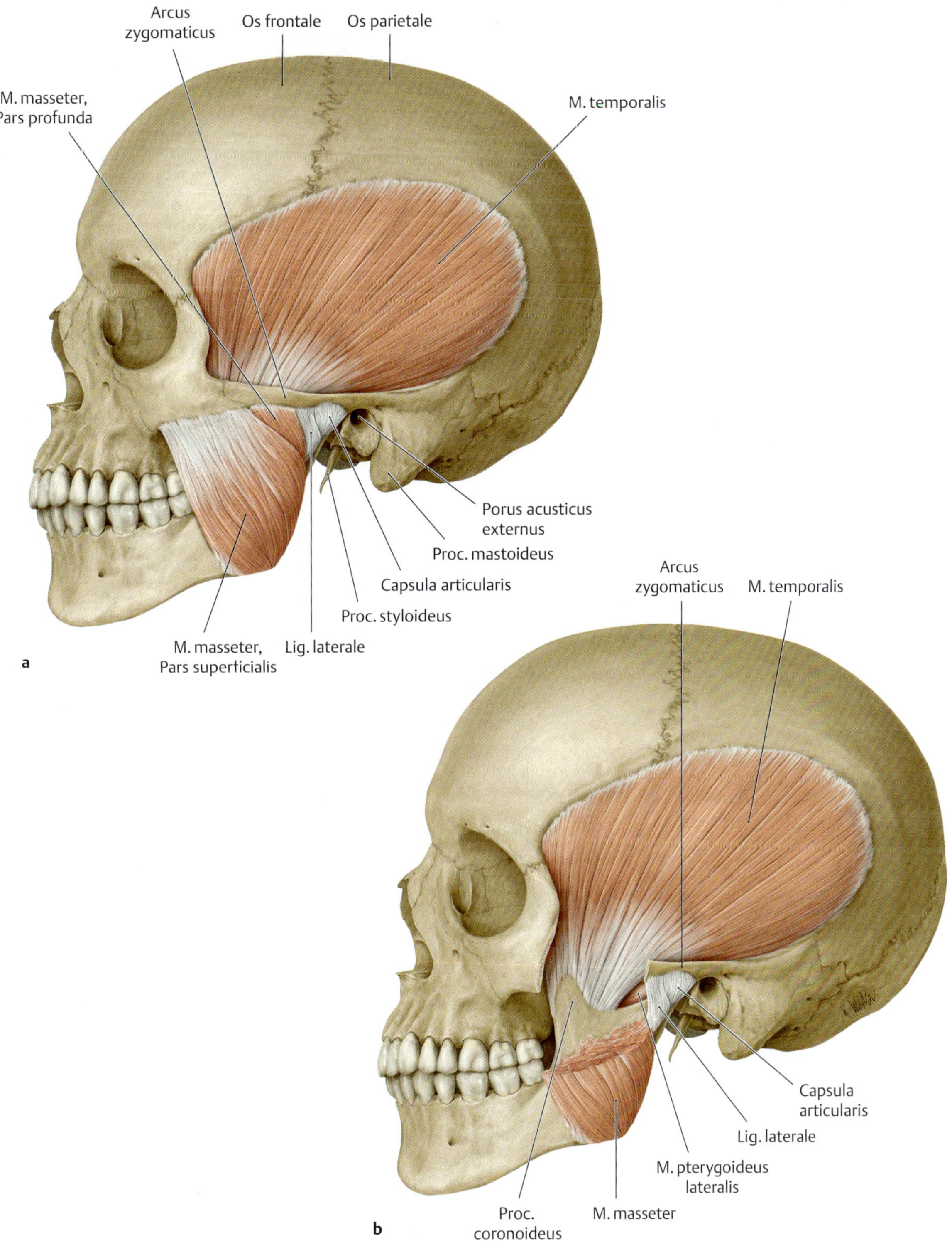

Abb. 11.17 a u. b Oberflächliche Kaumuskeln. Ansicht von lateral. **a** Oberflächliche Schicht; **b** tiefe Schicht (M. masseter und Arcus zygomaticus teilweise entfernt).

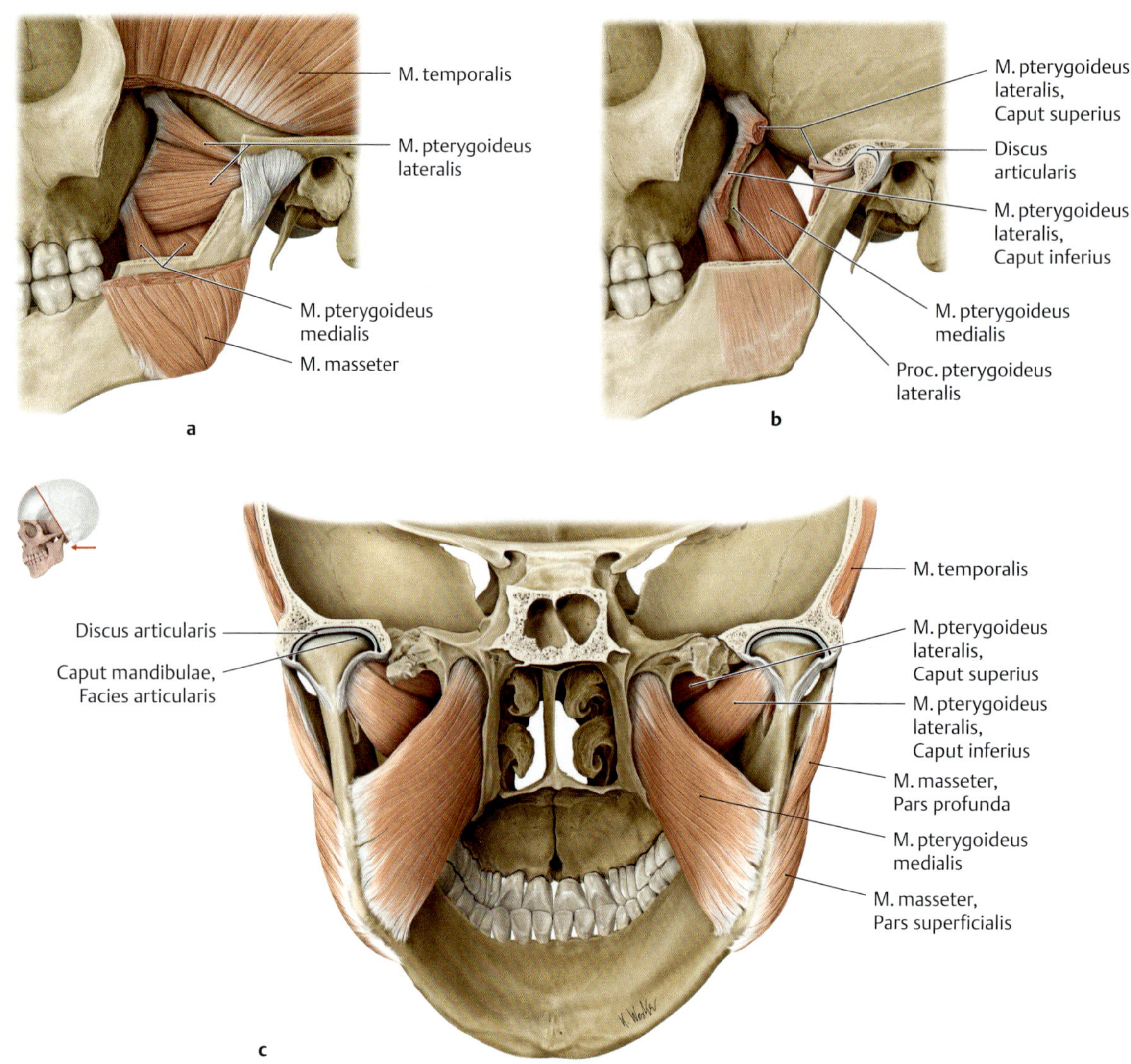

Abb. 11.18 a–c Tiefe Kaumuskeln. **a** u. **b** Ansicht von links; **c** Ansicht von schräg-dorsal. **a** Nach teilweiser Entfernung der Mm. masseter und temporalis sowie des vorderen Teiles des Jochbogens. **b** Mm. masseter und temporalis vollständig entfernt, M. pterygoideus lateralis gefenstert. **c** Diese Darstellung zeigt die Muskelschlinge aus M. masseter und pterygoideus medialis, in die die Mandibula eingebettet ist.

Tab. 11.4 M. temporalis im Überblick

	Ursprung:	Linea temporalis inferior des Planum temporale (Fossa temporalis)
	Ansatz:	Spitze und mediale Fläche des Proc. coronoideus mandibulae
	Funktion:	• Heben des Unterkiefers (Adduktion) durch alle, jedoch vorwiegend vertikale Fasern • Zurückziehen des vorgeschobenen Unterkiefers (Retrusion) durch horizontale dorsale Fasern • Einseitige Kontraktion : Mahlbewegung (Verlagerung des Caput mandibulae auf der Balanceseite nach vorne)
	Innervation:	Nn. temporales profundi, Äste des N. mandibularis (3. Ast des N. trigeminus)

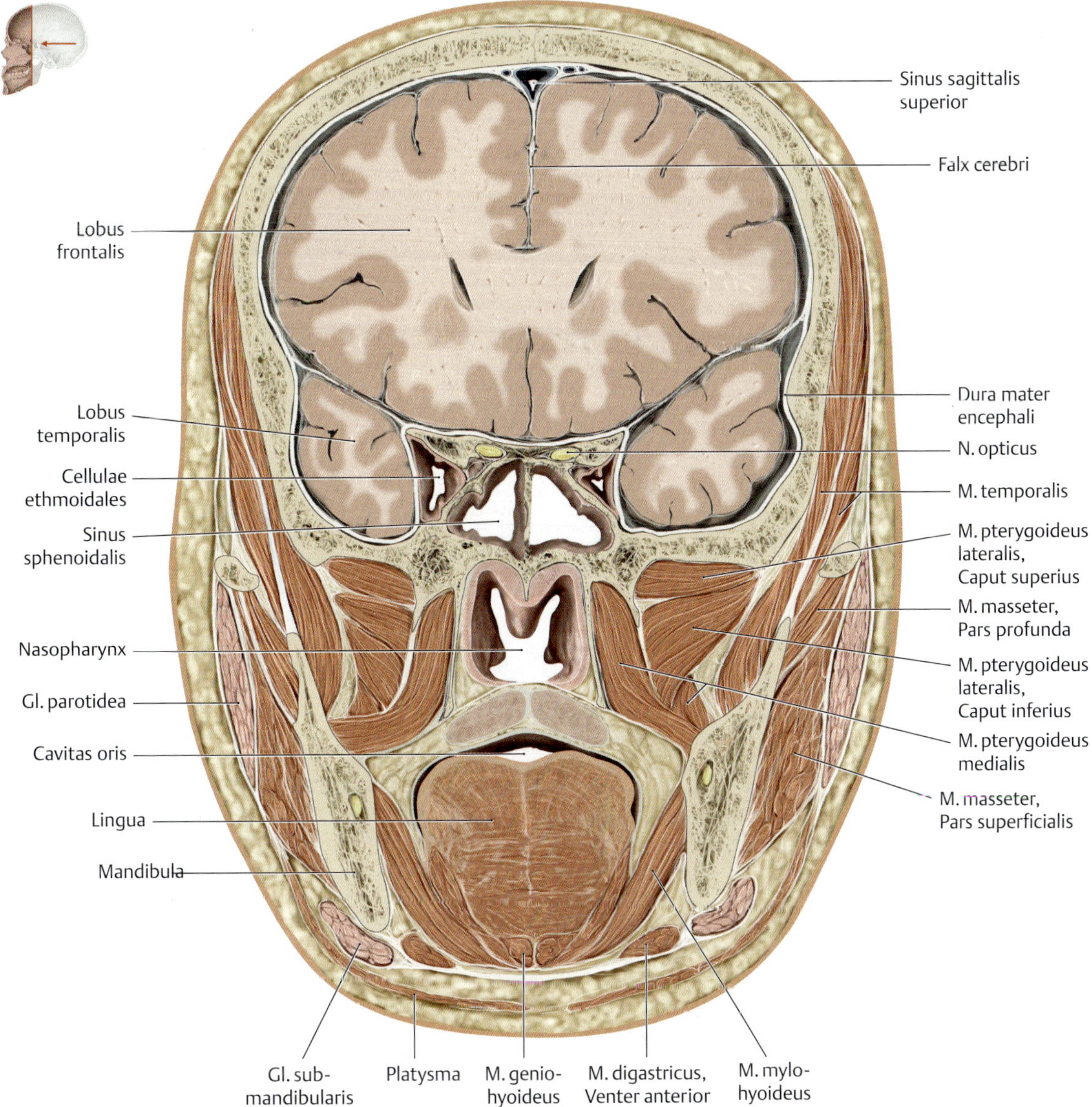

Abb. 11.19 Oberflächliche und tiefe Kaumuskeln im Schnitt. Frontalschnitt durch den Kopf auf Höhe der Keilbeinhöhle, Ansicht von hinten.

Darüber hinaus ist er für die Mahlbewegungen mitverantwortlich: Auf der Arbeitsseite stabilisieren seine hinteren Fasern den ruhenden Condylus, auf der Balanceseite beteiligt sich der Muskel an der Verlagerung des Caput mandibulae nach vorne. Die Innervation erfolgt durch die Nn. temporales profundi aus dem N. mandibularis (N. trigeminus).

M. pterygoideus medialis

▸ **Ursprung und Ansatz:** Der *M. pterygoideus medialis* (innerer Flügelmuskel) entspringt in der Fossa pterygoidea sowie an der Lamina lateralis des Proc. pterygoideus (▸ Abb. 11.19). Sein Ansatz liegt im Bereich der Tuberositas pterygoidea an der medialen Fläche des Angulus mandibulae (▸ Abb. 11.14c u. ▸ Abb. 11.18).

▸ **Funktion und Innervation:** Der *M. pterygoideus medialis* wirkt v. a. als Kieferschließer und bildet somit mit dem M. masseter eine Funktionsgemeinschaft. Aufgrund seines kleineren physiologischen Querschnitts entwickelt er im Vergleich zum M. masseter jedoch nur 50 % von dessen Kraft. Die Innervation erfolgt über den N. pterygoideus medialis aus dem N. mandibularis (N. trigeminus).

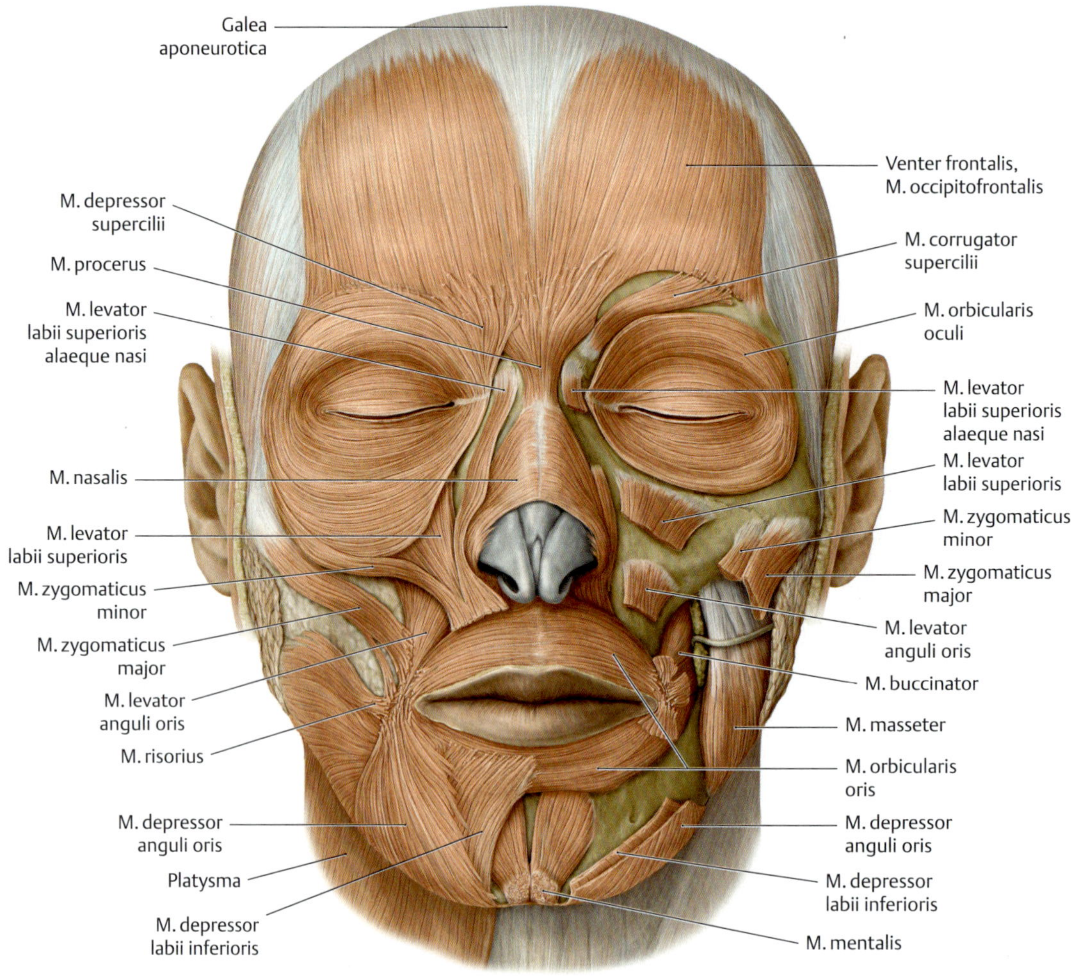

Abb. 11.20 Mimische Muskulatur des Gesichts, Ansicht von vorne (in der linken Gesichtshälfte sind einige Muskeln entfernt, um die Muskeln der tiefen Schicht freizulegen).

M. pterygoideus lateralis

▶ **Ursprung und Ansatz:** Der *M. pterygoideus lateralis* (äußerer Flügelmuskel) entspringt mit einem kleineren oberen Teil (Caput superius) an der Crista infratemporalis der Ala major ossis sphenoidalis und mit einem Hauptteil (Caput inferius an der Außenfläche der Lamina lateralis des Proc. pterygoideus (▶ Abb. 11.19). Beide Anteile des Muskels verlaufen nahezu horizontal nach hinten. Während das Caput superius am Discus articularis ansetzt, inseriert das Caput inferius am Proc. condylaris der Mandibula (▶ Abb. 11.17**b** u. ▶ Abb. 11.18**b**).

▶ **Funktion und Innervation:** Der äußere Flügelmuskel hat unter allen Kaumuskeln eine Sonderstellung, da er die Öffnung des Mundes einleitet, die von den suprahyoidalen Muskeln fortgeführt wird. Bei beidseitiger Kontraktion verschiebt er den Unterkiefer nach vorne (Protrusion) und verlagert gleichzeitig den Discus articularis nach ventral. Dadurch spannt das Caput superius den Discus articularis und erleichtert das Aufgleiten des Kieferköpfchens auf dem Tuberculum articulare (▶ Abb. 11.15**a, c** u. **e**). Bei einseitiger Kontraktion beteiligt sich v. a. die Pars inferior an der Mahlbewegung, indem sie das Kieferköpfchen auf der Balanceseite nach vorne zieht. Die Innervation erfolgt über den N. pterygoideus lateralis aus dem N. mandibularis (N. trigeminus).

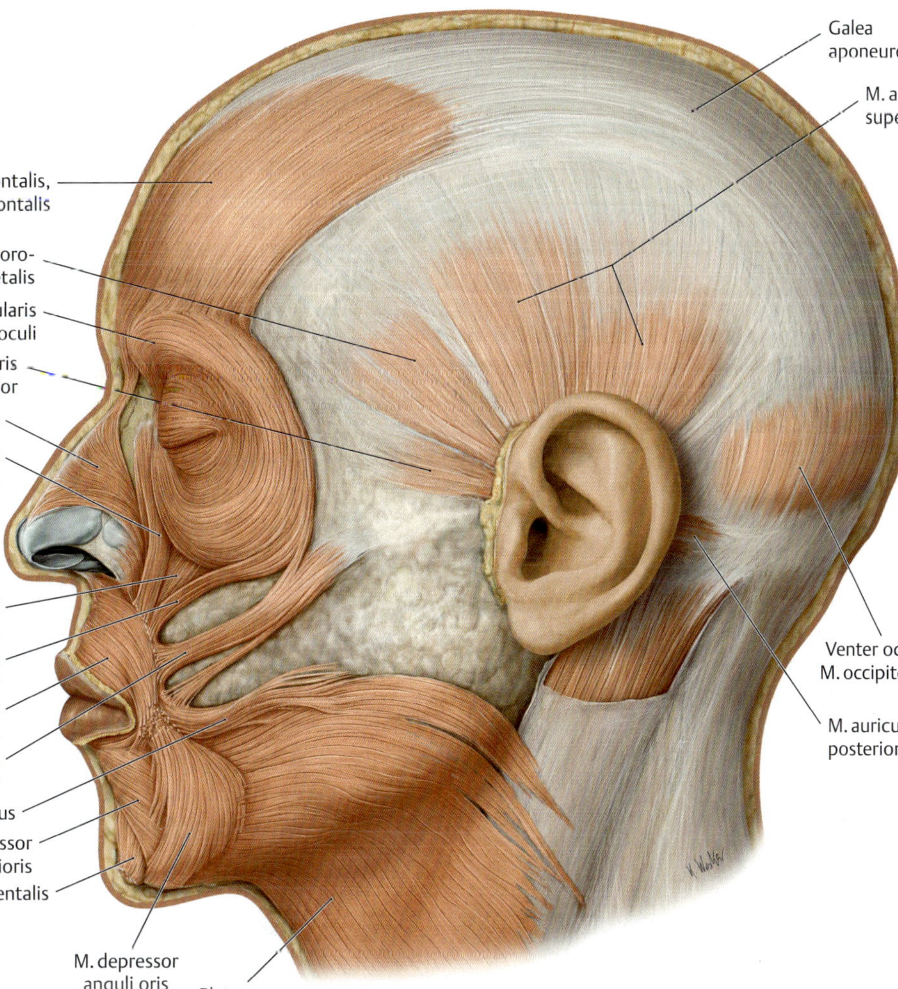

Abb. 11.21 Mimische Muskulatur des Gesichts auf der linken Seite, Ansicht von lateral

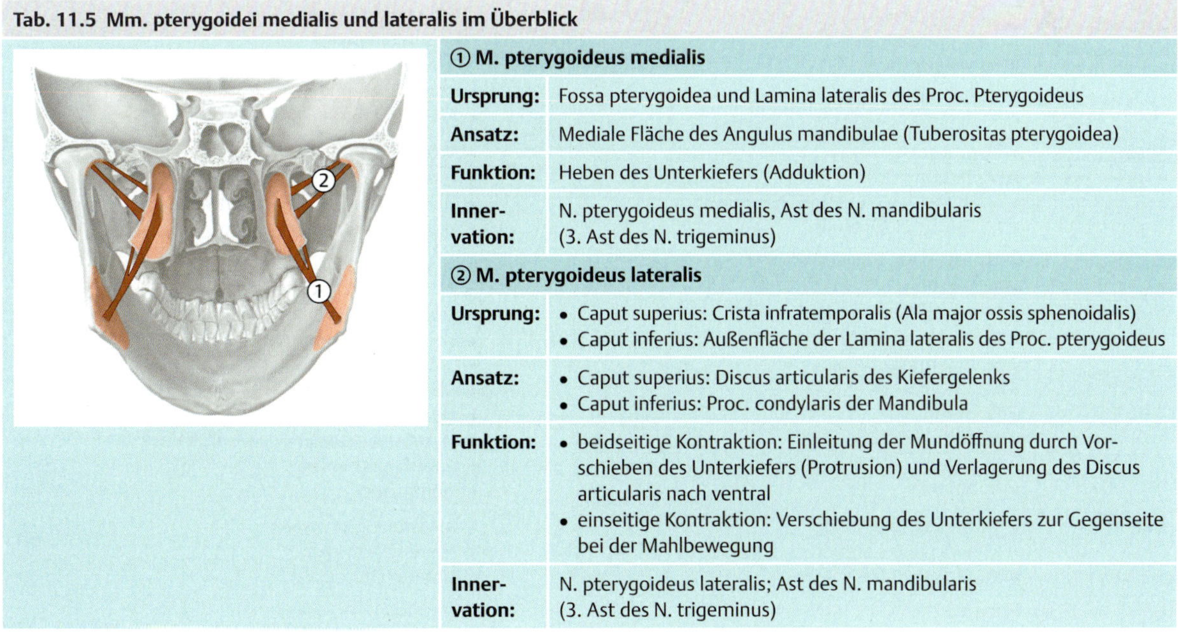

Tab. 11.5 Mm. pterygoidei medialis und lateralis im Überblick

① M. pterygoideus medialis	
Ursprung:	Fossa pterygoidea und Lamina lateralis des Proc. Pterygoideus
Ansatz:	Mediale Fläche des Angulus mandibulae (Tuberositas pterygoidea)
Funktion:	Heben des Unterkiefers (Adduktion)
Inner-vation:	N. pterygoideus medialis, Ast des N. mandibularis (3. Ast des N. trigeminus)
② M. pterygoideus lateralis	
Ursprung:	• Caput superius: Crista infratemporalis (Ala major ossis sphenoidalis) • Caput inferius: Außenfläche der Lamina lateralis des Proc. pterygoideus
Ansatz:	• Caput superius: Discus articularis des Kiefergelenks • Caput inferius: Proc. condylaris der Mandibula
Funktion:	• beidseitige Kontraktion: Einleitung der Mundöffnung durch Vorschieben des Unterkiefers (Protrusion) und Verlagerung des Discus articularis nach ventral • einseitige Kontraktion: Verschiebung des Unterkiefers zur Gegenseite bei der Mahlbewegung
Inner-vation:	N. pterygoideus lateralis; Ast des N. mandibularis (3. Ast des N. trigeminus)

11.4 Mimische Muskeln

11.4.1 Überblick und Einteilung

Die mimischen Muskeln (▶Abb. 11.20 u. ▶Abb. 11.21) sind *Hautmuskeln.* Sie bestehen größtenteils aus dünnen Muskelfaserplatten, die unmittelbar unter dem Unterhautfettgewebe liegen. Im Gegensatz zu den Skelettmuskeln besitzen sie keine bindegewebige Hülle (Faszie; Ausnahme: M. buccinator) und spannen sich zwischen Knochen und Haut aus. Auf diese Weise können sie die Haut bewegen und beispielsweise in Falten legen. Die mimischen Muskeln um die Augenhöhlen, um Nase, Mundöffnung und Ohrmuschel sind in ihrer ursprünglichen Anordnung in vollständiger Form nur noch am Auge und Mund erhalten. Sie haben eine wichtige Bedeutung bei der *Mimik*, besitzen eine *Schutzfunktion* und stehen im Dienste der *Nahrungsaufnahme.* Alle mimischen Muskeln werden vom N. facialis, dem VII. Hirnnerv versorgt.

Phylogenetisch betrachtet entwickelt sich die mimische Muskulatur des Menschen aus einer ursprünglich einheitlichen Muskelplatte. Sie überzieht als Hautmuskel *(Panniculus carnosus)* bei vielen Wirbeltieren noch große Teile des Rumpfes und des Halses. Mithilfe dieses Hautmuskels können z. B. Pferde oder Kühe im Sommer Insekten von ihrer Hautoberfläche vertreiben, da der Muskel sich willkürlich kontrahieren kann und in Form eines Zuckens Kontraktionswellen über den Rumpf hinwegziehen lässt. Während der im Bereich des Rumpfes liegende Hautmuskel *(M. cutaneus trunci)* von der darunter liegenden somatischen Muskulatur abstammt und vom Plexus brachialis innerviert wird, ist der *M. sphincter colli* der Halsregion ein Teil der Viszeralmuskulatur. Er entstammt dem 2. Kiemenbogen und wird vom N. facialis innerviert.

Die größte Entwicklung der Hautmuskulatur hat bei den Säugern stattgefunden. Besonders die Muskulatur im Bereich des Halses hat völlig neue Aufgaben übernommen, indem sie sich auf den Kopfbereich ausgebreitet hat: Aus dem M. sphincter colli des Halses entwickelte sich bei allen Säugern die mimische Muskulatur. Dagegen hat sich der M. cutaneus trunci des Rumpfes beim Menschen völlig zurückgebildet.

Embryonal breitet sich beim Menschen das Blastem der späteren mimischen Muskulatur oberflächlich über die Kopf- und Halsregion aus. Dabei werden die Muskeln zweischichtig angelegt:

- Die *oberflächliche Schicht* liefert am Hals das Platysma und im Bereich des späteren Gesichtes den größten Teil der mimischen Muskeln. Sie breitet sich bis zur Stirn und in die Ohrregion aus.
- Von der *tiefen Schicht* verbleiben Muskeln v. a. im Bereich der Mundöffnung und der Nase.

Entsprechend ihrer Lage lassen sich die mimischen Muskeln in Muskeln des Schädeldaches, der Lidspalte, der Nase, des Mundes des Ohres und Halses einteilen (▶Tab. 11.6).

Tab. 11.6 Mimische Muskulatur

Region	Muskel	Anmerkungen

Schädeldach	• M. epicranius, besteht aus:
	  ○ M. occipitofrontalis (bestehend aus Venter frontalis und Venter occipitalis)
	  ○ M. temporoparietalis
		Muskeln des Schädeldachs

Lidspalte	• M. orbicularis oculi mit
	  ○ Pars orbitalis
	  ○ Pars palpebralis
	  ○ Pars lacrimalis
	• M. corrugator supercilii
	• M. depressor supercilii
		• Augenschließmuskel
		  ○ fester Lidschluss
		  ○ Lidschlagreflex
		  ○ wirkt auf Tränensack
		• Augenbrauenrunzler
		• Augenbrauensenker

Nase	• M. procerus • M. nasalis • M. levator labii superioris alaeque nasi • M. depressor septi nasi	• Nasenwurzelrunzler • verengt Nasenloch • Oberlippen- und Nasenflügelheber • Nasenlochverenger
Mund	• M. orbicularis oris • M. buccinator • M. levator labii superioris • M. levator anguli oris • M. zygomaticus major • M. zygomaticus minor • M. risorius • M. depressor anguli oris • M. depressor labii inferioris • M. mentalis	• Mundschließmuskel • Wangemuskel (wichtig beim Essen und Trinken) • großer Jochbogenmuskel • kleiner Jochbogenmuskel • Lachmuskel • Oberlippenheber • Mundwinkelheber • Mundwinkelsenker • Unterlippensenker • Kinnmuskel
Ohr	• M. auricularis anterior • M. auricularis superior • M. auricularis posterior	• vorderer Ohrmuskel • oberer Ohrmuskel • hinterer Ohrmuskel
Hals	Platysma	Hautmuskel des Halses

11.4.2 Mimische Muskeln des Schädeldaches

Die Muskeln des Schädeldaches werden als *M. epicranius* (Sehnenhaubenmuskel) bezeichnet. Der **M. epicranus** besteht aus 2 Teilen, dem *M. occipitofrontalis* und dem weniger bedeutenden *M. temporoparietalis*. Beide strahlen gemeinsam in eine flächenhafte Sehne (Galea aponeurotica) ein (▶ Abb. 11.20 u. ▶ Abb. 11.21). Sie liegt als derbe Sehnenplatte dem mittleren Teil des Schädeldaches haubenartig auf und ist durch eine gut durchblutete Schicht lockeren Bindegewebes (subaponeurotisches Gleitlager) verschieblich mit dem *Pericranium*, dem äußeren Periost des Schädeldachs verbunden.

Am **M. occipitofrontalis** werden ein *Venter frontalis* und ein *Venter occipitalis* unterschieden (▶ Abb. 11.21). Der Venter frontalis entspringt in Höhe der Augenbrauen in der Haut, der Venter occipitalis im Bereich der Linea nuchae suprema (oberste Nackenlinie, oberhalb der Linea nuchae superior) am Knochen. Wird beispielsweise die Galea aponeurotica durch Zug des Venter occipitalis festgehalten, ziehen sich die Augenbrauen durch Vermittlung des Venter frontalis hoch, und die Stirnhaut legt sich in Querfalten („Stirnrunzeln"; ▶ Abb. 11.22**b**). Dadurch entsteht der Gesichtsausdruck der Aufmerksamkeit, des Aufhorchens und des Erstaunens.

11.4.3 Mimische Muskeln der Lidspalte

Zu den mimischen Muskeln der Lidspalte zählen *M. orbicularis oculi, M. depressor supercilii* und *M. corrugator supercilii.*

Beim **M. orbicularis oculi** (Augenschließmuskel, ▶ Abb. 11.22**a**) werden 3 Anteile unterschieden:

- eine vor dem Orbitarand liegende Pars orbitalis,
- eine die Lidspalte umgebende Pars palpebralis und
- eine hinter dem Tränensack liegende Pars lacrimalis (▶ Abb. 11.20 u. ▶ Abb. 11.21).

Die Pars palpebralis ist an der Verteilung der Tränenflüssigkeit und dem normalen Lidschluss beteiligt, beim Zukneifen der Augen hilft zusätzlich die Pars orbitalis, die die Stirn- und Wangenhaut über die Lider zieht.

Vom medialen Augenwinkel strahlen einige Fasern der Pars orbitalis fächerförmig nach kranial, um in die Haut der Augenbrauen einzustrahlen und sie nach unten zu ziehen. Diese Muskelfasern werden als **M. depressor supercilii** (Augenbrauensenker; ▶ Abb. 11.20) bezeichnet. Sie unterstützen die Pars orbitalis beim Herabziehen der Augenbrauen.

Der **M. corrugator supercilii** (Augenbrauenrunzler, ▶ Abb. 11.22**b**) verläuft – bedeckt vom M. orbicularis oculi – von seinem Ursprung am Stirnbein im Bereich der Nasenwurzel schräg nach oben zur Haut der Augenbraue (▶ Abb. 11.20 u. ▶ Abb. 11.21). Er zieht die Haut zur Na-

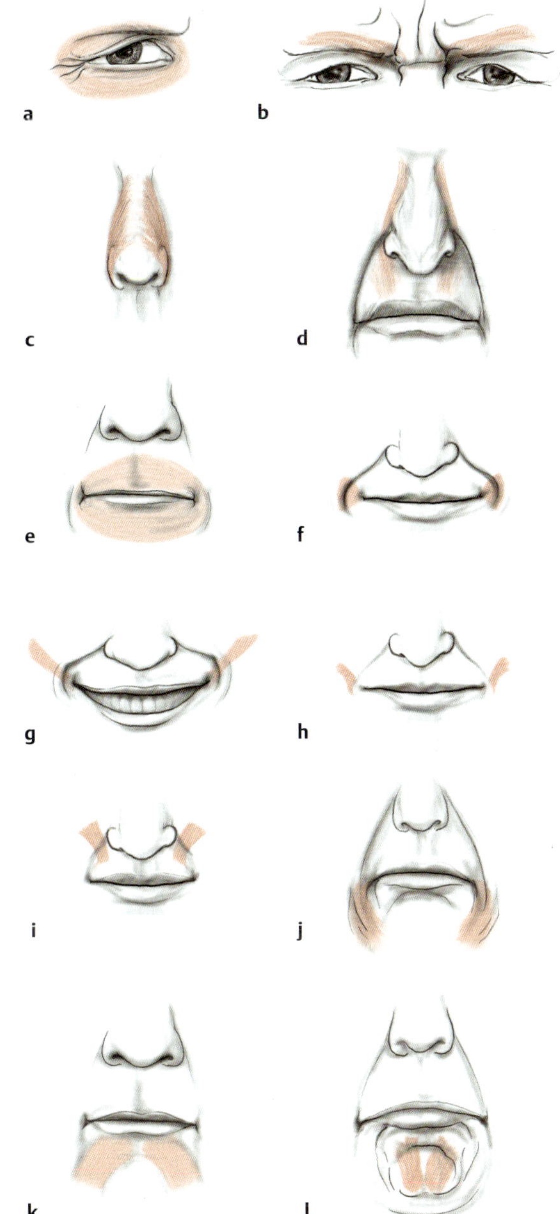

Abb. 11.22 a–i Wirkung mimischer Muskeln auf den Gesichtsausdruck. a Kontraktion des M. orbicularis oculi im Bereich des äußeren Lidwinkels, drückt Besorgnis aus. **b** Kontraktion des M. corrugator supercilii bei grellem Sonnenlicht: „Denkerstirn". **c** Kontraktion des M. nasalis verkleinert das Nasenloch und ruft fröhlich-lüsternen Gesichtsausdruck hervor. **d** stärkere Kontraktion des M. levator labii superioris alaequae nasi gilt als Zeichen der Unzufriedenheit. **e** Kontraktion des M. orbicularis oris signalisiert Entschlossenheit. **f** Kontraktion des M. buccinator signalisiert Genugtuung. **g** Kontraktion des M. zygomaticus major beim Lächeln. **h** Kontraktion des M. risorius zeigt den Gesichtsausdruck des Handelns an. **i** Kontraktion des M. levator anguli oris signalisiert Selbstwertgefühl. **j** Kontraktion des M. depressor anguli oris signalisiert Traurigkeit. **k** Kontraktion des M. depressor labii ingerioris senkt die Unterlippe und drückt Beständigkeit aus. **l** Kontraktion des M. mentalis drückt Unentschlossenheit aus.

senwurzel hin und erzeugt dabei auf der Glabella senkrechte Falten. Damit entsteht der Ausdruck starker innerer Spannung.

11.4.4 Mimische Muskeln im Nasenbereich

Hierzu gehören der *M. procerus*, der *M. nasalis* (▶ Abb. 11.22**c**) und der *M. levator labii superioris alaeque nasi* (▶ Abb. 11.20 u. ▶ Abb. 11.21).

Während der **M. procerus** (Nasenwurzelrunzler) vom Nasenrücken fächerförmig zur Stirn zieht, verläuft der M. nasalis (Nasenmuskel) mit einer Pars transversa über den Nasenrücken zur Gegenseite und mit einer Pars alaris in Richtung Nasenflügel. Der M. procerus erzeugt eine tiefe Querfalte an der Nasenwurzel und verleiht dem Gesicht einen drohenden Ausdruck. Hingegen vertieft sich der M. nasalis mit seiner Pars alaris in die Nasenflügelfurche und verengt dabei die Nasenlöcher, mit seiner Pars transversa senkt er die Nasenspitze. Dadurch entsteht ein Ausdruck von Fröhlichkeit und Erstaunen, aber auch von Unzufriedenheit.

Der **M. levator labii superioris alaeque nasi** (Oberlippen- und Nasenflügelheber) zieht vom medialen Teil der Orbita zur Haut der Oberlippe und des Nasenflügels, die er beide anhebt. Er tritt bei Atemnot verstärkt in Aktion („Nasenflügelatmen") und ist bei Unzufriedenheit am „Naserümpfen" beteiligt (▶ Abb. 11.22**d**).

11.4.5 Mimische Muskeln im Mundbereich

Hierzu zählen der *M. orbicularis oris* sowie alle Muskeln der Umgebung, die in ihn einstrahlen: *M. buccinator, M. levator labii superioris, M. levator anguli oris, M. zygomaticus major, M. zygomaticus minor, M. risorius, M. depressor anguli oris, M. depressor labii inferioris* und *M. mentalis.*

Der **M. orbicularis oris** (Mundschließmuskel) ist ringförmig um die Mundöffnung angeordnet und bildet mit seiner Pars labialis die muskuläre Grundlage der Lippen und mit seiner Pars marginalis das eigentliche Lippenrot. Der Muskel hat die Funktion eines Ringmuskels und dient vor allem der Nahrungsaufnahme und der Artikulation. Kontrahiert sich der äußere Teil des Muskels (Pars labialis), wird der Mund rüsselartig vorgeschoben, z.B. beim Versuch, den Mund zu spitzen oder zu pfeifen (▶ Abb. 11.22**e**).

Der **M. buccinator** (Wangenmuskel) bildet die Grundlage der Wange und verläuft in Form einer rechteckigen Platte zwischen Ober- und Unterkiefer und den Mundwinkeln. Er verhindert beispielsweise das Einklemmen der Wangen zwischen den Zähnen und schiebt beim Kauen den Bissen aus der Wangentasche zurück in den Mund. Nach Vordehnung des Muskels und gleichzeitiger Luftfüllung der Wangentaschen kann er die Luft unter Druck auspressen (Trompetermuskel, ▶ Abb. 11.22**f**). Kontrahiert sich der Muskel beider Seiten, werden die Mundwinkel nach lateral gezogen (z.B. beim Lachen oder Weinen).

Der **M. levator labii superioris** (Oberlippenheber) entspringt am Oberkiefer und strahlt in die Haut der Oberlippe. Seine Funktion entspricht dem M. levator labii superioris alaeque nasi.

Der **M. levator anguli oris** (Mundwinkelheber) kommt ebenfalls von der Maxilla und erstreckt sich zur Haut des Mundwinkels. Er zieht den Mundwinkel nach oben (▶ Abb. 11.22**i**).

Die **Mm. zygomatici major** und **minor** (großer und kleiner Jochbeinmuskel) entspringen am Oberkiefer und strahlen in die Haut der Oberlippe und des Mundwinkels ein. Vor allem der M. zygomaticus major (▶ Abb. 11.22**g**), der den Mundwinkel nach lateral-oben zieht und hierbei manchmal den Eckzahn entblößt, ist der typische Lachmuskel und verleiht dem Gesicht einen Ausdruck der Freude.

Der häufig sehr dünne **M. risorius** (Lachmuskel, ▶ Abb. 11.22**h**) verläuft vom Mundwinkel fächerförmig zur Wangenhaut und zieht die Mundwinkel zur Seite. Hierbei werden die typischen Lachgrübchen hervorgerufen.

Sowohl der **M. depressor anguli oris** (Mundwinkelsenker) als auch der M. depressor labii inferioris (Unterlippensenker) erstrecken sich vom Unterkiefer zum Mundwinkel bzw. zur Unterlippe. Beide Muskeln ziehen die Unterlippe und den Mundwinkel nach unten und verleihen dem Gesicht den Ausdruck der Unzufriedenheit und Trauer (▶ Abb. 11.22**j** u. **k**).

Der **M. mentalis** (Kinnmuskel) kommt von der Mandibula und strahlt in die Kinnhaut ein. Seine Kontraktion führt zum Runzeln der Haut im Bereich des Kinns und zieht sie teilweise nach oben (Bildung einer „Schnute"). Er verleiht dem Gesicht den Ausdruck der Unentschlossenheit bzw. des Zweifelns (▶ Abb. 11.22**l**).

11.4.6 Mimische Muskeln im Ohrbereich

Anders als bei den meisten Säugetieren sind beim Menschen die Muskeln des Ohres (Mm. auriculares anterior, superior und posterior) schwach ausgebildet bis verkümmert (▶ Abb. 11.21). Der M. auricularis superior fehlt meist völlig. Bei machen Menschen können sie entsprechend ihrer Verlaufsrichtung die Ohrmuschel nach vorne, nach oben und nach hinten ziehen.

11.4.7 Mimische Muskeln des Halses

Das Platysma ist der Hautmuskel des Halses (s. Kapitel ▶ Kap. 12). Er zieht vom Unterkieferrand in Richtung Haut der Brustwand und spannt v.a. die Haut des Halses (▶ Abb. 11.20 u. ▶ Abb. 11.21). Das Platysma ist sehr variabel ausgebildet, von einzelnen Muskelfasern bis hin zu einer dichten Muskelplatte.

12 Hals

12.1 Überblick

Der Hals (Collum) verbindet den Rumpf mit dem Kopf. Neben den Halseingeweiden umfasst er die *Leitungsbahnen*, die vom Kopf zum Rumpf und zu den oberen Extremitäten ziehen:

- A. carotis communis und V. jugularis interna mit ihren Aufzweigungen,
- Lymphbahnen des Halses,
- N. vagus sowie
- Truncus sympathicus.

Die knöcherne und knorpelige Grundlage des Halses bilden die HWS, das Zungenbein (Os hyoideum), das hyalinknorpelige Kehlkopfskelett (Schild-, Ring- und Stellknorpel [Larynx] sowie der Halsteil der Luftröhre [Trachea]; ▶ Abb. 12.1).

Die *Halseingeweide* liegen vor der HWS. Zu ihnen zählen

- der Rachen (Pharynx),
- der Halsteil der Speiseröhre (Ösophagus) und der Kehlkopf (Larynx)
- sowie im seitlichen Teil des Eingeweideraums die Schilddrüse (Glandula thyreoidea) und die Epithelkörperchen (Glandulae parathyroideae).

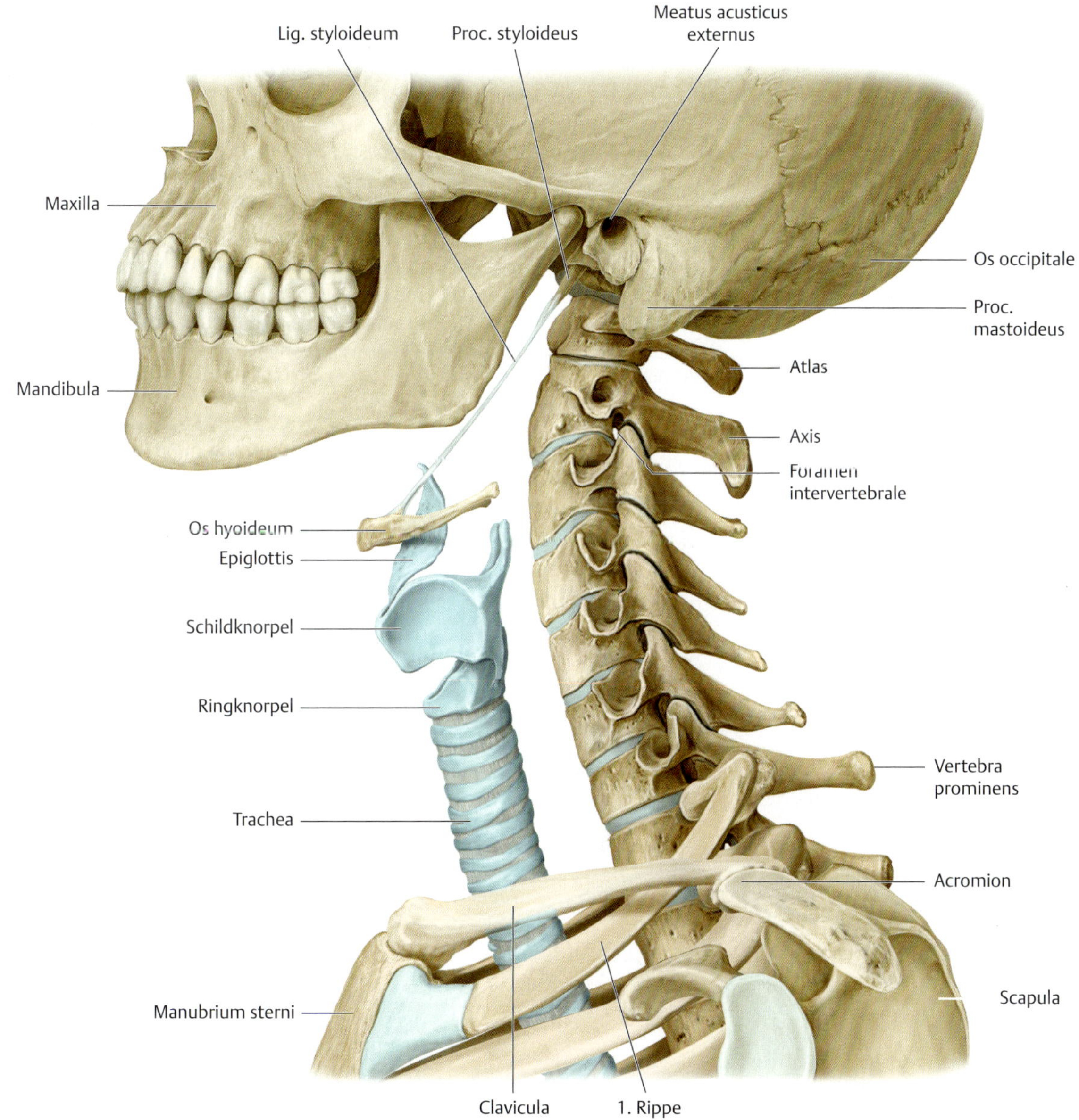

Abb. 12.1 Knöcherne und knorpelige Anteile des Halses, Ansicht von lateral.

Der Eingeweideraum ist allseitig von bindegewebigen Hüllen (Halsfaszien) und einer kräftigen Halsmuskulatur eingehüllt, die v. a. der Beweglichkeit des Kopfes dient. Die hintere Region des Halses wird als *Nacken (Nucha)*, die vordere als *„Hals im engeren Sinne"* (*Cervix*) bezeichnet.

12.2 Topografische Begrenzung des Halses

Von den sicht- und tastbaren Strukturen am Hals sind die Grenzen zum Rumpf und Kopf in der Regel gut sichtbar. Die Grenze zwischen Rumpf und Hals liegt auf der Vorderseite in Höhe der Schlüsselbeine, seitlich in Höhe des Acromions und hinten in Höhe des Vertebra prominens (Dornfortsatz des 7. Halswirbels). In Richtung Kopf reicht der Hals bis zu einer Linie, die den Unterrand des Unterkiefers, die Spitzen beider Warzenfortsätze (Procc. mastoidei) sowie die Protuberantia occipitalis externa verbindet (▶ Abb. 12.2).

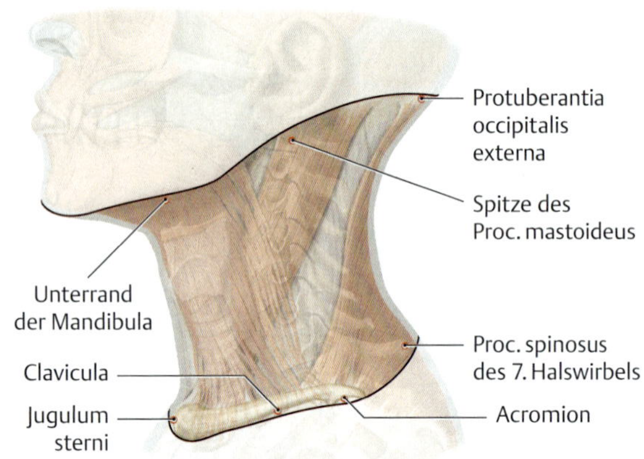

Abb. 12.2 Topografische Begrenzung des Halses. Ansicht von lateral.

12.3 Oberflächenrelief

Das Oberflächenrelief wird v. a. durch die Prominentia laryngea (*Adamsapfel*) des Schildknorpels, durch das Platysma, die Mm. sternocleidomastoidei und den M. trapezius geprägt (▶ Abb. 12.3). Von allen Halsmuskeln ist nur der M. sternocleidomastoideus in seinem gesamten Verlauf sicht- und tastbar. Sein Muskelbauch hebt sich besonders stark hervor, wenn der Kopf gegen Widerstand zur Gegenseite rotiert oder sich zur gleichen Seite neigt. Beim Heben des Schultergürtels gegen Widerstand spannt sich der Vorderrand des absteigenden Teils des M. trapezius deutlich sichtbar an. Der ventrale Bereich des Halses wird vom *Platysma*, einem sehr variablen Hautmuskel, bedeckt. Bei der Kontraktion des Muskels legt sich der Hals unter dem Kinn in Längsfalten und zieht den Unterkiefer und teilweise sogar die Mundwinkel nach unten.

Zwischen dem linken und rechten M. sternocleidomastoideus liegt das *vordere Halsdreieck* (Trigonum cervicale anterius), zwischen dem Vorderrand des M. trapezius und dem M. sternocleidomastoideus das *seitliche (laterale) Halsdreieck* (Trigonum cervicale laterale; ▶ Abb. 12.3).

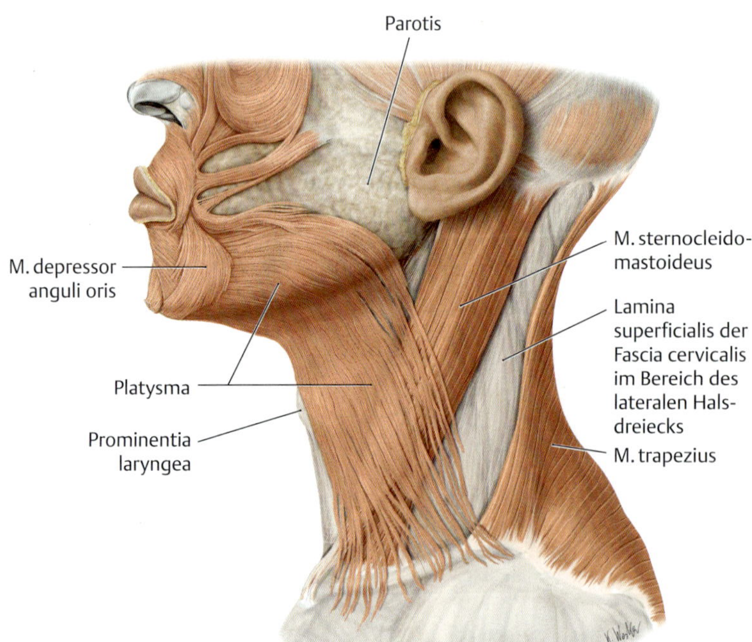

Abb. 12.3 Oberflächliche Halsmuskeln, Ansicht von links. Die Lamina superficialis der Fascia cervicalis auf dem M. sternocleidomastoideus ist entfernt. Das Platysma ist ein Hautmuskel und besitzt keine eigene Muskelfaszie.

12.4 Halsfaszien

Muskeln, Eingeweide und Leitungsbahnen des Halses sind durch ein System von bindegewebigen Hüllen untereinander verschieblich angeordnet. Dieses in seiner Gesamtheit als *Fascia cervicalis* bezeichnete Bindegewebe besteht aus 3 unterschiedlich verlaufenden Bindegewebsblättern, die in Form von Verschiebe- oder Gleitschichten Bewegungen der einzelnen Strukturen am Hals untereinander zulassen. Es werden die folgenden Laminae unterschieden:

- Lamina superficialis fasciae cervicalis (oberflächliches Blatt der Halsfaszie)
- Lamina pretrachealis fasciae cervicalis (mittleres Blatt)
- Lamina prevertebralis fasciae cervicalis (tiefes Blatt)

Die *Lamina superficialis* liegt oberflächlich direkt unter dem Platysma, umhüllt den M. sternocleidomastoideus und geht dorsal über dem M. trapezius in das oberflächliche Blatt der Fascia nuchae über (▶ Abb. 12.4**a** u. **b**). An den Grenzen des Halses tritt die oberflächliche Halsfaszie in die benachbarten Körper- bzw. Muskelfaszien über.

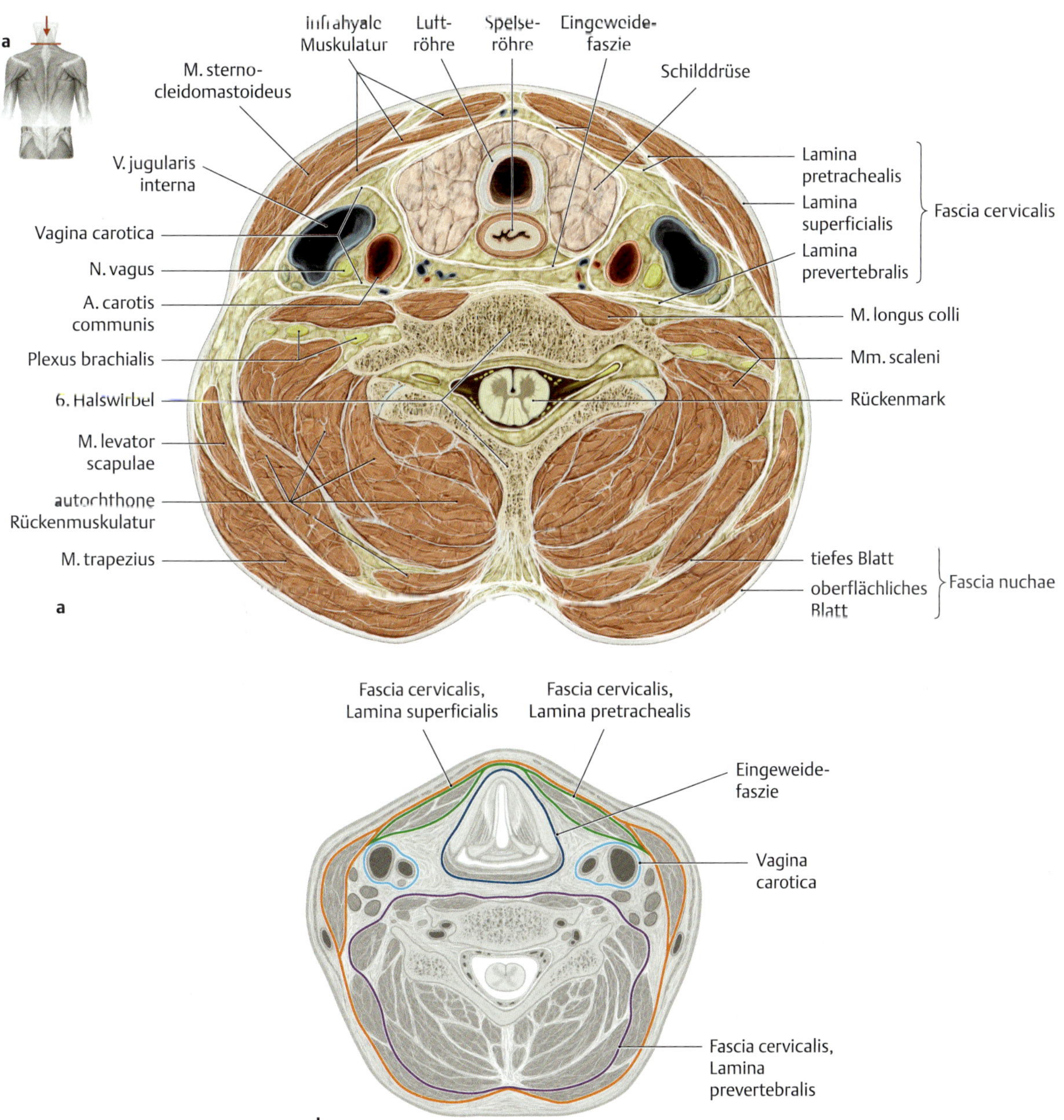

Abb. 12.4 a u. b Horizontalschnitt in Höhe der Schilddrüse und des 6. Halswirbels. a Originalschnitt. **b** Schematisierter Schnitt mit Hervorhebung der Halsfaszien.

Die *Lamina pretrachealis* umhüllt alle infrahyalen Muskeln, die Schilddrüse, die Speiseröhre und den Halsteil der Trachea (► Abb. 12.4**a** u. **b**). Sie ist auf der Vorderseite als bindegewebige Platte zwischen den beiden Mm. omohyoidei (s. infrahyale Muskeln) ausgespannt und fest mit der Zwischensehne des Muskels verwachsen. Auf diese Weise wirken die Mm. omohyoidei mit ihrem Muskeltonus als Faszienspanner für das mittlere Blatt der Halsfaszie. Da die Lamina pretrachealis ebenfalls mit der tiefen Halsvene (V. jugularis interna) verbunden ist, wird durch die Spannung des mittleren Faszienblatts die Vene offen gehalten und ein Kollabieren des Gefäßes verhindert.

Die *Lamina prevertebralis* bedeckt vorne die in der Tiefe liegenden prävertebralen Halsmuskeln und seitlich die Mm. scaleni. Nach dorsal verläuft das tiefe Faszienblatt auf den autochthonen Rückenmuskeln und geht schließlich in das tiefe Blatt der Fascia nuchae über (► Abb. 12.4**a** u. **b**).

12.5 Muskeln des Halses

12.5.1 Einteilung

Am Hals finden sich Muskeln unterschiedlicher Herkunft. Aus funktionellen und topografischen Gründen werden *oberflächliche Halsmuskeln, Nackenmuskeln, seitliche tiefe Halsmuskeln, obere* und *untere Zungenbeinmuskeln* sowie *prävertebrale Muskeln* unterschieden.

- **Oberflächliche Halsmuskeln**
  - M. trapezius
  - M. sternocleidomastoideus
  - Platysma
- **Nackenmuskeln (autochthone Rückenmuskeln = M. erector spinae**, Details S. 131)
  - M. semispinalis capitis
  - M. semispinalis cervicis
  - M. splenius capitis
  - M. splenius cervicis
  - M. longissimus capitis
  - M. longissimus cervicis
  - M. iliocostalis cervicis
  - Mm. suboccipitales
- **Seitliche (tiefe) Halsmuskeln (Treppenmuskeln,** Details S. 142)
  - M. scalenus anterior
  - M. scalenus medius
  - M. scalenus posterior
- **Obere Zungenbeinmuskeln (suprahyoidale Muskeln)**
  - M. digastricus
  - M. geniohyoideus
  - M. mylohyoideus
  - M. stylohyoideus
- **Untere Zungenbeinmuskeln (infrahyale Muskeln)**
  - M. sternohyoideus
  - M. sternothyroideus
  - M. thyrohyoideus
  - M. omohyoideus
- **Prävertebrale Muskeln**
  - M. longus capitis
  - M. longus colli
  - M. rectus capitis anterior
  - M. rectus capitis lateralis

Die oberflächlichste Schicht besteht aus Schultergürtelmuskeln (M. trapezius u. M. sternocleidomastoideus), die vom Kopf auf den Rumpf gewandert sind, sowie aus dem Platysma. Die eigentlichen Nackenmuskeln gehören funktionell zu den autochthonen Rückenmuskeln (Innervation über die Rr. dorsales). Die seitlichen tiefen Halsmuskeln zählen zwar topografisch zu den Halsmuskeln, funktionell haben sie jedoch eine Beziehung zu den primären Atemmuskeln. Während die infrahyalen Muskeln sowohl funktionell als auch topografisch den Halseingeweiden zuzuordnen sind, weisen die suprahyoidalen Muskeln nur eine *topografische* Beziehung zum Hals auf (teilweise Bildung des Mundbodens). Unter *funktionellen* Gesichtspunkten gehören sie zur Kaumuskulatur. Die prävertebralen Muskeln schließlich liegen der HWS unmittelbar ventral auf.

12.5.2 Systematik der Halsmuskulatur

Oberflächliche Halsmuskeln

Aufgrund ihrer Herkunft und der gemeinsamen Innervation durch den N. accessorius bilden der M. trapezius und der M. sternocleidomastoideus *eine* genetische Muskelgruppe. Unter funktionellen Gesichtspunkten sind beide Schultergürtelmuskeln, wobei jedoch nur der *M. trapezius* eine deutliche Wirkung auf die Bewegung des Schultergürtels besitzt. Der **M. sternocleidomastoideus** wirkt primär auf die Kopf- und Halswirbelgelenke. Das *Platysma* kann ebenso wie die anderen mimischen Muskeln die Haut verschieben.

► **Ursprung und Ansatz:** Der *M. sternocleidomastoideus* (Kopfwender, ► Tab. 12.1) entspringt mit einem Caput sternale am Manubrium sterni und mit einem Caput claviculare am medialen Drittel der Clavicula (► Abb. 12.5). Die beiden Köpfe vereinigen sich und ziehen schräg nach kranial-dorsal zum Proc. mastoideus sowie zur Linea nuchae superior, wo sie breitflächig ansetzen. Am Muskelansatz besteht eine sehnige Verbindung zur Ursprungssehne des M. trapezius. Durch seinen schraubigen Verlauf macht der M. sternocleidomastoideus eine Drehung nach außen um fast 90°.

► **Funktion und Innervation:** Bei einseitiger Kontraktion neigt der M. sternocleidomastoideus den Kopf zur ipsilateralen Seite (Lateralflexion) und dreht ihn zur kontralateralen Seite (Rotation, ► Tab. 12.1). Die Kontraktion beider Muskeln neigt den Kopf nach dorsal (Dorsalex-

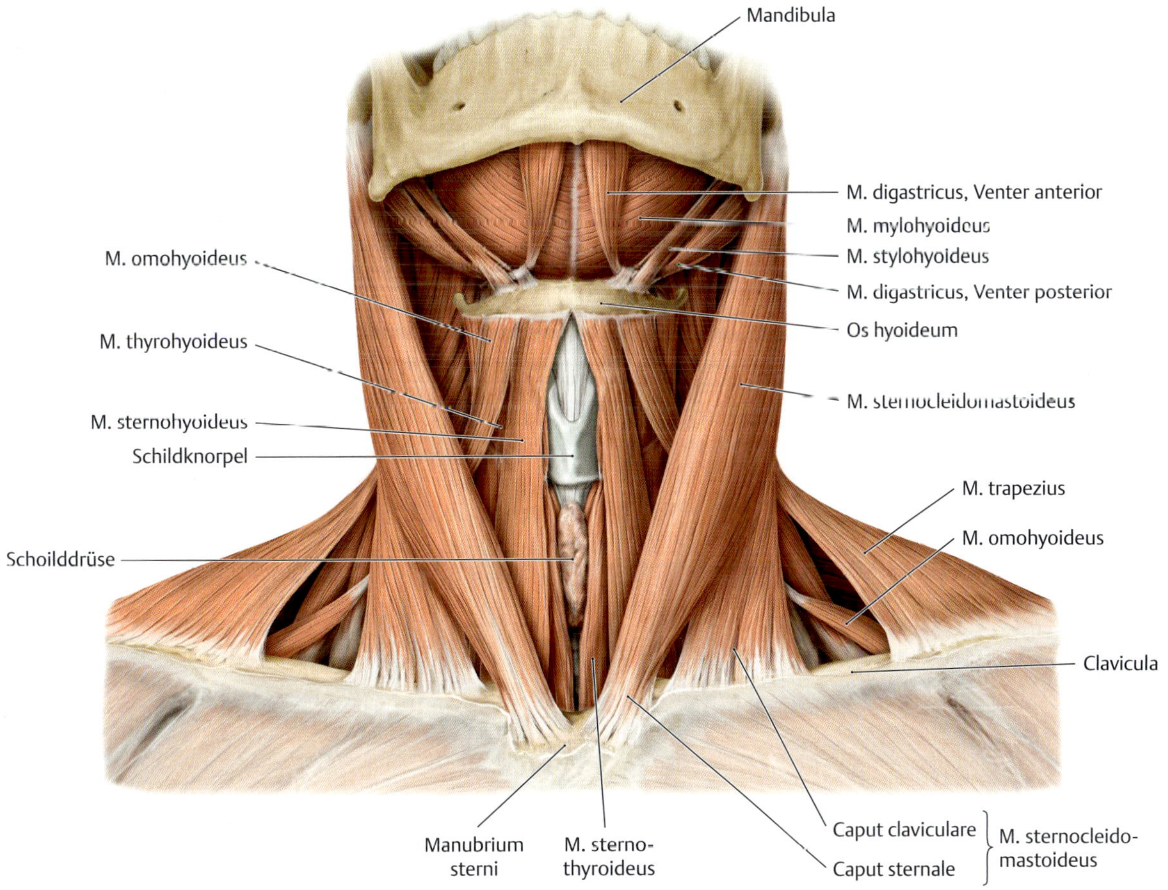

Abb. 12.5 Muskeln der vorderen Halsregion, Ansicht von vorne, Platysma entfernt.

Tab. 12.1 M. sternocleidomastoideus im Überblick

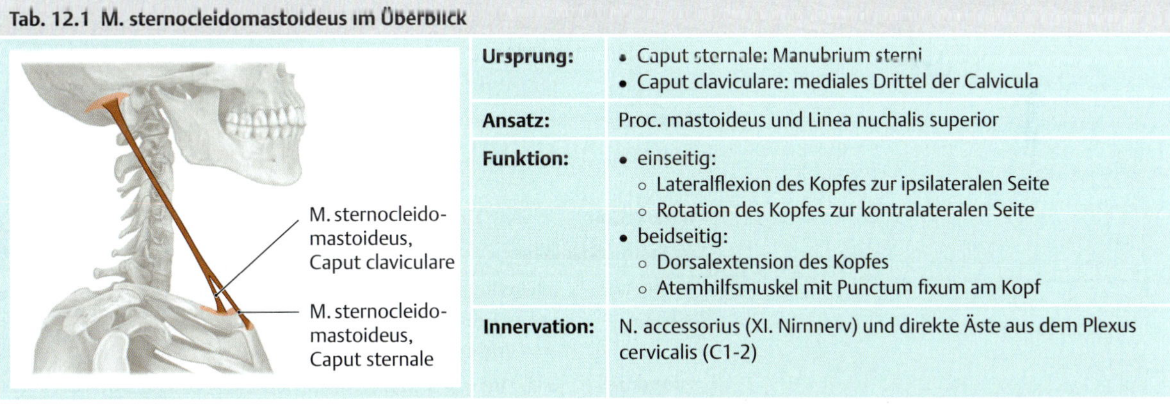

Ursprung:	• Caput sternale: Manubrium sterni • Caput claviculare: mediales Drittel der Calvicula
Ansatz:	Proc. mastoideus und Linea nuchalis superior

Funktion:	• einseitig:
	  ○ Lateralflexion des Kopfes zur ipsilateralen Seite
	  ○ Rotation des Kopfes zur kontralateralen Seite
	• beidseitig:
	  ○ Dorsalextension des Kopfes
	  ○ Atemhilfsmuskel mit Punctum fixum am Kopf

Innervation:	N. accessorius (XI. Nirnnerv) und direkte Äste aus dem Plexus cervicalis (C1-2)

tension), hebt das Kinn an und verlagert die HWS nach ventral („Hans-Guck-in-die-Luft"). Seine Wirkung als Atemhilfsmuskel entfaltet der M. sternocleidomastoideus, wenn das Punctum fixum des Muskels am dorsalextendierten Kopf liegt. Dadurch kann der Muskel den Brustkorb anheben und so die Inspiration unterstützen.

Die Innervation erfolgt durch den 11. Hirnnerv (N. accessorius) sowie durch Äste aus dem Plexus cervicalis (C_1–C_2).

Klinischer Bezug: Schiefhals

Die einseitige Verkürzung des M. sternocleidomastoideus führt zu einem muskulär bedingten Schiefhals *(Tortikollis)*.

Nackenmuskeln

Die dorsal gelegene Nackenmuskulatur besteht v.a. aus *autochthonen Rückenmuskeln*, die in ihrer Gesamtheit dem M. erector spinae angehören (S. 131) und von der Fascia thoracolumbalis (tiefes Blatt der Fascia nuchae) bedeckt werden. In der Tiefe liegen die Mm. suboccipitales, die ausschließlich auf das obere und untere Kopfgelenk wirken. Sie werden häufig als eigene Muskelgruppe behandelt (kurze Nackenmuskeln, S. 138).

Seitliche Halsmuskeln

Zu den seitlichen (tiefen) Halsmuskeln zählen die Mm. scaleni (Treppenmuskeln) (▶ Abb. 12.9), die eine Art Fortsetzung der Zwischenrippenmuskeln im Halsbereich darstellen. Sie wirken auf die Bewegung der HWS, stehen jedoch vor allem im Dienste der Atmung und sind nach dem Zwerchfell die wichtigsten Inspirationsmuskeln bei Ruheatmung. Die seitlichen (tiefen) Halsmuskeln gehören funktionell zu den Thoraxmuskeln, s. S. 140.

Obere Zungenbeinmuskeln

Die oberen Zungenbeinmuskeln (*suprahyoidale Muskeln*) verlaufen oberhalb des Zungenbeins und bilden gemeinsam mit den unteren Zungenbeinmuskeln eine Muskelschlaufe, in die das Zungenbein und das Kehlkopfskelett eingelagert sind. Sie beteiligen sich v. a. an der Bildung des Mundbodens (▶ Abb. 12.6, ▶ Abb. 12.7, ▶ Abb. 12.8). Obwohl sie topografisch zum Hals gehören, werden sie von Kopfnerven versorgt und sind somit nach kaudal verlagerte Kopfmuskeln. Aus diesem Grund werden die suprahyoidalen Muskeln im Hinblick auf ihre Funktion beim Kauakt häufig im Zusammenhang mit der Kaumuskulatur besprochen.

▶ **Ursprung und Ansatz:** Der *M. digastricus* (zweibäuchiger Muskel, ▶ Tab. 12.2) entspringt mit seinem Venter anterior am Corpus mandibulae und mit seinem Venter posterior an der Incisura mastoidea medial vom Proc. mastoideus. Als gemeinsamer Ansatz dient eine Zwi-

Tab. 12.2 Suprahyoidale Muskulatur im Überblick – Obere Zungenbeinmuskeln

① M. digastricus	
Ursprung:	• Venter anterior: Corpus mandibulare • Venter posterior: medial vom Proc. mastoideus (Incisura mastoidea)
Ansatz:	über eine Zwischensehne mit bindegewebiger Schlaufe am Zungenbeinkörper
Funktion:	• hebt das Zungenbein an (Schluckbewegung) • unterstützt die Kieferöffnung
Innervation:	• Venter anterior: N. mylohyoideus (aus N. mandibularis des V. Hirnnervs) • Venter posterior: N. facialis
② M. geniohyoideus	
Ursprung:	Corpus mandibulare
Ansatz:	Zungenbeinkörper
Funktion:	• zieht das Zungenbein nach vorne (Schluckbewegung) • unterstützt die Kieferöffnung
Innervation:	Rr. ventrales des 1. und 2. Zervikalnervs
③ M. mylohyoideus	
Ursprung:	Innenseite des Unterkiefers (Linea mylohyoidea)
Ansatz:	über eine median gelegene Ansatzsehne (Raphe mylohyoidea) am Zungenbeinkörper
Funktion:	• spannt und hebt den Mundboden • zieht das Zungenbein nach vorne (Schluckbewegung) • unterstützt die Öffnung und Seitwärtsbewegung (Mahlbewegung des Unterkiefers)
Innervation:	N. mylohyoideus (aus N. mandibularis des V. Hirnnervs)
④ M. stylohyiodeus	
Ursprung:	Proc. styloideus des Os temporale
Ansatz:	mit gespaltener Sehne am Zungenbeinkörper
Funktion:	• hebt das Zungenbein nach oben (Schluckbewegung) • unterstützt die Kieferöffnung
Innervation	N. facialis (VII. Hirnnerv)

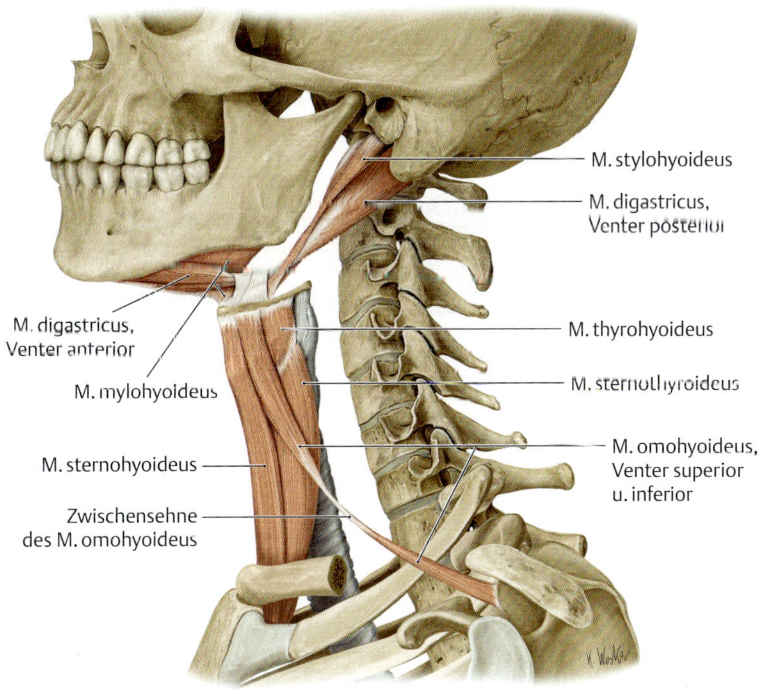

Abb. 12.6 Supra- und infrahyale Muskulatur der linken Seite, Ansicht von lateral.

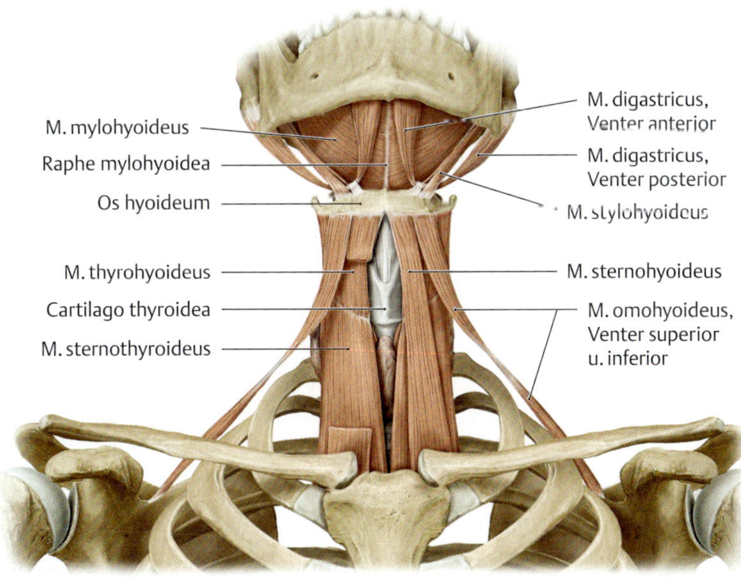

Abb. 12.7 Supra- und infrahyale Muskulatur, Ansicht von vorne (auf der rechten Seite ist der M. sternohyoideus gefenstert).

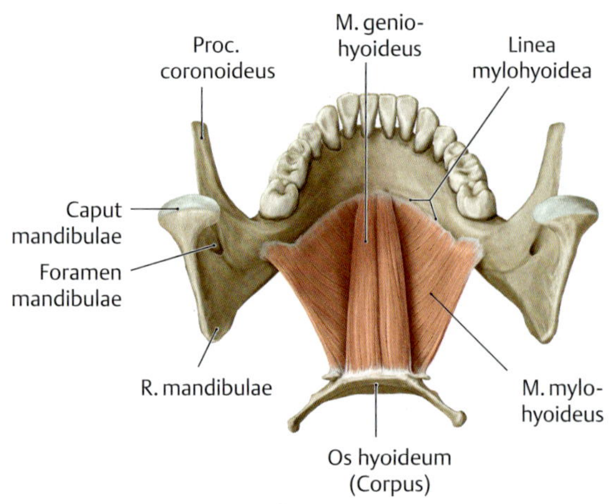

Abb. 12.8 Mundbodenmuskulatur, Ansicht von hinten-oben.

schensehne, die über eine bindegewebige Schlaufe am Zungenbeinkörper befestigt ist (► Abb. 12.7).

Der *M. geniohyoideus* (Kinn-Zungenbein-Muskel, ► Tab. 12.2) kommt vom Corpus mandibulae und zieht zum Körper des Os hyoideum. Die Muskeln der rechten und linken Seite liegen unmittelbar nebeneinander und sind in ihrem gesamten Verlauf vom M. mylohyoideus bedeckt (► Abb. 12.7 u. ► Abb. 12.8).

Der *M. mylohyoideus* (Unterkiefer-Zungenbein-Muskel, ► Tab. 12.2) bildet den größten Teil des Mundbodens und verspannt und hebt mit seinen quer verlaufenden Muskelfasern den gesamten Unterkieferbogen. Er entspringt an der Innenseite des Unterkiefers (Linea mylohyoidea) und inseriert über eine median verlaufende Ansatzsehne (Raphe mylohyoidea) am Zungenbeinkörper (► Abb. 12.6, ► Abb. 12.7, ► Abb. 12.8).

Der *M. stylohyoideus* (Griffelfortsatz-Zungenbein-Muskel, ► Tab. 12.2) entspringt am Proc. styloideus und zieht als schlanker Muskel zum Zungenbein, wo er mit gespaltener Sehne die Zwischensehne des M. digastricus umfasst und am Zungenbeinkörper ansetzt (► Abb. 12.6 u. ► Abb. 12.7).

► **Funktion und Innervation:** Der Venter anterior des M. digastricus sowie die Mm. mylohyoideus und geniohyoideus beteiligen sich an der Bildung des Mundbodens (► Tab. 12.2). Die Funktion der oberen Zungenbeinmuskeln hängt vom Kontraktionszustand der unteren Zungenbeinmuskeln ab. Ist das Zungenbein durch die Wirkung der unteren Zungenbeinmuskeln fixiert und liegt somit das Punctum fixum am Zungenbein, unterstützen die suprahyoidalen Muskeln die Mund- bzw. Kieferöffnung. Darüber hinaus beteiligt sich der M. mylohyoideus an der Seitwärtsbewegung des Unterkiefers und damit an der Mahlbewegung beim Kauen. Liegt das Punctum fixum hingegen am Unterkiefer bzw. am Schädel, verlagern die oberen Zungenbeinmuskeln das Os hyoideum nach kranial und unterstützen auf diese Weise die Schluckbewegungen.

Sowohl der M. digastricus als auch der M. mylohyoideus werden vom N. mylohyoideus aus dem N. mandibularis des 5. Hirnnervs versorgt. Die Innervation des M. geniohyoideus erfolgt über Rr. ventrales des 1. und 2. Zervikalnervs, die Innervation des M. stylohyoideus durch den N. facialis.

Untere Zungenbeinmuskeln

Die unteren Zungenbeinmuskeln (*infrahyoidale Muskeln*) gehören zum Rektussystem der vorderen Rumpfwand, das sie am Hals fortsetzen. Die Namen der Muskeln bezeichnen jeweils ihren Ursprung und Ansatz.

► **Ursprung und Ansatz:** Der *M. sternohyoideus* (Brustbein-Zungenbein-Muskel, ► Tab. 12.3) entspringt auf der Hinterseite des Manubrium sterni sowie des Sternoklavikulargelenks und inseriert am Zungenbeinkörper (► Abb. 12.6 u. ► Abb. 12.7).

Auch der *M. sternothyroideus* (Brustbein-Schildknorpel-Muskel, ► Tab. 12.3) kommt vom Hinterrand des Manubrium sterni. Sein Ansatz liegt an der Seitenfläche des Schildknorpels (Cartilago thyroidea; ► Abb. 12.6 u. ► Abb. 12.7).

Der *M. thyrohyoideus* (Schildknorpel-Zungenbein-Muskel, ► Tab. 12.3) bildet die Fortsetzung des M. sternothyroideus. Er entspringt am Schildknorpel und zieht zum Zungenbein (► Abb. 12.6 u. ► Abb. 12.7).

Der *M. omohyoideus* (Schulterblatt-Zungenbein-Muskel, ► Tab. 12.3) besteht aus 2 flachen, schlanken Muskelbäuchen und verläuft von seinem Ursprung am Oberrand des Schulterblatts (Margo superior) bogenförmig zu seinem Ansatz am Körper des Zungenbeins (► Abb. 12.6 u. ► Abb. 12.7). Mit seiner Zwischensehne ist er über das mittlere Halsfaszienblatt an der Wand der V. jugularis interna befestigt.

► **Funktion und Innervation:** Die Funktion der unteren Zungenbeinmuskeln beruht zum einen auf der Fixierung des Zungenbeins, über die sie den suprahyalen Muskeln ein Punctum fixum schaffen, so dass diese bei der Kieferöffnung mitwirken können. Darüber hinaus beteiligen sie sich mit Ausnahme des M. thyrohyoideus (Anhebung des Kehlkopfes beim Schlucken) an der Verlagerung des Kehlkopfes und des Zungenbeins nach kaudal. Diese Bewegung beeinflusst unter anderem die Phonation und läuft in der Endphase des Schluckaktes ab, nachdem die Nahrung den Rachen passiert hat. Der M. omohyoideus schließlich spannt mit seiner Zwischensehne das mittlere Blatt der Halsfaszie und hält auf diese Weise indirekt das Lumen der V. jugularis interna offen.

Alle infrahyalen Muskeln werden über die *Ansa cervicalis* des Plexus cervicalis (C_1–C_2) innerviert.

Tab. 12.3 Infrahyoidale Muskulatur im Überblick – Untere Zungenbeinmuskeln

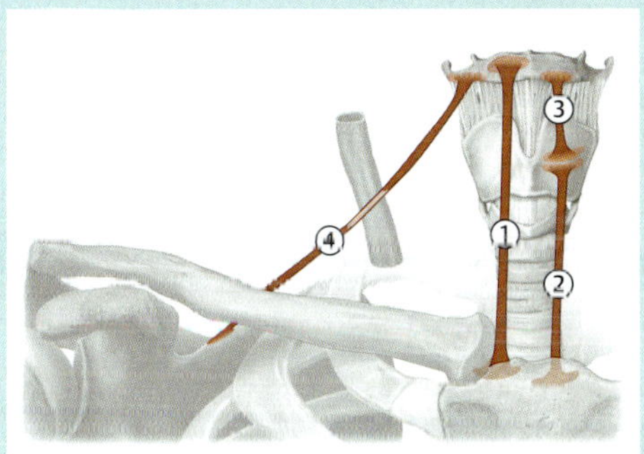

① M. sternohyoideus	
Ursprung:	Hinterseite des Manubrium sterni und des Sternoklavikulargelenks
Ansatz:	Körper des Zungenbeins
Funktion:	• zieht das Zungenbein nach unten (Fixierung des Zungenbeins) • Verlagerung des Kehlkopfs und des Zungenbeins nach kaudal (Phonation, Endphase des Schluckaktes)
Innervation:	Ansa cervicalis profunda des Plexus cervicalis (C1–3) sowie C4
② M. sternothyroideus	
Ursprung:	Hinterseite des Manubrium sterni
Ansatz:	Schildknorpel (Cartilago thyroidea)
Funktion:	• zieht den Kehlkopf bzw. das Zungenbein nach unten (Fixierung des Zungenbeins) • Verlagerung des Kehlkopfs und des Zungenbeins nach kaudal (Phonation, Endphase des Schluckaktes)
Innervation:	Ansa cervicalis profunda des Plexus cervicalis (C1–3) sowie C4
③ M. thyrohyoideus	
Ursprung:	Schildknorpel (Cartilago thyroidea)
Ansatz:	Körper des Zungenbeins
Funktion:	• Absenkung und Fixierung des Zungenbeins • Anhebung des Kehlkopfes beim Schlucken
Innervation:	Ansa cervicalis profunda des Plexus cervicalis (C1–3) sowie C4
④ M. omohyoideus	
Ursprung:	Margo superior des Schulterblatts
Ansatz:	Körper des Zungenbeins
Funktion:	• Absenkung des Zungenbeins nach unten (Fixierung des Zungenbeins) • Verlagerung des Kehlkopfs und des Zungenbeins nach kaudal (Phonation, Endphase des Schluckaktes) • spannt mit seiner Zwischensehne die Halsfaszie und hält die V. jugularis interna offen
Innervation	Ansa cervicalis profunda des Plexus cervicalis (C1–3) sowie C4

Klinischer Bezug: Hypertonus der Muskulatur

Alle Muskeln, die am Zungenbein ansetzen bzw. dort ihren Ursprung haben, können die Stellung des Os hyoideum beeinflussen. Ein erhöhter Spannungszustand dieser Muskeln kann daher Ursache einer Heiserkeit, unter Umständen sogar eines Stimmverlustes sein. Ein solcher Zustand entsteht beispielsweise durch Angst, innere Anspannung oder allgemeine Verspannung.

Prävertebrale Muskeln

▸ **Ursprung und Ansatz:** Der *M. longus capitis* (langer Kopfmuskel, ▸ Tab. 12.4) entspringt an den Tubercula anteriora der Querfortsätze des 3. –6. Halswirbels und zieht nach kranial, um an der Pars basilaris des Os occipitale anzusetzen (▸ Abb. 12.9).

Am *M. longus colli* (langer Halsmuskel, ▸ Tab. 12.4) werden 3 Anteile unterschieden, die zusammen einen annähernd dreieckigen Muskel bilden (▸ Abb. 12.9):

- ein medialer gerader Teil (Pars recta),
- eine Pars obliqua superior und
- eine Pars obliqua inferior.

Die Pars recta entspringt an den Vorderseiten des 5.–7. Hals- und des 1.–3. Brustwirbels. Ihr Ansatz liegt im Bereich der Vorderseiten des 2.–4. Halswirbels. Während die Pars

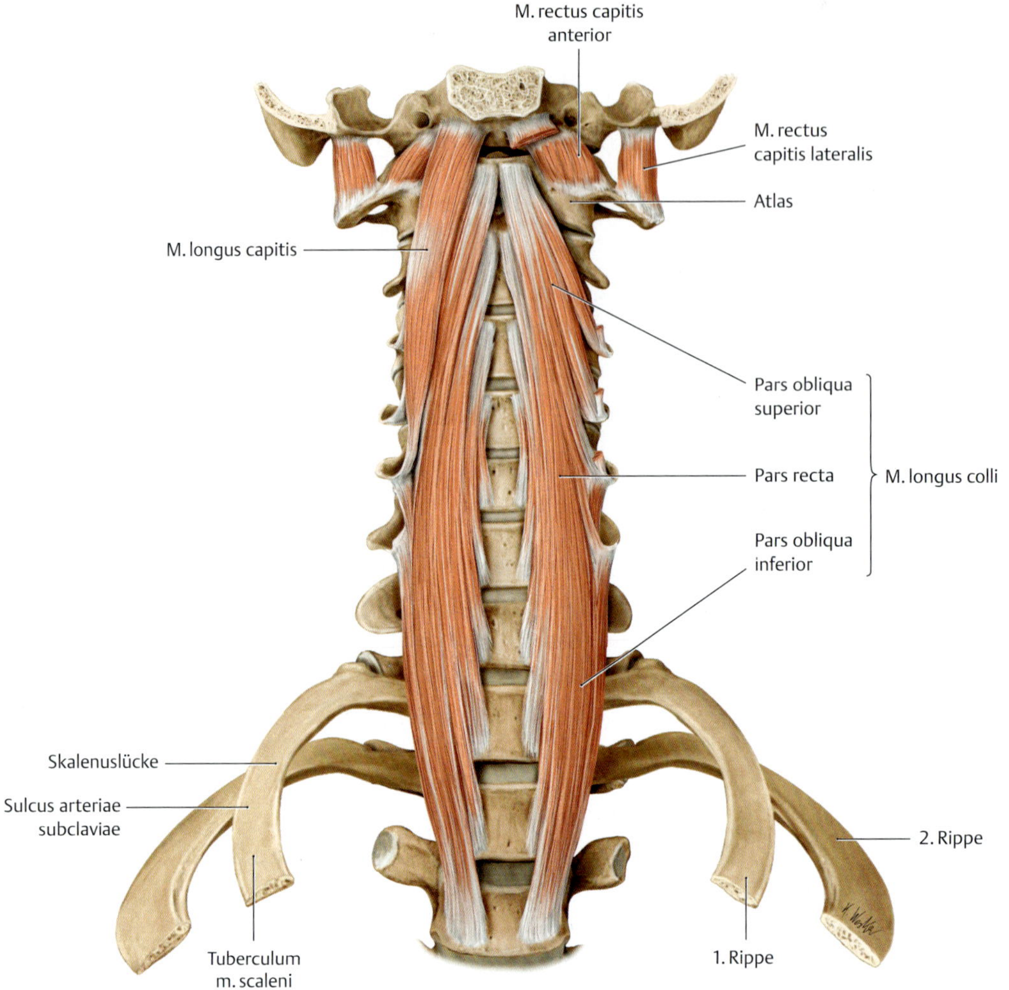

Abb. 12.9 Prävertebrale und seitliche (tiefe) Halsmuskulatur, Ansicht von ventral (nach Entfernung der Halseingeweide). Auf der linken Seite sind der M. longus capitis und der M. scalenus anterior teilweise entfernt.

obliqua superior von den Tubercula anteriora der Querfortsätze des 3.–5. Halswirbels zum Tuberculum anterius des Atlas zieht, verläuft die Pars obliqua inferior von den Vorderseiten des 1.–3. Brustwirbelkörpers zu den Tubercula anteriora der Querfortsätze des 5. und 6. Halswirbels.

Der *M. rectus capitis anterior* (gerader vorderer Kopfmuskel, ▸Tab. 12.4) entspringt an der Massa lateralis des Atlas und inseriert an der Pars basilaris des Hinterhaupts (▸Abb. 12.9).

Der *M. rectus capitis lateralis* (gerader seitlicher Kopfmuskel, ▸Tab. 12.4) schließlich zieht vom Proc. transversus des Atlas ebenfalls zur Pars basilaris des Os occipitale, und zwar unmittelbar lateral von den Condyli occipitales (▸Abb. 12.9).

▸ **Funktion und Innervation:** Alle prävertebralen Muskeln wirken sowohl einseitig als auch beidseitig. Bei einseitiger Kontraktion bewirkt sowohl der M. longus capitis als auch der M. longus colli eine Lateralflexion sowie eine geringfügige Rotation der HWS zur ipsilateralen Seite. Arbeiten die Muskeln beider Seiten gleichzeitig, führt dies zu einer Ventralflexion der HWS (M. longus colli) und des Kopfes (M. longus capitis). Die Mm. recti capitis anterior und lateralis wirken ausschließlich auf das Atlantookzipitalgelenk, und zwar beidseitig im Sinne einer Ventralflexion und einseitig im Sinne einer Lateralflexion des Kopfes.

Die Innervation der prävertebralen Muskeln erfolgt zum einen über direkte Äste aus dem Plexus cervicalis (M. longus capitis, C_1–C_4; M. longus colli, C_5, C_6) und zum anderen über den R. ventralis des 1. Zervikalnervs (Mm. recti capitis anterior und lateralis).

Tab. 12.4 Prävertebrale Muskeln im Überblick

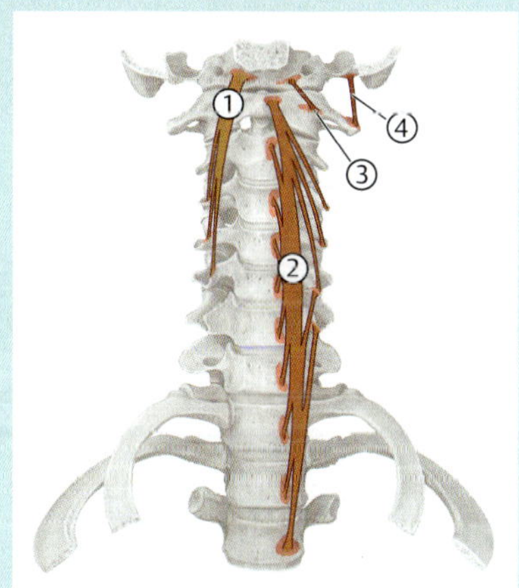

① M. longus capitis	
Ursprung:	Tubercula anteriora der Querfortsätze des 3.-6. Halswirbels
Ansatz:	Pars basilaris des Os occipitale
Funktion:	• einseitig: Lateralflexion und geringfügige Rotation des Kopfes zur ipsilateralen Seite • beidseitig: Ventralflexion des Kopfes
Innervation:	Direkte Äste aus dem Plexus cervicalis (C1-4)
② M. longus colli (cervicis)	
Ursprung:	• Pars recta (medialer Teil): Vorderseiten der Wirbelkörper des 5.-7. Halswirbels und des 1.-3. Brustwirbels • Pars obliqua superior: Tubercula anteriora der Querfortsätze des 3.-5. Halswirbels • Pars obliqua inferior: Vorderseiten des 1.-3. Brustwirbelkörpers
Ansatz:	• Pars recta: Vorderseiten des 2.-4. Halswirbels • Pars obliqua superior: Tuberculum anterius des Atlas • Pars obliqua inferior: Tubercula anteriora der Querfortsätze des 5. und 6. Halswirbels
Funktion:	• einseitig: Lateralflexion und Rotation der HWS zur ipsilateralen Seite • beidseitig: Ventralflexion der HWS
Innervation:	Direkte Äste aus C5, C6
③ M. rectus capitis anterior	
Ursprung:	Massa lateralis des Atlas
Ansatz:	Pars basilaris des Os occipitale
Funktion:	• einseitig: Lateralflexion im Atlantookzipitalgelenk • beidseitig: Ventralflexion im Atlantookzipitalgelenk
Innervation:	R. ventralis des 1. Zevikalnervs
④ M. rectus capitis lateralis	
Ursprung:	Proc. transversus des Atlas
Ansatz:	Pars basilaris des Os occipitale (lateral von den Condyli occipitales)
Funktion:	• einseitig: Lateralflexion im Atlantookzipitalgelenk • beiseitig: Ventralflexion im Atlantookzipitalgelenk
Innervation:	R. ventralis des 1. Zervikalnervs

Sachverzeichnis

D

E

F

G

H

I

J

K

N

O

P

Q

R

V

W

X

Z

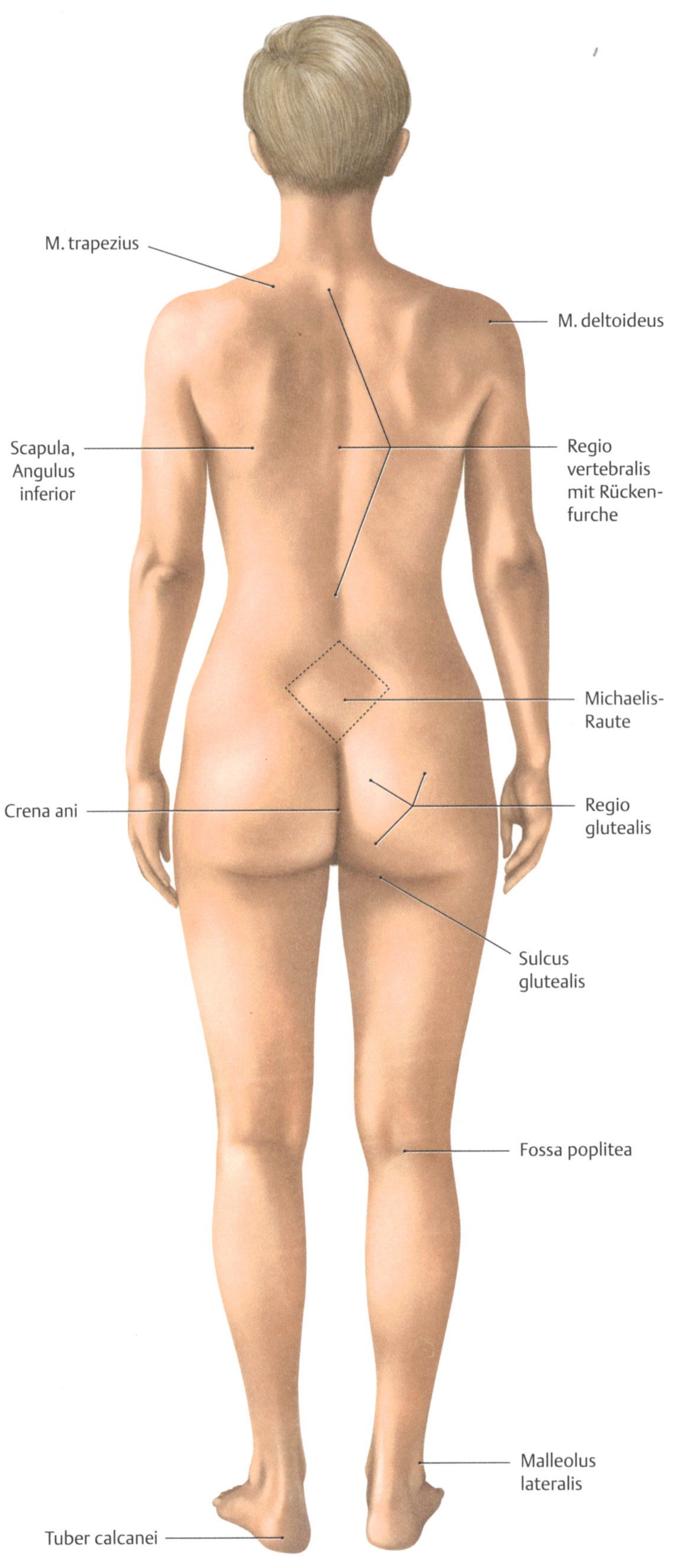
M. trapezius
M. deltoideus
Scapula, Angulus inferior
Regio vertebralis mit Rücken-furche
Michaelis-Raute
Crena ani
Regio glutealis
Sulcus glutealis
Fossa poplitea
Malleolus lateralis
Tuber calcanei